国家医师资格考试推荐辅导用书

临床执业医师历年考点精编

编　写　医师资格考试试题研究专家组
编　委　（以姓氏笔画为序）
　　　　于运勇　王　丹　王　浩　王　巍　王雪丽
　　　　王清明　韦毅华　卢瑞华　刘　宁　齐彩芝
　　　　孙慧慧　李　娟　李岩冰　杨　刚　杨秀芳
　　　　杨晓琴　吴苗君　吴春虎　谷兴坤　宋俊霞
　　　　陈　玮　陈　翠　陈世君　陈聪意　姜　英
　　　　姜　海　姜小梅　顾连强　董浩磊　满高华
　　　　潘科聪

科学出版社
北　京

内容简介

本书是国家医师资格考试推荐辅导用书，按照临床执业医师最新考试大纲的要求，在认真分析、总结考试的命题规律后精心编写而成。本书分为重点提示、考点串讲和经典试题三部分，重点提示部分列出了该考试单元的历年考试频率，提示应该掌握的重点内容，把握复习的大方向。考点串讲部分按照考试大纲的要求展开，既考虑到知识点的全面性，又突出重点，详细叙述常考或可能考的知识点，对需要重点记忆的知识点用波浪线的形式加以突出。经典试题部分对本章节的重要考点做了试题举例，通过做题帮助考生更好地掌握考点，把握考试要求。三个部分的内容结合在一起，既紧扣考试大纲，全面而有重点地把握考试的命题方向，又掌握重要的考试要求和考试细节，有效地体现本考试的出题思路和风格，是复习应考的必备辅导书。

本书在编写上打破了常规的编写顺序，依据考生对最开始复习的内容用功最深，效果最好这一复习特点，全书按照历年考点出题频率的顺序编写，便于考生应试复习，从而达到事半功倍的效果，使考生能够做到有的放矢，用有限的复习时间冲刺最好的成绩。

此外，与本书配套出版的还有《模拟试卷及解析》《考前冲刺必做》《考前命题预测试卷》，考生可配合使用，提高复习质量。

图书在版编目(CIP)数据

临床执业医师历年考点精编 / 医师资格考试试题研究专家组编写. —北京：科学出版社，2018.3

国家医师资格考试推荐辅导用书

ISBN 978-7-03-056526-6

Ⅰ. 临… Ⅱ. 医… Ⅲ. 临床医学 – 资格考试 – 自学参考资料 Ⅳ. R4

中国版本图书馆 CIP 数据核字（2018）第 025516 号

责任编辑：纳 琨 / 责任校对：张小霞
责任印制：赵 博 / 封面设计：吴朝洪

版权所有，违者必究。未经本社许可，数字图书馆不得使用

科学出版社 出版
北京东黄城根北街16号
邮政编码：100717
http://www.sciencep.com

新科印刷有限公司 印刷
科学出版社发行 各地新华书店经销

*

2018年3月第 二 版　　开本：787×1092　1/16
2018年9月第二次印刷　　印张：51 1/4
字数：1 450 000
定价：158.00元
（如有印装质量问题，我社负责调换）

出版说明

国家医师资格考试是评价申请医师资格者是否具备从事医师工作所必需的专业知识与技能的行业准入考试。考试分为两级四类，即执业医师和执业助理医师两级，每级分为临床、中医、口腔、公共卫生四类。中医类包括中医、民族医和中西医结合。

医师资格考试分为实践技能考试和医学综合笔试两部分，考试具体时间以国家卫计委医师资格考试委员会公告时间为准。医学综合笔试部分采用选择题形式，共有A1、A2、A3、A4、B1五种题型（其中，中医和中西医结合为A1、A2、B1三种题型）。执业医师资格考试总题量为600题，执业助理医师资格考试总题量为300题。

为了帮助广大考生做好考前复习，我社组织了权威专家，联合历届考生，对考试的命题规律和考试特点进行了潜心分析和研究，严格按照考试大纲的要求，出版了国家医师资格考试推荐系列辅导用书，包含了"历年考点精编""实践技能通关指导""模拟试卷及解析""考前冲刺必做"和"考前预测卷"等系列，覆盖了除民族医、公共卫生以外的3大类8个考试专业。

"国家医师资格考试推荐辅导用书"紧扣最新考试大纲，以历年考点为编写的基本依据，内容的安排既考虑知识点的全面性，又特别针对历年考试通过率不高的现状，重点加强复习的应试效果，使考生在有限时间内扎实掌握大纲要求及隐含的重要知识点，从整体上提高考试的通过率。

"历年考点精编"系列是在分析了数千道考试题的基础上，紧紧围绕历年考点编写，提示考试重点；以条目式的简洁叙述串讲考试命题点，重点、易考点一目了然。

"实践技能通关指导"系列重点突出，条理清晰，编写内容模拟真实的实践技能考试的框架，所选例题接近真实情景，为考生呈现最大化的考试场景还原度。

"模拟试卷及解析"系列，每个考试专业有3～5套卷。本系列的突出特点是试题质量高，考点全面，题量适中，贴近真实考试的出题思路及出题方向，附有详尽解析，通过做题把握考试复习的重点和方向。

"考前冲刺必做"系列，每个考试专业有3～4套卷。此系列的突出特点是在分析历年考题的基础上总结历年必考重点，抽选高频考点组卷，通过冲刺练习，使考生熟悉考试，轻松应考。

"考前预测卷"系列包含临床和口腔两个考试大类4个考试专业，每个考试专业有3套卷。剖析历年真题，总结必考重点，试题安排贴近真实考试的出题思路及出题方向。

科学出版社医学考试中心团队由原人民军医出版社医学考试中心的骨干核心力量组成。经过十余年的努力，我们在全国护士执业资格考试、全国卫生专业技术资格考试、国家医师资格考试、国家执业药师资格考试等医学考试用书的策划、出版及培训方面积累了宝贵的理论和实践经验，取得了较好的成绩，得到了考生的一致好评。我们将秉承"军医版"图书一贯的优良传统和优良作风，并将科学出版社"高层次、高水平、高质量"和"严肃、严密、严格"的"三高三严"的要求贯彻到图书的编写、出版过程，继续为考生提供更好、更高标准的服务。

　　本套考试用书对考试知识点的把握准确，试题与真实考试接近，对考生通过考试一定会有很大的帮助。由于编写及出版的时间紧、任务重，书中的不足之处，恳请读者批评指正。

更多本书相关免费学习资料，请下载 App

目　录

第一部分　临床医学综合 ... 1

第1章　心血管系统 ... 2
第1单元　心力衰竭 ... 2
第2单元　心律失常 ... 5
第3单元　心搏骤停 ... 9
第4单元　原发性高血压 ... 10
第5单元　继发性高血压 ... 12
第6单元　冠状动脉性心脏病 ... 13
第7单元　心脏瓣膜病 ... 18
第8单元　感染性心内膜炎 ... 22
第9单元　心肌疾病 ... 24
第10单元　急性心包炎 ... 26
第11单元　休克 ... 28
第12单元　周围血管疾病 ... 31

第2章　呼吸系统 ... 37
第1单元　慢性阻塞性肺疾病 ... 37
第2单元　肺动脉高压与慢性肺源性心脏病 ... 40
第3单元　支气管哮喘 ... 43
第4单元　支气管扩张 ... 45
第5单元　肺炎 ... 47
第6单元　肺脓肿 ... 51
第7单元　肺结核 ... 53
第8单元　肺癌 ... 57
第9单元　肺血栓栓塞症 ... 59
第10单元　呼吸衰竭 ... 60
第11单元　急性呼吸窘迫综合征及多器官功能障碍综合征 ... 63
第12单元　胸腔积液 ... 66
第13单元　气胸 ... 70
第14单元　肋骨骨折 ... 71
第15单元　纵隔肿瘤 ... 73

第3章　消化系统 ... 74
第1单元　食管、胃、十二指肠疾病 ... 74
第2单元　肝疾病 ... 81
第3单元　胆道疾病 ... 89
第4单元　胰腺疾病 ... 93

第 5 单元　肠道疾病 95
　　第 6 单元　阑尾炎 104
　　第 7 单元　直肠肛管疾病 106
　　第 8 单元　消化道大出血 109
　　第 9 单元　腹膜炎 112
　　第 10 单元　腹外疝 115
　　第 11 单元　腹部损伤 117

第 4 章　泌尿系统（含男性生殖系统） 121
　　第 1 单元　尿液检查 121
　　第 2 单元　肾小球疾病 123
　　第 3 单元　尿路感染 129
　　第 4 单元　男性生殖系统感染 132
　　第 5 单元　肾结核 133
　　第 6 单元　尿路结石 136
　　第 7 单元　泌尿、男性生殖系统肿瘤 139
　　第 8 单元　泌尿系统梗阻 144
　　第 9 单元　泌尿系统损伤 147
　　第 10 单元　泌尿、男性生殖系统先天性畸形及其他疾病 150
　　第 11 单元　肾功能不全 152

第 5 章　血液系统 159
　　第 1 单元　贫血 159
　　第 2 单元　白血病 166
　　第 3 单元　骨髓增生异常综合征（MDS） 169
　　第 4 单元　淋巴瘤 172
　　第 5 单元　多发性骨髓瘤 175
　　第 6 单元　白细胞减少和粒细胞缺乏 177
　　第 7 单元　出血性疾病 178
　　第 8 单元　输血 183

第 6 章　运动系统 187
　　第 1 单元　骨折概论 187
　　第 2 单元　上肢骨折 191
　　第 3 单元　下肢骨折 196
　　第 4 单元　脊柱和骨盆骨折 200
　　第 5 单元　关节脱位与损伤 202
　　第 6 单元　手外伤及断肢（指）再植 205
　　第 7 单元　周围神经损伤 206
　　第 8 单元　运动系统慢性疾病 207
　　第 9 单元　非化脓性关节炎 213
　　第 10 单元　骨与关节感染 214

第 11 单元　骨肿瘤 218

第 7 章　神经、精神系统 222
　　第 1 单元　神经病学概论 222
　　第 2 单元　周围神经病 228
　　第 3 单元　脊髓病变 231
　　第 4 单元　颅脑损伤 234
　　第 5 单元　脑血管疾病 238
　　第 6 单元　颅内肿瘤 244
　　第 7 单元　颅内压增高 246
　　第 8 单元　脑疝 246
　　第 9 单元　帕金森病 248
　　第 10 单元　偏头痛 249
　　第 11 单元　紧张型头痛 251
　　第 12 单元　癫痫 252
　　第 13 单元　神经-肌肉接头与肌肉疾病 255
　　第 14 单元　精神障碍 257
　　第 15 单元　脑器质性疾病所致精神障碍 259
　　第 16 单元　躯体疾病所致精神障碍 260
　　第 17 单元　精神活性物质所致精神障碍 261
　　第 18 单元　精神分裂症 264
　　第 19 单元　心境障碍（情感性精神障碍） 266
　　第 20 单元　神经症性及分离（转换）性障碍 268
　　第 21 单元　应激相关障碍 271
　　第 22 单元　心理生理障碍 273

第 8 章　代谢、内分泌系统 275
　　第 1 单元　内分泌及代谢疾病概述 275
　　第 2 单元　下丘脑-垂体病 278
　　第 3 单元　甲状腺疾病 282
　　第 4 单元　甲状旁腺疾病 288
　　第 5 单元　肾上腺疾病 290
　　第 6 单元　糖尿病与低血糖症 294
　　第 7 单元　痛风 299
　　第 8 单元　水、电解质代谢和酸碱平衡失调 300

第 9 章　其他 307
　　第 1 单元　围手术期处理 307
　　第 2 单元　营养 310
　　第 3 单元　感染 312
　　第 4 单元　创伤和火器伤 317
　　第 5 单元　烧伤 318

第 6 单元 乳房疾病 320
  第 7 单元 中毒 324
  第 8 单元 中暑 332

第 10 章 女性生殖系统 334
  第 1 单元 女性生殖系统解剖 334
  第 2 单元 女性生殖系统生理 337
  第 3 单元 妊娠生理 340
  第 4 单元 妊娠诊断 342
  第 5 单元 孕期监护及孕期保健 343
  第 6 单元 正常分娩 346
  第 7 单元 正常产褥 349
  第 8 单元 病理妊娠 350
  第 9 单元 妊娠合并疾病 365
  第 10 单元 遗传咨询、产前筛查、产前诊断 368
  第 11 单元 异常分娩 369
  第 12 单元 分娩期并发症 374
  第 13 单元 异常产褥 377
  第 14 单元 女性生殖系统炎症 379
  第 15 单元 女性生殖器官肿瘤 385
  第 16 单元 妊娠滋养细胞疾病 393
  第 17 单元 生殖内分泌疾病 396
  第 18 单元 子宫内膜异位症和子宫腺肌病 401
  第 19 单元 女性生殖器损伤性疾病 403
  第 20 单元 不孕症与辅助生殖技术 404
  第 21 单元 计划生育 405
  第 22 单元 妇女保健 409

第 11 章 儿科疾病 410
  第 1 单元 绪论 410
  第 2 单元 生长发育 411
  第 3 单元 儿童保健 414
  第 4 单元 营养和营养障碍疾病 415
  第 5 单元 新生儿与新生儿疾病 423
  第 6 单元 遗传性疾病 432
  第 7 单元 风湿免疫性疾病 435
  第 8 单元 感染性疾病 439
  第 9 单元 结核病 442
  第 10 单元 消化道系统疾病 446
  第 11 单元 呼吸系统疾病 450
  第 12 单元 心血管系统疾病 456
  第 13 单元 泌尿系统疾病 459

第 14 单元　血液系统疾病 464
　　第 15 单元　神经系统疾病 467
　　第 16 单元　内分泌系统疾病 470

第 12 章　传染病、性传播疾病 472
　　第 1 单元　传染病总论 472
　　第 2 单元　常见传染病 474
　　第 3 单元　性传播疾病 489

第 13 章　风湿免疫性疾病 493
　　第 1 单元　风湿性疾病概论 493
　　第 2 单元　系统性红斑狼疮 494
　　第 3 单元　类风湿关节炎 497
　　第 4 单元　脊柱关节炎 498

第二部分　基础医学综合 501

第 14 章　药理学 502
　　第 1 单元　药效学 502
　　第 2 单元　药动学 503
　　第 3 单元　胆碱受体激动药 504
　　第 4 单元　抗胆碱酯酶药和胆碱酯酶复活药 504
　　第 5 单元　M 胆碱受体阻断药 505
　　第 6 单元　肾上腺素受体激动药 506
　　第 7 单元　肾上腺素受体阻断药 507
　　第 8 单元　局部麻醉药 508
　　第 9 单元　镇静催眠药 509
　　第 10 单元　抗癫痫药和抗惊厥药 510
　　第 11 单元　抗帕金森病药 511
　　第 12 单元　抗精神失常药 512
　　第 13 单元　镇痛药 513
　　第 14 单元　解热镇痛消炎药 515
　　第 15 单元　钙拮抗药 516
　　第 16 单元　抗心律失常药 517
　　第 17 单元　治疗充血性心力衰竭的药物 519
　　第 18 单元　抗心绞痛药物 521
　　第 19 单元　抗动脉粥样硬化药 522
　　第 20 单元　抗高血压药 523
　　第 21 单元　利尿药 524
　　第 22 单元　作用于血液及造血器官的药物 526
　　第 23 单元　组胺受体阻断药 528
　　第 24 单元　作用于呼吸系统的药物 529

第25单元	作用于消化系统的药物	530
第26单元	肾上腺皮质激素类药物	531
第27单元	甲状腺激素及抗甲状腺药物	532
第28单元	胰岛素及口服降血糖药	533
第29单元	β内酰胺类抗生素	534
第30单元	大环内酯类及林可霉素类抗生素	536
第31单元	氨基糖苷类抗生素	537
第32单元	四环素类及氯霉素	538
第33单元	人工合成的抗菌药	538
第34单元	抗真菌药和抗病毒药	540
第35单元	抗结核药	540
第36单元	抗疟药	542
第37单元	抗恶性肿瘤药	542

第15章 生理学 544

第1单元	细胞的基本功能	544
第2单元	血液	546
第3单元	血液循环	550
第4单元	呼吸	555
第5单元	消化与吸收	559
第6单元	能量代谢和体温	562
第7单元	尿的生成和排出	564
第8单元	神经系统的功能	567
第9单元	内分泌	572
第10单元	生殖	575

第16章 病理学 577

第1单元	细胞、组织的适应、损伤和修复	577
第2单元	局部血液循环障碍	580
第3单元	炎症	583
第4单元	肿瘤	585
第5单元	心血管系统疾病	589
第6单元	呼吸系统疾病	592
第7单元	消化系统疾病	595
第8单元	泌尿系统疾病	598
第9单元	内分泌系统疾病	600
第10单元	乳腺及女性生殖系统疾病	601
第11单元	常见传染病及寄生虫病	603
第12单元	艾滋病、性传播疾病	606
第13单元	免疫性疾病	607
第14单元	淋巴造血系统疾病	609

第17章　生物化学 ... 612
- 第1单元　蛋白质的结构与功能 ... 612
- 第2单元　核酸的结构与功能 ... 615
- 第3单元　酶 ... 618
- 第4单元　糖代谢 ... 621
- 第5单元　生物氧化 ... 624
- 第6单元　脂类代谢 ... 626
- 第7单元　氨基酸代谢 ... 630
- 第8单元　核苷酸代谢 ... 633
- 第9单元　遗传信息的传递 ... 634
- 第10单元　蛋白质生物合成 ... 637
- 第11单元　基因表达调控 ... 638
- 第12单元　信号转导 ... 640
- 第13单元　重组DNA技术 ... 642
- 第14单元　癌基因与抑癌基因 ... 643
- 第15单元　血液生化 ... 645
- 第16单元　肝生化 ... 647
- 第17单元　维生素 ... 649

第18章　医学免疫学 ... 651
- 第1单元　绪论 ... 651
- 第2单元　抗原 ... 652
- 第3单元　免疫器官 ... 654
- 第4单元　免疫细胞 ... 655
- 第5单元　免疫球蛋白 ... 659
- 第6单元　补体系统 ... 663
- 第7单元　细胞因子 ... 666
- 第8单元　白细胞分化抗原和黏附分子 ... 668
- 第9单元　主要组织相容性复合体及其编码分子 ... 669
- 第10单元　免疫应答 ... 671
- 第11单元　黏膜免疫 ... 674
- 第12单元　免疫耐受 ... 675
- 第13单元　抗感染免疫 ... 677
- 第14单元　超敏反应 ... 678
- 第15单元　自身免疫和自身免疫性疾病 ... 681
- 第16单元　免疫缺陷病 ... 683
- 第17单元　肿瘤免疫 ... 685
- 第18单元　移植免疫 ... 687
- 第19单元　免疫学检测技术 ... 688
- 第20单元　免疫学防治 ... 691

第19章 医学微生物学 694

第1单元 微生物的基本概念 694
第2单元 细菌的形态与结构 694
第3单元 细菌的生理 697
第4单元 消毒与灭菌 699
第5单元 噬菌体 701
第6单元 细菌的遗传与变异 702
第7单元 细菌的感染与免疫 703
第8单元 细菌感染的检查方法与防治原则 706
第9单元 病原性球菌 707
第10单元 肠道杆菌 710
第11单元 弧菌属 712
第12单元 厌氧性杆菌 713
第13单元 棒状杆菌属 715
第14单元 分枝杆菌属 716
第15单元 放线菌属和诺卡菌属 718
第16单元 动物源性细菌 718
第17单元 其他细菌 720
第18单元 支原体 722
第19单元 立克次体 723
第20单元 衣原体 724
第21单元 螺旋体 724
第22单元 真菌 726
第23单元 病毒的基本性状 728
第24单元 病毒的感染和免疫 730
第25单元 病毒感染的检查方法 731
第26单元 呼吸道病毒 733
第27单元 肠道病毒 734
第28单元 肝炎病毒 736
第29单元 黄病毒 739
第30单元 出血热病毒 740
第31单元 疱疹病毒 740
第32单元 反转录病毒 742
第33单元 其他病毒 743
第34单元 亚病毒 744

第三部分 预防医学综合 747

第20章 预防医学 748

第1单元 绪论 748
第2单元 医学统计学方法 749

第3单元　流行病学原理和方法 ……………………………………………… 756
第4单元　临床预防服务 …………………………………………………… 759
第5单元　社区公共卫生 …………………………………………………… 760
第6单元　卫生服务体系与卫生管理 ……………………………………… 763

第四部分　医学人文综合 …………………………………………………… 765

第21章　卫生法规 …………………………………………………………… 766

第22章　医学心理学 ………………………………………………………… 779
第1单元　绪论 ……………………………………………………………… 779
第2单元　医学心理学基础 ………………………………………………… 780
第3单元　心理卫生 ………………………………………………………… 784
第4单元　心身疾病 ………………………………………………………… 785
第5单元　心理评估 ………………………………………………………… 786
第6单元　心理治疗与咨询 ………………………………………………… 787
第7单元　医患关系 ………………………………………………………… 789
第8单元　病人的心理问题 ………………………………………………… 790

第23章　医学伦理学 ………………………………………………………… 792
第1单元　伦理学与医学伦理学 …………………………………………… 792
第2单元　医学伦理学的基本原则与规范 ………………………………… 793
第3单元　医疗人际关系伦理 ……………………………………………… 794
第4单元　临床诊疗伦理 …………………………………………………… 796
第5单元　临终关怀与死亡的伦理 ………………………………………… 797
第6单元　公共卫生伦理 …………………………………………………… 799
第7单元　医学科研伦理 …………………………………………………… 799
第8单元　医学新技术研究与应用的伦理 ………………………………… 800
第9单元　医疗人员的医学伦理素质的养成与行为规范 ………………… 802

第一部分

临床医学综合

第1章 心血管系统

―――― **本章重点** ――――

心血管系统疾病是常见病,是执业医师考试中的重点和必考章节。该章重点包括:①心力衰竭的病因及诱因、病理生理、类型及心功能分级、临床表现、诊断、治疗。②心律失常的分类,期前收缩、阵发性心动过速、心房扑动、心房颤动、房室传导阻滞及窦性心动过速的病因、临床表现、诊断(包括心电图诊断)和治疗。③心搏骤停和心脏性猝死的病因、临床表现及急救处理。④原发性高血压的诊断标准、鉴别诊断及治疗。⑤心绞痛的分型、发病机制、临床表现、诊断及鉴别诊断、治疗;ST 段抬高型心肌梗死的临床表现、诊断及治疗。⑥二尖瓣及主动脉瓣病变的病因、临床表现、诊断、并发症及治疗。⑦感染性心内膜炎的常见致病微生物、临床表现、诊断、治疗。⑧原发性心肌病的分类、临床表现、诊断及治疗。⑨急性心包炎的临床表现、诊断及鉴别诊断、治疗。⑩休克的病因、发病机制及处理;周围血管疾病的临床表现及治疗。

第1单元 心 力 衰 竭

―――― **重点提示** ――――

1. 心力衰竭病因 ①心肌原发性损伤,如冠心病、心肌缺血、心肌梗死、病毒性心肌炎、扩张型心肌病等;②负荷过重:前、后负荷过重。
2. 诱因 呼吸道感染、心律失常(心房颤动)、贫血、甲状腺功能亢进、妊娠、血容量增加。
3. 心功能分级 NYHA 分级。
4. 慢性心力衰竭临床表现 左心衰竭(肺循环淤血表现)、右心衰竭(体循环淤血)。
5. 治疗 慢性心力衰竭:休息,限钠盐,使用利尿药、ACEI 类药、β受体阻滞药、强心药等。急性心力衰竭:吸氧、强心、扩血管等。

―――― **考点串讲** ――――

一、概述

1. 基本病因及诱因
(1) 病因:冠心病心肌缺血(最常见)和(或)心肌梗死、瓣膜性心脏病等。
(2) 诱因:呼吸道感染(最常见、最重要)、心律失常(心房颤动)、心血容量增加等(2003)。
(3) 心力衰竭分类:左心衰竭、右心衰竭;急性心衰竭、慢性心衰竭;收缩性心衰竭、舒张性心衰竭。

2. 病理生理
(1) Frank-Starling 机制:心脏前负荷增加,左心室舒张末压增高。
(2) 心肌肥厚:当心脏后负荷增高时常以心肌肥厚作为主要的代偿机制,心肌肥厚但心肌细胞数并不增多,以心肌纤维增多为主。
(3) 神经体液调节机制:交感神经兴奋,去甲肾上腺素大量产生。

3. 心力衰竭的类型
(1) 左心力衰竭、右心力衰竭和全心衰竭。兼有左心衰竭和右心衰竭的临床表现,即为全心衰竭。

（2）急性心力衰竭和慢性心力衰竭。
（3）收缩性心力衰竭和舒张性心力衰竭。
（4）高动力循环性心力衰竭。

4. 心功能分级（NYHA 分级）（2012）

Ⅰ级：病人有心脏病，但日常活动量不受限制，一般活动不引起疲劳、心悸、呼吸困难或心绞痛。

Ⅱ级：心脏病病人的体力活动受到轻度的限制，休息时无自觉症状，但平时一般活动可出现疲乏、心悸、呼吸困难或心绞痛。

Ⅲ级：心脏病病人体力活动明显受限，小于平时一般活动即引起上述的症状。

Ⅳ级：心脏病病人不能从事任何体力活动。休息状态下也出现心力衰竭的症状，体力活动后加重。

二、慢性心力衰竭

1. 临床表现

（1）慢性左心衰竭：以肺淤血及心排血量降低表现为主。

①症状：劳力性呼吸困难（最早）、端坐呼吸（膈肌高位、迷走神经张力增高）、夜间阵发性呼吸困难、咳嗽咳痰（粉红色泡沫痰）（2011）。

②体征：左心室大，交替脉，双肺湿啰音，夜尿（早期），尿量减少，BUN 升高（晚期）。

（2）慢性右心衰竭：以体静脉淤血的表现为主。

①症状：恶心，腹胀，腹水，右侧较多。

②体征：水肿、颈静脉征、肝大、心脏体征。

2. 诊断与鉴别诊断

（1）诊断：根据病因、病史、症状、体征及客观检查可做出诊断。

（2）鉴别诊断：应与支气管哮喘、心包积液、缩窄性心包炎、肝硬化腹水等鉴别。

3. 治疗

（1）一般治疗：休息以及控制钠盐的摄入等。

（2）药物治疗

①利尿药治疗：噻嗪类（DHCT，轻度心力衰竭首选，高尿酸，低钾）、襻利尿药[呋塞米（2014），作用强，低钾]、螺内酯（保钾）、氨苯蝶啶（保钾）、阿米洛利（保钾）。（2003，2012）

②血管紧张素转换酶抑制药：扩血管，抑制水、钠潴留，抑制交感张力，防止心室重塑。禁忌：血肌酐水平明显升高（>225μmol/L），双侧肾动脉狭窄，血钾≥5.5mmol/L 等。不良反应为干咳。当出现不良反应时可换用血管紧张素受体阻滞药。

③β受体阻滞药：对抗交感神经兴奋性增强。提高运动耐量、降低死亡率（2002）。

④醛固酮拮抗药。

⑤强心药：洋地黄类。

机制：抑制 Na^+-K^+-ATP 酶。正性肌力、抑制传导、迷走神经兴奋。

各种药物：地高辛、毛花苷 C（速效）、毒毛花苷 K（速效）。

禁忌：急性心肌梗死 24h 内、高度房室传导阻滞、肥厚性心肌病、预激综合征伴心房颤动等。

中毒表现：厌食（最早）、心律失常（室性期前收缩二联律最多见）、视物模糊、黄视等。

中毒的处理：停药，补钾，补镁，纠正心律失常（利多卡因、苯妥英钠），严禁人工起搏。

非洋地黄类正性肌力药物：多巴胺和多巴酚丁胺、磷酸二酯酶抑制药（抑制 cAMP 降解，使钙通道激活，增加 Ca^{2+} 的内流）。

扩血管治疗：降低后负荷（地尔硫䓬、酚妥拉明）、降低前负荷（硝酸盐类）、降低前后负荷（硝普钠、哌唑嗪）。

4. **顽固性心力衰竭的治疗** 对于此类疾病应积极寻找、治疗原发病（2011），调整心力衰竭用药，心脏移植。

三、急性左心衰竭

1. **病因** 广泛的急性心肌梗死、乳头肌断裂、心律失常、急进性高血压等。
2. **临床表现（2012，2016）**
（1）呼吸困难：突然、严重气急，呼吸可达 30~40/min，端坐呼吸；剧烈咳嗽，常咳出粉红色泡沫样痰，严重者可从口腔和鼻腔内涌出大量粉红色泡沫。
（2）缺氧表现：面色灰白、口唇发绀、大汗。
（3）体征：两肺满布湿啰音和哮鸣音；心尖部可听到奔马律（2012，2014），常被肺部水泡音掩盖。
3. **治疗（2014，2017）** 取坐位，高流量吸氧，应用呋塞米（2014，2016），强心，扩血管，应用吗啡等。

经典试题

1. 慢性充血性心力衰竭的诱发因素中，最为常见的是
A. 环境、气候的急剧变化
B. 妊娠与分娩
C. 过劳与情绪激动
D. 感染
E. 输液过多，过快

2. 左心衰竭最早出现的症状是
A. 劳力性呼吸困难
B. 心源性哮喘
C. 端坐呼吸
D. 咳粉红色泡沫痰
E. 夜间阵发性呼吸困难

3. 下列哪种情况所致的急性左心衰竭禁用洋地黄类药物
A. 急性广泛心肌梗死48h后
B. 急性心肌炎
C. 急进型高血压
D. 重度二尖瓣狭窄窦性心律
E. 重度二尖瓣狭窄伴快速心率的心房颤动

4. 诊断右心衰竭时，最可靠的体征是
A. 肝颈静脉回流征阳性
B. 肝大
C. 下肢水肿
D. 腹水
E. 胸腔积液

5. 治疗洋地黄中毒，下列哪一项是错误的
A. 停用洋地黄制剂
B. 停用利尿药
C. 凡是快速性心律失常均可给予苯妥英钠治疗
D. 利多卡因可用于室性心律失常的治疗
E. 阿托品可用于缓慢性心律失常的治疗

6. 风心病患者，呼吸困难，咳粉红色泡沫痰，血压 16/10.7kPa（120/80mmHg），心率 140/min，心律失常。首选药物是
A. 普罗帕酮（心律平）
B. 利多卡因
C. 毛花苷 C
D. 可拉明
E. 胺碘酮

7. 男性，68 岁，患急性广泛前壁心肌梗死，入院后常出现夜间阵发性呼吸困难，心率 120/min，心尖部闻及舒张早期奔马律，两肺底闻及湿啰音，正确的是急性心肌梗死伴有
A. 支气管哮喘发作
B. 左心衰竭
C. 右心衰竭
D. 左、右心衰竭
E. 急性心脏压塞

8. 一风湿性二尖瓣狭窄病人，近 1 个月呼吸困难不能平卧，间断自服氨茶碱，近日呼吸困难较前减轻，但自觉上腹部胀满，出现颈静脉怒张，肝大，下肢水肿，心率 124/min，该病人呼吸困难减轻的最主要原因是
A. 氨茶碱治疗有效
B. 二尖瓣狭窄的程度减轻
C. 在原有左心衰竭的基础上又发生了右心衰竭
D. 合并了二尖瓣关闭不全

E. 合并了主动脉瓣病变

9. 男性，17岁，诊断为风湿性心肌炎，心功能Ⅲ级，心率110/min，心电图示窦性心动过速，P-R间期0.28s，对其心力衰竭的治疗最正确的是

A. 不宜用洋地黄
B. 可按常规剂量使用洋地黄
C. 可使用较大剂量洋地黄
D. 应在密切观察下小心使用洋地黄
E. 可根据心率的快慢，调整洋地黄剂量

10. 女性，28岁，风湿性心脏病，二尖瓣狭窄并关闭不全，心悸、气短、下肢水肿，每天服用地高辛0.25mg，间断服氢氯噻嗪已2个月，心电图示室性期前收缩，二联律，首选哪种治疗措施

A. 停用地高辛，给钾盐和苯妥英钠
B. 美西律
C. 利多卡因
D. 钾盐
E. 普萘洛尔

参考答案：1. D 2. A 3. D 4. A 5. C 6. C 7. B 8. C 9. D 10. A

第2单元 心律失常

重点提示

1. **阵发性室上性心动过速** 心律绝对规则，150~250/min，QRS正常或宽大畸形，逆行P波。可突发突止。刺激迷走神经终止发作或使用腺苷等治疗。

2. **心房颤动** 特点为第一心音强弱不等、心律失常、脉搏短绌。心电图表现为P波消失，代以小而不规则的基线波动f波；心室率极不规则，QRS形态正常。治疗：控制心室率、复律（胺碘酮、电复律）。

3. **阵发性室性心动过速** 连续室性期前收缩≥3/min，心室率100~250/min，房室分离，心室夺获或室性融合波。有血流动力学障碍行电复律。

考点串讲

一、窦性心律失常

1. **病因和临床意义** 窦性心律失常主要包括窦性心动过速、窦性心动过缓、窦性停搏、窦房传导阻滞和病态窦房结综合征。

（1）窦性心动过速：饮酒、体力活动、情绪激动、喝茶、心肌缺血、心力衰竭、发热、贫血、疼痛、某些药物（阿托品等）、低氧血症、甲状腺功能亢进。

（2）窦性心动过缓：运动员、睡眠时、窦房结病变、急性下壁心肌梗死、颅内疾病、甲状腺功能低下、阻塞性黄疸和某些药物（如β受体阻滞药、非二氢吡啶类钙拮抗药等）。

（3）窦性停搏：窦房结病变、急性心肌梗死，迷走张力过高（如恶性呕吐时）、脑血管意外、某些药物（如洋地黄、奎尼丁、钾盐等）。

（4）窦房传导阻滞：迷走张力过高、颈动脉窦过敏综合征、急性下壁心肌梗死、心肌病、高钾血症、洋地黄或奎尼丁中毒时。

2. **窦性心动过速的临床表现、心电图特点及处理原则**

（1）临床表现：生理性窦性心动过速常无症状，病理性和药物性者可有心悸、乏力等不适，严重者可诱发心绞痛、心功能不全等。

（2）心电图表现：①窦性心律，P波规律出现，P波在Ⅰ、Ⅱ、aVF、$V_{4~6}$联直立，aVR导联倒置；②窦性心律，频率>100/min；③PR间期及QT时限都相应缩短；④可伴有继发性ST段压低和T波振幅偏低。

（3）处理原则：无症状性窦性心动过速一般无须治疗；有症状者应进行病因治疗和去除诱因，症状严重者可应用β受体阻滞药，有应用禁忌者可选用维拉帕米和地尔硫䓬。

3. 窦性心动过缓的临床表现、心电图特点及处理原则

（1）临床表现：生理性窦性心动过缓常无症状，病理性和药物性者除病因和诱因症状外，可有心悸、乏力等不适，严重者可诱发心绞痛、心功能不全、低血压，甚至休克等。

（2）心电图表现：①窦性心律，P 波规律出现，P 波在 Ⅰ，Ⅱ，aVF，$V_{4\sim6}$ 导联直立，aVR 导联倒置；②窦性心律，频率 < 60 / min；③常伴有窦性心律失常，同一导联上 P-P 间期差异 > 0.12s。

（3）处理原则：<u>无症状性窦性心动过缓一般无须治疗（2015），有症状者应进行病因治疗和去除诱因（2017）</u>，可酌情选用阿托品、异丙肾上腺素，若出现反复晕厥等严重症状者需安装起搏器治疗。

4. 病态窦房结综合征的心电图特点及处理原则

（1）心电图特点：①持续而显著的窦性心动过缓（50 / min 以下）；②窦性停搏或窦房阻滞；③窦房阻滞与房室传导阻滞同时并存；④心动过缓-心动过速综合征，这是指心动过缓-房性心动过速性心律失常交替发作，后者通常为心房扑动、心房颤动或房性心动过速；⑤在没有应用抗心律失常药物下，心房颤动的心室率缓慢，或其发作前后有窦性心动过缓和（或）一度房室传导阻滞；⑥<u>房室交界性逸搏或逸搏性心律（2017）</u>。病人可在不同时间出现一种以上的心律失常。

（2）处理原则：针对窦房结组织退化、变性、纤维化的病因治疗尚无成熟的治疗方法，只是应用阿托品、沙丁胺醇、山莨菪碱等口服来提高心率对症治疗，或根据不同病情安装不同类型的起搏器，是最终唯一的治疗方法。

二、房性及交界性心律失常

期前收缩即早搏。分房性、室性及房室交界性期前收缩，<u>室性期前收缩最常见</u>。

1. 房性期前收缩

（1）常见病因由心内、心外疾病引起，如风湿性心脏病二尖瓣病变、冠状动脉粥样硬化性心脏病（冠心病）、高血压、甲状腺功能亢进和低钾血症，也可见于健康人。

（2）无窦性 P 波；提早出现的房性 P′ 波，与窦性 P 波形态不同；P′ 波后有可无 QRS 波，形态多与窦性 QRS 相同，少数不同（室内差异性传导），不完全性代偿间歇。

（3）一般不需要治疗。

2. 室上性心动过速　心律绝对规则，频率 150～250/min，QRS 正常或宽大畸形，逆行 P 波。可突发突止。<u>刺激迷走神经终止发作或使用腺苷等治疗（2016）</u>。

3. 心房颤动

（1）心房扑动：规律锯齿状扑动波，扑动波之间等电位线消失；心房率 250～300/min；心室率规则或不规则；2∶1 传导；QRS 正常或宽大畸形。无症状或心绞痛、心力衰竭。<u>直流电复律（最好）、食管起搏等（2012）</u>。

（2）心房颤动：①正常人（阵发性），有心血管疾病的人（持续性）；<u>甲状腺功能亢进；< 65 岁，无心脏病者称为孤立性心房颤动（2000）</u>。②ECG：P 波消失，代以小而不规则的基线波动 f 波（350～600/min）（2012）；心室率极不规则，QRS 波群形态正常；心室率过快，发生室内差异性传导时 QRS 波群增宽变形。③临床表现：心室率 > 150/min 可发生心绞痛、心力衰竭；体循环栓塞；<u>第一心音强弱不等、心律失常、脉搏短绌（2004）</u>。④治疗：<u>控制心室率、抗凝（2012，2014，2016）、复律（2016）</u>。

三、室性心律失常

1. 室性期前收缩　可见于健康人，也可由冠心病、瓣膜性心脏病、高血压病、心肌病、甲状腺功能亢进症等心内外疾病、药物不良反应或中毒和电解质紊乱等引起。<u>无窦性 P 波，偶有逆行 P′ 波；提早出现宽大畸形的 QRS 波；QRS 时限 > 0.12s；P-R 间期 > 0.20s。完全性代偿间歇（2017）。无症状无须治疗（2016）</u>；有明显症状者可用 Ⅱ 类、Ⅲ 类药物。

2. **阵发性室性心动过速** 多见于冠心病、原发性心肌病、各种原因引起的心肌炎、二尖瓣脱垂综合征、心脏病、心脏瓣膜病（如风湿性心瓣膜病、老年性心瓣膜病）、先天性心脏病、药物的不良反应、低血钾、低血镁、低温麻醉、手术诱发。有心慌胸闷，可有心悸、不安、胸闷、气短等症状。

连续室性期前收缩≥3/min，心室率100～250/min，房室分离，心室夺获或室性融合波（2001，2011，2015，2017）。利多卡因（无血流动力学障碍），电复律（有血流动力学障碍）（2007）等。

3. **心室颤动**

（1）波形、波幅、频率均极不规则；无法辨认QRS波群、ST段与T波。

（2）意识丧失、抽搐、呼吸停止，血压为0（2011）。

（3）按心搏骤停处理。

（4）病因：冠心病、由其他心律失常转化为心室颤动、心肌病、药物的毒性作用、低钾血症、电击或溺水等。

四、心脏传导阻滞

1. **房室传导阻滞**

（1）病因：①急性风湿热、白喉等所引起的心肌炎以及其他心肌疾病；②房室束及束支非特异性纤维变性、先天异常；③冠心病尤其是急性心肌梗死；④药物中毒：洋地黄过量、奎尼丁及高血钾等；⑤迷走神经张力增高等。

（2）一度房室传导阻滞：P-R间期>0.20s；每个P波后均可随QRS波。无症状。无须治疗。

（3）二度Ⅰ型房室传导阻滞：P-R间期进行性延长（2014，2017）；包含受阻P波在内的R-R间期小于正常P-P间期2倍；最常见的房室传导比例为3∶2或5∶4；QRS波群正常。无须治疗。

（4）二度Ⅱ型房室阻滞：P-R间期恒定；部分P波后无QRS波群；最常见的房室传导比例为3∶1或4∶1；QRS波群正常或畸形。治疗：起搏、阿托品（阻滞部位在房室结）、异丙肾上腺素（任何部位阻滞）。

（5）三度房室传导阻滞：完全阻滞；房室各自独立；P波与QRS波群无关；P-R间期不固定；心房率快于心室率；QRS波群正常或增宽。（2014）治疗同二度Ⅱ型房室传导阻滞。

2. **室内传导阻滞**

（1）病因：室内束支传导阻滞的病因多见于冠心病、高血压性心脏病、心肌病，以及风湿性心脏病等。

①左束支及分支阻滞多见于冠心病（包括心肌梗死）、心肌病、高血压病、慢性克山病、主动脉瓣病等。

②右束支阻滞可见于少数健康人。病理性右束支传导阻滞多见于有右室增大，如风湿性心脏病、克山病早期、先心病、肺心病等。而室内三支阻滞的，常见于冠心病、心肌病以及原发性传导系统退行性变。

（2）心电图特点

①右束支阻滞：时限达0.12s以上；QRS不完全右束支阻滞时QRS时限<0.12s；V_1导联呈rsR'，R'波粗钝，V_5、V_6呈qRS，S波宽阔；T波与QRS主波方向相反。

②左束支阻滞：QRS时限达0.12s以上；不完全右束支阻滞时QRS时限<0.12s；V_5、V_6导联R波宽大，顶部有切迹或粗钝，其前方无q波；V_1导联呈宽阔的QS波或rS波形；T波与QRS主波方向相反。

③左前分支阻滞：电轴左偏；Ⅰ、aVL导联呈qR波，Ⅱ、Ⅲ、aVF导联呈rS图形；QRS时限<0.12s。

④左后分支阻滞：电轴右偏；Ⅰ导联呈rS图形，Ⅱ、Ⅲ、aVL导联呈qR波，且RⅢ>RⅡ；QRS时限<0.12s。

经典试题

1. 窦性心动过缓，心率不低于 50/min，常采用的措施是
   A. 不需治疗
   B. 口服麻黄碱
   C. 皮下注射阿托品
   D. 含服异丙肾上腺素
   E. 静脉滴注去甲肾上腺素

2. 最易引起房颤的疾病是
   A. 风湿性心脏病二尖瓣狭窄
   B. 冠心病
   C. 甲状腺功能亢进性心脏病
   D. 高血压性心脏病
   E. 缩窄性心包炎

3. 诊断阵发性室上性心动过速最有意义的是
   A. 心率>160/min
   B. 颈动脉窦按摩能增加房室传导阻滞
   C. 颈动脉窦按摩时心率突然减慢
   D. 颈动脉窦按摩时心率逐渐减慢，停止后心率复原
   E. 心律绝对规则

4. 下列哪项有利于室性心动过速与室上性心动过速的鉴别
   A. 心室率160/min
   B. 心电图QRS波宽大畸形
   C. 过去发现室性期前收缩
   D. 心脏增大
   E. 心电图有心室夺获及室性融合波

5. 以下哪种情况不适合于应用电击复律治疗
   A. 室性心动过速伴有严重血流动力学障碍
   B. 急性心肌梗死，合并室性心动过速
   C. 扩张型心肌病合并室性心动过速
   D. 洋地黄中毒出现室性心动过速
   E. 心脏手术过程中出现室性心动过速

6. 二度Ⅱ型及三度房室传导阻滞，阻滞部位在双束支，心室率缓慢，曾有 Adams-Stokes 综合征发作，治疗首选
   A. 阿托品
   B. 麻黄碱
   C. 异丙肾上腺素
   D. 乳酸钠
   E. 安置临时或永久性人工心脏起搏器

7. 男性，55 岁，诊断冠心病，近 2 周治疗后心悸，脉律失常，心电图示窦性心率78/min，频发房性期前收缩，短阵房性心动过速，除下列哪一药物外，均适用于治疗此心律失常
   A. 胺碘酮
   B. 利多卡因
   C. 普萘洛尔
   D. 普罗帕酮
   E. 维拉帕米

8. 男性，58 岁，突发心悸，晕厥，ECG：宽大畸形 QRS 波群心动过速，QRS 波振幅和波峰方向呈周期性改变，围绕等电位线扭转，诊断
   A. 室上性心动过速伴室内差异性传导
   B. 窦性心动过速
   C. 阵发性室性心动过速
   D. 尖端扭转型室性心动过速
   E. 加速性室性自主心律

9. 男性，78 岁，反复晕厥伴抽搐 2d，既往无胸痛、发绀、水肿及气短，血压 24/10.7kPa（180/80mmHg），心率 45/min，律齐，心尖部第一心音强弱有变化，心底部有二级喷射性杂音，其反复晕厥伴抽搐的原因最可能的是
   A. 高血压脑病
   B. 窦性心动过缓伴室性期前收缩
   C. 完全性房室传导阻滞
   D. 二度Ⅰ型房室传导阻滞
   E. 阵发性心房颤动伴部分房室传导阻滞

（10～11 题共用题干）
   男性，55 岁，诊断冠心病，急性心肌梗死，突感头晕心悸胸闷，血压 12/8kPa（90/60mmHg），心率 110/min，节律不是绝对匀齐，心尖部第一心音强弱不等，ECG：心房率慢于心室率，两者无固定关系，QRS 波增宽为 0.12s，可见室性融合波。

10. 本病诊断是
    A. 多发性室性期前收缩
    B. 心房颤动
    C. 心房扑动
    D. 室上性心动过速
    E. 室性心动过速

11. 治疗心律失常首选
    A. 利多卡因
    B. 维拉帕米
    C. 胺碘酮
    D. 同步直流电复律

E．普罗帕酮

（12～13题共用题干）

男性，60岁，急性下壁、正后壁心肌梗死，突发意识丧失、抽搐，心率40/min，心音强弱有变化，律规则，既往糖尿病、高血压多年，血压11.3/8kPa（85/60mmHg）。

12．其晕厥最可能原因为

A．心源性休克

B．三度房室传导阻滞

C．窦性心动过缓

D．糖尿病酮症

E．肺梗死

13．如心电图示三度房室传导阻滞，阵发性室性心动过速，首选哪项措施

A．利多卡因

B．阿托品

C．电复律

D．心室起搏

E．心房起搏

参考答案：1．A 2．A 3．C 4．E 5．D 6．E 7．B 8．D 9．C 10．E 11．D 12．B 13．D

第3单元 心搏骤停

重点提示

1．临床表现 意识突然丧失；大动脉搏动消失；呼吸停止；皮肤苍白发绀；听诊心音消失。

2．急救处理 ①立即识别心脏骤停并启动急救系统；②尽早进行心肺复苏，心肺复苏的顺序为CAB；③快速除颤；④有效的高级生命支持；⑤综合的心脏骤停后治疗。心脏骤停抢救成功的关键是尽早开始心肺复苏和电除颤。

考点串讲

1．病因 心室颤动（最常见）、缓慢性心律失常、心室停搏、持续性室速、无脉搏性电活动（2000，2002）。

2．临床表现 意识突然丧失；大动脉搏动消失；呼吸断续或停止；皮肤苍白发绀；听诊心音消失（2000，2011）。

3．处置和疗效判断 尝试复律。心肺复苏的顺序为CAB。（2015，2016）

C：胸外按压维持循环，按压胸骨下半部分，深度5～6cm，频率100～120/min，若按压必须中断，应将中断时间控制在10s内。按压和人工呼吸的比例是30∶2（2014）。

A：保持气道通畅。

B：口对口人工呼吸。

D：除颤和复律：一旦确诊为心室颤动或持续性快速室性心动过速，立即用360J进行非同步直流电除颤（2003，2016，2017）。

应用利多卡因、胺碘酮、肾上腺素，临时心脏起搏。

经典试题

1．心跳呼吸骤停紧急处理原则中哪项是错误的

A．首先必须心电图确诊，然后处理

B．迅速有效的人工呼吸

C．立即进行有效的胸外按压

D．立即建立静脉通道

E．根据情况选用合适药物，使心脏复苏

2．猝死最常发生于

A．冠心病

B．主动脉瓣狭窄

C．二尖瓣脱垂

D．肥厚型心肌病

E．心内膜炎

3．心肺复苏时用药通常首选药物是

A．异丙肾上腺素

B. 肾上腺素
C. 利多卡因
D. 去甲肾上腺素
E. 阿托品

4. 女性，48 岁，突然胸闷痛，心悸，心电图示 $V_{1\sim3}$ 有深而宽的 Q 波，ST 段抬高，伴有室性期前收缩，二联律形成，抢救中突然抽搐，最可能的原因是

A. 三度房室传导阻滞
B. 心室颤动
C. 心脏停搏
D. 心房颤动
E. 室性心动过速

参考答案：1. A 2. A 3. B 4. B

第 4 单元 原发性高血压

== 重点提示 ==

1. 诊断标准 1 级高血压（轻度）（140～159）/（90～99）mmHg；2 级高血压（中度）（160～179）/（100～109）mmHg；3 级高血压（重度）≥180/≥110 mmHg。

2. 并发症 高血压危象；高血压脑病；脑血管病；心力衰竭；慢性肾衰竭；主动脉夹层。

3. 血压控制水平 一般患者控制在 140/90mmHg；糖尿病、冠心病患者控制在 130/80mmHg；慢性肾小球肾炎患者尿蛋白<1g/d 控制在 130/80mmHg；尿蛋白>1g/d 控制在 125/75mmHg。

4. 药物治疗 钙拮抗药、ACEI 类、β受体阻滞药、利尿药、α受体阻滞药。

== 考点串讲 ==

1. 概念和分类

≤16/10.7kPa（120/80mmHg）：正常血压。

（16～18.5）/（10.7～11.9）kPa[（120～139）/（80～89）mmHg]：正常高值。

（18.7～21.2）/（12～13.2）kPa[（140～159）/（90～99）mmHg]：1 级高血压。

（21.3～23.9）/（13.3～14.5）kPa[（160～179）/（100～109）mmHg]：2 级高血压。

≥24/14.7kPa（180/110mmHg）：3 级高血压。

收缩压≥18.7kPa（140mmHg），舒张压<12kPa（90 mmHg）：单纯收缩期高血压。

2. 主要临床表现 早期常无症状，有头痛、眩晕、气急、疲劳、心悸、耳鸣等症状，体检时可听到主动脉瓣第二心音亢进、老年人可呈金属音，主动脉瓣区收缩期杂音或收缩早期喷射音。长期持续高血压可有左心室肥厚并可闻及第四心音。

3. 诊断和鉴别诊断

（1）诊断：高血压诊断主要根据诊所测量的血压值，采用经核准的水银柱或电子血压计，测量安静休息坐位时上臂肱动脉部位血压。一旦诊断高血压，必须鉴别是原发性还是继发性。

（2）鉴别诊断：慢性肾疾病、肾血管疾病、嗜铬细胞瘤、原发性醛固酮增多症、皮质醇增多症、主动脉缩窄。

4. 并发症

（1）心：左心室肥厚、扩大，最终导致充血性心力衰竭。

（2）脑：可形成小动脉的微动脉瘤，血压骤然升高可引起破裂而致脑出血；高血压也促进脑动脉粥样硬化发生，可引起短暂性脑缺血发作及脑动脉血栓形成。血压极度升高可发生高血压脑病。

（3）肾：可致进行性肾硬化，并加速肾动脉粥样硬化的发生，可出现蛋白尿、肾功能损害。

（4）血管：严重高血压可促使形成主动脉夹层并破裂。

（5）眼底：病变可反映高血压严重程度。①Ⅰ级，视网膜动脉变细；②Ⅱ级，视网膜动脉狭窄

动脉交叉压迫；③Ⅲ级，眼底出血，棉絮状渗出；④Ⅳ级，出血或渗出物伴视盘水肿。

5. 治疗

（1）降低死亡的危险，治疗可逆的危险因素。

（2）一般病人要控制在 18.7/12kPa（140/90mmHg）（2014）；合并充血性心力衰竭的患者不超过 17.3/10.7kPa（130/80mmHg）（2000，2012）；慢性肾小球肾炎病人尿蛋白＜1g/d 控制在 17.3/10.7kPa（130/80mmHg）；尿蛋白≥1g/d 控制在 16.7/10kPa（125/75mmHg）。

6. 主要降压药物的作用和特点（2017）及不良反应　①利尿药；②β 受体阻滞药；③钙通道阻滞药（2014）；④血管紧张素转化酶抑制药（2014）；⑤血管紧张素Ⅱ受体阻滞药（2014）：心力衰竭、AMI 及蛋白尿，双侧肾动脉狭窄、高钾、肌酐（Cr）＞353.6μmol/L（4mg/dl）（2003）。

7. 特殊人群的降压问题

（1）青少年高血压：世界卫生组织确定的青少年高血压标准为：13 岁以上为 18.7/12kPa（140/90 mmHg）；13 岁以下为 18/11.3kPa（135/85 mmHg）。我国发病率为 1%～3%。当确定青少年患有高血压时，要特别排除继发性高血压。在治疗上，应以非药物观察治疗为主，限制热量和盐的摄入，多食含钾食物，参加有氧运动，若血压控制不理想，可单用或合用利尿药、β 受体阻滞药，一般不用复合制剂。

（2）妊娠高血压：妊娠期出现的轻度高血压不宜应用降压药物，但对中度尤其是重度高血压必须合理使用降压药。

①常规治疗：经休息和限盐后，血压仍≥21.3/13.3kPa（160/100 mmHg）者，要配合药物治疗；当血压≥22.7/14.7kPa（170/110 mmHg）时，要积极降压，以防脑卒中及子痫的发生；转化酶抑制药已经证实有引起胎儿生长迟缓，羊水过少，甚至有致畸作用和引起新生儿窒息的风险；利尿药可使羊水减少，导致胎儿缺氧加重，不能使用；利舍平可通过胎盘影响胎儿，也应避免使用。妊娠后期要慎用钙拮抗药，以免抑制子宫平滑肌收缩。硫酸镁有一些降压作用，但一般不用于严重高血压，最广泛用于长期治疗妊娠高血压的是 β 受体阻滞药，但血压不宜降得过低，以免影响胎盘灌注量。

②先兆子痫及子痫的治疗：一般主张血压＞21.3/13.3kPa（160/100 mmHg）立即给予药物治疗。临产者应选用静脉给药，可应用乌拉地尔或硝酸甘油。

（3）老年人高血压

①特点：以单纯收缩压升高者较多见；心、脑、肾等器官常有不同程度损害，易出现血压波动及直立性低血压。

②治疗：包括非药物治疗和药物治疗，并且非药物治疗更为重要，如适当减轻体重、限制钠盐、坚持做一些有规律的运动、保持良好的心态等。在药物治疗方面，开始剂量宜小，以后根据血压及反应慢慢增加剂量，不要操之过急。目前认为，老年人降压标准和年轻人一样（＜140/90mmHg）；单纯收缩期高血压应降到＜21.3kPa（160mmHg），血压越接近正常越好。老年高血压病人可受益于利尿药、钙拮抗药、受体阻滞药、转化酶抑制药等抗高血压药物的治疗。应避免服用易引起直立性低血压的药物（如 α 受体阻滞药、大剂量利尿药等）和易引起认知功能障碍的药物（如利舍平等）。长效钙拮抗药，如硝苯地平缓释或控释剂，对单纯收缩期高血压者有较好疗效。

8. 顽固性高血压的概念和主要原因　约 10%高血压病人，尽管使用了 3 种以上合适剂量降血压药联合治疗，血压仍未能达到目标水平，称为顽固性高血压或难治性高血压。

顽固性高血压的主要原因有：血压测量错误、降血压治疗方案不合理、药物干扰降血压作用、容量超负荷、胰岛素抵抗以及继发性高血压。

经典试题

1. 高血压合并胰岛素抵抗的病人不会发生以下何项改变

A. 对胰岛素刺激葡萄糖吸收抵抗

B. 高血糖症

C. 血清低密度脂蛋白与三酰甘油两者均增高
D. 血胆固醇升高
E. 高密度脂蛋白升高

2. 以下何为老年人高血压的最主要特点
A. 多属轻中型，恶性者罕见
B. 以纯收缩压升高为多见
C. 大部分系动脉粥样硬化导致动脉弹性减退
D. 周围血浆肾素活性降低
E. 血压波动明显

3. 高血压病人，心脏B超示室间隔与左心室后壁之比达1.4，下列何种药物最佳
A. 氢氯噻嗪
B. 依那普利
C. 阿替洛尔
D. 维拉帕米
E. 地尔硫䓬

4. 男性，48岁。近4年诊断为临界性高血压，这类病人的主要临床表现为
A. 血压波动，有时血压正常
B. 早期发生左心功能不全
C. 易出现直立性低血压
D. 常合并冠心病及脑动脉硬化
E. 常呈一过性脑缺氧表现

5. 高血压病人，生气后，血压升至33.3/16kPa（250/120mmHg），发生癫痫样抽搐，呕吐，意识模糊等中枢神经系统功能障碍的表现，脑CT未见异常，最可能的诊断是
A. 脑出血
B. 高血压脑病
C. 蛛网膜下腔出血
D. 脑梗死
E. 高血压危象

6. 高血压病人，突然胸闷，气短，咳嗽，不能平卧。查体：血压24/13.3kPa（180/100mmHg），心尖区舒张期奔马律，心率120/min，两肺底湿啰音，下列哪组治疗最为适宜
A. 地高辛、氢氯噻嗪、美托洛尔
B. 呋塞米、硝酸甘油
C. 毛花苷C、呋塞米、硝普钠
D. 甘露醇、降压灵、地西泮
E. 酚妥拉明、氨茶碱

7. 男性，40岁。近日出现明显头痛，烦躁，心悸多汗，呕吐，面色苍白，视物模糊，测血压35.2/16.8kPa（264/126mmHg），其诊断最可能是
A. 高血压脑病
B. 高血压危象
C. 恶性高血压
D. 高血压病二级
E. 高血压病三级

参考答案：1. E 2. B 3. B 4. A 5. B 6. C 7. B

第5单元 继发性高血压

== 重点提示 ==

继发性高血压包括肾实质性高血压病、肾血管性高血压、原发性醛固酮增多症、嗜铬细胞瘤、皮质醇增多症、主动脉缩窄。

== 考点串讲 ==

1. 临床表现 临床上凡遇到以下情况时，要进行全面详尽的筛选检查。
（1）中、重度血压升高的年轻病人。
（2）症状、体征或实验室检查有怀疑线索，例如肢体脉搏搏动不对称性减弱或缺失，腹部听到粗糙的血管杂音，近期明显怕热、多汗、消瘦，血尿或明显蛋白尿等。
（3）降压药联合治疗效果很差，或者治疗过程中血压曾经控制良好但近期内又明显升高。
（4）急进性和恶性高血压病人。

2. 治疗原则
（1）肾实质性高血压：严格限制钠盐摄入，每天<3g；使用降压药物联合治疗，通常需要3种或3种以上，将血压控制在17.3/10.7kPa（130/80mmHg）以下；联合治疗方案中应包括ACEI

或ARB。

（2）肾血管性高血压：根据病情和条件选择经皮肾动脉成形术，手术和药物治疗。

（3）原发性醛固酮增多症：如果本症是肾上腺皮质腺瘤或癌肿所致，手术切除是最好的治疗方法。如果是肾上腺皮质增生，一般仍需使用降压药物治疗。

（4）嗜铬细胞瘤（2016）：手术切除，若无法切除者，选择α和β受体阻滞药联合降压治疗。

（5）皮质醇增多症：治疗主要采用手术、放射和药物方法根治病变本身，降压治疗可采用利尿药或与其他降压药物联合应用。

（6）主动脉缩窄：治疗主要采用介入扩张支架置入或血管手术方法。

=== 经典试题 ===

男，26岁，上肢血压（24～26.7）/（13.3～14.7）kPa[（180～200）/（100～110）mmHg]，下肢血压18.7/10.7kPa（140/80mmHg），体检：肩胛间区可闻及血管杂音，伴震颤，尿17-酮和17-羟类固醇正常，尿苦杏仁酸正常。其高血压原因应考虑为继发于

A. 皮质醇增多症
B. 主动脉缩窄
C. 嗜铬细胞瘤
D. 原发性醛固酮增多症
E. 单侧肾动脉狭窄

参考答案：B

第6单元　冠状动脉性心脏病

=== 重点提示 ===

1. 稳定型心绞痛临床表现　胸骨后压榨性疼痛；典型心绞痛常在相似的条件下发生；持续时间3～5min，停止原来的活动或含服硝酸甘油可以缓解；可以几周发作1次也可以1d发作多次；不发作时一般无体征。

2. ST段抬高型心肌梗死临床表现　胸痛，性质类似心绞痛；持续时间长（大多>30min）；休息和应用硝酸甘油无效；并发症：左心功能不全、心律失常、心脏破裂、附壁血栓、梗死后综合征。

=== 考点串讲 ===

一、概述

（一）主要危险因素（2016）

1. 年龄　本病多见于40岁以上中、老年人。
2. 性别　男性多见，男女比例2∶1。
3. 血脂　血脂异常，如总胆固醇、三酰甘油、低密度脂蛋白或极低密度脂蛋白增高，高密度脂蛋白尤其是它的亚组Ⅱ（HDL Ⅱ）减低。
4. 血压　血压增高与本病有密切关系。
5. 吸烟
6. 糖尿病
7. 体重　超标准体重的肥胖者易患此病。
8. 职业　从事体育运动少，脑力活动紧张易患此病。
9. 饮食　含较多动物脂肪、胆固醇、糖和盐，易患本病。
10. 遗传
11. 其他　微量元素、性情急躁（A型性格）等。

（二）血脂紊乱的分类、诊断及治疗

人体内血脂代谢不平衡，胆固醇和三酰甘油的进入大于排出，就叫血脂代谢紊乱，即通常所说的高脂血症或高血脂。

1. 分类

（1）Ⅰ型高脂蛋白血症：家族性高乳糜微粒血症（家族性高三酰甘油血症）血浆中 CM 增加，主要是三酰甘油（TG）升高，而总胆固醇（TC）可正常或轻度增加，较为罕见。

（2）Ⅱa 型高脂蛋白血症：仅 LDL 增加，TC 升高，TG 正常，临床常见。

（3）Ⅱb 型高脂蛋白血症：血浆中 VLDL 和 LDL 均增加，LDL-C＞3.65mmol/L（130mg/dl），TC 和 TG 均升高，临床常见。

（4）Ⅲ型高脂蛋白血症：又称家族性异常 β 脂蛋白血症，血浆中乳糜微粒残粒和 VLDL 残粒水平增加，TC 和 TG 均明显升高，很少见。

（5）Ⅳ型高脂蛋白血症：血浆中 VLDL 增加，血脂测定呈 TG 水平明显增高，TC 正常或偏高。

（6）Ⅴ型高脂蛋白血症：血浆中 CM 和 VLDL 水平均升高，血脂测定 TC 和 TG 均升高，但以 TG 升高为主。

2. 诊断

（1）临床表现：可在相当长时间内无症状。主要表现为脂质在真皮内沉积导致的黄色瘤及脂质在内皮下沉积导致的动脉粥样硬化症。有早年发病的冠心病家族史者应注意遗传性疾病。体格检查应注意有无黄色瘤、角膜环和高脂血症眼底改变。

（2）辅助检查

①血脂：目前流行测定 TC 及 TG 的方法是酶法。TG 参考高限值为 1.7mmol/L。对有冠心病或冠心病高危因素时，血胆固醇水平要求控制水平更低，糖尿病时要求血胆固醇控制水平＜4.68mmol/L。

②脂蛋白：目前脂蛋白水平多以其胆固醇含量来描述脂蛋白的水平。

3. 治疗

（1）饮食治疗：饮食治疗是首要的基本治疗措施。脂肪摄入量＜30%，饱和脂肪酸占 8%～10%，每日胆固醇入量＜300mg，效果不佳者饱和脂肪酸限制在＜7%，胆固醇＜200mg。限制总热量和糖类摄入。

（2）药物治疗：应用调节血脂药物。

用药指征：无冠心病或其他部位动脉粥样硬化者，属一级预防，一般治疗效果不佳者，可考虑药物干预治疗。

①无冠心病危险因子者：TC＞6.24mmol/L，LDL-C＞4.16mmol/L；②有冠心病危险因子者：TC＞5.72mmol/L，LDL-C＞3.64mmol/L。已经发生冠心病或存在其他部位动脉粥样硬化者，则进行二级预防，TC＞5.2mmol/L，LDL-C＞3.12mmol/L。

（3）降脂药物

①胆酸结合树脂：如考来烯胺，每次口服 4～5g，3/d，考来替泊，每次 4～5g，3/d。用药期间宜定期作血常规、肝功能和血电解质检查。

②烟酸类：用于治疗高胆固醇和高三酰甘油血症同时存在者，有皮肤潮红、瘙痒、胃部不适、消化不良、血糖升高、血尿酸升高，消化性溃疡等不良反应，长期应用要注意检查肝功能。阿昔莫司每晚睡前服 250～500mg，如病情需要可在早餐时加服 250mg。

③苯氧芳酸类：氯贝丁酯，每次口服 0.5g，3/d。

（三）缺血性心脏病的分类

急性心肌梗死、心绞痛（劳力性、自发性）、心肌梗死（ST 段抬高和非 ST 段抬高）、缺血性心脏病中的心力衰竭、心律失常、不稳定型心绞痛、心源性猝死。

二、稳定型心绞痛

1. 发病机制　心肌耗氧量增加、供血不足。

2. 临床表现　胸骨后压榨性疼痛（2015）；典型心绞痛常在相似的条件下发生；持续时间 3～5min，停止原来的活动或含服硝酸甘油可以缓解（2000，2001）；可以几周发作 1 次也可以 1d 发作多次；不发作时一般无体征。

3. 辅助检查

(1) 发作时 ECG：ST 段压低≥0.1mV；有时有 T 波倒置。

(2) 运动负荷试验（2001）。

(3) 核医学检查：^{99m}Tc-MIBI 可随血流被心肌细胞摄入，休息时的灌注缺损区是心肌梗死后的瘢痕部位，运动后或腺苷负荷后冠状动脉供血不足的部位出现缺血区。

(4) 冠状动脉造影：管腔直径狭窄＞75%会严重影响血供，＜75%的不是犯罪血管，为诊断金标准（2002，2012）。

4. 诊断与鉴别诊断

(1) 诊断：根据典型的发作特点和体征，含服硝酸甘油后缓解，结合年龄和存在冠心病易患因素，除外其他原因所致的心绞痛，可建立诊断。发作时心电图检查可见以 R 波为主的导联中，ST 段压低，T 波平坦或倒置（变异型心绞痛者则有关导联 ST 段抬高）（2014），发作过后数分钟内逐渐恢复。心电图无改变的病人可考虑做心电图负荷试验。诊断有困难者要考虑行放射性核素检查和选择性冠状动脉造影。考虑施行介入性治疗或外科手术治疗者则必须行选择性冠状动脉造影。

(2) 鉴别诊断

①心脏神经症：症状多在疲劳后出现，胸痛位于近心尖部，经常变动，多为短暂刺痛或长期隐痛，有神经衰弱症状。

②急性心肌梗死：疼痛持续长，常有休克，心力衰竭，伴发热，面向心梗部位主导 ST 段升高，异常 Q 波，有酶学改变。

③其他疾病引起心绞痛：如严重主动脉瓣狭窄或关闭不全，风湿性冠状动脉类，梅毒性主动脉炎等。

④肋间神经痛：常累及 1～2 个肋间，疼痛不一定局限在胸前，沿神经行经处有压痛。

⑤不典型疼痛：与食管病变、膈疝、颈椎病等鉴别。

5. 治疗（2014）

(1) 一般内科治疗：急性期卧床休息 1～3d，吸氧、持续心电监护；1 周内避免任何形式的负荷试验（平板、腺苷）。

(2) 抗血小板治疗：阿司匹林（2013，2016）、氯吡格雷。

(3) 抗凝治疗：肝素。

(4) 硝酸酯类。

(5) β受体阻滞药：可改善预后。

(6) 钙离子拮抗药：硝苯地平缓解冠状动脉痉挛效果好，是变异型心绞痛的首选。

(7) 溶栓治疗。

(8) 介入治疗。

(9) 冠状动脉旁路移植。

三、急性冠脉综合征

一组由急性心肌缺血引起的临床综合征，包括不稳定型心绞痛、非 ST 段抬高型心肌梗死（NSTEMI）和 ST 段抬高型心肌梗死（STE-MI）。

四、不稳定型心绞痛

（一）临床表现

1. 原为稳定型心绞痛，在 1 个月内疼痛发作的频率增加，程度加重、时限延长、诱发因素变化，硝酸类药物缓解作用减弱。
2. 1 个月之内新发生的心绞痛，并因较轻的负荷所诱发。
3. 休息状态下发作心绞痛或较轻微活动即可诱发，发作时表现有 ST 段抬高的变异型心绞痛也属此列。

（二）诊断与鉴别诊断

1. 诊断
（1）原有的稳定型心绞痛性质改变，即心绞痛频繁发作、程度严重和持续时间延长。
（2）休息时心绞痛发作。
（3）最近 1 个月内新近发生的、轻微体力活动亦可诱发的心绞痛。
其 3 项中的 1 项或以上，并伴有心电图 ST-T 改变者，可成立诊断。
2. 鉴别诊断　与稳定型心绞痛的鉴别诊断相同。

（三）危险分层

1. 在临床分为低危组、中危组和高危组。
2. 低危组指新发的或是原有劳力性心绞痛恶化加重，达 CCS Ⅲ级或Ⅳ级，发作时 ST 段下移≤1mm，持续时间<20min，胸痛间期心电图正常或无变化。
3. 中危组指就诊前 1 个月内（但 48h 内未发）发作 1 次或数次，静息心绞痛及梗死后心绞痛，持续时间<20min，心电图可见 T 波倒置>0.2mV，或有病理性 Q 波。
4. 高危组指就诊前 48h 内反复发作，静息心绞痛伴一过性 ST 段改变（>0.05mV），新出现束支传导阻滞或持续性室速，持续时间>20min。

（四）治疗原则

1. 一般治疗　①应尽快住院，卧床休息；②行心电图及心肌酶学监测；③解除其紧张、恐惧情绪，可给予镇静药如地西泮；④疼痛剧烈者，给予吗啡；⑤控制各种增加心肌耗氧量的因素。尽快控制症状和防止发生心肌梗死及心源性猝死。
2. 药物治疗　①硝酸酯类。对发作频繁而胸痛严重或难以控制的病人应静脉滴注硝酸甘油，也可用硝酸异山梨酯。②β 受体阻滞药。可根据休息时的心率和血压调整剂量，使心率保持在 60/min 左右，血压在正常范围。③钙拮抗药。β 受体阻滞药疗效不佳者或变异性心绞痛者均提示冠状动脉痉挛是其主要发病机制，宜及时应用钙拮抗药，但维拉帕米不宜和 β 受体阻滞药合用。④抗血小板药。阿司匹林抗血小板聚集作用极为重要。⑤抗凝治疗。常选用普通肝素或低分子肝素。⑥如药物治疗效果不佳，可行急诊冠状动脉造影与介入治疗。⑦外科手术。

五、ST 段抬高型心肌梗死

1. 临床表现　前兆：初发型心绞痛和恶化型心绞痛（现归入不稳定型心绞痛）。胸痛，性质类似心绞痛；持续时间长（大多>30min）（2001，2012）；休息和应用硝酸甘油无效；心力衰竭；心律失常；休克；低血压；胃肠道症状。
2. 辅助检查　EGG 心电图可见 ST-T 改变，R 波降低，病理性 Q 波和各种心律失常，特别是房室传导阻滞，室性期前收缩等（2001）。

标志物（CK，CK-MB，Tn，2012，2016）水平改变见表1-1（2001）。

表1-1 血清心肌损伤标志物水平的改变

	开始升高	达峰时间	维持时间
CK	3~8h	10~36h	3~4d
CK-MB	3~8h	9~30h	2~3d
cTnI	3~6h	14~20h	5~7d
cTnT	3~6h	10~24h	10~15d

3. 诊断与鉴别诊断

（1）诊断：典型缺血性胸痛、心电图动态改变、心肌酶谱动态改变；3者符合2个可以诊断。（2014，2016，2017）

（2）鉴别诊断

①心绞痛：见表1-2。

表1-2 心绞痛和急性心肌梗死的鉴别诊断要点

鉴别项目	心绞痛	急性心肌梗死
疼痛部位	胸骨上、中段之后	相同，但可在较低位置或上腹部
性质	压榨性或窒息性	相似，但程度更剧烈
诱因	劳力、情绪激动、受寒、饱食	不常有
时限	短，15min之内	长，数小时或1~2d
频率	频繁发作	不频繁
硝酸甘油疗效	显著缓解	作用较差
气喘或肺气肿	极少	可有
血压	升高或无显著改变	可降低，甚至发生休克
心包摩擦音	无	可有
发热	无	常有
血白细胞增加	无	常有
血细胞沉降率增快	无	常有
血清心肌坏死标志物	无	有
心电图变化	无变化或暂时性ST段和T波改变	有特征性和多态性变化

②主动脉夹层：胸痛一开始即达到高峰，常有高血压，两侧上肢的血压和脉搏常不对称，此为重要特征，少数可出现主动脉瓣关闭不全的听诊特点。没有AMI心电图的特征性改变及血清酶学的变化。X线、超声心动图、CT和磁共振有助于诊断。

③肺动脉栓塞：胸痛、咯血、呼吸困难、休克等表现。常有急性肺源性心脏病改变，与AMI心电图改变明显不同。

④急腹症：急性胆囊炎、胆石症、急性坏死性胰腺炎、溃疡病合并穿孔常有急性上腹痛及休克的表现，但常有典型急腹症的体征。心电图及心肌坏死标志物与心肌酶不增高。

⑤急性心包炎：胸痛与发热同时出现，有心包摩擦音或心包积液的体征。心电图改变常为普遍导联ST段弓背向下型抬高，T波倒置，无异常Q波出现。

4. 并发症 乳头肌功能失调或断裂（2017）、左心功能不全、心律失常、心脏破裂、附壁血栓、梗死后综合征（2014，2015，2016）。

5. 治疗与预防

（1）治疗：卧床、镇痛（2001，2017）、禁食、扩血管、抗凝、β受体阻滞药和ACEI（改善预后)。

(2)预防：①抗血小板聚集（或氯吡格雷、噻氯匹定）；抗心绞痛治疗，硝酸酯类制剂。②预防心律失常，减轻心脏负荷等；控制好血压。③控制血脂水平；戒烟。④控制饮食；治疗糖尿病。⑤普及有关冠心病的教育，包括病人及其家属；鼓励有计划的、适当的运动锻炼。

经典试题

1. 引起急性前间壁心肌梗死闭塞的冠状动脉分支是
  A. 左冠状动脉前降支
  B. 右冠状动脉后降支
  C. 左冠状动脉主干
  D. 左冠状动脉回旋支
  E. 右冠状动脉右心室前支

2. 心绞痛与急性心肌梗死临床表现的主要鉴别点是
  A. 疼痛表现
  B. 疼痛性质
  C. 疼痛程度
  D. 疼痛放射部位
  E. 疼痛持续时间

3. 冠心病病人出现心前区收缩期喀喇音及收缩晚期吹风样杂音，是由于
  A. 心力衰竭
  B. 二尖瓣相对性关闭不全
  C. 二尖瓣脱垂
  D. 室间隔穿孔
  E. 心肌硬化

4. 梗死前心绞痛的哪一点与急性心肌梗死不同
  A. 心电图ST段抬高
  B. 胸痛不能以硝酸甘油缓解
  C. 剧烈胸痛伴恶心、呕吐和大汗
  D. 心电图未见病理性Q波
  E. 血压波动

5. 男性，65岁，诊断为急性心肌梗死入院，住院第3天病人突然呼吸困难，发绀，神志不清，四肢抽搐，听诊心音消失，颈动脉搏动消失，此时首选
  A. 立即做心电图检查，了解是否停搏或心室颤动
  B. 安置心脏起搏器
  C. 心内注射肾上腺素
  D. 胸外心脏按压及人工呼吸
  E. 静脉注射利多卡因

6. 男性，65岁，因胸痛10h来院急诊，心电图证实为急性前壁心肌梗死，下列哪项检查特异性最高
  A. 血清CPK-MB增高
  B. SGOT增高
  C. 血沉加快
  D. 血清CPK增高
  E. 血清LDH增高

7. 男性，50岁，无明显劳累诱因突然胸痛，持续时间较久，拟诊变异型心绞痛，以下心电图哪项支持诊断
  A. T波高耸
  B. T波低平
  C. 病理性Q波
  D. ST段压低
  E. ST段抬高

8. 男性，55岁，冠心病，发生急性剧烈胸骨后疼痛，血CPK明显升高，颈静脉充盈，肝大，血压下降至10.7/5.3kPa（80/40mmHg），应诊断为
  A. 冠心病心力衰竭型
  B. 急性右心梗死
  C. 冠心病合并急性心脏压塞
  D. 急性前壁心肌梗死伴泵衰竭
  E. 急性心肌梗死并室间隔破裂

参考答案：1. A 2. E 3. C 4. D 5. D 6. A 7. E 8. B

第7单元 心脏瓣膜病

重点提示

1. 二尖瓣狭窄临床表现　呼吸困难、咳嗽、咯鲜血、咳血丝痰、粉红色泡沫痰。
2. 二尖瓣关闭不全的临床表现　轻度反流仅有轻微劳力性呼吸困难；严重反流立即发生

左心衰竭、肺水肿、心源性休克；心尖搏动为高动力型；P_2亢进；S_4可闻及。

3. 主动脉瓣关闭不全临床表现 急性：出现左心衰竭和低血压；S_1减弱、P_2亢进、主动脉瓣听诊区舒张期叹气样杂音。慢性：与心搏量增加相关的心悸、体位性头晕；晚期心衰；周围血管征、S_1减弱、P_2亢进，舒张早期叹气样杂音；Austin-Flint杂音。

考点串讲

一、二尖瓣狭窄

1. **病因** 风湿热（最常见）、RA，SLE。
2. **病理生理** 正常人二尖瓣口面积$4\sim6cm^2$；瓣口面积$1.5\sim2cm^2$为轻度、$1\sim1.5cm^2$为中度、$<1cm^2$为重度狭窄；左心房压力升高才能维持血流进入左心室，依次导致肺静脉压升高、肺毛细血管压升高、肺小动脉收缩，最后导致肺动脉高压（$<40mmHg$是轻度，$40\sim80mmHg$是中度，$>80mmHg$是重度）；肺动脉高压增加右心室负荷，导致右心室扩张，三尖瓣反流和肺动脉瓣反流；左心房右心室大（2000）。
3. **临床表现**
   (1) 症状：①呼吸困难。劳力性呼吸困难、静息时呼吸困难、端坐呼吸、夜间阵发性呼吸困难、急性肺水肿。②咳嗽。支气管黏膜充血易患支气管炎。③咯血。咯鲜血（支气管静脉破裂）、咳血丝痰、粉红色泡沫痰（2014）。
   (2) 体征：心尖部舒张中晚期低调的隆隆样杂音（2015），递减型、无传导，常有舒张期震颤（2006，2011，2012，2016）；心尖部S_1亢进；二尖瓣开瓣音提示瓣叶活动尚可，S_2后0.07s，是瓣叶突然开放又突然停止导致的瓣叶振动；舒张晚期心房收缩促进血流通过瓣膜，可有杂音增强；房颤时无杂音增强；胸骨左下缘可扪及右心室搏动；P_2亢进；胸骨左缘第2肋间可闻及Graham Steell杂音（2012），是相对性肺动脉瓣关闭不全产生的（2003）；右心室扩张，可导致相对性三尖瓣关闭不全，胸骨左缘第4与第5肋间可闻及全收缩期吹风样杂音。
4. **X线和超声心动图** CXR：左心房、右心室增大；肺淤血；超声心动：明确诊断的依据（2001），经食管超声利于左心房附壁血栓的检出。
5. **并发症** ①心房颤动：可导致无症状的病人突然出现呼吸困难或急性肺水肿，应尽快控制心室率或恢复窦性心律（2001，2002，2016，2017）；②心房失去有效收缩：导致心排血量降低20%；③心力衰竭多由呼吸道感染引起；④感染性心内膜炎；⑤血栓栓塞。左心房血栓形成可导致动脉系统栓塞，脑动脉多见；⑥右心室扩大后也可形成血栓，可导致肺栓塞。
6. **治疗**
   (1) 代偿期治疗：避免重体力活动，保护心功能；预防风湿热复发。
   (2) 失代偿期治疗：对症治疗。①右心衰竭，限制盐的摄入，利尿药；②咯血，取坐位、镇静药、静脉利尿药降低肺静脉压力；③急性肺水肿，多用硝酸酯类扩张小静脉，减少回心血量，不用扩张小动脉减低后负荷的药物，否则低血压；④除非心房颤动需要控制心室率，一般不用洋地黄（2001）；⑤预防栓塞，长期华法林抗凝（2012）。

   手术或介入：瓣口面积$<1.5cm^2$时出现症状或肺动脉高压时需要治疗；经皮球囊二尖瓣成形术：是缓解单纯二尖瓣狭窄的首选方法；瓣叶活动度尚好、无明显钙化、瓣下结构无明显增厚、若左心房有附壁血栓应先用华法林抗凝；直视分离术：适用于瓣叶严重钙化，病变累及腱索和乳头肌，左心房附壁血栓；人工瓣置换术-瓣叶严重畸形（2017），合并明显二尖瓣关闭不全；肺动脉高压增加手术风险。

二、二尖瓣关闭不全

1. **病因** 最常见是风湿性心脏病，常合并MS和主动脉瓣受累。

2. 病理生理

（1）慢性二尖瓣关闭不全

①慢性二尖瓣反流时，左室对慢性容量负荷过度的代偿机制是增加左心室舒张末容量，通过Frank-Starling机制使左心室心搏量增加。

②左心室收缩期排血入低压的左心房，室壁应力下降快，有利于左心室排空，故左心室仍可维持正常的前向心搏量。慢性二尖瓣反流时左心房顺应性增加，左心房扩大和左心室于较长时间内适应容量负荷量增加，使左心房压和左心室舒张末期不致明显上升，故在相当长时期内不出现肺淤血而无临床症状。但持续严重的过度负荷，终致左心室心肌功能衰竭，左心室舒张末期压和左心房压明显上升，肺淤血出现，最终肺动脉高压和右心室衰竭发生。

（2）急性二尖瓣关闭不全：急性二尖瓣反流时，左心室血反流到左心房，与肺静脉的前向血流于舒张期充盈左心室，致左心房和左心室容量负荷骤增。由于左心室扩张程度有限，左心室舒张末期压急骤上升，继之左心房压亦急剧升高，导致肺淤血，甚至急发水肿，相继肺动脉高压和右心衰竭。

3. 临床表现

（1）急性：轻度反流仅有轻微劳力性呼吸困难；严重反流立即发生左心衰竭、肺水肿、心源性休克；心尖搏动为高动力型；P_2亢进；S_4可闻及（左心房不扩张而强有力收缩）(2012)；由于左心房压力较高，心尖部的反流杂音不如慢性的响亮，为递减型，不是全收缩期。

（2）慢性：由于心房心室扩张的代偿，肺淤血出现较晚，心排血量不足导致的乏力明显；心尖搏动为高动力型、可向左下移位；S_1减弱、A_2提前、左心室射血提前结束导致S_2分裂增宽；心尖部全收缩期吹风样杂音，向腋下和左肩胛部传导（2011，2012，2017）。

4. X线和超声心动图 ①CXR：慢性病人左心房、左心室增大；左心衰竭时肺淤血、肺水肿；急性病人心影不增大，肺淤血、肺水肿明显。②心电图：左心房增大和房颤多见。③超声心动图：可以确诊。

5. 并发症 心房颤动、感染性心内膜炎、体循环栓塞、心力衰竭。

6. 治疗

（1）急性：内科治疗为术前过渡，硝普钠减轻前后负荷。

（2）慢性：无症状、心功能正常者不用治疗，对症处理心房颤动（复律不如MS时重要，MS时需要心房有力收缩才能使血流进入左心室）、心力衰竭等；人工瓣膜置换术、二尖瓣修复术。

三、主动脉瓣狭窄

1. 病因 风湿性心脏病是最多见的原因，往往伴有关闭不全和二尖瓣受累。

2. 病理生理 正常人主动脉瓣口≥$3cm^2$，瓣口面积≤$1cm^2$时开始出现左心室收缩压升高；代偿机制：主动脉狭窄后负荷增加—左心室向心性肥厚—左心室舒张期末压升高—左心房肥厚—晚期失代偿发生左心衰竭；严重的主动脉瓣狭窄导致心肌缺血—心肌肥厚相对供血不足。

3. 临床表现

（1）症状：呼吸困难、心绞痛、晕厥三联征；劳力性呼吸困难见于晚期肺水肿；心绞痛-心肌肥厚、心室压力过高，相对血供不足；晕厥多发生于直立、运动中或运动后体循环动脉压降低，导致脑灌注不足。

（2）体征：胸骨右缘第2肋间、左缘第3肋间收缩期喷射性杂音，呈递增递减型，向颈部传导，常伴有震颤；心搏量增加时杂音也增加；瓣膜活动受限导致S_2减弱，由于左心室射血时间延长可能导致S_2逆分裂；左心衰竭时出现S_3，左心房肥厚导致明显的S_4（2003）。

4. X线、超声心动图和心电图检查 心电图：左心室肥厚伴有继发ST-T改变和左心房增大；超声心动：确诊；心导管：面积1～$3cm^2$为轻度狭窄、0.75～$1cm^2$为中度狭窄、<$0.75cm^2$为重度狭窄。X线检查：心影正常或左心室轻度增大，左心房可能轻度增大，升主动脉根部常见狭窄后扩

张，在侧位透视下可见主动脉瓣钙化。晚期可有肺淤血征。

5. 并发症　心律失常：心房颤动、房室阻滞、室性心律失常等。

6. 治疗　对症处理、经皮球囊主动脉瓣成形术。

四、主动脉瓣关闭不全

1. 病因　风湿性心脏病是最常见的病因。

2. 病理生理

（1）主动脉瓣反流引起左心室舒张末容量增加，使每搏容量增加和主动脉收缩压增加，而有效每搏血容量降低；左心室舒张末容量增加，左心室重量增加，进而引起左心功能不全和衰竭，减少心肌氧供。

（2）心肌氧耗增加，主动脉舒张压降低和心肌内小血管舒张储备能力降低可出现心绞痛症状。

（3）急性主动脉瓣反流左心室容量负荷急剧增加，如反流量大，引起肺淤血甚至肺水肿。

3. 临床表现

（1）急性：症状，严重者出现左心衰竭和低血压；体征，S_1减弱、P_2亢进、主动脉瓣听诊区舒张期叹气样杂音。

（2）慢性：即使达到中重度关闭不全也无症状，但一旦出现心力衰竭就迅速进展（2～3 年死亡）。①症状：与心搏量增加相关的心悸、头部强烈搏动感、体位性头晕；晚期心力衰竭。②体征：周围血管征（随心脏搏动的点头、水冲脉、股动脉枪击音和双期杂音、毛细血管搏动征）；S_1减弱、A_2减弱、舒张早期叹气样杂音（2011）；Austin-Flint 杂音（与 MS 的鉴别在于 S_1 减弱）（2003）。

4. X 线和超声心动图检查

（1）X 线检查

①急性主动脉瓣关闭不全：心脏大小正常。除原有主动脉根部扩大或主动脉夹层外，无主动脉扩大。常有肺淤血和肺水肿征。

②慢性主动脉瓣关闭不全：心胸比率增大。主要为左心室增大，可有左心房增大。升主动脉继发性扩张，可累及整个主动脉弓，严重者呈瘤样扩张。左心衰竭时见肺淤血征。

（2）超声心动检查可确诊。

5. 并发症　感染性心内膜炎；室性心律失常；心力衰竭。

6. 治疗　急性：内科治疗是术前的过渡，静脉滴注硝普钠降低前后负荷；慢性：严重反流伴左心室扩张者可用洋地黄；严重反流左心室功能尚正常者可用硝苯地平延长心功能正常的时间；对房颤和缓慢心律失常耐受力极差；人工瓣膜置换术（2015）：出现症状或左心室功能不全就可手术。

经典试题

1. 关于二尖瓣狭窄的病理生理正确的是
A. 由于肺动脉压升高，从而使左心房压升高
B. 由于左房平均压升高，从而使肺静脉压及肺毛细血管压力升高
C. 右心衰竭使肺毛细血管淤血加重
D. 肺小动脉收缩产生的肺动脉高压，吸氧后可升高
E. 右心受累与左房压无关

2. 二尖瓣关闭不全与二尖瓣脱垂鉴别要点是
A. 前者心尖部有全收缩期杂音
B. 前者第一心音减弱
C. 前者第一心音增强
D. 后者少见
E. 后者除收缩期杂音外，心尖区常有收缩中期喀喇音

3. 以下哪项不是二尖瓣球囊成形术的适应证
A. 重度二尖瓣狭窄，心功能三级
B. 瓣叶轻度钙化
C. 外科分离术后再狭窄
D. 合并左心房内血栓
E. 合并轻度二尖瓣关闭不全，超声左心室50mm

4. Austin-Flint 杂音的发生与以下哪项有关
A. 血流加速
B. 肺动脉高压
C. 左心房巨大血栓形成
D. 主动脉瓣狭窄

E. 主动脉瓣关闭不全

5. 下列哪项可作为确诊主动脉瓣关闭不全的依据
A. 苍白面容
B. 心尖向左下移位呈抬举样搏动
C. 心尖区低调舒张期杂音
D. 周围血管征
E. 彩色多普勒主动脉瓣心室侧探及舒张期射流

6. 女性，25岁。心悸气短5年，近2年加重。查体：心尖区听到舒张隆隆样杂音，心律失常。M型超声心动图示：尖瓣前叶曲线EF斜率降低，A峰消失，叶前向运动瓣叶增厚，其诊断为
A. 风心病，二尖瓣狭窄
B. 左心房黏液瘤
C. 肥厚型梗阻性心肌病
D. 主动脉瓣关闭不全
E. 室间隔缺损

7. 男性，45岁。气短20年，2年来常有胸骨后疼痛，胸骨右缘第2肋间可闻及3级收缩期喷射性杂音，该处可以触到收缩期震颤，胸骨左缘第3肋间有舒张期哈气样杂音，诊断是
A. 冠心病合并心绞痛
B. 肺动脉瓣关闭不全
C. 肥厚型梗阻性心肌病
D. 梅毒性心脏病
E. 风湿性主动脉瓣狭窄合并关闭不全

8. 女性，28岁。既往有关节痛史，劳累后心悸，气短3年，下肢水肿3个月。X线示左右心室扩大，左心房增大，食管局限压迹，血压17.3/10kPa（130/75mmHg），有枪击音。最可能的诊断
A. 风心病二尖瓣狭窄
B. 风心病二尖瓣狭窄兼关闭不全
C. 风心病二尖瓣狭窄，主动脉瓣关闭
D. 风心病主动脉瓣关闭不全
E. 心肌病

（9～11题共用题干）

男性，28岁。心悸气短10年，胸闷胸痛，活动中晕厥发作，下肢水肿。查体：心脏大，心尖部舒张期杂音，胸骨左缘3肋间3/6收缩期杂音，肝大，下肢水肿。心电：Af，超声二尖瓣、主动脉瓣增厚，开放受限。

9. 本例诊断是
A. 感染性心内膜炎心力衰竭
B. 扩张型心肌病
C. 风心病，二尖瓣狭窄并主动脉瓣狭窄
D. 风心病，二尖瓣关闭不全并主动脉瓣关闭不全
E. 风心病，二尖瓣狭窄并主动脉瓣关闭不全

10. 若考虑外科治疗以下哪项是最佳选择
A. 二尖瓣闭式分离，主动脉瓣置换
B. 二尖瓣，主动脉瓣双瓣置换
C. 二尖瓣置换，主动脉瓣扩张
D. 二尖瓣扩张，主动脉瓣置换
E. 单纯二尖瓣置换

11. 该病人胸痛及晕厥的原因是
A. 癫痫发作
B. 心肌缺血，心排血量减少
C. 冠状动脉痉挛
D. 低血糖
E. 自主神经功能紊乱

参考答案： 1. B 2. E 3. D 4. E 5. E 6. A 7. E 8. C 9. C 10. B 11. B

第8单元　感染性心内膜炎

重点提示

1. 常见致病微生物　急性者主要由金黄色葡萄球菌引起，亚急性者大多由草绿色链球菌导致。
2. 诊断主要标准　血培养2次相同细菌阳性、超声可见赘生物和新的反流。
3. 辅助检查　血培养：亚急性病人未用抗生素，采血3次间隔1h，如次日未见细菌生长再采血3次后开始治疗；亚急性病人已经使用抗生素，停用2～7d后采血；急性病人采血3次后直接用抗生素；不必在寒战时采血。

考点串讲

一、临床分型
按病程进展可分为急性、亚急性,并可分为自体瓣膜、人工瓣膜和静脉药瘾者心内膜炎。

二、自体瓣膜感染性心内膜炎
1. **常见致病微生物** 急性主要由金黄色葡萄球菌引起,亚急性者大多由草绿色链球菌导致(2002,2013)。

2. **临床表现** 发热、乏力、食欲缺乏、体重减轻等非特异症状;几乎都有心脏杂音或原有杂音强度和性质的改变、贫血;周围体征少见:指甲下的线状出血、Roth 斑、Osler 结节、Janeway 损害(2014)。

3. **并发症** ①心脏组织的破坏:赘生物导致瓣膜反流致心力衰竭、瓣周脓肿、化脓性心包炎;②动脉栓塞和脓肿转移:心(急性心肌梗死)、脑、脾、肾、四肢、肠系膜;③左向右分流性心脏病可导致肺栓塞;④免疫反应:脾大、肾小球肾炎。

4. **辅助检查**
(1)血液检查:正常细胞正常色素性贫血、ESR 加快、白细胞总数和分类轻度增加;γ 球蛋白增高、循环免疫复合物、RF 阳性、补体降低。尿液检查:血尿、蛋白尿(肾受累)。血培养:亚急性病人未用抗生素,采血 3 次间隔 1h,如次日未见细菌生长再采血 3 次后开始治疗;亚急性病人已经使用抗生素,停用 2~7d 后采血;急性病人采血 3 次后直接用抗生素;不必在寒战时采血(2001,2012,2014)。

(2)超声心动图检查:超声心动图可以发现赘生物,无赘生物不能排除感染性心内膜炎;感染治愈后赘生物可以长期存在,除非发现赘生物增大或有新生赘生物,否则难以诊断复发或再次感染。

5. **诊断(2017)** 主要标准:血培养 2 次相同细菌阳性、超声可见赘生物和新的反流(2003);次要标准:基础心脏病、发热、栓塞、免疫反应(脾大、肾小球肾炎)、血培养 1 次阳性或 2 次病原体不同、超声心动符合 IE 但未达到主要标准;2 个主要标准;1 个主要标准+3 个次要标准;5 个次要标准。

6. **防治原则** 早期用药、杀菌药物、大剂量、长疗程(4~6 周)、静脉为主;青霉素+氨基糖苷类(2003);外科手术瓣膜置换;有易感因素的病人接受可能导致暂时性菌血症的手术操作时要预防;口腔和上呼吸道操作用药针对链球菌,泌尿生殖消化道预防针对肠球菌。

经典试题

1. 最易发生亚急性感染性心内膜炎的风湿性心脏瓣膜病类型是
A. 二尖瓣轻至中度关闭不全
B. 显著二尖瓣狭窄
C. 肺动脉瓣狭窄
D. 肺动脉瓣关闭不全
E. 动脉导管未闭

2. 亚急性感染性心内膜炎最常见的死亡原因是
A. 脑栓塞
B. 细菌性动脉瘤破裂
C. 心力衰竭
D. 肾功能不全
E. 脾破裂

3. 下列亚急性细菌性心内膜炎的抗生素治疗中,不对的是
A. 早期应用
B. 小剂量,长程治疗
C. 加用小剂量氨基糖苷类抗生素,以发挥协同杀菌作用
D. 急性者应用针对金黄色葡萄球菌、链球菌和革兰阴性杆菌的广谱抗菌治疗
E. 亚急性者采用针对包括肠球菌在内的链球菌的抗生素

(4~6 题共用题干)

女性,32 岁。反复发热在 37.5~38℃ 1 个月,伴关节肌肉酸痛。查体:轻度贫血,心界不大,心率 90/min,心尖有收缩期吹风样杂音三级,诊为风心病,二尖瓣关闭不全,发热待查。

4. 入院后首先处理是
A．1～2h 内抽取血培养 3～4 次
B．尿常规检查有否镜下血尿
C．抗生素静脉滴注
D．检查血细胞沉降率、抗 O，除外风湿活动
E．B 超检查有否脾大
5. 最有助于诊断感染性心内膜炎的检查是
A．胸部 X 线摄片
B．心电图
C．超声心动图
D．心血管造影
E．心脏 CT
6. 本例抗生素治疗后体温下降，症状改善，此时抗生素应用疗程是
A．体温正常后 3d 可停用抗生素
B．2 周
C．5 个月
D．4～8 周
E．10 个月

参考答案：1．A　2．C　3．B　4．A　5．C　6．D

第 9 单元　心 肌 疾 病

重点提示

1. 治疗　①原发性扩张型心肌病：针对心力衰竭和心律失常治疗；晚期患者可置入 DDD 型起搏器；心脏移植。②肥厚型心肌病：主要是松弛肥厚的心肌，减轻左心室流出道狭窄；β受体阻滞药+钙拮抗药；重症患者可置入 DDD 起搏器、射频消融切除肥厚的室间隔。

2. 急性心肌炎的临床表现　发病 1～3 周前有前驱症状，如感冒、消化道症状；发病后出现胸痛、心悸、呼吸困难、水肿；体检可见心动过速、心律失常、颈静脉怒张、肝大。

3. 治疗　主要针对心力衰竭治疗；完全性 AVB 可用临时起搏器；传导阻滞、难治性心力衰竭、重症、合并自身免疫者可用糖皮质激素；3 个月未恢复可能发展为扩张型心肌病。

考点串讲

一、心肌病

1. 概念　指除心脏瓣膜病、冠状动脉粥样硬化性心脏病、高血压心脏病、肺源性心脏病、先天性心血管病和甲状腺功能亢进性心脏病等以外的以心肌病变为主要表现的一组疾病。

2. 分类　扩张型心肌病、肥厚型心肌病、限制型心肌病、致心律失常型右心室心肌病。

二、扩张型心肌病

1. 临床表现　病情缓慢进展，心力衰竭的症状和体征（阻性充血＋前向射血减少），气急、水肿、肝大、乏力；心脏扩大；合并的各种心律失常可能导致猝死、合并的附壁血栓可导致栓塞（2003）。

2. 辅助检查　①X 线、超声心动图等。②CXR：心胸比＞0.5，肺淤血。③心电图：各种心律失常。④超声心动图：左心室舒张末期直径＞60mm；射血分数降低＜45%；钻石双峰图形（2000，2013，2014，2016）。⑤心导管：左心室舒张末压、左心房压、肺毛细血管压升高，心搏量降低、心指数降低。⑥活检：心肌细胞肥大、变性、间质纤维化。

3. 诊断和鉴别诊断　心脏增大，心律失常，心力衰竭病人，Echo 发现心腔扩大、搏动减弱要考虑本病；但首要要排除病因明确的器质性心脏病。

4. 治疗　多死于心力衰竭和心律失常；无病因治疗，针对心力衰竭和心律失常治疗；晚期病人可置入 DDD 型起搏器；心脏移植。

三、肥厚型心肌病

1. 临床表现

（1）症状：劳力性呼吸困难、晕厥、心绞痛、猝死。

（2）体征：胸骨左缘第 3～4 肋间可闻及收缩期杂音，心尖部可闻及 MR 的收缩期杂音（2002）。

2. 辅助检查　Echo：可见室间隔非对称性增厚，舒张期室间隔厚度≥1.3 倍后壁厚度，室间隔运动低下，SAM，主动脉在收缩期半开放，室间隔流出道部分向左心室内突出（2000，2001）。

3. 诊断及鉴别诊断

（1）诊断（2014）：根据劳力性呼吸困难、胸痛、晕厥等症状，心脏杂音特点及典型超声心动图改变，可考虑肥厚型心肌病的诊断。

（2）鉴别诊断

①冠状动脉粥样硬化性心脏病：肥厚型心肌病与冠心病均有心绞痛，心电图 ST-T 改变，异常 Q 波及左心室肥厚，因而两病较易误诊。鉴别要点如下。

杂音：肥厚型梗阻性心肌病在胸骨左下缘或心尖内侧可闻喷射性收缩期杂音。乏氏动作使杂音增强，两腿上抬则杂音减弱。可伴有收缩细震颤。冠心病合并室间隔穿孔时或伴乳头肌功能不全时，亦可有收缩期杂音，但系反流性杂音。

冠心病心绞痛，含化硝酸甘油 3～5min 内缓解。肥厚型心肌病心绞痛，硝酸甘油无效，甚或加重。

超声心动图：肥厚型心肌病，室间隔厚度＞15mm，室间隔左心室后壁比值＞1.5∶1。而冠心病主要表现为室壁节段性运动异常。

心导管检查及冠脉造影可明确诊断。

②主动脉瓣狭窄：主动脉瓣狭窄的收缩期杂音多在胸骨右缘第 2 肋间，杂音向颈部传导，大多伴有收缩期细震颤，主动脉第二心音减弱。X 线检查升主动脉有狭窄后扩张，二者不难鉴别。

③室间隔缺损：杂音也在胸骨左下缘，但为反流性杂音，超声心动图和心导管检查可明确鉴别。

4. 治疗　β受体阻滞药（2014）＋钙拮抗药、DDD 起搏器、射频消融等。

四、心肌炎

1. 病因和分类　心肌本身的炎症病变。分为感染性和非感染性两大类。

2. 临床表现　发病 1～3 周前有前驱症状，如感冒、消化道症状；发病后出现胸痛、心悸、呼吸困难、水肿、AS 综合征；体检可见心动过速、心律失常、颈静脉怒张、肝大（2000）。

3. 病毒性心肌炎的诊断（2015，2017）

（1）临床诊断依据：① 心功能不全、心源性休克或心脑综合征；②心脏扩大，X 线、超声心动图检查具有表现之一；③心电图改变：Ⅰ，Ⅱ，aVF，V_5 导联中 2 个或 2 个以上 ST-T 改变持续 4d 以上，以及其他严重心律失常；④ CK-MB 升高，心肌肌钙蛋白阳性。

（2）病原学诊断依据

①确诊指标：心内膜、心肌、心包或心包穿刺液检查分离到病毒，或用病毒核酸探针查到病毒核酸，或特异性病毒抗体阳性。

②参考依据：粪便、咽拭子或血液中分离到病毒，且恢复期血清同型抗体滴度较第一份血清升高或降低 4 倍以上；病程早期患儿血中特异性 IgM 抗体阳性；用病毒核酸探针自患儿血中查到病毒核酸。

（3）确诊依据

①具备临床诊断依据 2 项，可临床诊断为心肌炎。发病同时或发病前 1～3 周有病毒感染的证据者支持诊断。

②同时具备病原学确诊依据之一，可确诊为病毒性心肌炎，具备病原学参考依据之一，可临床诊断为病毒性心肌炎。

③凡不具备确诊依据，疑似病毒性心肌炎，应给予必要的治疗或随诊，并根据病情变化，确诊或除外心肌炎。

4. 治疗　主要针对心力衰竭治疗。

经典试题

1. 肥厚型梗阻性心肌病胸骨左缘的收缩期杂音变化，下列哪项是正确的
   A．左心室流出道狭窄加重时减轻
   B．屏气时减轻
   C．左心室容积减少时增强
   D．增加心肌收缩力时减轻
   E．下蹲时增强
2. 肥厚型心肌病的超声所见哪项是错误的
   A．室间隔非对称性肥厚
   B．舒张期室间隔厚度与左心室后壁之比≥1.3∶1
   C．梗阻性可见室间隔流出道向右心室突出
   D．二尖瓣前叶收缩期向前方运动
   E．收缩期主动脉瓣呈半闭锁状态
3. 扩张型心肌病的主要体征是
   A．第三心音
   B．心房纤颤
   C．第三心音奔马律
   D．呼吸困难
   E．心脏扩大
4. 下列哪项疾病属于特异性心肌病
   A．扩张型心肌病
   B．肥厚型心肌病
   C．限制型心肌病
   D．甲亢性心肌病
   E．肥厚型梗阻性心肌病
5. 男性，30岁。活动后心悸气短3年，腹胀，水肿1个月。查体：心界扩大，心尖部舒张期奔马律，心音低钝。心电图：低电压，多发多源室性期前收缩。超声：左心室内径64mm，呈大心腔小瓣口征，室壁运动减弱，诊断是
   A．风心病联合瓣膜病
   B．冠心病心律失常心力衰竭
   C．扩张型心肌病
   D．心包积液
   E．先心病房缺
6. 男性，30岁。诊断慢性克山病，频繁室性心动过速、心室颤动发作，电复律多次，活动能力丧失，预期存活时间半年至1年，应考虑哪项治疗措施
   A．安置除颤式起搏器
   B．双腔DDD起搏器
   C．单腔AAI起搏器
   D．单腔VVI起搏器
   E．心脏移植

参考答案：1．C 2．C 3．E 4．D 5．C 6．E

第10单元　急性心包炎

重点提示

1. 急性心包炎临床表现　①纤维蛋白性心包炎（早期）：心前区疼痛（咳嗽、深呼吸、变动体位时加重）；心包摩擦音。②渗出性心包炎：呼吸困难（最突出的症状）、心界扩大、静脉淤血、Ewart征、心包叩击征。③心脏压塞：渗出性心包炎+颈静脉怒张（脉压降低、心动过速）、奇脉（吸停脉）。

2. 诊断　根据临床表现、X线、心电图及超声心动图检查可做出心包炎的诊断，然后需结合不同病因性心包炎的特征及心包穿刺、活体组织检查等资料对其病因学做出诊断。

3. 治疗　针对病因治疗，出现心脏压塞需心包穿刺（缓解症状+明确病因）。

考点串讲

1. 病因　感染、肿瘤、自身免疫、风湿热、代谢疾病、尿毒症等。
2. 临床表现（2012，2017）
（1）纤维蛋白性心包炎：心前区疼痛、心包摩擦音。（2011）
（2）渗出性心包炎：呼吸困难、Ewart征（2011）、心界扩大、静脉淤血、奇脉、心包叩击征；其中呼吸困难是最突出的症状：表现为呼吸浅快、发绀，与肺直接受压和肺淤血有关（2002）。
3. 辅助检查　X线、心电图和超声心动图（2011，2016）等，心包穿刺（2001）。

4. 诊断与鉴别诊断 根据临床表现、X线、心电图及超声心动图检查可做出心包炎的诊断,然后需结合不同病因性心包炎的特征及心包穿刺、活体组织检查等资料对其病因学做出诊断(2014)。需与心力衰竭、肝硬化、限制性心肌病相鉴别。

5. 治疗(2014) 病因治疗。

6. 心脏压塞的临床表现和治疗

(1)临床表现:渗出性心包炎+脉压降低、心动过速、奇脉(吸停脉);收缩压降低、舒张压不变,故脉压降低;明显心动过速;奇脉(吸停脉):吸气时脉搏减弱或收缩压降低≥10mmHg;吸气时胸内压降低,大量血液回流入右心室;在心脏总体体积受限的情况下,比如心包积液、胸腔积液、肺气肿、哮喘等,左心室充盈受限,导致射血减少(2001)。

(2)治疗:急性心包腔穿刺术(2001)。

经典试题

1. 缩窄性心包炎最常见的临床表现是
A. 胸前区疼痛,干咳
B. 微热,盗汗
C. 颈静脉怒张,肝大,腹水
D. 呼吸困难,心浊音界扩大
E. 血沉增快

2. 急性心脏压塞的主要特征
A. 颈静脉怒张
B. Beck三联征
C. 听诊心音减弱
D. 触诊脉搏减弱
E. 收缩期血压下降,舒张压不变

3. 急性心包炎心电图变化,ST段抬高以哪一项最为多见
A. 化脓性
B. 结核性
C. 真菌性
D. 急性非特异性
E. 肿瘤性

4. 男性,44岁,因气急伴腹胀6个月,近1周症状加重入院。体检:气急半卧位,颈静脉怒张,心界不大,心尖搏动不明显。心率100/min,律齐。心音低钝,各瓣膜区无杂音。两肺底有少量啰音。腹膨隆,肝肋下4指,有压痛,肝颈回流征阳性。腹水征(+),下肢不肿,血压12.7/10.7kPa(95/80mmHg),心电图示低电压胸导T波低平。最可能的诊断是
A. 肝硬化腹水
B. 扩张型心肌病
C. 限制型心肌病
D. 缩窄性心包炎
E. 慢性心包炎

5. 男性,18岁,不慎被车床击伤左胸部来急诊,检查时高度怀疑有心包积血,此时可能出现下列哪种脉搏
A. 短细脉
B. 交替脉
C. 奇脉
D. 水冲脉
E. 细脉

6. 男性,45岁,心前区持续性疼痛1周。查体:重病容,体温38.8℃,血压13.3/9.3kPa(100/70mmHg),颈静脉怒张,心界向两侧扩大,心率120/min,心音弱,心律整,杂音,心电图Ⅰ,Ⅱ,Ⅲ,aVF,aVL,V_1至V_5导联,ST段弓背向下抬高,T波倒置,最可能的诊断
A. 变异型心绞痛
B. 急性下壁兼广泛前壁心肌梗死
C. 中间综合征
D. 急性肺动脉栓塞
E. 急性心包炎

(7~10题共用题干)

男性,25岁,主诉心前区疼痛2h,向左肩放射,吸气时疼痛加重,坐位时减轻,伴有畏寒,发热就诊。体检:血压14/9.3kPa(105/75mmHg),体温38℃,心率110/min,规则,心脏无杂音,两肺未见异常,有血吸虫病史。心电图示除aVR与V_1外各导联ST段抬高。

7. 其最可能诊断是
A. 肺梗死
B. 心肌梗死
C. 心包炎

D. 心肌梗死伴继发性心包炎
E. 心肌炎
8. 入院第3天，血压12/9.3kPa（90/75mmHg），颈静脉怒张，气急不能平卧，病情变化应考虑为
A. 再次肺栓塞
B. 心肌梗死扩大范围
C. 心脏压塞
D. 败血症
E. 心脏腱索断裂
9. 此时做X线检查可能显出

A. 左肺野楔状实质性阴影，伴左胸腔积液
B. 正常
C. 心影呈烧瓶状
D. 左肺野多发炎症阴影
E. 两侧肺门影增大
10. 本例正确治疗应是
A. 手术取出肺栓子
B. 冠状动脉造影伴紧急PTCA
C. 心包穿刺
D. 大剂量抗生素静脉滴注
E. 应用升压药以及强心利尿药

参考答案：1. C 2. B 3. D 4. D 5. C 6. E 7. C 8. C 9. C 10. C

第11单元 休 克

重点提示

1. 发病机制　有效循环血量锐减、组织灌注不足。
2. 临床表现　①休克代偿期（休克早期）：机体可通过提高中枢神经兴奋性、刺激交感-肾上腺轴的活动代偿循环血容量的减少。②休克抑制期（休克期）：神志淡漠、反应迟钝，甚至神志不清或昏迷，口唇肢端发绀，出冷汗、脉搏细速、血压下降、脉压更缩小。

考点串讲

一、概论

1. 发病机制　有效循环血量锐减、组织灌注不足（2012）。
2. 临床表现
（1）休克代偿期（休克早期）：相当于微循环收缩期，持续时间短。①有效循环血量的降低在20%（800ml）以下，机体可通过提高中枢神经兴奋性、刺激交感-肾上腺轴的活动代偿循环血容量的减少（2002，2017）。②典型临床表现为精神紧张、兴奋或烦躁不安、面色苍白、手足湿冷、心率加速、过度换气等。③血压正常或稍高，反映小动脉收缩情况的舒张压升高，故脉压缩小，以及心跳加快、四肢冷、出冷汗。尿量正常或减少。尿比重升高，尿pH下降，尿钾改变不明显，尿钠不高。若处理及时、得当，休克可得到纠正。

（2）休克抑制期（休克期）：①神志淡漠、反应迟钝，甚至神志不清或昏迷，口唇肢端发绀，出冷汗、脉搏细速、血压下降、脉压更缩小。②严重时，全身皮肤、黏膜明显发绀，四肢冰冷，脉搏摸不清，血压测不出，尿少甚至无尿。还可有代酸表现。③若皮肤、黏膜出现瘀斑或消化道出血，表示病情已发展到DIC阶段。④若出现进行性呼吸困难、脉速、烦躁、发绀或咳出粉红色痰，PaO_2降至8kPa（60mmHg）以下，吸入大量氧也不能改善症状和提高氧分压时，常提示急性呼吸窘迫综合征（ARDS）的存在。

3. 诊断与检测
诊断：临床表现、体征、血压下降。
休克的监测如下。
（1）一般监测：①精神状态。神志清、反应好→脑灌注足够，神志淡漠、头晕眼花或改变体位时晕厥→循环血量不足。②肢体温度色泽。反应体表灌注，温暖、干燥、指压松开迅速转红→灌注好，否则休克。③血压。代偿期可正常，收缩压<12kPa（90 mmHg），脉压<2.7kPa（20 mmHg）

→休克；血压回升脉压增大→休克好转。④脉率。脉搏细速早于血压下降→休克可能，血压回升之前出现脉搏清楚、手足温暖→休克好转。休克指数（脉压/收缩压 mmHg）：0.5→无休克，超过1～1.5→休克，>2→休克严重。⑤尿量。<25ml/h，比重高→肾血管收缩或容量不足；血压正常，尿量少、比重低→急性肾衰竭（ARF）；尿量稳定在30ml/h以上→休克纠正（2003）。

（2）特殊监测：特殊监测的方法有中心静脉压（CVP）（2000），肺毛细血管楔压（PCWP），心排血量和心脏指数（CO/CI），动脉血气分析，动脉血乳酸测定，DIC实验室检查。

中心静脉压（CVP）是休克监测中最常用的项目。正常 0.49～0.98kPa（5～10cmH$_2$O）；低血压时 CVP<0.49kPa（5cmH$_2$O）→血容量不足。CVP>1.47kPa（15cmH$_2$O）→心功能不全、肺血管过度收缩或肺循环阻力增加。CVP>1.96kPa（20cmH$_2$O）→充血性心力衰竭的表现（2001）。

4．治疗　尽早去除引起休克的原因；尽快恢复有效循环血量（2016）；纠正微循环障碍；增进心脏功能和恢复人体的正常代谢。

二、低血容量休克

1．病因和发病机制　大量出血或体液丢失，或液体积存于第三间隙（胃肠道、胸、腹腔等）。

2．临床表现　频繁呕吐，血压低，脉压小。

3．诊断（2016，2017）

（1）继发于体内外急性大量失血或体液丢失，或有液体（水）严重摄入不足史。

（2）有口渴、兴奋、烦躁不安，进而出现神情淡漠，神志模糊甚至昏迷等。

（3）表浅静脉萎陷，肤色苍白至发绀，呼吸浅快。

（4）脉搏细速，皮肤湿冷，体温下降。

（5）收缩压低于12～10.7kPa（90～80mmHg），或高血压者血压下降20%以上，脉压在2.7kPa（20mmHg）以下，毛细血管充盈时间延长，尿量减少（每小时尿量少于30ml）。

（6）中心静脉压和肺动脉楔压测定有助于监测休克程度。

4．治疗　失血性休克的治疗：补充血容量和积极处理原发病——止血。①补充血容量（2017）：快速滴注等渗盐水或平衡盐溶液（2015，2016），45min内输入1000～2000ml（2004）。②输血：新鲜全血或浓缩红细胞，血浆代替部分血液，以维持血液胶体渗透压。

三、感染性休克

1．发病机制

（1）内毒素作用于血管内皮细胞、血小板和中性粒细胞，使大量血小板和中性粒细胞聚集和黏附在微循环内，血流受阻。同时，内毒素还可激活补体，激活激肽系统，大量血液淤积在微循环内，回心血量和心排血量减少，血压降低。

（2）由于心排血量减少，可使交感神经兴奋和儿茶酚胺增多，内毒素还有拟交感作用，可引起小动脉收缩和动静脉吻合支开放，毛细血管内动脉血灌流减少。

（3）内毒素损害血管内皮细胞、激活凝血因子Ⅻ及促使血小板聚集和释放，再加上微循环淤血，通透性升高，血液浓缩，容易产生弥散性血管内凝血。

（4）内毒素性休克，除由于微循环动脉血灌流不足，使细胞代谢发生障碍外，内毒素还可直接损害细胞（线粒体肿胀），抑制氧化过程，而引起细胞代谢和功能变化。

2．临床表现　除少数暖休克外，多数病人有交感神经兴奋症状：病人神志尚清，但烦躁、焦虑、神情紧张，面色和皮肤苍白，口唇和甲床轻度发绀，肢端湿冷。可有恶心、呕吐。尿量减少。心率增快，呼吸深而快，血压尚正常或偏低、脉压小。眼底和甲皱微循环检查可见动脉痉挛。随着休克发展，病人烦躁或意识不清。呼吸浅速。心音低钝。脉搏细速，按压稍重即消失。表浅静脉萎陷。血压下降，收缩压降低至10.7kPa（80mmHg）以下；原有高血压者，血压较基础水平降低20%～30%，脉压小。皮肤湿冷、发绀，常出现花斑样发绀。尿量更少、甚或无尿（2000）。

3. 治疗　纠正休克、控制感染、应用皮质激素（2002）。

四、心源性休克

1. 病因和发病机制　由于心脏功能极度减退，导致心排血量显著减少并引起严重的急性周围循环衰竭。常见病因有急性心肌梗死、严重心肌炎、心肌病、心脏压塞、严重心律失常或慢性心力衰竭终末期等。

2. 临床表现

（1）早期：病人烦躁不安、焦虑。面色苍白、肢体湿冷、皮肤呈花纹状、出冷汗、周围型发绀、心率增快、血压降低、尿量明显减少。

（2）晚期：可出现 DIC 而发生全身皮肤、黏膜和内脏广泛出血，并出现多器官功能障碍综合征。

3. 诊断

（1）具有心脏病基础，或具有心脏功能损害的临床证据，结合休克的临床表现可获得诊断。

（2）血流动力学监测有助于明确诊断，中心静脉压升高，肺动脉嵌顿压升高，体循环阻力升高。

（3）血流动力学诊断标准。心脏指数<2.2L/(min·m^2)，同时肺动脉嵌顿压≥1.6~2.4kPa(12~18mmHg)。

4. 治疗

（1）内科性治疗：①一般性治疗；②气道通畅和氧疗；③建立静脉通道；④镇静和止痛；⑤血管活性药物：多巴胺与多巴酚丁胺、肾上腺素、硝普钠和硝酸甘油、洋地黄类药物等；⑥肾上腺皮质激素；⑦保护心肌药物的应用；⑧纠正电解质和酸碱紊乱。

（2）外科治疗：①手术治疗。②心脏机械辅助循环装置。

五、过敏性休克

1. 临床表现

（1）皮肤黏膜表现：最早且最常出现的征兆，包括皮肤潮红、瘙痒，继以广泛的荨麻疹等。

（2）呼吸道阻塞症状：最多见的表现，也是最主要的死因。气道水肿、分泌物增加，痉挛。

（3）循环衰竭表现：病人先有心悸、出汗、面色苍白、脉速而弱；然后发展为肢冷、发绀、血压迅速下降，脉搏消失，乃至测不到血压，最终导致心跳停止。少数原有冠状动脉硬化的病人可并发心肌梗死。

（4）意识方面的改变：往往先出现恐惧感、烦躁不安和头晕；随着脑缺氧和脑水肿加剧，可发生意识不清或完全丧失；还可以发生肢体强直等。

（5）其他症状：比较常见的有刺激性咳嗽，连续打喷嚏、恶心、呕吐、腹痛、腹泻，最后可出现大小便失禁。

2. 诊断　病史、临床表现（2014）。

3. 治疗　脱离过敏原、肾上腺素（通过β受体效应使支气管痉挛快速舒张，通过α受体效应使外周小血管收缩）（2008）、氯苯那敏（扑尔敏）等。

经典试题

1. 关于休克代偿期微循环的变化，下列哪项是错误的
A. 动静脉短路开放
B. 直捷通路开放
C. 微动脉收缩
D. 微静脉收缩
E. 毛细血管内血液淤积

2. 休克病人经补液后，血压仍低，中心静脉压

不高，5~10min 内经静脉注入等渗盐水 250ml，如血压升高，而中心静脉压不变，提示

A．心功能不全
B．血容量过多
C．血容量不足
D．血管张力过高
E．以上均不是

3．血容量不足时中心静脉压往往低于多少（cmH$_2$O）

A．14
B．12
C．10
D．8
E．5

4．休克病人早期尿的变化哪项是错的

A．尿量少
B．尿比重高
C．尿钠高
D．尿 pH 下降
E．尿钾改变不明显

5．从病理生理角度看，休克的本质是

A．低血压
B．交感-肾上腺系统兴奋
C．组织和细胞缺氧
D．酸中毒
E．心血管功能紊乱

6．决定休克病人补液量较可靠的依据是

A．血压
B．尿量
C．中心静脉压
D．脉搏
E．精神状态

（7~10题共用题干）

女性，52 岁，有胆管结石病史，近 2d 来右上腹痛，体温 37.8℃，2h 前突然畏寒、寒战，体温达 40℃，精神紧张兴奋、口渴、面色苍白，脉搏 98/min，有力，血压 14.7/12.8kPa（110/96mmHg），尿量每小时 26ml。

7．病人处于何种情况

A．急性胆管炎，无休克
B．休克代偿期
C．中度休克
D．重度休克
E．高排低阻型休克

8．下列哪一项不是其微循环变化的特征

A．微动脉、微静脉收缩
B．动静脉短路开放
C．直捷通道开放
D．组织灌注减少
E．静脉回心血量减少

9．为排除发生弥散性血管内凝血的可能做了多项检查，下列哪项监测检查结果是无意义的

A．血小板计数低于 $80×10^9$/L
B．纤维蛋白原少于 1.5g/L
C．凝血酶原时间较正常延长 3s 以上
D．副凝固试验阳性
E．凝血时间明显缩短

10．下列哪项治疗原则是错误的

A．积极补充血容量
B．联合应用抗菌药物
C．尽早做胆管引流
D．纠正酸中毒
E．静脉滴注间羟胺

参考答案：1．D 2．C 3．E 4．C 5．C 6．C 7．B 8．E 9．E 10．E

第 12 单元　周围血管疾病

重点提示

1．动脉粥样硬化性外周血管疾病临床表现　①症状：间歇性跛行和静息痛，肢体活动后引发局部疼痛、紧束、麻木或乏力，停止后缓解。②体征：狭窄远端的动脉搏动消失、狭窄部位可闻及收缩期杂音；患肢温度较低及营养不良；皮肤薄、亮、苍白、毛发稀疏、趾甲增厚，严重时有水肿、坏疽与溃疡。

2．血栓闭塞性脉管炎（Buerger 病）临床表现　①症状：患肢发凉、疼痛、间歇性跛行、静息痛、皮肤色泽改变、动脉搏动减弱或消失、营养障碍、复发性游走性浅静脉炎；②体征：

Buerger 试验阳性、Allen 试验阳性、神经阻滞试验阳性。

考点串讲

分类

动脉粥样硬化性外周血管疾病（2015，2016）；血栓闭塞性脉管炎；下肢静脉疾病。

一、动脉粥样硬化性外周血管疾病

1. 危险因素　吸烟、糖尿病、C 反应蛋白增高等。
2. 临床表现
（1）症状：间歇性跛行和静息痛，肢体活动后引发局部疼痛、紧束、麻木或乏力，停止后缓解。
（2）体征：狭窄远端的动脉搏动消失、狭窄部位可闻及收缩期杂音；若远端侧支循环形成不良致舒张压很低则可为连续性杂音。患肢温度较低及营养不良；皮肤薄、亮、苍白，毛发稀疏、趾甲增厚，严重时有水肿、坏疽与溃疡。
3. 诊断与鉴别诊断
（1）诊断：危险因素、临床表现。
（2）鉴别诊断：与多发性大动脉炎累及腹主动脉-髂动脉者及血栓性脉管炎相鉴别；缺血性溃疡伴有剧痛应与神经病变与下肢静脉曲张所致的溃疡鉴别。
4. 治疗　积极干预与发病相关的危险因素、对症治疗、血管重建。

二、血栓闭塞性脉管炎（Buerger 病）

1. 病因　未明，吸烟与发病的关系尤为密切。
2. 病理　病变主要侵犯四肢中、小动静脉。病变动脉缩窄变硬，血管全层呈非化脓性炎症。内膜增厚，血管壁的一般结构仍存在，管腔内血栓形成，使血管闭塞。
3. 临床表现和分期
（1）症状：患肢发凉、疼痛、间歇性跛行、静息痛、皮肤色泽改变、动脉搏动减弱或消失、营养障碍（2001），复发性游走性浅静脉炎（2011）。
（2）体征：Buerger 试验阳性、Allen 试验阳性、神经阻滞试验阳性（2013）。
（3）临床分期：第 1 期，局部缺血期；第 2 期，营养障碍期；第 3 期，坏疽期（2012）。
4. 诊断与鉴别诊断
（1）诊断：血栓闭塞性脉管炎有明显的临床症状和体征，诊断一般并不困难。
诊断要点是（2013，2016）：①绝大多数病人是青壮年男子，尤有长期大量吸烟嗜好；②肢体足背或（和）胫后动脉搏动减弱或消失；③肢体有游走性血栓性浅静脉炎的病史或临床表现；④初发时多为单侧下肢，以后累及其他肢体；⑤一般无高血压、高血脂、动脉硬化或糖尿病等病史。
（2）鉴别诊断
①闭塞性动脉硬化症：血栓闭塞性脉管炎和闭塞性动脉硬化症，均为慢性闭塞性动脉病变，二者在症状、体征和病程发展上颇为相似，但闭塞性动脉硬化症有下列特点：a. 病人年龄较大，大多在 50 岁以上，不一定有吸烟嗜好；b. 常伴有高血压、高血脂、冠心病、动脉硬化或糖尿病；c. 病变动脉常为大、中型动脉，如腹主动脉分叉处、髂动脉、股动脉或腘动脉，很少侵犯上肢动脉；d. X 线摄片可显示动脉有不规则的钙化阴影；e. 无游走性血栓性浅静脉炎的表现。
②雷诺现象：为血管神经功能紊乱引起的肢端小动脉发作性痉挛，其特点如下：a. 大多为青年女性；b. 发病部位多为手指，且常为对称性发病；c. 患肢动脉搏动正常，即便病程较长，指（趾）端也很少发生坏疽。

③多发性大动脉炎：多见于青年女性；病变常累及多处大动脉；活动期常有低热、血细胞沉降率增快；造影显示主动脉主要分支开口狭窄或阻塞。

④结节性动脉周围炎：本病主要侵犯中、小动脉，其特点为：a. 病变广泛，常累及肾、心、肝、胃肠道等动脉；b. 皮下有循动脉行径排列的结节、紫斑、缺血或坏死；c. 常有发热、乏力、血细胞沉降率增快及高球蛋白血症等；d. 确诊常需行活组织检查。

⑤糖尿病性坏疽：血栓闭塞性脉管炎发生肢端坏疽时，需与糖尿病性坏疽鉴别。糖尿病病人有烦渴、易饥、多尿的病史，尿糖阳性，血糖增高。

5. 治疗（2011，2012，2017）　血栓闭塞性脉管炎的治疗原则，主要是促进侧支循环，重建血流，改进肢体血供，消除疼痛，促进溃疡愈合及防止感染，保存肢体，恢复劳动力。重点是改善患肢的血液循环。

（1）非手术疗法

①一般疗法：严禁吸烟，防止受冷、受潮和外伤。患肢适当保暖，但不应使用热疗，勿穿硬质鞋袜，以免影响足部血循环。

②药物疗法：a. 中医中药。一些中草药，具有改善微循环，促进侧支循环形成，并有抗凝、消炎和止痛作用；b. 血管扩张药：应用血管舒张药物，可缓解血管痉挛和促进侧支循环。c. 低分子右旋糖酐。能改善微循环，防止血栓延伸，促进侧支循环形成。d. 去纤维蛋白治疗。可以降低纤维蛋白原和血液黏度，用以治疗动静脉血栓获得良好效果。e. 前列腺素 E_1。具有扩张血管、抗血小板和预防动脉粥样硬化作用。

③物理疗法：包括超声波、肢体负压与正负压交替疗法及高压氧。

（2）手术疗法

①腰交感神经节切除术：腰交感神经节切除后，能使手术侧下肢血管张力缓解，血管扩张，促进侧支循环的建立。

②动脉血栓内膜剥除术：适用于股腘动脉阻塞，动脉造影显示胫前、胫后或腓动脉中至少有一支动脉通畅者。

③动脉旁路移植术：应用自体大隐静脉或人工血管，在闭塞动脉的近、远端，行旁路移植，使动脉血流经移植的血管，供给远端肢体。移植材料，以自体大隐静脉最好。

④大网膜移植术：适用于腘动脉及其以下三支动脉广泛闭塞且静脉亦有病变者，分带蒂网膜移植与游离网膜移植两种。

⑤肢体静脉动脉化：适用于动脉广泛性闭塞而静脉正常者。

⑥截肢术：趾（指）端已有坏疽，感染已被控制，待坏死组织与健康组织间界线清楚后，可沿分界线行截趾（指）术。

三、单纯性下肢静脉曲张

1. 下肢静脉解剖和生理　下肢静脉系统由浅静脉、深静脉、肌肉静脉和交通静脉组成。

（1）浅静脉：<u>大隐静脉起自足背静脉网的内侧，注入股总静脉。膝平面下，分别由前外侧和后内侧分支与小隐静脉交通（2001）</u>。

（2）深静脉：小腿深静脉由胫前、胫后和腓静脉组成。胫后静脉与腓静脉汇合成一短段的胫腓干，后者与胫前静脉组成腘静脉，经腘窝进入内收肌管裂孔上行为股浅静脉。在小粗隆平面，股深静脉与股浅静脉汇合为股总静脉，于腹股沟韧带下缘移行为髂外静脉。

（3）交通静脉：在大、小隐静脉间和股浅、深静脉间有交通静脉。小腿部以踝交通静脉最重要，与溃疡形成有密切关系。

（4）瓣膜。

（5）血流动力学。

2. 病因　<u>先天性静脉壁薄弱和静脉瓣膜结构不良是发病的主要原因（2016）</u>。

3. 诊断　临床表现，叩击试验，静脉瓣膜、交通静脉瓣膜功能试验。

4. 发病机制

（1）静脉曲张的主要血流动力学变化发生在小腿肌肉的收缩期，由于保护血液单向流动的静脉瓣膜遭到破坏，深静脉血液反流入浅静脉系统、在肌肉收缩期形成的深静脉压力高达 20～26.7kPa，由于浅静脉周围缺乏肌肉筋膜的支持，而仅为皮下的疏松结缔组织包绕，再加上静脉壁本身薄弱，因此导致静脉的增长、变粗，出现静脉曲张。

（2）下肢静脉曲张的色素沉着区和脂质硬化区，有大量的毛细血管增生。并且由于毛细血管内皮细胞间孔径的增大，导致渗透活性的粒子，尤其是纤维蛋白原的大量漏出，而此时静脉的纤维蛋白溶解能力下降，于是大量的纤维蛋白在毛细管周围堆积成鞘，阻碍了毛细血管与其周围正常组织间氧气与养分的交换，于是在皮肤和皮下组织出现了营养性变化。

5. 诊断

（1）临床表现

①单纯性下肢静脉曲张的发生，常与职业因素有关，多见于纺织工、理发员、售货员、交通警及警卫员等经常从事站立工作者。

②早期轻度下肢静脉曲张，可无明显症状。

③静脉曲张较重时，站立时病肢浅静脉隆起、扩张、纡曲，甚至卷曲成团，一般小腿和足踝部明显，常无肿胀。

④若并发血栓性浅静脉炎，局部疼痛，皮肤红肿，局部压痛，曲张静脉呈硬条状。血栓机化及钙化后，可形成静脉结石。

⑤病程长、静脉曲张较重者，足靴区皮肤可出现萎缩、脱屑、色素沉着、湿疹及慢性溃疡等。静脉曲张因溃疡侵蚀或外伤致破裂，可发生急性出血。

（2）下肢静脉功能检查

①大隐静脉瓣膜功能试验（Trendelenburg 试验）。

②交通静脉瓣膜功能试验（Pratt 试验）。

③深静脉通畅试验（Perthes 试验）。

（3）下肢静脉造影有顺行性与逆行性两种造影方法，对诊断与鉴别有重要价值。

6. 治疗

（1）保守治疗：早期轻度、妊娠期等。

（2）手术治疗：大隐静脉高位结扎＋曲张静脉剥脱（2000）、大隐静脉高位结扎＋曲张静脉硬化剂注射、单纯曲张静脉剥脱。

四、下肢深静脉血栓形成

1. 病因　三大因素，即血流缓慢、静脉损伤和血液高凝状态（2001）。

2. 临床表现　下肢深静脉血栓形成，可发生在下肢深静脉的任何部位。临床常见的有两类：小腿肌肉静脉丛血栓形成和髂股静脉血栓形成。前者位于末梢，称为周围型；后者位于中心，称为中央型。无论周围或中央型，均可通过顺行或逆行扩展，而累及整个肢体者，称为混合型，临床最为常见。

（1）小腿肌肉静脉丛血栓形成（周围型），为手术后深静脉血栓形成的好发部位。表现小腿部疼痛或胀感，腓肠肌有压痛，足踝部轻度肿胀。若在膝关节伸直位，将足急剧背屈，使腓肠肌与比目鱼肌伸长，可以激发血栓引起炎症性疼痛，出现腓肠肌部疼痛，称为 Homans 征阳性。

（2）髂股静脉血栓形成（中央型），左侧多见，起病骤急；局部疼痛，压痛；腹股沟韧带以下患肢肿胀明显；浅静脉扩张，尤腹股沟部和下腹壁明显；在股三角区，可扪及股静脉充满血栓所形成的条索状物；伴有发热，但一般不超过 38.5℃。顺行扩展，可侵犯下腔静脉。如血栓脱落，可形成肺栓塞，出现咳嗽、胸痛、呼吸困难，严重时发绀、休克，甚至猝死。

（3）无论髂股静脉血栓形成逆行扩散，或小腿肌肉静脉丛血栓形成顺行扩展，只要累及整个下肢深静脉系统，均称为混合型。临床表现为两者表现相加。

3. 诊断与鉴别诊断

（1）诊断：一侧下肢突发肿胀，伴有胀痛、浅静脉扩张，都应怀疑下肢深静脉血栓形成（2015，2017）。根据不同部位深静脉血栓形成的临床表现，一般不难做出诊断。

辅助检查：

①放射性同位素检查：目前有同位素静脉造影和放射性纤维蛋白原试验两种方法。能判断有无血栓形成，操作简便，无创伤，正确率高，可以发现较小静脉隐匿型血栓。

②超声波检查：利用多普勒效应，将探头置于较大静脉的体表，可闻及或描记静脉血流音，如该部无血流音，可说明静脉栓塞。

③电阻抗体积描记检查：采用各种容积描记仪，测定气囊带阻断股静脉回流后小腿容积增加程度，以及去除阻断后小腿容积减少速率，从而可判断下肢静脉通畅度，以确定有无静脉血栓形成。

④静脉测压：站立位足背静脉正常压力一般为 12.7kPa（130cmH$_2$O），踝关节伸屈活动时，一般下降为 5.9kPa（60cmH$_2$O），停止活动后，压力回升，回升时间超过 20s。主干静脉有血栓形成时，站立位无论静息或活动时压力均明显升高。回升时间增快，一般为 10s 左右。

⑤静脉造影：为最准确的检查方法，能使静脉直接显像，可有效地判断有无血栓，能确定血栓的大小、位置、形态及侧支循环情况。后期行逆行造影，还可了解静脉瓣膜功能情况。

（2）鉴别诊断：需与急性动脉栓塞、急性下肢弥散性淋巴管炎、淋巴水肿、因术后产后严重创伤或全身性疾病卧床病人相鉴别。

4. 治疗原则

（1）非手术疗法：适用于周围型及超过 3d 以上的中央型和混合型。①卧床休息和抬高患肢：卧床休息 1～2 周，避免活动和用力排便，以免引起血栓脱落。垫高床脚 20～25cm，使下肢高于心脏平面，可改善静脉回流，减轻水肿和疼痛。②溶栓疗法：常用药物有尿激酶、链激酶和纤维蛋白溶酶。③抗凝疗法：常作为溶栓疗法与手术取栓术的后续治疗，常用的抗凝药物有肝素和香豆素类衍生物。④祛聚疗法：临床常用的有低分子右旋糖酐、阿司匹林和双嘧达莫等。⑤中药：可用消栓通脉汤[丹参、川芎、当归、三棱、牛膝、水蛭、土鳖虫、穿山甲（代）]加味。

（2）手术疗法

①静脉血栓取除术：适用于病期在 3d 以内的中央型和混合型。可切开静脉壁直接取栓，现多用 Fogarty 带囊导管取栓，手术简便。

②下腔静脉结扎或滤网成形术：适于下肢深静脉血栓形成向近心端延伸达下腔静脉并发肺栓塞者。下腔静脉结扎，术后心脏排血量突然减少，可造成死亡，且并发下肢静脉回流障碍，现多不主张应用，而以各种滤网成形术代替。

经典试题

1. 下肢静脉曲张的临床表现
A. 大腿内侧及小腿外侧静脉曲张
B. 大腿内外侧静脉曲张
C. 全下肢内后侧静脉曲张
D. 下肢内侧和小腿后侧静脉曲张
E. 大腿内、外侧静脉曲张并向腹壁延伸

2. 血栓闭塞性脉管炎的特征是
A. 没有间歇性跛行
B. 游走性血栓性浅静脉炎
C. 累及内脏
D. 肢体皮肤正常
E. 与酒精中毒有关

3. 判断血栓闭塞性脉管炎的闭塞部位的准确方法是
A. 肢体位置试验
B. 静脉注射 20%硫酸镁 10ml
C. 仔细检查肢体各动脉搏动情况
D. 行交感神经阻滞

E. 行动脉造影
4. 女性，40岁，教师，右下肢静脉纡曲扩张15年，长期站立有酸胀感，近2年右足靴区颜色加深，肿胀，大隐静脉瓣膜功能试验（＋），深静脉通畅试验（－），诊断可能是
A. 单纯性下肢静脉曲张
B. 原发性下肢深静脉瓣膜功能不全
C. 下肢深静脉血栓形成
D. 动静脉瘘
E. 血栓性浅静脉炎

5. 某男，56岁，患冠心病多年，3h前突然出现双下肢剧烈疼痛，行走困难，局部皮肤苍白，查双下肢股动脉搏动消失，双股以下皮温低，肌力Ⅳ级，诊断为
A. 血栓闭塞性脉管炎
B. 髂股动脉栓塞
C. 动脉硬化性动脉闭塞症
D. 糖尿病性动脉闭塞
E. 大动脉炎

参考答案：1. D 2. B 3. E 4. A 5. B

第2章 呼吸系统

本章重点

呼吸系统疾病属于临床常见疾病，在执业医师考试中是必考章节。其中重点掌握的内容包括：①慢性阻塞性肺疾病的病因和发病机制、临床表现、辅助检查及治疗；②肺动脉高压与慢性肺源性心脏病的临床表现和诊断；③支气管哮喘的发病机制、临床表现和治疗；④各型肺炎的临床表现、鉴别诊断及治疗首选药物；⑤肺脓肿的临床表现；⑥肺结核的分型、各型临床表现及特征、并发症、治疗原则及方案的选择；⑦肺癌的分型、临床表现及治疗；⑧呼吸衰竭的分型、急性和慢性呼吸衰竭临床表现、吸氧治疗及其他治疗措施；⑨胸腔积液的临床表现、漏出液和渗出液的鉴别、急慢性脓胸的临床表现及治疗；⑩开放性气胸的治疗、胸腔闭式引流的适应证，张力性气胸的临床表现、急救处理原则及方法，血胸的来源、进行性出血的判断标准及治疗；⑪肋骨骨折的临床表现及治疗。

第1单元 慢性阻塞性肺疾病

重点提示

1. **病因** 遗传因素（α_1-抗胰蛋白酶缺乏）、气道高反应性、吸烟、化学物质、大气污染、感染、寒冷空气。COPD 为气流受限，且气流受限为不完全可逆。

2. **临床表现** 慢性咳嗽，咳痰，气短或呼吸困难，体征为桶状胸、叩诊过清音、心界缩小、肝浊音界下降、听诊呼吸音减低、偶可闻及干、湿啰音。

3. **诊断标准** 根据吸烟高危因素、临床症状、体征及肺功能检查（$FEV_1/FVC<70\%$及$FEV_1<80\%$）可确定诊断。不完全可逆性气流受限是COPD诊断必备条件。

考点串讲

一、概述

慢性阻塞性肺疾病（COPD）是一种具有气流受限特征的肺部疾病，气流受限不完全可逆，呈进行性发展。

二、病因和发病机制

1. **病因** 慢性阻塞性肺疾病的主要病因为吸烟，像职业性粉尘和化学物质、空气污染、感染、蛋白酶-抗蛋白酶失衡、α_1-抗胰蛋白酶（α_1-AT）减少也可以导致慢性阻塞性肺疾病的发生，其他机体的内在因素、自主神经功能失调、营养、气温的突变等都有可能参与慢性阻塞性肺疾病的发生、发展。

2. **发病机制** 蛋白水解酶对组织的损伤、破坏作用。抗蛋白酶对弹性蛋白酶等多种蛋白酶具有抑制功能，其中 α_1-抗胰蛋白酶（α_1-AT）是活性最强的一种。

三、病因和病理

1. **病因** 遗传因素（α_1-抗胰蛋白酶缺乏）、气道高反应性、吸烟、化学物质、大气污染、感染（2011）、寒冷空气。COPD为气流受限，且气流受限为不可逆性（2001）。

2. **病理** 慢性支气管炎及肺气肿的病理变化。

四、临床表现、病程分期

1. 症状 慢性咳嗽咳痰、气短或呼吸困难、喘息和胸闷。
2. 体征 桶状胸、叩诊过清音、心界缩小、肝浊音界下降、听诊呼吸音减低、偶可闻及干、湿啰音。
3. 病程分期

(1) 稳定期：病人咳嗽、咳痰、气短等症状稳定或症状较轻。

(2) 急性加重期：在疾病过程中，病情出现超越日常状况的持续恶化，并需改变COPD的日常基础用药。通常指病人短期内咳嗽、咳痰、气短和（或）喘息加重，痰量增多，呈脓性或黏脓性，可伴发热等炎症明显加重的表现。

五、实验室及特殊检查

1. CXR 肺气肿时胸廓饱满，肋骨走行变平，肋间隙增宽；胸廓前后径增大，胸骨后间隙增宽；膈肌下移，横膈变平；双肺透明度增高，肺外带血管纹理纤细、稀疏；心影垂直狭长（2002）。
2. 肺功能（2011，2014，2016，2017） 根据FEV_1占预计值的百分比可判断COPD气流阻塞程度。
3. 血气检查（2014） ABG 轻、中度低氧血症，早期COPD无高碳酸血症；病情进展，低氧血症加重，发生高碳酸血症。FEV_1低于1L时，高碳酸血症增加。

六、诊断与严重程度分级、鉴别诊断

1. 诊断（2015） 高危因素、临床症状、体征、不可逆气道受阻（吸入支气管扩张药后FEV_1/FVC<70%及FEV_1<80%）。
2. 严重程度分级 根据FEV_1/FVC，FEV_1%预计值和症状对COPD的严重程度做出分级（表2-1）。

表2-1 COPD严重程度分级

分级	严重度	FEV_1/FVC	FEV_1%预计值	临床症状
Ⅰ级	轻度	<70%	Ⅰ>80%	有或无慢性咳嗽、咳痰症状
Ⅱ级	中度	<70%	50%≤FEV_1<80%	有或无慢性咳嗽、咳痰症状
Ⅲ级	重度	<70%	30%≤FEV_1<50%	有或无慢性咳嗽、咳痰症状
Ⅳ级	极重度	<70%	FEV_1<30%	伴慢性呼吸衰竭

3. 鉴别诊断 吸烟史、肺气肿、弥散功能障碍、低氧血症支持COPD；过敏史、应用激素或支气管扩张药后FEV_1提高15%/200ml支持哮喘（2002）。

七、并发症

慢性呼吸衰竭、自发性气胸、慢性肺源性心脏病（2001，2011）。

八、治疗与预防

1. 治疗

(1) 原则：戒烟、防治呼吸道感染、急性期抗生素控制感染；慢性期使用药物＋氧疗（2014）；祛痰、镇咳，年老体弱的病人要避免使用强镇咳药物。

(2) 稳定期：预防为主、哮喘者解痉平喘、祛痰、家庭氧疗。

(3) 急性期：确定病因治疗，扩张支气管，控制吸氧浓度，使用抗生素，糖皮质激素等。

2. 预防 COPD的预防主要是避免发病的高危因素、急性加重的诱发因素以及增强机体免疫力。戒烟是预防COPD的重要措施。控制职业和环境污染，减少有害气体或有害颗粒的吸入，可

经典试题

1. 慢性支气管炎急性发作期最常见的表现为
A. 中性粒细胞增多
B. 嗜酸性粒细胞增多
C. 咳黏脓痰，咳嗽和痰量增多
D. 高热不退
E. 大咯血

2. 慢性支气管炎早期最可能发生的肺功能改变是
A. $FEV_1\downarrow$
B. $MVV\downarrow$
C. $MMFR\downarrow$
D. 小气道功能异常
E. $RV\uparrow$

3. 慢性支气管炎与支气管扩张的主要鉴别点是
A. 咯血
B. 杵状指
C. 脓性痰
D. 支气管造影术
E. 胸部X线片

4. 全小叶型阻塞性肺气肿的病理特点是
A. 扩张部位在1，2，3级呼吸性细支气管
B. 扩张的部位在所有呼吸性细支气管及其远端气腔
C. 扩张部位在肺泡管、肺泡囊、肺泡
D. 扩张部位在肺泡囊及肺泡
E. 扩张部位仅限于肺泡

5. 慢性支气管炎并发肺气肿的主要症状为
A. 突然出现呼吸困难
B. 逐渐加重的呼吸困难
C. 喘息
D. 发绀
E. 心悸

6. 以下哪一项肺功能测定对阻塞性肺气肿的诊断有决定性意义
A. RV/TLC>40%，MVV<预计值80%，FEV_1>正常60%
B. RV/TLC>40%，MVV>预计值80%，FEV_1<正常60%
C. RV/TLC>40%，FEV_1<预计值80%，FEV_1/FVC<正常70%
D. RV/TLC<40%，MVV<预计值80%，FEV_1>正常60%
E. RV/TLC<40%，MVV<预计值80%，FEV_1<正常60%

7. 慢性阻塞性肺病（COPD）包括
A. 慢性支气管炎、肺气肿、囊性肺纤维化
B. 具有气流阻塞特征的所有慢性肺疾病
C. 具有气流阻塞特征的慢性支气管炎和（或）肺气肿
D. 已知病因并有气流阻塞的一些疾病，如闭塞性细支气管炎
E. 所有慢性支气管炎，哮喘和肺气肿

8. 男性，62岁，咳嗽、咳痰6年余，近1年来出现喘息，时轻时重。双肺散在干湿啰音及哮鸣音，痰涂片见大量中性粒细胞，其诊断下列哪项可能性最大
A. 慢性支气管炎，单纯型
B. 支气管哮喘
C. 慢性支气管炎，喘息型
D. 支气管扩张症
E. 支气管肺癌

9. 男性，50岁，慢性咳嗽咳痰6年，肺功能测定为阻塞性通气功能障碍。下列哪项是错误的
A. 肺活量减低
B. 残气量增加
C. 残气容积占肺总量的百分比降低
D. 第一秒用力呼气量减低
E. 最大呼气中期流速减低

（10～12题共用题干）

男性，44岁，有咳嗽，咳痰史5年伴喘息，入院前3d因受寒咳嗽，喘加重，咳黄痰入院，入院时查体：桶状胸，叩诊过清音，肺肝界右锁中线第7肋间，双肺干、湿啰音及散在哮鸣音。肺功能：FEV_1/FVC为56%，MVV60%，VC降低，RV/TLC为43%。住院第2天，下床时用力过度出现胸痛，呼吸困难，查体：右胸叩诊鼓音，呼吸音消失，发绀。

10. 此病人入院时最可能诊断为
A. 支气管哮喘、肺气肿

B. 支气管扩张症、肺气肿
C. 慢性气管炎喘息型、阻塞性肺气肿
D. 支气管肺炎并肺气肿
E. 支气管肺癌并肺气肿
11. 此病人诊断阻塞性肺气肿最重要的指标是
A. $FEV_1/FVC\%\downarrow$
B. $MVV\downarrow$
C. $RV\uparrow$
D. $RV/TLC>40\%$
E. $VC\downarrow$
12. 该病人可能发生了什么并发症
A. 急性心肌梗死
B. 自发性气胸
C. 急性肺栓塞
D. 干性胸膜炎
E. 肺不张

参考答案：1. C 2. D 3. D 4. C 5. B 6. C 7. C 8. C 9. C 10. C 11. A 12. B

第2单元 肺动脉高压与慢性肺源性心脏病

重点提示

1. **肺心病病因** ①支气管、肺疾病；②胸廓运动障碍性疾病；③肺血管疾病。肺动脉高压形成是主要原因。
2. **肺心病临床表现** 代偿期（慢阻肺的表现）和失代偿期（呼吸衰竭、心力衰竭等）。
3. **诊断标准** COPD病史，出现肺动脉高压、右心室肥大、右心功能不全的表现。
4. **治疗** ①控制感染。②氧疗。2L/min，每日>15h。③纠正心力衰竭。④扩张肺血管：通畅呼吸道，纠正低氧和酸中毒；利尿、消肿；并发急性左心衰竭时可以用洋地黄类药物，用前纠正缺氧和低钾。⑤其他：抗凝、控制心律失常等。

考点串讲

一、肺动脉高压

（一）概述

肺动脉型高压由许多心、肺和肺血管疾病引起，是指在海平面、静息状态下，右心导管测量所得平均肺动脉压≥3.3kPa（25mmHg），或者运动状态下mPAP>4kPa（30mmHg）。肺动脉高压的严重程度可根据静息mPAP水平分为"轻"（26～35mmHg）、"中"（36～45mmHg）、"重"（>45mmHg）三度。

（二）病因、分类和发病机制

1. **根据病因和发病机制分为五大类**
（1）动脉肺动脉高压（PAH）：包括特发性PAH（IPAH）、遗传性PAH和药物诱导、结缔组织病、HIV感染、门静脉高压及寄生虫所致。
（2）左心疾病相关肺动脉高压：包括左心房/室性心脏病、左心瓣膜性心脏病。
（3）肺部疾病和低氧所致肺动脉高压：包括COPD（2014，2015）、间质性肺疾病、睡眠呼吸障碍、肺泡低通气病变、高原性缺氧、肺发育异常等。
（4）慢性血栓栓塞性肺动脉高压。
（5）机制不明或多因素导致的肺动脉高压。

2. **特发性肺动脉高压（IPAH）的病因与发病机制** ①遗传因素；②免疫因素；③肺血管内皮功能障碍；④血管壁平滑肌细胞钾离子通道缺陷。

（三）临床表现

1. **继发性肺动脉高压的临床表现** 继发性肺动脉高压比特发性肺动脉高压常见，其基础疾病常为心脏和呼吸疾病，表现为：①气道阻塞；②肺实质性疾病（肺泡疾病表现为COPD、肺水肿；

肺间质疾病表现为间质性肺疾病、结节病）；③肺血管病变（肺血栓栓塞症）；④神经肌肉疾病（吉兰-巴雷综合征、麻痹性脊髓灰质炎）；⑤晚期出现右心衰。

2. 特发性肺动脉高压的临床表现　IPAH是一种少见的肺动脉高压，临床表现为：①呼吸困难、胸痛、头晕或晕厥、咯血，还可出现乏力、声音嘶哑等；②有肺动脉高压和右心功能不全的体征（见肺源性心脏病）。

（四）诊断与鉴别诊断

1. 肺动脉高压的实验室检查
(1) 血液检查（肝功能、HIV等）。
(2) 心电图：只能提示右心增大或肥厚。
(3) 胸部X线：提示肺动脉高压的征象（见肺心病）。
(4) 超声心动图肺动脉收缩压≥5.3kPa（40mmHg）。
(5) 肺功能检查：通气量等。
(6) 血气分析：动脉血氧分压（PaO_2）下降、二氧化碳分压（$PaCO_2$）下降。
(7) 放射性核素肺通气/灌注扫描。
(8) 右心导管术。

2. 诊断与鉴别诊断　IPAH必须在排除各种引起肺动脉高压的病因后方可做出诊断，凡能引起肺动脉高压的疾病均应与IPAH相鉴别。

（五）治疗

继发性肺动脉高压的治疗以治疗基础病为主，晚期的治疗参见慢性肺源性心脏病。

特发性肺动脉高压的治疗主要有：①血管舒张药。钙拮抗药如硝苯地平、内皮素受体拮抗药如波生坦、前列环素如依前列醇、磷酸二酯酶抑制药如西地那非。②抗凝治疗，如华法林。③其他，右心衰竭时出现水肿、腹水，可用强心、利尿药。

二、慢性肺源性心脏病

1. 流行病学　慢性肺心病是我国呼吸系统的一种常见病。其患病率存在地区差异，东北、西北、华北患病率高于南方地区，农村患病率高于城市，并随年龄增高而增加。吸烟者比不吸烟者患病率明显增多，男女无明显差异。冬、春季节和气候骤然变化时，易出现急性发作。

2. 病因及发病机制
(1) 病因：以COPD多见，占80%~90%。其他如胸廓运动障碍疾病（广泛胸膜粘连、胸廓畸形、脊柱畸形等）、肺血管疾病（肺血管炎、肺内小动脉栓塞）等。
(2) 发病机制：<u>缺氧和呼吸性酸中毒直接作用于肺血管使其收缩，加重了肺动脉高压；反复发生的气道炎症使动脉壁增厚、管腔狭窄；肺气肿时肺泡扩张压迫毛细血管，也加重了肺循环的阻力。缺氧和酸中毒的作用最重要，纠正缺氧和酸中毒后肺动脉压可以明显降低（2001）</u>。

3. 临床表现
(1) 症状：咳嗽、咳痰、心悸、气短、被迫坐位；胸痛、咯血、肺气肿体征。
(2) 体征：下肢水肿、尿少、腹胀、食欲缺乏、腹水；心音遥远、P_2亢进、右心室扩大、<u>三尖瓣区收缩期杂音（2012）</u>、剑突下搏动、心力衰竭后肝大、<u>肝颈静脉回流征（2000，2007，2014，2016）</u>、心律失常。
(3) 辅助检查（2017）
①CRX。<u>右下肺动脉干扩张，其横径≥15mm，横径与气管横径的比值＞1.07，肺动脉段突出≥3mm，中心肺动脉干扩张而外围纤细；右心室肥大、心尖上翘。（2011，2016）</u>
②ECG。1条主要标准可以诊断，2条次要标准为可疑。
主要标准：心电轴右偏、额面平均电轴≥＋90°，V_1 R/S≥1，重度顺钟向转位，RV_1+SV_5≥1.05mV，肺性P波（P波高尖，Ⅱ，Ⅲ，≥V_1＞0.25 mV）。

次要标准：右束支传导阻滞，肢体导联低电压。

4. 诊断及鉴别诊断

（1）诊断：病人有 COPD，出现肺动脉高压、右心室肥大、右心功能不全的表现；CRX 和 ECG 符合上述表现。

（2）鉴别诊断：①冠心病，有心绞痛、心肌梗死发作史，有高血压、高血脂、糖尿病史；②风湿性心瓣膜病。有风湿热病史。最常见死亡原因为肺性脑病（2003）。

5. 治疗（2016） ①控制感染。②氧疗，2L/min，每日>15h。③纠正心力衰竭。④扩张肺血管：通畅呼吸道纠正低氧和酸中毒（2000）；利尿、消肿；并发急性左心衰竭时可以用洋地黄类药物，用前纠正缺氧和低钾。⑤其他：抗凝、控制心律失常等。

经典试题

1. 慢性肺心病形成肺动脉高压的主要因素是
 A. 支气管感染
 B. 毛细血管床减少
 C. 缺 O_2 肺小动脉收缩痉挛
 D. 肺静脉压增高
 E. 肺小血管炎

2. 慢性肺心病肺心功能代偿期不具有的体征是
 A. 肺气肿征
 B. 肺动脉瓣区第二心音亢进
 C. 颈静脉充盈
 D. 剑突下心脏收缩期搏动
 E. 右心室奔马律

3. 判断慢性肺心病心力衰竭，在下列各项中最有意义的是
 A. 尿少，水肿
 B. 缺氧与高碳酸血症
 C. 剑突下心脏搏动与三尖瓣区收缩期杂音
 D. 颈静脉充盈与右肋下肝大
 E. 静脉压明显升高

4. 下列哪项超声心动图检查结果不支持肺心病的诊断
 A. 右心室流出道内径≥30mm
 B. 右心室前壁增厚
 C. 右心内径≥20mm
 D. 左右心室内径的比值>2
 E. 右肺动脉内径及右心房增大

5. 肺心功能不全的慢性肺心病病人，下列治疗措施哪项是错误的
 A. 持续低流量吸氧
 B. 积极控制呼吸道感染
 C. 常规应用强心药
 D. 合理选用呼吸兴奋药
 E. 保持呼吸道通畅

6. 女性，52 岁，因肺心病急性加重住院。查体双瞳孔不等大，对光反射迟钝，病人呈昏迷状态。对此病人除综合治疗外，目前应投给的主要药物是
 A. 氢氯噻嗪
 B. 螺内酯
 C. 氨苯蝶啶
 D. 乙酰唑胺
 E. 甘露醇

7. 男性，65 岁，慢性咳嗽已 20 多年，有肺气肿征，1 周来咳嗽加重，黄痰不易咳出，气促加重，血气：pH7.31，PaO_2 6.7kPa（50mmHg），$PaCO_2$ 8kPa（60mmHg），如何改善缺氧
 A. 立即吸入高浓度氧
 B. 间歇吸入纯氧
 C. 呼气末正压呼吸
 D. 持续低浓度给氧
 E. 立即用过氧化氢溶液，静脉内给氧

8. 男性，60 岁，咳嗽 20 年，心悸，气短 3 年，发热 5d，发绀（+），颈静脉怒张，桶状胸，两肺干湿啰音（+），心率 100 /min，规律 $P_2>A_2$，肝右肋下 3cm，下肢轻度水肿，应用哪种药物治疗合适
 A. 毒毛花苷 K 0.25mg 静脉注射
 B. 呋塞米静脉注射
 C. 吗啡肌内注射
 D. 青霉素、阿米卡星及氨茶碱
 E. 泼尼松口服

9. 男性，59 岁，咳嗽、咳痰 6 年，心悸气短 2 年。口唇发绀，颈静脉充盈，水桶胸，双下肢轻肿，肝颈回流征阴性，三尖瓣区收缩期杂音，腹水征阴性。血气：$PaCO_2$ 7.5kPa（56mmHg），PaO_2 6.5kPa（49mmHg），pH 7.56，该病人应

诊断为
A. 慢性支气管炎
B. 慢性支气管炎、肺气肿
C. 慢性支气管炎、肺气肿、肺心病、呼吸衰竭
D. 慢性支气管炎、肺气肿、肺心病、心功能失代偿期
E. 慢性支气管炎、肺气肿、肺心病、心肺功能代偿期

10. 有长期咳嗽史病人，其心电图QRS额面平均电轴≥90°，重度顺钟向转位，RV_1+SV_5≥1.05mV，P_{II}＞0.25mV，最可能的诊断是
A. 阻塞性肺气肿
B. 支气管哮喘
C. 慢性肺心病
D. 风心病二尖瓣狭窄
E. 心房间隔缺损

参考答案：1. C 2. E 3. E 4. D 5. C 6. E 7. D 8. D 9. C 10. C

第3单元 支气管哮喘

重点提示

1. 临床表现 ①症状：发作性、可逆性的呼气性呼吸困难、胸闷、咳嗽；端坐呼吸、白色泡沫痰；过敏原、冷空气等可以诱发哮喘发作；可自行缓解或经治疗后缓解。②体征：哮鸣音、呼气延长。

2. 诊断 反复发作性咳嗽病史；多与接触刺激因素相关，哮鸣音、呼气延长，自行缓解或治疗后缓解；三个阳性之一：支气管激发试验、支气管舒张试验、昼夜PEF变异率＞20%。

3. 治疗 ①扩张支气管：短效β₂受体激动药、长效β₂受体激动药、抗胆碱药物、茶碱类。②抗炎药物：糖皮质激素、色甘酸钠、白三烯受体拮抗药。③吸氧、补液。

考点串讲

（一）概念
支气管哮喘是由多种细胞（如嗜酸性粒细胞、肥大细胞、T细胞、中性粒细胞、气道上皮细胞等）和细胞组分参与的气道慢性炎症性疾病。这种慢性炎症导致气道反应性的增加，通常出现广泛多变的可逆性气流受限，并引起反复发作性的喘息、气急、胸闷或咳嗽等症状，常在夜间和（或）清晨发作、加剧，多数病人可自行缓解或经治疗缓解。

（二）病因及发病机制
1. 病因 不明。可能与遗传和环境有关。
2. 发病机制 抗原物质作用于肥大细胞、嗜酸性细胞产生组胺和白三烯，白三烯使平滑肌痉挛（2012）、上皮破坏神经末梢裸露、组织水肿、腺体分泌增加。气道慢性炎症被认为是哮喘的本质。

（三）临床表现
1. 症状 发作性、可逆性的呼气性呼吸困难、胸闷、咳嗽（2014）；端坐呼吸、白色泡沫痰；过敏原、冷空气等可以诱发哮喘发作；可自行缓解或经治疗后缓解（2001，2002，2003，2013）。
2. 体征 哮鸣音、呼气延长。

（四）辅助检查
1. 呼吸功能检查
(1) 通气功能检测（2016）：在哮喘发作时呈阻塞性通气功能障碍，呼气流速指标显著下降，第1秒用力呼气容积（FEV_1）、第1秒用力呼气容积占用力肺活量比值（$FEV_1/FVC\%$）、最大呼气中期流速（MMEF）以及呼气峰值流速（PEF）均减少。
(2) 支气管激发试验：用以测定气道反应性（2014）。激发试验只适用于FEV_1在正常预计值

的70%以上的病人。在设定的激发剂量范围内，如FEV_1下降≥20%，可诊断为激发试验阳性。临床上一般较少应用支气管激发试验，在无急救或者抢救措施不力的时候切勿使用支气管激发试验，以免引起危险。

（3）支气管舒张试验：用以测定气道气流受限的可逆性。如FEV_1较用药前增加＞15%，且其绝对值增加＞200ml，可诊断为舒张试验阳性。

（4）PEF（最大呼气量）及其变异率测定：PEF可反映气道通气功能的变化。常于夜间或凌晨发作或加重，使其通气功能下降。若昼夜（或凌晨与下午）PEF变异率≥20%，则符合气道气流受限可逆性改变的特点。

2. 动脉血气分析（2003，2016）　见表2-2。

表2-2　动脉血气分析

病情	血气分析
急性发作时	$PaO_2↓\ PaCO_2↓\ pH↑$，表现为呼吸性碱中毒
重度哮喘	$PaO_2↓\ PaCO_2↑\ pH↓$，表现为呼吸性酸中毒或合并代谢性酸中毒（2017）

（五）诊断与鉴别诊断

1. 诊断（2014，2015，2016）

（1）反复发作喘息、气急、胸闷或咳嗽（2011），多与接触变应原、冷空气、物理、化学性刺激、病毒性上呼吸道感染、运动等有关。

（2）发作时在双肺可闻及散在或弥漫性、以呼气相为主的哮鸣音，呼气相延长。

（3）上述症状可经治疗缓解或自行缓解。

（4）除外其他疾病所引起的喘息、气急、胸闷和咳嗽。

（5）临床表现不典型者（如无明显喘息或体征）应有下列3项中至少1项阳性：①支气管激发试验或运动试验阳性；②支气管舒张试验阳性；③昼夜PEF变异率≥20%（2002，2013）。

符合（1）~（4）条或（4）条、（5）条者，可以诊断为支气管哮喘。

2. 鉴别诊断　心源性哮喘、慢性支气管炎、肺癌。

（六）治疗与管理

目前尚无特效的治疗方法，多主张长期规范的治疗可使哮喘症状得到控制，减少复发直至不发作，预防方面重点在于哮喘病人的教育与管理，以求提高疗效，减少复发。

1. 扩张支气管　短效$β_2$受体激动药、长效$β_2$受体激动药、抗胆碱药物、茶碱类（2012，2017）。

2. 抗炎药物　糖皮质激素、色甘酸钠、白三烯受体拮抗药（2001，2002，2013，2014，2015）。

3. 吸氧、补液　重症哮喘应行机械通气。其指征包括：神志改变，呼吸肌疲劳（2002，2013，2015，2017）。每日补液量为3 000~4 000ml（2002）。

经典试题

1. 对内源性支气管哮喘，下述哪项不正确
A. 少有家族过敏史
B. 常终年发作
C. 发作缓解后肺部听诊亦常有啰音
D. 痰常为脓性
E. 发作期间血清IgE水平常增高

2. 典型支气管哮喘发作时最主要的临床表现为
A. 吸气性呼吸困难，双肺哮鸣音
B. 呼气性呼吸困难，双肺哮鸣音
C. 端坐呼吸，两肺密布中小水泡音
D. 呼气性呼吸困难，两肺散在湿啰音
E. 进行性呼吸困难，肺部局限性哮鸣音

3. 在鉴别支气管哮喘与心源性哮喘时，下列哪项支持后者
A. 两肺布满哮鸣音
B. 病史
C. 两肺底湿啰音
D. 发热
E. X线胸片：肺纹理增强

4. 用糖皮质激素治疗重症哮喘的机制，下列哪

项不正确

A. 抑制 M-胆碱能受体
B. 抑制炎症反应
C. 减少组胺形成
D. 促进 β 受体数量
E. 降低气道反应性

5. 支气管哮喘发作时,下列哪种因素能降低支气管扩张药的疗效

A. 酸中毒
B. 缺氧未纠正
C. 感染未控制
D. 未并用糖皮质激素
E. 未充分补液

6. 男性,44 岁,工人,自诉 20 年前,不慎感冒而咳嗽、咳痰,1 周后发生气短,喘息,以后每逢气候改变或精神激动时,即发生气喘及咳嗽,闻油烟也有阵发,20 年来经抗生素治疗无效,查体:桶状胸,两肺散在高调干啰音,心脏无显著改变,原发病考虑

A. 急性支气管炎
B. 慢性支气管炎
C. 过敏性肺炎
D. 支气管哮喘
E. 喘息型支气管炎

7. 男性,20 岁,近 1 周咳嗽、咳痰,2d 来呼吸困难带哮鸣,大汗,面色苍白,肢凉,脉搏 120/min,血压 12/8kPa(90/60mmHg),双肺哮鸣音,心脏无杂音,口唇发绀,最可能的诊断是

A. 急性左心衰竭
B. 喘息型慢性支气管炎
C. 肺炎球菌肺炎
D. 支气管哮喘重症发作
E. 过敏性肺炎

(8～10 题共用题干)

女性,21 岁,2 年来反复喘息发作,近 1 年来发作频繁,夜间重,双肺散在呼气性哮鸣音,心音正常。心率 110/min,呼吸频率 32/min,胸片双肺纹理增强,WBC11×10^9/L,嗜酸粒细胞 0.07。

8. 该病人诊断支气管哮喘的主要根据是

A. 反复发作的喘息史
B. 喘息发作以夜间为主
C. 胸片肺纹理增强
D. 喘息发作时双肺呼气性哮鸣音
E. 白细胞增加,嗜酸粒细胞增加

9. 该病人血气分析最可能出现下列哪项变化

A. 呼吸性酸中毒
B. 呼吸性碱中毒
C. 呼酸合并代酸
D. 代谢性碱中毒
E. 呼酸合并碱

10. 该病人在喘息症状得到控制后,为预防喘息发作,应使用下列哪项治疗方法

A. 长期口服 β₂ 受体激动药
B. 长期应用 β₂ 受体激动药气雾吸入
C. 长期使用抗胆碱能药物
D. 口服茶碱类药物
E. 激素气雾剂长期吸入

参考答案: 1. E 2. B 3. C 4. A 5. A 6. D 7. D 8. D 9. B 10. E

第 4 单元　支气管扩张

=====重点提示=====

1. 发病机制　支气管扩张部位通气减少,造成功能性分流,低氧血症;广泛破坏肺毛细血管、缺氧导致肺小动脉收缩,肺循环阻力增加,可造成肺动脉高压。

2. 临床表现　麻疹、百日咳或支气管肺炎迁延不愈病史;反复发作的下呼吸道感染,慢性咳嗽伴大量脓痰,痰量与体位改变有关,痰液可分层,反复咯血,全身中毒症状。下胸部和背部比较固定的粗湿啰音。

3. 诊断　根据反复咳脓痰以及咯血的病史和既往有诱发支气管扩张的呼吸道感染病史,高分辨率 CT 显示支气管扩张等影像学的改变,即可明确诊断。

考点串讲

（一）病因及发病机制

1. **病因** 主因支气管-肺组织反复感染以及支气管阻塞；百日咳、麻疹后的支气管肺炎是最常见的原因；部分为特发性支气管扩张。

2. **发病机制** 支气管扩张部位通气减少，造成功能性分流，低氧血症；广泛破坏肺毛细血管、缺氧导致肺小动脉收缩，肺循环阻力增加，可造成肺动脉高压。

（二）临床表现

1. **症状** 儿童或青年多发，百日咳、麻疹后肺炎或支气管肺炎迁延不愈的病史；后常有反复的下呼吸道感染；慢性咳嗽、咳痰（变动体位时明显，急性感染时痰多数百毫升，静置可以分泡沫层、黏液层、脓性层、坏死沉淀物，厌氧菌感染有臭味）、反复咯血（有的病人只有咯血，干性支气管扩张）（2013）。

2. **体征** 下肺和背部比较固定的粗湿啰音（2003，2011），常有杵状指（趾）（2002，2011）。

3. **辅助检查**

（1）CXR：粗乱的肺纹理中有蜂窝状透亮阴影、沿支气管的卷发状阴影，感染时阴影内出现气液平面。

（2）CT：HRCT可确诊（2011），管壁增厚的柱状扩张、成串成簇的囊性改变。

（三）诊断与鉴别诊断

根据反复咳脓痰以及咯血的病史和既往有诱发支气管扩张的呼吸道感染病史，高分辨率CT显示支气管扩张等影像学的改变，即可明确诊断（2014）。

1. **慢性支气管炎** 中老年吸烟者多，慢性咳嗽、咳痰（脓痰少，多为黏痰），冬、春季节多见。
2. **肺脓肿** 高热、咳嗽、大量脓臭痰、CXR可见空洞和液平。
3. **肺结核** 结核中毒症状，PPD、痰检、CXR可以鉴别（2003，2013）。
4. **先天性肺囊肿** 继发感染时可发生咳嗽、咳痰、咯血，X线可见多个边界纤细的圆形或椭圆形阴影，周围无浸润，HRCT可明确诊断。

（四）并发症

呼吸衰竭：其主要为支气管扩张范围广泛者导致肺功能损害，发展至呼吸衰竭，引起死亡。

（五）治疗

1. **内科治疗** 急性感染时给予抗生素治疗。保持呼吸道引流通畅：体位引流、深呼吸并用力咳嗽、拍背、雾化吸入、祛痰药稀释痰液；纤维支气管镜吸痰；支气管扩张药（不咯血时）有利于痰的排出。

2. **咯血的治疗** 咯血时患侧卧位，妊娠和高血压不能使用垂体后叶素（提高血压、促进宫缩）；危及生命、反复咯血病变不超过2个肺叶时可手术切除。

3. **手术（2017）** 是根治的方法，病变局限于一叶或一侧肺（2016）、反复咯血或感染者可手术。

经典试题

1. 下列哪项不是"干性支气管扩张"的特点
A. 反复咯血
B. 平时无咳嗽
C. 一般无脓性痰
D. 多位于引流不畅的部位
E. 不易感染

2. 对支气管扩张最有确诊价值的检查是
A. 胸透
B. X线胸正、侧位片
C. 肺动脉造影术
D. 支气管造影术
E. 肺CT检查

3. 支气管扩张症的治疗下列哪项是错误的
A. 体位引流的作用有时较抗生素治疗尤为重要
B. 有时可考虑环中膜穿刺，注入抗生素及湿化液

C. 经纤支镜局部灌洗后,注入抗生素也有显著疗效
D. 大咯血者,病变超过2叶肺手术治疗
E. 在引流痰量较多时,应注意将痰液逐渐咳出,以防发生窒息

4. 女性,40岁,10多年来经常咳嗽,有时咳黄痰,3d前突然咯血约150ml。查体:心肺无明显阳性体征,X线胸片:双肺下野纹理略增强。你考虑诊断可能是
A. 慢性支气管炎
B. 支气管扩张症
C. 支气管内膜结核
D. 支气管肺癌
E. 支气管囊肿继发感染

参考答案: 1. D 2. D 3. D 4. B

第5单元 肺 炎

重点提示

1. **临床表现** ①肺炎球菌肺炎:起病急,高热、寒战,痰带血或呈铁锈色,肺实变体征,X线胸片呈大叶性肺炎改变;②葡萄球菌肺炎:常有皮肤原发感染灶,高热、多量脓痰;③克雷伯杆菌肺炎:痰多而黏稠(砖红色胶冻样);④支原体肺炎:阵发性刺激性干咳。

2. **治疗** ①肺炎球菌肺炎首选青霉素,过敏用红霉素、林可霉素、第一代头孢菌素;②葡萄球菌肺炎用甲氧西林(耐青霉素酶的半合成青霉素)+氨基糖苷类抗生素;③克雷伯杆菌肺炎用第三代头孢(头孢噻肟)+氨基糖苷类抗生素(阿米卡星);④肺炎支原体肺炎用红霉素。

考点串讲

一、综合

(一)概述

肺炎是指终末气道、肺泡和肺间质的炎症,可由病原微生物、理化因素、免疫损伤、过敏及药物所致。细菌性肺炎是最常见的肺炎,也是最常见的感染性疾病之一。社区获得性肺炎最常见的致病菌为肺炎链球菌。在抗菌药物应用以前,细菌性肺炎对儿童及老年人的健康威胁极大,抗菌药物的出现及发展曾一度使肺炎病死率明显下降。但近年来,尽管应用强力的抗菌药物和有效的疫苗,肺炎总的病死率不再降低,甚至有所上升。

(二)病因、分类和发病机制

1. **分类**
(1)解剖学或影像学分类:大叶性肺炎、小叶性肺炎、间质性肺炎。
(2)病因分类:细菌性肺炎、非典型肺炎、病毒性肺炎、真菌性肺炎、其他病原体(立克次体、弓形虫、寄生虫等)所致肺炎、理化因素所致肺炎(放射性肺炎)。
(3)患病环境分类:社区获得性肺炎、医院获得性肺炎。

2. **病因和发病机制** 是否发生肺炎决定于两个因素:病原体和宿主因素。病原体数量多,毒力强和(或)宿主呼吸道局部和全身免疫防御系统损害,即可发生肺炎。病原体可通过下列途径引起肺炎:①空气吸入。②血行播散。③邻近感染部位蔓延。④上呼吸道定植菌的误吸。肺炎还可通过误吸胃肠道的定植菌(胃食管反流)和通过人工气道吸入环境中的致病菌引起。病原体直接抵达下呼吸道后,滋生繁殖,引起肺泡毛细血管充血、水肿,肺泡内纤维蛋白渗出及细胞浸润。

(三)临床表现

主要症状为咳嗽、咳痰、胸痛伴发热,严重者有呼吸困难。<u>主要体征为肺部实变体征(2014)</u>,但早期可无明显异常体征。

（四）辅助检查

X线检查。

（五）诊断与鉴别诊断

1. 肺炎的诊断程序

（1）确定肺炎诊断：首先必须把肺炎与上呼吸道感染和下呼吸道感染区别开来。

（2）评估严重程度：肺炎严重性决定于3个主要因素：局部炎症程度、肺部炎症的播散和全身炎症反应程度。

（3）确定病原体。

2. 鉴别诊断

（1）肺结核：肺结核多有全身中毒症状。

（2）肺癌：多无急性感染中毒症状，有时痰中带血丝。

（3）急性肺脓肿：咳出大量脓臭痰为肺脓肿的特征。X线显示脓腔及气液平，易与肺炎鉴别。

（4）肺血栓栓塞症：多有静脉血栓的危险因素。

（5）非感染性肺部浸润。

（六）治疗原则

抗感染治疗为主要环节。青壮年和无基础疾病的社区获得性肺炎病人，常用青霉素类、第一代头孢菌素等；老年人、有基础疾病或需要住院的社区获得性肺炎，常用喹诺酮类、第二和三代头孢菌素、β-内酰胺类、β-内酰胺酶抑制药；重症肺炎的治疗首先应选择广谱的强力抗菌药物，并应足量、联合用药。

二、肺炎链球菌肺炎（2012）

（一）发病机制

终末气道、肺泡腔、肺间质的炎症；感染是最常见的原因，病原体抵达下呼吸道，引起肺泡充血、水肿、肺泡内纤维蛋白渗出和细胞浸润；除某些坏死性病变外，一般不遗留瘢痕（2001）。

（二）临床表现（2016，2017）

冬、春季节，青壮年男性多见；多有饮酒、受凉、劳累等诱因；自限性疾病，抗生素可以缩短病程。

1. 症状　急骤发病、高热、寒战、胸痛、咳嗽、铁锈色痰（2012）、肌肉酸痛。

2. 体征　①早期：急性病容、口周疱疹、呼吸音减弱、胸膜摩擦音；②实变期：语颤增强、叩诊浊音、支气管呼吸音；③消散期：湿啰音（2001，2003）。

（三）诊断

诊断程序为确定肺炎诊断、评估严重程度和确定病原体。其诊断要点（2006）如下。

1. 本病好发于青壮年男性和冬春二季。

2. 起病前多有诱因存在，约半数病例先有上呼吸道病毒感染等前驱表现。

3. 突然起病寒战、高热。

4. 咳嗽、胸痛、呼吸急促，铁锈色痰。重症病人可伴休克。

5. 肺实变体征。

6. 血白细胞总数增加，中性粒细胞达0.80以上，核左移，有中毒颗粒。

7. 痰涂片可见大量革兰阳性球菌。

8. 痰、血培养有肺炎球菌生长。

9. 血清学检查阳性（协同凝集试验、对流免疫电泳检测肺炎球菌荚膜多糖抗原）。

10. 胸部X线检查显示段或叶性均匀一致的大片状密度增高阴影。

11. 血气分析检查有PaO_2及$PaCO_2$下降，原有慢性阻塞性肺疾病的病人$PaCO_2$可上升。

（四）并发症

主要为感染性休克、胸膜炎、脓胸、心包炎、脑膜炎、关节炎。

（五）治疗

首选青霉素 G，过敏者可换用喹诺酮类如左氧氟沙星、头孢噻肟或头孢曲松等（2003）；支持疗法。

三、金黄色葡萄球菌肺炎

（一）发病机制

金黄色葡萄球菌血浆凝固酶阳性；肺内多处实变、化脓、组织破坏，形成脓腔和气囊，并发脓胸；血源感染多、吸入较少。

（二）临床表现

1. 症状　急性发病、高热、寒战、咳嗽、胸痛、多量脓痰；体征：湿啰音（2011，2017）。
2. 辅助检查　白细胞总数增加，中性粒细胞>0.80。
3. CXR　病变变化快，片状阴影，多发性小液平空洞或气囊肿（2002）。

（三）诊断

根据全身毒血症状、咳嗽、脓血痰、白细胞计数增高、中性粒细胞比例增加、核左移并有中毒颗粒，X 线表现片状阴影可伴有空洞及液平，即可做出初步诊断。近年来由于抗生素的使用，金黄色葡萄球菌肺炎的诊断不应过分依赖于痰和血培养阳性。而其他葡萄球菌肺炎由于症状多不典型，且与其他病原菌所致肺炎的症状颇为相似，给临床诊断带来困难，故其确诊仍需病原学证据。

（四）治疗

1. 原发感染灶的引流
2. 控制感染　耐青霉素酶的半合成青霉素（2002）＋氨基糖苷类抗生素。

四、肺炎克雷伯杆菌肺炎

（一）发病机制

肺组织坏死液化，形成多发性脓肿，渗出液黏稠而重（2000）。

（二）临床表现

1. 症状　急性起病、寒战、高热、咳嗽、胸痛、痰多而黏稠（砖红色胶冻样）（2001，2016）。
2. 辅助检查　白细胞总数明显增加，中性粒细胞>0.80，即使白细胞总数不高，中性粒细胞比例仍增高；CXR 示大叶实变内有不规则透亮区，右上叶多见，叶间隙下坠；小叶性实变；多发性蜂窝状肺脓肿。

（三）诊断（2015）

本病多发生于年老体弱、免疫防御功能受损者，其感染中毒症状严重，咳黏稠血性脓痰或砖红色胶冻状痰。周围血象示血白细胞计数可增高、正常或降低，但中性粒细胞常增加。胸部 X 线检查显示肺叶或小叶实变，因炎性渗出物黏稠而重，致使叶间隙呈弧形下坠，可有多发性蜂窝状脓肿形成。痰培养分离到克雷伯杆菌或血培养阳性可确立诊断。

（四）治疗

第三代头孢（头孢噻肟）＋氨基糖苷类抗生素（阿米卡星）。

五、肺炎支原体肺炎

（一）临床表现

1. 症状　起病慢、发热、乏力、咽痛、肌肉酸痛、阵发性刺激性干咳（2001，2016）。
2. 体征　发热2～3周。

（二）诊断

需综合临床症状、X 线表现及血清学检查结果做出诊断。肺炎支原体肺炎最常见的 X 线表现为早期为下叶间质性改变（2001，2005，2016），肺实变后为边缘模糊的斑片状阴影，培养分离出肺炎支原体虽对诊断有决定性意义，但其检出率较低，技术条件要求高，所需时间长。血清学试验有一定参考价值，尤其血清抗体有 4 倍增高者。

（三）治疗

红霉素（2002）。

六、病毒性肺炎

（一）发病机制

引起成年人肺炎的常见病毒为甲及乙型流感病毒、腺病毒、副流感病毒、呼吸道合胞病毒和冠状病毒等。病毒性肺炎为吸入性感染。

（二）临床表现（2017）

起病较急，发热、头痛、全身酸痛、倦怠等较突出，小儿或老年人易发生重症病毒性肺炎，表现为呼吸困难、发绀、嗜睡、精神萎靡，甚至发生休克、心力衰竭和呼吸衰竭等合并症，也可发生急性呼吸窘迫综合征。

（三）诊断

诊断依据为临床症状及 X 线改变，并排除由其他病原体引起的肺炎。确诊则有赖于病原学检查，包括病毒分离、血清学检查以及病毒抗原的检测。

（四）治疗

1. 对症为主，卧床休息，居室保持空气流通，注意隔离消毒，预防交叉感染。
2. 给予足量维生素及蛋白质，酌情静脉输液及吸氧。
3. 保持呼吸道通畅，及时消除上呼吸道分泌物等。
4. 明确已合并细菌感染，应及时选用敏感的抗菌药物（利巴韦林、阿昔洛韦、更昔洛韦、奥司他韦、金刚烷胺）。

=== 经 典 试 题 ===

1. 社区获得性肺炎中，主要病原体可能是
A. 肺炎克雷伯杆菌
B. 流感嗜血杆菌
C. 金黄色葡萄球菌
D. 肺炎链球菌
E. 支原体

2. 肺炎球菌肺炎痊愈后，一般肺部常遗留什么样的病变
A. 轻微肺纤维化
B. 局限性肺气肿
C. 局部机化性肺炎
D. 小囊肿
E. 完全吸收不留痕迹

3. 关于葡萄球菌肺炎，以下哪项不正确
A. 重患早期可发生休克
B. 血浆凝固酶阳性的细菌致病力强
C. 可并发心、脑、肾脓肿
D. 大剂量青霉素静脉滴注后，原发病灶一般不需处理
E. 病情较重，病死率较高

4. 关于肺炎克雷伯杆菌肺炎，下列哪项是错误的
A. 该细菌常存在于人体上呼吸道和肠道
B. 病变以上叶较多见
C. 病死率高
D. 治疗首选头孢类药
E. 慢性病例有时需做肺叶切除

5. 女性，32 岁，1 周前足部有过疖肿，前天开始发热，头痛伴有高热，寒战，咳脓痰，痰中带血丝，胸痛，听诊两肺呼吸音增强，偶有少量湿啰音，WBC $21×10^9$/L，中性粒细胞 0.90，胸片两肺散在密度较淡的圆形病变，其中部分

病灶有空洞伴液平，应考虑为

A．支气管扩张继发感染
B．多发性肺囊肿伴感染
C．肺炎球菌性肺炎
D．金黄色葡萄球菌肺炎
E．肺转移瘤

6．男性，50 岁，突然发冷、发热、咳嗽、咳脓性痰，黏稠，血白细胞 $18×10^9$/L，胸片：右上肺大叶实变影，叶间隙下坠，诊断可能为

A．肺炎球菌肺炎
B．克雷伯杆菌肺炎
C．葡萄球菌肺炎
D．肺结核，干酪性肺炎
E．渗出性胸膜炎

（7～9题共用题干）

男，16 岁，低热、咳嗽、咽部不适 2 周，胸 X 线片示两肺下部网状及按小叶分布的斑片状浸润阴影，血 WBC $10×10^9$/L。

7．病人最可能的诊断是

A．支原体肺炎
B．病毒性肺炎
C．军团菌肺炎
D．肺炎球菌肺炎

E．浸润型肺结核

8．首选哪项检查以确定诊断

A．痰细菌培养
B．痰真菌培养
C．冷凝集试验
D．血清抗体测定
E．痰抗酸杆菌涂片

9．治疗药物首选

A．青霉素
B．红霉素
C．氟康唑
D．异烟肼（雷米封）+利福平
E．利巴韦林

（10～12 题共用备选答案）

A．金黄色葡萄球菌肺炎
B．肺炎球菌肺炎
C．克雷伯杆菌肺炎
D．病毒性肺炎
E．肺炎支原体肺炎

10．最易引起脓气胸的肺炎是

11．X 线阴影具有易变性，易形成单个或多发的液气囊腔

12．常并发败血症的肺炎

参考答案：1．D 2．E 3．D 4．D 5．D 6．B 7．A 8．D 9．B 10．A 11．A 12．A

第 6 单元 肺 脓 肿

重点提示

1．临床表现　突然发病、高热、寒战、全身中毒症状；咳脓臭痰；慢性肺脓肿可并发咯血、杵状指。

2．治疗　①抗生素：首选青霉素，其他如林可霉素、克林霉素、甲硝唑等。停药指征是胸部 X 线片空洞愈合、炎症消失；脆弱类杆菌对青霉素不敏感。②痰液引流：雾化吸入、祛痰药、体位引流、纤维支气管镜吸痰。③手术指征：病程 3 个月以上，内科治疗不能减小脓腔、反复感染和咯血。

考点串讲

（一）病因及发病机制

1．病因　化脓性细菌感染后引起肺组织炎性坏死，继而形成脓肿。

2．发病机制

（1）吸入性肺脓肿：意识障碍、醉酒、溺水时咽喉反射消失，吸入异物堵塞支气管，远端肺组织萎陷，吸入的细菌迅速繁殖；易发生在右肺。常见病原体为厌氧菌（2003，2014）、金黄色葡萄球菌、肺炎克雷伯杆菌。

（2）继发性肺脓肿：肺部疾病继发感染、邻近器官脓肿播散。

（3）血源性肺脓肿（2016）：皮肤感染（金黄色葡萄球菌）（2001）、骨髓炎导致败血症，播散到肺部；多为双侧多发脓肿，位于肺的外周部位。

（二）临床表现（2017）

1. 症状　突然发病、高热、寒战、全身中毒症状重；咳嗽、咳黏液痰、黏液脓性痰；脓气胸、胸痛、气促；突然咳大量脓臭痰和坏死组织后（2000），体温恢复，一般状况好转。

2. 体征　早期可在患侧闻及湿啰音，有实变体征；慢性肺脓肿可并发咯血、杵状指（趾）。

（三）辅助检查

1. 血　白细胞（20~30）×10^9/L，中性粒细胞 0.90，核左移、中毒颗粒（2001，2002）。

2. 病原体　痰检应当立即培养，防止口腔中的细菌大量生长、厌氧菌接触氧气而死亡；纤支镜吸痰培养效果好；并发脓胸时脓液培养，效果好；血源性肺脓肿时采用血培养有意义。

3. CXR　空洞中含有液平，内壁光滑，周围被炎症细胞浸润；消退时空洞周围的炎症先消退、空洞缩小、遗留纤维化；血源性肺脓肿可见多发散在炎症灶，中间有小空洞和液平（2002）。

（四）诊断及鉴别诊断

1. 细菌性肺炎　与早期肺脓肿相似，但肺炎不形成空洞，应用抗生素后症状不缓解，咳出大量脓痰时需要考虑肺脓肿。

2. 结核　肺结核空洞继发感染与肺脓肿类似，结核病程较长、有结核中毒症状；空洞一般无液平、周围有结核灶；急性感染时先控制感染后，CXR 才能看出结核空洞的特征，TB 也才能培养出来。

3. 肺癌　癌性空洞偏心、无液平、内壁不平、周围炎性浸润少。

（五）治疗

1. 抗生素　首选青霉素（2003），其他如林可霉素、克林霉素（2015，2016）、甲硝唑等。停药指征是胸部 X 线片空洞愈合、炎症消失；脆弱类杆菌对青霉素不敏感。

2. 痰液引流　雾化吸入、祛痰药、体位引流、纤维支气管镜吸痰。

3. 手术指征　病程 3 个月以上、内科治疗不能减小脓腔、反复感染和咯血（2014）。

经典试题

1. 关于吸入性肺脓肿，下列哪一项是不正确的
A. 多属厌氧菌为主的混合感染
B. 好发于右上叶后段和右或左下叶背段
C. 空洞内壁凹凸不平，为偏中心的空洞
D. 病后 10d 咳大量脓痰，且常有恶臭味
E. 有效抗生素治疗，不应少于 8 周

2. 治疗急性肺脓肿停用抗生素的指征是
A. 已用抗生素 8 周
B. 临床症状消失
C. 体征恢复正常
D. 胸片示脓肿液平消失
E. X 线片示空洞和炎症消失

3. 慢性肺脓肿最常见的并发症是
A. 脓胸
B. 心包炎
C. 脑脓肿
D. 支气管扩张
E. 大咯血

4. 下列肺脓肿的描述，哪一项属于慢性期表现
A. 右肺大片致密影，密度均匀边缘模糊
B. 右肺大片致密影，中心空洞及液平面，外周广泛炎性浸润
C. 右肺结节影像，周围炎性浸润
D. 右肺大片致密影，多个空洞并有液平面
E. 右肺内见有蜂窝状，伴大量纤维化影

5. 某患慢性咳嗽，咳脓痰，反复咯血 10 多年，胸透多次无异常。近 2 周来高热，脓痰量增多，味臭，胸片右下肺大片致密阴影，中有空洞及液平，白细胞 18×10^9/L，诊断是
A. 右下肺炎球菌肺炎
B. 金黄色葡萄球菌肺炎
C. 支气管扩张，继发肺脓肿
D. 阿米巴肺脓肿
E. 肺结核继发肺脓肿

6. 某病人诊断吸入性肺脓肿，经足量多种抗生素治疗 4 个月，仍有发热，咳脓痰，胸片示空

洞壁增厚，周围有明显纤维条索影。进一步治疗应选择
A．更换广谱抗生素+甲硝唑
B．体位引流+气管内滴入抗生素
C．手术切除
D．纤支镜吸脓引流及局部注药
E．局部穿刺，脓肿腔内注药

（7～9题共用题干）

男性，34岁，突然寒战、高热、咳嗽，2周后咳大量脓臭痰，查体：右肺背侧肩胛下部可闻湿啰音，WBC 21×10⁹/L，中性粒细胞0.88。

7．此病人X线胸片可能出现的变化是
A．右肺下叶背段均匀一致的片状阴影
B．右肺下叶背段大片状阴影内可见有液平面空洞
C．片状阴影内有厚壁空洞，内壁凹凸不平

D．空洞形成，同侧或对侧有小片状条索状阴影
E．两肺纹理增强呈卷发状阴影

8．为了正确使用抗生素要进一步做下述哪项检查
A．肝功能检查
B．肾功能检查
C．尿常规
D．痰细菌培养及药敏
E．血钾、钠、氯测定

9．该病人要立即采取的治疗措施最重要的是
A．解热镇痛药
B．祛痰止咳药
C．青霉素静脉滴注
D．卡那霉素
E．甲硝唑

参考答案：1．C 2．E 3．D 4．E 5．C 6．C 7．B 8．D 9．C

第7单元 肺 结 核

重点提示

1．临床表现 ①症状：咳嗽、咳痰、咯血、胸痛、呼吸困难、午后潮热、乏力、食欲减低等；②体征：多寡不一，肺实变（干酪样坏死）、支气管呼吸音（空洞性病变）、胸腔积液等。

2．治疗 异烟肼、利福平、吡嗪酰胺、链霉素、乙胺丁醇等一线抗结核药物的作用及副作用。

考点串讲

（一）病因及发病机制

1．病因

（1）病原体：人型结核杆菌。①A群：繁殖旺盛、致病力强、传染性大、在细胞外；异烟肼治疗效果最好。②B群：繁殖缓慢、巨噬细胞内；应用吡嗪酰胺效果好；复发的根源。③C群：偶尔繁殖、干酪样坏死灶内，只对利福平敏感；复发的根源。④D群：休眠菌，对人体无害，对所有药物不敏感。

（2）传播途径：呼吸道，飞沫感染是最常见的途径（2003）；消化道、皮肤黏膜感染，只有破损皮肤才能感染；宫内感染。

2．发病机制

（1）先天性免疫：以细胞免疫为主。TB被巨噬细胞吞噬→毒力强的结核菌可在巨噬细胞内生存并反复破坏巨噬细胞→巨噬细胞抗原加工后呈递给T细胞→T细胞释放多种细胞因子募集巨噬细胞→TB被巨噬细胞吞噬形成结核结节，使病灶局限化。

（2）获得性免疫：巨噬细胞抗原加工后呈递给T细胞→产生致敏T细胞，体内有结核抗体但无保护性。

（3）变态反应：感染后4～8周出现。有发热、乏力、食欲缺乏、结节性红斑、PPD阳性等；属于迟发型变态反应。

3. 病理变化　渗出、干酪样坏死、增殖性病变、吸收愈合、扩散。

（1）原发型肺结核：常有 TB 的血行播散，但 TB 往往被局限在身体各个部位，当时不发病，成为复发的根源；病灶多位于通气良好的上叶下部、下叶上部，病灶发生干酪样坏死，随后被纤维包围、钙化而痊愈；可导致淋巴管炎、肺门淋巴结炎，淋巴结有干酪样坏死。

（2）浸润型肺结核：主要由于内源性复燃为主，病变主要位于锁骨上下，由原发感染时该处隐匿性病灶再次活动导致；干酪样坏死被纤维包裹形成结核球后多无症状。

（3）慢性纤维空洞型肺结核：大量纤维增生的同时空洞持续存在，剩余肺组织代偿性肺气肿，一侧或两侧单个或多个偏心的厚壁空洞，多伴有支气管播散病灶及明显的胸膜增厚（2001）。

（二）临床表现（2012）

1. 症状　咳嗽、咳痰、咯血、胸痛、呼吸困难、午后潮热、乏力、食欲减低等。
2. 体征　多寡不一，肺实变（干酪样坏死）、支气管呼吸音（空洞性病变）、胸腔积液等。

（三）辅助检查

包括胸部影像学诊断和痰结核分枝杆菌检查（2014，2015）。

（四）诊断与鉴别诊断

1. 胸部影像学诊断　X 线检查是诊断肺结核的重要方法，可以发现早期轻微的结核病变，CT 能提供横断面的图像，减少重叠影像，易发现隐蔽的病变而减少微小病变的漏诊；比普通胸片更早期显示微小的粟粒结节；能清晰显示各型肺结核病变特点和性质。

2. 痰结核分枝杆菌检查　是确诊肺结核病的主要方法（2014，2016，2017）。

3. 肺结核分类标准和诊断要点（2017）

（1）原发型肺结核：含原发综合征及胸内淋巴结结核。多见于少年儿童，无症状或症状轻微，多有结核病家庭接触史，结核菌素试验多为强阳性，X 线胸片表现为哑铃形阴影，即原发病灶、引流淋巴管炎和肿大的肺门淋巴结，形成典型的原发综合征。

（2）血行播散型肺结核：约 50%以上的小儿和成年人合并结核性脑膜炎。

（3）继发型肺结核：多发生在成年人，继发型肺结核 X 线表现特点为多态性，好发于上叶尖后段和下叶背段。痰结核分枝杆菌检查常为阳性。

①浸润性肺结核：浸润渗出性结核病变和纤维干酪增殖病变多发生在肺尖和锁骨下（2003，2016）。

②空洞性肺结核：空洞形态不一。多由干酪渗出病变溶解形成洞壁不明显的、多个空腔的虫蚀样空洞；伴有周围、浸润病变的新鲜的薄壁空洞。

③结核球：多由干酪样病变吸收和周边纤维膜包裹或干酪空洞阻塞性愈合而形成。结核球内有钙化灶或液化坏死形成空洞，同时 80%以上结核球有卫星灶，可作为诊断和鉴别诊断的参考。直径 2~4cm，多<3cm。

④干酪样肺炎：多发生在机体免疫力和体质衰弱，又受到大量结核分枝杆菌感染的病人，或有淋巴结支气管瘘。淋巴结中的大量干酪样物质经支气管进入肺内而发生。大叶性干酪样肺炎 X 线呈大叶性密度均匀磨玻璃状阴影，逐渐出现溶解区，呈虫蚀样空洞，可出现播散病灶，痰中能查出结核分枝杆菌。

⑤纤维空洞性肺结核：纤维空洞性肺结核的特点是病程长，双侧或单侧出现纤维厚壁空洞和广泛的纤维增生，造成肺门抬高和肺纹理呈垂柳样。

（4）鉴别诊断：肺癌、肺炎、结核鉴别、支气管扩张。

（五）并发症

肺内空洞及干酪样病变靠近胸膜部位破溃时，可引起结核性脓气胸。渗出性胸膜炎的胸腔积液，如未及时治疗，亦可逐渐干酪化甚至变为脓性，成为结核性脓胸。慢性纤维空洞型肺结核或一侧肺毁损，并发肺气肿、肺大疱，可引起自发性气胸，亦可导致慢性肺源性心脏病，甚至心肺功能衰竭。

肺结核病灶反复进展及纤维化，致使肺内支气管正常结构遭受破坏，可引起继发性支气管扩张，常反复咯血。

原发性感染时结核菌随血行分布，潜伏在其他器官，一旦人体免疫力极度减弱，可产生该器官的结核病，常见的有淋巴结、脑膜、骨及泌尿生殖器官结核等。

（六）治疗和预防

1. 基本原则　早期、联用、适量、规律、全程使用敏感药物。
2. 化疗药物　一线药物、一快一慢、一内一外。

（1）异烟肼：全杀药物，对代谢活跃、持续生长的细菌最为有效；不良反应：神经炎、肝功能损害（2011）。

（2）利福平：全杀药物，在细胞内外都能杀菌，可杀死异烟肼不能杀死的半休眠菌；不良反应：白细胞和血小板降低、胃肠不适、肝功能损害。

（3）吡嗪酰胺：半杀药物，在细胞内酸性环境中可以杀菌（最多使用3个月）；不良反应：高尿酸血症、胃肠不适、肝功能损害。

（4）链霉素：半杀药物，在细胞外碱性环境中可以杀菌；不良反应：肾毒性、耳毒性、眩晕。

（5）乙胺丁醇：抑菌药物，在体内不能达到 MIC 的 10 倍浓度以上，只能抑制细菌生长。不良反应：视力障碍、视野缺损。

利福平＋吡嗪酰胺才能彻底杀菌、异烟肼＋利福平才能防止耐药，所以必须 H＋R＋Z。

（6）二线药物：阿米卡星、卷曲霉素、乙硫异烟胺、喹诺酮类。

3. 化疗方案

（1）初治：尚未开始抗结核治疗的病人，正进行标准化疗方案用药而未满疗程的病人，不规则化疗未满1个月的病人。

①初治涂阳病人：2HRZE/4HR 或 $2H_3R_3Z_3E_3/4H_3R_3$（下标代表每周服药次数，下同）。

②初治涂阴病人：2HRZ/4HR 或 $2H_3R_3Z_3/4H_3R_3$。

（2）复治：2HRZSE/4～6HRE 或 $2H_3R_3Z_3S_3E_3/4～6H_3R_3E_3$。

（3）疗效评价：疗程结束时痰菌未转阴、治疗中转阳、CXR 显示病灶未吸收稳定，提示治疗失败。

4. 预防　控制传染源为控制结核病的根本措施（2017）。

经典试题

1. 肺结核病人低热持续不退，多提示
A. 精神紧张
B. 咯血吸收
C. 病变播散
D. 支气管感染
E. 肺结核并肺癌

2. 关于肺结核病人激素的应用，下列哪项是错误的
A. 不能作为肺结核治疗的常规用药
B. 可以胸腔内给药
C. 可以与抗结核药一道发挥有效的协同制菌作用
D. 结核毒性症状减轻后，激素用量递减，至6周可停药
E. 干酪性肺炎病人，抗结核治疗高热不退时，可用激素

3. 下列哪项中的病人，不需要进行抗结核化疗
A. 发热咳嗽1周，胸片正常，结核菌素试验强阳性
B. 胸片示结核病灶正在好转
C. 继发性病人3年中复查5次胸片无变化，近1个月午后发热，乏力
D. 左结核性胸膜炎系统化疗10个月后，胸膜肥厚粘连
E. 女性28岁，咯血20d，胸片正常，痰结核菌涂片（+）

4. 肺结核大咯血最危险的并发症是
A. 休克
B. 结核支气管播散
C. 肺不张

D．窒息
E．肺部感染

5．下列哪项是肺结核痰菌阳性者短程化疗的最好方案
A．异烟肼、利福平、吡嗪酰胺、乙胺丁醇 2 个月然后异烟肼、利福平 4 个月
B．异烟肼、链霉素、对氨水杨酸 1 年
C．异烟肼、对氨水杨酸、氨硫脲 1 年
D．异烟肼、利福平、链霉素 2 个月，然后利福平、异烟肼 3 个月
E．利福平、乙胺丁醇、对氨水杨酸 1 年

6．男性，60 岁，既往高血压 6～7 年，2 年前，曾患脑血栓，现仍有左肢体瘫痪，2d 前突然大咯血，今日 2h 内咯血约 500ml，下列哪种药不能使用
A．氨甲苯酸
B．卡巴克洛（安络血）
C．垂体后叶素
D．2％普鲁卡因
E．鱼精蛋白

7．女性 25 岁，5 年前曾患颈淋巴结结核，5d 前过劳后高热，体温 39～40℃，弛张热，午后明显，盗汗，不能进食，卧床不起，肝、脾肋下触及边缘，WBC 11×10⁹/L，分类正常，胸片心肺未见异常，临床诊断最大可能是
A．败血症
B．伤寒
C．急性粟粒型肺结核
D．急性白血病
E．急性胆道感染

8．女性，发热 1 周，体温 38.5～39.5℃，周身痛，近 2d 轻微咳嗽，无痰，胸部查体无异常体征：肝大右肋下 2cm，脾大左肋下 1cm，WBC7.0×10⁹/L，中性粒细胞 0.60，淋巴细胞 0.40，ESR 70mm/h，痰结核菌涂片（-），血细菌培养（-），肥达反应（-），胸片两肺可见细小等大均匀分布的粟粒样阴影，诊断最可能是
A．伤寒
B．败血症
C．急性血行播散型肺结核
D．细支气管-肺泡细胞癌
E．原发型肺结核

（9～10 题共用题干）
女性，40 岁，因 SLE 口服皮质激素近 2 年，发热 2 周伴咳嗽，痰中少量带血，查肺无异常体征，胸片右肺中野多发片状结节状影伴空洞，血沉 45mm/h，PPD 5U（-）。

9．诊断首先考虑
A．SLE 肺部表现
B．浸润型肺结核
C．慢性纤维空洞型肺结核
D．支气管肺癌
E．结节病

10．对该病人 PPD 试验结果的解释哪项是错误的
A．阳性表示结核感染
B．强阳性可支持结核诊断
C．阴性可排除结核病
D．弱阳性提示卡介苗交叉反应
E．免疫抑制者诊断价值受影响

（11～13 题共用题干）
男性，50 岁，喉结核不规则服异烟肼 6 个月，2 周前突发语言不清，右侧肢体肌力下降，胸片两肺弥漫性小结节影，上中部较多部分有融合，颅脑 CT 示脑梗死。

11．诊断首先考虑
A．血行播散型肺结核
B．继发性肺结核
C．细支气管肺泡癌
D．特发性肺含铁血黄素沉着症
E．肺内转移性癌

12．选哪项治疗方案
A．2HRSZ/4HR
B．4HRE/2HE
C．2HRE/4HR
D．顺铂＋长春碱酰胺
E．顺铂＋异环磷酰胺

13．病人治疗后出现口周发麻、头晕，应停用
A．异烟肼
B．利福平
C．链霉素
D．吡嗪酰胺
E．顺铂

参考答案：1．C 2．C 3．D 4．D 5．A 6．C 7．C 8．C 9．B 10．C 11．A 12．A 13．C

第8单元 肺 癌

重点提示

1. **分型** 按照解剖学分为中央型和周围型。按照组织学分为①非小细胞肺癌：包括鳞癌（中央型多见）、大细胞癌、腺癌（局部浸润和血行转移较早）；②小细胞肺癌（恶性度最高）。
2. **临床表现** 原发瘤引起的症状（咳、咯、喘、憋）、局部浸润引起的症状（胸痛、压迫症状）、远处转移的症状（肝、脑、骨、淋巴结）、肺外症状（副瘤综合征）。
3. **辅助检查** X线：中央型（"S"形）、周围型（毛刺征、肺癌空洞）、细支气管-肺泡细胞癌（结节型与弥漫型）。

考点串讲

（一）概述

肺癌为起源于支气管黏膜或腺体的恶性肿瘤。发病率为男性肿瘤的首位，早期诊断不足致使预后差。大幅度延长生存率有赖于早期诊断和早期规范治疗。

（二）病理

病理分类

（1）解剖学分类：①中央型，发生在段支气管及主支气管的肺癌，约占75%（2017），较多见鳞状上皮细胞癌或小细胞肺癌；②周围型，发生在段支气管以下，约占25%，多见腺癌。

（2）组织学分类

①非小细胞肺癌

鳞癌：占原发性肺癌的50%，多见于老年男性；中央型多见，易向腔内生长阻塞支气管导致肺不张和阻塞性肺炎；易形成癌性空洞；生长缓慢、转移晚，手术切除机会大；对放化疗不如小细胞肺癌好。

腺癌：占原发肺癌的25%，女性多见，与吸烟关系不大；发生于小支气管的黏液腺，容易发生在原先组织有损伤的部位（瘢痕癌）；周边型多见；血行转移比鳞癌早，容易侵犯胸膜发生胸腔积液。

大细胞癌：位置不定，中心和周边都可能；转移比小细胞癌晚。

其他：如鳞腺癌，类癌等。

②小细胞肺癌：占原发肺癌的15%，是恶性程度最高的一种（2000），多见于肺门附近，常侵犯肺实质，容易与肺门、纵隔淋巴结融合成块。转移早，对放化疗敏感；可引发副瘤综合征。

（三）临床表现（2012）

1. 症状 咳：刺激性干咳；咯：痰中带血（2017）；喘、憋：气促；胸闷、胸痛：侵犯胸壁（2001、2003）。压迫症状：吸气性呼吸困难（大气道）、吞咽困难（食管）、声音嘶哑（喉返神经）（2016）、上腔静脉压迫综合征（头晕、头痛、球结膜水肿、上肢和颈部水肿、前胸淤血和静脉曲张）、Horner征（眼睑下垂、眼球内陷、瞳孔缩小、患侧无汗）、上肢灼痛（臂丛）；远处转移的症状：肝、脑、骨（肋骨、脊柱、骨盆压痛和局部疼痛）、淋巴结（锁骨上淋巴结）（2003）。

2. 辅助检查

（1）CXR

①中央型：一侧肺门类圆形、不规则形阴影；并发肺不张时有"S"现象；肺门、纵隔块状影、气管向健侧移位；局限性肺气肿、肺不张。

②周边型：斑片状阴影，分叶、边缘有毛刺，胸膜被牵拉，癌性空洞一般厚壁、偏心、内壁凹凸不平、有液平（2001）。

③细支气管-肺泡癌结节型：类似周边型肺癌，弥漫性类似粟粒型结核。

（2）CT：对诊断中心型和周围型肺癌均有重要价值。（纵隔 LN＞20mm 或肿瘤包绕大血管则基本不能手术）（2014，2016，2017）。

（3）病理：痰脱落细胞检查，纤维支气管镜活检（2003，2014）、经皮肺活检。

（4）肿瘤标志物：①TPA，组织多肽抗原（2001），广泛肺癌、炎症筛查；②NSE，小细胞肺癌的筛查；③CYFRA21-1，肺鳞癌筛查。

（四）诊断及鉴别诊断

1. 诊断　　高危因素；不明原因的刺激性咳嗽、隐约胸痛、血丝痰2～3周，治疗无效，原有慢性肺疾病，近期症状加重，持续2～3周不愈，肺结核病人经正规抗结核治疗无效、病灶有增大，有非特异性全身性皮肤、神经、内分泌表现，体检有单侧局限性哮鸣音或湿啰音（2003，2015）。

2. 鉴别诊断　　肺结核、肺炎、肺脓肿（2003，2002）。

（五）治疗与预防

放疗、手术（2011，2014，2017）。不吸烟和戒烟是预防肺癌最有效的方法。

经典试题

1. 肺癌的转移方式中，下列哪项正确
A．鳞癌发生血行转移出现早
B．肺泡细胞癌，早期血行淋巴转移
C．腺癌早期发生淋巴转移，血行转移较晚
D．未分化癌早期出现血行，淋巴转移
E．淋巴转移只发生肺癌同侧

2. 对放疗最敏感的肺癌，是
A．小细胞未分化癌
B．鳞癌
C．腺癌
D．肺泡细胞癌
E．大细胞癌

3. 男性，40岁。除20年前患过肺结核外，平素健康，近3个月来有刺激性咳嗽，痰中偶有血丝，有时发热。X线示：右肺上叶前段有2cm×2.5cm的块状阴影，边缘不整呈分叶状，痰查脱落细胞3次均阴性，诊断首先考虑
A．肺结核
B．肺脓肿
C．肺囊肿
D．肺癌
E．肺良性肿瘤

4. 关于晚期肺癌压迫侵犯邻近器官/组织或发生远处转移时，下列征象不正确的是
A．侵犯膈神经，引起同侧膈肌麻痹
B．侵犯喉返神经，引起声带麻痹，声音嘶哑
C．骨关节病综合征
D．侵犯胸膜，引起胸膜腔积液
E．侵入纵隔，压迫食管，引起吞咽困难

5. 男性，65岁。低热、咳嗽并痰中带血丝3个月。胸片显示左肺上叶不张，少量胸膜腔积液。为确诊，进一步检查应首选
A．胸部CT
B．剖胸探查
C．胸腔镜检查
D．支气管镜检查
E．经胸壁穿刺活组织检查

6. 男性，35岁。刺激性咳嗽并痰中带血丝6个月。胸片示左肺中央型块影，左肺上叶不张，左胸腔中量积液，右纵隔阴影增宽，轮廓呈波浪形。右侧的病变应考虑是肺癌的
A．交叉转移
B．直接扩散
C．细胞脱落种植
D．经肺循环血行转移
E．经体循环血行转移

（7～9题共用题干）

男性，67岁，咳嗽，痰中带血丝2个月，发热10d，胸片显示右肺上叶片状阴影，呈肺炎样征象。

7. 为明确诊断，应首选
A．胸部CT
B．剖胸探查
C．纵隔镜检查
D．痰细胞学检查
E．经胸壁穿刺活组织检查

8. 病人1个月后出现右面部无汗，瞳孔缩小，上睑下垂及眼球内陷。复查胸片显示右胸顶部致密块影，诊断最可能是
A．转移性肺癌

B. 中央型肺癌
C. 粟粒性肺结核
D. 纵隔淋巴肉瘤
E. Pancoast 肿瘤

9. 病人出现的以上症状，是由于肿瘤侵犯或压迫了
A. 膈神经
B. 喉返神经
C. 臂丛神经
D. 上腔静脉
E. 颈交感神经

（10～11题共用题干）

男性，55岁，刺激性咳嗽，痰中带血2周，胸片显示左肺门增大。

10. 最可能的诊断是
A. 肺癌
B. 肺结核
C. 肺良性肿瘤
D. 转移癌
E. 支气管扩张

11. 进一步需做
A. 纵隔镜检查
B. 结核菌素试验
C. 支气管镜检查
D. 晨痰培养加药敏试验
E. 放射核素检查

参考答案：1. D 2. A 3. D 4. C 5. D 6. A 7. D 8. E 9. E 10. A 11. C

第9单元 肺血栓栓塞症

重点提示

1. **主要病因** 下肢深静脉血栓形成。
2. **临床表现** ①症状：呼吸困难、胸痛、咯血"三联征"。②体征：呼吸急促，发绀，肺部可闻及细湿啰音；心动过速，血压变化，颈静脉充盈或异常搏动，肺动脉瓣第二心音亢进或分裂；低热。
3. **辅助检查** 螺旋CT及目前最常用诊断PTE手段（CTPA）。

考点串讲

（一）概述

肺血栓栓塞症为来自静脉系统或右心的血栓阻塞肺动脉或其分支所致的疾病，以肺循环和呼吸功能障碍为其主要临床和病理生理特征。

（二）危险因素

深静脉血栓和肺血栓栓塞症具有共同的危险因素，即静脉血栓栓塞症的危险因素，包括任何可以导致静脉血液淤滞、静脉系统内皮损伤和血液高凝状态的因素。危险因素包括原发性和继发性两类：原发性危险因素由遗传变异引起，包括V因子突变、蛋白C缺乏、蛋白S缺乏和抗凝因子缺乏等；继发性危险因素包括骨折、创伤、手术、恶性肿瘤和口服避孕药等。

（三）临床表现（2008，2016，2017）

1. **症状** 呼吸困难、胸痛、咯血"三联征"。
2. **体征** 呼吸急促，发绀，肺部可闻及细湿啰音；心动过速，血压变化，颈静脉充盈或异常搏动，肺动脉瓣第二心音亢进或分裂；低热。

（四）诊断和鉴别诊断

1. **诊断（2015）**
（1）螺旋CT及目前最常用诊断PTE手段（CTPA）（2014，2017）。
（2）放射性核素肺通气/血流灌注扫描：PTE重要的诊断方法。
（3）磁共振成像（MRI）。

（4）肺动脉造影（2011，2014，2016）。

2. 鉴别诊断 与冠心病、肺炎、主动脉夹层（2016）相鉴别。

（五）治疗与预防

1. 治疗（2014） 呼吸循环支持、溶栓、抗凝、肺动脉血栓内膜剥脱术等。

2. 预防

（1）机械预防措施，包括加压弹力袜、下肢间歇序贯加压充气泵和腔静脉滤器（对于急性溶栓后病情稳定者，不宜放置静脉滤网）。

（2）药物预防措施，包括皮下注射小剂量肝素、低分子肝素和口服华法林。

第10单元 呼吸衰竭

重点提示

1. 临床表现 ①呼吸困难：是呼吸衰竭最早出现的症状。②发绀：是缺氧的典型表现。③精神神经症状：肺性脑病表现为神志淡漠、肌肉震颤或扑翼样震颤、间歇抽搐、昏睡，甚至昏迷等。亦可出现腱反射减弱或消失，锥体束征阳性等。

2. 治疗 氧疗：Ⅰ型呼吸衰竭需要高浓度氧（35%～50%）使 $PaO_2 > 8kPa$（60mmHg）或 $SaO_2 > 0.90$；Ⅱ型低浓度（<35%）持续给氧；增加通气：呼吸兴奋药的使用；机械通气：无创通气（多选择呼吸末正压通气模式）；维持酸碱平衡。

考点串讲

一、综述

（一）概述

呼吸衰竭的明确诊断有赖于动脉血气分析：在海平面、静息状态、呼吸空气条件下，动脉血氧分压（PaO_2）<8kPa（60mmHg），伴或不伴 CO_2 分压（$PaCO_2$）>6.7kPa（50mmHg），并排除心内解剖分流和原发于心排血量降低等致低氧因素，可诊为呼吸衰竭。

（二）病因、分类和发病机制

1. 病因

（1）气道阻塞性病变：气管-支气管炎症、痉挛、肿瘤、异物、纤维化瘢痕，如COPD及重症哮喘等引起气道阻塞和肺通气不足等。

（2）肺组织病变：肺泡和（或）肺间质病变，如肺炎、肺气肿、严重肺结核、弥漫性肺纤维化、肺水肿、矽肺等。

（3）肺血管疾病：肺栓塞、肺血管炎等，使通气/血流比例失调，或部分静脉血未经过氧合直接流入肺静脉。

（4）胸廓与胸膜病变：胸部外伤造成连枷胸、自发性及外伤性气胸、脊柱畸形、大量胸腔积液或伴有胸膜肥厚与粘连、强直性脊柱炎、类风湿性脊柱炎等。

（5）神经肌肉疾病：脑血管疾病、颅脑外伤、脑炎以及镇静催眠药中毒，脊髓颈段或高位胸段损伤（肿瘤或外伤）、脊髓灰质炎、多发性神经炎、重症肌无力、有机磷中毒、破伤风等。

2. 分类

（1）按动脉血气分析分类：Ⅰ型呼吸衰竭、Ⅱ型呼吸衰竭。

（2）按照发病机制分类：通气性呼吸衰竭和换气性呼吸衰竭。

（3）按发病急缓分类：急性和慢性呼吸衰竭。

3. 发病机制　低氧血症和高碳酸血症（2016）

（1）肺通气不足：肺泡通气量减少，引起 PaO_2 下降、$PaCO_2$ 上升，从而引起缺氧和 CO_2 潴留（2015）。

（2）弥散障碍：O_2、CO_2 等气体通过肺泡膜进行交换的物理弥散过程发生障碍。由于 O_2 的弥散能力仅为 CO_2 的 1/20，故通常以低氧血症为主。

（3）通气/血流比例失调：正常成年人静息状态下，通气/血流比值约为 0.8。①部分肺泡通气不足：通气/血流比值减小，又称肺动-静脉样分流或功能性分流。②部分肺泡血流不足：通气/血流比值增大，又称为无效腔样通气。通气/血流比例失调通常仅导致低氧血症，而无 CO_2 潴留。

（4）肺内动-静脉解剖分流增加：提高吸氧浓度并不能提高分流静脉血血氧分压。常见于肺动-静脉瘘。

（5）氧耗量增加：常见于发热、寒战、呼吸困难、抽搐等。若同时伴有通气功能障碍，则会出现严重的低氧血症。

二、急性呼吸衰竭

（一）病因

临床上常见的病因包括由各种原因引起的窒息、重症哮喘、严重呼吸系统感染、各种原因引起的急性肺水肿、胸肺部外伤、颅脑和神经肌肉病变、药物中毒等。另外，因严重创伤、休克、严重感染、误吸刺激性气体等引起的急性肺损伤。

（二）临床表现

1. 呼吸困难　是呼吸衰竭最早出现的症状。
2. 发绀　是缺氧的典型表现。
3. 精神神经症状　肺性脑病表现为神志淡漠、肌肉震颤或扑翼样震颤、间歇抽搐、昏睡，甚至昏迷等。亦可出现腱反射减弱或消失，锥体束征阳性等。此时应与合并脑部病变鉴别。

（三）诊断

基础疾病+症状+体征+血气分析。

诊断主要依靠血气分析：Ⅰ型呼吸衰竭表现为单纯 $PaO_2<8kPa$（60mmHg），Ⅱ型呼吸衰竭表现为 $PaO_2<8kPa$（60mmHg）伴 $PaCO_2>6.7kPa$（50mmHg）。$PaCO_2$ 升高、pH≥7.35 提示代偿性呼吸性酸中毒，$PaCO_2$ 升高、pH<7.35 提示失代偿性呼吸性酸中毒。

（四）治疗

1. 保持呼吸道通畅　对任何类型的呼吸衰竭，保持呼吸道通畅是最基本、最重要的治疗措施。
2. 氧疗　Ⅰ型呼吸衰竭的主要问题为氧合功能障碍而通气功能基本正常，较高浓度（>35%）给氧可以迅速缓解低氧血症而不会引起 CO_2 潴留。对于伴有高碳酸血症的急性呼吸衰竭，往往需要低浓度给氧（<35%）。吸入氧浓度与氧流量的关系：吸入氧浓度（%）=21+4×氧流量（L/min）。

三、慢性呼吸衰竭

（一）病因

多由支气管-肺疾病引起，如 COPD（2017），严重肺结核、肺间质纤维化、肺尘埃沉着症等。胸廓和神经肌肉病变如胸部手术、外伤、广泛胸膜增厚、胸廓畸形、脊髓侧索硬化症等，亦可导致慢性呼吸衰竭。

（二）临床表现

1. 中枢神经系统　脑血管扩张、血流增加、血管通透性增加，致脑水肿、颅内压增高；先兴奋后抑制；肺性脑病。
2. 心血管系统　低氧使肺小动脉痉挛导致肺动脉高压、慢性肺源性心脏病；代偿性红细胞增多，血液黏度增加，加重肺动脉高压。

3. 呼吸系统　$PaO_2<8kPa$（60mmHg）时才能兴奋呼吸中枢，急性二氧化碳潴留，$PaCO_2$每提高0.13kPa（1mmHg），通气提高2L/min（深大呼吸）；吸入高浓度二氧化碳有呼吸抑制作用；慢性$PaCO_2$潴留往往导致中枢适应。

4. 酸碱平衡　无氧代谢增加导致代酸；高钾（与氢离子交换）；急性呼吸衰竭$PaCO_2$快速提高肾来不及保留HCO_3^-，pH降低；慢性呼吸衰竭$PaCO_2$提高慢，机体来得及保留HCO_3^-，pH不变。

（三）诊断

根据血气$PaO_2<8kPa$（60mmHg）伴有或不伴有$PaCO_2\geq6.7kPa$（50mmHg），$PaCO_2$升高pH≥7.35为代偿性呼吸性酸中毒；$PaCO_2$升高pH<7.35为失代偿性呼吸性酸中毒。

（四）治疗

1. 保持气道通畅　保持呼吸道通畅、气管插管、切开；促进痰液排出；雾化吸入β_2受体激动药、选择性M受体拮抗药。

2. 氧疗　Ⅰ型呼吸衰竭高浓度吸氧（35%~50%）使$PaO_2>8kPa$（60mmHg）或$SaO_2>0.90$；如果存在肺内分流导致低氧，单纯高浓度氧效果不良；Ⅱ型呼吸衰竭低浓度（<35%）持续给氧（2015）；慢性呼吸衰竭时机体对$PaCO_2$的升高反应迟钝，呼吸的维持依赖低氧对外周化学感受器的刺激，如果PaO_2迅速上升，导致呼吸浅慢，$PaCO_2$会快速上升（2017）。

3. 增加通气　呼吸兴奋药对于中枢抑制导致的低通气量效果好，不用于换气功能障碍者；必要时可行机械通气。

4. 维持酸碱平衡　单纯呼吸性酸中毒改善通气即可，不宜补碱。呼吸性酸中毒合并代谢性酸中毒时可适当补碱。

经典试题

1. Ⅱ型呼吸衰竭最主要的发生机制是
A. 通气/血流>0.8
B. 通气/血流<0.8
C. 弥散功能障碍
D. 肺动-静脉样分流
E. 肺泡通气不足

2. 慢性呼吸衰竭用呼吸兴奋药时的给氧方法是
A. 不必给氧
B. 给高浓度氧（50%以上）
C. 给低浓度氧（25%~30%）
D. 间断给氧
E. 给氧浓度可稍高（40%）

3. 失代偿性呼酸时，血气分析及血清电解质的改变是
A. $PaCO_2$升高、pH升高、血钾升高
B. $PaCO_2$升高、pH降低、血钾升高
C. $PaCO_2$升高、pH降低、血氯升高
D. $PaCO_2$升高、pH升高、血氯降低
E. $PaCO_2$升高、pH升高、血氯血钾正常

4. 慢性呼吸衰竭时，下列哪项不利于呼吸道通畅

A. 应用糖皮质激素
B. 雾化吸入祛痰药
C. 大量补液
D. 应用快速利尿药
E. 帮助病人翻身拍背

5. 某患慢性咳嗽8年，有肺气肿征，1周来黄痰不易咳出，气促加重，发绀，血气分析pH 7.31，$PaCO_2$ 8.8kPa(66mmHg)，PaO_2 6.9kPa(52mmHg)，如何改善该病人的缺氧
A. 立即吸入高浓度的氧
B. 间歇吸入纯氧
C. 立即呼气末正压人工呼吸
D. 低浓度持续给氧
E. 用过氧化氢溶液静脉内给氧

6. 慢性肺心病病人，意识障碍2d入院，查pH7.30，$PaO_2$5.3kPa(40mmHg)，BE+6mmol/L，$PaCO_2$14.7kPa(110mmHg)，血尿素氮6mmol/L，血钠138mmol/L，血钾3.8mmol/L，血浆渗透压280mmol/L。此意识障碍原因为
A. 肾功能衰竭
B. 低钠血症

C. 低渗血症
D. 低钾血症
E. 肺性脑病

7. 男65岁，慢性支气管炎30年，近3年来下肢水肿，平时活动气短，3d前受凉后加重，神志恍惚嗜睡，血气分析：pH 7.15，PaCO$_2$ 10.7kPa（80mmHg），PaO$_2$ 6kPa（45mmHg）。BE-10mmol/L，HCO$_3^-$ 20mmol/L，此结果符合

A. 呼酸失代偿期
B. 呼酸代偿期
C. 呼酸＋代碱
D. 代碱＋代酸
E. 呼酸＋代酸

（8～10题共用题干）

男性50岁，慢性咳嗽5年，糖尿病史2年。咳喘加重1个月，发热1周来诊，检查结果：血pH 7.25，PaO$_2$ 5.3kPa（40mmHg），PaCO$_2$ 11.3kPa（85mmHg），BE-10mmol/L。

8. 你的诊断是
A. 失代偿性呼酸

B. 失代偿性呼酸合并代酸
C. 失代偿性呼酸合并代碱
D. 失代偿性代酸
E. 三重酸碱失衡

9. 该病人吸氧时氧浓度应控制在
A. 20%～25%
B. 25%～30%
C. 30%～40%
D. 40%～50%
E. 50%以上

10. 该病人经抗炎、通畅气道、降血糖、纠酸等综合治疗后，咳喘明显减轻，肺部啰音明显减少，10d后血气恢复至pH 7.38，PaO$_2$ 19.3kPa（70mmHg），PaCO$_2$ 6.4kPa（48mmHg）。但病人仍发热，你考虑应首先进行哪项检查
A. 血细菌培养＋药敏
B. 痰细菌培养＋药敏
C. 胸CT检查
D. 胸X线片检查
E. 骨髓穿刺检查

参考答案：1. E 2. E 3. B 4. D 5. D 6. E 7. E 8. B 9. B 10. D

第11单元 急性呼吸窘迫综合征及多器官功能障碍综合征

重点提示
---

1. 急性呼吸窘迫综合征临床表现 既往健康；肺外某急性严重创伤、损害后经过数小时到数天的潜伏期出现低氧，并且对提高FiO$_2$的反应进行性下降；呼吸困难（早期呼碱低氧，后期呼酸更低氧）。

2. 治疗 ①氧疗：高浓度氧才能达到PaO$_2$＞8kPa（60mmHg）或SaO$_2$＞0.90；纯氧＜5h，80%氧＜24h、＜50%氧长期使用都是安全的。②机械通气：一旦诊断即行机械通气，重要的是PEEP和CPAP，可以防止肺泡萎陷，也不利于液体渗入肺泡；PEEP（一般水平为8～18cmH$_2$O）可能导致胸内压增加，影响回心血量。

考点串讲

一、急性肺损伤与急性呼吸窘迫综合征

（一）概念

急性肺损伤是各种直接和间接致伤因素导致的肺泡上皮细胞及毛细血管内皮细胞损伤，造成弥漫性肺间质及肺泡水肿，导致的急性低氧性呼吸功能不全。以肺容积减少、肺顺应性降低、通气/血流比例失调为病理生理特征，临床上表现为进行性低氧血症和呼吸窘迫，肺部影像学上表现为非均一性的渗出性病变，其发展至严重阶段（氧合指数≤200）被称为急性呼吸窘迫综合征。各种直接或者间接损伤将导致急性肺损伤，严重时为急性呼吸窘迫综合征。

(二) 病因及发病机制

1. **病因** 心肺功能正常的人,由于全身严重疾病引起肺毛细血管炎性损伤,通透性增加,继发急性高通透性肺水肿和进行性Ⅰ型呼吸衰竭,ALI 代表早期阶段,ARDS 代表晚期阶段。

2. **发病机制** 全身疾病时,炎症介质大量产生,肺首先受累;导致毛细血管损伤、肺泡上皮损伤;非心源性肺水肿、肺泡内透明膜形成、微肺不张。肺广泛充血水肿、肺泡内透明膜形成。

(三) 临床表现

既往健康;肺外某急性严重创伤、损害后经过几小时到几天的潜伏期出现低氧,并且对提高 FiO_2 的反应进行性下降;呼吸困难(早期呼碱低氧,后期呼酸更低氧)(2012)。

(四) 辅助检查

1. **CXR** 斑片状、大片状浸润阴影,可见支气管充气征(白肺)。

2. **血气** $PaO_2<8kPa$(60mmHg),$PaCO_2$ 正常、pH 高;氧合指数(PaO_2/FiO_2)正常 400~500,ALI≤300,ARDS≤200;PAWP 可反映左心房压力(一般<12cmH$_2$O),>1.6kPa(16cmH$_2$O)则支持心源性肺水肿。

(五) 诊断及鉴别诊断

1. **诊断** 既往无心肺疾病、有原发病、潜伏期几小时到几天、急性发病、氧合指数<300,CXR 见白肺(2001,2014)。

2. **鉴别诊断** 需要与急性左心衰竭导致的心源性肺水肿鉴别:卧位加重、粉红色泡沫痰、肺底部湿啰音、肺毛压>1.6kPa(16cmH$_2$O),强心利尿治疗有效。

(六) 治疗

1. **氧疗** 高浓度氧才能达到 $PaO_2≥8kPa$(60mmHg)或 $SaO_2≥0.90$(2014)。纯氧<5h,80%氧<24h,<50%氧长期使用都是安全的。

2. **机械通气** 一旦诊断即行机械通气(2014,2015),重要的是 PEEP 和 CPAP,可以防止肺泡萎陷和液体渗入肺泡;PEEP(一般水平为 8~18cmH$_2$O)可能导致胸内压增加,影响回心血量(2001)。

二、呼吸支持技术

(一) 人工气道的建立与管理

人工气道的应用指征应综合考虑循环、呼吸及中枢神经系统 3 个方面的因素。

1. **气管插管适应证**

(1) 内科危重症病人:①各种原因所致的上呼吸道梗阻所致呼吸困难,心肺脑复苏病人;②各类中毒引起的痉挛、麻醉及昏迷。

(2) 选择性或呼吸治疗性气管内插管:①COPD 伴急性加重致呼吸衰竭病人;②急性呼吸窘迫综合征;③中枢神经系统及神经肌肉疾病;④保证气道分泌物的清除;⑤各种原因引起的呼吸衰竭,导致威胁生命的病理生理改变。

(3) 外科术后:①术后早期麻醉苏醒。全麻后,保留插管以防咽喉缺乏保护性反射。②术后呼吸功能不全,术后通气量不足,心脏术后出现弥散功能受损。肺叶切除术后气体交换面积减少。③循环不稳定,心胸及上腹部术后循环不稳定,保留气管插管做辅助人工通气,以利呼吸及循环功能的稳定及改善。

(4) 外伤后:①严重胸部外伤导致胸廓反常呼吸,须行正压人工通气者;②颅脑外伤或颅外科术后呼吸中枢受损或昏迷者。

简而言之,气管内插管的适应证包括以下 4 个方面:解除上呼吸道的梗阻,保护气道,保证气道通畅及人工通气。

2. 气管切开的适应证

(1) 各种原因造成的上呼吸道梗阻所致呼吸困难：包括鼻咽喉肿物、急性炎症、喉水肿、喉神经性疾病，巨大甲状腺肿均可引起呼吸困难。

(2) 各种原因造成的下呼吸道阻塞导致呼吸困难：如中枢性疾病、中毒昏迷、神经系统疾病（如重症肌无力）导致呼吸肌麻痹，严重衰竭或严重创伤、胸腹术后病人，不能有效地清除下呼吸道的分泌物。

(3) 昏迷病人或心肺脑复苏的后期、严重肺部并发症、分泌物多不易咳出或吸出有发生窒息的危险者。

(4) 施行咽喉、口腔、下颌部某些手术前，为防止血液及分泌物下咽，可先行气管切开术。

(5) 麻醉给药，辅助呼吸，清除下呼吸道分泌物，提高雾化吸入的疗效。

3. 人工气道建立的方法

(1) 简易人工气道——口咽导管及鼻咽导管：适用于机械性因素，如舌后坠、呕吐物、血凝块或异物等引起的上呼吸道部分或完全梗阻。简易人工气道的建立重在及时与方便，以最简便迅速的方法建立人工气道。

(2) 气管内插管：①经口插管途径适用于紧急抢救或留置时间不长者。一般认为经口插管保留时间<72h。②经鼻气管内插管途径：经鼻气管插管可以克服口腔气管内插管的缺点，并可减少并发症的发生，病人也较易忍受，口腔卫生也易于保持。

(3) 气管切开术：气管切开术或气管造口术是通过颈前正中入路，切开气管上段的前壁插入套管，以开放呼吸道的急救手术，气管切开的目的是利于较长时间的呼吸道管理及人工通气。它应该严格按无菌操作技术施行。

4. 人工气道并发症及对策

(1) 气管插管的并发症及处理

①即发并发症：出血、喉及气管裂伤及擦伤；声带损伤；喉及声门下水肿；杓状软骨脱位；插管脱落致窒息。经鼻或口气管内插管导管误入食管而未被立刻发现是最危险的并发症。少数病例插管后出现呛咳，憋气，可用1%～2%利多卡因分次气道内滴入，或使用镇静药。甚至肌松药（如卡肌宁），以便保证气道通畅。熟练掌握插管技术并严格按照操作规程是预防和避免上述并发症最有效的措施。

②迟发并发症：声带肉芽肿；喉部软骨骨炎；气管内肉芽肿，软化及狭窄，塌陷；长期插管导致气管黏膜溃疡，出血；肺部反复感染，处理的措施主要包括选择合适的刺激性小的导管，采用最小漏气技术，减少气囊的容积及监测气囊的压力，条件许可时及早拔管；气管导管撤除时，即发的并发症可能有气管塌陷导致呼吸道梗阻或胃内容物及异物误吸，故必须备有气管插管及气管切开器械，经鼻插管拔除后的并发症有鼻孔溃烂、鼻中隔穿孔，部分病人可引起副鼻窦炎，处理及预防措施效果欠佳，均宜早日拔管。

(2) 气管切开的并发症：气管切开的缺点就是具有损伤性，早期并发症有：①伤口渗血、出血；②皮下气肿或纵隔气肿；③气胸。

晚期的并发症主要包括：①伤口感染；②气道阻塞；③吞咽障碍；④食管气管瘘；⑤气管-无名动脉瘘致大出血死亡。

后期并发症有：①切开部位的瘘管不愈合；②气管肉芽肿引起气道狭窄、梗阻，一般来说，只要手术仔细操作，及时止血，气管套管正确置入气管腔，上述的并发症并不常见。

(二) 机械通气

1. 定义　机械通气是借助呼吸机建立气道口与肺泡间的压力差，给呼吸功能不全的病人以呼吸支持，即利用机械装置来代替、控制或改变自主呼吸运动的一种通气方式。在病人自然通气和（或）氧合功能出现障碍时，运用器械（主要是呼吸机）使病人恢复有效通气并改善氧合的方法。

2. 机械通气指征（适应证）　①外科疾病及手术后呼吸支持；②术后呼吸功能支持及呼吸衰

竭治疗；③气体交换障碍；④呼吸肌活性障碍。

3. 机械通气的禁忌证　①气胸及纵隔气肿未行引流者；②肺大疱；③大咯血；④急性心肌梗死；⑤出血性休克未补充血容量之前。

三、系统性炎症反应综合征与多器官功能障碍综合征概念

系统性炎症反应综合征指肺内、外严重疾病导致以肺毛细血管弥漫性损伤、通透性增强为基础，以肺水肿、透明膜形成和肺不张为主要病理变化，以进行性呼吸窘迫和难治性低氧血症为临床特征的急性呼吸衰竭综合征。

器官功能障碍综合征又称为多系统器官功能衰竭或称多器官衰竭，是指在严重感染、创伤或大手术等急性疾病过程中，同时或相继并发一个以上系统或（和）器官的急性功能障碍或衰竭，一般肺先受累，次为肾、肝、心血管、中枢系统、胃肠、免疫系统和凝血系统功能障碍。

―― 经典试题 ――

ARDS最早期的症状是
A. 呼吸加快窘迫感
B. 明显呼吸困难
C. 病人发绀
D. 呼吸道分泌物增多
E. 肺部听诊有啰音

参考答案：A

第12单元　胸腔积液

―― 重点提示 ――

1. 实验室检查
(1) 常规检查：比重（漏出液<1.018，渗出液>1.018）。
(2) 细胞学：漏出液<100/μl，渗出液>500/μl。
(3) 生化检查：糖（漏出液葡萄糖与血清近似；渗出液多低于血糖水平，结核性、化脓性、恶性、类风湿关节炎性胸腔积液）<3.3mmol/L（60mg/dl）；癌胚抗原（升高可以见于70%的肺癌患者，与病情有平行关系；>20μg/L，胸腔积液/血清CEA>1提示恶性胸腔积液）。
2. 诊断性胸腔穿刺　根据Light标准判断是渗出液还是漏出液。Light标准：符合一个就是渗出液；胸腔积液中的蛋白定量/血清总蛋白>0.5；胸腔积液LDH/血清LDH>0.6（>200U/L）。

―― 考点串讲 ――

一、胸腔积液

（一）概述

胸膜腔是位于肺和胸壁之间的一个潜在的腔隙。在正常情况下脏层胸膜和壁层胸膜表面上有一层很薄的液体，在呼吸运动时起润滑作用。任何因素使胸膜腔内液体形成过快或吸收过缓，即产生胸腔积液。

（二）**病因及发病机制**（2017）

病因
(1) 漏出液：①心源性：心力衰竭、缩窄性心包炎（2004）、限制性心肌病；②肝源性：肝硬化；③肾源性：NS、肾小球肾炎、肾衰竭；④血管源性：上腔静脉阻塞综合征。
(2) 渗出液：①感染：肺炎、胸膜炎、肺结核；②CTD：狼疮（2004）、RA，SS及血管炎；

③肿瘤：癌、胸膜间皮瘤、淋巴瘤、转移瘤。

（三）临床表现（2014）

1. 症状及体征（2016） 胸闷、呼吸困难、叩诊浊音、呼吸音减低。
2. 特点 积液≥500ml 出现症状；结核性胸膜炎多见于中青年人（2003）；肺癌胸膜转移多见于中老年人；炎症多伴有发热和胸痛，大量积液后胸痛缓解。

（四）诊断与鉴别诊断

诊断性胸腔穿刺：根据 Light 标准判断是渗出液还是漏出液。Light 标准：符合一个就是渗出液；胸腔积液中的蛋白定量/血清蛋白＞0.5；胸腔积液 LDH/血清 LDH＞0.6（＞200U/L）。

（五）治疗原则

为胸部或全身疾病的一部分，病因治疗尤为重要。渗出性胸腔积液除反复治疗外，胸腔反复抽液是重要的治疗之一，漏出液常在纠正病因后可吸收。

二、结核性胸膜炎

（一）病因

结核分枝杆菌及其代谢产物进入处于高敏状态的胸膜腔引起的胸膜炎症。

（二）临床表现（2017）

1. 干性胸膜炎 仅有微热和轻度胸痛。部分病人可有尖锐的针刺样胸痛。
2. 渗出性胸膜炎 渗出性胸膜炎表现为发病急剧，高热，体温大都在38～40℃不等；可伴有全身不适、乏力、盗汗、食欲缺乏等结核中毒症状。早期可出现胸痛和干咳，大量积液时出现气急和严重的呼吸困难。

（三）诊断与鉴别诊断

1. 诊断 全面了解病史、临床症状、体征基础上，结合 X 线表现和实验室检查等，进行综合分析做出诊断。
2. 鉴别诊断 ①癌性胸腔积液；②化脓性胸膜炎；③肺吸虫病引起的胸膜炎；④其他少见胸膜炎（感染性胸膜炎、结缔组织病及血管炎并发胸膜炎、嗜酸粒细胞增多症胸膜炎等）。

（四）治疗

全身抗结核治疗；胸腔穿刺放液、置管引流，首次＜700ml，此后每次＜1000ml，每周 2～3 次；放得过多过快，可能产生肺水肿；剧咳、气促、咳大量泡沫痰、双肺布满湿啰音、PaO_2 降低，给予吸氧、利尿、GC；发现胸膜反应，头晕、心悸、冷汗、四肢发凉、脉细速，立即停止，病人平卧，皮下注射肾上腺素防止休克；糖皮质激素可以减轻结核毒性反应、促进胸腔积液吸收，只用于急性期，应在抗结核药物保驾下用，中毒症状减轻、胸腔积液明显吸收后应逐渐停药，疗程共4～6周（2012）。

三、恶性胸腔积液

（一）病因

由恶性肿瘤引起，常见肺癌、乳腺癌和淋巴瘤。

（二）临床表现

大部分病人多为肿瘤晚期的恶病质表现，体重下降、消瘦乏力、贫血等；约 1/3 恶性胸腔积液病人无明显的临床症状，大部分病人主要表现为进行性加重的呼吸困难和干咳。

（三）诊断与鉴别诊断

1. 诊断 排除心力衰竭、结核等原因引起特发性胸腔积液，胸腔穿刺并对胸腔积液进行生化分析及瘤细胞检查，或进行闭式胸膜活检，一般均能确诊恶性胸腔积液。

2. 鉴别诊断 结核性胸膜炎与恶性胸腔积液常需认真鉴别，两者在临床上均较常见，但治疗与预后迥然不同。

（四）治疗

积极治疗原发肿瘤，可在胸腔内注入化疗药物；由于胸腔积液增长快，需要反复抽液，但容易引起蛋白丢失；注入滑石粉使胸腔粘连。

四、血胸

（一）病因

①心脏和大血管受损破裂；②胸壁血管损伤；③肺组织裂伤出血。

（二）临床表现

临床表现血胸的临床表现与出血量、速度和个人体质有关。会出现不同程度的面色苍白、脉搏细速、血压下降和末梢血管充盈不良等低血容量休克表现；并有呼吸急促、肋间隙饱满、气管向健侧移位、伤侧叩诊浊音和呼吸音减低等胸腔积液的临床和胸部 X 线表现。

（三）诊断

1. **胸膜腔穿刺** 抽出血液可明确诊断。
2. **具备以下征象则提示存在进行性血胸**
（1）持续脉搏加快、血压降低，或虽经补充血容量血压仍不稳定。
（2）闭式胸腔引流量每小时超过 200 ml，持续 3h。
（3）血红蛋白量、红细胞计数和血细胞比容进行性降低，引流胸腔积血的血红蛋白量和红细胞计数与周围血象接近，且迅速凝固。
3. **具备以下情况应考虑感染性血胸**
（1）有畏寒、高热等感染的全身表现。
（2）抽出胸腔积血 1ml，加入 5ml 蒸馏水，无感染呈淡红透明状，出现浑浊或絮状物提示感染。
（3）胸腔积血无感染时红细胞白细胞计数比例应与周围血相似，即 500∶1，感染时白细胞计数明显增加，比例达 100∶1 可确定为感染性血胸。
（4）积血涂片和细菌培养发现致病菌有助于诊断，并可依此选择有效的抗生素。

（四）治疗

1. 非进行性血胸可根据积血量多少，采用胸腔穿刺或闭式胸腔引流术治疗，并使用抗生素预防感染。
2. 进行性血胸应及时开胸探查手术（2015）。
3. 凝固性血胸应待伤员情况稳定后尽早手术，清除血块。

五、脓胸

（一）病因

肺内感染灶，胸内和纵隔内其他脏器或身体其他部位病灶，直接或经淋巴侵入胸膜引起感染化脓，继发于脓毒血症。致病菌以肺炎球菌、淋球菌多见，葡萄球菌特别是金黄色葡萄球菌近年多见。厌氧菌（2001，2004）。

（二）临床表现

1. **症状** 高热、脉快、呼吸急促、食欲缺乏、胸痛，全身乏力，白细胞增多。
2. **体征** 患侧语颤减弱、叩诊浊音、听诊呼吸音减弱或消失。
3. **辅助检查** X 线检查：患侧有积液所致的致密阴影，大量时纵隔向患侧移位（2015），下胸部可见一外向下的斜形弧线阴影。胸腔穿刺抽得脓液是最确切的手段。

（三）诊断（2015）

病人体温高，呈弛张热。白细胞计数增高，中性粒细胞增至0.80以上，细胞核左移。胸部X线检查是脓胸的主要诊断方法。CT检查：脓胸表现为与胸壁平行的弓形均匀致密影，变动体位可以确定积液能否移动。大量积液进入肺裂，可将下肺向内向后压迫移位。大量积液紧邻肝右后缘，CT扫描显示肝右叶后缘模糊，分不清界线。这是胸腔积液的特征性改变，称为"交界面征"。胸腔穿刺抽得脓液可最后确切诊断。

（四）治疗（2016）

1. 抗生素。
2. 彻底排净脓液，使肺早日张开。方法：及早反复胸腔穿刺，并向胸腔内注射抗生素。及早施行胸膜腔闭式引流（2000）。
3. 控制原发感染，全身支持治疗。

经典试题

1. 结核性渗出性胸膜炎与癌性胸膜炎最主要的鉴别点是
   A. 年龄和临床表现
   B. 草黄色渗出液
   C. 血性胸腔积液
   D. 胸部CT检查
   E. 胸水细胞学和细菌学检查

2. 大量胸腔积液所致呼吸困难，最有效的治疗措施是
   A. 持续吸氧
   B. 使用强效利尿药
   C. 静脉注射糖皮质激素
   D. 立即胸腔穿刺排液
   E. 静脉注射氨茶碱

3. 对胸腔积液的病人，若做胸腔穿刺发现脓液并有臭味，应对脓液首先做下列哪项检查以确定病因
   A. 涂片找癌细胞
   B. 结核菌培养
   C. 化脓菌培养
   D. 厌氧菌培养
   E. 真菌涂片及培养

4. 胸腔积液病人积水比重1.017，蛋白定量25g/L，李凡他试验阴性，LDH 200U/L，细胞数100×10^6/L，细菌（－），首先考虑是哪一种积液
   A. 漏出液
   B. 渗出液
   C. 癌性积液
   D. 乳糜性积液
   E. 血性积液

5. 男性，32岁，既往有风湿性关节炎史，因发热，胸痛，气急逐渐加重15d入院，胸腔积液为草黄色，李凡他试验（＋），比重1.024，白细胞300×10^6/L，淋巴细胞0.60，X线胸片右胸腔中等量积液，右肺门淋巴结肿大，最可能的诊断是
   A. 癌性胸腔积液
   B. 风湿性胸膜炎
   C. 漏出性胸腔积液
   D. 化脓性胸膜炎
   E. 结核性渗出性胸膜炎

6. 男性59岁，咳嗽，左胸痛，气短逐渐加重，低热，无咯血，胸透左胸腔中等量积液，胸腔积液为血性，为渗出液，为进一步确诊首先做下列哪项检查
   A. 胸部CT检查
   B. 纤维支气管镜检查
   C. 诊断性人工气胸
   D. 胸腔积液癌胚抗原测定
   E. 胸腔积液查癌细胞

7. 诊断急性脓胸最可靠的依据是
   A. 高热，胸痛
   B. X线所见胸部致密影
   C. 白细胞升高
   D. 胸穿抽出脓液
   E. 抗生素治疗有效

8. 急性脓胸并发支气管胸膜瘘者，首先选用的治疗是
   A. 胸腔穿刺排脓
   B. 胸腔闭式引流
   C. 开放引流

D. 瘘口缝合
E. 病肺切除

9. 男性，19岁。寒战，发热，咳脓痰3d。体温40℃，X线胸片示右肺下叶大片致密影，右胸腔积液及体格检查中不应该有的体征是
A. 气管移向健侧
B. 右胸叩诊浊音
C. 右胸活动度小
D. 右胸肋间隙变窄
E. 有肺呼吸音减弱

10. 急性脓胸最常继发于
A. 肺部感染
B. 胸部开放性创伤
C. 膈下脓肿
D. 脓毒血症
E. 胸外科手术后

参考答案：1. E 2. D 3. D 4. A 5. E 6. E 7. D 8. B 9. D 10. A

第13单元 气　　胸

重点提示

1. **张力性气胸的临床表现**　病人极度呼吸困难，端坐呼吸。缺氧严重者，发绀、烦躁不安、昏迷，甚至窒息。体征见伤侧胸部饱胀，肋间隙增宽，呼吸幅度减低，可有皮下气肿。叩诊呈高度鼓音，听诊呼吸音消失。

2. **开放性气胸治疗**　立即用无菌敷料加棉垫封盖伤口，再用胶布或绷带包扎固定，使开放性气胸变为闭合性气胸。然后行胸腔穿刺，抽气减压，暂时解除呼吸困难。

3. **胸腔闭式引流术的适应证**　①气胸、血胸、液胸或脓胸需要持续排气、排血、排液或排脓者；②开胸手术后。

考点串讲

一、概述

胸膜腔是不含气体的密闭的潜在性腔隙。当气体进入胸膜腔造成积气状态时，称为气胸。

二、病因、分类和发病机制

（一）分类

1. **依据发病原因**　自发性气胸、继发性自发性气胸、医源性气胸等。
2. **依据胸腔内压力**　闭合性气胸、交通、开放性气胸和张力性气胸。

（二）病因和发病机制

1. **肺泡、支气管、气管、食管产生破口**　气体从破口进入胸腔，直到压力差消失，破口可以自行闭合，但是大气道或食管破口往往难以自行愈合。
2. **胸壁创伤**　胸膜腔与外界沟通，外界空气进入。
3. **胸腔内感染**　有产气的微生物。

三、临床表现

（一）闭合性气胸

1. **症状**　胸闷、胸痛和气促症状。
2. **体征**　器官向健侧移位，伤侧胸部叩诊呈鼓音，叩诊呼吸音减弱。
3. **病变程度**　肺萎陷在30%以下为小量气胸，可在1～2周自行吸收。肺萎陷在60%以上为大量气胸，常引起缺氧和静脉血液回流减少，需进行胸腔穿刺，抽尽积气，同时应用抗生素预防感染（2002）。

（二）开放性气胸

1. **病因** 空气随呼吸运动而自由进出胸腔（2016），伤侧负压消失，肺萎陷。
2. **病理** 纵隔扑动，吸气时向健侧移位，呼气时向患侧移位。伤侧肺萎陷。
3. **临床表现** 气促、呼吸困难和发绀，休克，叩诊呈鼓音，除听诊呼吸音减弱或消失外，可有气管、心脏明显向健侧移位（2002）。
4. **辅助检查** X线示伤侧肺明显萎陷、气胸、纵隔器官移位（2004）。
5. **治疗** 立即用无菌敷料加棉垫封盖伤口，再用胶布或绷带包扎固定，使开放性气胸变为闭合性气胸。然后行胸腔穿刺，抽气减压，暂时解除呼吸困难（2004）。
6. **胸腔闭式引流术的适应证** 气胸、血胸或脓胸等需要持续排气、排血、排液或排脓者。开胸手术后（2004）。

（三）张力性气胸

极度呼吸困难、端坐呼吸、缺氧严重者出现发绀、烦躁不安、昏迷、甚至窒息。伤侧胸部饱满，肋间隙增宽，呼吸幅度减低，并有皮下气肿，叩诊呈鼓音，听诊呼吸音消失（2011）。

四、诊断与鉴别诊断

（一）诊断（2014）

根据临床症状、体征及影像学表现，气胸的诊断通常并不困难。X线或CT显示气胸线是确诊依据，若病情十分危重无法搬动做X线检查时，应当机立断在患侧胸腔体征最明显处试验穿刺，如抽出气体，可证实气胸的诊断。

（二）鉴别诊断

1. 支气管哮喘与慢性阻塞性肺疾病。
2. 急性心肌梗死。
3. 肺血栓栓塞症。
4. 肺大疱。
5. 其他，如消化性溃疡穿孔、胸膜炎、肺癌、膈疝等，偶可有急起的胸痛、上腹痛及气促等。

五、治疗

（一）闭合性气胸

肺萎陷在30%以下为小量气胸，可在1～2周自行吸收。肺萎陷在60%以上为大量气胸，常引起缺氧和静脉血液回流减少，需进行胸腔穿刺，抽尽积气，同时应用抗生素预防感染（2002）。

（二）开放性气胸

立即用无菌敷料加棉垫封盖伤口，再用胶布或绷带包扎固定，使开放性气胸变为闭合性气胸。然后行胸腔穿刺，抽气减压，暂时解除呼吸困难（2004）。

（三）张力性气胸

急救处理：立即排气，减低胸腔内压力。在积气最高部位放置胸腔引流管，连接水封瓶。一般裂口多可在3～7d闭合。待漏气停止24h后，经X线证实肺已膨胀，方可拔除插管（2001）。

第14单元 肋骨骨折

――――――― 重点提示 ―――――――

1. **临床表现** 第4～7肋骨最易发生骨折。局部疼痛，受伤的局部胸壁肿胀、压痛，甚至可有骨摩擦感。
2. **治疗** 镇痛、保持呼吸道通畅、胸廓固定和防止并发症。

考点串讲

1. **概述** 在胸部损伤中，肋骨骨折最常见。第1~3肋较短，发生骨折的概率相对小；一旦骨折，常常合并有锁骨骨折、肩胛骨骨折，以及颈部腋部血管神经损伤。第4~7肋骨长薄而且相对固定，最易发生骨折。8~10肋前端与肋骨连成具有弹性的肋弓；第11~12肋前端游离且弹性较大，而不易发生骨折。

2. **病理生理** 胸部损伤中肋骨骨折最常见。第4~7肋骨长薄而且相对固定，最易发生骨折。老年人肋骨骨质疏松，脆性较大，容易发生骨折。

3. **临床表现** 局部疼痛，呼吸变浅，咳嗽无力，肺部感染，肺不张。局部压痛，可触及骨擦感，胸壁挤压试验阳性。

4. **治疗** 镇痛、保持呼吸道通畅、胸廓固定和防止并发症。

经典试题

1. 开放性胸部损伤诊断的主要依据是
A. 胸部皮肤裂伤
B. 气管或食管裂伤
C. 肋骨骨折刺破胸膜
D. 胸壁创口与胸膜腔相通
E. 开放性肋骨骨折

2. 关于胸部损伤，下述哪种情况为剖胸探查手术适应证
A. 气胸肺萎陷超过30%
B. 多根多处肋骨骨折
C. 胸部爆震伤
D. 进行性血胸
E. 损伤性窒息发绀严重

3. 闭合性多根多处肋骨骨折，若骨折范围较小，治疗时采用哪种方法纠正反常呼吸最合适
A. 牵引固定法
B. 压力包扎固定
C. 肋骨内固定法
D. 胶布肋骨固定法
E. 用呼吸机行辅助呼吸

4. 张力性气胸产生休克，急救措施首先是
A. 输血
B. 用升压药
C. 抗休克同时开胸探查
D. 患侧胸腔排气减压
E. 气管插管辅助呼吸

5. 男性，25岁，伤后12h。脉搏100/min，血压16/10kPa，呼吸30/min，伤侧胸腔有积液征，胸穿抽出血液，静置后血不凝固，主要治疗方法是
A. 立即开胸手术止血
B. 输血输液

C. 胸腔穿刺排出积血
D. 周身抗生素防治感染
E. 胸腔闭式引流术

6. 男性，33岁，右胸车祸伤1h。呼吸困难，发绀。查体：脉搏130/min，血压10.1/6.7kPa（76/50mmHg），右前胸可及皮下气肿，右胸叩鼓音，右肺呼吸音消失。最可能的诊断是
A. 张力性气胸
B. 闭合性气胸
C. 创伤性血胸
D. 创伤性休克
E. 多发性肋骨骨折

（7~10题共用题干）

男性，30岁，左前胸刀刺伤30min，查体：烦躁不安，皮肤苍白湿冷，呼吸困难，脉细弱，140/min，颈静脉怒张，血压9.3/6.7kPa（70/50mmHg）。左前胸第5肋间处见约4cm刀刺伤口。

7. 此病例的病理生理改变是
A. 低血容量休克
B. 纵隔移位，心脏受压
C. 左胸腔内压力持续上升
D. 腔静脉受阻，回心血量减少
E. 纵隔扑动，呼吸循环功能衰竭

8. 最可能的诊断是
A. 心脏压塞
B. 失血性休克
C. 左侧进行性血胸
D. 左侧张力性气胸
E. 心脏大血管破裂

9. 既有诊断意义又有治疗价值的最佳选择是
A. 胸膜腔穿刺

B. 心包腔穿刺
C. 胸腔镜检查
D. 心导管检查
E. 胸腔闭式引流
10. 诊断明确后，正确的治疗措施

A. 胸膜腔闭式引流负压吸引
B. 快速输血，补液，抗休克
C. 心包穿刺减压后紧急手术
D. 气管切开，呼吸机辅助呼吸
E. 快速扩容后，应用血管活性药物

参考答案：1. D 2. D 3. B 4. D 5. C 6. A 7. D 8. A 9. B 10. C

第 15 单元 纵 隔 肿 瘤

重点提示

前上纵隔：胸腺瘤（常见）约 15%合并重症肌无力；前纵隔：畸胎瘤、皮样囊肿；中纵隔：淋巴源性肿瘤、心包囊肿、气管或支气管囊肿；后纵隔：神经源性肿瘤（常见）。

考点串讲

（一）纵隔分区
1. 以胸骨角与第 4 胸椎下缘水平线为界，分为上、下二部。
2. 气管、心包前为前纵隔，之后为后纵隔；将含重要器官的纵隔称为中纵隔。

（二）临床表现
常见的症状有胸痛、胸闷、刺激或压迫呼吸系统、神经系统、大血管、食管的症状。

（三）治疗原则
除恶性肿瘤适用放疗外，绝大多数原发性纵隔肿瘤只要无禁忌证均应外科治疗。
恶性肿瘤若已经侵入邻近器官无法切除或已有远处转移，则禁忌手术，可根据病理性质给予放疗或化疗。

第3章 消化系统

本章重点

本章是历年考试所占比重较多的内容，考点较多。其中重点掌握的内容包括：①胃食管反流病的临床表现、辅助检查、诊断与治疗；食管癌的临床表现、诊断与治疗；急性胃炎的病因、临床表现与治疗；慢性胃炎的病因、临床分类、临床表现、辅助检查、诊断、治疗与预后；消化性溃疡的发病机制、临床分类、临床表现、并发症、辅助检查、鉴别诊断及治疗；胃癌的病理、临床表现、诊断与治疗。②肝硬化的病因、发病机制、临床表现、辅助检查及治疗；肝性脑病的病因和诱因、发病机制、临床表现、诊断及治疗；肝癌的发病机制、病理、临床表现、辅助检查、鉴别诊断及治疗。③胆囊结石的临床表现、诊断及治疗；急性胆囊炎的临床表现、诊断、急诊手术适应证；肝外胆管结石的临床表现及治疗；急性梗阻性化脓性胆管炎的病因、临床表现、诊断及治疗；胆管癌的临床表现与诊断。④急性胰腺炎的病因、发病机制、临床表现、辅助检查、诊断、鉴别诊断及内科治疗；胰头癌与壶腹周围癌的临床表现、鉴别诊断。⑤克罗恩病的病理改变、临床表现、并发症、辅助检查、诊断与鉴别诊断、治疗；溃疡性结肠炎的病理改变、临床表现、并发症、辅助检查、诊断、治疗；结肠癌的临床表现、诊断与鉴别诊断、治疗及预后；肠结核的临床表现、诊断与治疗。⑥急性阑尾炎的病因、病理类型、临床表现、诊断、鉴别诊断、治疗。⑦直肠肛管周围的脓肿、肛裂、肛瘘、痔的诊断与治疗；直肠癌的临床表现、手术方法及适应证。⑧消化道大出血的病因、临床表现、诊断、治疗。⑨原发性和继发性腹膜炎的病因及常见致病菌、临床表现、诊断、治疗；结核性腹膜炎的临床表现。⑩Hesselbach三角和股管结构、腹股沟疝斜疝与直疝的鉴别诊断、腹股沟疝的手术治疗、嵌顿性疝判定、股疝治疗。⑪腹部损伤的临床表现；腹部闭合性损伤的诊断要点；腹部闭合性损伤非手术探查的指征、观察项目和要求；脾、肝、胰实质器官损伤的临床特点；小肠、结肠、直肠空腔脏器损伤的临床特点。

第1单元 食管、胃、十二指肠疾病

重点提示

1. **胃食管反流病临床表现** 胃灼热和反流、胸骨后疼痛、吞咽困难和吞咽疼痛；癔球症。并发症：上消化道出血、食管狭窄、Barrett食管。
2. **食管癌临床表现** 进行性吞咽困难。
3. **急性胃炎诊断** 胃出血后24~48h内行急诊胃镜检查，因短期内病变可消失，特别是NSAID或乙醇引起者。慢性胃炎辅助检查：胃镜检查结合活组织检查是最可靠的诊断方法。
4. **消化性溃疡临床表现** ①DU：饥饿疼痛、进食后缓解，午夜疼痛，痛醒；②GU：进食疼痛、饥饿、缓解；③并发症：出血、穿孔、梗阻、癌变。
5. **消化性溃疡辅助检查** 胃镜检查是确诊消化性溃疡首选的检查方法。

考点串讲

一、胃食管反流病

（一）发病机制

1. 抗反流防御机制（沆反流屏障、食管对反流物的清除、食管黏膜屏障）减弱，<u>最重要的是</u>

LES 压减低。
2. 反流物对食管黏膜攻击作用加强。
（二）临床表现
胃灼热和反流（2016）、胸骨后疼痛、吞咽困难和吞咽疼痛；癔球症。
并发症：上消化道出血、食管狭窄、Barrett 食管。
（三）辅助检查
1. 内镜检查　内镜检查是诊断反流性食管炎最准确的方法，并能判断反流性食管炎的严重程度和有无并发症（2012，2013，2016）。
2. 24h 食管 pH 监测
3. 食管吞钡 X 线检查
4. 食管滴酸试验
5. 食管测压　辅助检查以内镜检查为首选，如果内镜检查阴性而怀疑食管反流者，可进一步做 24h 食管 pH 监测，以防漏诊。
（四）诊断
典型临床表现、内镜（确诊反流性食管炎最准确的方法）、食管 24h pH 监测（2012）、PPI 试验性治疗 7d（2014）。
（五）治疗与预防
控制症状、治愈食管炎、减少复发、防治并发症。
1. 一般治疗　睡眠时取头高足低位，睡前不进食、餐后不平卧，避免吃高脂肪、巧克力、咖啡、浓茶等降低 LES 压的食物（2003）。
2. 药物治疗　H_2 受体拮抗药、促胃肠动力药物、质子泵抑制药（目前疗效最好的抑酸药）。（2007，2014）
3. 手术治疗
4. 其他　胃食管反流病的治疗需要讲究策略，而调整生活方式是整个治疗过程中的基础，是预防胃食管反流病的重要举措。

二、食管癌

（一）病理
1. 食管解剖分段　颈段、胸段（又分上、中、下 3 段）；好发于中胸段，鳞癌最常见。
2. 临床上食管癌分型（2003）　髓质型（恶性度最高）、蕈伞型、溃疡型、缩窄型。
（二）临床表现
进行性吞咽困难（2001，2006，2012）。
（三）诊断与鉴别诊断
1. 诊断
（1）根据临床表现。
（2）内镜检查取活组织做病理学检查，可确诊（2006，2014，2017）。
（3）食管脱落细胞学检查可作为早期食管癌筛查手段。
（4）食管吞钡检查。
（5）排除贲门失弛缓症（X 线钡剂显示食管呈鸟嘴样改变）（2017）、胃食管反流疾病、食管良性狭窄，这些疾病都可通过内镜和钡剂检查鉴别。
2. 鉴别诊断　食管贲门失弛缓症、胃食管反流病、食管良性狭窄、食管平滑肌瘤、食管裂孔疝、食管静脉曲张、纵隔肿瘤、食管周围淋巴结肿大、左心房明显增大、主动脉瘤外压食管造成狭窄而产生的吞咽困难相鉴别。

（四）治疗

关键要早期诊断。

手术治疗（首选，根治性手术切除食管长度应距肿瘤上下 5~8cm 或以上）、放射治疗 、姑息治疗、化疗和综合治疗。

三、胃、十二指肠解剖、生理

（一）胃的解剖与生理

1. 解剖　胃分为贲门胃底部、胃体部、幽门部。胃的韧带包括胃膈韧带、胃脾韧带、肝胃韧带、胃结肠韧带和胃胰韧带。胃的动脉来自于腹腔动脉干。胃大弯动脉弓由胃网膜左动脉和胃网膜右动脉构成，胃小弯动脉弓由胃左动脉和胃右动脉构成。

迷走神经分布至胃的终末支以鸦爪状进入胃窦，临床上作为高选择性胃迷走神经切断术的标志。

2. 生理　胃具有运动和分泌两大功能，通过其接纳、储藏食物，将食物与胃液研磨、搅拌、混匀，初步消化，形成食糜并逐步分次排入十二指肠为其主要的生理功能。

（二）十二指肠的解剖

分为球部、降部、水平部和升部四部分。十二指肠悬韧带（Treitz 韧带）是十二指肠空肠分界的解剖标志。

四、急性胃炎

（一）病因和发病机制

1. 病因　药物、应激（2013，2016）、乙醇等。
2. 发病机制　胃黏膜缺血、缺氧→胃黏液，碳酸盐分泌不足→局部前列腺素合成不足→上皮再生能力减弱→胃黏膜屏障受损；乙醇可直接破坏胃黏膜屏障。

（二）临床表现

起病急，上腹部疼痛、不适、食欲缺乏，可有呕血和黑粪，上腹部轻压痛；应激导致者常表现为呕血和（或）黑粪。

（三）诊断

胃出血后 24~48h 内行急诊胃镜检查，因短期内病变可消失，特别是 NSAID 或乙醇引起者（2000，2002）。

（四）治疗

治疗原发病、抑酸（2016，2017）、保护胃黏膜。

五、慢性胃炎

（一）病因和发病机制

①Hp 感染（最主要）（2002，2015）；②饮食和环境因素；③自身免疫；④其他。

（二）临床表现（2012）

1. 慢性胃炎　可表现为消化不良、腹胀、反酸、食欲缺乏、恶心、呕吐等。
2. 胃体（自身免疫性）胃炎　有贫血、明显厌食、体重减轻等表现。

（三）辅助检查

胃镜检查结合活组织检查是最可靠的诊断方法（2011）；幽门螺杆菌检查；X 线检查；自身免疫性胃炎相关检查。

（四）诊断

确诊必须依靠胃镜检查及胃黏膜活组织病理学检查。

（五）治疗

主要针对病因治疗；抗幽门螺杆菌、治疗恶性贫血（维生素 B_{12}）、制酸药；保护胃黏膜等。

六、功能性消化不良

（一）临床表现（2016）

主要症状包括上腹痛、上腹灼热感、餐后饱胀和早饱之一种或多种，可同时存在上腹胀、嗳气、食欲缺乏、恶心、呕吐等。

上腹痛常与进食有关，表现为餐后痛或饥饿痛、进食后缓解，无规律。

餐后饱胀和早饱，伴或不伴有上腹痛。

上腹胀、嗳气、食欲缺乏、恶心、呕吐等症状可同时存在。不少病人同时伴有失眠、焦虑、抑郁、头痛、注意力不集中等精神症状。

（二）诊断与鉴别诊断

1. 诊断　诊断标准：①有上腹痛、上腹灼热感、餐后饱胀和早饱症状之一种或多种，呈持续或反复发作的慢性过程（罗马Ⅲ标准规定病程超过 6 个月，近 3 个月来症状持续）；②上述症状排便后不能缓解（排除症状由肠易激综合征所致）；③排除可解释症状的器质性疾病。

2. 鉴别诊断　食管、胃和十二指肠的各种器质性疾病如消化性溃疡、胃癌等；各种肝、胆、胰疾病；由全身性或其他系统疾病引起的上消化道症状如糖尿病、肾病、结缔组织病及精神病等；药物引起的上消化道症状如服用非甾体抗炎药；其他功能性胃肠病和动力障碍性疾病如胃食管反流病、肠易激综合征等。

（三）治疗

对症治疗，遵循综合治疗和个体化治疗的原则。

1. 一般治疗　建立良好的生活习惯，避免烟、酒及服用非甾体抗炎药。

2. 药物治疗　抑制胃酸分泌药、促胃肠动力药、根除幽门螺杆菌治疗、抗抑郁药，上述治疗疗效欠佳而伴随精神症状明显者可试用。

七、消化性溃疡

（一）概述

消化性溃疡主要指发生在胃和十二指肠的慢性溃疡，即胃溃疡（GU）和十二指肠溃疡（DU），溃疡处缺损超过黏膜肌层，不同于糜烂。

（二）病因和发病机制

1. 病因　Hp 感染（2002，2016）、非甾体抗炎药、胃酸和胃蛋白酶、其他。

2. 发病机制　①十二指肠溃疡多发于十二指肠球部，胃溃疡（GU）多发于胃角和胃小弯；②十二指肠溃疡与胃酸过多相关，胃溃疡与保护机制削弱有关（2014）。

（三）临床表现

1. DU　饥饿（胃排空，酸进入肠）疼痛、进食、缓解，午夜疼痛，痛醒。

2. GU　进食（刺激胃酸分泌）疼痛、饥饿、缓解。

3. 并发症　出血、穿孔、梗阻、癌变（2001，2005）。

（四）辅助检查

1. 胃镜检查　是确诊消化性溃疡首选的检查方法（2014）。

2. X 线钡剂检查　适用于对胃镜检查有禁忌或不愿接受胃镜检查者。溃疡的 X 线征象有直接和间接两种，龛影是直接征象，对溃疡有确诊价值。

3. 幽门螺杆菌检测（2017）　幽门螺杆菌检测应列为消化性溃疡诊断的常规检查项目，检测方法分为侵入性和非侵入性两大类。

(1) 侵入性检查：需通过胃镜检查取胃黏膜活组织进行检测，主要包括快速尿素酶试验、组织学检查和幽门螺杆菌培养；快速尿素酶试验是侵入性检查的首选方法。

(2) 非侵入性检查：主要有 ^{13}C 或 ^{14}C 尿素呼气试验、粪便幽门螺杆菌抗原检测及血清学检查（定性检测血清抗幽门螺杆菌 IgG 抗体）。C 尿素呼气试验可作为根除治疗后复查的首选方法。

4. 胃液分析和血清胃泌素测定

（五）诊断与鉴别诊断

1. 诊断　临床表现、胃镜（确诊）（2003）等。
2. 鉴别诊断　胃癌、胃泌素瘤。

（六）并发症

出血、穿孔、幽门梗阻、癌变。

（七）非手术治疗

1. 治疗目的　消除病因、缓解症状、愈合溃疡、防止复发和防治并发症。
2. 一般治疗
3. 药物治疗　根除 Hp（一种胶体铋剂或 PPI+2 种抗生素的三联疗法）（2017）、抑制胃酸分泌（质子泵抑制药的疗效最好）（2002）、保护胃黏膜（硫糖铝、枸橼酸铋钾等）。

（八）手术治疗理论基础

主要是依据胃和十二指肠的解剖结构和生理作用，来决定手术的方式和预测手术的治疗效果以及并发症。

（九）手术适应证

大量出血经内科治疗无效、急性穿孔、瘢痕性幽门梗阻、胃溃疡癌变、严格内科治疗无效的顽固性溃疡；多采用胃大部切除术（2016，2017）。胃大部切除术的范围为胃远端的 2/3～3/4。

胃十二指肠吻合（Billroth Ⅰ）、胃空肠吻合（Billroth Ⅱ）（2014）。

（十）主要手术目的、方法及术后并发症

手术后并发症：出血、吻合口破裂或瘘（术后 5～7d 发生）（2015，2017）、十二指肠残端破裂、术后梗阻（2017）、碱性反流性胃炎（表现为上腹或胸骨后烧灼痛，进食加重，制酸药无效，胆汁性呕吐，呕吐后腹痛仍旧，体重下降；多发生于术后数月至数年，Billroth Ⅱ术后常见）、倾倒综合征[早期发生于进食后半小时（2014，2016）；晚期发生于餐后 2～4h]、残胃癌（术后 5 年以上）（2014）。

（十一）急性穿孔的诊断、治疗、手术指征

1. 诊断　既往有溃疡病史，突发上腹部剧烈疼痛并迅速扩展为全腹疼痛，伴腹膜刺激征等上消化道穿孔的特征性的临床表现，结合 X 线检查腹部发现膈下游离气体，诊断性腹腔穿刺抽出液含胆汁或食物残渣。

2. 治疗和手术指征

(1) 非手术治疗：适用于一般情况好，症状体征较轻的空腹穿孔；穿孔超过 24h，腹膜炎已局限者；或是经水溶性造影剂行胃十二指肠造影检查证实穿孔已封闭的病人。治疗措施主要包括：①持续胃肠减压，减少胃肠内容物继续外漏；②输液以维持水、电解质平衡并给予营养支持；③全身应用抗生素控制感染；④经静脉给予 H_2 受体阻滞药或质子泵拮抗药等制酸药物。

(2) 手术治疗：①单纯穿孔缝合术。一般认为穿孔时间超出 8h，腹腔内感染及炎症水肿严重，有大量脓性渗出液；以往无溃疡病史或有溃疡病史未经正规内科治疗，无出血、梗阻并发症，特别是十二指肠溃疡病人；有其他系统器质性疾病不能耐受急诊彻底性溃疡手术，为单纯穿孔缝合术的适应证。②彻底性溃疡手术。穿孔在 8h 内或超过 8h，腹腔污染不严重；慢性溃疡病特别是胃溃疡病人，曾行内科治疗，或治疗期间穿孔。十二指肠溃疡穿孔修补术后再穿孔，有幽门梗阻或出血史者可行彻底性溃疡手术。

（十二）瘢痕性幽门梗阻的临床表现、诊断、治疗

1. 临床表现　主要临床表现为腹痛与反复发作的呕吐。
2. 诊断　根据长期溃疡病史，特征性呕吐和体征，即可诊断幽门梗阻。

X线钡剂检查24h后仍有钡剂存留者，提示有瘢痕性幽门梗阻，纤维胃镜检查可确定梗阻，并明确梗阻原因。

3. 治疗　瘢痕性梗阻是外科手术治疗的绝对适应证。

八、胃癌

（一）病因

环境和饮食因素、Hp等。

（二）病理

胃癌好发部位为胃窦部（2012）；是病死率最高的肿瘤。

1. 早期胃癌　病变不超过黏膜下层，不论是否存在淋巴结转移；分为Ⅰ型（隆起型）；Ⅱ型（表浅型）；Ⅲ型（凹陷型）。
2. 进展期胃癌　病变超过黏膜下层；分为Ⅰ型（结节型）、Ⅱ型（溃疡局限型）、Ⅲ型（溃疡浸润型）、Ⅳ型（弥漫浸润型）。
3. 皮革胃　恶性程度最高。

（三）临床表现

早期无症状，进展期出现上腹痛、食欲缺乏、早饱、消瘦等（2011，2016）。

（四）诊断（2015）

确诊需要胃镜取活组织进行病理检查（2011，2015）和钡剂检查，并排除其他疾病。

（五）治疗与预防

手术是唯一可根治的手段，手术切除范围至少距肿块5cm（2000）、综合治疗等。根据流行病学调查，多吃新鲜蔬菜和水果、少吃腌腊制品，可以降低胃癌发病。在胃癌高发地区对高危人群定期普查。

经典试题

1. 病人纤维胃镜检查示胃黏膜有散在小片状充血呈红白相间的花斑状，伴有小片状糜烂，点状出血，部分胃黏膜呈红白相间，以白为主，本例的胃部病变最可能是
A. 慢性浅表性胃炎
B. 急性胃炎
C. 巨大肥厚性胃炎
D. 慢性萎缩性胃炎
E. 慢性浅表萎缩性胃炎

2. 慢性胃炎的发病与哪种细菌感染有关
A. 大肠埃希菌
B. 沙门菌
C. 空肠弯曲菌
D. 幽门螺杆菌
E. 嗜盐杆菌

3. 慢性胃炎，有胆汁反流，治疗上最好用
A. 肾上腺糖皮质激素
B. 甘珀酸
C. 西咪替丁
D. 硫糖铝
E. 口服链霉素

4. 治疗消化性溃疡疗效最好的抑酸药是
A. 丙谷胺
B. 奥美拉唑
C. 哌仑西平
D. 法莫替丁
E. 米索前列醇

5. 食管癌的典型症状是
A. 胸骨后烧灼感
B. 食管内异物感
C. 咽下食物哽噎感
D. 咽下食物停滞感
E. 进行性吞咽困难

6. 慢性胃炎Hp阳性推崇的治疗是

A. 铋剂+抗胆碱能药
B. 质子泵抑制药+两种抗生素
C. 质子泵抑制药+铋剂
D. 奥美拉唑+西沙必利
E. H₂受体拮抗药+多潘立酮

7. 胃穿孔具有特征性的X线影像是哪项
A. 胃泡增大影像
B. 膈下游离气体征象
C. 气液平面像
D. 两侧膈肌升高像
E. 肠管膨胀像

8. 上消化道大出血最常见的原因是
A. 胃十二指肠溃疡
B. 门静脉高压症
C. 肝内局限性感染、肝脓肿及外伤
D. 出血性胃炎
E. 胃癌

9. 提高胃癌治愈率的关键是
A. 早期诊断
B. 根治性手术
C. 早期应用抗癌药物
D. 术后放疗
E. 综合治疗

10. 下列术式中哪种最易发生吻合口溃疡
A. 毕Ⅰ式胃切除术
B. 毕Ⅱ式胃切除术
C. 胃空肠吻合术
D. 全胃切除术
E. 选择性迷走神经切断加胃窦切除术

11. 胃癌的主要转移途径是
A. 肝转移
B. 肺转移
C. 骨转移
D. 淋巴转移
E. 腹腔种植转移

12. 男性，52岁。6个月发现进食哽噎感，其后症状逐渐加重，近3周只能进全流食，体重减轻，体力下降。查体：脉搏80/min，血压17/12kPa，体温36.5℃，消瘦，颈、锁骨上淋巴结未触及，化验正常，食管钡剂造影，于食管中、下段见8cm狭窄，黏膜破坏，其诊断是
A. 贲门失弛缓症
B. 食管良性肿瘤
C. 腐蚀性食管灼伤

D. 食管炎
E. 食管癌

13. 男性，42岁，胃溃疡史10年，近2个月上腹疼痛，失去原规律性，伴反酸、嗳气，内科药物治疗疗效不满意，急需下列哪项检查
A. 钡剂检查
B. B超检查
C. 胃酸测定
D. 便隐血试验
E. 胃镜+活检检查

（14～15题共用题干）
男性，65岁。进行性吞咽困难2个月，现仅能进流质食物。查体：消瘦，锁骨上未触及肿大淋巴结，食管X线钡剂透视显示：食管中段黏膜破坏，充盈缺损，管腔狭窄。

14. 进一步检查，应首选
A. 食管镜
B. 食管拉网
C. 放射性核素
D. 胸部及纵隔CT
E. 腹部超声波和肝功能检查

15. 如病人出现声音嘶哑，提示：肿瘤已侵犯
A. 声带
B. 气管隆突
C. 迷走神经
D. 喉返神经
E. 喉上神经

（16～17题共用题干）
男性，36岁，1周来上腹痛，反酸，2h前疼痛加重，继呕血约200ml，呕血后疼痛减轻。

16. 考虑是哪种疾病
A. 急性胃炎
B. 消化性溃疡
C. 慢性胃炎
D. 胃癌
E. 应激性溃疡

17. 如为确诊出血原因，应立即做哪项检查
A. 紧急胃镜检查
B. 紧急钡透
C. 胃液分析
D. 急查血常规
E. 急查粪隐血试验

(18~19题共用备选答案)
A. 胃酸明显减少
B. 胃酸明显增高
C. 胃酸升高
D. 胃酸常减少
E. 胃酸正常或减少
18. 萎缩性胃体胃炎
19. 萎缩性胃窦胃炎

参考答案：1. E 2. D 3. D 4. B 5. E 6. B 7. B 8. A 9. A 10. C 11. D 12. E 13. E 14. A 15. D 16. B 17. A 18. A 19. E

第2单元 肝疾病

重点提示

1. **肝硬化失代偿期临床表现** ①脾大与脾功能亢进；②侧支循环建立和开放；③腹水；④体征：肝掌、蜘蛛痣、腹壁静脉怒张、黄疸等。

2. **肝硬化并发症** ①上消化道出血；②肝性脑病，最常见死因；③感染。

3. **肝性脑病临床表现** 见于暴发性肝炎，无明显诱因，发病几周后昏迷直至死亡。慢性肝性脑病：昏迷前期意识模糊、扑翼样震颤，昏迷后患者不能配合，无扑翼震颤，前驱期言语不清。

4. **肝癌临床表现** ①肝区疼痛；②消化道症状；③肝大；④肝硬化表现：肝功能减退、脾大等。

手术治疗：肝切除（首选、最有效）。

考点串讲

一、肝解剖

肝为不规则的楔形器官，分脏、膈两面。肝分为左右两叶，左叶小而薄，右叶大而厚。肝构造的基本单位是肝小叶，肝小叶中央有1~2根中央静脉血管，在肝小叶与肝小叶之间有动脉、静脉血管和小胆管。

二、肝硬化

（一）病因和发病机制

1. **病因** 病毒性肝炎、胆汁淤积、血流动力学改变致淤血性肝硬化、免疫紊乱、寄生虫感染（2017）等。

2. **发病机制** 肝细胞变性坏死、再生结节形成、假小叶形成（特征性变化）。

（二）临床表现

1. **代偿期** 最主要的表现是乏力、食欲缺乏；休息和治疗后缓解。

2. **失代偿期肝硬化**

（1）肝功能减退：①全身症状，乏力、食欲缺乏、厌油、腹胀、黄疸、面色晦暗。②出血倾向和贫血。肝合成凝血因子不足，多伴有脾功能亢进。③内分泌紊乱。肝对雌激素灭活不足，雌激素过多。④消化道症状。

（2）门静脉高压：①脾大与脾功能亢进。②侧支循环建立和开放。食管胃底静脉曲张、腹壁静脉曲张、痔静脉曲张。③腹水：失代偿期最突出的表现，多为漏出液，与肝门静脉高压、低蛋白、ADH和醛固酮灭活不足，有效循环血量不足有关（2000）。

3. **体征** 肝掌、蜘蛛痣、腹壁静脉怒张、黄疸等。

（三）辅助检查

1. **实验室检查** ①血常规检查：由于脾功能亢进，使红细胞↓、白细胞↓、血小板↓等；②尿常规检查：黄疸时尿胆原↑，胆红素↑；③肝功能检查：AST↑，ALT↑，肝细胞严重坏死时AST＞ALT，血清白蛋白↓，球蛋白↑，A/G倒置，总胆红素↑，PT延长（注射维生素K不能纠正），纤维化指标增加（Ⅲ型胶原前肽、Ⅳ型胶原、透明质酸）；④肝活检：有假小叶形成即可确诊；⑤腹水：多为漏出液，并发自发性腹膜炎（2017）则介于漏出液与渗出液之间。

2. 其他辅助检查　吞钡X线检查（虫蚀样或蚯蚓状充盈缺损）；内镜检查；B超和CT检查。

（四）诊断与鉴别诊断（2012）

1. 诊断　病史、肝功能、辅助检查提示有静脉曲张，肝活检见假小叶形成即可确诊（2001，2014，2017）。

2. 鉴别诊断

（1）肝脾大的鉴别诊断：如血液病、代谢性疾病引起的肝脾大，必要时可做肝穿刺活检。

（2）腹水的鉴别诊断：腹水有多种病因，如结核性腹膜炎、缩窄性心包炎、慢性肾小球肾炎等。根据病史及临床表现、有关检查及腹水检查，与肝硬化腹水鉴别并不困难，必要时做腹腔镜检查常可确诊。

（3）肝硬化并发症的鉴别诊断：如上消化道出血、肝性脑病（2012）、肝肾综合征等的鉴别诊断。

（五）并发症

1. 食管-胃底静脉曲张破裂出血（2014，2017）　常导致出血性休克及诱发肝性脑病。

2. 肝性脑病　为最严重、最常见死因。

3. 感染　有腹水的病人常并发自发性细菌性腹膜炎，多为革兰阴性杆菌感染，表现为发热、腹痛、短期内腹水迅速增加，全腹压痛和腹膜刺激征，腹水检查白细胞多于$500×10^6/L$；腹水细菌培养可确诊（2002，2003）。

4. 肝肾综合征

5. 原发性肝癌

（六）治疗与预防

1. 一般治疗　高热量、高蛋白饮食，休息，支持治疗；避免进食粗糙食物。

2. 药物治疗　抗纤维化及保肝治疗。

3. 腹水治疗　限制水、钠，应用利尿药，提高血浆胶体渗透压，放腹水和腹水浓缩回输等。

4. 手术治疗

5. 肝移植

6. 预防　本病首先要重视病毒性肝炎的防治，早期发现和隔离病人，给予积极治疗。注意饮食，合理营养，节制饮酒，加强劳动保健，避免各种慢性化学中毒也是预防的积极措施。

三、肝门静脉高压症

（一）病因和发病机制

肝门静脉由肠系膜上、下静脉和脾静脉汇合而成，正常肝门静脉压力为1.27～2.35kPa（13～24cmH₂O）。

1. 病因　肝门静脉血流阻力增加常是肝门静脉高压症的始动因素。

（1）肝内型：窦前阻塞，血吸虫肝硬化（最常见）；窦后阻塞，肝炎后肝硬化；窦型，肝炎后肝硬化。

（2）肝前型：肝门静脉血栓形成、先天性畸形、外在压迫、单纯性脾静脉栓塞。

（3）肝后型：Budd-Chiari静脉综合征、缩窄性心包炎、严重右心衰竭。

2. 发病机制

（1）肝门静脉与腔静脉之间有4个交通支：食管，胃底下段交通支；直肠下段，肛管交通支；

前腹壁交通支；腹膜后交通支。

（2）交通支扩张：由于正常的肝内肝门静脉通路受阻，肝门静脉又无静脉瓣，上述的4个交通支大量开放，并扩张、扭曲形成静脉曲张，在扩张的交通支中最有临床意义的是在食管下段、胃底形成的曲张静脉。

（二）临床表现

1. 脾大、脾功能亢进
2. 交通支建立和开放　胃底、食管下段交通支（最重要，曲张破裂致上消化道大出血）（2002）；直肠下段、肛管交通支（痔）；前腹壁交通支（腹壁静脉怒张）；腹膜后交通支。
3. 腹水　为肝硬化失代偿期最突出的临床表现（2014），大量腹水使腹部膨隆。与肝门静脉系统毛细血管滤过压增高、低蛋白血症、血浆胶体渗透压降低、淋巴液生成过多、继发醛固酮分泌增多致钠、水潴留有关（2000）。
4. 其他　肝掌、蜘蛛痣、男性乳房发育、腹壁静脉怒张、黄疸等。

（三）诊断

根据临床症状、体征结合相关检查。

1. 血细胞计数　减少。
2. 肝功能　白蛋白降低，凝血因子减少。
3. 内镜　发现食管胃底静脉曲张；食管吞钡检查（食管静脉曲张时呈虫蚀样或蚯蚓状充盈缺损，纵行黏膜皱襞增宽，胃底静脉曲张可见菊花样充盈缺损）（2002）。
4. 超声检查

（四）治疗

1. 食管胃底曲张静脉破裂出血

（1）非手术治疗：补充血容量、药物止血、内镜治疗、三腔二囊管治疗（2011）。

（2）手术治疗：手术方式分为门体分流术、断流术，急诊手术首选贲门周围血管断流术（此手术可彻底阻断门奇静脉间的血流）。

2. 严重脾大合并脾功能亢进　行脾切除效果好。
3. 肝硬化引起的顽固性腹水　肝移植、经颈静脉肝内门体分流术、腹腔-静脉转流。

四、肝性脑病

（一）病因和发病机制

1. 病因　肝硬化、重症肝炎、暴发性肝衰竭、原发性肝癌、严重胆道感染及妊娠期急性脂肪肝等。
2. 发病机制

（1）氨中毒学说：血氨增高，使大脑细胞能量供应不足，引起脑功能紊乱（2000，2001）。

（2）假性神经递质学说：GABA/BZ神经递质、假性神经递质（β-羟酪胺和苯乙醇胺）、色氨酸。

（二）临床表现

1. 急性肝性脑病　见于暴发性肝炎，无明显诱因，发病几周后昏迷直至死亡。
2. 慢性肝性脑病　见表3-1。

表3-1　慢性肝性脑病的临床特点

分级	意识水平	神经系统体征	脑电图
Ⅰ．前驱期	性格改变、行为失常、语言不清（2001）	扑翼样震颤	正常
Ⅱ．昏迷前期	意识错乱、睡眠障碍、定向力、计算力减退	腱反射亢进，肌张力增加，病理反射（+），扑翼样震颤	异常慢波

续表

分级	意识水平	神经系统体征	脑电图
Ⅲ．昏睡期	昏睡状态，可唤醒	同上	同上
Ⅳ．昏迷期	不能唤醒	无扑翼样震颤	明显异常

<u>昏迷前期特征性表现：意识模糊、扑翼样震颤。</u>
<u>昏迷后病人不能配合，扑翼震颤无法引出；前驱期言语不清。</u>

（三）辅助检查

1. <u>血氨</u>　慢性肝性脑病尤其是门体分流性脑病病人多有血氨升高，急性肝性脑病病人血氨可以正常。

2. <u>脑电图</u>　脑电图是大脑细胞活动时所发出的电活动，正常人的脑电图呈 α 波，每秒 8～13 次。肝性脑病病人的脑电图表现为节律变慢。Ⅱ～Ⅲ期病人表现为 δ 波或三相波，每秒 4～7 次；昏迷时表现为高波幅的 δ 波，每秒少于 4 次。脑电图的改变特异性不强，尿毒症、呼吸衰竭、低血糖亦可有类似改变。此外，脑电图对亚临床肝性脑病和Ⅰ期肝性脑病的诊断价值较小。

3. <u>诱发电位</u>

4. <u>心理智能测验</u>　适合于肝性脑病的诊断和轻微肝性脑病的筛选。这些方法简便，无须特殊器材，但受年龄、教育程度的影响。老年人和教育层次比较低者在进行测试时较为迟钝，影响结果。

5. <u>影像学检查</u>　急性肝性脑病病人进行头部 CT 或 MRI 检查时可发现脑水肿。慢性肝性脑病病人可发现有不同程度的脑萎缩。

（四）诊断和鉴别诊断

1. <u>肝性脑病的诊断依据</u>　①有严重肝疾病和（或）广泛门体侧支循环形成；②出现精神错乱、<u>昏睡（2011）</u>、昏迷；③有肝性脑病的诱因；④明显肝功能损害和（或）<u>血氨升高（2011）</u>；⑤脑电图异常。

2. <u>以精神症状为唯一突出表现的肝性脑病</u>　应与精神病进行鉴别。

3. <u>肝性昏迷</u>　应与引起昏迷的其他疾病，如糖尿病、脑血管意外、尿毒症等进行鉴别。

（五）治疗与预防

1. <u>消除诱因</u>

2. <u>调整饮食</u>　限制蛋白质，饮食主要以糖类为主。

3. <u>减少毒物吸收</u>　清洁肠道。乳果糖（被结肠细菌分解为乳酸和乙酸，可降低肠道 pH，减少氨的吸收，促进血液中的氨渗入肠道排出）；口服抗生素抑制细菌生长（新霉素、甲硝唑）；益生菌制剂。

4. <u>降低血氨浓度（2002）</u>　鸟氨酸-L-门冬氨酸及鸟氨酸-α-酮戊二酸能促进体内尿素循环而降低血氨；谷氨酸钠或钾；精氨酸。

5. <u>支链氨基酸</u>　可竞争性抑制芳香族氨基酸进入大脑，减少假性神经递质的形成（2012）。

6. <u>人工肝和肝移植</u>

7. <u>其他</u>　对症治疗。

8. <u>预防</u>　防治各种肝病是预防 HE 的基础。对肝病病人应给予该病的常识教育，在生活中避免诱发肝性脑病的因素。医生在拟订治疗方案时应避免医源性诱因，如不恰当的利尿、放腹水及药物等。对肝病病人，尽可能早期发现轻微的 HE，并适当进行门静脉高压症治疗。

五、脂肪性肝病

（一）病因

1. <u>非酒精性脂肪性肝病</u>　肥胖、2 型糖尿病、高脂血症等单独或共同成为 NAFLD 的易感因素。

2. 酒精性肝病　长期大量饮酒所致。

(二) 诊断

1. 非酒精性脂肪性肝病　结合临床表现、实验室检查、影像学检查，排除过量饮酒以及病毒性肝炎、药物性肝病、全胃肠外营养、肝豆状核变性、Wilson 病、糖原贮积病、自身免疫性肝病等可导致脂肪性肝病的特定疾病，即可诊断。临床诊断标准为：凡具备下列第（1）～（5）项和第（6）或第（7）项中任何一项者即可诊断为 NAFLD。

（1）无饮酒史或饮酒折合乙醇量男性每周<140g，女性每周<70g。

（2）除外病毒性肝炎、药物性肝病、全胃肠外营养、肝豆状核变性等可导致脂肪性肝病的特定疾病。

（3）除原发疾病的临床表现外，可有乏力、消化不良、肝区隐痛、肝脾大等非特异性症状及体征。

（4）可有体重超重和（或）内脏性肥胖、空腹血糖升高、血脂代谢紊乱、高血压等代谢综合征相关组分。

（5）血清转氨酶和 γ-谷氨酰转肽酶水平可有轻至中度增高（<5 倍正常值上限），通常以 ALT 增高为主。

（6）肝影像学表现符合弥漫性脂肪性肝病的影像学诊断标准。

（7）肝活体组织检查组织学改变符合脂肪性肝病的病理学诊断标准。

2. 酒精性肝病　饮酒史是诊断酒精性肝病的必备依据，应详细询问病人饮酒的种类、每日摄入量、持续饮酒时间和饮酒方式等。

酒精性肝病的诊断思路为：①是否存在肝病；②肝病是否与饮酒有关；③是否合并其他肝病；④如确定为酒精性肝病，则其临床病理属哪一阶段；可根据饮酒史、临床表现及有关实验室及其他检查进行分析。必要时肝穿刺活组织检查可确定诊断。

(三) 治疗与预防

1. 非酒精性脂肪性肝病的治疗

（1）针对危险因素的治疗：①减肥和运动是治疗肥胖相关 NAFLD 的最佳措施；②限制高脂血症病人饮食及调整饮食结构是主要措施；③积极控制糖尿病病人血糖。

（2）药物治疗：单纯性脂肪性肝病一般无须药物治疗。对于脂肪性肝炎可选用多烯磷脂酰胆碱、维生素 E、还原型谷胱甘肽等以减少脂质过氧化。胰岛素增敏剂如二甲双胍、噻唑烷二酮类可用于合并 2 型糖尿病的 NAFLD 患者。伴有高脂血症的 NAFLD 患者，可在综合治疗的基础上应用降脂药物，但须检测肝功能。

2. 非酒精性脂肪性肝病的预防　早期发现、积极治疗单纯性脂肪性肝病和脂肪性肝炎是预防脂肪性肝硬化的根本措施。

3. 酒精性肝病的治疗　①戒酒；②营养支持；③药物治疗（多烯磷脂酰胆碱、美他多辛、糖皮质激素）；④肝移植。

4. 酒精性肝病的预防　最有效的预防措施是戒酒，或者控制饮酒量，尽量饮用低度酒或不含酒精的饮料。避免空腹饮酒，可以在饮酒前适量口服些牛奶、酸奶等。

六、肝脓肿

(一) 细菌性肝脓肿

1. 病因和发病机制　①病因：多为大肠埃希菌、金黄色葡萄球菌、厌氧链球菌等感染所致；脓肿较小，常多发。②感染途径：胆道逆行感染（主要途径）。(2014)

2. 临床表现　①主要症状：寒战、高热，肝区疼痛（2012）及肝大（2016）。②消化道症状。③体征：右肩牵涉痛，右下胸及肝区叩击痛，肿大的肝有压痛，严重时右季肋区饱满甚至有隆起，有梗阻者可出现黄疸。④破溃症状：向上方破溃形成右侧脓胸；向下方破溃入腹膜腔致腹膜炎，有腹膜刺激征；向左侧破溃可穿入心包；向膈下破溃形成膈下脓肿；向肝内破溃侵犯血管致大量出血。⑤其他：白细胞计数明显增加，B 超检查可分辨直径 2cm 的病灶，阳性率可达 96%，为首选检查方法（2012）。

3. 诊断　①根据病史、临床表现，结合 B 超（首选检查方法）、CT 及 X 线检查可诊断；②行诊断性肝脓肿穿刺，抽出脓液可证实本病（2014）。

4. 治疗　①全身支持治疗；②抗生素治疗；③经皮肝穿刺脓肿置管引流术（2011）；④手术治疗。

（二）阿米巴性肝脓肿

1. 病因和发病机制　是由溶组织阿米巴滋养体引起的肠外并发症。脓肿较大，单发，多见肝右叶。

2. 临床表现　起病慢，可表现为不规则发热、肝区疼痛、贫血等。

3. 诊断　①有阿米巴痢疾或肠炎史；②行肝穿刺抽出巧克力色脓液可确诊本病（2004）；③粪便检查阿米巴滋养体可阳性；④应用抗阿米巴药物行诊断性治疗。

4. 治疗　①首选抗阿米巴药物治疗；②经皮肝穿刺脓肿置管闭式引流术；③手术治疗：对于无细菌感染的单纯性阿米巴性肝脓肿的切开引流，也应采取闭式引流，以防继发细菌感染。

（三）细菌性肝脓肿与阿米巴性肝脓肿的鉴别

见表 3-2。

表 3-2　细菌性肝脓肿与阿米巴性肝脓肿的鉴别（2017）

鉴别点	细菌性肝脓肿	阿米巴性肝脓肿
病史	继发于胆道感染或其他化脓性疾病	继发于阿米巴痢疾后
症状	病情急骤严重，全身中毒症状明显，有寒战、高热	起病较缓慢，病程较长，可有高热或不规则发热、盗汗
血液化验	白细胞计数及中性粒细胞可明显增加。血液细菌培养可阳性	白细胞计数可增加，如无继发细菌感染，血液细菌培养阴性。血清学阿米巴抗体检测阳性
粪便检查	无特殊表现	部分病人可找到阿米巴滋养体或包囊
脓液	多为黄白色脓液，涂片和培养可发现细菌	大多为棕褐色脓液，无臭味，镜检有时可找到阿米巴滋养体。若无混合感染，涂片和培养无细菌
诊断性治疗	抗阿米巴药物治疗无效	抗阿米巴药物治疗有好转
脓肿	较小，常为多发性	较大，多为单发，多见于肝右叶

七、肝癌

（一）病因

病毒性肝炎、肝硬化、黄曲霉毒素等。

（二）病理

1. 大体分类

（1）块状型：直径 5~10cm，>10cm 者为巨块型；易发生坏死导致肝破裂。

（2）结节型：直径<5cm。

（3）弥漫型：大小结节弥漫分布全肝，多死于肝功能衰竭。

2. 细胞分型　肝细胞肝癌（90%）、胆管细胞癌（<10%）、混合型肝癌。

3. 转移途径

（1）血行转移：首先侵犯门静脉形成癌栓，导致腹水在肝内形成多发转移；肝内转移较早；肝外转移最常见于肺；肿瘤血供主要来自肝动脉。

(2) 淋巴转移：最多见肝门淋巴结转移（2011）。

(3) 种植转移：癌细胞脱落种植到腹膜。

（三）临床表现

1. 肝区疼痛　多为持续性钝痛、胀痛（2014）。

2. 消化道症状

3. 肝大　质地坚硬、凹凸不平、压痛（2002，2003）。

4. 肝硬化表现　肝功能减退、脾大等。

5. 并发症　肝性脑病、上消化道出血、感染、癌肿破裂出血、肝肾综合征。

（四）辅助检查

1. 甲胎蛋白（AFP）（2014，2015，2016）　在排除妊娠、肝炎和生殖腺胚胎瘤的基础上，血清 AFP 检查诊断肝细胞癌的标准为：①＞500μg/L 持续 4 周以上；②AFP 在 200μg/L 以上的中等水平持续 8 周以上；③AFP 由低浓度逐渐升高不降。

2. B 型超声显像　是目前肝癌筛查的首选检查方法。

3. CT　具有更高分辨率，兼具定位与定性的诊断价值，且能显示病变范围、数目、大小及其与邻近器官和重要血管的关系等，因此是肝癌诊断的重要手段。

4. MRI　与 CT 比较，MRI 有如下特点：能获得横断面、冠状面和矢状面 3 种图像；为非放射性检查，无须增强即能显示门静脉和肝静脉的分支；对肝血管瘤、囊性病灶、结节性增生灶等的鉴别有优点。

5. 肝血管造影　选择性肝动脉造影是肝癌诊断的重要补充手段。

6. 肝穿刺活体组织检查　超声或 CT 引导下细针穿刺行组织学检查是确诊肝癌的最可靠方法。

（五）诊断与鉴别诊断

BUS＋AFP 筛查最重要，针对高危人群。标准：影像学证据/LAB 指标。

1. AFP≥400ng/ml，能排除活动性肝病、妊娠、生殖系胚胎源性肿瘤及转移性肝癌，并能触及坚硬及有肿块的肝或影像学检查具有肝癌特征的占位性病变者（2001，2002，2005，2007，2011）。

2. AFP＜400ng/ml，两种影像学检查证实有肝癌特征性占位性病变或有 2 种肝癌标志物（甲胎蛋白异质体、异常凝血酶原、γ谷氨酰转肽酶同工酶 2 及 α-L-岩藻糖苷酶等）阳性及 1 种影像学检查发现有肝癌特征性占位性病变者。

3. 原发性肝癌常需与继发性肝癌、肝硬化、肝脓肿等疾病进行鉴别。

（六）治疗（2017）与预防

1. 手术治疗　肝切除（首选、最有效）（2003，2005，2008，2014）。

(1) 适应证：一般情况好，肝功能 A 级，或肝功能 B 级护肝后恢复到 A 级；肝外无转移。

(2) 根治术：单发微小/小肝癌；单发向肝外生长的大肝癌或巨大肝癌，界限清，破坏的肝＜30%；多发结节＜3 个，且位于一段/叶肝内。

2. 肝动脉栓塞化疗（TACE）　无法 I 期手术前 TACE；微波、射频治疗。

3. 肝移植适应证　肝功能 C 级，或长期为 B 级，保肝治疗不能改善；单个瘤体直径≤5cm 或≤3 个且直径≤3cm；血管无侵犯。

4. BUS 引导下经皮穿刺、无水乙醇治疗

5. 化疗　一般仅行局部化疗。

6. 放疗　局限、无广泛转移且不适宜手术者。

7. 预防　积极防治病毒性肝炎，注意食物清洁，预防粮食霉变，改进饮用水质，减少对各种有害物质的接触，是预防肝癌的关键。

经典试题

1. 肝硬化失代偿期诊断主要依据是
   A. 乏力，食欲缺乏
   B. 消瘦
   C. 腹胀、腹泻
   D. 少量腹水
   E. 肝掌
2. 肝硬化早期诊断最可靠的方法是
   A. 肝功能检查
   B. B型超声
   C. 腹腔镜直视下活检
   D. CT
   E. 食管钡剂透视
3. 肝硬化失代偿期突出的临床表现是
   A. 食管、胃底静脉曲张
   B. 全血细胞减少
   C. 腹腔内出现漏出液
   D. 皮肤色泽变黑
   E. 消瘦、贫血、营养不良
4. 缓慢发生的肝性脑病其最早出现的症状为
   A. 意识模糊
   B. 肝臭
   C. 行为异常，欣快
   D. 定向力障碍
   E. 意识模糊
5. 肝性脑病的发病机制是
   A. 氨中毒
   B. 假神经递质
   C. 氨硫醇和短链脂肪酸的协同毒性作用
   D. 氨基酸代谢不平衡
   E. 上述多种因素综合作用所致
6. 关于肝性脑病的治疗下述哪项是错误的
   A. 禁止蛋白质饮食的摄入
   B. 躁动不安时禁用吗啡类药物
   C. 口服甲硝唑
   D. 肥皂水灌肠
   E. 给予支链氨基酸
7. 细菌性肝脓肿中等大小，主要治疗措施为
   A. 全身应用抗生素
   B. 输血，应用抗生素
   C. 穿刺抽脓，应用抗生素
   D. 全身支持疗法，应用抗生素
   E. 手术切开引流
8. 下列哪些情况适宜做穿刺检查
   A. 胆管细胞癌
   B. 继发性肝癌
   C. 肝棘球蚴病
   D. 阿米巴肝脓肿
   E. 肝细胞癌
9. 肝性脑病病人经治疗后神志恢复可给予蛋白质饮食，最适宜的选择是
   A. 肉类蛋白质
   B. 牛乳蛋白
   C. 植物蛋白
   D. 糖类
   E. 蛋白质在40g/d以上
10. 细菌性肝脓肿最常见的原因是
    A. 坏疽性阑尾炎
    B. 溃疡性结肠炎
    C. 细菌性心内膜炎
    D. 胃十二指肠溃疡穿孔
    E. 胆道感染
11. 确认原发性肝细胞癌最早指标是
    A. 肝B超
    B. 肝CT
    C. AFP
    D. AP
    E. γ-GT
12. 男性，45岁，突起寒战，高热，右上腹痛，体温39～40℃，为弛张热，肝大，右上腹触痛伴肌紧张，白细胞增高，核左移，胸腹部透视见右膈升高，运动受限，超声示液平，核素扫描见肝占位病变，应先考虑
    A. 肝癌
    B. 急性肝炎
    C. 阿米巴性肝脓肿
    D. 细菌性肝脓肿
    E. 胆道感染
13. 肝硬化腹水病人，近日发热，腹痛腹水量增加，腹水常规：李凡他试验(+)，比重1.019，蛋白 25g/L，细胞数 600×10⁶/L，多形核细胞80%，最可能并发
    A. 结核性腹膜炎
    B. 自发性腹膜炎
    C. 原发性肝癌
    D. 肝肾综合征
    E. 癌性腹膜炎

(14～15题共用题干)

男性，50岁，既往乙型肝炎病史20余年，今晨突然发生呕血，色鲜红，量约1500ml，急至医院就诊，查体：BP10.7/6.7kPa（80/50mmHg），P106/min，面色苍白，四肢末梢凉，脾于肋缘下5.0cm，触及移动浊音（+），腹壁可见静脉曲张，至医院后病人又呕血1次，量约300ml。

14．病人出血原因最可能是
A．食管胃底静脉曲张破裂
B．脾功能亢进
C．脾破裂
D．胃溃疡出血
E．肝内胆道出血

15．不恰当的治疗方法
A．三腔二囊管压迫
B．血管加压素静脉滴注
C．急诊剖腹探查，止血
D．输血
E．纤维胃镜介入治疗

(16～17题共用题干)

患者，45岁，近2个月出现肝区疼痛，乏力，消瘦明显，消化不良，腹胀，食欲缺乏，无黄疸，查体：肝于右肋下可触及3.0cm，移动浊音（－），诊断肝癌。

16．对诊断有重要意义的实验室检查
A．血常规
B．肝炎系列
C．肝功能
D．AFP
E．血浆蛋白测定

17．诊断价值不大的检查是
A．CT
B．B超
C．MRI
D．ERCP
E．ECT

(18～19题共用备选答案)
A．乳果糖
B．左旋多巴
C．肾上腺皮质激素
D．溴隐亭
E．新霉素

18．补充正常神经递质，竞争性地排斥假神经递质

19．使肠内酸化减少氨的吸收形成

参考答案：1．D 2．C 3．C 4．C 5．E 6．C 7．E 8．D 9．C 10．E 11．C 12．D 13．B 14．A 15．C 16．D 17．D 18．B 19．A

第3单元 胆道疾病

重点提示

1．胆囊结石临床表现　胆绞痛是典型表现，多发生于饱食、进食油腻食物后右上腹疼痛，向右肩背部放射，多伴有恶心、呕吐。消化道症状及上腹隐痛不适，特别是进油腻食物后。

2．急性胆囊炎临床表现　右上腹疼痛，向右肩背部放射，与油餐、夜间体位变动有关。消化道症状。Murphy征阳性。并发穿孔可致急性弥漫性腹膜炎，是最严重的并发症。

3．肝外胆管结石典型表现是Charcot三联征　反复发作上腹痛、高热寒战、黄疸。

4．急性梗阻性化脓性胆管炎临床表现　Charcot三联征。Reynolds五联征：上腹痛、高热寒战、黄疸、休克、中枢神经系统受抑制。

考点串讲

一、解剖

（一）胆道与肝外胆管的解剖

1．胆道　肝内胆道、肝外胆道。

2．胆囊三角　由胆囊管、肝总管、肝下缘围成（2008），胆囊动脉、肝右动脉和副右肝管经过此三角区，手术易发生误伤的区域。

3. 肝总管分段　十二指肠上段、十二指肠后段、胰腺段、十二指肠肠壁内段。
4. 胆总管　长 7～9cm，直径 0.6～0.8cm；直径＞1.0cm 称胆总管增粗（2007）。

（二）胆管、胰管与十二指肠汇合部位解剖

80%～90%的成年人胆总管与主胰管在肠壁内汇合成膨大的胆胰壶腹（Vater 壶腹），共同开口于十二指肠降部的乳头，壶腹周围有括约肌围绕，称为 Oddi 括约肌，可控制胆汁、胰液的排出，防止十二指肠内容物反流，结石常易嵌顿于此，另外有 10%～20%的胆总管与主胰管分别开口于十二指肠。

二、胆囊结石

（一）临床表现

1. 胆绞痛　是典型表现，多发生于饱食、进食油腻食物后右上腹疼痛，向右肩背部放射，多伴有恶心、呕吐（2004）。
2. 消化道症状及上腹隐痛不适　特别是进油腻食物后。
3. 胆囊积液　白胆汁。
4. Mirizzi 综合征　临床特点是反复发作胆囊炎、胆管炎、梗阻性黄疸。
5. 体征　胆囊区触痛及肌紧张，可能触及肿大的胆囊。

（二）诊断

根据病史、临床表现、体检，结合 B 超检查多可诊断（2004，2007，2013，2016）。

（三）治疗

1. 首选腔镜胆囊切除
2. 手术治疗

（1）胆囊切除术（2012）适应证：结石直径超过 3cm；合并糖尿病者糖尿病已控制时；合并需要开腹的手术；伴有胆囊息肉＞1cm；伴有胆囊壁病理改变的；反复发作的胆囊结石；老年人和有心肺功能障碍者；发现胆囊结石 10 年以上和边远地区或野外工作者。

（2）胆总管探查（2012）指征：术前已证实或高度怀疑有胆总管结石，梗阻性黄疸，反复发作的胆绞痛、胆管炎、胰腺炎；术中证实胆总管有病变[（结石、蛔虫、肿块、扩张直径＞1cm）2016]、管壁增厚、发现胰腺炎表现，胆管穿刺抽出脓性、血性胆汁或泥沙样胆色素颗粒；胆囊结石小，有可能通过胆囊管进入胆总管。

（3）T 管拔除指征：术后 2 周；体温正常；无腹痛；无黄疸；T 管造影显示肝内外胆管无阻塞。

3. 其他治疗　体外冲击波碎石治疗、溶石治疗等。静止性胆囊结石只需观察随诊。

三、急性胆囊炎

（一）临床表现（2012，2017）

1. 右上腹疼痛，向右肩背部放射，与油餐、夜间体位变动有关。
2. 消化道症状。
3. Murphy 征阳性。
4. 全身症状。
5. 并发穿孔可致急性弥漫性腹膜炎，是最严重的并发症（2003，2014）。

（二）诊断与鉴别诊断

根据临床表现、体检、影像学检查可诊断；B 超检查为首选诊断方法。需与胃十二指肠溃疡穿孔、胰腺炎、阑尾炎等进行鉴别。

（三）急症手术适应证

1. 手术治疗　胆囊切除术为首选（2007），胆囊造口术。
2. 非手术治疗　仅适合不能耐受手术及不愿手术者。

3. 急诊手术适应证 ①发病在48～72h；②经非手术治疗无效，病情恶化者；③有胆囊穿孔、弥漫性腹膜炎等严重并发症者。

四、肝外胆管结石

（一）临床表现

典型表现是 Charcot 三联征：反复发作上腹痛、高热寒战、黄疸（2004）。

（二）治疗

手术治疗。

五、急性梗阻性化脓性胆管炎

（一）病因

胆管结石（最常见病因）、胆道蛔虫、胆管狭窄等。

（二）临床表现

1. Charcot 三联征（2014）
2. Reynolds 五联征 上腹痛、高热寒战、黄疸、休克、中枢神经系统受抑制（2011，2017）。
3. 体征 高热、低血压、脉搏快、呼吸浅快、剑突下压痛和肌紧张，肝区叩痛。

（三）诊断

临床典型的五联征表现，实验室检查（直接胆红素升高、ALP 升高、肝功能异常、寒战时血培养可阳性）（2014），BUS 可确诊。

（四）治疗

治疗原则是解除胆道梗阻并引流。

1. 紧急手术、切开胆总管减压、取出结石引流胆道（2000，2001，2002，2016）。
2. ENBD 经内镜鼻胆管引流，括约肌切开取出结石后引流。
3. PTCD 经皮肝穿刺胆管引流，适于急性肝胆管炎。

六、胆管癌

（一）临床表现

1. 无痛性黄疸，陶土便、尿色加深、巩膜皮肤黄染、瘙痒等（2005）。
2. 好发于胆管上 1/3 处。
3. Bus 或 CT 显示胆管扩张。

（二）诊断

B 超（首选）（2015）、临床表现＋实验室检查。

（三）治疗

手术切除。

经典试题

1. 肝外胆道的解剖特点中，下列哪项是错误的
A．胆囊管常有变异
B．胆囊动脉常有变异
C．胆总管末端多与主胰管汇合
D．Oddi 括约肌由胆胰管壶腹部括约肌构成
E．胆囊分为颈、体、底三部
2. 胆总管的血液供应主要来自
A．肝固有动脉
B．胆囊动脉
C．胃十二指肠动脉
D．肝右动脉
E．肝左动脉
3. Charcot 三联征间歇发作最大的可能是
A．壶腹部癌
B．肝细胞癌
C．胆总管结石

D. 黄疸型肝炎
E. 细菌性肝脓肿

4. 引起右上腹胆绞痛及黄疸的最常见的原因是
A. 胆道蛔虫病
B. 急性胆囊炎
C. 胆总管结石
D. 先天性胆总管扩张
E. 复发性慢性胰腺炎

5. 急性梗阻性化脓性胆管炎，最关键的治疗是
A. 输液、输血维持有效血容量
B. 纠正代谢性酸中毒
C. 静脉输入大量抗生素
D. 胆道减压引流解除梗阻
E. 急诊行胆囊切除术

6. 急性梗阻性化脓性胆管炎的治疗一般不宜采取
A. 胆囊造口术
B. 纠正水、电解质和酸碱平衡失调
C. 胆总管探查取石去除病灶
D. 使用有效足量的抗生素
E. 及时合理使用多巴胺

7. Courvoisier 征阳性的疾病最可能是
A. 胆管上段癌
B. 胆管下端癌
C. 右肝管Ⅱ级支癌
D. 胆囊管癌
E. 胆囊体癌

8. 女性，45 岁，突发右上腹及心窝部刀割样绞痛伴阵发性加剧 1d，发病后 12h 寒战、高热，巩膜黄染，剑突偏右侧深压痛，右上腹轻度肌紧张，体温 38℃，WBC14×10^9/L，血清总胆红素 30μmol/L，尿胆原（-），尿胆素（++），应诊断为
A. 溃疡病穿孔
B. 急性胰腺炎
C. 急性胆囊炎
D. 胆总管结石
E. 高位阑尾炎

9. 女性，42 岁，3 年来经常夜间上腹部不适，2d 前进油腻食物，突然右上腹部阵发性绞痛伴恶心，入院时体温 38℃，巩膜轻度黄染，右上腹肌紧张，压痛明显，肠鸣音减弱，WBC16×10^9/L，血清淀粉酶为 128 温氏单位，应首先考虑诊断为何种疾病
A. 高位急性阑尾炎
B. 急性胰腺炎
C. 溃疡病穿孔
D. 急性化脓性胆囊炎
E. 胆道蛔虫病

10. 女性，47 岁，胆囊结石病史 4 年，曾先后发作性胆绞痛 4 次，BUS 显示胆囊内充满结石。首选的治疗方法是下列哪一种
A. 口服排石饮液
B. 口服熊去氧胆酸片
C. 口服羟甲　烟胺片
D. 胆囊切除术
E. 经皮胆镜取石术

（11～13 题共用题干）

女性，49 岁，近 6 个月数次发作性右上腹疼痛，恶心呕吐，多为夜间睡眠后发作，并向右肩部放射。检查：肥胖体质，BP14.7/10.7kPa（110/80mmHg），P90/min，右上腹轻度压痛，无腹肌紧张。

11. 此病人最可能的诊断是
A. 高位急性阑尾炎
B. 胆囊腺瘤性息肉
C. 十二指肠溃疡穿孔
D. 急性胰腺炎
E. 胆囊结石

12. 虽经治疗未缓解，反而持续性疼痛加重，右上腹压痛，反跳痛，腹肌紧张，体温 38.5℃，此时可诊断为
A. 急性坏死性胰腺炎
B. 十二指肠溃疡穿孔并弥漫性腹膜炎
C. 胆总管结石
D. 结石性急性坏疽性胆囊炎
E. 急性化脓性胆管炎

13. 病情进一步加重，并出现黄疸，应首先考虑有
A. 急性坏死性胰腺炎
B. 胆囊穿孔性腹膜炎
C. 亚急性肝坏死
D. 胆囊癌侵犯肝总管
E. 胆囊结石进入胆总管并堵塞远端

参考答案：1. D 2. C 3. C 4. C 5. D 6. A 7. B 8. D 9. D 10. D 11. E 12. D 13. E

第4单元 胰腺疾病

重点提示

1. **临床表现** ①腹痛：首发症状；②恶心、呕吐；③腹胀和腹膜炎；④休克。
2. **辅助检查** 生化：血淀粉酶，6～12h后开始升高，持续3～5d，>5倍正常值可诊断；尿淀粉酶，12～14h升高，持续1～2周；血脂肪酶，24～72h开始上升，持续7～10d。低血钙（血钙<1.5mmol/L提示重症急性胰腺炎，预后不良）。
3. **胰头癌临床表现** ①上腹痛和上腹饱胀不适：首发症状；②消瘦和乏力；③黄疸：为最主要表现，出现晚，进行性加重；皮肤瘙痒、尿色加深、陶土便；④上消化道症状；⑤上腹压痛及腹部肿块。

考点串讲

一、急性胰腺炎

（一）病因和发病机制

1. **病因** 梗阻[（胆石症最常见）2001，2011]、暴饮暴食等。
2. **发病机制** 共同通道受阻致胰管内高压，胰腺腺泡细胞破裂，胰液外溢，自身消化。

（二）病理

①基本病理改变：不同程度的水肿、出血、坏死；②分型：急性水肿型胰腺炎、急性出血坏死型胰腺炎。

（三）临床表现（2007，2008，2013，2016）

1. **症状** ①腹痛：首发症状，常在饮酒和饱餐后，多位于左上腹，疼痛剧烈呈持续性，向左腰背部束带样放射（2012，2015，2017）。②恶心、呕吐：呕吐后腹痛不缓解。③腹胀和腹膜炎：麻痹性肠梗阻时明显腹胀（2000，2003，2005）。④休克：最常见并发症，其原因是有效血容量不足；缓激肽类致血管舒张；胰腺坏死释放心肌抑制因子使心肌收缩不良；并发感染或消化道出血。⑤水、电解质紊乱：代谢性酸中毒、低钾、低镁、低钙。⑥发热：一般3～5d，超过1周考虑是否有继发感染。
2. **体征** ①水肿型：上腹压痛、腹胀、肠鸣音减弱。②出血型：腹膜刺激征；腹胀、肠鸣音减弱、腹水征；Gray-Turner征（腰部、季肋部和下腹部皮肤出现大片青紫斑）（2012）、Cullen征（脐周青紫斑）（2003）。

（四）辅助检查

1. **实验室检查** ①血淀粉酶数小时开始升高，24h达最高峰，持续3～5d；7d内逐渐降至正常，其高低不一定反映病情轻重（2014，2015，2016，2017）。②尿淀粉酶24h升高，持续1～2周（2001，2002，2003）。较血淀粉酶增高迟，但持续时间长。③胰源性腹水、胸腔积液淀粉酶升高。④高血糖（血糖持续>10mmol/L提示胰腺坏死，预后不良），低血钙（血钙<1.5mmol/L）提示重症急性胰腺炎，预后不良（2002，2012）。⑤血清脂肪酶明显增高（正常值23～300U/L）。⑥白细胞多数升高。⑦C反应蛋白有助于评估与监测急性胰腺炎的严重性，胰腺坏死时，明显升高。
2. **影像学检查** BUS对胰腺肿大、脓肿、假囊肿有诊断意义，肠道胀气、过度肥胖者胰腺显示不清，应行CT检查；CT是诊断胰腺坏死最佳方法（2002，2003，2016）。

（五）诊断和鉴别诊断

根据典型的临床表现和实验室检查，常可做出诊断（2014，2015）。轻症的病人有剧烈而持续的上腹部疼痛，恶心、呕吐、轻度发热、上腹部压痛，但无腹肌紧张，同时有血清淀粉酶和（或）尿淀粉酶显著升高，排除其他急腹症者，即可以诊断。

（六）主要并发症

1. **局部并发症** 包括胰腺坏死、胰腺脓肿、<u>急性胰腺假性囊肿（2001，2005）</u>等。
2. 全身并发症

（1）急性呼吸衰竭。

（2）急性肾衰竭：表现为少尿、蛋白尿和进行性血尿素氮、肌酐增高等。

（3）心力衰竭与心律失常。

（4）消化道出血：上消化道出血多由于应激性溃疡或黏膜糜烂所致，下消化道出血可由胰腺坏死穿透横结肠所致。

（5）胰性脑病：表现为精神异常和定向力障碍等。

（6）败血症及真菌感染：早期以革兰阴性杆菌为主，后期常为混合菌，且败血症常与胰腺脓肿同时存在。

（7）高血糖：多为暂时性。

（8）慢性胰腺炎：少数演变为慢性胰腺炎。

（七）非手术治疗

①<u>胃肠减压、禁食水（2005，2016）</u>；②补充体液，防治休克；③抗感染治疗；④营养支持；⑤<u>解痉镇痛：禁用吗啡，因其可致 Oddi 括约肌痉挛</u>；⑥抑制胰酶活性：抑肽酶；⑦抑制胰腺外分泌功能：H_2 受体拮抗药、PPI（奥曲肽效果最好）；⑧腹腔渗出液的处理：腹腔灌洗。

（八）手术治疗的适应证及手术方式

1. **手术方式** 最常用的是坏死组织清除加引流术。手术可同时行"三造口术"，即胃造口、空肠造口及胆总管引流术。

2. 手术适应证

（1）胰腺坏死合并感染：在严密监测下考虑手术治疗，行坏死组织清除及引流术。

（2）胰腺脓肿：可选择手术引流或经皮穿刺引流。

（3）胰腺假性囊肿：视情况选择手术治疗、经皮穿刺引流或内镜治疗。

（4）胆道梗阻或感染：无条件进行 EST 时予手术解除梗阻。

（5）诊断未明确，疑有腹腔脏器穿孔或肠坏死者行剖腹探查术。

二、胰头癌和壶腹部癌

（一）临床表现

1. <u>胰头癌</u> ①上腹痛和上腹饱胀不适：首发症状，上腹钝痛、胀痛，向后腰部放射，中晚期癌肿侵及神经，腹痛加重，昼夜不止，影响睡眠及饮食。②消瘦和乏力。③<u>黄疸：为最主要表现，出现晚，进行性加重；皮肤瘙痒、尿色加深、陶土便（2007）</u>。④上消化道症状。⑤<u>上腹压痛及腹部肿块（2015）</u>。

2. <u>壶腹部癌（2016）</u> ①腹痛。②消瘦。③<u>黄疸出现早，可波动（2003，2005）</u>；常合并胆管感染，类似胆总管结石。

（二）诊断

1. <u>胰头癌</u> 临床表现；BUS 和 CT 可发现>2cm 的肿瘤（2006，2012，2016，2017），引导下细针穿刺活检阳性率高。

2. <u>壶腹部癌</u> 临床表现；ERCP 可直接观察壶腹部有无浸润，插管造影，收集胰液做细胞学检查和壶腹部活检（2014）。

（三）治疗

1. <u>胰头癌</u> 早期发现，早期诊断，早期手术。

2. <u>壶腹部癌</u> 由于症状早期出现，可早期诊断，手术效果明显优于胰头癌，5 年生存率高。

经典试题

1. 急性出血坏死型胰腺炎特征性病变是
   A. 上腹部可触及包块
   B. 脐周及侧腹呈青紫色
   C. 黄疸
   D. 腹痛向腰背部放散
   E. 腹痛持续1周以上
2. 提示急性胰腺炎预后不良反应的指标是
   A. 血钙低于1.75mmoL/L
   B. 血清淀粉酶超过500U（Somogyi）
   C. 淀粉酶、肌酐清除率比值超过正常3倍
   D. 血清淀粉酶升高持续不降超过5d
   E. 血钾、血镁同时降低
3. 胰腺癌与胆总管结石的主要鉴别点是
   A. 进行性黄疸
   B. 肝功能改变
   C. 淀粉酶改变
   D. 胆囊肿大
   E. 皮肤瘙痒
4. 胰腺癌最好发的部位是
   A. 胰腺头部
   B. 胰腺体部
   C. 胰腺尾部
   D. 全胰腺
   E. 异位胰腺
5. 男性，50岁，上腹疼痛7年余，进高脂餐易出现疼痛，上腹轻压痛，ERCP显示胰管扭曲变形，结石影，可能的诊断是
   A. 慢性胃炎
   B. 慢性胰腺炎
   C. 慢性胆囊炎
   D. 胃肠神经功能紊乱
   E. 胰腺癌
6. 男性，35岁黄疸已1个月，右上腹轻微胀痛，食欲缺乏，经内科治疗无效。查体：肝大，胆囊增大，血胆红素170μmol/L，AST 470U，AKP 545U，AFP＞5ng/ml，可能诊断是
   A. 黄疸型肝炎
   B. 胆总管结石梗阻
   C. 肝癌
   D. 肝硬化晚期
   E. 壶腹周围癌
7. 男性，46岁，上腹痛10年向腰背部放散，近1年常出现空腹痛，夜间痛，十二指肠镜检查有十二指肠球部溃疡，ERCP见胆管、胰管扩张、扭曲变形，较合适的诊断是
   A. 慢性胆囊炎
   B. 胆总管结石
   C. 十二指肠球部溃疡
   D. 慢性胰腺炎
   E. 慢性胰腺炎并十二指肠溃疡

（8~9题共用题干）

男性，78岁，呕吐，腹胀21h，无明显腹痛，既往有消化性溃疡病史，上腹压痛，腹肌紧张，血压10.7/6.7kPa（80/50mmHg），脉搏108/min，血淀粉酶250索氏单位，血钙1.7mmol/L。

8. 最可能的诊断是
   A. 急性心肌梗死
   B. 急性胰腺炎水肿型
   C. 急性胰腺炎出血坏死型
   D. 急性肠梗阻
   E. 消化性溃疡急性穿孔
9. 下列治疗措施哪项不正确
   A. 禁食
   B. 胃肠减压
   C. 及早应用奥曲肽或施他宁
   D. 应用肾上腺糖皮质激素
   E. 静脉补钙有决定性意义

参考答案：1. B 2. A 3. A 4. A 5. B 6. E 7. E 8. C 9. E

第5单元 肠道疾病

重点提示

1. **克罗恩病病理改变** ①分布：主要累及末端回肠和邻近结肠，病变节段性分布；②透壁性炎症；③裂隙状溃疡，匐行性脂肪、鹅卵石样改变；④肠壁或肠系膜淋巴结可见非干酪样坏死性肉芽肿；⑤淋巴细胞积聚。

2. 溃疡性结肠炎病理改变 ①分布：可以累及所有结肠，直肠、乙状结肠最多见；病变呈连续性非节段性分布。②炎症。③隐窝脓肿。④大片不规则状溃疡。⑤反复修复导致炎性息肉。

3. 溃疡性结肠炎消化道症状 ①腹痛；②腹泻。

4. 结肠癌临床表现 发病隐匿，早期可只有大便隐血阳性；腹痛、腹泻、血便、脓血便、里急后重、大便变细、与便秘交替；腹部肿块；全身表现：发热、贫血、消瘦、恶病质。

考点串讲

一、克罗恩病（Crohn 病）

（一）病理

慢性炎性肉芽肿疾病，可累及全部消化道；有终身复发倾向（2011）。①分布：主要累及末端回肠和邻近结肠（2001），病变节段性分布，与正常组织分界清晰；②透壁性炎症；③裂隙状溃疡，匐行性脂肪、鹅卵石样改变（2000，2003，2012）；④肠壁或肠系膜淋巴结可见非干酪样坏死性肉芽肿（2002，2014）；⑤淋巴细胞积聚。

（二）临床表现（2011）

1. 消化道症状 腹痛、腹泻（无黏液脓血）、腹部肿块、瘘管形成。
2. 全身症状 发热、营养不良。
3. 多系统损害的表现 关节炎、皮肤受累、眼部受累。

（三）辅助检查

1. 实验室检查 贫血常见且常与疾病严重程度平行；活动期血细胞沉降率加快、C 反应蛋白升高；周围血白细胞轻度增高见于活动期，但明显增高常提示合并感染。粪便隐血试验常呈阳性。血清白蛋白常有降低。

2. 影像学检查 小肠病变做胃肠钡剂造影表现为肠道炎性病变，可见黏膜皱襞紊乱、纵行性溃疡或裂沟、鹅卵石征（2016）、假息肉、多发性狭窄或肠壁僵硬、瘘管形成等 X 线征象，病变呈节段性分布。

3. 结肠镜检查 结肠镜做全结肠及回肠末段检查。病变呈节段性、非对称性分布，见其他溃疡或纵行溃疡、鹅卵石样改变，肠腔狭窄或肠壁僵硬，炎性息肉（2015），病变之间黏膜外观正常。

4. 活组织检查 本病的典型病理组织学改变是非干酪性肉芽肿，还可见裂隙状溃疡、固有膜底部和黏膜下层淋巴细胞聚集、黏膜下层增宽、淋巴管扩张及神经节炎等。

（四）诊断与鉴别诊断

根据临床表现、内镜检查结果。鉴别诊断：肠结核、小肠恶性淋巴瘤、溃疡性结肠炎、急性阑尾炎、其他。

（五）并发症

肠梗阻（最常见，多为不全性肠梗阻）、腹腔内脓肿、肠穿孔、肠出血、癌变。

（六）治疗

糖皮质激素（控制病情活动最有效）、氨基水杨酸制剂、免疫抑制药、抗菌、手术（2017）。

二、溃疡性结肠炎

（一）病理

1. 分布 可以累及所有结肠，直肠、乙状结肠最多见（2001）；病变呈连续性非节段性分布。
2. 炎症 累及黏膜和黏膜下层，不累及全层。
3. 隐窝脓肿
4. 大片不规则状溃疡
5. 反复修复导致炎性息肉

（二）临床表现

1. 消化道症状　①腹痛（2011）：下腹或左下腹阵痛，排便后缓解（2012）；左下腹压痛或压痛部位沿结肠走行。②腹泻：多见黏液血便（2011，2016），腹泻次数和血便的程度可以反映病情的轻重（2002，2012）。

2. 全身症状　发热、衰弱、消瘦、贫血等。

3. 肠道外表现　如关节炎、皮肤病变、眼病变；在结肠炎控制或结肠切除后可缓解。

4. 临床分型　①按临床类型分为初发型、慢性复发型、慢性持续型、急性暴发型；②按临床病情严重程度分为轻型（每日腹泻<4次，基本没有全身症状）、中型（每日腹泻4~6次，轻微的全身表现）、重型（每日腹泻>6次，明显黏液脓血便，体温>37.5℃，Hb<100g/L，脉搏>90/min，ESR>30mm/h）；③病变范围：直肠炎、直肠乙状结肠炎、左半结肠炎、全结肠炎；④病情分期：活动期、缓解期。

5. 肠梗阻

（三）辅助检查

1. 血红蛋白　轻型血红蛋白在轻型病例多正常或轻度下降，中、重型病例有轻或中度下降，甚至重度下降。血沉加快和C反应蛋白增高是活动期的标志。

2. 粪便检查　粪便常规检查肉眼观常有黏液脓血，显微镜检见红细胞和脓细胞粪便病原学检查的目的是要排除感染性结肠炎，是本病诊断的一个重要步骤，需反复多次进行。

3. 自身抗体检测　血中外周型抗中性粒细胞胞质抗体（PANCA）和抗酿酒酵母抗体（ASCA）分别为UC和CD的相对特异性抗体，同时检测这两种抗体有助于UC和CD的诊断和鉴别诊断。

4. 结肠镜检查（2017）　内镜下所见重要改变有：

（1）黏膜血管纹理模糊、紊乱或消失、充血、水肿、易脆、出血及脓性分泌物附着，并常见黏膜粗糙，呈细颗粒状。

（2）病变明显处见弥漫性糜烂和多发性浅溃疡。

（3）慢性病变见假息肉及桥状黏膜，结肠袋往往变浅、变钝或消失。

（4）X线钡剂灌肠检查。

（四）诊断与鉴别诊断（2014）

1. 诊断（2017）

（1）慢性腹泻（2012）+黏液脓血便+腹痛（2003）。

（2）结肠镜可见黏膜及黏膜下层的浅溃疡；黏膜弥漫性充血水肿、颗粒状、质脆，出现炎性息肉，桥状黏膜，结肠带消失（2011）。钡灌肠检查可见多发性小溃疡；黏膜紊乱或有颗粒样改变；结肠袋消失，肠壁变硬，肠管缩短、变细，可呈铅管状；重型及急性暴发型不宜做此检查，以免加重病情（2000）。黏膜活检。

（3）除外细菌性痢疾、阿米巴肠炎、血吸虫病、克罗恩病、缺血性肠炎、放射性肠炎。

（4）症状典型但无典型X线或结肠镜表现列为疑诊。

2. 鉴别诊断　急性自限性结肠炎、阿米巴肠炎、血吸虫病、克罗恩病、大肠癌、肠易激综合征。

（五）并发症

1. 中毒性巨结肠（常见）　病变广泛而严重，使肠壁张力减退，结肠蠕动消失，肠内容物与气体大量积聚，引起急性结肠扩张，以横结肠最严重；低钾、钡剂灌肠、使用抗胆碱药或鸦片酊为常见诱因；临床表现病情严重，毒血症明显、脱水、电解质紊乱，鼓肠、腹部压痛、肠鸣音消失；白细胞升高。

2. 直肠结肠癌变（2000，2012）

3. 其他

（六）治疗

1. 治疗目的　控制急性发作，维持缓解，减少复发，防治并发症。
2. 一般治疗　休息、饮食，营养，纠正水、电解质平衡紊乱。
3. 药物治疗　①糖皮质激素：活动期的控制；适于重型和暴发型病人（2003，2016）。②水杨酸制剂：适于轻、中度病人或重度经糖皮质激素治疗已有缓解者；柳氮磺吡啶为常用药（2000，2017）。③免疫抑制药：适用于应用激素效果不佳、激素依赖的慢性持续型病例。
4. 手术治疗　并发症、内科治疗无效者。

三、肠易激综合征

肠易激综合征是最常见的功能性肠道疾病。

（一）临床表现

1. 腹痛　下腹和左下腹痛；排便和排气后可缓解（2003，2011）。
2. 腹泻　每日3～5次，多有黏液，肯定无脓血，不影响睡眠；可与便秘交替。
3. 便秘
4. 精神症状　失眠、焦虑、抑郁、头晕、头痛。

（二）分型

腹泻型、便秘型、腹泻便秘交替型。

（三）诊断（2014，2016，2017）

1. 病程6个月以上且近3个月来持续存在腹部不适或腹痛（2011），并伴有下列特点中至少2项：①症状在排便后改善（2011）；②症状发生伴随排便次数改变；③症状发生伴随粪便性状改变。
2. 以下症状不是诊断所必备，但属常见症状，这些症状越多越支持IBS的诊断：①排便频率异常（每天排便>3次或每周<3次）；②粪便性状异常（块状/硬便或稀水样便）；③粪便排出过程异常（费力、急迫感、排便不尽感）；④黏液便；⑤胃肠胀气或腹部膨胀感。
3. 缺乏可解释症状的形态学改变和生化异常。

（四）治疗

对症治疗。重点调节肠道功能和精神因素的影响。

四、肠梗阻

（一）病因和分类

机械性（最常见）、动力性、血运性（分单纯性、绞窄性）。

（二）病理和病理生理

1. 局部变化　①肠蠕动：梗阻部位以上肠蠕动频率、强度增加；梗阻时间长，肠蠕动减弱甚至消失。②肠腔膨胀、积气积液：梗阻部位越低越明显，梗阻远段肠管瘪陷空虚。③肠壁充血水肿、通透性增加：肠管血供障碍继续加重，肠管变黑坏死。
2. 全身性变化　①体液丧失，水、电解质紊乱，酸碱失衡（低钾、碱中毒、代谢性酸中毒）。②感染和中毒。③感染性休克和失液性休克。④呼吸循环衰竭。

（三）临床表现

1. 腹痛
2. 呕吐　早期为反射性呕吐，后期为反流性呕吐（2017）。
3. 腹胀
4. 停止排气排便
5. 体征　腹部可见肠型、蠕动波（2000）；腹部对称或不对称性隆起，肠鸣音亢进。腹部不对称性隆起是闭襻性肠梗阻特点；结肠肿瘤导致肠梗阻和乙状结肠扭转导致肠梗阻。

（四）各种类型肠梗阻的特点

1. 粘连性肠梗阻

（1）临床表现和诊断：多有腹部手术、创伤或感染病史；有腹膜刺激征时应考虑引起绞窄性肠梗阻。

（2）治疗：对单纯性肠梗阻、部分完全性肠梗阻，特别是广泛粘连者，应行非手术治疗；非手术治疗效果差，绞窄性肠梗阻者行手术治疗。

2. 肠蛔虫堵塞

（1）临床表现和诊断：多见于儿童；梗阻部位常见于回肠，多为不完全梗阻；脐周阵发性腹痛和呕吐；驱虫治疗不当常为诱因；腹胀不明显、腹肌不紧张；有便蛔虫或吐蛔虫史；X线检查有时可见肠腔内成团的虫体阴影，诊断一般不难。

（2）治疗：多采用非手术治疗；非手术治疗无效，并发肠扭转或出现腹膜刺激征者需手术治疗。

3. 肠扭转

（1）临床表现和诊断：表现为急性机械性肠梗阻；小肠扭转多见于青壮年人，常有饱食后剧烈活动的诱因；突然发作腹部剧烈绞痛，多在脐周，向腰背部放射，病人不能平卧；乙状结肠扭转多见于男性老年人，有便秘史，腹痛发作经排便、排气后缓解病史，有明显腹胀；X线检查示马蹄状巨大的双腔充气肠襻。小肠扭转表现为高位肠梗阻；乙状结肠扭转表现为低位肠梗阻。

（2）治疗：易发生绞窄，一般应及时行手术治疗。

4. 肠套叠

（1）临床表现和诊断：多发生于2岁以下的儿童；最常见回肠末端套入结肠；三大典型症状：腹痛、血便、腹部肿块，突然发作剧烈的阵发性腹痛，伴有呕吐和果酱样大便，腊肠样包块；X线检查示：受阻端钡剂呈"杯口"或"弹簧"状阴影。

（2）治疗：空气、氧气钡剂灌肠复位、手术。

（五）诊断

1. 是否梗阻　根据典型临床表现诊断（2016）。

2. 梗阻的性质　机械性（2011）、动力性、血供性。

3. 单纯性肠梗阻与绞窄性肠梗阻鉴别

（1）绞窄性肠梗阻（2012）：有血供障碍。有下列表现者考虑绞窄性肠梗阻。①腹痛急剧：为持续性，肠鸣音不亢进，呕吐出现早、剧烈且频繁。②病情发展迅速，早期出现休克，抗休克治疗无好转（2001，2003）。③腹膜刺激征明显，体温上升，白细胞计数增高。④腹部不对称（为闭襻性肠梗阻特点），腹部有局部隆起或触及有压痛的肿块（为肿大的肠襻）易发生绞窄。⑤呕吐物、胃肠减压液、肛门排出物为血性，腹腔穿刺有血性液体。⑥经积极非手术治疗无明显改善。⑦腹部X线示孤立、突出肿大肠襻，不随时间而改变位置；或有假肿瘤状阴影；或肠间隙增宽，提示有腹水。

（2）单纯性肠梗阻：无血供障碍（2002）。

4. 高位与低位梗阻的判断　①高位肠梗阻呕吐发生早而频繁，腹胀不明显。②低位肠梗阻腹胀明显，呕吐发生晚而次数少，可吐粪样物；腹部X线平片见明显胀大的肠襻，扩张的肠襻在腹中部呈现多数阶梯状液平面（2000，2012，2014）。

5. 完全性与不完全性梗阻的判断　①完全性肠梗阻，呕吐频繁，如为低位梗阻腹胀明显，完全停止排便、排气；X线检查见梗阻以上肠管扩张明显，梗阻以下无扩张。②不完全性肠梗阻，呕吐、腹胀不明显，X线检查无明显异常。

6. 梗阻原因的判断　①粘连性肠梗阻最多见，多发生于有腹部手术、损伤、炎症史的病人。②嵌顿性或绞窄性腹外疝是常见肠梗阻原因。③新生儿肠梗阻以肠道先天性畸形多见。④2岁以内小儿肠梗阻以肠套叠多见（X线呈杯口样阴影；阵发性腹痛、果酱样大便、回盲部空虚、腊肠样包块）。⑤儿童肠梗阻以蛔虫所致多见。⑥老年人肠梗阻以肿瘤和粪块堵塞多见。

7. X 线征象　①乙状结肠扭转：钡剂灌肠见扭转部位钡剂受阻，钡剂尖端呈"鸟嘴"形（2007）。②肠套叠。可见钡剂在结肠受阻，受阻端钡剂呈"杯口"或"弹簧"状阴影。

（六）治疗

1. 治疗原则　解除梗阻、纠正电解质紊乱，具体治疗方法要根据肠梗阻的类型、部位及病人的情况而定。

2. 基础治疗　①胃肠减压；②纠正水、电解质紊乱及酸碱平衡失调；③防治感染和中毒。

3. 非手术治疗　适用于单纯粘连性不全肠梗阻，麻痹性、痉挛性、蛔虫性、粪块堵塞性肠梗阻，炎症引起的不全性肠梗阻，肠套叠早期。治疗期间应密切观察病情变化。

4. 手术治疗　适用于绞窄性肠梗阻（2016，2017）、先天性肠道畸形及肿瘤引起的肠梗阻、非手术治疗无效的肠梗阻。手术大体分解决梗阻原因、肠切除肠吻合术、短路手术、肠造口或肠外置术。

五、结肠癌

（一）病因

不明，与高脂肪、低纤维素饮食；遗传因素；溃疡性结肠炎；息肉病有关；缺少适度的体力活动。

（二）病理和分期

1. 大体分型　溃疡型、肿块型、浸润型。

2. 组织学分型　腺癌（最多见）、黏液癌、未分化癌。

3. 分期　改良 Dukes 分期（A 局限于肠壁、B 穿透浆膜、C 局部淋巴结转移、D 远处转移）。

（三）临床表现（2017）

1. 排便习惯与粪便性状的改变　早期症状；血便突出，脓血便、里急后重、大便变细、排便次数增加（2001，2003，2011）。

2. 腹痛（2011）　也是早期症状之一，腹痛多见于右侧结肠癌，右腹钝痛，有腹胀感，餐后加重。

3. 腹部肿块（2011）　多见于右侧结肠癌（2000，2001）。

4. 肠梗阻症状

5. 全身症状　发热、贫血、消瘦、乏力、恶病质。

6. 右侧结肠癌　以全身症状、贫血、腹部肿块为主要表现（2014，2016）；左侧结肠癌以肠梗阻、便秘、腹泻（2011）、便血（2016）等症状显著。

（四）诊断

中年以上病人，根据临床表现，CEA 检查（阳性率 60%），结肠镜检查（最重要手段）(2001，2003，2014)，活组织检查是最终确诊方法；便隐血检查。

（五）治疗及预后

手术根治、化疗、放疗。

预后较好，DukesA，B，C 期 5 年生存率分别是 80%，65%，30%（2003）。

六、肠结核

（一）病因和发病机制

1. 病因　结核杆菌侵犯肠道引起的慢性特异性炎症，人型结核分枝杆菌常见。

2. 发病机制　结核病的发病是人体和结核分枝杆菌相互作用的结果。经上述途径而获得感染仅是致病的条件，只有当侵入的结核分枝杆菌数量较多、毒力较大，并有人体免疫功能低下、肠功能紊乱引起局部抵抗力削弱时，才会发病。

（二）病理

1. 分型　溃疡型肠结核（环形溃疡，长径与肠轴垂直；肠壁结核结节，干酪样坏死；肠腔狭窄；肠系膜淋巴结可累及）、增生型肠结核（肠壁局限性增厚变硬；肠腔狭窄、假性息肉形成；肠系膜淋巴结内可有干酪样坏死）、混合型。

2. 并发症　肠梗阻、肠出血、肠穿孔。

（三）临床表现

腹痛（多见于右下腹）、腹泻（部分伴有黏液和脓血，不伴有里急后重）、腹部包块（右下腹，固定，有压痛）。青壮年多见，回盲部好发（含结核分枝杆菌的肠内容物停留时间久；回盲部淋巴组织丰富）(2001，2011，2012)。

（四）辅助检查

结肠镜检查（干酪样肉芽肿或TB可确诊）(2004，2007，2008，2011，2016，2017)，腹腔镜检查。

（五）诊断与鉴别诊断（2004，2007，2008，2011，2015，2016）

1. 腹痛、腹泻、右下腹压痛、腹部包块。
2. 青壮年病人有肺结核，PPD（+）。
3. X线检查发现跳跃征、肠腔狭窄、肠管变形、溃疡。
4. 结肠镜检查发现回盲部炎症、溃疡（溃疡呈带状，长径与肠轴垂直）、息肉、肠腔狭窄（2014）。
5. 病理检查发现干酪样坏死性肉芽肿可确诊或找到TB（2002，2004）。
6. 抗结核治疗2～6周有效。
7. 鉴别诊断。克罗恩病、右侧结肠癌、阿米巴病或血吸虫病性肉芽肿。

（六）治疗

目的是消除症状、提高机体抵抗力、促进病灶愈合、防治并发症。

1. 休息与营养支持治疗。
2. 抗结核治疗。
3. 对症治疗。
4. 手术治疗。完全性肠梗阻、肠穿孔、肠道大出血内科治疗无效、合并肿瘤者。

七、结、直肠息肉

（一）结肠息肉

1. 病理分型　腺瘤性息肉、炎性息肉、错构瘤性息肉（病人多为10岁以下儿童）。
2. 临床表现　①表现为反复发作的腹痛、肠道出血（导致便血）。②并发症：肠道刺激症状，腹泻或排便次数增多；便血，可因部位及出血量不同而表现不一；肠梗阻、肠套叠。
3. 诊断　结肠镜检查即可确诊（2017）。
4. 治疗　内镜下切除，内镜下不能切除者和有癌变者行手术肠切除。

（二）直肠息肉

1. 病理分型　肿瘤性息肉（管状腺瘤、绒毛状腺瘤、混合性腺瘤）和非肿瘤性息肉（增生性息肉、炎性息肉、幼年性息肉）。
2. 临床表现　直肠内出血最常见，鲜血，量少，间歇性出血；多在便后，不与粪便混合；排便时偶有息肉脱出肛门。
3. 诊断　直肠指检及直肠镜检查即可确诊，做活检是为了确定息肉性质，以便选择治疗方法。
4. 治疗　经肛门切除、电灼，内镜下切除，开腹手术（2011），其他。

经典试题

1. 诊断 Crohn 病的最有意义的病理改变
A. 全壁性炎症
B. 匍行性沟槽样溃疡
C. 非干酪性肉芽肿
D. 干酪性肉芽肿
E. 多发性炎性息肉

2. 溃疡型结肠炎最严重的并发症是
A. 结肠假息肉形成
B. 结肠狭窄
C. 瘘管形成
D. 中毒性巨结肠
E. 肛门直肠周围脓肿

3. 重型溃疡性结肠炎首选的药物是
A. 肾上腺糖皮质激素
B. 柳氮磺吡啶
C. 免疫抑制药
D. 抗生素
E. 乳酸杆菌制剂

4. 里急后重症状最常见于
A. Crohn 病
B. 溃疡性结肠炎
C. 溃疡型肠结核
D. 增生型肠结核
E. 血吸虫病

5. 不完全性肠梗阻不同于完全性肠梗阻主要表现于
A. 腹胀不显著或无腹胀
B. 腹痛不剧烈或无腹痛
C. 偶见肠型或不见肠型
D. 腹部轻压痛或无压痛
E. 呕吐可有可无,少量排气排便

6. 绞窄性肠梗阻的临床表现哪一项是错误的
A. 有腹膜刺激征
B. 腹痛持续严重无缓解
C. 呕吐血性或棕褐色的液体
D. 肠鸣音极微弱或消失
E. X 线检查见膨胀突出的孤立性肠襻,随时间而改变位置

7. 关于肠扭转的病因哪项是错误的
A. 肠系膜过长
B. 肠系膜根部附着过窄
C. 肠段内重量突然增加
D. 肠管动力异常
E. 肠系膜过短

8. 关于结肠癌肿块型哪一项错误
A. 好发于左半结肠
B. 肿瘤向肠腔内生长,瘤体大
C. 生长慢转移晚
D. 易发生溃烂,出血
E. 不易引起肠狭窄及梗阻

9. 肠结核的好发部位是
A. 升结肠
B. 回盲部
C. 空肠
D. 横结肠
E. 乙状结肠

10. 男性,18 岁,腹痛、腹泻 2 年,伴低热,结肠镜检查:回肠末端黏膜呈铺路石样表现,取活检病理报告为非干酪性肉芽肿,本例可诊断为
A. 肠结核
B. Crohn 病
C. 溃疡性结肠炎
D. 肠伤寒
E. 肠息肉

11. 女性,29 岁,腹胀,便秘 9 个月,乏力,食欲缺乏,消瘦。近 5 个月加重。查体:右下腹触及 4cm×6cm 肿块,质中等,边不清,轻触痛,最可能的疾病是
A. 阿米巴肉芽肿
B. 增生性肠结核
C. 右半结肠癌
D. 阑尾周围脓肿
E. 有卵巢囊肿

12. 男性,34 岁,腹泻 8 年,每日 3 次无脓血,无发热,结肠镜检查:直肠乙状结肠黏膜多发浅溃疡,伴充血,水肿,诊断应为
A. 疑诊为溃疡性结肠炎
B. 确诊为溃疡性结肠炎
C. 确诊为克罗恩病
D. 胃肠功能紊乱
E. 肠结核

13. 男性,30 岁,10 年前行阑尾切除术,近期出现腹痛,腹胀无发热,4h 前突然出现持续性腹痛,阵发性加剧,口渴,烦躁不安,血常规 WBC $12×10^9$/L,诊断最大可能是

A. 输尿管结石
B. 单纯性机械性肠梗阻
C. 水肿性胰腺炎
D. 胆道蛔虫病
E. 绞窄性肠梗阻

14. 男性，50岁，阵发性腹痛，腹胀，无排便排气5d，2年前，有阑尾手术史，查体，腹膨隆，可见肠型，腹软无压痛，肠音亢进，腹部X线平片见中下腹部小肠有数个液气平面，盲肠、升结肠肠腔扩张，下列各病中以哪种可能性最大
A. 机械性肠梗阻
B. 麻痹性肠梗阻
C. 高位小肠梗阻
D. 低位小肠梗阻
E. 绞窄性肠梗阻

15. 成年男性，3个月来有腹胀，有时有腹泻与便秘，大便带黏液，无脓血。查体：腹胀，右下腹可触及条索状肿块，压痛明显，肠鸣音亢进，X线钡剂灌肠见盲肠充盈缺损，诊断的最大可能是
A. 节段性肠炎
B. 回盲部结核
C. 回盲部癌
D. 阑尾周围脓肿
E. 回盲部套叠

（16~17题共用题干）
男性，28岁，黏液脓血便2年，伴里急后重感。查体：一般状态佳，左下腹轻度压痛。

16. 应补充询问下列哪项最无诊断意义
A. 不洁饮食史
B. 精神创伤史
C. 疫水接触史
D. 家族史
E. 盗汗、午后潮热史

17. 进一步做哪项检查最合适
A. 血细胞沉降率
B. α_2球蛋白测定
C. 粪便检查
D. 结肠镜检查
E. 腹腔镜检查

（18~19题共用题干）
女性，50岁，腹部阵发性胀痛1d，呕吐为胃内容物，近3个月来有时腹胀，大便带黏液无脓血，查体：BP 17/12kPa。P 86/min，腹胀，未见肠型，右下腹触及一斜行肿块，质韧压痛，腹部透视见一个气液平面，白细胞 11×10^9/L，血红蛋白 87g/L。

18. 下列检查意义最大的是
A. X线钡剂透视
B. 纤维结肠镜
C. 腹部B超
D. 腹部CT
E. 腹腔穿刺活检

19. 诊断首先考虑为
A. 阑尾周围脓肿
B. 卵巢囊肿
C. 结肠癌
D. 回盲部结核
E. 回盲部套叠

（20~21题共用题干）
女性，20岁，因低热，腹痛就诊。查体：移动性浊音阳性，右下腹及脐下触及不易推动肿块，确诊为结核性腹膜炎。

20. 最常见的并发症为
A. 肠梗阻
B. 慢性穿孔
C. 急性穿孔
D. 消化道出血
E. 腹腔脓肿

21. 什么情况下并用肾上腺糖皮质激素
A. 在抗结核药物治疗前
B. 严重结核毒性症状
C. 停用抗结核药物治疗后
D. 并肠梗阻者
E. 诊断未确定者，可试用看疗效

参考答案： 1. C 2. D 3. A 4. B 5. E 6. E 7. E 8. A 9. B 10. B 11. B 12. B 13. E 14. A 15. C 16. E 17. D 18. B 19. C 20. A 21. B

第6单元 阑尾炎

重点提示

1. 临床表现
（1）症状：①腹痛。典型转移性右下腹痛。②胃肠道症状。③全身症状。
（2）体征：右下腹压痛，位于麦氏点，是最常见的重要体征。腹膜刺激征。右下腹包块。腰大肌试验示阑尾位置深；闭孔内肌试验示阑尾位置低；结肠充气试验阳性。
2. 急性阑尾炎的并发症　腹腔脓肿（阑尾周围脓肿多见，其次为盆腔脓肿、膈下脓肿等）、内外瘘形成、门静脉炎。

考点串讲

一、急性阑尾炎

（一）阑尾的解剖与生理

体表投影在脐与右髂前上棘连线中外1/3交界处，称为麦克伯尼点。是阑尾手术切口的标志点。阑尾的组织结构与结肠相似，阑尾黏膜由结肠上皮构成。黏膜上皮细胞能分泌少量黏液。黏膜和黏膜下层中含有较丰富的淋巴组织。阑尾是一个淋巴器官，参与B淋巴细胞的产生和成熟。

（二）病因

阑尾管腔阻塞最常见。细菌入侵。致病菌多为肠道内的革兰阴性杆菌和厌氧菌。

（三）病理分型

急性单纯性阑尾炎、急性化脓性阑尾炎、坏疽性阑尾炎、穿孔性阑尾炎（2017）、阑尾周围脓肿（当阑尾穿孔时直肠前壁压痛广泛，形成阑尾周围脓肿时，直肠指检可触及痛性肿块）（2002，2007，2016）。

（四）临床表现（2008，2013，2016，2017）

1. 症状　①腹痛：典型转移性右下腹痛（2005，2015）。单纯性阑尾炎为轻度隐痛，化脓性阑尾炎为阵发性胀痛和剧痛，坏疽性阑尾炎呈持续性剧烈性腹痛，穿孔性阑尾炎疼痛暂时减轻，出现腹膜炎后腹痛加剧。②胃肠道症状。③全身症状。发热、乏力，阑尾穿孔时体温可达39～40℃。
2. 体征　右下腹压痛（2005），位于麦克伯尼点，是最常见的重要体征。腹膜刺激征。右下腹包块。可作为辅助诊断的其他体征：腰大肌试验示阑尾位置深；闭孔内肌试验示阑尾位置低（2015）；结肠充气试验阳性。

（五）诊断与鉴别诊断

典型的症状；体征；实验室检查（白细胞、中性粒细胞增高）；CT检查。
鉴别诊断：胃十二指肠溃疡穿孔、右侧输尿管结石、妇产科疾病（在育龄妇女中特别要注意）、急性肠系膜淋巴结炎（多见于儿童）。

（六）并发症

急性阑尾炎的并发症：腹腔脓肿（阑尾周围脓肿多见，其次为盆腔脓肿、膈下脓肿等）（2007，2008）、内外瘘形成、门静脉炎（阑尾炎时可经过阑尾静脉→回结肠静脉→肠系膜上静脉→门静脉→肝；因此阑尾炎可导致门静脉炎及肝脓肿）（2002，2007，2016）。

（七）治疗与手术并发症

1. 非手术治疗　适用于单纯性阑尾炎、急性阑尾炎早期、不能耐受手术者；主要是有效的抗生素及补液治疗。

2. 手术治疗　阑尾切除术后的并发症：出血（2016）、切口感染（2001）、粘连性肠梗阻、阑尾残株炎、粪瘘。

二、特殊类型阑尾炎

1. 新生儿阑尾炎　无典型临床表现，难以早期诊断，诊断时仔细检查右下腹压痛和腹胀等体征；早期行手术治疗。

（1）临床特点：病情发展快且重，早期出现高热、呕吐等症状。右下腹体征不典型，但有局部压痛和肌紧张，是小儿阑尾炎的重要体征。穿孔发生早，穿孔率高。并发症和死亡率较高（2003）。感染易扩散。

（2）治疗：早期手术。

2. 老年阑尾炎　临床症状和体征不典型，体温和白细胞升高不明显，易延误诊断和治疗；病理改变重，穿孔率高，并发症和死亡率较高，感染易扩散；应及时行手术治疗。

3. 妊娠阑尾炎　临床症状和体征不典型，穿孔后不易包裹局限，并发症较多，感染易扩散，妊娠后期感染难以控制，可造成母子危险；早期手术，手术切口位置应偏高（由于盲肠和阑尾被增大的子宫挤向右上腹部，故切口应偏高）（2001）。

4. AIDS/HIV 感染病人阑尾炎　临床症状和体征不典型，白细胞不高，易延误诊断和治疗，CT 检查用于诊断；手术治疗可获较好短期生存；AIDS 和 HIV 感染不能视为手术禁忌证。

5. 小儿阑尾炎　病史不清，小儿大网膜发育不全，不能起到足够保护作用。

（1）临床特点：病情发展迅速且较重，早期出现高热和呕吐症状。右下腹体征不明显，但有局部压痛和肌紧张，是小儿阑尾炎的重要体征。穿孔率高，并发症和死亡率较高。诊断时需仔细耐心。

（2）治疗：早期手术。

=== 经典试题 ===

1. 诊断慢性阑尾炎，下列哪一项最重要
A. 慢性右下腹隐痛史
B. 有过典型的急性发作病史
C. 右下腹有轻度压痛
D. X 线钡剂检查阑尾未显影
E. 排除阑尾以外疾病的可能

2. 急性阑尾炎最常见的并发症是
A. 阑尾穿孔腹膜炎
B. 门静脉炎
C. 膈下脓肿
D. 盆腔脓肿
E. 肠间脓肿

3. 急性阑尾炎穿孔最易形成弥漫性腹膜炎者为
A. 老年人
B. 儿童
C. 孕妇
D. 慢性阑尾炎急性发作
E. 全身抵抗力低下者

4. 女性，45 岁，脐周痛 12h 伴恶心、呕吐，吐物为胃内容物，量少，2h 前扩散至全腹痛，右下腹部压痛，反跳痛，腹肌紧张，以右下腹为著，结肠充气试验（＋），白细胞数 $26×10^9$/L 应考虑
A. 急性胰腺炎
B. 急性胆囊炎
C. 右输尿管结石
D. 右输卵管妊娠破裂
E. 急性阑尾炎穿孔

5. 男性，60 岁，2d 前上腹持续性胀痛，12h 后右下腹痛，阵发加剧，腹胀。近 4 年来常有饭前上腹灼痛，常在冬、春季发作。查体：38℃，脉搏 120/min，血压 20/12 kPa（150/90mmHg）。腹稍胀，满腹有压痛，但右下腹更明显，有肌紧张及反跳痛，肝浊音界存在，肠鸣音不能听到。白细胞 $13×10^9$/L，中性粒细胞 0.88。右下腹穿刺抽得黄色浑浊液 2ml，镜检：高倍镜脓细胞（＋＋）。最可能的诊断是
A. 胃十二指肠溃疡穿孔
B. 阑尾炎穿孔并弥漫性腹膜炎
C. 急性胰腺炎
D. 绞窄性肠梗阻
E. 伤寒肠穿孔

6. 男性，30 岁，转移性右下腹痛 10h，并恶心、呕吐，吐物为胃内容，量少并发热，体温约

38.2℃，脉搏98/min，右下腹压痛、反跳痛、肌紧张，血 WBC 为 1.2×10^{10}/L，中性粒细胞0.90，尿常规WBC 8～10/HP，红细胞2～3/HP。该病人最可能诊断是

A．急性胆囊炎
B．消化性溃疡穿孔
C．急性化脓性阑尾炎
D．急性胰腺炎
E．急性肠梗阻

7．病人术前诊断为阑尾炎，术中见阑尾正常，回肠末端距回盲部 30cm 处肠壁有一圆形溃疡穿孔，应首先考虑为

A．肠结核
B．肠伤寒
C．节段性肠炎
D．梅克尔憩室炎
E．痢疾合并肠穿孔

参考答案：1．D 2．A 3．B 4．E 5．B 6．C 7．B

第7单元 直肠肛管疾病

重点提示

1．直肠肛管周围脓肿 ①肛门周围皮下脓肿最多见；②表现为肛周持续性跳痛；③全身症状不明显；④脓肿形成可有波动感，穿刺抽出脓液可确诊。

2．直肠癌临床表现 ①排便习惯改变；②直肠刺激症状：肛门部下坠感、里急后重等；③大便性状：血便、黏液便、黏液血便、脓血便等；④肠腔狭窄症状：大便变形变细，排便困难；⑤其他器官受侵的症状。

3．直肠癌诊断 临床表现；直肠指检（能发现75%的直肠癌）；直肠镜检查；活检；CEA检查大便隐血试验。

考点串讲

一、解剖

（一）直肠

1．直肠 是大肠的末端，位于盆腔后部，上接乙状结肠，下与肛管相连。长12～15cm，分为上段和下段直肠。以腹膜反折为界，上段直肠的前面有腹膜覆盖，并形成直肠膀胱陷凹或直肠子宫陷凹。

2．肛柱 肛管上段有8～10条隆起的纵行的黏膜皱襞称肛柱。

3．肛瓣 肛柱下端借半月形的黏膜皱襞相连，这些半月形皱襞称肛瓣。

4．肛窦 肛瓣与相邻肛柱的下部围成的开口向上的凹窝易积存粪便，引起感染，发生肛窦炎。

5．肛乳头 肛管与肛柱连接的部位，有三角形的乳头状突起。

（二）肛管

1．肛管上至齿状线，下至肛门缘，长1.5～2cm。

2．齿状线为肛瓣边缘和肛柱下端共同在直肠和肛管交界处形成的锯齿状的环形线，是重要的解剖学标志；齿状线是直肠与肛管交界线，齿状线上下血管、神经支配、淋巴回流均不相同。

（1）齿状线上是黏膜，受自主神经支配，无痛感；齿状线以下是皮肤，受阴部内神经支配，痛觉敏感。

（2）齿状线以上由直肠上、下动脉供应，齿状线以下由肛管动脉供应。

（3）齿状线以上是直肠上静脉丛通过直肠上静脉回流至门静脉，与内痔形成有关；齿状线以下直肠下静脉丛通过肛管静脉回流至下腔静脉，与外痔形成有关，痔的表面是皮肤。

（4）齿状线以上淋巴回流入腹主动脉旁淋巴结、髂内淋巴结；齿状线以下淋巴回流入腹股沟淋巴结、髂外淋巴结（2000）。

3. 白线位于齿状线与肛缘之间，是内括约肌下缘与外括约肌皮下部的交界处，直肠指检时可触及一浅沟。

（三）直肠肛管肌

1. 肛管内括约肌　由肠壁环肌增厚而成，是不随意肌。
2. 肛管外括约肌　围绕肛管的环形横纹肌，属随意肌。
3. 肛管直肠环　由肛管内括约肌、直肠壁纵肌下部、肛管外括约肌深部、耻骨直肠肌组成的肌环。直肠指检可触及，此环是肛管的重要结构，如手术时不慎完全切断，可引起大便失禁。

（四）直肠与肛管的生理功能

1. 直肠　排便；吸收少量水、盐、葡萄糖和一部分药物；分泌黏液以利排便。
2. 肛管　排泄粪便；排便过程是非常复杂的神经反射；直肠下段是排便反射的主要部位，是排便功能的重要环节。

二、肛裂

（一）诊断

据典型临床病史，肛门检查发现肛裂三联征即可诊断。

（二）治疗

1. 非手术治疗　解除括约肌痉挛、止痛、坐浴、扩肛、饮食调节、防治便秘。
2. 手术治疗　肛裂切除术、肛管内括约肌切断术。

三、直肠肛管周围脓肿

（一）诊断

诊断主要靠穿刺抽脓，经直肠以手指定位，从肛门周围皮肤进针。必要时做肛管超声检查或CT检查证实。

1. 肛门周围脓肿　①肛门周围皮下脓肿最多见（2006，2015，2016，2017）；②表现为肛周持续性跳痛（2006）；③全身症状不明显；④脓肿形成可有波动感，穿刺抽出脓液可确诊。
2. 坐骨直肠窝脓肿　①位置深，脓肿大；②局部症状明显；局部剧痛，直肠刺激症状；③全身症状明显；④治疗不及时可致肛瘘。
3. 骨盆直肠窝脓肿　①少见；②局部症状不明显，全身症状重；③位置深，脓腔大；④经肛周皮肤行诊断穿刺抽出脓液，可确诊。

（二）治疗

1. 非手术治疗　抗生素治疗、坐浴、润肠通便、局部理疗。
2. 手术治疗　于脓肿波动明显处穿刺、切开引流（2016）。

四、肛瘘

（一）诊断

根据瘘外口流出少量脓性、血性、黏液性分泌物的症状，及反复发作的特点可诊断，内口位置的确定对明确诊断非常重要。

（二）治疗

肛瘘不能自愈，必须手术治疗；方法有瘘管切开、挂线疗法、肛瘘切除；注意避免肛管括约肌的损伤。

五、痔

（一）诊断（2014）

1. 肛门视诊。有无痔块、皮垂等。

2. 直肠指检。
3. 肛门镜检查。
4. 除外直肠息肉、直肠良恶性肿瘤及直肠脱垂。

（二）治疗
1. 一般治疗　改善饮食、润便等。
2. 硬化剂注射治疗
3. 红外线凝固疗法
4. 胶圈套扎疗法
5. 手术治疗

六、直肠癌

（一）临床表现
1. 排便习惯改变
2. 直肠刺激症状　肛门部下坠感、里急后重等。
3. 大便性状　血便、黏液便、黏液血便、脓血便等。
4. 肠腔狭窄症状　大便变形变细，排便困难。
5. 其他器官受侵的症状

（二）诊断
临床表现；直肠指检（能发现75%的直肠癌）（2011）；直肠镜检查；活检；CEA检查（2000，2002，2003）；大便隐血试验。

（三）手术方法及适应证
1. 手术治疗，辅以放化疗
2. 手术方式的选择　根据癌肿所在部位、大小、活动度、排便控制能力、细胞分化程度等因素进行分析；直肠癌向远端肠壁浸润一般不超过2cm，这是手术选择的重要依据，手术时要求切缘距肿块下缘2cm以上。
3. 手术方式
（1）局部切除术：适用于早期瘤体小、局限于黏膜层、分化程度高的直肠癌。
（2）腹会阴联合直肠癌根治术（Miles）手术：原则上适用于腹膜反折以下的直肠癌。
（3）经腹直肠癌切除术（Dixon）手术：适用于距齿状线5cm以上的直肠癌。
（4）经腹直肠癌切除、近端造口、远端封闭（Hartmann）手术：适用于全身一般情况差，不能耐受Miles手术，急性肠梗阻不宜行Dixon手术者。

经典试题

1. 肛裂的临床症状为
A. 脓血便，疼痛，肛门痉挛
B. 疼痛，便秘，出血
C. 里急后重，疼痛
D. 肛门持续痉挛，大量出血
E. 肛门烧灼痛，黑粪，便秘
2. 患者，56岁，直肠癌，距肛门5cm，未侵出浆膜，经病理检查回报病理类型为腺癌，应选择哪种治疗
A. 拉下式直肠癌切除术
B. 经腹直肠癌切除术
C. 经腹会阴联合直肠癌根治术
D. 保留肛门，直肠癌切除，腹壁造瘘
E. 姑息乙状结肠造口术
3. 门诊疑为痔，慢性痢疾，结肠炎或直肠癌的病人，要提高诊断率，首先应进行哪项检查
A. 粪便常规检查
B. X线钡剂灌肠检查
C. 直肠指检
D. X线钡剂检查
E. 直肠乙状结肠镜检查
4. 男性，36岁，畏寒发热3d，觉肛管内胀痛，

排尿困难，继之肛周发红，出现压痛区，切开后排出脓汁 60ml，应诊为哪种脓肿
A. 肛门旁皮下脓肿
B. 坐骨肛管间隙脓肿
C. 骨盆直肠间隙脓肿
D. 直肠后间隙脓肿
E. 直肠壁内脓肿

5. 女性，45 岁，直肠低分化腺癌，距肛门 7cm，术中见肿块巨大，与盆腔及骶部固定，最适宜的手术选择为
A. Miles 手术
B. Dixon 手术
C. 拉下式直肠癌手术
D. Hartmann 手术
E. 仅做乙状结肠造口术

参考答案：1. B 2. C 3. C 4. B 5. E

第8单元 消化道大出血

重点提示

1. 消化道大出血病因　消化性溃疡、肝门静脉高压、急性胃黏膜损伤、胃癌、胆道出血、食管贲门黏膜撕裂等。
2. 临床表现　①黑粪　②呕血；③失血性急性周围循环衰竭。
3. 诊断　①呕血、黑粪、失血性周围循环衰竭；②呕吐物或粪隐血试验阳性；③血红蛋白浓度、红细胞计数、血细胞比容下降。
4. 治疗　抗休克；止血治疗：垂体后叶素；原发病的治疗。

考点串讲

一、上消化道大出血

（一）病因

消化性溃疡（2014）、门静脉高压、应激性溃疡（2017）、急性胃黏膜损伤、胃癌、胆道出血、食管贲门黏膜撕裂等（2001，2002，2017）。

（二）临床表现

1. 呕血和黑粪　①黑粪：一定出现，柏油样大便，出血速度快时可为暗红和鲜红色，类似下消化道出血；所有消化道出血都可出现；隐血试验强阳性。②呕血：多为咖啡渣样（血液经胃酸作用后形成正铁血红素），出血多时可有鲜血和血块；幽门以上出血或出血迅速、大量才发生呕血。
2. 失血性周围循环衰竭　①头晕、心悸、乏力、心率快、血压低；②休克状态。
3. 血常规变化　发病 3～4h 后才能出现正细胞正色素性贫血，24h 内网织红细胞增高，出血不止则持续增高；白细胞可增高（10～20）×10^9/L（出血的早期指标）。
4. 肠源性氮质血症
5. 发热　多数病人消化道大出血后 24h 出现低热。

（三）诊断与鉴别诊断

1. 上消化道出血诊断　①呕血、黑粪、失血性周围循环衰竭；②呕吐物或粪隐血试验阳性；③血红蛋白浓度、红细胞计数、血细胞比容下降（2012）。
2. 出血诊断
（1）出血量的估计
大便隐血试验阳性：出血量≥5～10ml/d。
柏油样便：出血量＞50～100ml/d。
呕血：出血量＞250～300ml/d。

头晕、心悸、乏力：每次出血量＞400～500ml。
周围循环衰竭：每次出血量＞1000ml。
（2）出血是否停止的估计
黑粪需要几天才能排净，不能根据黑粪诊断继续出血。
反复呕血，黑粪次数增多、稀薄、暗红色、肠鸣音亢进：存在持续出血或再出血。
血红蛋白浓度、红细胞计数和血细胞比容继续下降，网织红细胞持续增高：存在持续出血或再出血。
循环衰竭经补液输血后不改善或暂时改善：存在持续出血或再出血。
补液充足、尿量足够的情况下氮质血症持续存在：存在持续出血或再出血。
（3）出血部位的判断（2001）
黑粪一般提示血在胃肠道内存留时间＞14h。
活跃的上消化道出血也有可能表现为便血，此时病人常会有血流动力学不稳定和血红蛋白下降。
小肠病变可能表现为黑粪或者便血。
肠鸣音亢进（2012）和血 BUN 升高亦可提示 UGIB。
大便常规见到红细胞提示下消化道出血。

3. 病因诊断
（1）病史：不能提供确诊依据。
消化性溃疡：慢性、周期性、规律性腹痛，出血后腹痛缓解。
急性胃黏膜损伤：NSAID 药物使用史、酗酒史、应激史。
食管静脉曲张：乙型肝炎史、饮酒史、肝硬化、腹水。
胃癌：中年、上腹痛、食欲缺乏、消瘦。
（2）胃镜：首选方法（2002，2003）。
应在出血 24～48h 内进行，否则一些病变会愈合而不能判断病因；可以观察食管、胃、十二指肠降段以上的消化道；可同时治疗。
（3）钡剂：基本被胃镜替代，主要用于胃镜未发现病变，怀疑病变位于十二指肠降段以下的情况；活动性出血为禁忌，过早进行可导致再出血，出血停止后几天再进行。
（4）其他：病人大量出血，胃镜和钡剂做不了，选择性动脉造影同时介入治疗。
4. 鉴别诊断　排除消化道以外的出血因素：呼吸道出血、口鼻咽喉出血、进食引起的黑粪、排除全身性因素所致出血。

（四）治疗
1. 抗休克，补液治疗
2. 止血治疗　①止血药物治疗[生长抑素（2017）垂体后叶素（2000）：可收缩内脏小血管，减少门静脉血流，起止血作用；但可导致血压升高，诱发冠心病、心律失常、腹痛，对合并心血管疾病的病人应慎用，同时硝酸甘油滴注可减少不良反应；用法是 5%葡萄糖溶液 200ml＋垂体后叶素 20U，在 20min 内滴完]。②内镜止血治疗。
3. 三腔二囊管　既是诊断方法，也是治疗方法。
4. 介入治疗　内镜是上消化道出血的首选诊断方法，一般在出血后立即或 6～12h 内进行，可确定出血原因，并可在内镜下行止血治疗。
5. 制酸药应用（2001，2002）　胃酸分泌的抑制对控制和预防胃及十二指肠出血有重要意义，血小板的凝聚只有在 pH＞6.0 时才发挥作用，pH＜5.0 时新形成的凝血块会被迅速消化而不利于止血；胃内 pH 的提高可抑制胃蛋白酶原转化为胃蛋白酶，从而稳定已形成的血痂，有利于止血。
6. 手术治疗
7. 预防再次出血

二、下消化道大出血

（一）病因

肿瘤和息肉、炎性疾病（UC）、血管病变、肠壁结构异常、痔疮；主要有小肠出血和结肠直肠出血。

（二）临床表现、诊断、治疗

1. 小肠出血　表现为无痛性便血，间断发生，可致贫血；甚至发生大量出血；给予血管造影、CT以及术中内镜、X线钡剂、核素扫描等辅助检查，可以诊断；治疗同上消化道大出血。

2. 结肠、直肠出血　表现为鲜血便，便中带血，黑粪，也可发生大量出血；辅以血管造影、肠镜检查、钡剂灌肠、核素扫描，多可诊断。治疗近年来多采用选择性动脉插管滴注血管加压素或栓塞靶血管；内镜电凝。

（三）鉴别诊断

鼻腔、口腔疾病出血时，血液被吞下后出现黑粪；口服铋剂、骨炭、铁剂等引起的黑粪。

经典试题

1. 消化性溃疡并上消化道大出血的特点，不正确的是
A．定有呕血
B．定有黑粪
C．呕血常为咖啡色
D．出血后疼痛减轻
E．出血后可有发热及氮质血症

2. 对上消化道大出血最有价值的诊断方法是哪项
A．临床观察判定
B．吞少量稀钡检查
C．血细胞比容测定
D．凝血因子的检查
E．急诊胃镜检查

3. 慢性胃十二指肠溃疡并发大出血，最常见的部位在
A．胃底部
B．胃大弯部
C．胃窦部
D．十二指肠球前壁
E．十二指肠球后壁

4. 男性，40岁，胃溃疡史6年，半年来加重，尤以进食后明显，近2d来呕血2次，排黑粪4次，不宜选择的治疗是
A．口服去甲肾上腺素止血
B．三腔双囊管压迫止血
C．输血补液
D．禁食
E．肌内注射巴曲酶（立止血）

5. 病人有上腹痛史，经常黑粪及呕血、反酸，应考虑
A．胃十二指肠溃疡出血
B．胃癌出血
C．食管静脉破裂出血
D．应激性溃疡出血
E．胆道出血

6. 男性，40岁，反复呕血1周，每次呕血量约500ml，无溃疡病及肝炎史，为明确出血原因应选用何种检查
A．X线钡剂检查
B．选择性腹腔动脉造影
C．纤维胃镜
D．三腔双囊管
E．血液学检查

7. 男性，28岁，2d来排柏油样便8次，今晨昏倒送医院。以往无上腹痛及肝病史，近期无服药史。查体：BP 8.0/5.3kPa，脉搏130/min，首选的措施是
A．口服抑酸药
B．补充血容量
C．冰盐水洗胃
D．口服去甲肾上腺素
E．内镜下出血

（8~9题共用题干）

男性，36岁，1周来上腹痛，反酸，2h前疼痛加重，继呕血约200ml，呕血后疼痛减轻。

8. 考虑是哪种疾病
A．急性胃炎

B. 消化性溃疡
C. 慢性胃炎
D. 胃癌
E. 应激性溃疡
9. 如要确诊出血原因，应立即做哪项检查

A. 紧急胃镜检查
B. 紧急钡透
C. 胃液分析
D. 急查血常规
E. 急查便隐血试验

参考答案：1. A 2. E 3. E 4. B 5. A 6. C 7. B 8. B 9. A

第9单元 腹 膜 炎

重点提示

1. 急性化脓性腹膜炎临床表现 腹痛（最主要）、消化道症状、全身症状（病情恶化）、感染中毒症状、腹膜刺激征（原发部位最明显）；腹胀（加重是病情恶化的一项重要标志）。

2. 结核性腹膜炎临床表现 多见于青壮年，女性较多见。①结核中毒症状：发热、盗汗、消瘦。②腹痛：一般是持续性钝痛；有时不完全梗阻时有阵发性腹痛。③腹胀。④腹泻。⑤腹水：少量至中等量，草绿色、淡血性、乳糜性。⑥腹部肿块：常位于脐周，多见于粘连型、干酪型。⑦并发症：最多见的是肠梗阻；肠穿孔（干酪型多见）。

考点串讲

一、急性化脓性腹膜炎

（一）解剖生理概要

腹膜的面积：成年人为1.7~2.0m²，对渗出物吸收能力很强（2004）。支配壁腹膜的是体神经，痛觉定位准确；支配脏腹膜的是自主神经，对牵拉反射敏感（2003）。

（二）病因

1. 继发性腹膜炎 常见，腹腔内器官穿孔，损伤致腹壁或内脏破裂是最常见病因，其次腹内脏器炎症扩散。致病菌以大肠埃希菌最常见（2011），其次为厌氧拟杆菌、链球菌、变形杆菌；多为混合感染，故毒性强（2006，2012）。

2. 原发性腹膜炎 腹腔内无原发病灶，致病菌以溶血性链球菌、肺炎双球菌、大肠埃希菌多见；细菌进入腹腔的途径有血行播散、上行性感染、直接扩散、透壁性感染（2001）。

（三）病理生理

腹膜水肿、渗出、血容量减少、肠管麻痹、休克、炎症消散后腹膜粘连。

（四）临床表现

腹痛（最主要）（2008）、消化道症状、全身症状（病情恶化）、感染中毒症状、腹膜刺激征（原发部位最明显）（2002，2005，2016）；腹胀（加重是病情恶化的一项重要标志）。

（五）诊断

1. 依据临床表现及体征
2. 腹腔穿刺 腹腔穿刺液有助于病因判断，腹腔内液体<100ml时不易抽出液体，可向腹腔注入一定量的生理盐水后再抽液。
3. 直肠指检 直肠前窝饱满及触痛，表示盆腔已有感染或形成盆腔脓肿。
4. X线检查（2011） 腹部站立位平片示小肠普遍胀气并有多个小液平面提示肠麻痹，膈下游离气体提示胃肠穿孔。
5. 白细胞升高及中性粒细胞比例增高

（六）治疗

1. 非手术治疗　对病情较轻或病程超过 24h，腹部体征有减轻者；也可作为手术前的准备工作。

（1）半坐位：①渗出液流向盆腔，减少吸收，减轻中毒症状；②使渗出液局限，利于引流；③使腹腔内胀气下移，腹肌松弛，减轻因腹胀而对膈肌的压迫，从而改善呼吸循环。

（2）禁食、胃肠减压：①减轻胃肠内积气，改变胃壁血供，利于炎症的局限和吸收，促进胃肠道蠕动恢复；②防止胃肠内容物继续进入腹腔。

（3）纠正水、电解质紊乱。

（4）抗生素治疗：针对致病菌选择敏感抗生素。

（5）营养支持。

2. 手术治疗　继发性腹膜炎绝大多数需要手术治疗。手术原则是处理原发灶，彻底清理腹腔，充分引流（2016，2017）。

二、腹腔脓肿

（一）膈下脓肿

1. 诊断　临床表现，有急性腹膜炎经治疗好转后或腹部手术后，数日出现发热、腹痛者，X 线检查见患侧膈肌升高（2011），对诊断有重要意义；B 超和 CT 检查；B 超引导下行诊断性穿刺，穿刺阴性者不能排除有脓肿的可能。

2. 治疗

（1）经皮穿刺置管引流术。

（2）手术治疗：切开引流术。

（二）盆腔脓肿

1. 诊断　临床表现；直肠指检；后穹窿穿刺抽出脓液；腹部或直肠 B 超可明确诊断及确定脓肿大小、位置；必要时行 CT 检查。

2. 治疗　①非手术治疗：药物治疗，坐浴，温热水灌肠等；②手术治疗：经肛门引流、经后穹窿穿刺引流（2002）。

三、结核性腹膜炎

（一）病因和发病机制

1. 病因　①多继发于其他部位的原发结核病灶（肠系膜淋巴结结核、肠结核、输卵管结核）。②腹腔内病灶直接蔓延引起。③少数由血行播散引起（多为粟粒型肺结核）。

2. 感染途径　腹腔内结核灶直接蔓延（主要）、血行感染（次要）；无经口感染（2001）。

（二）病理分型

1. 渗出型　形成腹水，草黄色，少数为淡血性，偶见乳糜性，可有包裹性腹水。
2. 粘连型　腹水少，肠襻互相粘连与增厚的网膜形成包块，肠曲因受压与束缚而导致肠梗阻。
3. 干酪型　以干酪样坏死病变为主，病情最重；并发症常见。
4. 混合型　合并以上 2 种或 3 种类型变化。

（三）临床表现

1. 症状　多见于青壮年，女性较多见（女性生殖系统更容易患结核），起病缓慢。①结核中毒症状：发热、盗汗、消瘦。②腹痛：一般是持续性钝痛（与并存的肠结核、肠系膜淋巴结结核有关）；有时不完全梗阻时有阵发性腹痛；急腹症（肠结核穿孔时）。③腹胀：腹水产生时有腹胀，但没有腹水时由于肠道功能紊乱也可以腹胀。④腹泻：较常见，一般 3～4/d；无血便，与便秘交替出现。⑤腹水：少量至中等量，草绿色、淡血性、乳糜性（2002）。⑥腹部肿块：常位于脐周，多见于粘连型、干酪型。⑦并发症：最多见的是肠梗阻（2017）；肠穿孔（干酪型多见）。

2. 体征　腹壁柔韧感（2002）、腹部压痛轻微、腹部肿块多位于脐周、移动性浊音（+）。

（四）辅助检查

1. 腹水检查　草黄色渗出液，比重＞1.018，蛋白质＞30g/L，细胞＞500×10^6/L，以淋巴细胞为主；ADA 可升高；查癌细胞排除癌性腹水，细菌培养排除细菌感染。

2. 腹腔镜活检　有确诊价值（找到干酪坏死性肉芽肿）（2003，2014），只能发现腹膜表面和肝表面的病灶；广泛粘连者禁忌使用。

3. 血细胞沉降率增快、贫血、PPD 强阳性

（五）诊断与鉴别诊断

1. 诊断（2007，2014，2016，2017）

（1）青壮年病人，有既往结核病史和其他部位的结核感染证据。

（2）原因不明发热、腹痛、腹胀、腹水、包块、腹部压痛、揉面感。PPD 强阳性。

（3）腹水检查。

（4）钡剂检查发现肠粘连征象。

（5）临床诊断，抗结核治疗 2 周见效可诊断；有腹水的可行腹腔镜活检确诊。

2. 鉴别诊断

（1）以腹水为主要表现者：①腹腔恶性肿瘤包括腹膜转移癌、恶性淋巴瘤、腹膜间皮瘤等；②肝硬化腹水为漏出液，且伴失代偿期肝硬化典型表现；③其他疾病引起的腹水，如结缔组织病、Meigs 综合征、Budd-Chiari 综合征、缩窄性心包炎等。

（2）以腹部包块为主要表现者：腹部出现包块应与腹部肿瘤及克罗恩（Crohn）病等鉴别。

（3）以发热为主要表现者：结核性腹膜炎有时以发热为主要症状而腹部症状体征不明显，需与引起长期发热的其他疾病鉴别。

（4）以急性腹痛为主要表现者。

（六）治疗

①加强营养、注意休息；②抗结核治疗；③适当放腹水；④手术治疗。

经典试题

1. 腹膜有多种功能，但下面有一种功能是错误的
A. 吸收功能
B. 分泌功能
C. 防御功能
D. 免疫功能
E. 修复功能

2. 诊断化脓性腹膜炎的主要依据是
A. 病人是否有脉快和休克
B. 白细胞计数增高
C. 腹部有无压痛、反跳痛、肌紧张
D. 腹腔穿刺结果
E. 腹部 X 线摄片结果

3. 继发性腹膜炎的细菌感染多是
A. 链球菌
B. 葡萄球菌
C. 铜绿假单胞菌
D. 变形杆菌
E. 大肠埃希菌

4. 有关急性腹膜炎，下列哪项是错误的
A. 有持续性腹痛
B. 恶心、呕吐
C. 腹肌紧张，压痛及反跳痛
D. 有移动性浊音
E. 肠鸣音亢进

5. 原发性腹膜炎与继发性腹膜炎的主要区别点是
A. 是儿童或是成年人病人
B. 是第一次发病或多次发病
C. 致病细菌的种类不同
D. 腹腔有无原发病灶
E. 病人全身抵抗力的好坏

6. 结核性腹膜炎腹水性质最常见的是
A. 漏出液

B. 渗出液
C. 血性
D. 乳糜性
E. 介于渗出与漏出液之间
7. 对结核性腹膜炎有确定诊断价值的是
A. 发热，乏力
B. 血沉快
C. 消瘦、贫血
D. 腹胀、腹痛
E. 腹膜炎体征

8. 女性，24岁，低热，腹胀4个月，消瘦，停经。查体：全腹膨隆，未触及肿块，移动性浊音（＋）。腹水检查：比重1.018，蛋白37g/L，细胞数$580×10^6$/L，淋巴细胞0.80，最可能的疾病是
A. 肝炎后肝硬化
B. 肝硬化并自发性腹膜炎
C. 肝癌并腹膜转移
D. 结核性腹膜炎
E. 卵巢癌腹膜转移

参考答案：1. D 2. C 3. E 4. E 5. D 6. B 7. E 8. D

第10单元 腹 外 疝

=== 重点提示 ===

1. **腹股沟直疝**　由直疝三角突出，多见于老年人；直疝绝不进入阴囊，极少嵌顿。
2. **腹股沟疝的手术治疗**　疝修补：Ferguson（加强腹股沟管前壁）、Bassini（加强后壁、临床应用最广泛）、Halsted（加强后壁）、McVay（加强后壁、股疝）、Shouldice（加强后壁）。
3. **嵌顿性疝**　疝块突然增大；明显疼痛；肿块不能回纳；肿块紧张发硬；机械性肠梗阻的表现。一般需要紧急手术。
4. **股疝治疗**　股疝易嵌顿，易发展为绞窄，需手术治疗，最常见的是McVay修补术。

=== 考点串讲 ===

一、腹股沟区解剖

（一）腹股沟管解剖

1. **长度**　成年人4～5cm。
2. **走行**　以内环为起点，腹股沟管的走向由外向内，由上向下，由深向浅斜行。
3. **结构**　有两口四壁，腹股沟管内口即深环，外口即浅环；腹股沟管前壁有皮肤、皮下组织、腹外斜肌腱膜，外侧1/3尚有腹内斜肌覆盖；后壁为腹横筋膜、腹膜，内侧1/3尚有腹股沟镰；上壁为腹内斜肌、腹横肌的弓状下缘；下壁为腹股沟韧带、腔隙韧带（2001，2005，2016）。

（二）股管解剖

1. **两口**　上口是股环、下口是卵圆环，下肢大隐静脉在此处进入股静脉。
2. **四缘**　前缘是腹股沟韧带、后缘是耻骨梳韧带、内缘是腔隙韧带、外缘是股静脉。

（三）直疝三角（Hesselbach三角）

外侧边是腹壁下动脉，内侧边是腹直肌外缘，底边为腹股沟韧带；直疝三角与腹股沟管内环之间有腹壁下动脉和凹间韧带相隔。

二、腹股沟疝

（一）发病机制和临床类型

1. **发病机制**　先天性因素为主（先天性解剖异常）；后天性因素（后天性腹壁薄弱或缺损）。
2. **临床类型**

（1）易复性疝：腹股沟区可复性肿块，偶有胀痛。肿块常在站立、行走、咳嗽、劳动时出现，

并可降至阴囊或大阴唇。

（2）难复性疝：疝块不能完全回纳，胀痛不适。滑动性疝疝块除不能完全回纳外还有消化不良、便秘等症状，滑动性疝多见于右侧。

（3）嵌顿性疝：强力劳动等腹内压骤增是其主要原因，表现为疝块突然增大，不能回纳，并伴明显疼痛。若为肠管嵌顿，可出现机械性肠梗阻征象，如不及时处理即形成绞窄性疝；肠壁疝嵌顿时由于局部肿块不明显，不一定有肠梗阻表现，易被忽视。

（4）绞窄性疝：临床症状严重，可合并肠管壁血供障碍，肠穿孔时疼痛可缓解，疼痛减轻而肿块仍在者，不要认为是病情好转；可出现腹膜刺激征，严重者可发生脓毒血症。

（5）腹股沟直疝：由直疝三角突出，多见于老年人（2011）；直立时在腹股沟内侧、耻骨结节上外方出现半球形包块，不伴疼痛或其他症状。直疝绝不进入阴囊，极少嵌顿（2002，2004）。

腹股沟斜疝和腹股沟直疝的鉴别见表3-3。

表3-3 腹股沟斜疝与腹股沟直疝的鉴别（2000，2001，2002，2003，2004）

	腹股沟斜疝	腹股沟直疝
发病年龄	儿童与青壮年多见	多见于老年人
突出途径	经腹股沟管突出，可进入阴囊	由直疝三角突出。不进阴囊
疝块外形	椭圆形或梨形，有蒂	半球形，基底较宽
回纳疝块后压住内环	疝块不再突出	疝块仍可突出（2016）
精索与疝囊的关系	精索在疝囊后方	精索在疝囊前外方
疝囊颈与腹壁下动脉关系	疝囊颈在腹壁下动脉外侧	疝囊颈在腹壁下动脉内侧
嵌顿机会	较多	极少

（二）诊断与鉴别诊断

根据临床表现和查体、B超、CT检查可诊断。需与鞘膜积液、隐睾、急性肠梗阻相鉴别。

（三）手术治疗

是腹股沟疝最有效的治疗方法。

1. 传统的疝修补术　手术基本原则是疝囊高位结扎、加强或修补腹股沟管管壁。

（1）疝囊高位结扎术：是适用于所有腹外疝的传统手术方法，单纯疝囊高位结扎适用于婴幼儿疝、绞窄性斜疝并感染者（2002）。

（2）疝修补：Ferguson（加强腹股沟管前壁）、Bassini（加强后壁、临床应用最广泛）、Halsted（加强后壁）、McVay（加强后壁、股疝）（2011）、Shouldice（加强后壁）。

2. 无张力性疝修补术

3. 经腹腔镜疝修补术

（四）嵌顿性和绞窄性疝的治疗

1. 嵌顿疝的处理原则

（1）手法复位原则：嵌顿时间在3~4h，局部压痛不明显，无腹部压痛或腹肌紧张等腹膜刺激征。年老体弱者或伴有其他严重疾病而估计肠襻尚未绞窄坏死者。

（2）手法复位的利弊：可能使早期嵌顿性斜疝复位，暂时避免手术，但有挤破肠管、把已坏死肠管送回腹腔或疝块虽消失而实际仍有一部分肠管未还纳的可能。

（3）嵌顿疝原则上需要紧急手术，以防止疝内容物坏死并解除肠梗阻症状；手术的关键在于判断疝内容物的活力，然后根据病情确定正确的处理方法。

2. 绞窄疝的处理原则　绞窄疝已有血供障碍，应手术切除坏死的肠管。切除坏死肠管，一期肠吻合，但一般不宜一期做疝修补。

三、股疝

（一）诊断

需与腹股沟斜疝、脂肪瘤、肿大淋巴结、大隐静脉曲张结节样膨大、髂腰部结核性脓肿进行鉴别。

（二）治疗（2017）

股疝容易嵌顿（2014，2015），容易绞窄，因此诊断明确后应及时手术治疗。常用手术方法是 McVay 修补术（2007），还可用关闭股环法、无张力疝修补法、腹腔镜疝修补术。

经典试题
---

1. 最容易引起嵌顿的疝是
A. 切口疝
B. 股疝
C. 脐疝
D. 腹股沟直疝
E. 腹股沟斜疝

2. 肠管壁疝嵌顿时易误诊的原因，下列哪项不正确
A. 局部肿块不明显
B. 嵌顿疝内容物为大网膜
C. 无肠梗阻表现
D. 不易引起绞窄
E. 临床上少见

3. 嵌顿性疝与绞窄性疝的根本区别是
A. 肠壁动脉血流障碍
B. 肠壁静脉血流障碍
C. 疝囊内有渗液积累
D. 疝块迅速增大
E. 发生急性机械性肠梗阻

4. 小儿1岁以内腹股沟斜疝，应采用哪一种治疗方法
A. 非手术治疗
B. 疝囊切除，高位结扎疝囊
C. Ferguson 修补法
D. Bassini 修补法
E. 疝成形术

5. 男，70岁，有多年排尿不畅，呈滴淋状，近2年双侧腹股沟区出现半圆形肿块，站立时明显，平卧后消失，体检时压迫内环肿块仍出现，诊断为
A. 腹股沟斜疝
B. 腹股沟直疝
C. 股疝
D. 切口疝
E. 巨大疝

（6~7题共用题干）

男性，35岁，右腹股沟肿块10年，站立时明显，平卧后消失，有时可降入阴囊，可还纳。查：右腹股沟肿块，手拳大小还纳腹腔，外环容3指，压迫内环后肿块不再出现。

6. 该病人最可能的诊断为
A. 精索鞘膜积液
B. 股疝
C. 腹股沟直疝
D. 腹股沟斜疝
E. 先天性鞘膜积液

7. 该病人最佳手术方式为
A. 疝囊高位结扎
B. 紧缩内环
C. 疝前壁修补术
D. 疝后壁修补术
E. 疝囊高位结扎＋紧缩内环＋疝后壁修补术

参考答案：1. B 2. B 3. A 4. A 5. B 6. D 7. E

第11单元 腹部损伤

重点提示
---

1. **腹部损伤临床表现** 出血（实质性器官）；血尿（泌尿系）；腹膜炎（空腔脏器），兼有腹膜炎和出血（肝）。

2. **腹腔穿刺** 诊断性腹穿阳性率可达90%，抽出＞0.1ml 不凝血即阳性。①穿刺液中淀

粉酶含量升高：提示胰腺或胃十二指肠损伤；②抽出的血液不凝固：提示实质性器官破裂出血；③抽出的血液迅速凝固：提示穿刺针误入血管或血肿；④肉眼观察不能确定穿刺抽出液体的性质时，应对样本进行实验室检查；⑤穿刺阴性时，不能排除内脏损伤的可能性。

考点串讲

一、概论
分类：开放性损伤、闭合性损伤。

二、腹部闭合性损伤

（一）临床表现

出血（实质性器官）；血尿（泌尿系）；腹膜炎（空腔脏器），兼有腹膜炎和出血（肝）。

（二）辅助检查
1. 诊断行腹腔穿刺术和腹腔灌洗术。
2. X线检查。
3. B超检查。
4. CT检查。
5. 进行严密观察，观察的内容包括：定时检查生命体征；定时检查腹部体征；定时检测血常规；进行诊断性腹腔穿刺术或灌洗术。

（三）诊断要点

诊断最关键的问题是确定有无内脏损伤，如损伤严重应尽早手术治疗。
1. 有无内脏损伤。
2. 脏器损伤的性质。
3. 是否有多发性损伤。
4. 诊断有困难者需行辅助检查。
（1）实验室检查：白细胞高、淀粉酶高（胰腺损伤）、血尿等。
（2）B超、X线、CT检查。
（3）诊断性腹腔穿刺和腹腔灌洗术：是诊断率较高的辅助性诊断措施，阳性率可达90%（2001，2007）。

腹腔穿刺：诊断性腹穿阳性率可达90%（2011，2015），抽出>0.1ml不凝血即阳性（2001，2007）。①穿刺液中淀粉酶含量升高：提示胰腺或胃十二指肠损伤；②抽出的血液不凝固：提示实质性器官破裂出血（2005）；③抽出的血液迅速凝固：提示穿刺针误入血管或血肿；④肉眼观察不能确定穿刺抽出液体的性质时，应对样本进行实验室检查；⑤穿刺阴性时，不能排除内脏损伤的可能性。

腹腔灌洗：符合下列一项者为阳性。①灌洗液含有肉眼可见的血性，含胆汁、胃肠内容物，或证明是尿液。②红细胞>$100×10^9$/L 或白细胞>$0.5×10^9$/L。③淀粉酶>100索氏单位。④灌洗液涂片检查发现细菌。此法对腹腔内出血较少者比一般诊断性穿刺术更为可靠。

（4）腹腔镜：腹腔积血50ml左右，即可发现。
5. 剖腹探查。

（四）急症手术探查的指征
1. 手术治疗　①抢救实质性脏器出血伴休克的病人：边快速补液抗休克，边准备手术（2002）；②腹部创伤伴休克的病人：应选气管内插管麻醉，禁用椎管内麻醉，以免血压下降；③探查和处理腹腔的顺序。
2. 探查顺序　肝、脾（2017）→膈肌→胃→十二指肠→空回肠→大肠及其系膜→盆腔脏器→

胃后壁和胰腺→必要时探查十二指肠二、三、四段（2011）。

3. 处理顺序 出血性损伤→穿孔性损伤；结肠→回肠→空肠→胃。

（五）非手术治疗

输血、补液、抗生素、营养支持。

三、常见腹部脏器损伤

（一）脾、肝、胰损伤的临床特点与治疗

1. 脾破裂（2017）

（1）临床表现：典型实质性脏器损伤的表现：腹腔内出血。有时在裂口对应部位有下位肋骨骨折；脾切除后可发生严重的全身感染，发生率不超过1%；致病菌为肺炎球菌。

（2）治疗：边术前准备，边紧急手术（2006）。

2. 肝破裂（2016）

（1）临床表现：空腔脏器和实质脏器损伤的双重表现：腹腔内出血、腹膜炎体征（胆汁外溢）、黑粪、呕血（胆道出血）（2004）。可有右下位肋骨骨折（2002）。

（2）治疗：内科治疗（损伤轻者）、手术治疗。

3. 胰腺损伤

（1）临床表现：单纯胰腺损伤临床表现不明显，甚至有假性囊肿才被发现；胰腺损伤较重者，胰液可积聚于网膜囊内而表现为上腹压痛和肌紧张（2001）；腹肌受刺激而出现局部疼痛，外渗的胰液进入腹膜腔后，很快出现弥漫性腹膜炎。常并发胰瘘，并可影响消化功能。

（2）治疗：高度怀疑或诊断胰腺损伤者，应立即手术治疗；手术原则是彻底清创、完全止血、控制胰液外漏及处理合并症；术中应放置通畅引流，以防止胰瘘发生。如发生胰瘘，除加强引流外，应禁食，全胃肠外营养支持，用生长抑素减少胰液分泌量。

（二）小肠、结肠、直肠损伤的临床特点与治疗

1. 小肠损伤 破裂早期即产生明显的腹膜炎，应立即手术治疗。

2. 结肠损伤 结肠肠壁薄，血液供应差，内容物液体成分少而细菌多（2012），腹膜炎出现晚（2011，2017），但严重（2001，2013）；右半结肠损伤应根据全身及局部情况可一期修补或吻合；左半结肠损伤应一期先行肠造口、肠外置，3~4周后行二期处理。

3. 直肠损伤

（1）临床表现：肛门排出血液；会阴部骶部臀部大腿部的开放伤口或尿液中有粪便溢出；肛门有尿液溢出。直肠指检可发现直肠内有出血，甚至还可以摸到直肠破裂口。

（2）处理：直肠上段破裂应剖腹进行修补；直肠下端破裂时，应充分引流直肠周围间隙以防感染扩散，并应实施乙状结肠造口术。

=== 经 典 试 题 ===

1. 腹部闭合性损伤，未明确诊断时，下述观察，处理哪项是错误的

A. 绝对卧床休息
B. 禁饮食，输液
C. 注射吗啡止痛
D. 定时测定血压，脉搏
E. 反复检查腹部体征

2. 诊断外伤性脾破裂下列哪项最重要

A. 左上腹有外伤史
B. 有早期休克表现
C. 腹部有压痛而且逐渐扩大
D. 有进行性贫血
E. 诊断性腹腔穿刺，有不凝固血液

3. 腹部闭合性损伤中，较多见的实质性脏器损伤为哪一项

A. 肝
B. 肾
C. 脾
D. 肾上腺
E. 胰

4. 关于肝破裂诊断下列哪项是错误的
A. 右上腹外伤
B. 局部疼痛及压痛
C. 血红蛋白值逐渐下降
D. 心率加快
E. 必须等待腹腔穿刺抽出血液

5. 患者，男性，30岁，2d前左胸被自行车把撞伤，拍片见左7与8肋骨骨折，余未见异常，今日上午下楼梯突然腹痛，面色苍白，急送医院，查BP 6.7/4kPa（50/30mmHg），P 140/min，弥漫性腹膜炎，腹穿抽出1ml不凝血，诊断
A. 上消化道出血
B. 外伤后腹膜后血肿破裂
C. 迟发性脾破裂
D. 虚脱
E. 肝被膜下血肿破裂

6. 患者，40岁，胸腹部摔伤，呼吸困难，腹痛，呕吐，血压12/9.3kPa（90/70mmHg），右肺呼吸音弱，右上腹压痛，腹肌紧张，反跳痛明显，腹部无明显移动性浊音，肠鸣音弱，X线检查，右侧膈肌升高，活动受限，右第7、8、9肋骨骨折，诊断
A. 胃破裂
B. 肠破裂
C. 脾破裂
D. 肝破裂
E. 损伤性气胸

7. 一体操运动员，练习时翻高低杠折腹，突然上腹疼痛，2h后疼痛加剧，疼痛主要位于右上腹，且有对应部位背部疼痛，曾有血性呕吐物，X线见腹膜后有气体，应考虑诊断
A. 肝破裂
B. 胆囊破裂
C. 右肾破裂
D. 十二指肠破裂
E. 腹膜后血管破裂

8. 男，25岁，背部刀伤，伤口流血2h，体查：神志尚清楚，诉口渴，皮肤苍白，稍冷，脉搏110/min，血压12/9.3kPa（90/70mmHg），脉压小，表浅静脉塌陷，尿少，此病人休克达何种程度
A. 中度
B. 轻度
C. 重度
D. 晚期
E. 代偿期

9. 第9与第10肋闭合性骨折，肝破裂，脉搏106/min，血压12/8kPa（90/60mmHg），血红蛋白90g/L，适当的治疗是
A. 吸氧，输血，观察
B. 抗休克，病情好转后手术
C. 抗休克同时开腹手术
D. 先抗休克2~3h，不好转一边抗休克一边手术
E. 肋骨骨折处封闭及橡皮膏固定后手术

（10～11题共用题干）
男性，24岁，腹部闭合性损伤后2h，血压16/10.7kPa（120/80mmHg），脉搏96/min，全腹压痛，反跳痛，肌紧张，移动性浊音不明显，肠音消失，尿无异常。

10. 应诊断为
A. 腹腔内实质脏器损伤
B. 腹腔内空腔脏器损伤
C. 泌尿系损伤
D. 胰腺损伤
E. 肝破裂

11. 应如何处置
A. 立即手术
B. 观察12h后手术
C. 非手术治疗
D. 抗炎、补液，如血压脉搏异常则手术
E. 补液2000ml后手术

参考答案：1. C 2. E 3. C 4. E 5. C 6. D 7. D 8. A 9. C 10. B 11. A

第4章 泌尿系统（含男性生殖系统）

本章重点

执业医师考试中，泌尿系统每年均有出题，属于必考章节。本节知识点较多，需注意各个疾病的诊断及鉴别。其中重点掌握的内容包括：①肾小球源性血尿与非肾小球源性血尿的鉴别，血尿、蛋白尿和管型尿的分类；②急性和急进性肾小球肾炎的临床表现与治疗；③急、慢性肾盂肾炎和急性膀胱炎的临床表现与治疗；④上尿路结石和膀胱结石的临床表现与治疗；⑤肾和膀胱肿瘤的病理、临床表现与治疗；⑥肾积水和良性前列腺增生症的诊断与治疗；⑦肾损伤和球部、后尿道损伤的临床表现与治疗；⑧急、慢性肾衰竭的治疗，以及透析指征。

第1单元 尿液检查

重点提示

1. **肾小球源性血尿与非肾小球源性血尿的鉴别** 红细胞形态和容积分布曲线等。
2. **蛋白尿定义及分类** 生理性蛋白尿、肾小球性蛋白尿、肾小管性蛋白尿和溢出性蛋白尿。需掌握其常见举例。
3. **管型尿的分类** 透明管型、红细胞管型、白细胞管型、颗粒管型、蜡样管型、脂肪管型和肾衰竭管型。需掌握其常见举例。

考点串讲

一、血尿

（一）常见原因（2017）

1. **泌尿系统疾病** 最常见（2012）。
2. **全身性疾病** 如过敏性紫癜等。
3. **尿路邻近器官疾病** 如前列腺炎、急性阑尾炎等。
4. **药物与化学因素** 如磺胺类、吲哚美辛（消炎痛）等的不良反应。
5. **功能性血尿** 见于健康人。

（二）肾小球源性血尿与非肾小球源性血尿鉴别（2007）

见表4-1。

表4-1 肾小球源性血尿与非肾小球源性血尿的鉴别

	肾小球源性血尿	非肾小球源性血尿
红细胞形态	变形、畸形，呈多形性	均一形态正常红细胞
容积分布曲线	非对称	对称
常见疾病	急性肾小球肾炎、急进性肾炎、慢性肾炎等	肾结石、泌尿系肿瘤、肾盂肾炎等（2013）

二、蛋白尿

（一）分类（2006）

1. **肾小球性蛋白尿（最常见）** ①选择性蛋白尿：以清蛋白为主，如肾病综合征（2002）；②非选择性肾小球性蛋白尿：主要见于各类原发性肾小球肾炎，也可见于继发性肾小球疾病。

2. 肾小管性蛋白尿（2011）　①小分子量蛋白为主（2017），清蛋白正常或轻度增加；②主要见于间质性肾炎，抗生素肾损害和重金属肾损害。

3. 混合性蛋白尿

（1）同时累及肾小球和肾小管。

（2）主要见于各种肾小球疾病后期、肾小管间质疾病和全身疾病同时累及肾小球、肾小管。

4. 溢出性蛋白尿　①蛋白成分主要为血红蛋白、肌红蛋白、本-周蛋白；②主要见于多发性脊髓瘤、挤压伤和急性溶血。

5. 组织性蛋白尿　①主要为T-H糖蛋白；②肾炎症、中毒时排出增多。

6. 偶然性蛋白尿或假性蛋白尿　①一般不伴有肾本身的疾病，治疗后很快恢复正常；②泌尿道疾病及尿内掺入阴道分泌物时可阳性。

7. 功能性蛋白尿或生理性蛋白尿　①可由剧烈运动、发热或受寒引起；②泌尿系统无器质性病变。

8. 体位性蛋白尿或直立性蛋白尿　①直立姿势时出现，卧位时消失；②常见于青春发育期少年。

（二）常见原因

1. 生理性的。
2. 肾小球毛细血管壁屏障的损伤。
3. 肾小管受损或功能紊乱。
4. 血中低分子量蛋白异常增多。

三、管型尿

分类

1. 细胞管型　细胞量＞1/3管型体积。

（1）上皮细胞管型：见于急性肾小管坏死、肾淀粉样变性、急性肾小球肾炎、慢性肾炎、肾病综合征等。

（2）红细胞管型：几乎总合并肾小球性血尿，主要见于肾小球疾病，如急进性肾炎等，对诊断肾小球疾病有重要价值。

（3）白细胞管型：常提示肾实质有活动性感染，见于肾盂肾炎（2016）、间质性肾炎。

2. 颗粒管型　颗粒量＞1/3。

（1）粗颗粒管型：见于慢性肾炎、肾盂肾炎或某些原因引起的肾小管损伤。

（2）细颗粒管型：见于慢性肾炎或急性肾小球肾炎后期。

3. 透明管型

（1）主要有T-H糖蛋白构成，少量清蛋白和氯化物参与。

（2）肾病综合征、慢性肾炎、恶性高血压及心力衰竭时可见增多。

4. 蜡样管型　细胞崩解的最后产物。

（1）提示局部肾单位有长期梗阻性少尿，肾小管病变严重，预后差。

（2）见于慢性肾小球肾炎晚期、慢性肾衰竭及淀粉样变性。

5. 脂肪管型　①见于肾病综合征、慢性肾炎急性发作、中毒性肾病等；②偶见长骨骨折。

6. 色素管型　见于肌红蛋白、血红蛋白尿。

7. 肾衰竭管型　①可见于急性肾衰竭的多尿期；②慢性肾衰竭出现提示预后不良。

8. 易被误认为管型的物体　①类圆柱体：见于肾血液循环障碍；②黏液丝：大量存在表示尿道有炎症；③假管型。

=== 经典试题 ===

1. 镜下血尿的正确概念是

A. 离心尿沉渣每高倍镜视野3个以上红细胞

B. 离心尿沉渣低倍镜下偶见个别红细胞
C. 尿呈洗肉水样
D. 显微镜下大量红细胞
E. 离心尿沉渣高倍镜下每视野10个以上红细胞

2. 24h尿量少于多少为少尿
A. 100ml
B. 200ml
C. 300ml
D. 400ml
E. 500ml

3. 女，40岁，慢性肾盂肾炎史8年，2年来乏力，24h尿量为2100ml，夜间尿量800ml。该病人排尿异常的诊断符合哪项
A. 多尿
B. 夜尿增多
C. A+B
D. 少尿
E. 无排尿异常

4. 24h尿量少于多少为无尿
A. 100ml
B. 200ml
C. 300ml
D. 400ml
E. 500ml

参考答案：1. A 2. D 3. B 4. A

第2单元 肾小球疾病

重点提示

1. 原发性肾小球疾病的病理分型 要熟知。
2. 急性肾小球肾炎 病因（β-溶血性链球菌"致肾炎菌株"）、诊断（链球菌感染后1～3周发生血尿、蛋白尿、水肿和高血压等表现，伴血清C3下降并于发病8周内逐渐恢复正常）、治疗（休息及对症治疗为主）。
3. 急进性肾小球肾炎 病理特点（新月体性肾小球肾炎）及各病理类型的治疗。
4. 慢性肾小球肾炎 临床表现及其治疗。治疗包括针对性治疗和延缓慢性肾衰进展的治疗。
5. 肾病综合征的诊断标准 尿蛋白＞3.5g/d，血浆白蛋白＜30g/L，水肿，血脂升高。其常见并发症为感染、肾静脉血栓形成。

考点串讲

一、概述

（一）发病机制

1. 免疫反应
(1) 体液免疫：循环免疫复合物沉积（2012）、原位免疫复合物形成。
(2) 细胞免疫。

2. 炎症反应
(1) 炎症细胞：主要包括单核-巨噬细胞、中性粒细胞、嗜酸性粒细胞及血小板。
(2) 炎症介质。

（二）原发性肾小球疾病的临床及病理分类

1. 临床分型（2017） ①急性肾小球肾炎；②急进性肾小球肾炎；③慢性肾小球肾炎；④隐匿性肾小球肾炎（无症状性血尿或蛋白尿）；⑤肾病综合征。

2. 病理分型（2002，2004）
(1) 轻微性肾小球病变。

（2）局灶性节段性病变：包括局灶性肾小球肾炎。
（3）弥漫性肾小球肾炎：①膜性肾病（2013）。②增生性肾炎：系膜增生性肾小球肾炎；毛细血管内增生性肾小球肾炎；系膜毛细血管性肾小球肾炎；新月体和坏死性肾小球肾炎。③硬化性肾小球肾炎。
（4）未分类的肾小球肾炎。

二、急性肾小球肾炎

（一）病因
β-溶血性链球菌（2014）。

（二）临床表现（2001，2002，2013）
1. 尿异常　几乎均有肾小球源性血尿（2011），轻、中度蛋白尿，颗粒管型和红细胞管型。
2. 水肿　晨起眼睑水肿或伴下肢轻度可凹性水肿。
3. 高血压　一过性轻、中度高血压。
4. 肾功能异常　尿量减少、少尿；轻度氮质血症，极少数表现为急性肾衰竭。
5. 免疫学检查异常　C_3及总补体下降，8周内恢复正常（2017）；ASO滴度升高；循环免疫复合物及血清冷球蛋白可阳性。
6. 充血性心力衰竭

（三）诊断与鉴别诊断（2017）
1. 诊断（2012）　链球菌感染后1～3周发生血尿、蛋白尿、水肿、高血压，甚至少尿及氮质血症等急性肾炎综合征表现，伴血清C_3下降，8周内逐渐减轻到完全恢复，即可诊断为急性肾炎。
2. 鉴别诊断
（1）以急性肾炎综合征起病的肾小球病：①其他病原体感染后急性肾炎。常见于多种病毒感染极期或感染后3～5d，多数临床表现较轻，一般不伴血清补体降低，肾功能一般正常，自限性。②系膜毛细血管性肾小球肾炎。无自愈倾向，50%～70%有持续性低补体血症，8周内不恢复。③系膜增生性肾小球肾炎。C_3一般正常，无自愈倾向。
（2）急进性肾小球肾炎：多早期出现少尿、无尿、肾功能急剧恶化，肾活检可明确诊断。
（3）全身系统性疾病肾受累：伴有其他系统受累的典型临床表现和实验室检查，可鉴别。

（四）治疗（2016）
1. 一般治疗　卧床休息，急性期给予低盐饮食。
2. 治疗感染灶
3. 对症治疗　利尿消肿、降压，预防心脑合并症。
4. 透析治疗
5. 激素、细胞毒类药物　不宜应用（2017）。

三、急进性肾小球肾炎

（一）常见病因
本病是由多种原因所致的一组疾病。
1. Ⅰ型　抗肾小球基底膜型肾小球肾炎，抗肾小球基底膜抗体与肾小球基底膜抗原相结合激活补体致病（2004）。
2. Ⅱ型　免疫复合物型，循环免疫复合物沉积或原位免疫复合物形成，激活补体致病。
3. Ⅲ型　非免疫复合物型，肾微血管炎。

（二）诊断与鉴别诊断
1. 诊断（2014，2015）　凡急性肾炎综合征伴肾功能急剧恶化，肾活检病理证实为新月体肾小球肾炎（2001），根据临床及实验室检查能除外系统性疾病，诊断可成立。

2. 鉴别诊断　与急性肾小管坏死、梗阻性疾病、继发性急进性肾炎、原发性肾小球病等疾病相鉴别。

（三）治疗

1. 强化治疗

（1）强化血浆置换疗法：该疗法需配合糖皮质激素及细胞毒药物，适用于各型急进性肾炎，主要适用于Ⅰ型。

（2）甲泼尼龙冲击伴环磷酰胺治疗：主要适用于Ⅱ型、Ⅲ型（2007，2008）。

2. 替代治疗　及时透析，肾移植应在病情静止半年后进行。

四、慢性肾小球肾炎

（一）临床表现

差异性大，症状轻重不一，可有相当长的无症状尿异常期。以血尿、蛋白尿、高血压和水肿为基本症状。肾功能损害，最终发展至终末期肾衰竭-尿毒症。有急性发作倾向。晚期主要为终末期肾衰竭-尿毒症症状。

（二）诊断和鉴别诊断

1. 诊断　凡有慢性肾炎的临床表现如血尿、蛋白尿、高血压和水肿均应注意本病的可能。（2015，2016）

2. 鉴别诊断　①与原发性高血压继发肾损害鉴别；②与慢性肾盂肾炎鉴别；③Alport综合征；④与其他继发性肾炎鉴别：狼疮性肾炎、过敏性紫癜性肾炎、糖尿病肾小球硬化症、痛风肾、多发性骨髓瘤肾损害、肾淀粉样变等。

（三）治疗

根据肾活检病理类型进行针对性治疗，同时加强防止和延缓肾衰竭进展的综合防治措施，减少各种并发症的发生。肾活检的禁忌证：双侧肾萎缩、多囊肾、没有控制的高血压、尿路或肾周感染、出血倾向、呼吸衰竭和病态肥胖等。

1. 低蛋白饮食

2. 控制血压　通常控制血压为140/90mmHg。尿蛋白<1g/d者，血压<130/80mmHg更为理想。

3. 抗凝和血小板解聚药物　防治能引起肾损害的其他因素，激素和细胞毒药物的考虑。

4. 对症处理

五、肾病综合征

（一）诊断标准（2015）

1. 尿蛋白>3.5g/d（2003，2011）。

2. 血浆白蛋白<30g/L。

3. 水肿。

4. 高脂血症。

其中1，2两项为诊断所必需。

（二）继发性肾病综合征的常见原因及主要特点

1. 过敏性紫癜　好发于青少年，有典型皮肤紫癜，伴关节痛、腹痛及黑粪，多皮疹出现后1~4周出现血尿和蛋白尿。

2. 系统性红斑狼疮　好发于青少年及中年女性，多系统受损，免疫学检出多种自身抗体。

3. 乙型肝炎病毒相关性肾炎　多见于儿童及青少年，以蛋白尿或肾病综合征为主要表现。

(1) 血清 HBV 抗原阳性。
(2) 肾小球肾炎，并除外其他继发性肾小球肾炎。
(3) 肾活检切片找到 HBV 抗原。
4. 糖尿病肾病　好发于中老年人，有糖尿病病史，特征性眼底改变。(2011)
5. 肾淀粉样变性　好发于中老年人，是全身多器官受累的一部分，肾活检可确诊。
6. 骨髓瘤性肾病　好发于中老年人，病人有骨痛、血清单株免疫球蛋白增高、蛋白电泳有 M 蛋白及尿本-周蛋白阳性，骨髓象示浆细胞异常增生。

(三) 糖皮质激素的应用

1. 起始足量　一般泼尼松 1mg/(kg·d)，口服 8 周，必要时延长至 12 周 (2004, 2007)。
2. 缓慢减药　足量治疗后每 2~3 周减原用量的 10%，当减至 20mg/d 左右时应更加缓慢减量。
3. 长期维持　最小有效剂量 (10mg/d) 维持 6 个月左右。

(四) 治疗

1. 一般治疗　卧床休息，优质蛋白饮食，水肿者低盐饮食，少进富含饱和脂肪酸的饮食。
2. 对症治疗
(1) 利尿消肿。
(2) 减少尿蛋白：ACEI 及血管紧张素Ⅱ受体拮抗药、长效二氢吡啶类钙拮抗药。
3. 主要治疗——抑制免疫及炎症反应
(1) 糖皮质激素。
(2) 细胞毒药物 (2017)：①环磷酰胺主要不良反应为骨髓抑制及中毒性肝损害，性腺抑制，脱发，胃肠道反应及出血性膀胱炎；②氮芥。
(3) 环孢素。
(4) 麦考酚吗乙酯。
4. 中医药治疗

(五) 并发症的防治 (2000, 2002, 2003, 2007)

1. 感染　及时选用对致病菌敏感、强效且无肾毒性的抗生素积极治疗，有明确感染灶者尽快去除。
2. 血栓及栓塞并发症　血浆白蛋白 <20g/L 时，开始预防性抗凝治疗。
3. 急性肾衰竭　襻利尿药、血液透析、原发病治疗、碱化尿液。
4. 蛋白质及脂肪代谢紊乱　ACEI 及血管紧张素Ⅱ受体拮抗药。

六、IgA 肾病

(一) 概念

肾小球系膜区以 IgA 或 IgA 沉积为主的原发性肾小球病，是肾小球源性血尿最常见的病因。

(二) 临床表现 (2017)

1. 前驱症状。起病前多有感染，典型者常在上呼吸道感染后出现肉眼血尿，肉眼血尿有反复发作特点。
2. 全身症状。低热、腰痛、全身不适、尿痛。
3. 起病隐匿者主要表现为无症状性尿异常。
4. 有血尿、蛋白尿、高血压、尿量减少、轻度水肿等急性肾炎综合征表现。

(三) 诊断

肾活检免疫病理学检查发现肾小球系膜区或伴毛细血管壁以 IgA 为主的免疫球蛋白呈颗粒样或团块样沉积，诊断时需排除致继发性 IgA 沉积的疾病。

经典试题

1. 最终导致肾小球损伤并产生相应的临床症状主要是
   A. 循环免疫复合物沉积及原位免疫复合物形成
   B. 细胞免疫
   C. 免疫反应激活炎症细胞使之释放炎症介质致肾损害
   D. 凝血及纤溶系统因子及细胞黏附分子
   E. 肾小球固有细胞在特定条件下有致损伤作用

2. 肾小球疾病出现大量蛋白尿的主要原因是
   A. 肾小球内皮窗孔径增大
   B. 肾小球基膜结构的改变
   C. 肾小球上皮细胞足突裂隙增宽
   D. 电荷屏障遭到破坏
   E. 肾小球血流量增大

3. 为了减缓肾小球硬化的发生，临床上主要注意
   A. 低盐饮食、适量蛋白质、高热量、高维生素饮食
   B. 适当的休息
   C. 避免上呼吸道感染
   D. 服用利尿药物
   E. 高蛋白高脂肪饮食

4. 肾脏活体组织病理检查为50%以上肾小囊中有新月体形成，其最可能的诊断为
   A. 急性肾小球肾炎
   B. 慢性肾小球肾炎
   C. 狼疮性肾炎
   D. 糖尿病肾病
   E. 急进性肾小球肾炎

5. 以急性肾炎综合征起病的慢性肾炎与感染后急性肾炎的主要鉴别点是
   A. 尿中出现红细胞的量多
   B. 血压中等度升高
   C. 出现明显的水肿
   D. 有氮质血症
   E. 潜伏期及补体C3

6. 急性肾小球肾炎的治疗原则是
   A. 以休息及对症处置为主
   B. 以减轻水肿利尿为主
   C. 以降低血压应用联合降压药物为主
   D. 以止血、治疗血尿为主
   E. 以治疗合并症为主

7. 急进型肾炎的病理下述哪项不正确
   A. 肾小球新月体形成
   B. 肾小球内皮细胞和系膜细胞增生
   C. 肺部毛细血管基底膜可同时受累
   D. 免疫变态反应损伤IgG及C3呈光滑线条状沿肾小球毛细血管壁分布
   E. 肾小管上皮细胞中有大量类脂质沉着

8. 慢性肾炎治疗的主要目的
   A. 消除蛋白尿
   B. 消除血尿
   C. 控制感染
   D. 应用血小板解聚药
   E. 防止或延缓肾功能衰竭

9. 慢性肾炎高血压的治疗哪项是错误的
   A. 血压控制在理想水平：尿蛋白≥1g/d 血压控制在125/75mmHg以下；尿蛋白<1g/d，血压可放宽到130/80mmHg以下
   B. 选择延缓肾功能恶化具有肾保护作用的降压药
   C. 限盐<3g/d，有钠水潴留可选用襻利尿药
   D. 可用钙拮抗药
   E. 甘露醇静脉滴注

10. 肾病综合征低蛋白血症的主要原因是
    A. 肾小管重吸收蛋白不足
    B. 肝合成白蛋白不足
    C. 血浆蛋白分解代谢增强
    D. 肾小球毛细血管壁通透性增强，大量的清蛋白（白蛋白）从尿中丢失
    E. 蛋白质摄入不足

11. 关于肾病综合征的治疗下列哪项是错误的
    A. 只要血肌酐不升高，应给予正常量优质蛋白饮食
    B. 限制食盐和水的摄入
    C. 免疫抑制药与糖皮质激素可以合用
    D. 可应用抑制血小板凝集药物
    E. 因血浆胶体渗透压低，尿量虽少也不能用利尿药

12. IgA肾病的主要诊断依据是
    A. 无症状的血尿蛋白尿
    B. 高血压同时伴血尿改变
    C. 多次查出IgA升高
    D. 起病前有感染及上呼吸道感染
    E. 肾活检免疫病理学检查

13. 15岁，男性，全身高度水肿，尿蛋白（++++），管型少许，血浆白蛋白15g/L，血胆固醇10mmol/L，用泼尼松60mg/d治疗1周，病情无好转，此时应采用下列哪项措施
A. 停用泼尼松
B. 使用地塞米松
C. 继续用泼尼松原剂量
D. 加用ACTH
E. 加用环磷酰胺

14. 男性，20岁，反复咯血1周，进行性少尿5d入院，血压21.3/13.3kPa（160/100mmHg），尿常规，尿蛋白（+++），红细胞满视野，入院后病情继续恶化，血压升高加重，后出现恶心、呕吐，血尿素氮172mmol/L，诊断应考虑为
A. 流行性出血热
B. 急性肾炎
C. 慢性肾炎急性发作
D. 过敏性紫癜肾炎
E. 急进型肾炎

15. 男，32岁。确诊肾病综合征，血白蛋白20g/L。近两日感右侧腰部隐痛，尿色偏深，无明显尿频、尿急、尿痛。尿常规：RBC20～30/HP，WBC0～4/HP，B超：双肾、输尿管未见异常。应首先考虑的合并症是
A. 急性肾盂肾炎
B. 隐匿性肾炎
C. 肾结核
D. 肾静脉血栓形成
E. 肾肿瘤

16. 女性，18岁，水肿少尿20d，近2d出现发热，体温达38℃，检查BP16/10.7kPa（120/80mmHg），Hb 110g/L，尿常规白细胞10～15/HP，尿蛋白（+++），红细胞3～5/HP，最可能的诊断
A. 肾病综合征合并上呼吸道感染
B. 肾病综合征合并泌尿系统感染
C. 感染所致尿改变
D. 急性肾盂肾炎
E. 急性肾炎合并泌尿系统感染

17. 男性，24岁，1年前诊断肾病综合征，应用激素治疗4周，尿蛋白转阴后减量，治疗共8周，停药已6个月，近1个月来又出现水肿，尿蛋白（+++），应首选应用
A. 泼尼松1mg/kg
B. 甲泼尼松龙，冲击治疗
C. 环磷酰胺
D. 吲哚美辛治疗
E. 雷公藤治疗

（18～20题共用题干）
女性，18岁，3周前因急性化脓性扁桃体炎发热，治疗后好转，近日来出现眼睑水肿，血压增高，少尿，呼吸困难，不能平卧而就诊。

18. 首先应该选择哪项检查
A. 血常规，尿常规，便常规
B. 血常规，尿常规，血补体C3及C4测定
C. 肾B超，超声心动图检查
D. 心电图，血脂分析
E. 血尿蛋白

19. 最可能的诊断是
A. 急性肾小球肾炎合并左心衰竭
B. 急性上呼吸道感染
C. 急性心肌炎并左心衰竭
D. 急进性高血压
E. 急进性肾小球肾炎

20. 血压增高的最可能原因为
A. 原发性高血压病
B. 心功能不全所致
C. 水钠潴留
D. 低蛋白血症
E. 高胆固醇血症

（21～23题共用题干）
患慢性肾炎5年的病人，长期低盐低蛋白饮食，乏力、恶心、呕吐20d，血压18.7/13.3kPa（140/100mmHg），无水肿，Hb 60g/L，尿蛋白（+），颗粒管型0～3/HP，血白蛋白30g/L，球蛋白25g/L BUN 20mmol/L，血Cr 1220μmol/L，血钠125mmol/L。

21. 此病人首先采取哪项治疗饮食
A. 蛋白饮食1g/(kg·d)，多给动物蛋白，不限盐
B. 蛋白饮食0.6g/(kg·d)，以动物蛋白为主，限盐
C. 蛋白饮食0.3g/(kg·d)，以植物蛋白为主，不限盐
D. 高蛋白饮食，以植物蛋白为主，限盐
E. 高蛋白饮食，不限盐

22. 同时首先选择下列哪项治疗
A. 降血压

B．呋塞米 100mg，每日 1 次静脉滴注
C．补充血浆、红细胞
D．透析治疗
E．0.85%氯化钠注射液 500ml 静脉滴注
23．病人出现贫血的主要原因是

A．失血
B．缺铁
C．低蛋白血症
D．红细胞生存时间缩短
E．促红细胞生成因子分泌减少

参考答案： 1．C 2．D 3．A 4．E 5．E 6．A 7．E 8．E 9．E 10．D 11．E 12．E 13．C 14．E 15．D 16．B 17．B 18．B 19．A 20．C 21．B 22．D 23．E

第 3 单元 尿 路 感 染

=== 重点提示 ===

出题点集中在各种疾病的临床表现和诊断方面，其次是病因，须重点掌握。

1．急性肾盂肾炎诊断 有典型的临床表现，尿检有白细胞、红细胞、蛋白、管型和细菌，尿细菌培养每毫升尿有菌落 10^5 以上，血白细胞计数升高，中性粒细胞增多明显。

2．慢性肾盂肾炎诊断 ①肾外形凹凸不平，且双肾大小不等；②静脉肾盂造影可见肾盂肾盏变形、缩窄；③持续性肾小管功能损害。

3．急性膀胱炎 主要表现为尿频、尿急、尿痛、排尿不适、下腹部疼痛等，可有排尿困难。

4．无症状细菌尿 无症状细菌尿的妇女，老年人无须治疗。

=== 考点串讲 ===

一、概述

（一）常见致病菌

致病菌主要为肠道细菌，其中大肠埃希菌占 60%～90%，其次为副大肠埃希菌，变形杆菌、葡萄球菌（2016）、粪链球菌、产气杆菌、铜绿假单胞菌等。

细菌的致病作用除取决于细菌的种类外，还取决于其毒力，肾盂肾炎的细菌毒力比无症状性细菌尿细菌的毒力强。

（二）发病机制

1．感染途径（2017）

（1）上行感染（90%）：细菌→膀胱→肾盂→肾盏、乳头部→肾小管→肾实质。多见女性，尿道短而宽，与肛门近，尤其是已婚女性，在机体抵抗力减低或尿路黏膜损伤时易发病。正常人前尿道和尿道口周围有细菌寄生，排尿终末时，后尿道尿液可返回膀胱。尿路器械检查或导尿时可带细菌进入膀胱。

（2）血行感染（3%）：细菌→肾皮质形成小脓肿→肾小管→肾乳头→肾盏→肾盂。少见，除非存在某些特殊情况，如在机体免疫功能减低且体内有慢性感染灶（扁桃腺炎、牙周炎、皮肤感染、胆道感染）时，否则大肠埃希菌很难引起尿路感染。

（3）淋巴管感染：盆腔炎、阑尾炎、结肠炎→肾盂肾炎。

（4）直接感染：外伤、肾周围感染→肾盂、膀胱。

2．易感因素

（1）尿路防御机制：输尿管和膀胱连接处活瓣，排尿，高浓度的尿素和酸性环境；尿道和膀胱黏膜的抗菌能力；感染出现后，白细胞很快进入膀胱上皮组织和尿液中，起清除细菌的作用；男性排尿末时，前列腺液进入后尿道，这是男性尿感发生率低主要原因之一。

（2）易感因素：①尿流不畅和尿路梗阻。尿道狭窄、结石、肿瘤、前列腺肥大、膀胱憩室、肾

下垂、妊娠子宫压迫输尿管。②尿路畸形或功能缺陷。肾发育不良，肾、肾盂、输尿管畸形，多囊肾、马蹄肾、海绵肾、膀胱输尿管反流。③机体免疫功能低下。糖尿病、贫血、慢性肝病、慢性肾病、营养不良、肿瘤，长期应用免疫抑制药。④其他因素。尿道旁腺炎、尿道憩室炎、阴道炎、包皮炎、前列腺炎、痔疮、肛瘘、妊娠、导尿和尿路器械检查。⑤免疫反应：体液免疫（O抗原——抗O抗原抗体、K抗原——抗K抗原抗体、菌毛——抗菌毛抗体）、细胞免疫（肾盂肾炎时细胞免疫功能低下）、自身免疫（THP与大肠埃希菌有共同抗原性——肾小管损伤）。

二、急性肾盂肾炎

大肠埃希菌和其他肠杆菌及革兰阳性细菌最常见（2004）。

（一）诊断与鉴别诊断

1. 诊断　①临床表现：发热、腰痛、膀胱刺激症状。②辅助检查：尿液检查，有白细胞、红细胞、蛋白、管型和细菌；尿细菌培养每毫升菌落 10^5 以上；血白细胞计数升高，中性粒细胞增加明显。

2. 鉴别诊断　临床上急性肾盂肾炎常伴膀胱炎，而下尿路感染又可以上行累及肾，有时不易区别，但是，下尿路感染以膀胱刺激症状为主要临床表现，并常伴下腹部胀痛、不适，很少有寒战、高热等全身症状。

（二）治疗

1. 全身治疗　卧床休息、输液、多饮水，维持每日尿量 1.5L 以上，注意饮食要富含热量和维生素。

2. 抗菌药物治疗　复方磺胺甲噁唑对除铜绿假单胞菌以外的革兰阳性和阴性菌有效；喹诺酮类药物，抗菌谱广、作用强、毒性少，除不宜用于儿童和孕妇外，临床应用广泛；青霉素：第一、二代头孢菌素可用于产酶葡萄球菌感染，第二、三代头孢菌素对严重革兰阴性杆菌感染作用显著；去甲万古霉素适用于耐甲氧西林的葡萄球菌。

三、慢性肾盂肾炎

（一）诊断标准（2017）

肾盂肾炎病程超过半年，同时伴有下列情况之一者，可诊断为慢性肾盂肾炎（2014，2015，2016）。
1. 在静脉肾盂造影片上可见肾盂肾盏变形、缩窄。
2. 肾外形凹凸不平，且两肾大小不等（2000）。
3. 肾小管功能有持续性损害（2001）。

（二）治疗

1. 药物选择　药敏。

2. 疗程　急性发作期治疗同急性肾盂肾炎，女性病人在临床治愈后于每月月经来潮前1d或来潮时，立即使用抗菌药物7～10d；如发作与性交有关，可于性交后排空小便，服用有效抗菌药物1～3d，男性病人固定每月上旬用药，共3～6个月，或于急性发作期后每晚1次用原药量的1/3～1/2，继续治疗3～6个月。

四、急性膀胱炎

（一）临床表现

发病突然，有尿急、尿频、尿痛，严重者数分钟排尿1次（2006，2007），且不分昼夜，膀胱排空后仍感排尿未尽；常伴终末血尿，有时全程血尿，甚至有血块排出；可有急迫性尿失禁；全身症状不明显，体温正常或低热；耻骨上膀胱区有压痛，但无腰部压痛。

（二）治疗

多饮水，口服碳酸氢钠碱化尿液，减少对尿路的刺激。并可用颠茄、阿托品、地西泮，膀胱区热敷、热水坐浴等减轻膀胱痉挛。抗菌药物，选用复方磺胺甲噁唑、头孢菌素、喹诺酮类药物。

五、无症状性细菌尿

（一）临床表现

无症状性细菌尿是一种隐匿性尿路感染，即病人有细菌尿而无任何尿路感染症状，发病率随年龄增长而增加，致病菌多为大肠埃希菌（2012）。

（二）治疗

妇女无症状细菌尿不予治疗，妊娠期妇女必须治疗（2011）；学龄前无症状性细菌尿应予治疗；老年不予治疗；药物选择抗革兰阴性菌的抗菌药，如第二、三代头孢菌素等。

=== 经 典 试 题 ===

1. 慢性肾盂肾炎病人经系统治疗，尿常规已正常，还应做哪项检查，以判断治疗效果
  A. 定期复查尿常规
  B. 尿白细胞计数
  C. 静脉肾盂造影
  D. 尿细菌培养
  E. 检查肾区有无叩痛

2. 慢性肾盂肾炎诊断的主要依据
  A. 影像学检查有局灶粗糙的肾皮质瘢痕，伴有相应的肾盏变形
  B. 反复多次出现尿频、尿急、尿痛
  C. 病程在6个月以上
  D. 尿路有梗阻
  E. 腰痛、低热

3. 女性，24岁，突然发热，1d后出现肉眼血尿，无尿频、尿痛，化验尿常规蛋白（+），红细胞30～40/HP，白细胞10～20/HP。考虑应用何种检查诊断
  A. 尿细菌培养
  B. 血常规检查
  C. 尿蛋白定性
  D. 膀胱镜
  E. 肾盂造影

4. 孕妇患急性肾盂肾炎应首选
  A. 青霉素
  B. 氨苄西林
  C. 红霉素
  D. 四环素
  E. 庆大霉素

5. 男性，22岁，发热2d，同时伴有乏力、腹痛、出现无痛性肉眼血尿。查体：体温38℃，肋脊角及输尿管压痛阳性，尿白细胞10～15/HP，其原因是
  A. 上呼吸道感染
  B. 肾结石

  C. 肾小球肾炎
  D. 肾盂肾炎
  E. 膀胱炎

（6～8题共用题干）

女性，27岁，产后第4天，出现寒战、高热、腰痛，尿白细胞30/HP，尿蛋白（+），并尿痛，下腹痛，肾区叩击痛，耻骨上压痛（+），血常规 WBC 18×10^9/L。

6. 首先应考虑产后并发何种疾病
  A. 产褥热
  B. 败血症
  C. 上呼吸道感染
  D. 急性肾盂肾炎
  E. 急性膀胱炎

7. 应该如何选择用药
  A. 先观察体温热型，查出病因后再做处理
  B. 暂不用抗生素，待细菌培养结果、药敏结果出来后再用抗生素
  C. 治疗应在取尿标本送检后立即进行
  D. 首先运用广谱抗生素
  E. 抗生素治疗时少饮水

8. 治疗症状不缓解多长时间考虑更换抗生素
  A. 72h内无效可换药
  B. 48h内无效可换药
  C. 36h内无效可换药
  D. 24h内无效可换药
  E. 8h内无效可换药

（9～11题共用题干）

慢性肾盂肾炎，男性，48岁。尿培养为变形杆菌，尿沉渣白细胞5～10/HP，经内科治疗症状暂时缓解，但实验室检查尿仍然无好转。

9. 下一步的治疗应该用什么措施
  A. 继续更换抗生素治疗
  B. 做尿细菌的高渗培养后用药
  C. 做结核菌培养后用药

D. 再次做尿细菌培养用药
E. 做静脉肾盂造影了解是否有梗阻
10. 反复再发的慢性肾盂肾炎反复持续治疗
A. 1～2周
B. 2～4周
C. 1～3个月
D. 0.5～1年
E. 1～2年
11. 病人症状好转，尿化验正常，为防止复发采取低剂量抑菌疗法，正确的方法应该是
A. 用常规1次量，睡前1次口服
B. 用常规1次量，清晨1次口服
C. 用常规1次量，中餐后1次口服
D. 用全天剂量的1/2，睡前1次口服
E. 减少用药剂量，分次口服
（12～13题共用备选答案）
A. 尿中细菌表面有无抗体包裹
B. 尿中细菌的血清型
C. 尿原浆型菌株培养
D. 尿细菌培养及菌株培养
E. 尿沉渣涂片找细菌
12. 区别肾盂肾炎的复发还是新的再感染
13. 区别膀胱炎和肾盂肾炎

参考答案：1. D 2. A 3. A 4. B 5. D 6. D 7. C 8. A 9. E 10. C 11. E 12. B 13. A

第4单元 男性生殖系统感染

重点提示

1. **慢性前列腺炎** 首选红霉素、复方磺胺甲噁唑、多西环素等具有较强穿透力的抗菌药物。

2. **急性细菌性前列腺炎** 急性寒战高热、尿路刺激、会阴部疼痛，可引起尿潴留；直肠指检前列腺肿大、触痛±波动感。急性期禁忌按摩。

3. **急性附睾炎** 卧床休息，并将阴囊托起，予止痛、热敷。可用0.5%利多卡因减少疼痛。选用广谱抗生素治疗。

考点串讲

一、前列腺炎

（一）分型

前列腺炎分为4型：Ⅰ型，急性细菌性前列腺炎；Ⅱ型，慢性细菌性前列腺炎；Ⅲ型，慢性前列腺炎/慢性骨盆疼痛综合征（CP/CPPS），该型又分为ⅢA（炎症性CPPS）和ⅢB（非炎症性CPPS）两种亚型；Ⅳ型，无症状性前列腺炎。

（二）临床表现（2016）

1. **急性细菌性前列腺炎** 多由尿道上行感染所致，表现为急性寒战高热、尿路刺激、会阴部疼痛，可引起尿潴留；直肠指检前列腺肿大、触痛±波动感。

2. **慢性前列腺炎** 分为细菌性和非细菌性。大多数病人没有急性炎症过程，其致病菌有大肠埃希菌、变形杆菌、克雷伯杆菌、葡萄球菌或链球菌等，也可以由淋球菌感染，主要由尿道逆行感染所致。临床表现为尿路刺激征，可有轻至中度排尿困难，滴白（晨起尿/便末）、疼痛（会阴持续疼痛，射精后可加重）、性功能障碍、精神紧张、并发症（可表现变态反应如虹膜炎、关节炎、神经炎、肌炎、不育等）。

（三）诊断

1. **急性细菌性前列腺炎** 有典型的临床表现和急性感染史。直肠指检前列腺肿胀、压痛、局部温度升高，表面光滑，形成脓肿则有饱满或波动感。

2. 慢性细菌性前列腺炎　诊断依据有①反复的尿路感染发作；②前列腺按摩液中持续有致病菌存在。

（1）直肠指检：前列腺呈饱满、增大、质软、轻度压痛。病程长者，前列腺缩小、变硬、不均匀，有小硬结。

（2）前列腺液检查：前列腺液白细胞＞10/HP。卵磷脂小体减少，可诊断为前列腺炎。

（3）B超：显示前列腺组织结构界限不清，不规则，回声增强，可提示前列腺炎。

（四）治疗

1. 急性细菌性前列腺炎　卧床休息，输液，大量饮水并应用抗生素如复方磺胺甲噁唑、喹诺酮类药物及头孢类、红霉素等。合并厌氧菌感染可用甲硝唑。每个疗程7日，可延长至14日。如果出现急性尿潴留应行耻骨上膀胱穿刺造口，不留置导尿管，以免加重感染及扩散。

2. 慢性前列腺炎　首选红霉素、复方磺胺甲噁唑、多西环素等具有较强穿透性的抗菌药物，临床还可以应用喹诺酮类、头孢菌素类等，亦可以联合用药或轮回用药，以防耐药。

3. 支持治疗　解痉镇痛、热水坐浴、性生活适度；忌酒、辛辣、久坐。

二、附睾炎

（一）病因

1. 急性附睾炎　常由泌尿系感染和前列腺炎、精囊炎扩散所致。

2. 慢性附睾炎　多由急性附睾炎治疗不彻底而形成。部分病人无急性炎症过程，可伴有慢性前列腺炎。

（二）临床表现

1. 急性附睾炎　可有畏寒、高热。患侧阴囊明显肿胀、阴囊皮肤发红、发热、疼痛，并沿精索、下腹部以及会阴部放射。附睾睾丸及精索均有增大或增粗，肿大以附睾头、尾部为甚。有时附睾、睾丸界限不清，下坠时疼痛加重。可伴有膀胱刺激症状。

2. 慢性附睾炎　阴囊有轻度不适，或坠胀痛，休息后好转。附睾局限性增厚及肿大，与睾丸的界限清楚，精索、输精管可增粗，前列腺质地偏硬。

（三）诊断与鉴别诊断

1. 急性附睾炎　根据典型临床表现，易于诊断。但要注意与附睾结核、睾丸扭转相鉴别。

2. 慢性附睾炎　需与结核性附睾炎鉴别。

（四）治疗

1. 急性附睾炎　卧床休息，并将阴囊托起，采用止痛、热敷。可用0.5%利多卡因做精索封闭，减少疼痛。选用广谱抗生素治疗。病情较重者，宜尽早静脉用药。脓肿形成则切开引流。

2. 慢性附睾炎　托起阴囊，局部热敷、热水坐浴、理疗等可缓解症状。重视前列腺炎的综合治疗。如局部疼痛剧烈，反复发作，影响生活和工作，可考虑做附睾切除。

第5单元　肾　结　核

重点提示

1. 肾结核最突出的病理表现　就是病变在肾，而症状在膀胱。尿频、尿急、尿痛是肾结核的典型症状之一，还有血尿、脓尿、腰痛和肿块等表现。

2. 检查　静脉尿路造影（IVU）早期表现为肾盏边缘不光滑如虫蚀状，随病变进展，肾盏失去杯形，不规则扩大或模糊变形。治疗：注意全身治疗，包括营养、休息、环境、避免劳累等。

考点串讲

一、病理

肾结核（80%为双肾）主要位于皮质；尿检（镜下血尿、酸性尿、TB 菌）无症状，多可自愈；临床型肾结核（90%为单肾）位于髓质及肾乳头；破坏性改变，修复为纤维化、钙化→自截肾。

肾结核最突出的病理表现就是病变在肾，而症状在膀胱（2000，2001，2008）。

二、临床表现

肾结核常发生于20～40岁的青壮年，男性较女性多见，儿童发病多在10岁以上，婴幼儿罕见，90%为单侧。膀胱刺激征明显（2006）。

1．尿频　无痛性尿频为最突出、最早症状；最初为夜尿增多，后为全天；输尿管梗阻/肾自截后症状减轻；可合并其他感染而有"尿路刺激征"；后期膀胱结核挛缩尿频严重；甚至出现尿失禁现象。

2．脓尿　是肾结核的常见症状，肉眼多呈淘米水样；镜下脓尿多见，白细胞＞20/HP，细菌培养（－），为细菌阴性脓尿。

3．血尿　早期多为镜下血尿，后期可有肉眼血尿占10%，由于结核性膀胱及溃疡，在排尿终末因膀胱收缩而致，为终末血尿。

4．腰痛和肿块　一般无明显腰痛。

5．全身症状结核中毒症状　全身症状常不明显，晚期肾结核或合并其他器官活动性结核时，可以出现发热、盗汗、消瘦、贫血、食欲缺乏和血沉快等典型结核症状。

6．肾功能损伤表现

7．并发生殖系结核表现　肾结核男性病人中有50%～70%合并生殖系统结核，临床表现最明显的是附睾结核，附睾可触及不规则硬块，输精管结核病变时，变粗硬并呈"串珠"样改变（2012）。

三、诊断

无明显原因的慢性膀胱炎，症状持续存在并逐渐加重，伴终末血尿（2017），尿细菌培养阴性，经抗菌药物治疗无效，都应考虑肾结核的可能性。此外，以下辅助检查有助于诊断。

1．尿检查　尿液呈酸性，尿蛋白阳性，有较多的血细胞和白细胞；尿沉渣涂片抗酸染色阳性（2015，2016）。

2．影像学检查

（1）B超：对于中晚期病例可初步确定病变部位，常显示肾结构紊乱，有钙化显示强回声。

（2）X线：首选泌尿系平片（KUB）+静脉尿路造影（IVU）。泌尿系平片（KUB）可能见到病肾局灶或斑点状钙化影或全肾广泛钙化。静脉尿路造影（IVU）可以了解分侧肾功能、病变范围与程度（2002，2003）。早期表现为肾盏边缘不光滑如虫蚀状，随病变进展，肾盏失去杯形，不规则扩大或模糊变形（2007）。

（3）CT和MRI：CT对中晚期肾结核能清楚显示扩大的肾盏肾盂、皮质空洞及钙化灶；MRI对诊断肾结核对侧肾积水有独到之处。

3．膀胱镜检查　病变以患侧输尿管开口/三角区为重；浅黄色粟粒样TB 结节，"高尔夫球洞征"；但在炎症急性期、膀胱挛缩期禁忌行膀胱镜检。

四、治疗

肾结核是全身结核病的一部分，治疗应注意全身治疗，包括营养、休息、环境、避免劳累等；目前肾结核的治疗应根据病人全身和病肾情况，选择药物治疗和手术治疗。

1．药物治疗　6个月短程疗法 2HRZ/4HR，复发者巩固期6个月；以上药物在肾功能不全时多不需调整剂量；化疗时定期查尿常规、尿菌、血细胞沉降率、IVP/BUS及肝肾功能；一般2～3周尿菌转（一），于3/6/12个月复查。

2. 手术治疗

（1）肾切除术：①无功能肾（2006）/结核性脓肾/自截肾；②实质破坏2/3 以上（2 个肾大盏以上）且化疗无效；③难治性HTN；④输尿管严重梗阻，尤为肾盂输尿管连接处；手术后一般不引流，避免形成难愈合的窦道。

（2）肾部分切除术：只用于钙化病灶（一极钙化灶化疗6~8周无效；钙化病灶增大）。病灶清除术：与集合系统不通的局限结核病灶，行BUS引导下穿刺吸引＋抗结核药物灌注1~2周，6个月随访1次，随访5年。

（3）成形手术：指征为膀胱挛缩（与痉挛区分）；膀胱扩大术（结肠/盲肠→可发生高氯性酸中毒）尿失禁、尿道狭窄不宜使用。

（4）尿液改道：①上尿路积水（2001，2005）；②输尿管狭窄过长、无法重建（2012）；③尿失禁严重；④膀胱以下梗阻重。

经典试题

1. 肾结核早期唯一严重的阳性发现是
A．大量血尿
B．肾区包块
C．结核中毒症状
D．尿常规有少量红细胞和脓细胞
E．肾盂造影有破坏病灶

2. 一侧无功能结核肾，对侧轻度肾积水，膀胱容量正常，处理方法是
A．积水侧肾造口
B．暂非手术治疗
C．切除结核无功能肾，观察积水肾进展情况，再决定是否行输尿管膀胱再植
D．切除无功能肾3~6 个月后行积水侧肾造口
E．切除无功能肾3~6 个月行积水侧输尿管膀胱再植术

3. 肾结核病人膀胱镜检中，可见下列哪项不正确
A．充血水肿
B．结核结节
C．溃疡及瘢痕形成
D．输尿管可呈洞穴状
E．膀胱内可见乳头状肿物样改变

4. 延误肾结核的诊断原因，哪一项是错误的
A．满足于膀胱结核的诊断，不追究其继发于肾结核
B．满足于一般膀胱炎的诊治，不追究其原因
C．满足于肾积水的诊断，不追究积水原因
D．满足于附睾结核的诊断，不追究继发肾核
E．满足于前列腺结核诊断，不追究其是继发肾结核

5. 女，38 岁，尿频、尿急、尿痛半年余，抗生素治疗不见好转，IVU 右肾不显影，尿常规：白细胞充满（HP），红细胞10~20 /HP；右肾穿刺造影可见广泛破坏灶，肾盂肾盏严重积水扩张。诊断右肾结核，应选用哪种治疗最好
A．继续抗结核治疗
B．右肾切除术
C．全身支持疗法＋抗结核治疗
D．术前抗结核药物治疗＋右肾切除术
E．术前抗结核药物治疗＋右肾切除术＋术后抗结核治疗

6. 女，22 岁。尿频尿急2 年，有米汤样尿和终末血尿。尿检：脓细胞（＋＋＋），红细胞（＋），尿细菌培养阴性，IVU：左肾未显影，左肾区可见斑片状高密度阴影，右肾盂肾盏显示光滑，有轻度积水，诊断应为
A．左肾结核
B．右肾结核
C．双肾结核
D．左输尿管结石肾积水
E．左肾癌

7. 女，29 岁。尿频尿急，尿痛2 年余，有终末血尿。尿检：脓细胞（＋＋＋），红细胞（＋＋），尿细菌培养阴性。IVU：右肾不显影，左肾上下盏均有虫蚀样改变，有轻度积水，血 Cr：100μmol/L,血红蛋白110g/L。诊断为双肾结核，该病人应怎样治疗
A．非手术抗结核治疗
B．右肾切除，左肾造口

C. 左肾造口
D. 右肾切除
E. 抗结核治疗后右肾切除

(8～11题共用备选答案)
A. 肾结核的主要临床表现
B. 肾结石的主要临床表现
C. 膀胱癌的主要临床表现
D. Wilms瘤的主要临床表现
E. 前列腺增生症的主要临床表现

8. 尿频，尿痛，血尿和脓尿为
9. 无痛性肉眼血尿为
10. 老年男性进行性排尿困难为
11. 小儿腹部巨大肿块为

参考答案： 1. D 2. C 3. E 4. C 5. E 6. A 7. E 8. A 9. C 10. E 11. D

第6单元 尿路结石

重点提示

1. 尿路结石 成分及其性质（显影），其可引起泌尿道直接损伤、梗阻、感染或恶性变。
2. 上尿路结石 包括肾和输尿管结石，主要症状是疼痛和血尿。有非手术治疗、ESWL等。
3. 膀胱结石 典型症状为排尿突然中断。

考点串讲

一、概述

（一）形成结石的因素

1. 流行病学因素 尿石症男性多于女性，好发于25～40岁，老年男性患尿石症食入过多时，容易形成肾结石；水分摄入少；与某些疾病相关，如胱氨酸尿症、家族性黄嘌呤尿等。

2. 尿液改变 形成尿结石的物质排出增加，如钙、草酸或尿酸排出量增加；尿pH改变，在酸性尿中容易形成磷酸盐沉淀，在碱性尿中易形成尿酸和胱氨酸结晶；尿量减少；尿路感染等。

3. 泌尿系解剖结构异常

（二）尿路结石成分及性质

草酸钙结石最常见，磷酸盐、尿酸盐、碳酸盐次之，胱氨酸结石罕见。通常尿结石是以多种盐类混合而成，磷酸钙、磷酸镁铵结石与尿路感染有关；纯尿酸结石不被X线片显影（2002，2003，2008）。

（三）病理生理

尿路结石在肾和膀胱内形成，绝大多数的输尿管结石和尿道结石是结石排出过程中停留该处所致，多见于输尿管的下1/3段。

尿路结石可引起泌尿道的直接损伤、梗阻、感染或恶变，病理生理改变与结石的部位、大小、数目、继发炎症和梗阻程度有关。如结石梗阻肾盏颈部可引起肾盏积液或积脓，进一步致肾萎缩、瘢痕形成；堵塞输尿管引起急性完全性或不完全性尿路梗阻等。

二、上尿路结石

上尿路结石主要是指肾和输尿管结石，主要症状是疼痛和血尿，其程度与结石部位、大小、活动与否及有无损伤、感染、梗阻等有关。

（一）临床表现

1. 疼痛 腰痛：大结石移动小，痛感轻，为钝痛；小结石移动大，可造成肾盏颈部/肾盂输尿管连接处嵌顿而梗阻；肾绞痛：深夜/凌晨突发，腰/胁部阵发性绞痛（2000），可向膀胱睾丸放射；苍白、恶心、呕吐，可自行缓解。

2. **血尿** 疼痛后血尿多见（2000，2004，2005），镜下血尿多见；与其他急腹症鉴别的依据。

3. **膀胱刺激征** 见于结石伴感染或输尿管膀胱壁段结石。

4. **并发症表现** 继发急性肾盂肾炎或肾积脓时，可有发热、畏寒、寒战等全身症状，结石肾积水时扪及增大的肾，双侧输尿管结石引起完全梗阻或孤立肾上尿路完全梗阻时，可导致无尿，出现尿毒症。

（二）诊断与鉴别诊断

1. **诊断** 完整的诊断包括结石的诊断（部位、数量、体积、成分、形状）；结石并发症诊断；成因。①病史和体检：疼痛和血尿相继出现首先考虑肾结石，注意有无排石史；注意问饮食、服药、感染史、肾病/PTH史等。②实验室检查：尿常规，红细胞为主要证据，白细胞提示炎症，沉渣晶体常于肾绞痛后出现，尿pH对成分、成因有提示；血常规，绞痛发作白细胞升高，但白细胞>13×10^9/L时可能合并感染；24h尿，尿量、钙、草酸盐、尿酸、磷酸盐、镁、胱氨酸等；尿钙>200mg/d 高钙尿症；尿镁<50mg/d 低镁尿症。③影像学检查：B超，筛查/随诊；可检出透X线结石及肾积水、皮质厚度，灵敏性高；客观性不如X线。

首选检查为腹部X线片+静脉尿路造影（2004，2005，2007，2008，2012）。

CT：0.5mm 小结石；显示任何成分；敏感度极高。

2. **鉴别诊断** ①急腹症：一般不出现镜下血尿，结核影像学检查可以鉴别；②肾结核：有脓尿，结核中毒症状，尿沉渣检出抗酸菌，抗结核治疗有效；③肾肿瘤：高发年龄50～70岁，以无痛性肉眼血尿为主，疼痛多为腰部钝痛或隐痛，晚期可有转移症状。

（三）治疗

个体化治疗，有时需要综合各种治疗方法。一般如结石<0.6cm光滑，无尿路梗阻、无感染，纯尿酸结石及胱氨酸结石，可先使用保守疗法。直径<0.4cm，光滑的结石，90%能自行排出。

1. **病因治疗** 少数病人能找到形成结石的病因，如甲状腺功能亢进，切除腺瘤，原有的尿路结石自行溶解、消失，尿路梗阻，只要解除梗阻，可以避免复发。

2. **药物治疗（2014）** 尿酸结石和胱氨酸结石的治疗需碱化尿液；感染性结石，需控制感染，酸化尿液，限制食物中磷酸的摄入。

3. **体外冲击波碎石（ESWL）**

（1）适应证：适用于肾、输尿管上段结石（2011，2012，2013，2016）。肾、输尿管上段结石≤2.5cm（2004），具有正常的肾功能，碎石成功率可达90%左右。

（2）禁忌证：结石远端尿路梗阻、妊娠、出血性疾病、严重心脑血管病、安置心脏起搏器者、血肌酐≥265μmol/L、急性尿路感染、育龄妇女输尿管下段结石等（2001）。

4. **经皮肾镜取石或碎石术（PCNL）** 适用于≥2.5cm的肾盂结石及肾下盏结石（2014，2017），对结石远端尿路梗阻、质硬的结石、残留结石、有活跃代谢病及需要手术者尤为适应。

5. **输尿管镜取石或碎石术** 适用于中、下段输尿管结石，泌尿系X线片不显影结石，因肥胖、结石硬、停留时间长用体外超声波碎石困难者。输尿管软镜亦用于肾结石（<2cm）的治疗。

6. **腹腔镜输尿管取石** 适用于输尿管结石>2cm，经ESWL及输尿管镜手术治疗失败者。

7. **开放手术** ①肾盂切开取石术，适用于结石>1cm或合并梗阻、感染的结石；②肾实质切开取石术，适用于肾盏结石，尤其肾盂切开不易取出或多发性肾盏结石；③肾部分切除，适用结石在肾的一极；④肾切除术，因结石导致肾结构严重破坏，功能丧失，或合并肾积脓，而对侧肾功能良好；⑤输尿管切开取石术，适用于嵌顿较久或其他治疗效果不佳者。

双侧上尿路结石的治疗原则：双侧输尿管结石时，一般先处理梗阻严重侧；一侧肾结石，另一侧输尿管结石时，先处理输尿管结石；双侧肾结石时，一般先处理容易取出且安全的一侧；孤立肾上尿路结石或双侧上尿路结石引起急性完全梗阻无尿时，一旦确诊及时手术。

三、膀胱结石

（一）临床表现（2017）

典型症状为排尿过程中尿流突然中断（2003，2008，2015），下腹疼痛（排尿时明显、向会阴及阴茎部放射，常伴有终末血尿）；膀胱刺激症状（并发感染时加重）。

（二）诊断

根据典型症状可初步诊断，但需注意引起结石的病因。

辅助诊断：B超，能发现强光团及声影；X线检查，膀胱镜检查。

（三）治疗与预防

采用手术治疗。

1. 经尿道膀胱镜取石或碎石，适用于结石<2～3cm者。
2. 耻骨上膀胱切开取石术，适用于结石过大、过硬或膀胱憩室病变时，小儿及膀胱感染严重者，应做耻骨上膀胱造口，以加强尿液引流。
3. 预防。提倡母乳喂养或牛乳喂养可以预防小儿膀胱结石的发生。及时治疗上尿路结石和下尿路梗阻、感染。避免膀胱异物。

经典试题

1. 哪种结石易在碱性尿中形成
   A. 尿酸结石
   B. 磷酸盐结石
   C. 草酸盐结石
   D. 胱氨酸结石
   E. 黄嘌呤结石

2. 左肾下盏多发性结石并明显扩张，最好的治疗方法是
   A. 肾盂切开取石
   B. 肾切开取石
   C. 肾切除
   D. 肾部分切除
   E. 体外震波碎石术

3. 有关上尿路结石的临床表现，下列哪项是错误的
   A. 结石可引起钝痛或酸痛
   B. 结石越大，越易引起疼痛
   C. 可引起肉眼和镜下血尿
   D. 伴感染时可有尿频、尿痛等症状
   E. 双侧或孤立肾上尿路结石完全梗阻可无尿

4. 膀胱结石直径2cm，尿检白细胞3～5/HP，最佳治疗方法
   A. 膀胱镜碎石
   B. 膀胱切开取石
   C. 留置导尿消炎后，膀胱切开取石
   D. 体外震波碎石
   E. 药物排石

5. 关于尿路结石预防机制，以下正确的是
   A. 服维生素 B_6 以增加尿中草酸盐溶解
   B. 服氧化镁以减少尿中草酸盐排出
   C. 碱化尿液以利于磷酸盐的溶解
   D. 患草酸盐结石应多吃菠菜、西红柿，多吃高蛋白、高糖饮食
   E. 别嘌醇可使尿酸形成减少

6. 女，27岁。活动后突感右下腹放散痛，伴恶心，1个月前有同样发作史，查：右肾区叩痛，腹软，右下腹有深压痛，无肌紧张，尿液检查：白细胞3～4/HP，红细胞20～30/HP，腹部平片右输尿管上段有阴影0.8cm，B超示右肾轻度积水。目前最好的治疗方法是
   A. 体外震波碎石
   B. 输尿管切开取石
   C. 肾镜取石
   D. 解痉镇痛后体外震波碎石
   E. 非手术排石

7. 男，31岁。B超可见肾上盏结石0.6cm，经解痉，中西药治疗和大量饮水，现出现尿频、尿急、尿痛，现结石的位置应在
   A. 肾盂
   B. 输尿管中段
   C. 膀胱
   D. 输尿管膀胱入口段
   E. 尿道

(8～10题共用题干)

男性，35岁。右肾疼痛3d，尿常规红细胞充满（HP），白细胞2～3/HP，尿路平片可见右下段输尿管走行区高密度阴影 0.6cm，IVU可见右输尿管下段结石，其上输尿管轻度扩张，右肾轻度积水。

8. 输尿管结石绞痛发作时应给予的治疗

A. 大量饮水，促使结石排出
B. 体外震波碎石
C. 立即手术取石
D. 输尿管导管套石
E. 用药物解除绞痛症状

9. 病人中西药物治疗和大量饮水及活动后绞痛解除，突然出现尿流中断及排尿终末痛，原因是

A. 急性前列腺炎
B. 结石在输尿管间壁段
C. 结石到膀胱
D. 结石到尿道
E. 尿道炎

10. 对该病人应采用哪种治疗方法

A. 膀胱切开取石术
B. 套石术
C. 药物排石
D. 大量饮水等待自然排出
E. 体外震波碎石

参考答案：1. B 2. D 3. B 4. A 5. E 6. D 7. D 8. E 9. C 10. D

第7单元 泌尿、男性生殖系统肿瘤

重点提示

1. **肾肿瘤** 血尿、疼痛和肿块是主要症状。根治性肾切除术是肾癌最主要的治疗方法。
2. **膀胱肿瘤** 常表现为间歇性无痛性全程肉眼血尿。膀胱癌多为移行细胞癌。TNM分期常考，以手术治疗为主。
3. **肾盂肿瘤** 早期可有间歇无痛性肉眼血尿，偶尔见条形血块。静脉尿路造影可以发现肾盂内充盈缺损。治疗为肾切除及全长输尿管，包括输尿管开口部位的膀胱壁切除。
4. **前列腺癌的诊断** 直肠指检、经直肠B超检查和血清前列腺特异性抗原（PSA）测定是临床诊断前列腺癌的基本方法。TNM分期及其治疗须熟知，尤其是内分泌治疗。

考点串讲

一、肾肿瘤

（一）肾癌

1. **病理** 来源于肾小管上皮，多为单侧，具有假包膜；切面以黄色为主，亦可见出血、坏死、纤维化、钙化。

病理类型：透明细胞癌（2017）、乳头状肾癌、肾嫌色细胞癌、肾集合管癌和未分类肾细胞癌（2014）。

肾癌局限在包膜内时恶性度较小，当肿瘤逐渐增大穿透假包膜后，除侵及肾周筋膜和邻近器官组织外，向内侵及肾盂肾盏引起血尿，还可以直接扩展至深静脉、下腔静脉形成癌栓，经血液和淋巴转移至肺、脑、骨、肝等；淋巴转移最先到肾蒂淋巴结。

2. **临床表现**

（1）无痛性血尿，镜下或肉眼血尿为最常见的表现，表明肿瘤穿入肾盂、肾盏。
（2）腰痛：为肾包膜受牵拉所致；血块流经输尿管时可有绞痛。
（3）腰部肿块（2011）。

以上为典型的三联征仅见于10%病人，出现上述症状中任何一项都是病变发展到较晚期的临床表现。

（4）全身症状：发热（低热，为致发热性实体肿瘤）；贫血（可能与血尿中血液丢失有关）；

红细胞增多（EPO 增多）；多伴发血栓性静脉炎；高血压（肿瘤分泌肾素或压迫肾血管）；血细胞沉降率加快（同时出现高热者预后差）；肝功能异常；精索静脉曲张（左肾癌栓导致左侧精索静脉回流受阻）；血钙升高（分泌PTHrP，非骨性转移）。

3. 诊断与鉴别诊断
(1) 病史（三联征之一即应引起警惕；可仅表现转移症状）。
(2) 体格检查。
(3) 影像学检查：B超，是最简便无创的检查方法，可检获直径>1cm 的低回声实质肿块（2014），但高回声者可发现<1cm，且可鉴别囊实性；IVP，可发现实质影像不良，集合系统受压状况，对侧肾功能，有无梗阻；CT，首选，具有诊断意义（2013，2014，2016），平扫为密度不均的肿物，有出血点或坏死，增强弱于实质的增强；可显示静脉癌栓Vs 血栓；应与肾血管平滑肌脂肪瘤相鉴别；MRI，长T_1/长T_2（MRU/MRA）明确肾血管/集合系统压迫情况。
(4) 鉴别诊断：需与肾囊肿、肾淋巴瘤、肾黄色肉芽肿、肾盂癌等相鉴别。

4. 治疗　根治性肾切除术是肾癌最主要的治疗方法（2002，2003，2007，2008，2011），手术范围：患肾、肾周筋膜、肾周脂肪，区域肿大的淋巴结，肾上极肿瘤和肿瘤累及肾上腺时，需切除同侧肾上腺组织。

晚期肾癌可免疫治疗：IL-2/INF-α；生物靶向治疗效果出众。

（二）肾母细胞癌

1. 病理　可发生于肾实质的任何部位，增长迅速，有纤维假膜；切面均匀呈灰白色，常有出血和梗死，间有囊腔形成。肿瘤破坏并压迫正常肾组织，可以侵入肾盂，但少见。肿瘤突破肾包膜后，可广泛侵犯周围组织和器官，转移途径同肾癌，淋巴转移至肾蒂及主动脉旁淋巴结，血行以肺转移最常见，其次为肝。

2. 临床表现　90%在7岁以前发病，腹部肿块是最常见也是最重要的症状（2000，2002，2006），肿块位于上腹部一侧季肋，表面光滑，中等硬度，无压痛，有一定活动度；约1/3病人有镜下血尿；偶尔以肿瘤破溃表现为急腹症。

3. 诊断与鉴别诊断　小儿发现上腹部光滑肿块，即以应该想到肾母细胞癌的可能。B超、X线检查、CT及MRI对诊断有决定意义。肾母细胞瘤须与巨大肾积水、肾上腺神经母细胞瘤鉴别。

4. 治疗　应用手术、化疗和放疗综合治疗效果最好，早期经腹行肾切除，术前化疗，术后放疗。

（三）肾盂肿瘤

1. 病理　多数为低分级的乳头状尿路上皮癌，可单发，亦可多发。肿瘤细胞分化和基底的浸润程度有很大差别。中等分化的乳头状细胞癌最常见。

2. 临床表现　发病年龄大多数为40~70岁；男：女=2：1，早期即可出现间歇无痛性肉眼血尿，偶尔见条形血块（2007，2008），少数为镜下血尿；1/3病人有腰部钝痛，偶尔因血块堵塞输尿管引起肾绞痛；晚期病人出现消瘦、体重下降、贫血、衰弱、下肢水肿、腹部肿块及骨痛等转移症状。

3. 诊断与鉴别诊断　肾盂癌体征常不明显，通过以下检查诊断并不难。新鲜尿标本或逆行插管收集肾盂尿行尿细胞学检查，可以发现癌细胞；静脉尿路造影可以发现肾盂内充盈缺损（2002，2003，2007，2008，2015）；另外B超、CT及MRI检查对肾盂癌的诊断及鉴别诊断有重要意义。肾盂癌需与肾癌、肾盂旁囊肿、肾盂血块、肾乳头肥大等相鉴别。

4. 治疗　肾切除及全长输尿管，包括输尿管开口部位的膀胱壁切除（2012）。

二、膀胱肿瘤

(一) 病理

95%以上为上皮性肿瘤,其中绝大多数为移行细胞乳头状癌(2002,2003,2006,2007,2008)。

1. **生长方式** 原位癌局限在黏膜内,无乳头亦无浸润基底膜现象。移行细胞癌多为乳头状,低分化者常有浸润。鳞癌和腺癌为浸润性癌。不同生长方式可单独或同时存在。

2. **组织分级** 2014年,WHO将尿路上皮肿瘤细胞分化程度分为乳头状瘤、乳头状低度恶性倾向的尿路上皮肿瘤、低级别乳头状尿路上皮癌和高级别乳头状尿路上皮癌。

3. **分期**

Tis 原位癌(正常上皮3~7层细胞,原位癌>20层)。

T_a 无浸润性乳头状癌。

T_1 浸润黏膜固有层(2000)。

T_2 侵及肌层[T_{2a}为内1/2肌层(2015),T_{2b}为外1/2 肌层]。

T_3 侵及膀胱周围脂肪组织(T_{3a}为镜下浸润,T_{3b}为肉眼浸润)。

T_4 侵及邻近器官。

4. **扩散** 以深部浸润为主;侵及肌层时常有区域淋巴结转移;侵及膀胱外组织多有远处淋巴结转移;血行至肝、肺、骨。

5. **好发部位** 侧壁/后壁最多>三角区、前壁;多中心发病。

(二) 临床表现

男:女=4:1;中老年多见;最常见的症状为间断全程无痛性血尿(70%~98%);也可为初期或终末血尿,严重时多为洗肉水样、血块(2012)、腐肉组织;可有膀胱刺激征,或堵塞出口引起尿潴留;晚期可引起输尿管梗阻(肾积水——腰痛、腹痛、肾功能损害);广泛浸润盆腔(腰骶部疼痛及下肢水肿)。

(三) 诊断(2014,2015)

无痛性血尿(特别是年龄超过40岁者)应考虑如下检查(2013,2014,2016)。

1. **实验室检查** 尿常规及尿脱落细胞学检查为初筛试验;尿液细胞学对Ⅰ级效果差,对Ⅱ级、Ⅲ级及原位癌阳性率高;BTA(膀胱肿瘤抗原),NMP_{22},有助于提高膀胱癌的检出率。

2. **影像学检查** B超,经腹壁或尿道,简单易行(2000),能发现直径0.5cm以上的肿瘤;排泄性尿路造影(IVU),可检查上尿路情况(肾积水、显影不良提示肿瘤浸润输尿管口)可发现大的膀胱肿瘤(注意壁是否光滑、僵直);CT,用作分期,特别是膀胱外浸润和淋巴结。

3. **膀胱镜** 最主要的检查方式,也是确诊方法(2002,2007,2015),可以确定肿瘤与膀胱颈和输尿管口的关系。

(四) 治疗

手术为主,放、化、免疫治疗辅助,原则上T_a,T_1,Tis 表浅肿瘤,局限的T_2,可采用保留膀胱的手术;多发、复发的T_2以及T_3,T_4,采用膀胱全切手术。

1. **浅表肿瘤(Tis,T_a,T_1)的治疗** 原位癌位于膀胱黏膜层内,可单独存在或在膀胱癌旁,可行化疗药物或卡介苗膀胱灌注治疗,同时密切随诊;T_a,T_1期肿瘤,以经尿道切除为主要治疗方法,为预防复发,可采用膀胱内药物灌注治疗。

2. **浸润肿瘤(T_2,T_3,T_4)的治疗** T_2期分化良好、局限的肿瘤可经尿道切除或膀胱部分切除;T_3期肿瘤如分化良好,单个局限者也可采用膀胱部分切除术;T_3期浸润癌采取膀胱全切术同时行尿道改道(2011),切除范围包括全膀胱、前列腺和精囊(必要时全尿道),同时行尿流改道,术前配合放疗;T_4期浸润癌常失去根治机会,采用姑息性放射治疗或化疗以减轻症状。

三、前列腺癌

（一）病理

98%为腺癌，外周带常见，常用 Gleason 评分估计肿瘤恶性程度，雄激素依赖性或非依赖性。分期：Ⅰ期：偶然发现、分化好；Ⅱ期：局限在包膜内；Ⅲ期：侵及邻近器官；Ⅳ期：淋巴结转移、远处转移。

（二）临床表现

多数无明显临床症状，常在直肠指检时偶然被发现，也可以在前列腺增生的手术标本中发现。肿瘤较大时可以出现与前列腺增生相似的膀胱颈梗阻症状，如尿频、尿急、尿流缓慢、中断，排尿不尽，甚至尿潴留或尿失禁；血尿少见；晚期出现转移症状。

（三）诊断

直肠指检、经直肠超声检查和血清前列腺特异性抗体（PSA）测定（2000，2005，2013）是临床诊断前列腺癌的三种基本方法。前列腺癌的确诊依据经直肠针吸细胞学或超声引导下经会阴前列腺穿刺活检，根据有无癌细胞做出诊断（2001，2005，2013，2017）。

（四）治疗

局限性（Ⅰ期）癌：小病灶、分化好，可等待不处理，严格观察随访；局限在前列腺包膜内（Ⅱ期）癌：可以行根治性前列腺切除术，也是治疗前列腺癌的最佳方法（2013，2016），但仅适用于年轻、能耐受手术的病人；Ⅲ～Ⅳ期：以内分泌治疗为主，必要时配合非类固醇类雄激素拮抗药如比卡鲁胺治疗。

四、睾丸肿瘤

（一）病理

原发性睾丸肿瘤分为生殖细胞肿瘤和非生殖细胞肿瘤。睾丸生殖细胞肿瘤根据组织学的变化可分为精原细胞瘤和非精原细胞瘤，非精原细胞肿瘤包括：胚胎癌、畸胎癌、畸胎瘤、绒毛膜上皮细胞癌和卵黄囊肿瘤等。非生殖细胞肿瘤占5%～10%，包括间质细胞瘤和支持细胞瘤等。继发性睾丸肿瘤主要来自单核-吞噬细胞系统肿瘤及白血病等转移性肿瘤。

（二）临床表现

肿瘤逐渐增大，有轻微坠胀或钝痛。少数病人起病较急，突然出现疼痛性肿块，局部红肿伴发热，多因肿瘤出血、梗死、坏死所致，易误诊为急性附睾炎或睾丸炎。少数分泌绒毛膜促性腺激素（hCG）的睾丸肿瘤可引起乳房肿大、疼痛、女性化乳房。

（三）诊断（2014）

体格检查患侧睾丸增大或扪及肿块，质地较硬，与睾丸界限不清，用手托起较对侧沉重感，透光试验阴性。检测血甲种胎儿蛋白（αFP）和人绒促性素-β亚基（β-hCG）等肿瘤标志物，有助于了解肿瘤组织学性质、临床分期、术后有无复发及预后。B超和CT对睾丸肿瘤的诊断与阴囊内其他肿物的鉴别，确定腹膜后淋巴结有无转移及转移的范围非常重要。胸部X线片可了解肺部和纵隔有无转移病变。

（四）治疗

1. 精原细胞瘤对放射治疗比较敏感，术后可配合放射治疗，亦可配合苯丙酸氮芥等烷化剂或顺铂为主的综合治疗。
2. 胚胎癌和畸胎癌切除患睾后，应进一步做腹膜后淋巴结清除术，并配合化学药物综合性治疗如顺铂、长春碱、博来霉素、更生霉素及环磷酰胺等。
3. 施行根治性睾丸切除术。成年人畸胎瘤应作为癌治疗。

经典试题

1. 肾癌血尿特点是
A. 镜下血尿
B. 肉眼血尿
C. 持续性全程血尿
D. 腰痛伴血尿
E. 无痛性间歇性肉眼血尿

2. 哪一种肾肿瘤应做肾、全输尿管和膀胱部分切除
A. 肾癌
B. 肾盂癌
C. 肾错构瘤
D. 肾胚胎瘤
E. 肾肉瘤

3. 膀胱肿瘤早期症状哪个是正确的
A. 镜下血尿
B. 终末血尿
C. 间歇性无痛性肉眼血尿终末加重
D. 腰痛伴血尿
E. 血尿伴膀胱刺激症状

4. 膀胱左侧壁有带蒂的乳头状肿瘤1.5cm，最佳的治疗方法
A. 膀胱部分切除术
B. 膀胱全切除术
C. 膀胱切开肿瘤单纯切除术
D. 经膀胱镜电切术
E. 经尿道灌注抗癌药物治疗

5. T_2期膀胱肿瘤浸润哪一层组织
A. 黏膜层
B. 固有层
C. 浅肌层
D. 深肌层
E. 浆膜层

6. 肾胚胎瘤最早出现的症状
A. 腹痛
B. 血尿
C. 高血压
D. 腹部包块
E. 发热

7. 男，48岁。间歇性肉眼血尿2个月，消瘦低热，右腰酸痛。查体：体温37℃，脉搏80/min，白细胞 $12×10^9$/L，血红蛋白 75g/L，血压 16/9.3kPa(120/70mmHg)，右肾区饱满有触痛。X线片：右肾外形增大，有点絮状钙化。IVU右肾未显影；肾动脉造影，右肾中下极血管丰富，有肿瘤血管染色，应诊断
A. 右肾结核
B. 右肾积水无功能
C. 右肾囊肿
D. 右肾肿瘤
E. 右肾周围脓肿

8. 男，60岁。近年来出现间歇性无痛性全程肉眼血尿，终末加重，近6个月来出现尿频、尿痛，近3个月来耻骨后痛，应诊断
A. 膀胱炎
B. 前列腺增生症
C. 膀胱肿瘤
D. 膀胱结石
E. 肾结核

9. 男，62岁。间歇性无痛性肉眼血尿4个月，伴蚯蚓状血块，膀胱镜检查：膀胱内未见肿瘤，见右输尿管口喷血。B超可见右肾轻度积水，下列哪项检查最好
A. CT
B. 磁共振
C. 肾盂镜检查
D. 右肾盂输尿管逆行造影
E. 右肾穿刺造影

10. 男，65岁。间歇性无痛性肉眼血尿1年，近2个月左腰痛。膀胱镜检：膀胱内距输尿管口0.5cm，可见2.5cm乳头状肿瘤无蒂，静脉肾盂造影可见左肾轻度积水，输尿管全段轻度扩张，该病人最佳治疗方案
A. 膀胱部分切除
B. 膀胱部分切除＋输尿管膀胱再植
C. 膀胱全切
D. 经尿道膀胱肿瘤电切术
E. 膀胱切开肿瘤单纯切除术

(11～12题共用题干)
女，48岁。血尿1个月来诊。B超可见左肾4cm×4cm实质肿瘤。尿路造影见右肾正常，左肾肾盂肾盏显影，但肾盏拉长移位。

11. 对该病人治疗方法最佳选择是
A. 肾切除后放疗
B. 肾切除＋全输尿管＋部分膀胱切除
C. 肾切除＋肾周筋膜及肾蒂淋巴结，先结扎肾蒂

D. 肾切除
E. 放疗后再肾切除
12. 肾癌的细胞类型哪项是错误的
A. 透明细胞癌
B. 颗粒细胞癌
C. 移行细胞癌
D. 梭形细胞癌
E. 透明细胞+颗粒细胞

（13～15题共用题干）

男，66岁。无痛性肉眼血尿伴条状血块2个月，B超可见左肾轻度积水，2次细胞学检查未见癌细胞。
13. 为进一步诊治下列哪项检查最有价值
A. 血尿常规、肝、肾功能
B. 尿路平片和排泄性尿路造影
C. 膀胱镜检查
D. 膀胱造影
E. MRI
14. 若检查发现左肾盂内似有充盈缺损，尿细胞学检查为可疑细胞，进一步选择什么方法检查
A. CT
B. MRI
C. IVU
D. 左肾逆行造影
E. 左肾穿刺造影
15. 确诊为左肾盂癌并轻度肾积水，刷取活组织检查找到癌细胞，该病人下列哪项错误
A. 肾移行细胞癌
B. 肾盂鳞癌
C. 早期可淋巴结转移
D. 根治性左肾切除
E. 肾腺癌

参考答案：1. E 2. B 3. C 4. D 5. C 6. D 7. D 8. C 9. D 10. B 11. C 12. C 13. B 14. D 15. E

第8单元　泌尿系统梗阻

重点提示

1. **肾积水治疗**　肾积水系尿路梗阻所致，故最根本的措施是除去病因。
2. **前列腺增生**　临床表现和治疗是考试重点。尿频是最常见的早期症状。进行性排尿困难是最重要的症状。治疗根据情况可选择：观察等待、药物治疗（5α还原酶抑制药和α受体阻滞药）或手术治疗。
3. **急性尿潴留治疗**　解除病因（机械性、动力性梗阻），恢复排尿。最常用方法是导尿。

考点串讲

一、概论

（一）病因

1. 机械性原因

（1）先天性梗阻：儿童多见，如肾盂输尿管交界狭窄（最多见）、下腔静脉后输尿管、输尿管膨出、后尿道瓣膜、输尿管开口异常、巨输尿管症、包皮过长（最常见）。

（2）后天性梗阻：青壮年以结石、损伤、炎症狭窄常见，女性可能与盆腔疾病有关，老年男性以良性前列腺增生最常见。

2. 动力性原因　中枢或周围神经疾病。中枢：脊柱裂；外周：DM，神经源性膀胱、SLE累及平滑肌、直肠/乙状结肠术后。

（二）病理生理

尿路梗阻主要导致如下病理变化：

梗阻→尿路扩张→管壁增厚、收缩力增加→平滑肌萎缩，张力减退，管壁变薄，蠕动减弱乃至消失。

梗阻→肾盂内压升高→安全阀开放→尿外渗→肾盂内压降低。

梗阻→肾小管内压升高→压迫肾小管、肾小球和周围血管→组织缺血、缺氧→肾实质萎缩变薄、肾容积增大→无功能肾。

梗阻→肾小球滤过率下降→肾血流减少→尿浓缩能力下降→肾功能损害。

梗阻→细菌直接入血→菌血症→休克，DIC，MSOF。

二、肾积水

尿液从肾盂排出受阻，蓄积后造成肾内压力升高，肾盂、肾盏扩张，肾实质萎缩，称为肾积水。肾积水容量超过1000ml或小儿超过24 h尿液总量时，称为巨大肾积水。

（一）病因

1. 原发性肾积水　先天性肾盂输尿管连接处狭窄、肾下极异位血管或纤维束压迫输尿管。
2. 继发性肾积水　泌尿系统各部位的结石、肿瘤、炎症或结核。

（二）诊断

首先应确定肾积水存在，而后查明肾积水的病因、病变部位、梗阻程度、肾功能状况和有无感染。

1. 查体　腹部包块，肾区叩痛，少尿或无尿。
2. 实验室检查　尿常规出现血尿或脓尿提示继发尿路感染。
3. 影像学检查　包括B超、泌尿系统X线片、尿路造影、MRI及CT检查。

（1）B超：是首选的检查方法，可以明确判断增大的肾是实质性肿块还是肾积水，并可以确定肾积水的程度和肾皮质萎缩情况，简便易行无创伤。

（2）X线：早期可见肾盏、肾盂扩张，肾盏杯口消失或成囊状显影。肾功能减退时，肾实质显影时间延长，显影不清楚，需大剂量延缓造影，静脉尿路造影肾显影不清晰可以逆行肾盂造影（2011）。

（3）MRI：水成像对肾积水诊断有独到之处。可以逆行肾盂造影或肾穿刺造影。

（4）CT：能清楚地显示肾积水程度和肾实质萎缩情况并可以定位。

（5）放射性核素：肾显影可以区别肾囊肿和肾积水，并可以了解肾实质损害程度及分侧肾功能程度和肾实质萎缩情况，并且可以确定梗阻的部位和病因（2011，2016）。

（三）治疗

1. 病因治疗　尽量去除病因，缓解肾功能。
2. 肾造口　情况危急或积水原因不能去除时，应先引流，控制感染，缓解肾功能，如无法除去原因则行永久造口。
3. 肾切除　①对侧肾功能好；②积水重，肾实质少；③感染、脓肾。

三、前列腺增生

良性前列腺增生简称前列腺增生，亦称前列腺肥大，是男性老年人常见的疾病。

（一）病因

前列腺正常发育有赖于雄激素，但病因尚不完全清楚。老龄和有功能的睾丸是发病的两个重要因素，二者缺一不可。

（二）病理

（1）前列腺的解剖结构：前列腺增生开始于围绕尿道精阜部位的腺体，即移行带。

（2）前列腺增生引起排尿梗阻。

腺瘤：堵塞尿道，起源于移行带，向两侧和膀胱内突出，造成膀胱出口堵塞，将外周腺体压成假包膜，界限明显，前列腺尿道弯曲、伸长，尿道变扁，精阜下移。

逼尿肌：膀胱出口梗阻时，收缩力增加，逼尿肌增生，膀胱壁出现小梁、小房、憩室。

梗阻不解除时，不能排空膀胱，出现残尿，残尿量增加，膀胱壁变薄，膀胱无张力性扩大，导致充溢性尿失禁，尿液反流引起肾积水。

（三）临床表现

1. 男性50岁以上出现尿路梗阻症状。
2. 尿频是最常见的早期症状（2016）。夜间明显，初期因前列腺充血刺激，后期由于残尿量增加，膀胱有效容量小。
3. 排尿困难是最主要症状（2013），排尿迟缓、断续、滴沥、尿流细而无力，梗阻加重后排尿费力，射程短。
4. 尿潴留，充溢性尿失禁。诱因：气候变化，饮酒，劳累使前列腺充血、水肿。
5. 其他症状，如合并感染时，尿频、尿急、尿痛；增生腺体黏膜表面血管破裂时出现血尿；长期导致疝、脱肛、内痔、腹压高。

（四）诊断与鉴别诊断

1. 诊断
（1）50岁以上男性出现进行性排尿困难者。
（2）直肠指检：前列腺体积增大，表面光滑、质韧、有弹性，中间沟变浅或消失。
（3）B超：可以清楚显示前列腺体积大小，增生腺体是否突入膀胱，还可以测定膀胱残余尿量。还可以了解膀胱有无结石以及尿路有无继发肾积水等病变。
（4）尿流率检测（2017）：早期即有变化。可以确定前列腺增生病人排尿的梗阻程度，检查时要求尿流量在150~200ml；排尿不畅时最大尿流率<15ml/s；梗阻严重<10ml/s。
（5）前列腺特异性抗原（PSA）测定：排除前列腺癌。
（6）放射性核素肾图、血尿测定。

2. 鉴别诊断
（1）膀胱颈挛缩：多为慢性炎症所致，发病年龄较轻，前列腺体积不大，膀胱镜可以确诊。
（2）前列腺癌：前列腺有结节，质硬，PSA增高，MRI或前列腺穿刺活组织检查可以鉴别。
（3）尿道狭窄：多有尿道损伤及感染史，尿道膀胱造影或膀胱镜可以确诊。
（4）神经源性膀胱功能障碍：症状与前列腺增生相似，但是病人多有中枢或周围神经系统损害的病史和体征，如下肢感觉和运动障碍，会阴皮肤感觉及肛门括约肌张力减退或消失。静脉尿路造影常显示上尿路有扩张积水，膀胱长成"圣诞树"形，尿动力学检查可以明确诊断。

（五）治疗

综合考虑：残尿>50ml，有尿潴留、血尿、有并发症时应行手术治疗。
1. 等待观察　症状较轻不影响生活和睡眠时，一般无须治疗，但须密切随访。
2. 药物治疗　常用的药物有α受体阻滞药，5α还原酶抑制药，植物制剂（2013）。
3. 手术治疗
4. 其他疗法

四、急性尿潴留

（一）病因

1. 机械性梗阻　最多见，如良性前列腺增生（2002，2004，2005，2007A）、前列腺肿瘤、膀胱颈挛缩、膀胱颈肿瘤、尿道损伤、狭窄、肿瘤、异物和结石（2003）。此外盆腔肿瘤、处女膜闭锁的阴道积血、妊娠的子宫等亦可以引起尿潴留。
2. 动力学梗阻　最常见的原因是中枢或周围神经系统疾病、（2004，2006，2007B）如脊髓或马尾损伤（2011）、肿瘤、糖尿病等。麻醉后尿潴留（尤其腰麻和盆腔直肠肛管手术）、松弛膀胱平滑肌药物（阿托品、山莨菪碱）；高热、昏迷也可引起。

(二)诊断

急性尿潴留发病突然,膀胱内充满尿液不能排出,下腹胀痛难忍。<u>体检时耻骨上区常可见到半球形膨隆,用手按压有明显尿意,叩诊为浊音。</u>超声检查可明确诊断。尿潴留应与无尿鉴别,无尿是指肾衰竭或上尿路完全梗阻,膀胱内空虚无尿。

(三)治疗

解除病因,恢复排尿。

经典试题

1. 前列腺增生症状与哪项无关
   A. 梗阻的程度
   B. 病变发展的速度
   C. 合并膀胱炎症
   D. 合并膀胱结石
   E. 前列腺增生体积大小

2. 前列腺增生症伴尿潴留,首先考虑的处理方法是
   A. 导尿一次,拔除导尿管
   B. 导尿并保留导尿管
   C. 耻骨上膀胱穿刺排尿
   D. 用金属导尿管导尿
   E. 急诊行膀胱造口

3. 前列腺增生症手术切除部位应是
   A. 受压迫而狭窄的后尿道
   B. 全部前列腺
   C. 前列腺增生部分
   D. 前列腺增生部分和前列腺外科包膜
   E. 后尿道和精阜

4. 男,67岁。渐进性排尿困难3年,夜尿5~6次,直肠指检:前列腺,光滑弹性硬,中间沟消失,血Cr: 100μmol/L。B超:残余尿200ml,前列腺侧叶增大,中叶无明显增长,心脏、肝功能正常,尿常规正常,此病人治疗应采用
   A. 经膀胱前列腺切除术
   B. 经耻骨后前列腺切除术
   C. 膀胱造口术
   D. 药物治疗
   E. 前列腺尿道网状支架

5. 男,72岁。排尿困难2年,有终末排尿痛,1个月前因尿潴留,留置导尿7d,拔除尿管后仍排尿困难。肛诊前列腺Ⅰ度增生;B超可见中叶向膀胱内突出 4cm² 左右,膀胱内有结石3cm,双肾无积水,心、肝功能好,其最佳治疗为
   A. 耻骨后膀胱外前列腺切除术
   B. 经膀胱前列腺切除术
   C. 膀胱造口
   D. 前列腺尿道支架网置入
   E. 留置导尿管

参考答案: 1. E 2. B 3. C 4. B 5. B

第9单元 泌尿系统损伤

重点提示

1. 肾损伤 病因病理须熟知。肾损伤主要症状有休克、血尿、疼痛、腰腹部肿块、发热等。紧急治疗需抗休克等。
2. 球部尿道损伤 会阴部骑跨伤、尿道出血、疼痛、排尿困难、局部血肿和尿外渗。
3. 后尿道损伤 骨盆骨折、休克、疼痛、排尿困难、尿道出血和尿外渗及血肿。

考点串讲

一、肾损伤

(一)病因

1. 开放性损伤 因弹片、枪弹、刀刃等锐器致伤,常伴有胸、腹部等其他脏器组织损伤,损伤复杂而严重。

2. 闭合性损伤　因直接暴力（如撞击、跌打、挤压等）或间接暴力（如对冲伤、突然暴力扭转等）所致。

（二）病理

临床最常见的为闭合性损伤，根据损伤的程度可以分为以下几种病理类型（2016）。

1. 肾挫伤　损伤局限于部分肾实质，肾包膜、肾盂黏膜均完整，可有少量血尿（2003，2004，2005）。一般症状轻微，可以自愈。大多数病人属此类损伤。

2. 肾部分裂伤　肾实质部分裂伤伴有肾包膜破裂，可致肾周血肿。可有明显的血尿。通常不需手术治疗即可自行愈合。

3. 肾全层裂伤　肾实质裂伤，同时累及肾包膜和肾盂黏膜。此时常引起广泛的肾周血肿、血尿和尿外渗。肾横断或碎裂时，可导致部分肾组织缺血。这类肾损伤症状明显，后果严重，均需手术治疗。

4. 肾蒂损伤　肾蒂血管损伤比较少见。肾蒂或肾段血管的部分或全部撕裂时可引起大出血、休克，常来不及诊治就死亡。多见于右肾。

（三）临床表现

1. 休克　由创伤、出血引起，可危及生命。

2. 血尿　肾挫伤时可出现少量血尿，严重肾裂伤则呈大量肉眼血尿，并有血块阻塞尿路。血尿与损伤程度不成比例。

3. 疼痛　肾包膜下血肿、肾周围软组织损伤、出血或尿外渗引起患侧腰、腹部疼痛。血液、尿液渗入腹腔或合并腹内脏器损伤时，出现全腹疼痛和腹膜刺激症状。血块通过输尿管时发生肾绞痛。

4. 腰腹部肿块　血液、尿液渗入肾周围组织可使局部肿胀，形成肿块，有明显触痛和肌强直。

5. 发热　血肿、尿外渗易继发感染，甚至导致肾周脓肿或化脓性腹膜炎，伴有全身中毒症状。

（四）诊断

1. 肾损伤病史和临床表现

2. 实验室检查　①尿常规：多量红细胞。②血常规：血红蛋白与血细胞比容持续降低提示有活动性出血。血白细胞数增多应注意是否存在感染灶。

3. 特殊检查　①B超：提示肾损害的程度，包膜下和肾周血肿及尿外渗情况。有助于了解对侧肾情况（2014）。②CT：可清晰显示肾皮质裂伤、尿外渗和血肿范围，显示无活力的肾组织，并可了解与周围组织和腹腔内其他脏器的关系，为首选检查。③排泄性尿路造影：可评价肾损伤的范围和程度。④肾动脉造影：可了解双肾实质和动脉损伤情况。适用于尿路造影未能提供肾损伤的部位和程度。

（五）治疗

1. 紧急处理　对有严重休克者需迅速输血、输液纠正休克（2006，2011，2014，2016）。

2. 保守治疗　①绝对卧床休息，2~4周，血尿消失后才允许离床活动，2~3个月内不宜参加体力劳动。②输液输血，维持水、电解质平衡。③镇痛及止血药物。④抗生素预防感染。

3. 手术治疗（2011）　①手术指征：开放性损伤；抗休克后生命体征未改善；血尿加重、血红蛋白继续降低；腰、腹部肿块明显增大；合并腹腔脏器损伤。②手术方式：手术采用经腹切口，先处理受损的腹腔脏器，然后阻断肾蒂血管，探查肾。经常采用肾修补术、肾部分切除术、肾血管修补术、肾切除术等。

4. 并发症　近期并发症主要有腹膜后尿性囊肿、残余血肿并发感染及肾周脓肿。远期并发症有高血压及肾积水。

二、前尿道损伤

（一）病因病理

多发生于球部。最常见的原因是骑跨伤所致（2001，2003，2005，2006，2007，2011，2013，2015，2016，2017）。

（二）临床表现

①尿道出血；②疼痛；③排尿困难；④局部血肿；⑤尿外渗。

（三）诊断

1. 病史和体检　会阴部骑跨伤史，尿道器械检查史。根据典型症状及血肿、尿外渗分布。
2. 导尿　在严格无菌操作下，如能顺利插入导尿管，则说明尿道连续而完整。如一次插入困难，不应反复试插，以免加重创伤后导致感染。
3. X线检查　尿道造影可以显示损伤部位和程度，尿道断裂可有造影剂外渗。

（四）治疗

1. 紧急处理　抗休克治疗，局部压迫止血。
2. 尿道挫伤　止血、镇痛，抗生素预防感染。必要时导尿。
3. 尿道裂伤　如能导尿，则留置导尿1周。如导尿失败，应手术缝合裂口。
4. 尿道断裂　会阴切口清除血肿，尿道端-端吻合，留置导尿2~3周。
5. 并发症处理
6. 尿外渗　行尿外渗部位多处切开引流。
7. 尿道狭窄　内镜下冷刀内切开，电切，激光的疗法，必要时手术切除狭窄段。
8. 尿道周围脓肿尿瘘　解除前尿道狭窄同时切除或搔刮瘘管。

三、后尿道损伤

（一）病因病理

后尿道损伤的病人大多合并骨盆骨折（2002，2017）。

（二）临床表现

①休克；②疼痛；③排尿困难；④尿道出血；⑤尿外渗及血肿。

（三）诊断

1. 病史和体检　盆骨挤压及分离试验（+）2017；直肠指检可及直肠前方有柔软、压痛的血肿，前列腺向上移位，有浮动感。
2. X线检查　骨盆前后位片显示骨盆骨折，尿道造影可见尿道有造影剂外渗（2017）。

（四）治疗

1. 全身治疗　抗休克，处理威胁生命的合并伤。
2. 一般处理　留置导尿2周。如导尿失败，未能立即手术的，可做耻骨上穿刺。
3. 局部治疗　主要有以下两种观点：①一期尿道会师复位术。②分期处理：早期做高位膀胱造口，3个月后二期经会阴切口切除尿道瘢痕组织，做尿道端-端吻合术或尿道拖入术。
4. 并发症处理　预防尿道狭窄，定期行尿道扩张术。

经典试题

1. 肾损伤明显血尿时见于
A. 输尿管断裂
B. 肾盂广泛撕裂
C. 肾血管严重损伤
D. 输尿管血块堵塞
E. 肾实质深度裂伤，破入肾盏、肾盂

2. 球部尿道损伤后出现严重尿外渗，局部处理方法应是
A. 局部穿刺抽吸外渗的尿和血液
B. 局部热敷

C. 理疗
D. 尿外渗部位多处切开引流
E. 消炎预防感染即可
3. 肾损伤密切观察过程中哪项不应手术治疗
A. 抗休克治疗不好转
B. 观察过程中发现有合并脏器损伤
C. 血尿愈来愈加重
D. 血尿仍存在，但血压在上升
E. 腹部包块愈来愈大
4. 骨盆骨折最易损伤的尿道部位
A. 阴茎部
B. 球部
C. 膜部
D. 前列腺部

E. 膀胱颈部
5. 男，35岁。车从骨盆压过6h来院。查BP 13.3/9.3kPa（100/70mmHg），P 98/min，骨盆及下腹瘀斑，下腹及全腹有压痛，右下腹抽吸出血性液体，色淡红，下腹没触及膀胱，直肠指检前列腺浮动，尿管不能插入膀胱，可诊为后尿道断裂，膀胱破裂，最佳治疗
A. 立即膀胱修补和膀胱造口
B. 立即行膀胱修补和尿道会师或尿道缝合
C. 输血补液下行膀胱修补
D. 输血补液下行膀胱修补，根据情况尿道行会师或缝合术
E. 输血补液下行尿道会师或修补术，膀胱留置尿管等待愈合

参考答案：1. E 2. D 3. D 4. C 5. D

第10单元　泌尿、男性生殖系统先天性畸形及其他疾病

重点提示

1. 隐睾的治疗　1岁以内睾丸有自行下降可能，若1岁以后睾丸仍未下降，可短期应用绒促性素治疗。内分泌治疗无效，应在2岁内做睾丸下降固定术。

2. 睾丸鞘膜积液的诊断　呈球形或卵圆形，囊样感，无压痛，触不到睾丸和附睾，透光试验阳性。婴儿鞘膜积液可自行吸收消退。

3. 精索静脉曲张　患侧阴囊坠胀感、隐痛，站立或行走时加重，平卧或休息时缓解。查体精索静脉纡曲似蚯蚓状团块。

考点串讲

一、隐睾

（一）诊断

1. 阴囊内无睾丸。自出生时即发现一侧或双侧阴囊内无睾丸。单侧最多见，有时在腹股沟内触及睾丸。

2. B超检查可以发现腹腔内未进入腹股沟管的睾丸，常发育不全。

（二）治疗

1. 内分泌治疗　1岁以内的隐睾有自行下降的可能，可采用内分泌治疗促进睾丸下降。常采用人绒促性素治疗。

2. 手术治疗　①睾丸下降固定术：内分泌治疗无效，在2岁以内做睾丸下降固定术，以防睾丸萎缩（2001，2008）；②睾丸切除术：适用于睾丸不能被拉下并置入阴囊内或疑有恶变可能，而对侧正常者。

二、鞘膜积液

鞘膜囊内积聚的液体增多而形成囊肿称为鞘膜积液，有睾丸鞘膜积液、精索鞘膜积液等。

（一）病因及分型

1. 病因　鞘膜的分泌与吸收功能失去平衡，分泌过多或吸收过少。

2. 类型

(1) 睾丸鞘膜积液：最多见的一种。可分为原发性和继发性，前者原因不明，后者由炎症、外伤、肿瘤和丝虫病等引起。积液可为浑浊，血性或乳糜状。

(2) 精索鞘膜积液。

(3) 睾丸、精索鞘膜积液（婴儿型）。

(4) 交通性鞘膜积液（先天性）。

(二) 诊断与鉴别诊断

1. 诊断　睾丸鞘膜积液呈球形或卵圆形，表面光滑，有弹性或囊性感，无压痛，触不到睾丸或附睾。透光试验阳性（2007A，2007B，2017），B超呈液性暗区，有助于与睾丸肿瘤和腹股沟斜疝等鉴别，精索囊肿常位于腹股沟或睾丸上方，积液的鞘膜囊与睾丸有明显分界。交通性鞘膜积液，站立位时阴囊肿大，卧位时积液流入腹腔，鞘膜囊缩小或消失，睾丸可触及（2000，2002，2007B，2011）。

2. 鉴别诊断

(1) 睾丸肿瘤：睾丸肿瘤为实质性肿块，质地坚硬，患侧睾丸有沉重感，透光试验阴性。

(2) 腹股沟斜疝：腹股沟斜疝在卧位时可以回纳，咳嗽时内环处有冲击感，透光试验亦呈阴性。

(三) 治疗

1. 非手术治疗　婴幼儿的鞘膜积液可自行消退吸收，不需要手术治疗，成年人的鞘膜积液如量少，无任何症状，亦无须手术治疗。

2. 睾丸鞘膜翻转术　适用于积液量多，体积大伴明显症状者。

三、精索静脉曲张

(一) 病因

1. 静脉瓣发育不全，静脉丛壁的平滑肌或弹力纤维薄弱，会导致精索内静脉曲张。

2. 腹膜后肿瘤、肾肿瘤压迫精索内静脉，癌栓栓塞肾静脉，使血流回流受阻，可以引起继发性精索静脉曲张。

(二) 临床表现

原发性精索静脉曲张病变轻，一般多无症状；症状严重时，主要表现为患侧阴囊有坠胀感、隐痛。步行或站立过久则症状加重，平卧休息后症状可缓解或消失。

(三) 诊断

1. 立位检查　患侧阴囊较健侧明显松弛下垂，严重者曲张静脉纡曲似蚯蚓状团块。变换平卧位后，曲张静脉随即缩小或消失。病变轻者局部不明显，可做Valsalva试验，即嘱病人站立，用力屏气增加腹压，血液回流受阻，可见静脉曲张加重。

2. B超　同样做Valsalva试验后，B超可见血液回流受阻，管腔扩张，且有血液反流。还可发现腹膜后及肾脏有无肿瘤（继发性精索静脉曲张）。

(四) 治疗

无症状或症状轻者，可仅用阴囊托带或穿紧身内裤。症状较重，伴有精子异常者，应行手术治疗，一般采用腹股沟切口，做高位结扎精索内静脉。目前推荐显微镜腹股沟外环下的精索静脉结扎术。

=== 经典试题 ===

1. 有关隐睾的治疗，下列哪项是错误的
A. 内分泌治疗
B. 隐睾手术一般2岁内进行
C. 合并斜疝者同时疝修补术
D. 如睾丸萎缩或疑有恶变，应予以切除
E. 隐睾松解牵引固定，可以防止睾丸恶性变

2. 精索静脉曲张的后果是
A. 睾丸发硬
B. 睾丸肿胀
C. 精索水肿

D. 精索粘连输精管不通
E. 影响睾丸生精能力

3. 男，28岁。10岁时因右侧隐睾行右睾牵引固定术，现右侧阴囊肿大，痛15d，查：右侧阴囊下垂，触之睾丸肿大如鹅卵，沉重感，透光试验阴性，应诊为

A. 右睾丸炎
B. 右附睾炎
C. 右睾鞘膜积液
D. 右睾丸结核
E. 隐睾癌变

4. 男，28岁。左阴囊内肿块6个月，时有挤压痛，无热，不影响活动，查：左阴囊肿大，触之睾丸上部有一鹅卵大小囊性肿块，牵拉睾丸可随之活动，挤压不变小，睾丸可触及正常大小，透光试验阳性，应诊断

A. 睾丸鞘膜积液
B. 精索鞘膜积液
C. 交通性鞘膜积液
D. 左斜疝
E. 精液囊肿

5. 男，12岁。右阴囊肿大3年，晨起变小，活动后增大。查：右阴囊肿大，可触及囊性感，挤压时缩小，缩小时可触到睾丸，应诊断为

A. 右斜疝
B. 右睾丸鞘膜积液

C. 右精索鞘膜积液
D. 右睾丸交通性鞘膜积液
E. 右精索静脉曲张

(6~8题共用题干)

患儿，9个月。右睾丸未下降阴囊内，查右阴囊空虚没触及睾丸，左侧发育正常。

6. 该患儿采取正确治疗是

A. 右隐睾牵引
B. 右睾丸切除
C. 药物绒促性素治疗
D. 等待到1岁仍不下降用绒促性素治疗
E. 睾酮治疗

7. 患儿2岁仍未下降应采取治疗是

A. 右隐睾牵引
B. 右睾丸切除
C. 睾酮治疗
D. 绒促性素治疗
E. 观察等待到5岁

8. 该患儿手术中发现右睾丸发育极差如黄豆粒大小，应采取治疗是

A. 右睾丸切除
B. 右睾丸切除，如有斜疝行修补术
C. 右睾丸牵引术＋绒促性素治疗
D. 右睾丸牵引术＋睾酮治疗
E. 右睾丸切除＋睾酮治疗

参考答案：1. E 2. E 3. E 4. B 5. D 6. D 7. A 8. B

第11单元 肾功能不全

重点提示

1. 急性肾衰竭（ARF）分类 肾前性氮质血症、肾性ARF、肾后性ARF。
2. 急性肾小管坏死 ARF最常见的类型，其病因分为缺血性、外源性毒素、内源性毒素。分期（起始期、维持期、恢复期）及其治疗为常考点，需重点掌握。
3. 透析治疗指征 高钾血症、严重代谢性酸中毒、尿毒症脑病等。
4. 慢性肾衰竭肾功能恶化诱因 血容量不足，感染，尿路梗阻，血压增高，过度劳累等。
5. 慢性肾衰竭 表现有高钾、高磷、低钙血症，贫血，肾性骨营养不良等。治疗包括营养、维持水电平衡、纠酸、控制高血压（ACEI类）、透析治疗等。

考点串讲

一、急性肾衰竭

（一）病因与分类

急性肾衰竭有广义和狭义之分，广义的急性肾衰竭可分为肾前性、肾性和肾后性。狭义的急性

肾衰竭是指急性肾小管坏死（ANT）。

1. **肾前性急性肾衰竭** 血容量减少，心排血量降低（2017），全身血管扩张和肾内血流动力学改变。
2. **肾后性急性肾衰竭** 急性尿路梗阻。
3. **肾性急性肾衰竭** 肾缺血或肾毒性物质损伤肾小管上皮细胞。

（二）治疗

1. **纠正可逆的病因，预防肾继续损伤** 补足血容量，抗休克，治疗心力衰竭。控制感染。清除肾毒性物质（高钙、高尿酸、肌红蛋白、血红蛋白等）。避免使用肾毒性药物。
2. **维持体液平衡** 以"量出为入"原则补液。
3. **饮食和营养治疗** 保证足够能量和热量。
4. **高钾血症治疗** 血钾高于6.5mmol/L，心电图表现为QRS波明显增宽时，应予紧急处理（2005）。

（1）限制钾摄入。
（2）离子交换树脂口服。
（3）10%葡萄糖酸钙10~20ml稀释后静脉注射。
（4）5%碳酸氢钠（或11.2%乳酸钠）100~200ml静脉滴注。
（5）葡萄糖/胰岛素缓慢静脉滴注。
（6）透析疗法。

5. **纠正代谢性酸中毒** 应及时处理，如HCO_3^-低于15mmol/L，可以选用5%碳酸氢钠100~250ml静脉滴注。严重者采用透析治疗。
6. **使用抗生素控制感染**
7. **纠正心力衰竭**
8. **透析疗法** 出现下列情况者应透析治疗。

（1）急性左心衰竭或容量负荷过重。
（2）高钾血症≥6.5mmol/L（2015，2016）。
（3）酸中毒，HCO_3^-<13mmol/L。
（4）血Cr>442μmol/L。
（5）高分解代谢。
（6）尿毒症脑病。
（7）尿毒症心包炎。

9. **多尿期治疗**

（1）维持水、电解质、酸碱平衡。
（2）预防并发症。
（3）透析至血Cr<354μmol/L（4mg/dl），并稳定。

10. **恢复期治疗** 定期随访肾功能。

二、急性肾小管坏死

（一）病因

1. **缺血性** 肾前性氮质血症持续性加重所致。
2. **外源性毒素** 肾毒性抗微生物药物（氨基糖苷类抗生素、多黏菌素B、万古霉素等）、肾毒性中药（含有关木通的制剂、乌头、附子等）、造影剂、环孢素、抗肿瘤药物、生物毒素（鱼胆）2017。
3. **内源性毒素** 有血红蛋白的产物、尿酸和免疫球蛋白轻链。

（二）临床表现

急性肾小管坏死典型临床病程分为3期：起始期、维持期、恢复期。

1. 起始期 此期常有较明确的致 ATN 的病因，可无明显的肾实质损伤。给予适当的治疗，ATN 是可以预防的；反之，随着 GFR 的进一步下降，则进入到维持期。

2. 维持期（少尿期）
（1）一般 7～14 d，少数＜7 d 或＞4 周。
（2）尿量≤400 ml/d。
（3）全身各系统症状：可有消化系统、呼吸系统、循环系统、神经系统、血液系统、感染，严重者会出现多器官功能衰竭，病死率高。
（4）水、电解质和酸碱平衡紊乱。①进行性氮质血症：肌酐、尿素氮升高；②机体水、钠潴留；③代谢性酸中毒；④高钾血症；⑤低钠和低氯血症；⑥低钙与高磷血症（2005）。

3. 恢复期
（1）尿量增多，3000～5000ml/d 或以上，常持续 1～3 周，以后尿量慢慢正常。
（2）多尿早期可有高钾，Cr，BUN 升高。
（3）多尿晚期低钾、低钠、失水。
（4）各种并发症仍可存在。
（5）肾小球滤过功能比小管功能恢复快。
（6）少数肾功能损伤严重，可致永久性损害。

（三）鉴别诊断
1. 肾前性少尿 补液试验，BUN/SCr，尿液诊断指标。
2. 肾后性梗阻 超声显像／X 线检查。
3. 肾性 ARF 各种原发、继发性肾小球病、系统性血管炎、微血管病、急性间质性肾炎。ARF 的诊断与鉴别诊断见表 4-2。

表 4-2 ARF 的诊断与鉴别诊断

诊断指标	肾前性	肾性/缺血性
尿比重	＞1.020	＜1.015
尿渗透压	高渗＞500 mmol/L	等渗＜350 mmol/L
尿钠	＜20 mmol/L	＞20 mmol/L
pBUN/pCr	＞20	＜20
肾衰指数	＜1	＞1
滤过钠分数	＜1	＞1
尿沉渣	透明管型	颗粒管型

三、慢性肾病（慢性肾衰竭）

（一）概念

慢性肾衰竭是指各种原发或继发的慢性肾进行性恶化，缓慢地出现肾功能减退至衰竭的统一性结局。

（二）常见病因

各种原发或继发的肾疾病晚期均可导致慢性肾功能不全。如原发或继发性肾小球疾病、慢性间质性疾病、梗阻性肾病、先天性或遗传性肾病及肾血管病等。

我国常见病因顺序：肾小球肾炎（2002，2003，2005，2014，2016）、糖尿病肾病（2006）、高血压肾病、多囊肾、梗阻性肾病。

国外常见病因顺序：糖尿病肾病、高血压肾病、肾小球肾炎、多囊肾。

（三）临床分期

见表 4-3。

表4-3 慢性肾功能不全的临床分期

分期	GFR	血肌酐（μmol/L）	症状
肾功能代偿期	减少至正常的50%~80%	133~177	无症状
肾功能失代偿期	减少至正常的20%~50%（2008）	186~442	无症状或有轻度贫血、多尿、夜尿
肾衰竭期	减少至正常的10%~20%	450~707	贫血明显，水、电解质平衡紊乱
尿毒症期（2000）	减少至正常的10%以下	≥707（2014）	有明显酸中毒。贫血和全身各系统表现

（四）肾功能恶化的诱因（2003，2005）

最常见的是血容量不足，饮食不当，过度劳累，各种感染，尿路梗阻，心力衰竭，心律失常，应激状态，血压过高，以及不适当药物的应用，高钙血症、高磷血症或转移性钙化等。

（五）临床表现

1. 水、电解质及酸碱平衡失调的表现（2001，2016）

（1）水：慢性肾衰竭病人对水的适应和调节能力差，一次摄入多量的水，不能在短时间内排出，易发生水肿。由于肾浓缩功能不良，当呕吐、腹泻或摄入不足时，肾不能相应地减少水排泄，又易发生脱水，使病情恶化。

（2）钠：呕吐、腹泻和肾小管对钠重吸收减少，钠丢失过多，易发生低钠血症，突然增加钠摄入量，肾不能很快排出，钠在细胞外液增加，出现水、钠潴留。慢性肾衰竭病人除非有水、钠潴留情况外，不必严格限制钠的入量。

（3）钾：晚期肾衰竭病人多有血钾增高（2014），尤其是少尿、代酸、用药不当及处于高分解代谢状态的病人，可出现致命性高钾血症。

（4）代谢性酸中毒：均有不同程度的代酸。

（5）低钙高磷血症：为尿毒症的特征性电解质紊乱。低钙是使甲状旁腺分泌甲状旁腺激素（PTH）增加的主要原因，故血PTH浓度升高。

2. 消化系统 胃肠道是最早、最常见的症状，通常表现为厌食（食欲缺乏最早）、恶心、呕吐、腹胀、舌、口腔溃疡，口腔有氨臭味，上消化道出血等。

3. 心血管系统 是肾衰竭最常见的死因（2002）。

（1）高血压：大部分病人有不同程度高血压，多因水、钠潴留引起。可引起动脉硬化、左心室肥大、心力衰竭。

（2）心力衰竭：常出现心肌病的表现。主要是由水、钠潴留、高血压、尿毒症性心肌病等所致。

（3）心包炎：尿毒症或透析不充分所致，多为血性，一般为晚期的表现。

（4）动脉粥样硬化：进展迅速，血透者更甚，冠状动脉、脑动脉、全身周围动脉均可发生。主要是由高脂血症和高血压所致。

4. 血液系统

（1）贫血：是尿毒症病人必有的症状。贫血程度与尿毒症（肾功能）程度相平行。促红细胞生成素（EPO）减少为主要原因（2001）。

（2）出血倾向：可表现为皮肤、黏膜出血等。与血小板破坏增多，出血时间延长等有关。可能是毒素引起的，透析可迅速纠正。

（3）白细胞异常：减少，趋化、吞噬和杀菌能力减弱。易发生感染，透析。

5. 神经肌肉系统

（1）早期表现：疲乏、失眠、注意力不集中、性格改变、神经肌肉兴奋性增加，如肌颤、呃逆等。精神异常：谵妄、惊厥、幻觉、昏迷等。

（2）晚期表现：周围神经病变，感觉神经较运动神经明显。感觉异常：肢端袜套样分布的感觉丧失。肌无力：近端肌受累较常见。

6. **肾性骨营养不良** 表现为纤维性骨炎、尿毒症骨软化症、骨质疏松症和骨硬化症。此种骨病与活性维生素 D_3 不足、继发性甲状旁腺功能亢进、营养不良、铝中毒等因素有关。骨活检可作出早期诊断。

7. **呼吸系统** 酸中毒时呼吸深而长；还可有尿毒症性支气管炎、肺炎（蝴蝶翼）、胸膜炎等。

8. **内分泌系统**
（1）肾分泌 EPO 减少导致肾性贫血，分泌活性维生素 D_3 减少导致肾型骨病。
（2）甲状腺功能减退。
（3）女性雌激素水平降低导致性功能减退。

9. **代谢紊乱**
（1）体温过低：基础代谢率常下降。
（2）糖代谢异常：普通病人糖耐量减低；糖尿病病人，胰岛素用量要减少（降解减少）。
（3）脂代谢异常：TC 正常，TG、LDL、VLDL 升高，HDL 降低，透析不能纠正，慢性透析病人多过早地发生动脉硬化。
（4）高尿酸血症。

10. **其他** 慢性肾衰竭病人多有皮肤瘙痒，透析不能改善。尿毒症病人面色较黯且萎黄并有水肿感，称为尿毒症面容。

（六）治疗
1．治疗原发病和纠正使肾衰竭恶化的因素。
2．延缓慢性肾衰竭的发展（2004）应在慢性肾衰竭的早期进行。
（1）饮食治疗：限制蛋白质饮食（2003），补充足够的能量与热量，增加各种维生素和必需氨基酸的摄入。
（2）控制全身性和（或）肾小球内高压力：首选 ACEI 或 ARB。
3．对症治疗
（1）维持水、电解质平衡。
（2）心血管系统和肺：①高血压。降压药同一般高血压，首选使用 ACEI 但应慎防高钾血症。务必将血压降至 17.3/10.7kPa（130/80mmHg）以下，如蛋白尿＞1g/d，则要降至 16.7/10kPa（125/75mmHg）以下。降压不宜过快、过低。②心力衰竭。同一般心力衰竭，必要时做透析超滤。③尿毒症性心包炎、肺炎：应积极透析。④心脏压塞应急做心包穿刺或心包切开。
（3）血液系统：主要是治疗贫血。
重组人促红细胞生成素（EPO）治疗效果显著。应注意补充造血原料。可多次少量输血。
（4）钙磷平衡失调和肾性骨营养不良征：继发甲状旁腺功能亢进者应积极限磷饮食和使用肠道磷集合药物（2006）。肾性骨病者可用骨化三醇[1, 25-$(OH)_2D_3$]。
（5）消化系统：上消化道出血按常规处理。
（6）并发感染的治疗：在疗效相近的情况下，应选肾毒性最小的药物，剂量需调整。
（7）透析指征：目前，多主张当肌酐清除率降低至 10ml/min 左右时，可开始慢性血液透析。血尿素氮＞28.5mmol/L。血肌酐＞707μmol/L。有明显代谢性酸中毒、高血钾（2015，2017），以及尿少、钠水潴留、心力衰竭者均是开始透析治疗的参考指标（2000）。
常用的透析疗法有血液透析、腹膜透析和肾移植。

经典试题

1．导致慢性肾衰竭进行性恶化的主要机制
A．泌尿系及全身的感染
B．贫血加重
C．大量蛋白尿
D．肾小球毛细血管的高灌注、高压力和高滤过
E．高度水肿

2. 慢性肾功能不全时，引起继发甲状旁腺功能亢进的原因是
A. 血钾升高
B. 血肌酐升高
C. 血磷升高，血钙降低
D. BUN 升高
E. 二氧化碳结合力降低

3. 下列除哪一项外，均可用于治疗尿毒症性贫血
A. 适当补充铁剂和叶酸
B. 必要时输少量新鲜血液
C. 注射丙酸睾酮和苯丙酸诺龙
D. 注射促红细胞生成素
E. 给予足量的动物蛋白饮食

4. 有关慢性肾功能不全治疗错误的是
A. 高磷血症——氢氧化铝凝胶
B. 末梢神经炎——肾上腺皮质激素
C. 高钾血症——钠交换树脂
D. 贫血——输浓缩红细胞
E. 充血性心力衰竭——减量应用地高辛

5. 慢性肾炎高血压型病人，尿毒症后，下列哪项治疗使病情恶化
A. 用肼屈嗪降压后
B. 适当补充必需氨基酸及动物蛋白
C. 按正常量用土霉素
D. 血液透析
E. 大量输血纠正贫血

6. 慢性肾炎 5 年，近来出现衰弱无力，尿少，水肿较前加重，并有轻度贫血，BP 21.3/13.3kPa（160/100mmHg），下列检查中哪项最先出现异常
A. 尿浓缩试验
B. PSP 排泄试验
C. 肌酐清除率
D. 血尿素氮浓度
E. 血肌酐浓度

7. 男性，26 岁，1 年前眼睑水肿，近 3d 少尿，水肿加重。检查：贫血，呼吸增大，血压 22.7/14.7kPa（170/110mmHg），血红蛋白 60g/L，尿比重 1.010，蛋白（++），BUN 123mmol/L，二氧化碳结合力 11.25mmol/L，诊断
A. 急性肾炎肾功能不全
B. 急进性肾炎肾功能不全
C. 慢性肾炎肾功能不全
D. 隐匿性肾炎肾功能不全
E. 急进型高血压

8. 尿毒症病人，血压 24/16kPa（180/120mmHg），贫血外观，周身中度水肿，鼻出血，BUN 50mmol/L，血钾 6.17mmol/L，钙 2.0mmol/L，CO_2 结合力 13mmol/L，在纠酸过程中突然手足搐搦，意识清楚，其原因可能是
A. 脑出血
B. 酸中毒引起
C. 高血压引起
D. 尿毒症性脑病
E. 补碱引起

9. 慢性肾炎病人，近来少尿、嗜睡，血压 22.7/14.7kPa（170/110mmHg），血 BUN 40mmol/L，CO_2 结合力 12mmol/L，血钾 7.4mmol/L，心电图：T 波高尖，今日突然抽搐，意识丧失，心搏骤停而死亡，其死亡原因是
A. 代谢性酸中毒
B. 高钾血症
C. 尿毒症脑病
D. 心功能不全
E. 脑出血

10. 男性，35 岁，头晕乏力，血压 21.3/13.3kPa（160/100mmHg），无水肿，血红蛋白 80g/L，尿比重 1.012，尿蛋白（+），颗粒管型 0～1/HP，血 BUN 20mmol/L 可能性最大的诊断是
A. 慢性肾小球肾炎，慢性肾功能不全氮质血症期
B. 高血压病 II 期
C. 慢性肾小球肾炎，慢性肾功能不全尿毒症期
D. 急进性高血压
E. 慢性肾盂肾炎

11. 慢性肾炎肾功能不全病史已数年，因再次出现尿毒症中毒入院。尿量少，利尿效果不好，出现呼吸困难，肺底少许水泡音，心率 120/min，此时进一步处置
A. 5%碳酸氢钠
B. 改用利尿合剂
C. 给强心、扩血管药物治疗
D. 吸氧
E. 应用乳酸钠

（12～14 题共用题干）
25 岁，女性，突然水肿尿少、血尿，3 周

后进入昏迷，尿蛋白（+++），RBC 10～15/HP，WBC 1～3/HP，颗粒管型 0～3/HP，BP 24/14.7kPa（180/110mmHg），BUN 127mmol/L，急诊入院。

12. 病人入院后各种其他检查没有回报前的紧急措施应采取
A. 止血药物应用
B. 静脉滴注地塞米松
C. 静脉滴注甘露醇
D. 应用呋塞米及降压治疗
E. 抗炎治疗

13. 经治疗病人意识清楚，但BUN进一步升高，血Cr达到1030μmol/L，进一步治疗应采取最有效的措施是
A. 静脉滴注必需氨基酸
B. 加大呋塞米用量
C. 改善肾血流
D. 扩血管药物应用
E. 透析治疗

14. 为了进一步确定诊断应采取有效的检查是
A. 血脂分析，血流动力学
B. 肾B超
C. 肾盂造影
D. 尿细菌培养
E. 肾活体组织检查

参考答案：1. D 2. C 3. E 4. B 5. E 6. C 7. C 8. E 9. B 10. A 11. C 12. D 13. E 14. E

第5章 血液系统

本章重点

血液系统疾病的出题量在执业医师考试中占有一定的比例，属于必考章节。其中重点掌握的内容包括：①贫血的分类，缺铁性贫血的病因、临床表现、实验室检查及治疗，再生障碍性贫血的分型、各型的临床表现及治疗，溶血性贫血的发病机制和临床表现，自身免疫性溶血性贫血的分型；②急性白血病的分型、临床表现、血象和骨髓象、细胞化学染色和治疗，慢性粒细胞白血病的临床表现、分期和治疗，骨髓增生异常综合征的分型；③淋巴瘤的基本病理类型、分期和治疗；④出血型疾病的诊断、常用检查和临床意义、过敏性紫癜的病因，ITP的病因、临床表现和治疗，DIC病因、临床表现、诊断及治疗；⑤中性粒细胞减少和缺乏的诊断标准，中性粒细胞、嗜酸粒细胞增多的病因，红细胞增多的诊断标准；⑥输血的适应证，成分输血的优点，常用的血液成分特性以及输血的不良反应。本章的知识点较多，临床表现有相似之处，需要在理解的基础上记忆和鉴别，复习过程中进行比较记忆。

第1单元 贫 血

重点提示

1. 缺铁性贫血病因　铁摄入不足、丢失过多、吸收不良。补充铁剂以口服铁剂为首选。
2. 巨幼细胞贫血实验室检查　MCV、MCH 均增高，MCHC 正常。血清维生素 B_{12} 缺乏，低于 74pmol/L（100ng/ml）。血清叶酸缺乏，低于 6.8nmol/L（3ng/ml），红细胞叶酸低于 227nmol/L（100ng/ml）。
3. 再生障碍性贫血（再障）　①临床症状：贫血；感染；出血。②鉴别诊断：阵发性睡眠性血红蛋白尿：血红蛋白尿发作，酸溶血试验（Ham test）阳性，CD55 及 CD59 缺乏。
4. 急性溶血临床表现　严重的腰背及四肢酸痛，伴头痛、呕吐、寒战、高热、面色苍白、血红蛋白尿、黄疸，严重者周围循环衰竭和急性肾衰竭。贫血、黄疸、肝脾大是慢性溶血的三大特征。

考点串讲

一、贫血概论

（一）概念

1. 定义　单位体积血液中的血红蛋白水平、红细胞计数及血细胞比容低于可比人群正常值的下限。
2. 标准（海平面）
(1) 成年男性：Hb<120g/L，RBC<4.5×10^{12}/L，HCT<0.42。
(2) 成年女性：Hb<110g/L，RBC<4.0×10^{12}/L，HCT<0.37（2002）。
(3) 孕妇：Hb<100g/L，HCT<0.30。

（二）分类

1. 按红细胞形态学分
(1) 大细胞性贫血：MCV>100fl，MCH>34pg，MCHC 32%~35%。如巨幼细胞性贫血、恶

性贫血。

(2) 正常细胞性贫血：MCV 80～100fl，MCH 27～34pg，MCHC 32%～35%。如急性失血性贫血、再生障碍性贫血、多数溶血性贫血（2001）。

(3) 小细胞性贫血：MCV<80fl，MCH<27pg，MCHC 32%～35%。如炎症、肝病、尿毒症等慢性病性贫血。

(4) 小细胞低色素性贫血：MCV<80fl，MCH<27pg，MCHC<32%。如缺铁性贫血、海洋性贫血、铁粒幼细胞性贫血（2007）。

2. 按病因和发病机制分　红细胞生成减少、红细胞破坏增加、急慢性失血性贫血。

3. 按贫血程度分　①轻度：Hb>90g/L。②中度：60g/L<Hb<90g/L。③重度：30g/L<Hb<60g/L。④极重度：Hb<30g/L。

（三）临床表现

1. 一般表现　皮肤黏膜苍白、疲乏无力、头晕耳鸣、月经紊乱、多尿、食欲缺乏、腹泻、便秘等。

2. 特殊表现　反甲或匙状甲（缺铁性贫血）（2015）、Plummer-Vinson 综合征（缺铁性贫血）、异食癖（缺铁性贫血）、"镜面"舌或"牛肉"舌（巨幼细胞性贫血、恶性贫血）、感觉异常（巨幼细胞性贫血、恶性贫血）、黄疸（溶血性贫血）、血红蛋白尿（溶血性贫血）。

（四）诊断

1. 血常规及网织红细胞计数。
2. 尿、粪常规。
3. 骨髓溶血性贫血骨髓红细胞增生旺盛；再生障碍性贫血造血活性低下，非造血细胞增多；白血病可见白血病细胞比例升高，正常造血受抑；缺铁性贫血细胞内外铁减少或消失。

（五）治疗原则

1. 寻找病因
2. 输血　Hb<60g/L 时。

(1) 补充造血物质：缺铁性贫血补充铁剂；巨幼细胞性贫血补充叶酸或维生素 B_{12}（2007，2012）。

(2) 促红细胞生成素或雄激素：促红细胞生成素对肾性贫血及某些慢性病贫血有效；雄激素可以刺激造血，对部分慢性再生障碍性贫血有效（2007）。

3. 免疫抑制药　激素、环孢素。
4. 异基因造血干细胞移植
5. 脾切除

二、缺铁性贫血

（一）铁代谢

1. 来源于动物食品（2012）。
2. 吸收十二指肠和空肠上段。
3. 转运与转铁蛋白结合。
4. 储存铁蛋白和含铁血黄素。

（二）病因及发病机制

铁丢失过多（慢性失血为主要原因）（2003）、铁摄入减少（偏食）、铁需要量增加。

（三）临床表现

1. 一般表现　皮肤黏膜苍白、头晕、乏力、心悸、食欲缺乏等。
2. 特殊表现　反甲或匙状甲、Plummer-Vinson 综合征、异食癖、发育迟缓、智力低下。

（四）实验室检查

1. 小细胞低色素性贫血，MCV<80fl，MCH<27pg，MCHC<32%（2014）。红细胞中心淡染区扩大（2003）。
2. 血清铁蛋白（SF）<12μg/L（2011）。
3. 血清铁（SI）<8.95μmol/L（50μg/dl），总铁结合力（TIBC）>64.44μmol/L（360μg/dl）（2011），转铁蛋白饱和度（TS）<15%（2000，2008）。
4. 骨髓涂片铁染色显示骨髓小粒或块团中可染铁（细胞外铁）消失，铁粒幼红细胞（细胞内铁）少于15%，诊断缺铁性贫血的可靠指标（2001，2004）。

（五）诊断与鉴别诊断

1. 诊断　根据病史、红细胞形态，血清铁蛋白和铁降低，总铁结合力升高，骨髓检查及骨髓铁染色做出诊断（2014）。铁剂治疗有效也是一种诊断方法，但应注意作为诊断性治疗时，只能应用口服铁剂。确诊后必须查清引起缺铁的原因及原发病。
2. 鉴别诊断　珠蛋白异常所致贫血、慢性病性贫血、铁粒幼细胞贫血。

（六）治疗

1. 治疗基础疾病
2. 补充铁剂

（1）口服铁剂：宜选用二价铁盐（2016），网织红细胞首先升高，5~10d 达高峰（2014）。血红蛋白多在治疗 2 周后开始升高，一般 2 个月左右恢复正常。疗程一般应在血红蛋白恢复正常后再持续服用 4~6 个月（2003）。

（2）注射铁剂：肌内或静脉注射。用前应计算所需注射的总剂量。所需注射的总剂量（mg）=（需达到的血红蛋白浓度－病人血红蛋白浓度）×体重（kg）×0.33，分次使用（2003，2007）。

三、巨幼细胞贫血

（一）病因和发病机制

1. 叶酸代谢，生理作用及缺乏的原因

（1）叶酸代谢和生理作用：叶酸主要在十二指肠及近端空肠吸收。多聚谷氨酸型叶酸转变为单谷氨酸或双谷氨酸型叶酸后进入小肠黏膜上皮细胞，再还原为二氢叶酸（FH_2）和四氢叶酸（FH_4），后者再转变为有生理活性的 N^5-甲基四氢叶酸（N^5-FH_4），经门静脉入肝。

（2）叶酸缺乏的原因：①摄入减少；②需要量增加；③吸收障碍；④利用障碍；⑤叶酸排出增加。

2. 维生素 B_{12} 代谢，生理作用及缺乏的原因

（1）维生素 B_{12} 代谢和生理作用：食物中的维生素 B_{12} 与蛋白结合，经胃酸和胃蛋白酶消化，与蛋白分离，再与胃黏膜壁细胞合成的 R 蛋白结合成 R-维生素 B_{12} 复合物。来自胃黏膜上皮细胞的内因子保护维生素 B_{12} 不受胃肠道分泌液破坏，到达回肠末端与 IF-B_{12} 受体结合并进入肠上皮细胞，继而经门静脉入肝。

（2）维生素 B_{12} 缺乏的原因：①摄入减少；②吸收障碍：内因子缺乏、酸和胃蛋白酶缺乏、胰蛋白酶缺乏、肠道疾病、先天性内因子缺乏或维生素 B_{12} 吸收障碍、药物影响、肠道寄生虫或细菌大量繁殖可消耗维生素 B_{12}；③利用障碍。

3. 发病机制　叶酸的各种活性形式，包括 N^5-甲基 FH_4 和 N^5, N^{10}-甲烯基 FH_4 作为辅酶为 DNA 合成提供一碳基团。胸苷酸合成酶催化 duMP 甲基化形成 dTMP，继而形成 dTTP。由于叶酸缺乏，dTTP 形成减少，DNA 合成障碍，DNA 复制延迟。因 RNA 合成所受影响不大，细胞内 RNA/DNA 比值增大，造成细胞体积增大，胞核发育滞后于胞质，形成巨幼变。

（二）临床表现

1. **血液系统表现** 常有面色苍白、乏力、耐力下降、头晕、心悸等贫血症状。重者全血细胞减少，反复感染和出血。少数病人可出现轻度黄疸。

2. **消化系统表现** 口腔黏膜、舌乳头萎缩，舌面呈"牛肉样舌"，可伴舌痛。胃肠道黏膜萎缩可引起食欲缺乏、恶心、腹胀、腹泻或便秘。

3. **神经系统表现和精神症状** 出现对称性远端肢体麻木，深感觉障碍如振动感和运动感消失；共济失调或步态不稳；锥体束征阳性、肌张力增加、腱反射亢进。味觉、嗅觉降低、视力下降、黑矇征；重者可有大、小便失禁。叶酸缺乏者有易怒、妄想等精神症状。维生素 B_{12} 缺乏者有抑郁、失眠、记忆力下降、谵妄、幻觉、妄想甚至精神错乱、人格变态等。

（三）实验室检查（2016）

1. **血象** 呈大细胞性贫血，MCV、MCH 均增高，MCHC 正常（2014）。
2. **骨髓象** 增生活跃或明显活跃，骨髓铁染色常增多。造血细胞出现巨幼变。
3. **血清维生素 B_{12} 及叶酸和红细胞叶酸含量测定** 血清维生素 B_{12} 缺乏，低于 74pmol/L（100ng/ml）。血清叶酸缺乏，低于 6.8nmol/L（3ng/ml），红细胞叶酸低于 227nmol/L（100ng/ml）。（2015）
4. **其他** ①胃酸降低、恶性贫血时内因子抗体及 Schilling 试验阳性；②维生素 B_{12} 缺乏时伴尿高半胱氨酸 24h 排泄量增加；③血清间接胆红素可稍增高。

（四）诊断与鉴别诊断

1. **诊断** 根据营养史或特殊用药史、贫血表现、消化道及神经系统症状、体征，结合特征性血象和骨髓象，血清维生素 B_{12} 及叶酸水平测定等可做出诊断。
2. **鉴别诊断**
（1）造血系统肿瘤性疾病：急性非淋巴细胞白血病 M4 型、红血病、骨髓增生异常综合征。
（2）有红细胞自身抗体的疾病：温抗体型自身免疫性溶血性贫血、Evans 综合征等。
（3）合并高黏滞血症的贫血：多发性骨髓瘤。

（五）治疗

1. **原发病的治疗** 有原发病（如胃肠道疾病、自身免疫病等）的 MA，应积极治疗原发病；用药后继发的 MA，应酌情停药。
2. **补充缺乏的营养物质**
（1）叶酸缺乏、口服叶酸。
（2）维生素 B_{12} 缺乏：肌内注射维生素 B_{12}。

四、再生障碍性贫血

（一）病因及发病机制

1. **病因** 化学因素（药物、杀虫剂、除草剂等，最常见）（2000，2001），物理因素、生物因素等。
2. **发病机制**
（1）造血干细胞缺陷（2007）。
（2）造血微环境缺陷和造血生长因子异常。
（3）免疫功能紊乱。$CD8^+$ 细胞比例升高，干扰素-γ，IL-2 及肿瘤坏死因子-α 等造血负调节因子水平升高（2008）。

（二）重型再生障碍性贫血和慢性再生障碍性贫血的临床表现

1. **发病形式** 慢性再障缓慢，重型再障急或由慢性再障发展而来。
2. **临床症状** ①贫血；②感染：常见呼吸道、口腔、胃肠道和皮肤软组织感染，严重时可有败血症（2008）；③出血。

（三）实验室检查
1. 血常规　全血细胞减少。网织红细胞绝对值减少（2003）。
2. 骨髓象　骨髓增生减低或重度减低，巨核细胞明显减少或缺如。骨髓小粒非造血细胞及脂肪细胞增多（2004）。骨髓活检优于骨髓穿刺，表现为骨髓脂肪变，造血面积减少（<25%）。

（四）诊断与鉴别诊断（2016）
1. 诊断　①全血细胞减少，网织红细胞百分数<0.01，淋巴细胞比例增高；②一般无肝、脾大；③骨髓多部位增生减低，造血细胞减少，非造血细胞比例增高，骨髓小粒空虚（2015）。有条件者做骨髓活检，可见造血组织均匀减少；④除外引起全血细胞减少的其他疾病，详见鉴别诊断；⑤一般抗贫血治疗无效（2012）。
2. 鉴别诊断
（1）阵发性睡眠性血红蛋白尿：血红蛋白尿发作，酸溶血试验（Ham test）阳性，CD55，CD59缺乏（2001，2012，2015）。
（2）骨髓增生异常综合征：外周可有一系或两系血细胞减少，骨髓增生活跃，有病态造血。

（五）治疗
1. 一般支持治疗
（1）去除可能引起再生障碍性贫血的病因。
（2）控制感染和出血：①小剂量多次成分输血。②造血细胞因子：G-CSF 5～10μg/(kg·d)，皮下注射，每周3次；EPO 100～150U/(kg·d)，皮下注射，每周3次。③静脉滴注大剂量免疫球蛋白：0.4～1g/(kg·d)，用3～5d。
2. 慢性再生障碍性贫血
（1）雄性激素：首选药物。具有刺激造血作用，疗程不应短于6个月。司坦唑醇2mg或十一酸睾酮40mg，口服，3/d。不良反应常见男性化与肝功能异常等（2003，2007）。
（2）环孢素（与雄激素合用或单用）：剂量3～5mg/(kg·d)，疗程至少3个月。
3. 重型再生障碍性贫血
（1）异基因骨髓移植或外周血干细胞移植：首选（2002）。
（2）抗胸腺球蛋白（ATG）（2014）或抗淋巴细胞球蛋白（ALG）：用兔ATG 3～5mg/(kg·d)，用5d或马ALG 10～15mg/(kg·d)，用5d。不良反应有过敏反应和血清病。
（3）环孢素：剂量3～5mg/(kg·d)，疗程至少3个月。

五、溶血性贫血

（一）发病机制
1. 红细胞自身缺陷（遗传性）　①红细胞膜的缺陷，如遗传性球形红细胞增多症；②红细胞酶的缺陷，如丙酮酸激酶缺乏症、葡萄糖-6-磷酸激酶缺乏症；③血红蛋白异常，如异常血红蛋白病、珠蛋白生成障碍性贫血。
2. 红细胞破坏增多（获得性）　①免疫性因素，如自身免疫性溶血性贫血、血型不合输血；②非免疫性因素，如感染、药物、烧伤、人工心脏瓣膜、微血管病性溶血性贫血。

（二）临床表现
1. 急性溶血　表现为寒战、发热、腹痛、腰背痛、血红蛋白尿。
2. 慢性溶血　贫血、黄疸、脾大。

（三）实验室检查
1. 红细胞破坏增加的检查　①血游离胆红素升高；②尿胆原升高；③血清结合珠蛋白降低；④血浆游离血红蛋白升高；⑤尿隐血试验阳性；⑥外周血破碎红细胞增多（2007）；⑦乳酸脱氢酶

升高；⑧红细胞寿命缩短。

2. 红细胞生成代偿性增加　①网织红细胞增加；②外周血涂片见有核红细胞；③骨髓红系增生活跃；④红细胞肌酸升高。

（四）诊断步骤（2015）

1. 确定有无贫血，血红细胞数量、血红蛋白浓度、血细胞比容低于参考值的下限。
2. 明确溶血的存在，有无红细胞破坏增加和生成代偿性增加的证据。
3. 判定溶血部位是血管外溶血还是血管内溶血。
4. 查明溶血原因，选择特殊检查确立病因。

（五）治疗原则

对溶血性贫血的治疗，原则上有去除病因及对症治疗。

（六）阵发性睡眠性血红蛋白尿的诊断及治疗

1. 诊断　有临床表现，有肯定的血管内溶血实验室根据；酸溶血、蔗糖溶血试验、蛇毒因子溶血或尿含铁血黄素试验中有任两项阳性即可诊断。流式细胞术发现粒细胞的 CD55 和 CD59 表达下降，是诊断本病比较特异和敏感的指标。

2. 治疗　尽量避免感染、劳累等诱发因素，以免加重病情。

（1）支持疗法：①输血应输经生理盐水洗涤 3 次的红细胞；②雄激素：司坦唑醇等刺激红细胞生成，减少输血次数；③铁剂小剂量治疗（常规量的 1/10～1/3）。

（2）控制急性溶血：①输入 6%右旋糖酐-70 500～1000ml 有抑制 PNH 红细胞溶血的作用；②口服碳酸氢钠或静脉滴注 5%碳酸氢钠；③糖皮质激素泼尼松。

（3）血管栓塞的防治：口服华法林，注意过量使用有出血的危险。

（4）其他：Eculizumab，异基因骨髓移植。

（七）自身免疫性溶血性贫血的分型、诊断及治疗原则

1. 分型

（1）温抗体型自身免疫性溶血性贫血：最多见。Coombs 试验为确诊试验（2001，2003，2007，2008，2017）。

（2）冷抗体型自身免疫性溶血性贫血。

2. 诊断

（1）4 个月内无输血或特殊药物服用史，如 Coombs 试验阳性（抗人球蛋白试验），结合临床表现和实验室检查，可考虑为温抗体 AIHA。

（2）如 Coombs 试验阴性，但临床表现较符合，肾上腺皮质激素或切脾有效，除外其他溶血贫血（特别是遗传性球形红细胞增多症），可诊断 Coombs 阴性的 AIHA。

（3）结合临床表现和实验室检查，冷凝激素试验阳性，可考虑为冷抗体 AIHA。

3. 治疗

（1）去除病因。

（2）激素治疗：首选。泼尼松 1～1.5mg/（kg·d），口服。有效者 1 周左右血红蛋白上升，升至正常后维持原剂量 1 个月。缓慢减量，每周 5～10mg。

（3）脾切除：适应证为糖皮质激素治疗无效；激素维持量每日＞10mg；不能耐受激素治疗或激素应用禁忌证。

（4）免疫抑制药：激素及脾切除无效的病人。常选用环磷酰胺和硫唑嘌呤。

（5）输血：仅限于再障危象或极度贫血危及生命者。输注三洗红细胞。

（6）其他：达那唑、大剂量丙种球蛋白静脉注射、血浆置换等。

经典试题

1. 按贫血的病因机制下列哪项组合是错误的
   A. 红细胞破坏过多——慢性感染性贫血
   B. 红细胞生成减少——再生障碍性贫血
   C. 红细胞慢性丢失过多——缺铁性贫血
   D. 骨髓红细胞生成被干扰——伴随白血病的贫血
   E. 造血原料缺乏——巨幼红细胞贫血

2. 缺铁性贫血的改变顺序是
   A. 低血清铁—骨髓储存铁减少—贫血
   B. 低血清铁—贫血—骨髓储存铁减少
   C. 骨髓储存铁减少—贫血—低血清铁
   D. 贫血—骨髓储存铁减少—低血清铁
   E. 骨髓储存铁减少—低血清铁—贫血

3. 慢性骨髓炎病人，发现贫血，红细胞为正常细胞型，血清铁450mg/L，总铁结合力2000μg/L，骨髓细胞外铁（++），贫血症诊断为
   A. 缺铁性贫血
   B. 营养性巨幼红细胞性贫血
   C. 慢性感染性贫血
   D. 失血性贫血
   E. 铁粒幼红细胞性贫血

4. 关于口服铁剂的治疗，缺铁性贫血的正规治疗应该是
   A. 不间断地服用6～8周
   B. 一直服用到血红蛋白达到正常水平
   C. 到略低于正常血红蛋白值然后待其自然增长到正常水平
   D. 服至血红蛋白高于正常水平，以免复发
   E. 血红蛋白达正常后再继续服1个月，6个月时还可重复治疗3～4周

5. 再障下列哪些不正确
   A. 骨髓增生低下
   B. 铁剂、叶酸治疗无效
   C. 浆细胞单核淋巴细胞等非造血细胞增多
   D. 巨核细胞数量减少
   E. 慢性病例，贫血、感染、出血较轻

6. 女性，32岁，月经增多伴发热2周，Hb 50g/L，WBC 32×10⁹/L，血小板30×10⁹/L，骨髓象呈成熟红细胞与有核细胞比例100：1，该病诊断
   A. 急性白血病早期
   B. 急性再障
   C. 急性ITP伴缺铁性贫血
   D. 类白血病反应
   E. 粒细胞缺乏症早期

7. 女性，26岁，头昏乏力3个月，偶有牙龈出血，查体时贫血貌，浅表淋巴结及肝脾不大，骨髓增生低下，巨核细胞未见，淋巴细胞相对增多，下列哪项治疗是错误的
   A. 异基因骨髓移植最有效
   B. 避免使用皮质激素
   C. 雄激素可损害肝功能
   D. 脾切除对部分病人可以有效
   E. 反复输血可致铁负荷过重

8. 下列溶血性贫血的检查哪组是错误的
   A. 抗人球蛋白试验——自身免疫性溶血性贫血
   B. 酸化血清溶血试验——阵发性睡眠性血红蛋白尿
   C. 红细胞渗透脆性增高——遗传性球形红细胞增多症
   D. 外周血中出现大量靶形红细胞——海洋性贫血
   E. 血红蛋白电泳——蚕豆病

9. 男性，35岁，6个月来逐渐贫血，不发热，无出血症状，尿呈浓茶色，巩膜轻度黄疸，肝脾不大，血红蛋白82g/L，白细胞5.6×10⁹/L，血小板93×10⁹/L，网织红细胞0.05，为确诊首选哪项检查
   A. 骨髓穿刺
   B. 血清铁
   C. 尿含铁血黄素
   D. 抗人球蛋白试验
   E. 酸化血清溶血试验

10. 女性，24岁，发热腰痛3d，体温38.0℃，巩膜黄染，肝肋下1.0cm，脾肋下4cm，尿胆原（++），血清胆红素25μmol/L，血红蛋白80g/L，白细胞13.0×10⁹/L，血象可见晚幼红细胞，骨髓增生明显活跃，中晚幼红细胞增多，粒红比0.8：1。诊断为
    A. 急性黄疸型肝炎
    B. 慢性肝炎急性发作
    C. 急性红白血病
    D. 自身免疫性溶血性贫血
    E. 巨幼红细胞性贫血

参考答案： 1. A 2. E 3. C 4. E 5. E 6. B 7. B 8. E 9. E 10. D

第2单元 白血病

重点提示

1. 急性白血病临床表现 贫血（首发表现）、发热、出血、组织器官浸润。
2. 急性白血病血象 正常细胞性贫血，骨髓象有裂孔现象。Auer小体仅见于ANLL，有助于鉴别。
3. 慢性粒细胞白血病的临床表现 脾大最为突出，有呼吸窘迫、头晕等症状。大多数患者血细胞中出现Ph染色体阳性。

考点串讲

白血病是一类造血干细胞的克隆性疾病。其克隆中的白血病细胞失去进一步分化成熟的能力而停滞在细胞发育的不同阶段。根据白血病细胞的成熟程度和自然病程，将白血病分为急性白血病和慢性白血病。

一、急性白血病

（一）分类

FAB分类

1. 急性髓系白血病

（1）M_0急性髓细胞白血病微分化型：骨髓原始细胞＞30%，无嗜天青颗粒及Auer小体。

（2）M_1急性粒细胞白血病未分化型：未分化原粒细胞占骨髓非红系细胞的90%以上。

（3）M_2急性粒细胞白血病部分分化型：原粒细胞占骨髓非红系细胞的30%~89%或以上，早幼粒细胞以下阶段＞10%。

（4）M_3急性早幼粒细胞白血病：早幼粒细胞占骨髓非红系细胞的30%以上（2002）。

（5）M_4急性粒单核细胞白血病：骨髓中原始细胞占NEC的30%以上，各阶段粒细胞占30%~80%，各阶段单核细胞≥20%（2005）。

（6）M_5急性单核细胞白血病：原幼单核细胞占骨髓非红系细胞的30%以上。

（7）M_6急性红白血病：红细胞系≥50%，原粒细胞或原幼单核细胞占骨髓非红系细胞的30%以上。

（8）M_7急性巨核细胞白血病：原始巨核细胞30%以上。

2. 急性淋巴细胞白血病

（1）L_1：原幼淋巴细胞以小细胞为主。

（2）L_2：原幼淋巴细胞以大细胞为主，大小不一。

（3）L_3：原幼淋巴细胞以大细胞为主，大小较一致（2017）。

MICM分型（形态学、免疫学、细胞遗传学、分子生物学分型）

见表5-1。

表5-1 MICM分型

白血病类型	染色体异常	受累基因
M_3（2011）	t（15;17）(q22;q21)	*PML/RARα*
	t（11;17）(q23;q21)	*PLZF/RARα*
	t（5;17）(q23;q21)	*NPM/RARα*
M_2、M_4	t（8;21）(q22;q22)	*AML₁/ETO*
M_{4EO}	inv（16）(p13;q22)	*CBFβMYH₁₁*
	t（16;16）(p13;q11)	

白血病类型	染色体异常	受累基因
ALL	t（9;22）(q34;q11)	BCR/ABL
	t（v;11q23);	MLL 重排
	t（1;19）(q23;p13)	PBX/E$_2$A
	t（12;21）(p13;q22)	ETV/CBFα

（二）临床表现

1. 正常细胞增生受抑

（1）感染：呼吸道感染最常见。革兰阴性杆菌为最常见致病菌。

（2）出血：血小板减少为主要原因。M$_3$易并发 DIC（2003）。颅内出血为主要死亡原因。

（3）贫血：正常红细胞增生受抑制所致（2003）。正常细胞性贫血。

2. 白血病细胞浸润症状

（1）淋巴结和肝脾大：急性淋巴细胞白血病多见。纵隔淋巴结肿大见于 T 细胞白血病（2007）。

（2）骨痛：胸骨中下段压痛为其特异性体征（2003）。

（3）眼部：粒细胞白血病形成粒细胞肉瘤或绿色瘤。

（4）中枢神经系统：中枢神经系统白血病以急性淋巴细胞白血病最常见（2004），常发生于缓解期。

（5）睾丸：单侧无痛性肿大，常发生于缓解期。仅次于中枢神经系统的复发根源。

（三）实验室检查

1. **血象** 白细胞增多，亦可正常或减少，幼稚细胞占 30% 以上。正常细胞性贫血。血小板减少（2002）。

2. **骨髓象** 骨髓多增生活跃，原始和（或）幼稚细胞占 30% 以上（2004）。白血病性原始细胞形态异常。Auer 小体多见于急性粒细胞白血病，亦可见于急性单核细胞白血病和急性粒单核细胞白血病，不见于急性淋巴细胞白血病（2002，2004，2008，2016）。正常造血受抑。

3. 细胞化学染色在分型中的意义

（1）过氧化物酶染色（POX）：阳性可见于急性粒细胞白血病和急性单核细胞白血病（2000，2001，2004，2006）。

（2）糖原染色（PAS）：急性淋巴细胞白血病表现为成块或颗粒状；急性粒细胞白血病表现为弥漫性淡红色；急性单核细胞白血病表现为颗粒而散在。

（3）非特异性酯酶染色（NSE）：阳性可见于急性粒细胞白血病和急性单核细胞白血病，其中急性粒细胞白血病不能被氟化钠抑制，急性单核细胞白血病可被氟化钠抑制（2003，2011）。

（4）碱性磷酸酶（ALP/NAP）：急性淋巴细胞白血病积分升高；急性粒细胞白血病积分减少或阴性；急性单核细胞白血病积分正常或增加。

（四）诊断和鉴别诊断

1. **诊断** 根据临床表现、血象和骨髓象特点，诊断一般不难。

2. **鉴别诊断** 骨髓增生异常综合征、巨幼细胞贫血、再生障碍性贫血。骨髓象检查可鉴别。

（五）治疗

1. 化疗

（1）原则：早期、联合、充分、间歇、分阶段。包括诱导缓解和巩固缓解和维持治疗。注意观察化疗药物的不良反应，如恶心、呕吐、脱发、骨髓抑制、肝肾毒性等。其中长春新碱易导致肢体远端感觉麻木；柔红霉素常见心脏毒性；左旋门冬酰胺酶可致凝血因子合成减少（2008）、胰腺炎、高血糖等；大剂量环磷酰胺导致出血性膀胱炎；全反式维 A 酸引起分化综合征（发热、高白细胞、呼吸短促、低氧血症、胸腔或心包积液）等。

（2）急性淋巴细胞白血病化疗：VP 方案、VDP 方案、VLP 方案、VDLP 方案（2015，2017）为一线诱导缓解方案。大剂量甲氨蝶呤巩固缓解。缓解时行中枢神经系统白血病预防性治疗(2001,2002)。

（3）急性非淋巴细胞白血病化疗：①急性早幼粒细胞白血病用全反式维 A 酸（2017）或三氧化二砷诱导缓解，后联合化疗或与全反式维 A 酸交替巩固缓解。并发 DIC 时可应用肝素并补充凝血因子（2000，2003）。②其他类型急性非淋巴细胞白血病采用 DA 或 HA 为一线诱导缓解方案(2002，2014)，缓解后原方案巩固 4～6 个疗程或以中大剂量阿糖胞苷为主的强化治疗。每 1～2 个月化疗 1 次，共 1～2 年。

（4）中枢神经系统白血病的治疗：①预防。急性淋巴细胞白血病缓解后预防性鞘内注射甲氨蝶呤，每次 10mg，每周 2 次，共 3 周。②治疗。出现中枢神经系统症状、颅内压增高、脑脊液见白血病细胞可确诊中枢神经系统白血病。甲氨蝶呤每次 10～15mg，每周 2 次，直至症状消失，脑脊液恢复正常，改为 6～8 周 1 次，随全身化疗结束而结束（2001，2003）。

（5）睾丸白血病治疗：双侧放疗。

2. 骨髓移植　50 岁以下，有 HLA 匹配的同胞供者应在第一次缓解期内进行（M₃ 除外）(2002)。

3. 支持治疗

（1）防治感染：粒细胞集落刺激因子促进粒细胞恢复；应用广谱抗生素。

（2）纠正贫血：输血。

（3）控制出血：输注血小板，积极处理 DIC（2007）。

（4）营养支持：给予高蛋白、高热量饮食，维持水、电解质平衡。

（5）防治尿酸性肾病：注意水化，碱化尿液，抑制尿酸合成。

二、慢性粒细胞白血病

（一）临床表现、分期及实验室检查

1. 慢性期

（1）临床表现：①无症状或有低热、乏力、多汗、消瘦。②脾明显肿大（2002），胸骨压痛，肝亦可大。

（2）实验室检查：①白细胞明显增多（>100×10⁹/L），分类以中幼粒细胞以下各期粒细胞为主，原粒细胞<10%，嗜碱性粒细胞和嗜酸性粒细胞增多；②血红蛋白一般正常；③血小板数正常，部分可增高；④骨髓增生明显至极度活跃，粒系为主，原粒细胞<10%，红系、巨核系减少，无病态造血；⑤中性粒细胞碱性磷酸酶积分减低或为 0（2007）；⑥Ph'染色体阳性或阴性，*BCR-ABL* 融合基因阳性（2012）。

2. 加速期

（1）临床表现：①无症状或有发热、贫血、出血、骨关节肌肉疼痛；②脾进行性增大；③原有效药物即使增加药量，疗效也不佳。

（2）实验室检查：①外周血或骨髓原始细胞≥10%；②外周血嗜碱性粒细胞增多>20%；③血小板与治疗无关的降低或增高；④除 Ph'染色体以外，又出现其他染色体异常；⑤粒-单系祖细胞培养，集簇增加而集落减少；⑥骨髓活检示胶原纤维显著增生。

3. 急变期

（1）临床表现上述症状加重，出现髓外白血病细胞浸润。亦可无症状。

（2）实验室检查：①外周血或骨髓原始细胞≥20%或原粒细胞+早幼粒细胞>30%（2007）。多急变为急性髓系白血病，亦可急变为急性淋巴细胞白血病。②细胞遗传学出现多种染色体异常。

（二）诊断

根据脾明显大，典型的外周血象和骨髓象变化，中性粒细胞碱性磷酸酶积分降低，Ph 染色体和 *BCR-ABL* 融合基因阳性可做出诊断（2000，2004，2006）。

（三）鉴别诊断

1. 类白血病反应并发于严重感染、恶性肿瘤等疾病。白细胞多＜50×10⁹/L，中性粒细胞碱性磷酸酶积分增高（2002，2006），原发病控制后白细胞可降至正常。

2. 骨髓纤维化外周血白细胞大多不超过 50×10⁹/L，易见泪滴样红细胞。中性粒细胞碱性磷酸酶积分正常。Ph 染色体和 *BCR/ABL* 融合基因阴性。

（四）治疗

1. 化疗

（1）羟基脲为首选药物（2000，2002，2003，2004）。特异性抑制 S 期 DNA 合成。剂量 3g/d，分 3 次口服。

（2）白消安烷化剂。

（3）小剂量阿糖胞苷 15～30mg/（m²·d），常与干扰素合用。

2. 生物治疗　干扰素 300 万～500 万 U/（m²·d），皮下注射，每周 3～7 次，持续数月至数年不等。有 50%～70%的病人获血液学缓解，10%～26%的病人获细胞遗传学缓解。

3. 甲磺酸伊马替尼　适用于 Ph 染色体和 *BCR/ABL* 融合基因阳性的慢性期、加速期和急变期病人。400～800mg/d，常见不良反应为中性粒细胞和血小板减少、腹泻、肌痛、表皮水肿等。

4. 骨髓移植　在慢性期缓解后尽早进行，年龄常在 45 岁以下为宜。

5. 脾放射　偶用于伴有剧痛的巨脾。

6. 慢性粒细胞白血病急变的治疗　按急性白血病化疗方案治疗，但缓解率低。二次骨髓移植。

第 3 单元　骨髓增生异常综合征（MDS）

重点提示

骨髓增生异常综合征（MDS）诊断：①贫血、出血、感染；②外周一系或二系或全血细胞减少，可见巨大红细胞、巨大血小板、有核红细胞等病态造血；③骨髓三系或两系或任一系血细胞病态造血，活检见 ALIP 改变；④染色体畸变。

考点串讲

（一）概念

骨髓增生异常综合征是一种造血干细胞克隆性疾病，并以外周血细胞减少，骨髓出现病态造血为特点。

（二）FAB 分型和 WHO 分型及临床表现

1. FAB 分型（2005）　见表 5-2。

表 5-2　骨髓增生异常综合征的 FAB 分型

分型	RA（难治性贫血）	RAS（伴环形铁粒幼细胞的难治性贫血）	RAEB（伴原始细胞增多的难治性贫血）	RAEB-t（转变中的伴原始细胞增多的难治性贫血）	CMML（慢性粒单核细胞白血病）
血液原始细胞（%）	＜1	＜1	＜5	≥5	＜5
骨髓原始细胞（%）	＜5	＜5	5～20	＞20 而＜30	5～20
其他特点		环形铁粒幼细胞占骨髓有核细胞＞15%		可有 Auer 小体	血象中单核细胞增多（＞1×10⁹/L）

2. WHO 分型 见表 5-3。

表 5-3 骨髓增生异常综合征的 WHO 分型

类 型	血 象	骨髓象
RA（难治性贫血）	原始细胞＜1%	原始细胞＜5%，环形铁粒幼细胞＜15
RAS（伴环形铁粒幼细胞的难治性贫血）	原始细胞＜1%	原始细胞＜5%，环形铁粒幼细胞≥15
RCMD（难治性血细胞减少伴多系增生异常）	原始细胞＜1%，无 Auer 小体	原始细胞＜5%，有粒系和（或）巨核系细胞病态造血，无 Auer 小体
RAEB-Ⅰ（伴原始细胞增多的难治性贫血-Ⅰ）	原始细胞＜5%，无 Auer 小体	原始细胞 5%～9%，无 Auer 小体
RAEB-Ⅱ（伴原始细胞增多的难治性贫血-Ⅱ）	原始细胞 5%～19%，可有 Auer 小体	原始细胞 10%～19%，可有 Auer 小体
MDS-U（MDS-不能分类）	原始细胞无或极少，无 Auer 小体	单系病态造血：髓系之一，原始细胞＜5%，无 Auer 小体
5q-综合征	原始细胞＜5%	原始细胞＜5%，无 Auer 小体，单独 del（5q）染色体异常

3. 临床表现 老年多发，男性多于女性。RA，RAS 及 RCMD 以贫血为主，可伴出血，呈慢性过程。RAEB 常伴明显的贫血、出血、感染，病情进行性进展，可有肝脾大，短期内转变成白血病。

（三）实验室检查

1. 血象和骨髓象示一系或二系或全血细胞减少。骨髓多增生活跃或明显活跃，少数增生减低。血象和骨髓象有病态造血（表 5-4）。(2007)

表 5-4 骨髓增生异常综合征的血象和骨髓象情况

	红细胞	粒-单核细胞	血小板
血象	大小和形态不一，巨大红细胞和椭圆形细胞，染色过浅或点彩红细胞，可见幼红细胞	粒细胞核分叶过多，Pelger-Huet 畸形。胞质内颗粒减少，核浆发育不平衡。单核细胞增多，形态异常	巨大血小板，缺乏颗粒
骨髓象	巨幼样红细胞，多核或畸形核幼红细胞，环形铁粒幼细胞增多，幼红细胞 PAS 染色阳性	原幼细胞比例增多，浆内颗粒减少或缺乏	单核、双核、多核幼巨核细胞增多，出现淋巴样小巨核细胞，胞质颗粒变大或形状异常

2. 骨髓病理学可见"幼稚前体细胞异常定位"（ALIP），原始红细胞增多，小巨核细胞增多。网硬蛋白纤维增生。

3. 细胞遗传学染色体异常，$-5/5q^-$，$-7/7q^-$，$+8$，$20q^-$ 等。

4. 骨髓细胞培养 CFU-GM 集落减少，集簇增多。

（四）诊断与鉴别诊断

1. 诊断

(1) 贫血、出血、感染。

（2）外周一系或二系或全血细胞减少，可见巨大红细胞、巨大血小板、有核红细胞等病态造血。

（3）骨髓三系或两系或任一系血细胞病态造血，活检见 ALIP 改变。

（4）染色体畸变。

2. 鉴别诊断

（1）溶血性贫血网织红细胞显著增多，骨髓缺乏病态造血，溶血相关检查阳性。

（2）巨幼细胞性贫血有导致叶酸或维生素 B_{12} 缺乏的原因，血清叶酸或维生素 B_{12} 含量减低，叶酸或维生素 B_{12} 治疗有效。

（3）急性白血病骨髓原始细胞 30%以上。

（4）再生障碍性贫血一般无肝脾大。多部位骨髓增生低下，原始细胞比例不高，无病态造血，活检无幼稚前体细胞异常定位现象。无染色体畸变。

（五）治疗

用国际预后积分系统（IPSS）指导质量，评价预后。

1. 支持治疗

2. 诱导分化治疗 ①全反式维 A 酸；②维生素 D 类。

3. 刺激骨髓造血 ①雄激素；②糖皮质激素和免疫抑制药。

4. 细胞因子 ①粒-单核细胞集落刺激因子及粒细胞集落刺激因子；②干扰素；③红细胞生成素。

5. 化疗

6. 骨髓移植

=== 经典试题 ===

1. 急性白血病发生贫血的最主要因素是
A. 骨髓造血受白血病细胞干扰
B. 脾大，破坏红细胞过多
C. 化疗后胃肠功能紊乱，营养缺乏
D. 严重皮肤黏膜及内脏出血
E. 产生扰红细胞抗体

2. 下列哪项符合急性淋巴细胞性白血病
A. 为儿童最多见的急性白血病
B. 中枢神经系统白血病少见
C. 化疗效果差
D. 易发生 DIC 出血严重
E. 与 EB 病毒感染有关

3. 急慢性白血病鉴别主要依靠
A. 肝脾淋巴结增大
B. 发病急缓，病程长短
C. 骨髓增生程度粒红比值
D. 外周血原始细胞的多少
E. 骨髓原始细胞的多少

4. 下列组合哪项正确
A. 急性淋巴细胞白血病——儿童病例绿色瘤常见
B. 急粒白血病——特异性皮肤损害多见
C. M_3——多伴 DIC
D. 慢淋白血病——多见急变
E. 慢粒白血病——多伴中枢神经系统白血病

5. 脑膜白血病发病机制是
A. 进入脑组织的白血病细胞对化疗药耐受
B. 化疗方案不彻底，不能杀死白血病细胞
C. 多数化疗药物，不能透过血脑屏障
D. 化疗不够早，白血病细胞大量繁殖
E. 病人个体差异

6. 下列哪项组合不正确
A. 急粒白血病——可见 Auer 小体
B. M_3 白血病——t（15∶17）
C. 急淋白血病——过氧化物酶阳性
D. 慢粒白血病——NAP 下降
E. 慢淋白血病——以成熟小淋巴细胞为主

7. 急淋白血病首选治疗药物是
A. VP
B. DA 或 HA
C. HOAP
D. 小剂量阿糖胞苷
E. 左旋门冬酰胺

8. 女性，27 岁。发热，鼻出血 7d，牙龈增生似海绵状，胸骨压痛明显，血红蛋白 60g/L，白细胞 $42×10^9$/L，血小板 $20×10^9$/L，骨髓：原始细胞 0.9，POX（－），PAS 阳性呈粗颗粒状，

非特异性酯酶阴性,血清溶菌酶正常,诊断为
A. 急性粒细胞白血病
B. 急性早幼粒细胞白血病
C. 急性单核细胞白血病
D. 急性淋巴细胞白血病
E. 急性红白血病

9. 男性,25岁。急非淋M_2型经DA方案治疗后部分缓解,近日自觉左下肢疼痛,腰椎4~5椎旁压痛(+),直腿抬高试验(+),应如何治疗
A. 腰穿脑脊液检查,鞘内注射MTX
B. 骨科治疗
C. 大剂量化疗
D. 放疗
E. 细胞因子

10. 女性,18岁。发热咽痛鼻出血10d,胸骨压痛明显,右下肢皮肤可触及3cm×3cm大小肿块,质硬。红细胞$2×10^9$/L,血红蛋白60g/L,白细胞$2×10^9$/L,血小板$20×10^9$/L,骨髓增生极度活跃,原始细胞0.80,部分胞质中可见Auer小体,POX染色弱阳性,PAS染色胞质淡红色,醋酸萘酚酯酶染色阳性,能被NAF抑制,诊断是
A. 急性粒细胞白血病
B. 急性早幼粒细胞白血病
C. 急性单核细胞白血病
D. 急性红白血病
E. 急性淋巴细胞白血病

11. 女性,20岁。头昏乏力,鼻出血伴牙龈出血1周,Hb 82g/L,WBC $45×10^9$/L,血小板$25×10^9$/L,骨髓增生极度活跃,原始细胞0.5,早幼粒细胞0.21,POX强阳性,NAP阴性,非特异性酯酶部分呈阴性反应,不被NAF抑制,确诊急性非淋巴细胞白血病,其FAB分型是
A. M_2
B. M_1
C. M_4
D. M_3
E. M_5

(12~15题共用题干)
女性,21岁。高热1周,抗生素治疗无效,胸骨压痛阳性,浅表淋巴结及肝脾不大,白细胞$3.0×10^9$/L,Hb20g/L,血小板$5×10^9$/L,骨髓原始细胞增多,以胞质内有粗大颗粒的幼稚细胞占多数,亦见Auer小体。

12. 诊断为
A. 恶性淋巴瘤
B. 急性淋巴细胞白血病
C. 慢性粒细胞白血病
D. 慢性淋巴细胞白血病
E. 急性早幼粒细胞白血病

13. 首选的治疗方法
A. COPP方案
B. VP方案
C. 全反式维A酸
D. 羟基脲
E. 苯丁酸氮芥

14. 该病人最易见的并发症是
A. 肿瘤溶解综合征
B. 中枢神经系统白血病
C. 尿酸性肾病
D. 上腔静脉压迫综合征
E. 弥散性血管内凝血

15. 治疗该并发症最有效的措施是
A. 用羟基脲迅速降低白细胞
B. 消除诱因,治疗原发病的同时尽早应用肝素
C. 碱化尿液,别嘌醇口服
D. 鞘内注射MTX
E. 加大化疗剂量或放疗

参考答案:1. A 2. A 3. E 4. C 5. C 6. C 7. A 8. D 9. A 10. C 11. A 12. E 13. C 14. E 15. B

第4单元 淋 巴 瘤

重点提示

1. 霍奇金病病理类型的临床特点 ①淋巴细胞为主型,诊断时临床多为Ⅰ期或Ⅱ期,预后相对较好;②结节硬化型,临床多为Ⅱ期或Ⅰ期,病人为35岁以下,女性多见,是HD中

最多见的类型，预后相对较好；③混合细胞型，病变分布较广，常累及腹内淋巴结，预后较差；④淋巴细胞消减型，临床多为Ⅲ期或Ⅳ期，多为老年人，病变扩散范围广，预后最差。

2. 无痛性进行性淋巴结肿大 是淋巴瘤的特征性表现。

3. 淋巴瘤的治疗 霍奇金淋巴瘤ⅠB期、ⅡB期、Ⅲ期和Ⅳ期病人首选MOPP或ABVD方案化疗。非霍奇金淋巴瘤首选CHOP方案化疗。

=== 考点串讲 ===

一、病理分型

（一）霍奇金淋巴瘤

1. 病理特点 见特征性R-S细胞（2000，2001，2005）。

2. 分型（Rye会议，1965年） ①淋巴细胞为主型。②结节硬化型。③混合细胞型。④淋巴细胞减少型。

（二）非霍奇金淋巴瘤（国际工作分型，1982）

1. 低度恶性 ①小淋巴细胞型。②滤泡性小裂细胞型（2005）。③滤泡性小裂细胞与大细胞混合型。

2. 中度恶性 ①滤泡性大细胞型；②弥漫性小裂细胞型；③弥漫性小细胞与大细胞混合型；④弥漫性大细胞型。

3. 高度恶性 ①免疫母细胞型；②淋巴母细胞型（曲折核/非曲折核）；③小无裂细胞型（Burkitt/非Burkitt）（2005）。

4. 其他 毛细胞型、皮肤T细胞型、组织细胞型、髓外浆细胞型、不能分型。

二、临床表现和分期

（一）临床表现

1. 无痛性浅表淋巴结肿大最为常见（2000，2002）。霍奇金淋巴瘤的肿大淋巴结多首发于颈部，逐渐向周围淋巴结区蔓延。非霍奇金淋巴瘤的肿大淋巴结分布多无规律。

2. 淋巴结外受累可侵犯各器官，引起压迫症状。脾大较肝大多见。

3. 全身症状有发热、盗汗、消瘦、全身瘙痒等。周期性发热约见于1/6的霍奇金淋巴瘤病人（2001）。

（二）临床分期

Ⅰ期：病变仅限于一个淋巴结区（Ⅰ）或单个结外器官局限受累（ⅠE）。

Ⅱ期：病变累及膈同侧2个或更多个淋巴结区（Ⅱ），或病变局限侵犯淋巴结以外器官及膈同侧一个以上淋巴区（ⅡE）。

Ⅲ期：膈上下均有淋巴结病变（Ⅲ），可伴脾累及（ⅢS），结外器官局限受累（ⅢE），或脾与局限性结外器官受累（ⅢSE）（2007）。

Ⅳ期：1个或多个结外器官受到广泛性或播散性侵犯，伴或不伴淋巴结肿大。肝或骨髓只要受到累及均属Ⅳ期（2001，2003）。

A. 无全身症状。

B. 有全身症状：发热38℃以上，连续3d以上，无感染原因；6个月内体重减轻10%以上；盗汗，即入睡后出汗（2001，2003，2016）。

三、辅助检查（2017）

1. 血象 轻中度贫血，白细胞正常或者增高。1/5病人嗜酸性粒细胞增多。晚期并发急性淋巴瘤白血病时可呈现白血病样血象。

2. 骨髓象　晚期可发现淋巴瘤细胞侵犯。
3. 生化检查　乳酸脱氢酶升高（2005）、β₂微球蛋白增加、血沉增快、C反应蛋白增加。与病人预后有关。
4. 病理组织学　最重要的诊断手段（2007）。
5. 影像学检查　B超、CT（2016）、PET及淋巴结造影有助于明确临床分期。
6. 免疫组织学检查或流式细胞术　有助于分型诊断。

四、诊断和鉴别诊断

（一）诊断
无痛性进行性淋巴结肿大，发热、消瘦等临床表现，淋巴结活检确诊。

（二）鉴别诊断
需与淋巴结炎（抗感染治疗）、恶性肿瘤淋巴结转移（病检）鉴别。

五、治疗

（一）化疗为主的放化疗结合
1. 霍奇金淋巴瘤ⅠB期、ⅡB期、Ⅲ期和Ⅳ期病人首选MOPP或ABVD方案化疗（2008）。
2. 非霍奇金淋巴瘤首选CHOP方案化疗（2007，2008，2016）。

（二）生物治疗
1. 单克隆抗体CD20⁺的淋巴瘤病人可应用抗CD20单抗（美罗华）（2013）。
2. 干扰素。
3. 抗幽门螺杆菌治疗。

（三）骨髓或造血干细胞移植

（四）手术治疗
并发脾功能亢进的病人可切除脾。

经 典 试 题

1. 男性，40岁。2个月来左颈部淋巴结进行性肿大，无痛，周期性发热，消瘦，近1周颈粗，淋巴结活检有里-斯细胞，胸片示纵隔有肿块，选择哪种治疗显效最快
A．MOPP
B．肾上腺皮质激素加长春新碱
C．放射治疗
D．苯丁酸氮芥
E．多柔比星

2. 女性，35岁。2个月来发热，乏力伴消瘦，左颈、两侧腋窝和腹股沟部位可触及数个黄豆和蚕豆大小淋巴结，脾肋下3cm，血象正常，血细胞沉降率80mm/h，胸部X线检查阴性，肝区B超正常，淋巴结活检为混合细胞型，淋巴瘤分期为
A．Ⅱ期A
B．Ⅱ期B
C．Ⅲ期A

D．Ⅲ期B
E．Ⅳ期A

3. 女性，22岁。右颈部肿块1个月，无发热，病理检查为大细胞性淋巴瘤，骨髓活检未见淋巴瘤细胞，应选择哪种治疗方案
A．CHOP
B．局部照射
C．全淋巴结照射
D．化疗＋局部放疗
E．扩大照射

（4～6题共用题干）
男性，35岁。高热，皮肤瘙痒15d，右颈及锁骨上淋巴结肿大，无压痛，互相粘连，血红蛋白90g/L，白细胞10×10⁹/L，中性粒细胞0.66，淋巴细胞0.24，骨髓涂片找到里-斯细胞。

4. 最大可能诊断
A．结核性淋巴结炎
B．慢性淋巴细胞白血病

C. 癌转移
D. 淋巴瘤
E. 风湿性疾病

5. 如需明确诊断首先应做的检查是
A. 肝脾 B 超
B. 腹部或全身 CT
C. 淋巴结活检
D. MRI
E. 中性粒细胞碱性磷酸酶测定

6. 首选的治疗方案是
A. 干扰素
B. 手术治疗
C. 放射治疗
D. 肿瘤坏死因子
E. 放疗+化疗

参考答案：1. A 2. D 3. D 4. D 5. C 6. E

第 5 单元　多发性骨髓瘤

重点提示

1. **主要临床表现**　有骨质疏松及溶骨性破坏，淋巴结、肾及肝脾大，瘫痪、感染、高黏滞综合征、出血、雷诺现象，蛋白尿、管型尿和急、慢性肾衰竭等。

2. **骨病变 X 线表现**　①典型为圆形、边缘清楚如凿孔样的多个大小不等的溶骨性损害，常见于颅骨、盆骨、脊柱、股骨、肱骨等处；②病理性骨折；③骨质疏松，多在脊柱、肋骨和盆骨。禁止对骨髓瘤患者进行 X 线静脉肾盂造影检查。

考点串讲

（一）分类

根据血清中 M 成分的特点可把本病分为 IgG，IgA，IgD，IgE，IgM 及轻链型、双克隆型和不分泌型等 8 种类型。

国际分期系统（ISS）进行分期见表 5-5。

表 5-5　多发性骨髓瘤分期

分　期	分期的依据	中数生存时间
Ⅰ期	血清 β_2 微球蛋白<3.5mg/L，白蛋白>3.5g/dl	62 个月
Ⅱ期	介于Ⅰ期和Ⅲ期之间	44 个月
Ⅲ期	血清 β_2 微球蛋白>5.5mg/L，白蛋白<3.5g/dl	29 个月

（二）临床表现

1. **骨髓瘤细胞对骨骼和其他组织器官的浸润与破坏**

（1）骨骼破坏：骨质疏松及溶骨性破坏。

（2）髓外浸润：①器官肿大：淋巴结、肾和肝脾大；②神经损害：瘫痪、神经根受累、双侧对称性远端感觉和运动障碍、POEMS 综合征；③髓外骨髓瘤：孤立性病变位于口腔及呼吸道等软组织中；④浆细胞白血病。

2. **骨髓瘤细胞分泌单株免疫球蛋白引起的全身紊乱**

（1）感染：细菌性肺炎和尿路感染、败血症、带状疱疹。

（2）高黏滞综合征：症状有头晕、眩晕、眼花、耳鸣、手指麻木、冠状动脉供血不足、慢性心力衰竭等病人可发生意识障碍。

（3）出血倾向：鼻出血、牙龈出血和皮肤紫癜多见。

（4）淀粉样变性和雷诺现象：常见舌肥大、腮腺肿大、心脏扩大、腹泻便秘、皮肤苔藓样变、外周神经病变以及肝肾功能损害等。M 蛋白为冷球蛋白，则引起雷诺现象。

3. 肾功能损害　临床表现有蛋白尿、管型尿和急、慢性肾衰竭。

（三）辅助检查

1. 血象　血涂片中红细胞排列成钱串状，可伴有少数幼粒、幼红细胞，血沉显著增快。

2. 骨髓　异常浆细胞>10%，并伴有质的改变。核染色质疏松，骨髓瘤细胞免疫表型为 CD38$^+$、CD56$^+$，80%的骨髓瘤病人 IgH 基因重排阳性。

3. 血液生化检查

（1）单株免疫球蛋白血症的检查：①蛋白电泳。血清或尿液在蛋白电泳时可见一浓而密集的染色带，扫描呈现基底较窄单峰突起的 M 蛋白。②固定免疫电泳。确定 M 蛋白的种类并对骨髓瘤进行分型。③血清免疫球蛋白定量测定。显示 M 蛋白增多，正常免疫球蛋白减少。

（2）血钙、磷测定：高钙血症，血磷正常，血清碱性磷酸酶正常。

（3）血清 β_2 微球蛋白和血清白蛋白：用于评估肿瘤负荷及预后。

（4）C 反应蛋白和血清乳酸脱氢酶：可反映疾病的严重程度。

（5）尿和肾功能：90%病人有蛋白尿，血清尿素氮和肌酐可增高。约半数病人尿中出现本-周蛋白。

4. X 线检查　骨病变 X 线表现：①典型为圆形、边缘清楚如凿孔样的多个大小不等的溶骨性损害，常见于颅骨、盆骨、脊柱、股骨、肱骨等处；②病理性骨折；③骨质疏松，多在脊柱、肋骨和盆骨。禁止对骨髓瘤病人进行 X 线静脉肾盂造影检查。

5. ^{99m}锝-亚甲基二膦酸盐（^{99m}Tc-MDP）γ 骨显像　较 X 线提前 3~6 个月显示骨病变。

（四）诊断与鉴别诊断

1. 诊断　诊断多发性骨髓瘤主要指标为：①骨髓中浆细胞>30%；②活组织检查证实为骨髓瘤；③血清中有 M 蛋白：IgG>35g/L，IgA>20g/L 或尿中本-周蛋白>1g/24h。次要指标为：①骨髓中浆细胞 10%~30%；②血清中有 M 蛋白，但未达上述标准；③出现溶骨性病变；④其他正常的免疫球蛋白低于正常值的 50%。诊断多发性骨髓瘤至少要有 1 个主要指标和 1 个次要指标，或者至少包括次要指标①和②的 3 条次要指标。

2. 鉴别诊断

（1）多发性骨髓瘤以外的其他浆细胞病：①巨球蛋白血症；②意义未明的单株免疫球蛋白血症；③继发性单株免疫球蛋白增多症；④重链病；⑤原发性淀粉样变性。

（2）反应性浆细胞增多症。

（3）引起骨痛和骨质破坏的疾病：骨转移癌、老年性骨质疏松症、肾小管性酸中毒及甲状旁腺功能亢进症等。

（五）治疗

1. 化学治疗　初治病例可选用 MPT 方案；VAD 方案不含烷化剂，适用于 MPT 无效者；难治性病例，可使用 DT-PACE 方案，也可选用蛋白酶体抑制药 Bortezomib 和三氧化二砷。

2. 骨病的治疗　二膦酸盐有抑制破骨细胞的作用，放射性核素内照射有控制骨损害、减轻疼痛的疗效。

3. 干细胞移植　年轻的病人可考虑同种异基因造血干细胞移植。

4. 其他治疗　治疗高钙血症、贫血、肾功能不全、高黏滞血症等。

━━━━━ 经典试题 ━━━━━

（1~5 题共用备选答案）
A. 绒毛膜癌
B. 多发性骨髓瘤
C. 软组织肉瘤
D. 食管癌
E. 霍奇金病

1. 化学疗法可获得长期缓解的是
2. 能单独应用化疗治愈的是

3. 对放射线中度敏感的是
4. 对放射线低度敏感的是
5. 尿中出现 Bence-Jones 蛋白的是

参考答案：1. E 2. A 3. D 4. C 5. B

第6单元　白细胞减少和粒细胞缺乏

重点提示

1. 病因为中性粒细胞生成缺陷、中性粒细胞破坏和消耗过多、中性粒细胞分布异常。
2. 根据中性粒细胞减少的程度可分为轻度≥$1.0×10^9$/L，中度（0.5～1.0）×10^9/L 和重度＜$0.5×10^9$/L。重度减少者即为粒细胞缺乏症。

考点串讲

（一）病因（2017）

1. 中性粒细胞生成缺陷

（1）生成减少：①细胞毒性药物、化学毒物、电离辐射；②影响造血干细胞的疾病如再生障碍性贫血，骨髓造血组织被白血病、骨髓瘤及转移瘤细胞浸润等；③异常免疫和感染。

（2）成熟障碍：维生素 B_{12} 及叶酸缺乏或代谢障碍，急性白血病，骨髓增生异常综合征等由于粒细胞分化成熟障碍。

2. 中性粒细胞破坏过多

（1）免疫因素：自身免疫性粒细胞减少、各种自身免疫性疾病（如系统性红斑狼疮、类风湿关节炎、Felty 综合征）及同种免疫性新生儿中性粒细胞减少。

（2）非免疫性因素：病毒感染、败血症、脾功能亢进。

3. 中性粒细胞分布异常

（1）中性粒细胞转移至边缘池：见于异体蛋白反应、内毒素血症。

（2）粒细胞滞留循环池其他部位：血液透析开始后 2～15min 滞留于肺血管内；脾大，滞留于脾。

（二）临床表现

根据中性粒细胞减少的程度可分为轻度≥$1.0×10^9$/L，中度（0.5～1.0）×10^9/L 和重度＜$0.5×10^9$/L（2015）。重度减少者即为粒细胞缺乏症。

1. 轻度减少的病人多表现为原发病症状。
2. 中度和重度减少者易发生感染和出现疲乏、无力、头晕、食欲缺乏等非特异性症状。常见的感染部位是呼吸道、消化道及泌尿生殖道，可出现高热、黏膜坏死性溃疡及严重的败血症、脓毒血症或感染性休克。

（三）诊断

根据血常规检查的结果即可做出白细胞减少、中性粒细胞减少或粒细胞缺乏症的诊断。

（四）治疗

1. 病因治疗　对可疑的药物或其他致病因素，应立即停止接触。继发性减少者应积极治疗原发病。脾功能亢进者可考虑脾切除。

2. 防治感染

（1）轻度减少者不需特别的预防措施。

（2）中度减少者减少出入公共场所，并注意保持皮肤和口腔卫生，去除慢性感染病灶。

（3）粒细胞缺乏者应急诊收入院治疗，采取无菌隔离措施，防止交叉感染。

3. 重组人粒细胞集落刺激因子和重组人粒细胞-巨噬细胞集落刺激因子

4. 免疫抑制药 自身免疫性粒细胞减少和免疫介导机制所致的粒细胞缺乏可用糖皮质激素等免疫抑制药治疗。

经典试题

1. 下列由于免疫因素引起中性粒细胞减少的是
A. Felty 综合征
B. 周期性中性粒细胞减少症
C. 假性粒细胞减少
D. 脾功能亢进所致中性粒细胞减少
E. 病毒感染或败血症时的粒细胞减少

2. Felty 综合征引起的中性粒细胞减少的最可能机制是
A. 生成减少
B. 成熟障碍
C. 免疫性破坏过多
D. 非免疫性破坏过多
E. 分布异常

参考答案： 1. A 2. C

第7单元 出血性疾病

重点提示

1. 出血性疾病的实验室检查 ①束臂试验：>10个出血点为阳性，见于血小板减少、血小板功能异常、血管壁功能异常等；②BT：>7min 为异常；③血小板计数：<100×10⁹/L 为减少；④血块退缩试验：凝固后30min 至1h 开始回缩，24h 回缩完全；⑤凝血时间：正常4~12min；⑥APTT：正常30~45s；⑦PT：正常11~13s；⑧TT：正常16~18s；⑨3P试验：阳性主要见于DIC。

2. DIC 的诊断标准 ①血小板<100×10⁹/L 或进行性下降；②血浆纤维蛋白原<1.5g/L 或进行性下降；③D-二聚体升高或阳性，或 3P 试验阳性或 FDP>20mg/L；④PT 缩短或延长 3s 以上，或 APTT 缩短或延长 10s 以上。

考点串讲

一、概述

（一）正常止血、凝血、抗凝和纤溶蛋白溶解机制

1. 损伤局部血管收缩，发挥即刻止血作用。
2. 血管破损处血小板黏附、聚集，形成血小板血栓。
3. 凝血系统被启动，形成稳定的纤维蛋白凝块。
（1）内源性凝血途径：涉及凝血因子 XII，XI，IX，VIII。通过活化部分凝血活酶时间（APTT）监测。
（2）外源性凝血途径：涉及凝血因子 III，VII。通过凝血酶原时间（PT）监测。
（3）共同途径：涉及凝血因子 V，X，II，I，VIII。
4. 纤溶系统对血凝块的溶解和维持发挥重要作用，过度激活可溶解纤维蛋白凝块，引起出血。

（二）发病机制分类

1. 血管异常
（1）先天性：遗传性出血性毛细血管扩张症。
（2）获得性：过敏性紫癜、单纯性紫癜、机械性紫癜、肾上腺皮质功能亢进、老年性紫癜、感染相关性紫癜等。

2. 血小板异常
（1）血小板数量减少：①先天性。范可尼综合征等。②获得性。再生障碍性贫血、骨髓增生异

常综合征、DIC 及免疫相关性血小板减少症等。

（2）血小板数量增多：原发性血小板增多症、脾切除术后、急性大量出血、缺铁性贫血等。

（3）血小板功能异常：①先天性。黏附功能障碍：巨血小板综合征等。②获得性。尿毒症、肝疾病、抗血小板药物应用等。

3. 凝血因子异常

（1）先天性：血友病 A 及血友病 B；凝血因子Ⅰ，Ⅱ，Ⅴ，Ⅶ，Ⅺ，Ⅷ缺乏；血管性血友病。

（2）获得性：维生素 K 缺乏、肝病、淀粉样变性、肾病综合征、DIC 及抗磷脂抗体综合征等。

（三）实验室检查

1. 筛选试验

（1）血管异常：出血时间，毛细血管脆性试验。

（2）血小板异常：血小板计数，血块收缩试验，毛细血管脆性试验及 BT。

（3）凝血异常：凝血时间（CT），活化部分凝血活酶时间（APTT），凝血酶原时间（PT），凝血酶原消耗时间（PCT），凝血酶时间（TT）等。

2. 确诊试验

（1）血管异常：毛细血管镜检查，血 vWF，内皮素-1（ET-1）及 TM 测定等。

（2）血小板异常：血小板数量、形态，平均体积，血小板黏附、聚集功能，血小板黏膜蛋白，血小板相关抗原检测等。

（3）凝血异常

①凝血第一阶段：测定 FⅫ，Ⅺ，Ⅹ，Ⅸ，Ⅷ，Ⅶ，Ⅴ及 TF 等抗原及活性。

②凝血第二阶段：凝血酶原抗原及活性，凝血酶原碎片 1+2（F1+2）测定。

③凝血第三阶段：纤维蛋白原、异常纤维蛋白原、纤维蛋白单体、血（尿）纤维蛋白肽 A（FPA）、FⅫ抗原及活性测定等。

（4）抗凝异常：①AT 抗原及活性或凝血酶-抗凝血酶复合物（TAT）测定；②PC，PS 及 TM 测定；③FⅧ：C 抗体测定；④狼疮抗凝物或心磷脂类抗体测定。

（5）纤溶异常：①鱼精蛋白副凝（3P）试验；②血、尿 FDP 测定；③D-二聚体测定；④纤溶酶原测定；⑤t-PA、纤溶酶原激活物抑制物（PAI）及纤溶酶-抗纤溶酶复合物（PIC）等测定。

（四）诊断

1. 出血史　了解鼻出血、牙龈出血、皮肤出血（瘀点、瘀斑、紫癜）、消化道出血、月经量、出生时有无出血、有无关节出血、有无外伤、手术史及当时出血情况等。

2. 家族史

3. 体格检查　皮肤出血类型、有无关节出血或血肿，是否存在畸形。是否同时伴有黄疸、贫血、淋巴结肿大的体征。

（五）治疗原则

1. 病因防治

（1）防治基础疾病：如控制感染，积极治疗肝、胆疾病、肾病，抑制异常免疫反应等。

（2）避免接触、使用可加重出血的物质及药物。

2. 止血治疗

（1）补充血小板和（或）相关凝血因子。

（2）止血药物：收缩血管、增加毛细血管致密度、改善其通透性的药物：卡巴克洛、曲克芦丁、垂体后叶素、维生素 C 与维生素 P 及糖皮质激素等；合成凝血相关成分所需的药物：维生素（K_1，K_3，K_4）等；抗纤溶药物：氨基己酸、氨甲苯酸、抑肽酶等；促进止血因子释放的药物：去氨加压素等；局部止血药物：凝血酶、巴曲酶及吸收性明胶海绵等。

（3）促血小板生成的药物：血小板生成素（TPO）、白介素-11 等。

（4）局部处理：局部加压包扎、固定及手术结扎局部血管等。

3. 其他治疗 ①基因疗法；②抗凝及抗血小板药物；③血浆置换，重症 ITP 及 TTP 等；④手术治疗包括脾切除、血肿清除、关节成形及置换等；⑤中医中药治疗。

二、过敏性紫癜

（一）常见原因

①细菌与病毒感染；②寄生虫感染；③食物，以动物性食物为主；④药物，如抗生素类、磺胺类、解热镇痛类；⑤其他包括寒冷、外伤、昆虫叮咬、花粉、免疫接种、结核菌素试验、更年期、精神因素。

（二）发病机制

1. 速发型变态反应激发血管活性物质释放，引起血管通透性增加。
2. 抗原-抗体复合物反应引起血管炎症和组织损伤，导致局部水肿和出血。

（三）临床表现

1. 前驱症状 发病前 1～3 周有上呼吸道感染病史。
2. 皮肤症状（皮肤型） 主要表现为皮肤紫癜，高出皮面，四肢远端及臀部多见，对称性分布，分批出现，1～2 周消退（2002）。
3. 消化道症状（腹型）（2017） 最常见阵发性脐周绞痛，伴压痛，多在皮疹出现 1 周内发生。50%病人伴大便隐血阳性，甚至血便或呕血。
4. 肾表现（肾型） 主要表现为蛋白尿和血尿。多为一过性肾损害，少数可演变为慢性肾炎和肾病综合征。
5. 关节症状（关节型） 关节及关节周围肿胀、疼痛和触痛，膝、踝关节最常受累。一过性，不遗留关节畸形。
6. 其他症状 视神经炎、吉兰-巴雷综合征、蛛网膜下腔出血等。

（四）实验室检查

①血小板计数、功能及凝血相关检查：除出血时间（BT）可能延长外，其他均正常。贫血和出血程度不一致（2007）。②毛细血管脆性试验阳性（2017）。③IgA，IgM 可升高。④肾型病人可见蛋白尿、血尿（2002）。腹型病人可见大便隐血阳性。⑤血细胞沉降率、C 反应蛋白可升高。

（五）诊断与鉴别诊断

1. 诊断要点 ①发病前 1～3 周有低热、咽痛、全身乏力或上呼吸道感染史；②典型四肢皮肤紫癜，可伴腹痛、关节肿痛及血尿；③血小板计数、功能及凝血相关检查正常；④排除其他原因所致的血管炎及紫癜。
2. 鉴别诊断 ①遗传性出血性毛细血管扩张症；②单纯性紫癜；③血小板减少性紫癜；④风湿性关节炎；⑤肾小球肾炎、系统性红斑狼疮（SLE）；⑥外科急腹症等。由于本病的特殊临床表现及绝大多数实验室检查正常，鉴别一般无困难。

（六）治疗（2017）

1. 一般治疗 预防和治疗感染，避免接触可疑致敏物质。
2. 一般药物治疗 ①抗变态反应药物：氯苯那敏（扑尔敏）、异丙嗪、葡萄糖酸钙。②增加毛细血管抵抗力：芦丁、维生素 C。③止血药。
3. 肾上腺皮质激素 泼尼松 30mg/d，一般不宜超过 1 个月，肾型者可酌情延长。
4. 免疫抑制药 环磷酰胺 2～3mg/（kg·d）或硫唑嘌呤 2～3mg/（kg·d），服用数周或数月。

三、特发性血小板减少性紫癜（ITP）

（一）病因和发病机制
1. 血小板自身抗体。
2. 血小板生存期缩短。

（二）临床表现
1. 皮肤黏膜出血点、紫癜，不对称分布，鼻出血、牙龈出血、月经过多、胃肠道出血等，关节、肌肉血肿少见（2001）。
2. 脾不大（2005）。
3. 急性型出血重，呈自限性。慢性型出血轻，易反复，缓解时间长短不一。

（三）实验室检查
1. 血小板减少，急性期 $<20\times10^9/L$，慢性期 $(30\sim80)\times10^9/L$。部分血小板体积增大，颗粒减少。白细胞正常。多次出血可有贫血（2000）。
2. 骨髓巨核细胞正常或增多，表现为体积增大，胞质量少，以无血小板形成的颗粒型巨核细胞为主（2005，2011）。
3. 血小板相关和自身抗体升高。

（四）诊断与鉴别诊断
1. 诊断　①广泛出血累及皮肤、黏膜及内脏；②至少2次检验血小板计数减少；③脾不大；④骨髓巨核细胞增多或正常，有成熟障碍；⑤泼尼松或脾切除治疗有效；⑥排除其他继发性血小板减少症。（2014）
2. 鉴别诊断　脾功能亢进、药物引起血小板减少、系统性红斑狼疮。

（五）治疗
1. 糖皮质激素　为一线药物（2005）。泼尼松 1mg/（kg·d），口服。1周后血小板可上升，2~4周达高峰，正常后逐渐减量，小剂量（5~10mg/d）维持3~6个月。足量治疗4周未完全缓解者换其他治疗方法。激素治疗ITP的反应率为60%~90%。糖皮质激素治疗有效但停药后复发者，重新使用糖皮质激素治疗部分病人仍有效（2007）。
2. 脾切除　适用于以下情况：①糖皮质激素治疗6个月无效；②糖皮质激素治疗有效，但减量或停药复发，或需大剂量才能维持者；③使用糖皮质激素有禁忌者。
3. 免疫抑制药　适用于糖皮质激素及脾切除疗效不佳或无反应者。如环磷酰胺、硫唑嘌呤、长春新碱。

四、DIC

（一）病因和发病机制
1. 病因
（1）感染：细菌、真菌、病毒、原虫、立克次体等感染。革兰阴性细菌感染最常见。
（2）恶性肿瘤：白血病、淋巴瘤等。
（3）病理产科：羊水栓塞、胎盘早剥等。
（4）其他：严重创伤和组织损伤、烧伤、毒蛇咬伤或药物中毒等。
2. 发病机制
（1）外源性凝血途径：激活多为始动因素。
（2）内源性凝血途径：启动放大和维持凝血过程。
（3）血小板活化：加速凝血反应。
（4）纤溶激活：导致凝血-抗凝进一步失调。
（5）内皮细胞损伤：同时启动内源性和外源性凝血途径。

（二）临床特点

1. 原发病
2. 出血倾向　突然发病，出血部位广泛，自发性、持续性渗血，常规止血措施无效。
3. 微循环衰竭或休克　休克突然发生，常与出血等同时出现，早期即可出现多脏器功能不全，治疗反应差。
4. 微血管栓塞　微血管广泛而弥漫性栓塞，无定位体征。
5. 微血管病性溶血　破碎红细胞增多。

（三）实验室检查

1. 血液学检查　血小板减少，涂片可见破碎红细胞，血 LDH 增高、结合珠蛋白降低等血管内溶血的表现。
2. 凝血和纤溶机制检查　<u>血浆纤维蛋白原降低；PT，APTT 及凝血酶时间延长；FDP 和 D-二聚体增高；血浆鱼精蛋白副凝试验（3P）阳性（2008）</u>。

（四）诊断与鉴别诊断

1. 诊断　①存在基础疾病，如感染、恶性肿瘤等。②临床表现：多发性出血倾向。不易以原发病解释的微循环衰竭或休克。多发性微血管栓塞症状、体征。③<u>实验室检查同时有以下 3 项以上异常（2008）</u>：PLT<100×10^9/L 或呈进行性下降。血浆纤维蛋白原含量<1.5g/L 或呈进行性下降，或>4.0g/L。3P 试验阳性或血浆 FDP>20mg/L 或血浆 D-二聚体水平升高。PT 延长或缩短 3s 以上或呈动态变化，或 APTT 延长 10s 以上。

2. 鉴别诊断　①原发性纤维蛋白溶解综合征。纤维蛋白原减低，其他凝血因子和血小板数量正常，无进行性下降趋势，3P 试验阴性，D-二聚体阴性，破碎红细胞<2%。②血栓性血小板减少性紫癜。主要表现为微血管性溶血性贫血、血小板减少性出血，多合并发热、神经精神症状及肾功能损害。外周破碎红细胞>2%，PT 正常，3P 试验阴性。③原发性抗磷脂抗体综合征。表现为血栓形成，习惯性流产或死胎等。抗磷脂抗体阳性，抗心磷脂抗体阳性，狼疮抗凝物质阳性，血小板减少，CT 延长。

（五）治疗

1. 去除病因，积极治疗原发病
2. <u>支持性止血治疗（2008）</u>　①血浆纤维蛋白原含量<1.0g/L，输注冷沉淀；②PLT<（10~20）×10^9/L，或<50×10^9/L，有明显出血症状者，<u>输注血小板（2012）</u>；③PT 延长超过正常对照的 1.3~1.5 倍，输注新鲜血浆等补充凝血因子。
3. 抗凝治疗　①<u>肝素：DIC 早期应用，小剂量、分次给药；50U/kg，每 6 小时 1 次（2012）</u>；②<u>低分子肝素：5000U，皮下注射，每 12 小时 1 次（2012）</u>。
4. 抗纤溶治疗　仅用于纤溶亢进期，必须在肝素治疗的基础上应用。主要有氨甲环酸、氨甲苯酸、氨基己酸和抑肽酶。

经典试题

1. ITP 做骨髓检查的主要目的是
A. 证明有无巨核细胞增生
B. 证明有无幼稚巨核细胞
C. 证明有无血小板减少
D. 排除引起血小板减少的其他疾病
E. 上述均不是

2. 关于急性 ITP，下列哪项是正确的
A. 多见于成年人
B. 多见于女性
C. 骨髓巨核细胞以幼稚型为主
D. 大多数病人可迁延不愈转为慢性型
E. 血小板寿命正常

3. 关于过敏性紫癜的治疗哪项是不正确的
A. 应用抗组胺药物作为一般治疗
B. 腹痛可用阿托品
C. 肾上腺皮质激素可改善腹痛

D. 肾上腺皮质激素对肾型有较好疗效
E. 维生素C可降低毛细血管脆性

4. 过敏性紫癜哪种类型最常见

A. 皮肤型
B. 腹型
C. 关节型
D. 肾型
E. 中枢神经系统受累

5. 男性，34岁。诊断急粒白血病M_3，化疗时突发DIC，并迅速发展到消耗性低凝期，下列检查结果，哪项是不符合的

A. 血小板数明显减少
B. 凝血酶原时间缩短
C. 纤维蛋白原浓度降低
D. 血小板因子Ⅳ水平增高
E. 抗凝血酶Ⅲ水平减低

6. 女性，20岁。肢体紫癜反复发作伴月经过多3年，肝脾不大，血小板计数$100×10^9$/L，出血时间3min，凝血时间7min，束臂试验阳性，血小板聚集功能正常，骨髓象正常，最可能的诊断是

A. 过敏性紫癜
B. 单纯性紫癜
C. 血小板减少性紫癜
D. 因子Ⅺ缺乏症
E. 血管性血友病

7. 女孩，12岁。鼻出血，躯干及四肢瘀点、瘀斑，发病前2周有感冒史，脾不大，血小板$20×10^9$/L，出血时间12min，凝血时间正常，束臂试验阳性，PT正常，骨髓象增生，巨核细胞增多，幼稚型巨核细胞0.40，产血小板型巨核细胞缺少，诊断为

A. 再生障碍性贫血
B. 急性ITP
C. 急性白血病
D. 过敏性紫癜
E. 慢性ITP

（8～11题共用题干）

女性，26岁。牙龈出血伴月经过多1年，体检双下肢可见散在出血点及紫癜，肝脾不大，血红蛋白90g/L，白细胞$5.5×10^9$/L，分类正常，血小板$25×10^9$/L，尿常规正常。

8. 最可能的诊断为

A. 急性白血病
B. 过敏性紫癜
C. 特发性血小板减少性紫癜
D. 再生障碍性贫血
E. 缺铁性贫血

9. 明确诊断需做

A. 骨髓检查
B. 铁蛋白测定
C. 出血时间
D. Coombs试验
E. 网织红细胞

10. 首选治疗为

A. 输血小板浓缩液
B. 抗纤溶药物
C. 免疫抑制药
D. 肾上腺皮质激素
E. 脾切除

11. 如治疗半年无效，可选用下列治疗，除外

A. 脾切除
B. 长春新碱每次1～2mg，每周1次连用4～6周
C. 大剂量丙种球蛋白0.49g/kg，连用5d
D. 血浆置换
E. 骨髓移植

参考答案：1. D 2. C 3. D 4. A 5. B 6. B 7. B 8. C 9. A 10. D 11. E

第8单元 输 血

重点提示

1. **输血不良反应** 发热反应；过敏反应；溶血反应；细菌污染血的输血反应；输血相关性移植物抗宿主病；输血传播疾病等。

2. **输血适应证** ①急性大出血；②慢性贫血；③血小板减少或功能异常；④凝血异常；⑤严重感染或低蛋白血症。

考点串讲

一、合理输血

（一）输注血液成分的优点（2005，2007，2017）

1．节约血源。
2．纯度高，疗效好。
3．减少不良反应，更安全。

（二）常用血液成分特征

1．红细胞悬液（浓缩红细胞）

（1）特点：①血浆含量少，白细胞非常少；②血黏滞度低，输注速度快；③输注时除生理盐水外，不得加入任何药物，以免红细胞变性发生凝血或溶血。

（2）适应证（2001，2007）：①任何慢性贫血需要输血者；②老年人、婴幼儿、心力衰竭病人纠正贫血；③妊娠后期贫血；④手术后输血。

（3）用法用量：①每输一个单位可使 Hb 上升 6～8g/L（2012）；②失血 500～1000ml，输 1～2U；③失血 1500～2000ml，输 2～3U；④失血＞2500ml，输 3～4U。

2．洗涤红细胞

（1）特点：①几乎去除了全血中 95%以上的白细胞和 99.5%以上的血浆，去除了细胞碎屑、代谢产物、抗凝药、乳酸盐、增塑剂、K^+ 及 NH_4^+ 和微聚物等；②不再发生输血反应；③更适合心、肝、肾疾病病人使用。

（2）适应证（2005，2014）：①最常用于因输血而发生严重免疫反应者；②自身免疫性溶血性贫血、阵发性睡眠性血红蛋白尿应首选；③新生儿输血或宫内输血；④IgA 缺乏者的输血；⑤重度心力衰竭、肾衰竭病人。

3．浓缩血小板

（1）特点（2006）：①在（22±2）℃，振荡（频率：60 /min，振幅：5cm）的条件下保存 3～5d；②立即输注，20min 内输完；③容易细菌污染。

（2）适应证：①PLT 生成障碍的病人，虽然有血小板显著减少，但无明显出血者不输（如慢性再障、骨髓增生异常综合征）（2014）。②PLT＜$20×10^9$/L，虽无出血，但有发热和感染或存在潜在出血部位者要输。③PLT＜$5×10^9$/L，很容易发生颅内出血。这种病人不论现在有无出血，都应尽快预防性输注血小板。④PLT 减少的病人若要做腰穿、硬膜外麻醉、经皮肤导管置入、经支气管活检、剖腹类的手术，血小板必须至少提升至 $50×10^9$/L（骨髓穿刺例外）。⑤关键部位（脑、眼等）出血。

（3）用法用量：①成年人每次 1 个治疗量（每次 16U）。②同型输注。用"Y"型输血器快速输注。

4．新鲜冷冻血浆

（1）特点（2007）：①几乎有效地保存了新鲜血浆中各种成分，包括不稳定的凝血因子Ⅴ及Ⅷ；②保存时间长，便于运输。

（2）适应证（2006，2008）：①补充凝血因子；②肝病病人获得性凝血功能障碍；③大量输血伴发的凝血功能障碍；④口服抗凝药过量引起的出血；⑤抗凝血酶Ⅲ（ATⅢ）缺乏；⑥原发或继发性免疫缺乏。免疫球蛋白制剂治疗的效果优于新鲜冷冻血浆；⑦血栓性血小板减少性紫癜。

（3）用法用量：①首次剂量为 10～15ml/kg；②应用时在 37℃水浴中融化，轻轻摇动；③融化后 24h 内用"Y"型输血器输注；④血型相容输注。

5．冷沉淀

（1）特点：①含有丰富的 FⅧ，血管性血友病因子（vWF）、纤维蛋白原、纤维结合蛋白及因子Ⅻ；②－30～－20℃冰箱保存，有效期 1 年；③每袋内含 FⅧ：C≥80U。

（2）适应证：①血友病甲；②血管性假血友病（vWD）；③先天性及获得性纤维蛋白原缺乏（产科并发症、DIC、进展性肝病）；④纤维蛋白稳定因子缺乏；⑤尿毒症伴出血倾向；⑥某些先天性血小板疾病，用冷沉淀可纠正出血时间的异常。

（3）用法用量：①成年人 1 次 FⅧ4U/kg 可增加 FⅧ水平约 10%。②ABO 血型相容可输注。③对于血友病甲轻度输注 10～15U/kg；中度 20～30U/kg；重度 40～50U/kg。

（三）合理输血的原则

①高效；②安全；③有效保存；④保护血液资源。

（四）输血适应证（2017）

1. 血液携氧能力低下

（1）急性失血：①Hb＞100g/L，不必输血；②Hb＜70g/L，应考虑输注悬浮红细胞；③Hb 在 70～100g/L，根据心肺代偿及年龄等决定。

（2）慢性失血：①Hb＜60g/L，伴明显缺氧症状者；②贫血严重，虽无缺氧症状，但需要手术的病人或待产孕妇。

2. 止血功能异常

（1）血小板数量减少或功能障碍：①骨髓造血功能衰竭；②手术病人的预防性输注；③血小板功能障碍；④大量输血；⑤自身免疫性血小板减少症。

（2）凝血因子异常：可考虑输注凝血因子，血浆及冷沉淀等。

（五）血液保护

1. 目的　血液保护的目的就是少出血、少输血、不输血和自体输血，预防血液传播性疾病和输血不良反应，防止因大量输血引发的免疫抑制、术后感染增加和癌症转移等并发症。

2. 原则　①坚持输血指征，减少不必要输血；②重视容量治疗和血液稀释，构筑减少失血的防线；③加强血液保护，减少同种输血；④减少血液机械性破坏；⑤应用血液保护药物；⑥改善生物相容性，减少血液激活。

二、安全输血

（一）输血不良反应

1. 发热反应（最常见）（2001，2007）

（1）临床表现：输血后 15～20min 发生。寒战、发热、恶心、心跳呼吸加快等（2016，2017）。

（2）原因：所用输血器具不洁；同种免疫反应；血制品污染。

（3）处理：减慢输入速度或停止输注、应用抗过敏药物等。

（4）预防：输注少白细胞的浓集红细胞；输血前应用异丙嗪；输血开始时减慢滴速；阻绝致热原进入体内。

2. 过敏反应（最常见）（2000，2006，2017）

（1）临床表现：皮肤瘙痒或荨麻疹、过敏性哮喘、喉头痉挛、过敏性休克。

（2）原因：过敏体质；IgA 缺陷；多次输血产生抗血清免疫球蛋白抗体。

（3）处理：应用抗组胺药或肾上腺素或糖皮质激素，重者停止输注（2016）。

（4）预防：提前应用抗过敏药物；有过敏史者不宜献血；有抗 IgA 者用洗涤红细胞。

3. 溶血反应（2001，2002，2003，2006，2007，2011）

（1）临床表现：轻者发热、茶色尿、黄疸；重者寒战、高热、腰背酸痛、呼吸困难、心率加快、血压下降、肾衰竭、DIC（2016）。

（2）原因：血型不合；红细胞发生机械性损伤；受者为自身免疫性溶血性贫血病人。

（3）处理：立即停止输血；抗休克，防肾衰竭，纠正 DIC。

（4）预防：严格核对；慎输或不输冷凝集血。

4. 细菌污染血的输血反应（2001）

（1）临床表现：轻者发热，重者输入少量血后寒战、高热、呼吸困难、发绀等。

（2）原因：采血、储存血和输血过程未执行严格的无菌操作；血小板室温保存，容易被细菌污染。
（3）处理：立即停止输血；抗感染治疗；积极纠正休克。
（4）预防：采血、储存血和输血过程执行严格的无菌操作；血液制品疑有污染，不得输注。
5. 输血相关性移植物抗宿主病
（1）临床表现：输血后 4～30d 出现高热、皮肤潮红、恶心、呕吐、腹痛、腹泻、肝功能异常或衰竭。
（2）预防：γ 射线照射血液。
6. 输血传播疾病（2004，2006，2007）
（1）肝炎。
（2）获得性免疫缺陷综合征（AIDS）。
（3）巨细胞病毒（CMV）感染。
7. 大量输血后的并发症　急性左心衰竭、肺水肿（2005）。
8. 输血相关的急性肺损伤（2014）
（1）临床表现：输血后 1～6h 出现寒战、发热、咳嗽、气喘、呼吸急促、发绀、血压下降，但无心力衰竭。
（2）原因：HLA 的抗原抗体反应，补体激活，肺血管内皮细胞受损，导致肺水肿或呼吸窘迫综合征。
（3）处理：立即停止输血，给氧、利尿、静滴肾上腺皮质激素或应用抗组胺药治疗。
（4）预防：输注去白细胞或洗涤红细胞。
9. 铁超负荷
10. 其他输血反应　低钙血症、高钾血症、凝血功能障碍。

（二）输血基本程序
①输血决定；②输血申请；③受血者血样采集及送检；④交叉配血；⑤发血；⑥输血；⑦监控。

经典试题

1. 最常见的早期输血并发症是
A．溶血反应
B．发热反应
C．细菌污染反应
D．出血倾向
E．酸中毒
2. 麻醉中的手术病人输入几十毫升血后即出现手术区渗血和低血压，应考虑
A．出血倾向
B．变态反应
C．过敏反应
D．细菌污染反应
E．溶血反应
3. 引起输血发热反应，最常见的原因是
A．细菌污染
B．致热原
C．血型不合
D．红细胞破坏

E．过敏物质
4. 库存枸橼酸钠血，一般超过几周不宜再用
A．3 周
B．4 周
C．6 周
D．8 周
E．12 周
5. 女，48 岁。行胃大部分切除术，输血 150ml 后，出现寒战，肌内注射异丙嗪 25mg，继续输血，30min 后，体温 39.7℃，血压 9.3/8kPa（70/60mmHg），脉搏 160/min，发绀，意识不清，烦躁不安，可能原因
A．输血后出血倾向
B．发热反应
C．溶血反应
D．细菌污染反应
E．输血传染疟疾

参考答案： 1．B　2．E　3．B　4．A　5．D

第6章 运动系统

本章重点

运动系统属于外科科目中一大系统,在执业医师考试中,运动系统部分每年均有出题,属于必考章节。其中重点掌握的内容包括:①骨折的临床表现和并发症,骨折的急救及治疗;②锁骨骨折、肱骨外科颈骨折、肱骨干骨折、肱骨髁上骨折和桡骨下端骨折的临床表现与治疗;③股骨颈骨折、股骨干骨折、胫骨平台骨折和胫腓骨骨折的临床表现与治疗;④脊柱骨折的临床表现与急救搬运的方法,脊髓损伤的临床表现与骨盆骨折的临床表现;⑤肩关节脱位和桡骨小头脱位的临床表现与治疗;⑥断肢(指)的急救处理和再植的适应证;⑦上、下肢神经损伤的临床表现;⑧颈椎病和腰椎间盘突出症的临床表现与治疗;⑨骨性关节炎的临床表现与治疗;⑩慢性骨髓炎的手术指征和脊柱结核的临床表现与影像检查。

第1单元 骨折概论

重点提示

1. **骨折特有体征** 畸形、异常活动和骨擦音或骨擦感。
2. **早期并发症** 休克、脂肪栓塞综合征、重要内脏器官损伤、重要周围组织损伤和骨筋膜室综合征;晚期并发症:坠积性肺炎、压疮、下肢深静脉血栓形成、感染、损伤性骨化、创伤性关节炎、关节僵硬、急性骨萎缩、缺血性骨坏死和缺血性肌挛缩。
3. **骨折急救固定的目的** ①避免骨折端在搬运过程中损伤周围重要组织;②减少骨折端的活动,减轻病人疼痛;③便于运送。
4. **骨折治疗的三大原则** 复位、固定和康复治疗。

考点串讲

一、成因与分类

(一)成因

骨折可由创伤和骨骼疾病所致,后者如骨髓炎、骨肿瘤所致骨质破坏,受轻微外力即发生的骨折。创伤性骨折的成因:

1. 直接暴力。
2. 间接暴力。
3. 积累性劳损。

(二)分类

1. **根据骨折处皮肤、黏膜的完整性分类**
(1)闭合性骨折:骨折处皮肤或黏膜完整,骨折端不与外界相通。
(2)开放性骨折:骨折处皮肤或黏膜破裂,骨折端与外界相通。

2. **根据骨折的程度和形态分类**
(1)不完全骨折:骨的完整性和连续性部分中断,按其形态又可分为以下2类。
①裂缝骨折:骨质发生裂隙,无移位,多见于颅骨、肩胛骨等。
②青枝骨折:多见于儿童,骨质和骨膜部分断裂,可有成角畸形。

(2) 完全骨折：骨的完整性和连续性全部中断，按骨折线的方向及其形态可分为以下 8 类。
①横形骨折：骨折线与骨干纵轴接近垂直。
②斜形骨折：骨折线与骨干纵轴呈一定角度。
③螺旋形骨折：骨折线呈螺旋状。
④粉碎性骨折：骨质碎裂成 3 块以上。骨折线呈 T 形或 Y 形者又称为 T 形或 Y 形骨折。
⑤嵌插骨折：骨折片相互嵌插，多见于干骺端骨折。
⑥压缩性骨折：骨质因压缩而变形，多见于骨松质，如脊椎骨和跟骨。
⑦凹陷性骨折：骨折片局部下陷，多见于颅骨。
⑧骨骺分离：经过骨骺的骨折，骨骺的断面可带有数量不等的骨组织。
3. 根据骨折端稳定程度分类
(1) 稳定性骨折：骨折端不易移位或复位后不易再发生移位者，如裂缝骨折、青枝骨折、横形骨折、压缩性骨折、嵌插骨折等。
(2) 不稳定性骨折：骨折端易移位或复位后易再移位者，如斜形骨折、螺旋形骨折、粉碎性骨折等。

二、临床表现

1. 全身表现
(1) 休克：主要原因是出血，多见于骨盆、股骨及多发性骨折（2002）。
(2) 发热：体温一般正常，血肿吸收时可低热，一般不超过 38℃；开放性骨折高热，应考虑感染。
2. 局部表现
(1) 一般表现：局部疼痛、肿胀和功能障碍。
(2) 特有体征：①畸形；②异常活动（2000，2004，2005，2007，2012）；③骨擦音或骨擦感。

三、影像学检查

X 线检查对骨折的诊断和治疗具有重要价值。凡疑为骨折者均应常规进行 X 线摄片检查，一般应拍摄包括邻近一个关节在内的正、侧位片，必要时应拍摄特殊位置的 X 线片（2001，2002，2003，2008）。

四、骨折的并发症

1. 早期并发症（2016）
(1) 休克。
(2) 脂肪栓塞综合征：可出现呼吸功能不全、发绀，甚至昏迷和死亡（2004，2012，2014）。
(3) 重要内脏器官损伤：①肝、脾破裂；②肺损伤；③膀胱和尿道损伤：骨盆骨折所致；④直肠损伤：骶尾骨骨折所致。
(4) 重要周围组织损伤：①重要血管损伤，如腘动脉、肱动脉等；②周围神经损伤，如桡神经、腓总神经等（2016）；③脊髓损伤，多见于脊柱颈段和胸腰段。
(5) 骨筋膜室综合征：最多见于前臂掌侧和小腿，可导致缺血性肌挛缩和坏疽（2007）。
2. 晚期并发症
(1) 坠积性肺炎：长期卧床所致（2006）。
(2) 压疮：长期卧床所致。
(3) 下肢深静脉血栓形成：多见于骨盆骨折或下肢骨折。
(4) 感染：多见于开放性骨折。
(5) 损伤性骨化：又称骨化性肌炎，关节扭伤、脱位及关节附近骨折。特别多见于肘关节（2007）。
(6) 创伤性关节炎：见于关节内骨折（2005，2014，2017）。

(7) 关节僵硬。
(8) 急性骨萎缩：好发于手、足骨折。
(9) 缺血性骨坏死。
(10) 缺血性肌挛缩（2007）。

五、骨折的愈合分期及临床愈合标准

1. 愈合过程　①血肿机化演进期：伤后 6～8h，凝血系统被激活，骨折断端的血肿凝结成块。骨折端释放内源性生长因子，向成骨细胞转化。肉芽组织内发生纤维连接，约在骨折后 2 周内完成。骨外、内膜的成骨细胞增生，形成骨样组织，并逐渐延伸增厚（2003，2004）。②原始骨痂形成期（2002）：骨样组织逐渐骨化，形成新骨，即膜内成骨，分别称为内、外骨痂。软骨内成骨，形成环状骨痂和髓腔内骨痂，即连接骨痂；其与内、外骨痂相连，形成桥梁骨痂，标志着原始骨痂形成。一般需 4～8 周（2007，2008）。③骨板形成塑形期：死骨清除、新骨形成，原始骨痂被板层骨替代，在骨折部位形成骨性连接，需 8～12 周。

2. 临床愈合标准　①局部无压痛及纵向叩击痛；②局部无异常活动；③X 线片显示骨折处有连接性骨痂，骨折线已模糊；④拆除外固定后，上肢能向前平举 1kg 重物持续达 1min，下肢能平地连续步行 3min 并不少于 30 步，连续 2 周骨折处不变形。

六、影响骨折愈合的因素

1. 全身因素　①年龄（2005）；②健康状况。
2. 局部因素　①骨折的类型和数量：螺旋形和斜形骨折愈合快，横形骨折愈合慢。②骨折部位的血液供应（2015）：两骨折端血液供应均较好，多见于干骺端骨折，愈合快。一端供应较差，如胫骨干中、下 1/3 骨折，滋养动脉断裂，愈合较慢（2006，2012）。两骨折端血液供应均差，如胫骨中、上段和中、下段同时骨折，则上段较下段愈合快。完全失去血液供应：易发生缺血性坏死。③软组织损伤程度。④软组织嵌入。⑤感染。
3. 治疗方法的影响　①反复多次手法复位不利于愈合；②切开复位时软组织和骨膜剥离过多；③清创时过多摘除碎骨片（2017）；④持续牵引力过大致骨折端分离；⑤固定不牢固（2007）；⑥过早和不恰当的功能锻炼。

七、治疗原则

复位、固定、康复治疗。

八、急救处理（2014）

1. 急救及急救固定的目的
(1) 急救的目的：用最为简单有效的方法抢救生命、保护患肢、迅速转运，以便尽快得到妥善处理。急救过程包括（2002，2016）：①抢救休克。②包扎伤口：开放性骨折，伤口出血绝大多数可用加压包扎止血；大血管出血，采用止血带止血。③妥善固定（2007）。④迅速转运。
(2) 急救固定的目的：①避免骨折端在搬运过程中损伤周围重要组织；②减少骨折端的活动，减轻病人疼痛；③便于运送。
2. 骨折的治疗　治疗原则（2000，2001，2004，2005，2008）如下。
(1) 复位（2012）：将移位的骨折段恢复正常或近乎正常的解剖关系。
(2) 固定：维持在复位后的位置，骨折愈合的关键。
(3) 康复治疗：早期功能锻炼。
3. 常用的复位及固定方法
(1) 常用的复位方法：①手法复位，又称闭合复位；②切开复位。（2011）
(2) 常用的固定方法：①外固定。主要用于手法复位后。小夹板固定，石膏绷带固定，外展架固定，持续牵引，外固定器（2012）。②内固定。多用于切开复位后。

4. 复位标准

（1）解剖复位：骨折段恢复正常的解剖关系，对位和对线完全良好。

（2）功能复位：骨折段虽未恢复正常的解剖关系，但愈合后对肢体功能无影响。其复位标准是：①骨折部位的旋转移位、分离移位必须完全矫正。②缩短移位在成年人下肢骨折不超过1cm；儿童若无骨骺损伤，下肢缩短在2cm以内时，可自行矫正（2009，2014）。③成角移位：下肢骨折轻微的向前或向后成角，与关节活动方向一致时，可自行矫正；侧方成角移位，与关节活动方向垂直时，须完全复位。上肢骨折时肱骨干稍有畸形，不影响功能；前臂双骨折则要求对位、对线均好（2009）。④长骨干横形骨折，骨折端对位至少达1/3，干骺端骨折至少应对位3/4（2006，2007，2009）。

九、开放性骨折的治疗（2009）

1. 术前检查与准备

2. 清创时间　原则上越早越好，一般认为在伤后6～8h，少数病例可在伤后12～24h，甚至个别病例超过24h还可进行清创。

3. 清创的要点（2014）　①清创：清洗；切除创缘皮肤1～2mm；切除损伤严重的关节韧带和关节囊；尽量保留骨外膜；处理骨折端；再次清洗。②组织修复：固定；重要软组织修复；创口引流：硅胶管，24～48h后拔除。③闭合创口：直接缝合；减张缝合和植皮术；延迟缝合；皮瓣移植。

经典试题

1. 下列哪项骨折，为稳定性骨折
A. 单一桡骨干的斜形骨折
B. 股骨干的横形骨折
C. 伸直型肱骨髁上骨折
D. 尺、桡骨双骨的青枝骨折
E. 股骨颈骨折内收型

2. 骨折的专有体征是
A. 疼痛
B. 功能障碍
C. 异常活动
D. 肿胀
E. 瘀斑

3. 骨折临床愈合后，骨痂的改造塑形，决定于
A. 外固定的牢固性
B. 肢体活动和负重所形成的应力
C. 局部血液供应情况
D. 骨痂的多少
E. 是否配合治疗

4. 骨筋膜室综合征，最主要的治疗措施
A. 给予血管舒张药，消除血管痉挛
B. 抬高患肢，以利消肿
C. 被动按摩，以利消肿
D. 做臂丛麻醉，解除血管痉挛
E. 解除包扎，固定物，经观察不见好转，切开筋膜减压

5. 治疗骨折不可轻易切开复位内固定，最主要的原因
A. 易损伤大血管，引起肢体坏死
B. 损伤神经，引起肢体瘫痪
C. 术中发生意外
D. 影响骨折血供，导致延迟愈合或不愈合
E. 手术后发生感染，形成骨髓炎

6. 前臂缺血性肌挛缩，多见于
A. 肱骨髁上骨折
B. 桡骨骨折
C. 尺骨骨折
D. 尺桡骨双折
E. Colles骨折

7. 股骨干骨转移瘤合并病理性骨折时，为减轻骨折的症状，应采用
A. 皮牵引
B. 患肢抬高，置下肢外展屈曲位
C. 髓内针固定
D. 石膏外固定
E. 夹板固定

8. 前臂骨折病人，经手法复位，小夹板固定5h，感觉剧痛，手指麻木，肿胀，活动不灵，其主要原因是
A. 神经损伤
B. 神经受压和静脉受压

C. 动脉受压和静脉受压
D. 静脉受压
E. 动脉损伤
9. 右前臂尺桡骨开放性骨折,清创后复位,石膏外固定后 36h,病人高热,脉快,白细胞计数明显增高,伤口剧痛,有大量恶臭渗出液,X 线片显示皮下有气体,触诊有握雪感,应首先考虑
A. 血肿吸收
B. 组织坏死
C. 伤口严重化脓感染
D. 气性坏疽
E. 骨筋膜室综合征
10. 男性,45 岁。车祸 3h 入院,诊断:骨盆骨折,左股骨干骨折及左胫骨开放性骨折,首先应密切观察的是哪种并发症
A. 休克
B. 泌尿系统感染
C. 创口感染
D. 疼痛
E. 坠积性肺炎
11. 运动员百米赛跑途中突然闻及左膝撕裂声,然后倒地,查体左膝不能主动伸,X 线片显示髌骨中段骨折,考虑造成骨折的原因是
A. 直接暴力
B. 间接暴力
C. 病理性骨折
D. 肌肉拉力
E. 积累性劳损
12. 某工地,工人因外伤致股骨干闭合性骨折,在运往医院途中,应该
A. 用木板床运送
B. 置左下肢外展屈曲位
C. 置左下肢内收内旋位
D. 人力牵引置下肢中立位
E. 将左下肢和右下肢捆扎一起
13. 男性,26 岁。因外伤造成左肱骨干骨折,来院时检查,上臂较对侧短 4cm,有轻度成角畸形,听诊骨传导音明显弱,骨折的移位是
A. 短缩移位
B. 混合移位
C. 侧方移位
D. 成角移位
E. 分离移位
14. 胫腓骨中 1/3 骨折病人,复位后,用长腿石膏管型固定,4 个月骨折愈合拆除石膏后,发现膝关节功能发生障碍,其原因是
A. 肌肉萎缩
B. 关节僵硬
C. 关节强直
D. 骨折复位不理想
E. 骨折畸形愈合

(15~16 题共用题干)

男性,26 岁。外伤致肱骨中下 1/3 骨折,来院检查时发现有垂腕、垂指畸形。

15. 该病人合并哪条神经损伤
A. 尺神经损伤
B. 臂丛神经损伤
C. 正中神经损伤
D. 桡神经损伤
E. 正中、尺神经同时损伤
16. 该病人选择哪种治疗方法痛苦小,稳妥
A. 立即切开复位,内固定
B. 骨牵引治疗
C. 手法复位,夹板固定
D. 手法复位,管型石膏固定
E. 手法复位,上肢悬垂石膏固定,观察 2 个月,垂腕、垂指无恢复,再行手术治疗

参考答案: 1. D 2. C 3. B 4. E 5. D 6. A 7. C 8. C 9. D 10. A 11. D 12. E 13. B 14. B 15. D 16. E

第 2 单元 上肢骨折

重点提示

1. 锁骨骨折临床表现　肿胀、瘀斑,肩关节活动使疼痛加重。病人常用健手托住肘部。
2. 治疗　儿童的青枝骨折及成年人的无移位骨折可不作特殊治疗。用三角巾悬吊患肢 3~6 周即可开始活动。有移位的中段骨折,采用手法复位,横形 8 字绷带固定。

3. 肱骨干骨折并发症　桡神经损伤，垂腕畸形，各手指掌指关节不能背伸，拇指不能伸，前臂旋后障碍，手背桡侧皮肤感觉减退或消失。

4. 桡骨下端骨折分型　主要有伸直型骨折（Colles 骨折）：侧面看呈"银叉"畸形，正面看呈"枪刺样"畸形；屈曲型骨折（Smith 骨折）；桡骨远端关节面骨折伴腕关节脱位（Barton 骨折）。

考点串讲

一、锁骨骨折

（一）临床表现

肿胀、瘀斑，肩关节活动使疼痛加剧，病人常用手托住肘部，头部向患侧偏斜。检查时，可扪及骨折端，有局限性压痛、骨摩擦感。对于无移位和儿童青枝骨折，上胸部正位 X 线摄片是不可缺少的检查方法（2003）。

（二）诊断（2014）

根据物理检查和症状，可对锁骨骨折做出正确诊断。在无移位或儿童的青枝骨折时，单靠物理检查有时难以做出正确诊断，上胸部的正位 X 线拍片是不可缺少的检查方法。

（三）治疗

1. 成年人无移位和儿童青枝骨折，仅用三角巾悬吊患肢 3~6 周（2005，2008）。
2. 有移位的中段骨折，手法复位，横行 8 字绷带固定。
3. 以下情况，行切开复位内固定：①不能忍受 8 字绷带固定的痛苦；②复位后再移位，影响外观；③合并神经、血管损伤；④开放性骨折；⑤陈旧骨折不愈合；⑥锁骨外端骨折，合并喙锁韧带断裂。

二、肱骨外科颈骨折

（一）解剖概要

肱骨外科颈为肱骨大、小结节移行为肱骨干的交界部位，骨松质和骨密质的交接处，解剖颈下 2~3cm，有臂丛神经、腋血管经过（2000，2002，2003，2007）。

（二）分型与治疗

1. 分型　①无移位骨折：有裂缝骨折和嵌插骨折；②外展型骨折：间接暴力引起，跌倒时手掌着地，患肢处于外展位；③内收型骨折：间接暴力引起；④粉碎性骨折：多于强大暴力所致。
2. 治疗　①无移位骨折：不需手法复位，三角巾悬吊上肢 3~4 周即可开始功能锻炼。②外展型骨折：手法复位和小夹板固定。③内收型骨折：以手法复位和小夹板固定为主（2007），手法复位失败、陈旧骨折不愈合行切开复位内固定。④粉碎性骨折：严重粉碎性骨折，若病人年龄过大，全身情况很差，三角巾悬吊（2015），任其自然愈合。难以手法复位时手术治疗，切开复位钢板内固定术（2005），术后 4~6 周开始肩关节活动。青壮年的严重粉碎性骨折，可做尺骨鹰嘴外展位牵引，辅以手法复位，小夹板固定。

三、肱骨干骨折

（一）临床表现

1. 上臂出现疼痛、肿胀、畸形，皮下瘀斑，上肢活动障碍。
2. 发现假关节活动，骨摩擦感，骨传导音减弱或消失。
3. 合并桡神经损伤时，出现垂腕，伸拇、伸掌指关节功能丧失（2015）。

（二）诊断

1. 有直接或间接外力打击伤。

2．有上述临床表现。

3．X线拍片可确定骨折的类型、移位方向。

（三）并发症

1．神经损伤　以桡神经损伤为最多见，出现垂腕，各手指掌指关节不能背伸，拇指不能伸，前臂旋后障碍，手背桡侧皮肤感觉减退或丧失（2000，2007，2008）。

2．血管损伤

3．骨折不连接

4．肩肘关节功能障碍

（四）治疗

大多数肱骨干横形骨折或短斜形骨折可采用非手术疗法。

1．手法复位，外固定　①麻醉；②体位：仰卧位；③牵引；④复位；⑤外固定：小夹板或石膏固定。

2．切开复位，内固定　①手术指征。反复手法复位失败，骨折端对位对线不良，影响愈后功能；有分离移位或软组织嵌入；合并神经、血管损伤；陈旧性骨折不愈合；影响功能的畸形愈合；同一肢体有多发性骨折；8～12h 污染不重的开放性骨折。②手术方法：麻醉；体位：仰卧位；切口与暴露；复位与固定。

3．康复治疗　早期锻炼，复位2～3周后主动运动，6～8周后加大活动量，可配合理疗、体疗及中医、中药治疗等。

四、肱骨髁上骨折

（一）解剖

指肱骨干与肱骨髁的交界处发生的骨折。肱骨干轴线与肱骨髁轴线之间有30°～50°的前倾角。在肱骨髁内、前方，有肱动脉、正中神经经过。在神经血管束的浅面有坚韧的肱二头肌腱膜，后方为肱骨。在肱骨髁的内侧有尺神经，外侧有桡神经。

（二）分型

屈曲型和伸直型。

（三）临床表现

1．伸直型肱骨髁上骨折　肘部疼痛、肿胀、皮下瘀斑，肘部向后突出并处于半屈位。检查时，局部压痛，有骨摩擦音及假关节活动，肘前方可扪及骨折端。近折端向前下移位，远折端向上移位，骨折线由前下斜向后上，肘后三角关系正常（2005，2007）。

2．屈曲型肱骨髁上骨折　局部疼痛、肿胀，肘后凸起，皮下瘀斑，检查时肘上方压痛，后方可扪及骨折端。X线摄片发现近折端向后下移位，远折端向前移位，骨折线呈由前上斜向后下的斜形骨折。可形成开放性骨折，可出现尺侧、桡侧移位。

（四）诊断

1．有外伤史。

2．有上述临床表现。

3．肘部正、侧位X线拍片能准确判断骨折的存在及移位情况。

（五）治疗

1．伸直型肱骨髁上骨折

（1）手法复位外固定：在屈肘约50°位、前臂中立位，沿前臂纵轴牵引。在持续牵引情况下，术者双手2～5指顶住骨折远断端，拇指在近折端用力推挤，同时缓慢使肘关节屈曲90°或100°。

（2）手术治疗：在以下情况可选择手术治疗：①手法复位失败；②小的开放伤口，污染不重；③有神经血管损伤。

(3) 康复治疗：抬高患肢，早期进行手指及腕关节屈伸活动，有利于减轻水肿。

2. **屈曲型肱骨髁上骨折** 治疗的基本原则与伸直型肱骨髁上骨折相同，但手法复位的方向相反。在肘关节屈曲40°左右行外固定，4～6周后开始主动练习肘关节屈伸活动。

五、前臂双骨折

（一）临床表现

前臂出现疼痛、肿胀、畸形及功能障碍。检查可发现骨摩擦音及假关节活动。骨传导音减弱或消失。X线拍片检查应包括肘关节或腕关节，可发现骨折的准确部位、骨折类型及移位方向，以及是否合并有桡骨头脱位或尺骨小头脱位。

（二）诊断

结合外伤史、临床表现及X线检查诊断。

（三）治疗

1. **手法复位外固定** 牵拉，桡骨远端多处于旋前位，应在略旋后位牵引。经过充分持续牵引，取消旋转、短缩及成角移位后，术者用双手拇指与其余手指在尺桡骨间用力挤压，使骨间膜分开，紧张的骨间膜牵动骨折端复位。在双骨折中，先复位稳定的骨折。尺、桡骨骨折均为不稳定型，发生在上1/3的骨折，先复位尺骨；发生在下1/3的骨折先复位桡骨。发生在中段的骨折，一般先复位尺骨。手法复位成功后可采用小夹板固定；也可采用石膏固定。

2. **切开复位内固定**

（1）手术指征：①手法复位失败；②受伤时间较短、伤口污染不重的开放性骨折；③合并神经、血管、肌腱损伤；④同侧肢体有多发性损伤；⑤陈旧骨折畸形愈合或不愈合。

（2）手术方法：麻醉后，仰卧，患肢外展80°置于手术桌上。根据骨折的部位选择切口，一般均应在尺、桡骨上分别做切口，沿肌间隙暴露骨折端。在直视下准确对位。用加压钢板螺钉固定，也可用髓内钉固定。

3. **康复治疗** 术后均应抬高患肢。术后2周即开始练习手指屈伸活动和腕关节活动。4周以后开始练习肘、肩关节活动。8～10周后拍片证实骨折已愈合，才可进行前臂旋转活动。

六、桡骨下端骨折

（一）分型及典型体征

1. **伸直型骨折（Colles骨折）** 多为腕关节处于背伸位、手掌着地、前臂旋前时受伤。侧面看呈"银叉"畸形，正面看呈"枪刺样"畸形。X线拍片可见骨折远端向桡、背侧移位，近端掌侧移位（2000，2001，2002，2012，2014）。

2. **屈曲型骨折（Smith骨折或反Colles骨折）** 常由腕关节处于屈曲位、手背着地受伤引起。X线拍片可见骨折远端向掌、桡侧移位，近端背侧移位（2007，2011）。

3. **桡骨远端关节面骨折伴腕关节脱位（Barton骨折）** 桡骨远端骨折的一种特殊类型。腕关节背伸、手掌着地、前臂旋前受伤时，表现为与Colles骨折相似的"银叉"畸形及相应的体征，X线摄片可见桡骨下端掌侧关节面骨折及腕骨向掌侧移位。腕关节处于屈曲位、手背着地受伤引起时，与上述表现相反。

（二）诊断

结合外伤史、临床表现及X线检查诊断。

（三）治疗

1. **伸直型骨折** 以手法复位外固定（小夹板或石膏固定）治疗为主（2016），部分需手术，早期进行手指屈伸运动。

2. **屈曲型骨折** 主要采用手法复位（2016），夹板或石膏固定。复位后不稳定者行切开复位，钢板或钢针内固定。

3. 桡骨远端关节面骨折伴腕关节脱位　首先采用手法复位（2016），夹板或石膏固定，复位后不稳定者行切开复位，钢板或钢针内固定。

经典试题

1. 肱骨中下1/3骨折，最易发生的并发症是
A. 肱动脉损伤
B. 正中神经损伤
C. 尺神经损伤
D. 桡神经损伤
E. 肱二头肌断裂伤

2. 伸直型肱骨髁上骨折的断端最常见的移位方向是
A. 远折端向后移位
B. 近侧端向后移位
C. 远折端向前移位
D. 近折端向桡侧移位
E. 近折端向尺侧移位

3. 在治疗肱骨髁上骨折时，最应防止出现的畸形是
A. 向前成角畸形
B. 肘内翻畸形
C. 肘外翻畸形
D. 旋转畸形
E. 向后成角畸形

4. 锁骨骨折可发生的合并损伤，是
A. 颈2与3神经根
B. 胸锁乳突肌
C. 副神经损伤
D. 膈神经损伤
E. 臂丛神经损伤

5. Colles骨折时，以下哪种情况最少见
A. 骨折畸形愈合
B. 骨折不愈合
C. 合并尺骨茎突骨折
D. 合并腕三角软骨盘破裂
E. 合并下尺桡关节脱位

6. 反Colles骨折（Smith骨折）的典型移位，是
A. 远侧端向掌侧移位
B. 远侧端向尺侧移位
C. 远侧端向桡侧移位
D. 近侧端向掌侧移位
E. 近侧端旋转移位

7. 男性，26岁。左上肢外展位跌倒；手掌着地，当即左肩肿痛。查体：左肩部饱满，局部稍下方凹陷有明显压痛，患肩活动障碍，最可能的诊断
A. 左肩关节前脱位
B. 左肩关节后脱位
C. 左肩软组织损伤
D. 肱骨外科颈骨折
E. 肱骨外科颈骨折合并关节脱位

8. 女孩，5岁。肘关节半屈位跌倒，手掌着地，致肱骨髁上伸直型骨折，远骨折断端向后上方与桡侧移位，手法复位时，下列哪项操作是错误的
A. 仰卧，屈肘50°，前臂置于中立位
B. 拔伸牵引，充分矫正短缩移位与成角移位
C. 充分矫正旋转移位
D. 充分矫正远侧段的向后移位
E. 必须完全矫正桡侧方移位

9. 肩部外伤致锁骨骨折病人，检查时发现，肩外展，伸肘，屈肘功能及腕，手的功能完全丧失，并有感觉障碍，此病人应选择哪种治疗
A. 早期手术切开复位，内固定，同时探查臂丛神经
B. 手法复位，横"8"字绷带固定
C. 手法复位，石膏外固定
D. 手法复位，夹板固定
E. 牵引复位

10. 女性，65岁。跌倒后右手掌着地，腕部疼痛，肿胀，压痛，无反常活动，但餐叉状畸形明显，该患最可能的诊断是
A. 右腕关节脱位
B. 右舟状骨骨折
C. 右腕Colles骨折
D. 尺骨茎突骨折
E. 右腕关节挫伤

11. 男性，40岁。8个月前外伤致肱骨干骨折，行手法复位，夹板外固定治疗来院检查肱骨干骨折部位有反常活动，X线片示骨折线存在，断端有0.3cm的间隙，断端骨髓腔，已封闭硬化，此时应选择哪种治疗
A. 继续夹板固定

B. 手术切除硬化骨，钢板固定，植骨，加牢固的外固定
C. 改为石膏外固定
D. 改为牵引固定
E. 手术切除硬化骨，钢板固定加牢固的外固定

12. 外伤致肱骨中下 1/3 骨折合并垂腕垂指畸形 2d，该病人最适合哪项治疗
A. 复位后夹板固定
B. 复位后，石膏固定
C. 牵引治疗
D. 手术切开复位，内固定
E. 手法复位后，夹板或石膏固定，观察 2～3 个月，伸腕伸指不见恢复，再手术治疗

13. 前臂尺、桡骨双骨折青年病人，经手法复位失败，此时应采取的合理治疗，是
A. 小夹板固定，3 周后再手术治疗
B. 石膏管型固定，3 周后再手术治疗
C. 持续骨牵引治疗
D. 手术切开复位内固定加外固定
E. 待骨折愈合后，再行矫形手术

14. 男性，28 岁。外伤致肱骨中下 1/3 骨折，伴有桡神经损伤，临床上除骨折体征外，还可出现的体征是
A. 手指不能靠拢
B. 伸指，伸腕功能丧失
C. 屈指，屈腕功能丧失
D. 屈指伸指功能丧失
E. 伸腕功能存在，伸指功能丧失

参考答案：1. D 2. A 3. B 4. E 5. B 6. A 7. D 8. E 9. A 10. C 11. B 12. E 13. D 14. B

第 3 单元　下 肢 骨 折

重点提示

1. 成年人股骨头的血供。髋外侧动脉供应股骨头 2/3～4/5 区域的血液循环，是股骨头最主要的供血来源。
2. 股骨颈骨折患肢外旋 45°～60°，而股骨转子间骨折患肢外旋 90°。
3. 胫腓骨骨折解剖特点造成了下 1/3 段骨折愈合较慢，容易发生延迟愈合或不愈合。

考点串讲

一、股骨颈骨折

（一）解剖

1. 股骨头圆韧带内的小凹动脉，提供股骨头凹部的血液循环。
2. 股骨干滋养动脉升支。
3. 旋股内、外侧动脉分支，旋股内侧动脉分为髋外侧、干骺端上侧和下侧动脉，其中髋外侧动脉供应股骨头 2/3～4/5 的血液，旋股内侧动脉损伤是致股骨头坏死的主要原因（2016），旋股外侧动脉供应股骨头小部分血液循环。

（二）分类

1. 按骨折部位分　①股骨头下骨折：易并发缺血性骨坏死（2000，2003，2005）；②经股骨颈骨折；③股骨颈基底骨折。
2. 按 X 线表现分　①内收骨折：Pauwells 角＞50°，不稳定型骨折（2015）；②外展骨折；Pauwells 角＜30°，稳定型骨折（2004）。
3. 按移位程度分　①不完全骨折：骨完整性仅有部分出现裂纹；②完全骨折但不移位；③完全骨折部分移位；④完全移位骨折。

（三）临床表现

中老年人有摔倒受伤史，髋部疼痛，下肢活动受限，不能站立和行走。患肢外旋畸形，一般在

45°～60°，若达到 90°，应怀疑转子间骨折。患肢短缩，伤后少有髋部肿胀及瘀斑，可有局部压痛及轴向叩击痛。

（四）诊断

1. 有摔伤史。
2. 有上述临床表现。
3. X 线拍片检查可明确骨折的部位、类型、移位情况，是选择治疗方法的重要依据。

（五）治疗

1. 非手术疗法　适用于无明显移位，稳定性骨折，年龄过大，全身情况差，或合并严重疾病者。穿防旋鞋，下肢皮肤牵引（2016），卧床 6～8 周，进行功能锻炼。
2. 手术疗法　①指征：内收型和有移位骨折；65 岁以上，股骨头下骨折；青少年股骨颈骨折；股骨颈陈旧骨折不愈合。②手术方法：闭合复位内固定；切开复位内固定；人工关节置换术：适用于全身情况尚好的高龄病人，已合并骨关节炎或股骨头坏死者（2008，2011）。

二、股骨转子间骨折

（一）分型

Ⅰ型：为单纯转子间骨折，骨折线由外上斜向下内，无移位。
Ⅱ型：在Ⅰ型的基础上发生移位，合并小转子撕脱骨折，但股骨矩完整。
Ⅲ型：合并小转子骨折，骨折累及股骨矩，有移位，常伴有转子间后部骨折。
Ⅳ型：伴有大、小转子粉碎骨折，可出现股骨颈和大转子冠状面的爆裂骨折。
Ⅴ型：为反转子间骨折，骨折线由内上斜向下外，可伴有小转子骨折，股骨矩破坏。

（二）临床表现

受伤后，转子区出现疼痛，肿胀，瘀斑，下肢不能活动。检查发现转子间压痛，下肢外旋畸形明显，可达 90°，有轴向叩击痛。测量可发现下肢短缩。X 线摄片可明确骨折的类型及移位情况。

（三）诊断与鉴别诊断

1. 诊断　根据外伤史、临床表现及 X 线摄片做出诊断。
2. 鉴别诊断　股骨粗隆间骨折和股骨颈骨折均多发于老年人，临床表现和全身并发症也大致相仿。两者容易混淆。应注意鉴别诊断。

（四）治疗

1. 非手术治疗　对稳定性骨折，采用胫骨结节或股骨髁上外展位骨牵引，对不稳定性骨折，也可在骨牵引下试行手法复位，用牵引矫正短缩畸形，侧方挤压矫正侧方移位，外展位维持牵引避免发生髋内翻。
2. 手术治疗　对于不稳定骨折，或手法复位失败者，采用切开复位内固定方法治疗。

三、股骨干骨折

（一）临床表现

1. 伤后患肢疼痛，活动受限、失血量较多，可能出现休克前期临床表现。
2. 患肢肿胀、畸形、压痛或有异常活动，或听到骨擦音。

（二）诊断

根据受伤后出现的骨折的特有表现，即可做出临床诊断。X 线正、侧位拍片，可明确骨折的准确部位、类型和移位情况。

（三）治疗

1. 非手术治疗　适于稳定的骨折，用手法复位，夹板固定，持续牵引。成年人采用 Braun 架固定或 Thomas 架平衡持续牵引，3 岁以内儿童采用垂直悬吊皮肤牵引（2000，2012）。

2. **手术治疗** ①指征：非手术治疗失败；多处骨折（2000）；合并神经、血管损伤（2000，2006，2007）；不宜长期卧床的老年人（2000）；陈旧性骨折或畸形愈合；无或污染轻的开放性骨折。②方法。切开复位，加压钢板螺钉内固定；切开复位，带锁髓内钉固定（2000）。

四、胫骨平台骨折

（一）分型

1. 单纯胫骨外髁劈裂骨折。
2. 外髁劈裂合并平台塌陷骨折。
3. 单纯平台中央塌陷骨折。
4. 内侧平台骨折。
5. 胫骨内、外髁骨折。
6. 胫骨平台骨折同时有胫骨干骺端或胫骨干骨折。

（二）治疗

1. 单纯劈裂骨折无明显移位，采用下肢石膏托固定4~6周；移位明显者，切开复位，骨松质螺钉内固定或支撑钢板固定。
2. 伴有平台塌陷的劈裂骨折，应切开复位，植骨，骨松质螺钉内固定。
3. 胫骨髁中央的塌陷骨折，1cm以内的塌陷，下肢石膏固定4~6周；超过1cm或有膝关节不稳定者，手术切开复位，植骨，石膏固定4~6周。
4. 无移位的胫骨内侧平台骨折只需石膏固定4~6周；伴骨折塌陷，合并韧带损伤者，应切开复位，植骨，石膏固定4~6周。
5. 不稳定骨折，切开复位，用螺栓或骨松质螺钉内固定。
6. 不稳定骨折，非手术疗法难以奏效，切开复位，用髁钢板或T形钢板固定。

五、胫腓骨骨折

（一）解剖概要

胫骨位于皮下，胫骨干横切面呈三棱形，在中、下1/3处，变成四边形，二者交界处是骨折的好发部位（2002，2003，2005，2007）；胫后大动脉、腘动脉、腓总神经经过。胫骨上下端关节面平行；小腿的肌筋膜、胫骨、腓骨、胫腓骨间膜构成4个筋膜室；营养血管从上、中1/3交界处进入骨内，同时下1/3胫骨几乎无肌肉附着，由胫骨远端获得的血液较少（2001，2004）。

（二）并发症

1. 失血性休克。
2. 神经、血管损伤。
3. 创伤性关节炎（2011）。
4. 骨折延迟愈合和骨不连。
5. 关节僵直。
6. 慢性骨髓炎。
7. 深静脉血栓形成。
8. 骨筋膜室综合征、肌缺血坏死：胫骨中1/3骨折易发生（2001）。

（三）治疗

1. 无移位者小夹板或石膏固定。
2. 有移位者手法复位，小夹板或石膏固定。
3. 不稳定的胫腓骨干双骨折，跟骨结节牵引，手法复位，小夹板固定。
4. 不稳定的胫腓骨干双骨折在以下情况下需切开复位内固定。①手法复位失败；②严重粉碎性骨折或双段骨折；③污染轻，受伤时间短的开放性骨折。

5. 单纯胫骨干骨折，石膏固定6~8周；伴胫腓上、下关节分离时，石膏固定3~4周。

经典试题

1. 较稳定的股骨颈骨折是
A. 外展型
B. 内收型
C. 粗隆间型
D. 头下型
E. 颈基底部

2. 股骨转子间骨折与股骨颈骨折临床主要不同点是
A. 肢体明显短缩
B. 功能严重丧失
C. 肿胀不明显
D. 骨摩擦音，骨擦感不明显
E. 远折骨折段处于极度外旋位

3. 股骨上1/3骨折，近折端的移位方向，是
A. 屈曲外展外旋位
B. 屈曲内收内旋位
C. 后伸外展外旋位
D. 后伸外展内旋位
E. 后伸内收内旋位

4. 右股骨干上1/3骨折病人，其牵引治疗时的最好体位是
A. 水平牵引
B. 髋关节前屈位牵引
C. 内收位牵引
D. 外展位牵引
E. 大腿外旋外展，髋屈曲位牵引

5. 男性，28岁。高处坠下时，左小腿肿胀，压痛，膝下8cm处成角畸形，小腿短缩，胫骨前侧有10cm，皮肤裂口，足背动脉搏动消失，正确的诊断
A. 左胫骨上1/3骨折伴静脉血管损伤
B. 左胫骨上1/3开放性骨折，伴动脉血管损伤
C. 左胫骨上1/3骨折伴胫前神经损伤
D. 左胫骨上1/3骨折伴骨筋膜室综合征
E. 左胫骨上1/3开放性骨折，伴胫后神经损伤

6. 男性，24岁。因车祸致开放性胫腓骨骨折，4h后入院，急诊手术，手术的重点在于
A. 胫腓骨折的复位和内固定
B. 胫骨骨折的复位和内固定
C. 腓骨骨折的复位和内固定
D. 彻底清创，确保伤口一期愈口
E. 骨牵引，待伤口二期愈合

7. 女性，60岁。1年前因股骨颈骨折，行三刃钉固定术，髋活动仍有疼痛，X线片示股骨头密度增高，纹理不清，应考虑为
A. 化脓性关节炎
B. 创伤性关节炎
C. 股骨头缺血发生坏死
D. 老年性退行性关节炎
E. 关节结核

8. 右大腿被撞伤，下1/3向后成角，局部明显肿胀，不能扪及足背动脉搏动，足趾发凉，最大的可能是
A. 软组织挫伤
B. 血肿
C. 股骨下1/3骨折伴股动脉损伤
D. 股骨下1/3骨折
E. 股动脉损伤

9. 男性，25岁。右股骨干骨折已18个月，目前仍有短缩畸形和反常活动，X线片示两骨折端已被硬化骨封闭，目前应采取的治疗
A. 手法复位，牵引固定
B. 手法复位，石膏外固定
C. 加强营养，促进骨愈合
D. 加强功能锻炼
E. 手术切除硬化骨，植骨加钢板固定，加牢固外固定

10. 男性，24岁。3h前车祸致左股骨上段骨折，骨端外露，X线片示为斜形骨折，此时该病人的最佳治疗是
A. 清创缝合，夹板固定
B. 清创，骨折复位，髓针内固定加外固定
C. 清创缝合，骨折待二期处理
D. 清创缝合，石膏固定
E. 清创缝合，手法复位，夹板固定

11. 男性青年，因车祸致胫腓骨中上1/3处开放性粉碎性骨折，行彻底清创术，摘除所有的粉碎的骨片，术后行牵引治疗8个月后，骨折仍未愈合，其最可能的原因是
A. 骨折处血液供应差
B. 伤肢固定不确切
C. 清创时摘除了过多的碎骨片

D. 功能锻炼不够
E. 未做内固定

（12～13题共用题干）

女性，30岁。30min前从高处坠下，右股骨下端肿痛，腹部疼痛，查体：神志淡漠，股骨下端有成角畸形。

12. 该病人应首先检查哪项
A. 右股骨下端有无反常活动
B. 右股骨下端有无骨擦音
C. 生命体征的检查
D. 诊断性腹腔穿刺
E. 检查有无足背动脉搏动

13. 该病人最后诊断为右股骨下1/3斜形骨折，骨盆坐骨支及耻骨支骨折，3d后病人腹部症状消失，生命体征平衡，但出现右足背动脉搏动弱，足发凉，色苍白，此时应采用哪种治疗
A. 手法复位，石膏外固定
B. 切开复位，内固定加探查血管
C. 手法复位、夹板固定
D. 探查血管后，石膏外固定
E. 继续观察

参考答案：1. A 2. E 3. A 4. E 5. B 6. D 7. C 8. C 9. E 10. B 11. C 12. C 13. B

第4单元 脊柱和骨盆骨折

重点提示

1. **脊柱骨折表现** 局部疼痛，腹膜后血肿刺激腹腔神经节，使肠蠕动减慢，致腹痛、腹胀甚至肠麻痹。首选X线检查。

2. **脊椎骨折搬运要点** 禁用一人抬头，一人抬足或搂抱的方法，应采用担架，木板甚至门板搬送。先使伤员双下肢伸直，木板放在一侧，三人将其平托至门板上；或二三人采用滚动法，将其整体滚到木板上。

3. **骨盆骨折常见的并发症** 腹膜后血肿、腹腔内脏损伤、膀胱或后尿道损伤、直肠损伤和神经损伤。

考点串讲

一、脊柱骨折

（一）临床表现

1. 有严重外伤史。
2. 局部疼痛，站立及翻身困难，腹膜后血肿刺激腹腔神经节，使肠蠕动减慢，致腹痛、腹胀甚至肠麻痹（2005）。
3. 可并发颅脑、胸腹脏器损伤，感觉运动障碍和脊柱畸形等。

（二）影像学检查

1. X线检查 首选（2002）。
2. CT检查 可显示椎管内受压情况。
3. MRI检查 可显示脊髓受损情况（2005）。

（三）诊断

需详细询问外伤病史，结合查体局部肿胀、压痛、叩痛、神经损伤体征及相关影像学检查结果可明确诊断。

（四）急救搬运方法

禁用一人抬头，一人抬足或搂抱的方法（2007），应采用担架，木板甚至门板搬送。先使伤员双下肢伸直，木板放在一侧，3人将其平托至门板上；或二三人采用滚动法，将其整体滚到木板上

（2000，2001，2005）。

二、脊髓损伤

（一）分类

1. 脊髓震荡：发生弛缓性瘫痪，损伤平面以下感觉、运动、反射及括约肌功能全部丧失，可在数分钟或数小时内完全恢复（2002，2003，2011，2012）。

2. 脊髓挫伤与出血。

3. 脊髓破裂，又称挫裂伤。

4. 脊髓受压。

5. 马尾神经损伤。

（二）临床表现及诊断

1. 脊髓损伤　脊髓休克期表现为受伤平面以下弛缓性瘫痪，运动、反射及括约肌功能全部丧失，有感觉丧失平面及大小便不能控制。2～4周后演变为痉挛性瘫痪，出现病理性锥体束征。胸段损伤表现为截瘫，颈段表现为四肢瘫，其中上颈椎损伤四肢均为痉挛性瘫痪，下颈椎损伤时上肢为弛缓性瘫痪，下肢为痉挛性瘫痪。①脊髓半切征：Brown-Sequard征，受伤平面以下同侧肢体运动及深感觉消失，对侧肢体痛温觉消失；②脊髓前综合征：四肢瘫痪，下肢重于上肢，但下肢和会阴部仍保持位置觉和深感觉，也可保持浅感觉；③脊髓中央管周围综合征：损伤平面以下四肢瘫，上肢重于下肢，无感觉分离。

2. 脊髓圆锥损伤　会阴部皮肤鞍状感觉缺失，括约肌功能丧失致大小便不能控制和性功能障碍。

3. 马尾神经损伤　第2腰椎以下骨折脱位所致，损伤平面以下弛缓性瘫痪，有感觉及运动障碍、括约肌功能丧失，肌张力降低，腱反射消失，无病理性锥体束征。

4. 脊髓损伤后功能丧失程度用截瘫指数表示

（三）并发症

呼吸衰竭与呼吸道感染、泌尿生殖道的感染和结石、压疮、体温失调。

（四）治疗

1. 固定，先用颌枕带牵引或持续的颅骨牵引。

2. 减轻脊髓水肿和继发性损害。

3. 手术解除对脊髓的压迫、恢复脊柱稳定性。

三、骨盆骨折

（一）临床表现

1. 一般都有强大暴力外伤史，主要是车祸、高空坠落和工业意外。

2. 严重的多发伤，常见低血压和休克。

3. 可有以下体征。骨盆分离试验与挤压试验阳性，肢体长度不对称，会阴部瘀斑（2000，2006）。

（二）诊断

1. 监测血压。

2. 建立输血补液途径。

3. 首选X线检查，一般都做CT检查（2016）。

4. 嘱病人排尿，根据尿液性状判断损伤情况。

5. 诊断性腹腔穿刺。

（三）常见的并发症

①腹膜后血肿；②腹腔内脏损伤；③膀胱或后尿道损伤；④直肠损伤；⑤神经损伤。

经典试题

1. 判断脊柱骨折脱位是否并发脊髓损伤，下列哪项检查最重要
   A. X线摄片
   B. CT
   C. MRI
   D. 神经系统检查
   E. 腰穿做奎肯试验及脑脊液生化检查

2. 对于骨盆骨折合并尿道损伤及失血性休克病人的处理，顺序是
   A. 骨盆骨折—尿道损伤—休克
   B. 休克—尿道损伤—骨盆骨折
   C. 休克—骨盆骨折—尿道损伤
   D. 尿道损伤—休克—骨盆骨折
   E. 同时处理休克和尿道损伤—骨盆骨折

3. 脊柱骨折造成脱位并脊髓半横切损伤，其损伤平面以下的改变，是
   A. 双侧肢体完全截瘫
   B. 同侧肢体运动消失，双侧肢体深浅感觉消失
   C. 同侧肢体运动和深感觉消失，对侧肢体痛温觉消失
   D. 同侧肢体运动和痛温觉消失，对侧肢体深感觉消失
   E. 同侧肢体痛温觉消失，对侧肢体运动及深感觉消失

4. 骨盆骨折最重要的体征，是
   A. 畸形
   B. 反常活动
   C. 局部压痛及间接挤压痛
   D. 骨擦音及骨擦感
   E. 肿胀及瘀斑

5. 颈椎压缩骨折合并脱位最先选择的治疗方法，是
   A. 颌枕带牵引
   B. 手法复位，石膏固定
   C. 颅骨牵引
   D. 两桌复位法
   E. 切开复法

6. 骨盆骨折并腹膜后出血休克，经积极抢救，未见好转时，应立即
   A. 结扎髂外动脉
   B. 结扎髂内动脉
   C. 结扎髂总动脉
   D. 结扎髂内髂外动脉
   E. 结扎髂内髂外动脉和静脉

7. 病人颈椎外伤截瘫，查体：双上肢屈肘位，屈肘动作存在，伸肘功能丧失，损伤部位是在
   A. 2～3颈椎
   B. 3～4颈椎
   C. 4～5颈椎
   D. 5～6颈椎
   E. 6～7颈椎

8. 男性，35岁。2个月前由高处跌落，发生第1腰椎压缩性骨折，双下肢不全瘫，CT片显示脊髓被向后突出的第1腰椎后缘骨嵴压迫。此时应采用
   A. 自身功能复位
   B. 双踝悬吊复位
   C. 椎板切除减压术
   D. 两桌复位法
   E. 椎管侧后方减压术

（9～11题共用备选答案）
   A. 立即窒息死亡
   B. 四肢全瘫
   C. 上肢屈肘动作存在，伸肘及手的功能丧失，下肢瘫
   D. 下肢痉挛性瘫
   E. 下肢弛缓性瘫

9. 颈椎2～3骨折脱位合并脊髓严重损伤
10. 颈椎4～5骨折脱位合并脊髓损伤
11. 颈椎6～7骨折脱位合并脊髓损伤

参考答案：1. D 2. B 3. C 4. C 5. C 6. B 7. E 8. E 9. A 10. B 11. C

第5单元 关节脱位与损伤

重点提示

1. 肩关节脱位临床表现 有上肢外展外旋或后伸着地受伤病史，肩部疼痛、肿胀、肩关节活动障碍。体征为方肩畸形，Dugas征阳性。

2. 桡骨头半脱位 好发于儿童，常有肘部疼痛、活动受限，前臂处于半屈位及旋前位，X线检查常不能发现桡骨头有脱位改变。

3. 髋关节后脱位临床表现 ①明显暴力外伤史，如车祸、高处坠落；②疼痛明显，关节不能主动活动；③患肢缩短，髋关节呈屈曲、内收、内旋畸形；④可摸到股骨头，大转子上移；⑤X线检查。

考点串讲

一、肩关节脱位

（一）临床表现与诊断

1. 有上肢外展外旋或后伸着地受伤史。
2. 肩部疼痛、肿胀，肩关节功能障碍，有以健手托住患侧前臂、头向患侧倾斜的特殊姿势。
3. 方肩畸形，肩胛盂处有空虚感，上肢弹性固定。
4. Dugas征阳性：特有体征，将患侧肘部紧贴胸壁时，手掌搭不到健侧肩部，或搭在健侧肩部时，无法紧贴胸壁（2002，2006，2007）。
5. 严重创伤时，合并神经、血管损伤，感觉及运动功能障碍。
6. X线正位、侧位片检查，必要时CT检查。

（二）复位方法

1. 手法复位：Hippocrates法复位（2015，2017）。
2. 复位成功后，再做Dugas征检查，应转为阴性。

二、桡骨头半脱位

（一）临床表现（2016）与诊断

1. 儿童腕、手有被向上牵拉受伤史。
2. 肘部疼痛、活动受限，前臂处于半屈位及旋前位（2003，2004，2015）。
3. 外侧压痛。

（二）治疗

不用麻醉即可行手法复位，肘关节屈曲至90°，前臂旋后、旋前运动，拇指推压桡骨头即可复位；复位后不必固定（2011），但不可再暴力牵拉（2008）。

三、髋关节脱位

（一）分类

后脱位、前脱位、中心脱位。

（二）后脱位的临床表现

1. 明显暴力外伤史，如车祸、高处坠落。
2. 疼痛明显，关节不能主动活动。
3. 患肢缩短，髋关节呈屈曲、内收、内旋畸形（2001，2005，2014，2016）。
4. 可摸到股骨头，大转子上移。
5. X线检查。

（三）后脱位的诊断

结合临床表现与辅助检查做出诊断。

（四）后脱位的治疗

1. 单纯性髋关节后脱位，无骨折或小片骨折 ①复位：最初24～48h是复位的黄金时期，常用Allis法，即提拉法（2017）；②固定、功能锻炼。

2. **其他类型** 主张早期切开复位内固定。

四、膝关节韧带损伤

（一）临床表现

有外伤病史。受伤时有时可听到韧带断裂的响声，很快有剧烈疼痛，膝关节处出现肿胀、压痛与积液（血），膝部肌痉挛，病人不敢活动膝部，膝关节处于强迫体位，或伸直，或屈曲。膝关节侧副韧带的断裂处有明显的压痛点，有时还会摸到蜷缩的韧带断端。

（二）诊断

1. 有上述临床表现
2. **侧方应力试验** 在膝关节完全伸直位与屈曲 20°～30°位置下做被动膝内翻与膝外翻动作，并与对侧比较。
3. **抽屉试验** 前移增加表示前交叉韧带断裂；后移增加表示后交叉韧带断裂。
4. **轴移试验** 病人侧卧，检查者站在一侧，一手握住踝部，屈曲膝关节到 90°，另一手在膝外侧施力，使膝处于外翻位置，然后缓慢伸直膝关节，至屈曲 30°位时觉疼痛与弹跳，是为阳性结果。
5. **影像学检查** 在 X 线片上比较内、外侧间隙张开情况。一般认为两侧间隙相差 4mm 以下为轻度扭伤，4～12mm 为部分断裂，12mm 以上为完全性断裂；MRI 检查可以清晰地显示出前、后交叉韧带的情况，还可以发现意料不到的韧带结构损伤与隐匿的骨折线。
6. **关节镜检查** 对诊断交叉韧带损伤十分重要。

经典试题

1. 下述关节脱位的特有体征，哪项是正确的
   A. 肿胀、畸形、功能障碍
   B. 压痛、肿胀、瘀斑
   C. 畸形、反常活动、关节空虚
   D. 畸形、反常活动、弹性固定
   E. 畸形、弹性固定、关节空虚
2. 桡骨小头半脱位常见发生年龄及常用处理方法，是
   A. 5～10岁小儿，手法复位，三角巾悬吊
   B. 6～8岁小儿，手法复位，石膏外固定
   C. 10岁儿童，切开复位内固定
   D. 5岁以下幼儿，手法复位，三角巾悬吊
   E. 成年人，切开复位内固定
3. 髋关节脱位的最多见类型是
   A. 前脱位
   B. 后脱位
   C. 中心型脱位
   D. 合并髋臼骨折的脱位
   E. 合并股骨头骨折的脱位
4. 肩关节脱位最多见的类型是
   A. 前脱位
   B. 后脱位
   C. 下脱位
   D. 上脱位
   E. 中心型脱位
5. 跌倒，手掌撑地，肩外展外旋，出现肩痛，肿胀，活动受限，查体 Dugas 征阳性。该病人肩部的畸形是
   A. 屈曲外展、外旋
   B. 屈曲内收、内旋
   C. 方肩
   D. 肩过度后伸
   E. 肩过度膨胀

（6～9题共用题干）
某患者乘车时，急刹车，右膝前方受到撞击，出现右髋剧痛，髋关节运动障碍，处于屈曲内收，内旋，畸形状态。

6. 应诊断为
   A. 股骨颈骨折
   B. 股骨粗隆间骨折
   C. 股骨粗隆下骨折
   D. 髋关节后脱位
   E. 髋关节前脱位
7. 可能出现哪些合并损伤
   A. 坐骨神经
   B. 股神经
   C. 闭孔神经
   D. 胫神经

E. 腓总神经
8. 应首先选择哪种治疗方法
A. Hippocrates法
B. Kocher法
C. Bigelow法
D. 骨牵引
E. 皮牵引

9. 该病人治疗4周后，自行下地负重行走，正常活动，预计可能发生下列哪一种情况
A. 关节强直
B. 关节周围组织损伤
C. 习惯性关节脱位
D. 股骨头缺血性坏死
E. 髋关节周围创伤性骨化

参考答案： 1. E 2. D 3. B 4. A 5. C 6. D 7. A 8. C 9. D

第6单元　手外伤及断肢（指）再植

―――― 重点提示 ――――

1. 手外伤的治疗　包扎伤口时用柔软敷料垫于指蹼间，游离植皮处应适当加压。用石膏托将患肢固定，以利修复组织的愈合。一般应于腕关节功能位、掌指关节屈曲位、指间关节微屈位固定。神经、肌腱和血管修复后固定的位置应以修复的组织无张力为原则。

2. 断肢（指）的急救处理　现场急救包括止血、包扎、保存断肢（指）和迅速转送。

―――― 考点串讲 ――――

一、手外伤

（一）现场急救

1. 止血。
2. 创口包扎。
3. 局部固定。

（二）治疗原则（2014）

1. 早期彻底清创　伤后6～8 h进行，不迟于12 h（2003）；由浅层到深层。

2. 正确处理深部组织损伤　修复深部组织；伤后超过12 h，或缺乏条件，可仅做清创后闭合创口，待创口愈合后行二期修复；发生骨折或脱位，立即复位固定（2005）。

3. 一期闭合伤口　创口整齐，损伤轻，采用Z字成形术；张力过大或皮肤缺损，而基底软组织良好或深部重要组织能用周围软组织覆盖者，采用自体游离皮肤移植修复（2000）；重要深部组织外露者，选用局部转移皮瓣、邻近带血管蒂岛状皮瓣、传统带蒂皮瓣；少数感染可能性大的伤口，清创后用生理盐水纱布湿敷，观察3～5 d，行再次清创延期缝合或植皮。

4. 术后处理　包扎时柔软敷料垫于指蹼间，在游离植皮处适当加压；石膏托固定患肢，于腕关节功能位、掌指关节屈曲位、指间关节微屈位固定；神经、肌腱和血管修复后固定的位置以无张力为原则，神经修复后固定4～6周，关节脱位3周，骨折4～6周；抬高患肢，防肿胀，应用破伤风抗毒血清和抗生素；术后10～14 d拆线（2000，2007）。

二、断肢（指）再植

断肢（指）的急救处理

1. 止血。
2. 包扎。
3. 保存断肢（指）。距医院近，用无菌敷料或清洁布包好即可；若距离远，应采用干燥冷藏法保存，将无菌敷料或清洁布包好的断肢（指）用塑料袋包好，放入有盖的容器中，外周加冰块保存（2002）。
4. 迅速转送。

5. 到达医院后，检查断肢（指），置入4℃冰箱内。

第7单元 周围神经损伤

重点提示

1. 正中神经损伤表现　示指、中指远节感觉消失。
2. 尺神经损伤表现　爪形手畸形及Froment征以，小指感觉消失。
3. 桡神经损伤　典型的畸形是垂腕。
4. 坐骨神经损伤临床表现　足下垂；行走呈跨越步态。
5. 腓总神经损伤临床表现　足内翻下垂畸形；伸跗、伸趾功能丧失，呈屈曲状态。

考点串讲

一、上肢神经损伤

（一）正中神经损伤临床表现

1. 低位（腕部）损伤　拇指对掌功能障碍和手的桡侧半感觉障碍，特别是示、中指远节感觉消失。
2. 高位（肘上）损伤　除上述表现外，另有拇指和示、中指屈曲功能障碍。

（二）尺神经损伤临床表现

1. 低位（腕部）损伤　环、小指爪形手畸形及手指内收、外展障碍和Froment征（2015，2016）以及手部尺侧半和尺侧1个半手指感觉障碍，特别是小指感觉丧失（2013，2017）。
2. 高位（肘上）损伤　除上述表现外，另有环、小指末节屈曲功能障碍，表现为屈曲无力。

（三）桡神经损伤临床表现

伸腕、伸拇、伸指、前臂旋后障碍及手背桡侧和桡侧3个半手指背面皮肤，主要是手背虎口处皮肤麻木区。典型的畸形是垂腕（2016）。

二、下肢神经损伤

（一）坐骨神经损伤临床表现

高位损伤引起股后部、小腿、足部肌肉全部瘫痪；足下垂；小腿后外侧和足部感觉丧失；膝关节伸直状态，行走呈跨越步态。

（二）腓总神经损伤临床表现

足背屈、外翻功能障碍，内翻下垂畸形；伸跗、伸趾功能丧失，呈屈曲状态；小腿前外侧、足背侧、内侧感觉障碍。

经典试题

1. 单纯指深屈肌腱断裂后，临床可发生
A. 手指过伸畸形
B. 手指出现垂状指
C. 手指的伸、屈功能丧失
D. 手指屈曲功能丧失
E. 手指远位指间关节屈曲功能丧失

2. 手外伤后创口出血，在转送途中，首先采用的止血方法是
A. 手压法
B. 患肢抬离
C. 缚止血带
D. 局部加压包扎
E. 钳夹止血

3. 手外伤清洗创口的具体步骤是
A. 用0.1%的苯扎溴铵冲洗创口
B. 用生理盐水冲洗创口后冲创口周围
C. 先用碘酒、乙醇消毒，再清洗创口
D. 用0.1%的苯扎溴铵冲洗伤口内外

E. 先用肥皂水刷洗创口周围皮肤，再用生理盐水洗净创口周围，最后再冲洗创口

4. 带蒂皮瓣移植术，适用于下列哪种类型的手外伤
A. 手部有肌腱骨外露及皮肤缺损者
B. 手部皮肤浅度烧伤
C. 手部感染者
D. 手部骨折
E. 手部皮肤单纯缺损伤

5. 关于断肢（指）再植，下列哪项是错误的
A. 断肢平面越近躯干，再植后全身反应越大
B. 断肢平面越低，术后反应越轻
C. 断肢时间越短，术后存活的机会越大
D. 断肢保存良好者，术后存活的可能性大
E. 断肢保存的温度越高，断肢成活的机会越大

6. 再植的断手，最好的保存方法，是
A. 放于无菌生理盐水中
B. 放于林格液中
C. 放于75%的乙醇溶液中
D. 无菌纱布包裹常温保存
E. 断手放于冰水中

7. 断肢再植吻合血管时，其所吻合的动、静脉比例应以
A. 1∶2为宜
B. 1∶1为宜
C. 1∶4为宜
D. 2∶1为宜
E. 2∶1.5为宜

8. 82岁老年人，左环指末节离断伤并环指掌侧面有纵行长约6cm皮裂伤，考虑治疗方法是
A. 指骨短缩，右掌侧面皮肤直接缝合
B. 示指残端做邻指皮瓣掌侧面皮肤缝合
C. 示指残端做中厚植皮，掌侧面皮肤直接缝合
D. 短缩指骨缝皮肤，掌侧面创口做"Z"字形缝合
E. 换药待其自然愈合

9. 断指再植术后28h病人，发现患指指甲发绀，指腹肿胀，毛细血管反应存在，皮温尚正常，其原因可能是
A. 动脉痉挛或栓塞
B. 静脉痉挛或栓塞
C. 再灌注综合征所致
D. 创口有活动性出血
E. 创口感染

参考答案： 1. E 2. D 3. E 4. A 5. E 6. D 7. A 8. D 9. B

第8单元 运动系统慢性疾病

重点提示

1. 粘连性肩关节囊炎 活动时疼痛加重，活动逐渐完全受限，外展、外旋、后伸受限，形成"冻结状态"，可出现肩部三角肌萎缩和斜方肌痉挛。

2. 狭窄性腱鞘炎临床表现 弹响指和弹响拇，伴明显疼痛，严重者患指屈曲，不敢活动，疼痛常在近侧指间关节处。桡骨茎突狭窄性腱鞘炎，Finkelstein试验阳性。

3. 颈椎病治疗 ①非手术治疗：枕颌带牵引、颈托和围颈、推拿按摩、理疗、药疗；②手术治疗。

4. 腰椎间盘突出症临床表现 腰痛、坐骨神经痛和马尾神经受压。

考点串讲

一、粘连性肩关节囊炎

（一）临床表现

1. 好发于40岁以上的中老年人，女性多于男性。
2. 左侧多于右侧，双侧同时发病者少见（2004）。
3. 以肩关节疼痛、活动受限为主要特征，活动时疼痛加重，可向颈、耳、前臂及手放射，肩关节活动逐渐完全受限，外展、外旋、后伸受限，形成"冻结状态"（2002，2003，2007）；可出现

肩部三角肌萎缩和斜方肌痉挛（2004）。

4. 自限性疾病，一般恢复时间需要 1 年左右（2006）。

5. 早期 X 线片无异常，病程长者可见局部骨质疏松（2007）。肩关节造影可见关节囊明显缩小，腋窝部的囊腔皱褶部消失。关节镜检查，可见关节滑膜与肱骨头之间有粘连。

（二）诊断与鉴别诊断

1. 诊断 X 线片见肩关节结构正常，可有不同程度骨质疏松；肩关节腔造影容量<10ml，多数<5ml（正常容量 15～18ml）；MRI 见关节囊增厚，当厚度>4mm 对诊断本病的特异性达 95%。

2. 鉴别诊断

（1）肩袖损伤：①60 岁以上老年人，肩颈痛，肩关节无力；②被动活动范围基本正常；③疼痛弧；④落臂征；⑤B 超、MRI 有特征性表现。

（2）肩峰撞击综合征：①肩外侧痛（夜间痛）；②外展、上举障碍；③X 线片、骨关节位置异常；④B 超、MRI 排除肩袖损伤。

（3）肩关节不稳：①外伤史（骨折脱位）；②肩周痛、无力；③影像检查可见肱骨头或关节盂部分缺失；④关节镜可见骨或关节囊损伤征。

（4）颈椎病：①有神经根刺激症状；②被动活动大致正常；③X 线片，斜位相应椎间孔狭窄；④电生理阳性发现。

（5）其他：①永久起搏器后肩周痛；②肩胛背神经卡压综合征；③锁骨外端骨折，锁骨沟钢板使用后；④胸腔内炎症、肿瘤。

（三）治疗

1. 药物治疗：服用非甾体抗炎药物，一般可用布洛芬、双氯芬酸钠（扶他林）等药物。

2. 理疗、推拿、针灸、拔火罐等。

3. 功能锻炼：应经常、适当，尽最大可能活动肩关节（2004）。

二、肱骨外上髁炎

（一）临床表现

1. 逐渐出现肘关节外侧痛，用力握拳、伸腕时加重以至不能持物。

2. 严重者细小生活动作也困难。

3. 局限性、敏锐的压痛。

4. 伸肌腱牵拉试验（Mills）阳性，伸肘、握拳、屈腕，然后前臂旋前，肘外侧疼痛（2003，2004，2006）。

（二）诊断

根据临床表现及伸肌腱牵拉试验阳性做出诊断。

（三）治疗

1. 限制腕关节活动（2008，2015，2016）。

2. 压痛点注射药物。

3. 减少运动量，避免反手击球。

4. 手术治疗。

三、狭窄性腱鞘炎

（一）临床表现（2017）

1. 弹响指和弹响拇，伴明显疼痛，严重者患指屈曲，不敢活动，疼痛常在近侧指间关节处（1999，2003，2004）。

2. 桡骨茎突狭窄性腱鞘炎，Finkelstein 试验阳性，即握拳尺偏腕关节时，桡骨茎突处出现疼痛。

(二) 诊断 (2017)

据上述的症状及手指伸屈的弹响声，诊断并不困难。X 线拍片检查常常无异常发现。

(三) 治疗

1. 局部制动和腱鞘内注射醋酸泼尼松龙或倍他米松。
2. 狭窄的腱鞘切除术。

四、股骨头坏死

(一) 病因

尚不清楚，但多数学者认为慢性损伤是重要因素。

(二) 临床表现

1. 最常见的临床症状为髋部不适或疼痛，劳累后或久行后疼痛明显，休息后缓解；伴有不同程度的功能受限。
2. 最突出特点是自觉症状的轻重与股骨头坏死破坏程度不成正比。
3. 检查可见跛行，患肢肌萎缩，内收肌痉挛；随着跛行及疼痛加重，髋关节功能逐渐受限，晚期可使髋关节僵直而致残。
4. X 线见股骨头密度增高 (2012)。

(三) 影像学检查

1. 普通 X 线片用于了解骨坏死的病情进展。一旦在 X 线片上出现骨坏死的表现，说明至少已经进展到 II 期。
2. CT 检查多用于了解骨坏死的病情进展，根据其影像表现帮助选择合适的治疗方法。
3. 磁共振检查 (MRI) 是当前诊断早期股骨头坏死的最好办法 (2015)。出现"线样征"及"滴水征"时，可确立骨坏死的诊断。
4. 骨扫描早期发现骨坏死高度敏感，但对骨坏死的诊断仍缺乏特异性。

(四) 诊断 (2014)

1. 主要标准　①临床症状、体征和病史：髋部不适或疼痛，劳累后疼痛明显，髋关节内旋活动受限，有髋部外伤史、皮质类固醇应用史、酗酒史。②X 线片改变：股骨头塌陷，不伴关节间隙变窄；股骨头内有分界的硬化带；软骨下骨有透 X 线带（新月征，软骨下骨折）。③核素扫描示股骨头内热区中有冷区。④股骨头 MRI 的 T_1 加权像呈带状低信号（带状类型）或 T_2 加权像有双线征。⑤骨活检显示骨小梁的骨细胞空陷窝多于 50%，且累及邻近多根骨小梁，有骨髓坏死。
2. 次要标准　①X 线片示股骨头塌陷伴关节间隙变窄，股骨头内有囊性变或斑点状硬化，股骨头外上部变扁；②核素骨扫描示冷区或热区；③MRI 示等质或异质低信号强度而无 T_1 加权像的带状类型。

符合 2 条或 2 条以上主要标准可确诊。符合 1 条主要标准，或次要标准阳性数≥4（至少包括一种 X 线片阳性改变），则可能诊断。

(五) 治疗

1. 非手术治疗　①避免负重；②电刺激。
2. 手术　①保留股骨头的治疗，钻孔减压、植骨术、截骨术；②关节成形术。

五、颈椎病

(一) 分型及临床表现

1. 神经根型 (2015, 2017)　发病率最高，开始为颈肩痛，短期内加重，向上肢放射；皮肤可有麻木、过敏等感觉异常；上肢肌张力下降，手指动作不灵活；患侧颈部肌痉挛，头偏向患侧，肩部上耸；局部压痛；患肢上举、外展和后伸受限；上肢牵拉试验阳性；压头试验阳性；X 线片颈椎生理前凸消失，椎间隙变窄，椎体骨质增生等退行性病变（2004，2008）。

2. 脊髓根型　脊髓受压，以侧束、锥体束表现突出，以四肢乏力，行走、持物不稳为最先出现的症状；自上而下的上运动神经元瘫痪，脊髓损伤（2001）。

3. 交感神经型　交感神经兴奋或抑制症状。

4. 椎动脉型　眩晕为主要症状；头痛；视觉障碍；猝倒（2007）。

（二）诊断与鉴别诊断

1. 诊断　中年以上病人，根据病史、体检，特别是神经系统检查，以及X线摄片（正位、侧位、斜位、过伸及过屈位）一般能做出诊断，必要时可辅以椎动脉造影、CT及MRI及核医学等特殊检查。

2. 鉴别诊断

（1）神经根型颈椎病的鉴别诊断：①粘连性肩关节囊炎和腕管综合征；②胸廓出口综合征包括前斜角肌综合征、肩锁综合征及肋锁综合征等；③肌萎缩型侧索硬化症；④颈神经根肿瘤。

（2）脊髓型颈椎病的鉴别诊断：①颈椎骨折、脱位，结核和肿瘤所致脊髓压迫症；②后纵韧带骨化症。

（3）椎动脉型和交感神经型颈椎病的鉴别诊断：①能引起眩晕的疾病，如梅尼埃病；链霉素致内耳前庭损害；眼肌麻痹或屈光不正；头部外伤所致眩晕；神经官能症性眩晕。②冠状动脉供血不足。③锁骨下动脉缺血综合征。

（三）治疗

1. 非手术治疗　①枕颌带牵引，适用于脊髓型外的各型；②颈托和围颈；③推拿按摩；④理疗；⑤自我保健疗法；⑥药疗。

2. 手术治疗　用于非手术治疗无效，反复发作者或脊髓型颈椎病（2001）。①前路及前外侧手术；②后路手术。

六、腰椎间盘突出症

（一）临床表现

1. 常见于20~50岁者，男女之比为（4~6）:1；多有弯腰劳动或长期坐位工作史，最常见的部位是$L_{4~5}$，首次发病常是半弯腰持重或突然做扭腰动作过程中（2001）。

2. 症状　①腰痛（2005），最先出现，可影响到臀部；②坐骨神经痛（2005）；③马尾神经受压。

3. 体征　①腰椎侧凸；②腰部活动受限；③压痛及骶棘肌痉挛；④直腿抬高试验及加强试验阳性（2002，2006，2007）；⑤神经系统表现，感觉异常、肌力下降、反射异常。

4. 特殊检查　X线片见脊柱退行性病变等。

（二）诊断标准与鉴别诊断

1. 诊断标准　据病史、症状、体征、X线表现可做出初步诊断；结合CT及MRI等，能准确诊断。

2. 鉴别诊断　①与腰痛为主要表现的疾病；②与腰痛伴坐骨神经痛的疾病；③与坐骨神经痛为主要表现的疾病。

（三）治疗

1. 非手术治疗　①绝对卧床休息；②持续牵引；③理疗、推拿、按摩；④皮质激素硬膜外注射；⑤髓核化学溶解法。

2. 经皮髓核切吸术

3. 手术治疗　病情逐年加重，已严重影响生活及工作；病史较长，反复发作者（2006）。

经 典 试 题

1. 神经根型颈椎病最宜采用的治疗方法是
A. 按摩
B. 针灸
C. 牵引
D. 封闭
E. 手术

2. 下列哪种情况，不是狭窄性腱鞘炎的体征
A. 弹响指
B. 弹响拇
C. 扳机指
D. 鼓槌指
E. 握拳尺偏试验阳性

3. 膝关节疾病与有关试验中，下列哪项是错误的
A. 浮髌试验（+）：膝关节积液
B. 前抽屉试验（+）：后交叉韧带断裂
C. 后抽屉试验（+）：后交叉韧带断裂
D. 麦氏（McMurray）试验（+）：半月板损伤
E. 髌骨摩擦试验（+）：髌骨软骨软化症

4. 关于肱骨外上髁炎，下列哪项不对
A. 好发于网球运动员
B. 一旦确诊应手术松解
C. 局封常有效
D. 是伸腕伸指肌腱止点处的慢性损伤性炎症
E. 伸腕抗阻力试验（+）

5. 50 岁以上髋关节骨关节炎病人有明显疼痛和运动障碍者，应首选
A. 髋关节融合术
B. 截骨术
C. 人工关节置换术
D. 关节清理术
E. 钻孔减压术

6. 急性腰扭伤与腰椎间盘突出症均可有坐骨神经支配区疼痛，其鉴别依靠
A. 外伤史
B. X线
C. 局部痛点普鲁卡因封闭
D. 直腿抬高试验
E. 股神经牵拉试验

7. 腰椎间盘突出症，感觉减退出现在外踝部及足背外侧，踝反射异常，压迫的神经根是
A. 腰3神经根
B. 腰4神经根
C. 腰5神经根
D. 骶1神经根
E. 骶2神经根

8. 腰椎间盘突出症与腰椎管狭窄症临床症状的主要不同点为
A. 腰痛及下肢放射痛的程度
B. 有否间歇性跛行
C. 鞍区感觉改变情况
D. 双下肢无力情况
E. 二便是否障碍

9. 椎动脉型颈椎病最突出的症状是
A. 恶心
B. 猝倒
C. 头痛头晕
D. 视物不清
E. 耳鸣耳聋

10. 颈椎病的手术指征，是
A. 颈痛伴手麻木
B. 头痛、头晕、眩晕
C. 颈肩痛较重，手握力减退，X 线片有骨棘生成，椎间隙狭窄
D. 反复发作，症状严重，长期非手术疗法无效，有脊髓受压或瘫痪
E. 颈肩痛，手部肌力减弱，头痛头晕，耳鸣

11. 男性，40 岁，车工。因近 2 个月来经常加班劳动而引起腰背痛及活动障碍，约 5d 前又扭伤腰部，疼痛加剧，且向右下肢后侧放散，每于弯腰、咳嗽及用力排便时加重，脊髓造影显示 $L_{4\sim 5}$ 间盘水平偏右有一圆形压迹，最可能的诊断是
A. 腰部肌筋膜炎
B. 慢性腰部损伤
C. 强直性脊柱炎
D. 劳累性腰痛
E. 腰椎间盘突出症

12. 男性，40 岁。诉头痛头晕，颈侧弯后伸后头晕加重并出现猝倒。肱二头肌腱反射亢进，颈椎斜位片显示钩椎关节增生，你认为最大可能是
A. 梅尼埃病
B. 体位性眩晕
C. 脊髓肿瘤
D. 椎动脉型颈椎病
E. 粘连性蛛网膜炎

13. 男性，50岁。四肢麻胀，乏力逐渐加重近2年，1个月前不慎滑倒，当即出现四肢活动障碍，查体：神志清楚，头部活动无明显受限，第2肋以下皮肤痛觉减退，四肢不能主动活动，肌张力增高，病理征（+）。X线片示颈4至胸1椎体后缘骨质增生，椎间隙变窄，诊断为

A. 外伤性颈髓损伤
B. 颈椎脱位
C. 脊髓型颈椎病
D. 颈椎肿瘤
E. 颈椎管内肿瘤

（14～16题共用题干）

患者，男，腰痛多年，时轻时重，伴双下肢痛。10d前搬重物后腰腿痛加剧，并出现麻木与排尿困难。查体：腰运动受限，椎旁压痛向下肢放散，直腿高举与足背屈附加试验阳性。马鞍区痛觉减退。

14. 出现排尿困难，鞍区麻木的原因是
A. 腰椎神经受刺激
B. 脊神经后支卡压
C. 马尾神经受压
D. L_5神经根受压
E. S_1神经根受压

15. 最需要鉴别的疾病是
A. 腰扭伤
B. 腰椎管狭窄症
C. 第3腰椎横突综合征
D. 椎管内肿瘤
E. 强直性脊柱炎

16. 最主要的治疗措施是
A. 卧硬床休息
B. 牵引
C. 硬脊膜外腔泼尼松龙注射
D. 手术
E. 激素，非甾体抗炎药

（17～21题共用题干）

男性，55岁。双下肢无力6个月，右侧明显，近2个月行走不稳，右手不能扣纽扣。无外伤史，无发热。体格检查，颈背部无明显压痛，两上肢前臂、手及上臂尺侧皮肤感觉减退，右侧尤其明显，四肢肌张力增高，肱二头肌反射亢进，双侧膝踝反射亢进，右髌阵挛阳性，右巴宾斯基征阳性。

17. 最可能的诊断是
A. 脑卒中风
B. 颈椎病
C. 颈椎肿瘤
D. 颈椎结核
E. 颈神经根炎

18. 最有助于鉴别诊断的辅助检查为
A. 颈椎X线片
B. 颈段X线断层摄片
C. 肌电图
D. 颈段MRI
E. 核素扫描

19. 应考虑的治疗是
A. 颈枕吊带牵引
B. 激素治疗
C. 推拿按摩治疗
D. 手术
E. 颈托围领

20. 致病因素是
A. 病毒感染
B. 细菌感染
C. 退行性改变
D. 变态反应
E. 高血压

21. 下列哪项对该病人最不利
A. 长时间低头伏案写作
B. 枕头过高
C. 头过度后伸
D. 颈部突然前后摆动
E. 牵引

（22～25题共用备选答案）
A. 肩关节外展受限
B. 肩部疼痛、无活动受限
C. 肘关节外侧疼痛
D. 肘关节活动受限
E. Finkelstein试验阳性

22. 肩关节周围炎
23. 颈椎病
24. 桡骨茎突狭窄性腱鞘炎
25. 肱骨外上髁炎

参考答案：1. C 2. D 3. B 4. B 5. C 6. C 7. D 8. B 9. B 10. D 11. E 12. D 13. C 14. C 15. D 16. D 17. B 18. D 19. D 20. C 21. D 22. A 23. B 24. E 25. C

第9单元 非化脓性关节炎

重点提示

1. 骨关节炎临床表现　疼痛，初期为轻微钝痛，以后逐步加剧。活动多时疼痛加剧，休息后好转。有的患者在静止或晨起时感到疼痛，稍微活动后减轻，称之为"休息痛"。

2. 骨关节炎治疗目的　缓解或解除症状，延缓关节退变，最大限度地保持和恢复患者的日常生活。

考点串讲

骨关节炎

（一）临床表现

1. 主要病变在关节软骨，主要症状是疼痛，初为轻微钝痛，逐步加剧；活动时加剧，休息后好转，有病人会出现"休息痛"，即静止或晨起时疼痛，稍微活动后减轻（2004，2005）；疼痛与天气变化、潮湿、受凉等因素有关。

2. 关节活动不灵活，晨起或固定某个体位较长时间关节僵硬，稍活动后减轻；关节活动时有响声，出现关节交锁。

3. 晚期多伴有滑膜炎症，为疼痛加剧、关节肿胀、积液、活动受限。

4. 体格检查见关节肿胀，浮髌试验阳性；肌肉萎缩；关节畸形如膝内翻；手指远端关节侧方增粗，形成 Heberden 结节。

5. X 线片显示关节间隙变窄，骨赘形成，骨质增生等（2017）。

6. 实验室检查，无特异性。

（二）诊断

由症状、体征可做出初步判断，结合 X 线等检查明确诊断（2015）。需与其他疾病相鉴别。

（三）治疗

1. 非药物治疗　健康教育、功能锻炼、理疗。
2. 药物疗法　活血化瘀的中草药，非甾体抗炎药，关节内注射透明质酸钠和皮质激素。
3. 手术疗法　晚期可选用人工关节置换术（2005）。

经典试题

1. 骨关节炎的疼痛最主要的特点是
A. 运动痛
B. 静止痛
C. 不定时痛
D. 阴雨天痛
E. 寒冷痛

2. 骨关节炎的主要病变是
A. 关节内化脓性感染
B. 关节特异性炎症
C. 关节软骨退变和继发性骨质增生
D. 关节骨质疏松
E. 骨与关节慢性疼痛

3. 骨关节炎病人服阿司匹林后出现黑粪，应首先考虑
A. 食管静脉曲张破裂出血
B. 急性胃炎出血
C. 十二指肠溃疡出血
D. 胃癌出血
E. 反流性食管炎出血

参考答案：1. B　2. C　3. B

第10单元 骨与关节感染

重点提示

1. **化脓性骨髓炎** 是一种常见病，病因为化脓性细菌感染。以金黄色葡萄球菌多见。
2. **急性血源性骨髓炎治疗目的** 中断骨髓炎由急性期向慢性阶段的演变，早期诊断与治疗是关键。手术治疗宜早，最好在抗生素治疗后48~72 h仍不能控制局部症状时进行手术。
3. **化脓性关节炎的临床表现** 一般有外伤诱发病史，寒战高热、关节疼痛与功能障碍、膝部关节积液、浮髌试验可为阳性。
4. **脊柱结核的影像检查** X线片上表现以骨质破坏和椎间隙狭窄为主。

考点串讲

一、化脓性骨髓炎的致病菌及感染途径

1. 化脓性细菌感染 以金黄色葡萄球菌多见（2000，2002）。
2. 感染途径 ①血液循环；②开放性骨折或骨折手术后感染；③邻近软组织感染。

二、急性血源性骨髓炎

（一）临床表现

1. 儿童多见，以胫骨上段和股骨下段最多见（2007）。
2. 起病急，寒战、高热，毒血症症状。
3. 剧痛，肢体半屈曲状，局限性压痛；骨膜下脓肿、软组织脓肿、反应性关节积液。
4. 自然病程可维持3~4周。

（二）诊断与鉴别诊断

1. 急骤高热与毒血症表现。
2. 长骨干骺端疼痛剧烈而不愿活动肢体（2003）。
3. 有明显的压痛区。
4. 白细胞计数和中性粒细胞计数升高，MRI检查具有早期诊断价值。
5. 病因诊断在于获得病原菌，血培养与分层穿刺培养具有很大价值，局部分层穿刺是早期诊断最有价值的方法（2001，2017）。
6. 需与蜂窝织炎和深部脓肿、风湿病与化脓性关节炎、骨肉瘤和尤因肉瘤部分恶性骨肿瘤相鉴别。

（三）治疗

1. 抗生素治疗 发病5 d内使用（2017）。
2. 手术治疗 宜早，最好在抗生素治疗后48~72 h仍不能控制症状者；行钻孔引流或开窗减压。
3. 全身辅助治疗 降温、补液、输血等。
4. 局部辅助治疗 皮肤牵引或石膏托固定。

三、慢性血源性骨髓炎

（一）临床表现

在病变不活动阶段可以无症状，骨失去原有的形态，肢体增粗及变形。皮肤菲薄色泽暗；有多处瘢痕，稍有破损即引起经久不愈的溃疡。急性感染发作表现为有疼痛，表面皮肤转为红、肿、热及压痛。

长期多次发作使骨骼扭曲畸形，增粗，皮肤色素沉着，关节畸形，窦道口皮肤反复受到脓液的

刺激会癌变。

放射学变化：早期阶段有虫蛀状骨破坏与骨质稀疏，并逐渐出现硬化区。在 X 线片上死骨表现为完全孤立的骨片，CT 片可以显示出脓腔与小型死骨。

（二）诊断

1. 根据病史和临床表现：肢体增粗及变形，多处瘢痕；溃疡形成，<u>有窦道口排出死骨更易诊断，流出臭味脓液；关节挛缩，畸形；急性疼痛，高热等（2005）</u>。
2. <u>X 线片可证实有无死骨及形状、数量等（2008）</u>。
3. 一般不需要做 CT，骨质浓白难以显示死骨者可做 CT。

（三）治疗

以手术治疗为主，原则是清除死骨、炎性肉芽组织和消灭无效腔。
1. 手术指征　有死骨形成，有死腔及窦道流脓者均应手术治疗。
2. 手术禁忌证　慢性骨髓炎急性发作时；大块死骨形成而包壳尚未充分生成。
3. 手术方法　术前需取窦道溢液做细菌培养和药物敏感试验。术后必须解决下列 3 个问题：①清除病灶；②消灭无效腔；③伤口的闭合。

（1）清除病灶：在骨壳上开洞，进入病灶内，吸出脓液，清除死骨与炎性肉芽组织。

（2）消灭无效腔方法：①碟形手术；②肌瓣填塞；③闭式灌洗；④庆大霉素-骨水泥珠链填塞和二期植骨。

（3）伤口的闭合：伤口应该一期缝合，并留置负压吸引管。

四、化脓性关节炎

（一）病因

最常见的致病菌为金黄色葡萄球菌，可占 85%左右；其次为白色葡萄球菌、淋病双球菌、肺炎球菌和肠道杆菌等。

（二）临床表现

一般有外伤诱发病史。有寒战高热等症状，甚至出现谵妄与昏迷，小儿惊厥多见。病变关节迅速出现疼痛与功能障碍，关节往往处于屈曲、外旋、外展位。关节腔内积液在膝部最为明显，可见髌上囊明显隆起，浮髌试验可为阳性。

（三）诊断

1. 根据全身与局部症状和体征：<u>急骤寒战、高热，关节疼痛与功能障碍（2004）</u>，浮髌试验阳性，白细胞计数增高等。
2. <u>关节穿刺和关节液检查对早期诊断有价值</u>，X 线检查不作为早期诊断依据。

（四）治疗

1. <u>早期足量全身使用抗生素</u>。
2. 关节腔内注射抗生素。
3. 经关节镜灌洗。
4. 关节腔持续性灌洗。
5. 关节切开引流。
6. 进行持续性关节被动活动，防止关节内粘连。
7. 后期病例如关节强直与非功能位或有陈旧性病理性脱位者，行矫形手术，以关节融合术或截骨术最常用。

五、骨与关节结核

概论

骨与关节结核一度是非常多见的感染性疾病,它与生活贫困有着直接的关系。骨与关节结核的好发部位是脊柱,约占50%,其次是膝关节、髋关节与肘关节。

1. 起病缓慢,有低热、乏力、盗汗、消瘦、食欲缺乏及贫血等症状;也有起病急骤,有高热及毒血症状,一般多见于儿童病人。

2. 病变部位大多为单发性,少数为多发性,但对称性十分罕见。青少年病人起病前往往有关节外伤病史。

3. 病变部位有疼痛,初起不甚严重,每于活动后加剧。儿童病人常有"夜啼"。部分病人因病灶内脓液突然破向关节腔而产生急性症状,此时疼痛剧烈。髋关节与膝关节的关节神经支配有重叠现象,髋关节结核患儿可以指认膝关节部位有疼痛。单纯骨结核者髓腔内压力高,脓液积聚过多,疼痛也很剧烈。

4. 浅表关节可以查出有肿胀与积液,并有压痛,关节常处于半屈状态以缓解疼痛;至后期,肌萎缩,关节呈梭形肿胀。

5. 全关节结核发展的结果是在病灶部位积聚了大量脓液、结核性肉芽组织、死骨和干酪样坏死物质。

六、脊柱结核

(一) 临床表现

1. 起病缓,有低热、疲倦、消瘦、盗汗、贫血等全身症状;儿童常有夜啼、呆滞或性情急躁。

2. 疼痛是最先出现的症状,休息后减轻,劳累后加重;上肢麻等神经根受刺激的表现,受压时疼痛剧烈;病人常用双手撑住下颌,头前倾,颈部缩短,姿势十分明显;后期可触到颈部肿块,出现寒性脓肿,脊柱后凸畸形(2007,2017)。

3. 拾物试验阳性,即拾物时需挺腰、屈膝、屈髋、下蹲才能取物(2015)。

(二) 影像学检查

1. X线片表现以骨质破坏和椎间隙狭窄为主(2007,2016,2017)。

2. CT检查可清晰地显示病灶部位,有空洞和死骨形成;对腰大肌脓肿具有独特的价值。

3. MRI具有早期诊断价值,主要用于观察脊髓有无受压和变性。

(三) 诊断与鉴别诊断

1. 诊断 根据症状、体征与影像学表现,典型病例诊断不难。

2. 鉴别诊断 需与强直性脊柱炎、化脓性脊柱炎、腰椎间盘突出、脊柱肿瘤、嗜酸性肉芽肿、退行性脊椎骨关节病等相鉴别。

(四) 治疗

1. 全身治疗 支持疗法,抗结核药物治疗。

2. 局部固定

3. 手术 切开排脓、病灶清除术、矫形手术(纠正脊柱后凸畸形)(2007)。

七、髋关节结核

(一) 临床表现

1. 儿童多见,单侧居多(2007)。

2. 全身症状同脊柱结核,早期症状也为疼痛,可致跛行(2005,2008)。

3. 后期出现寒性脓肿(2005,2008),破溃后成为慢性窦道;股骨头破坏明显时会形成病理性脱位;愈合后可遗留各种畸形。

4. "4"字试验、髋关节过伸试验、托马斯试验阳性（2005，2007，2008，2017）。

（二）影像学检查

1. 进行性关节间隙变窄与边缘性骨破坏病灶为早期 X 线征象，后期有病理性后脱位（2005）。
2. CT 和 MRI 可获得早期诊断。

（三）治疗

1. 全身治疗和局部治疗同样重要，抗结核药物一般维持 2 年。
2. 有屈曲畸形者应做皮肤牵引，畸形矫正后上髋人字形石膏 3 个月，一般都能控制病情，不主张早期外科干预。
3. 手术治疗。关节内液体较多，可行髋关节滑膜切除术；有寒性脓肿者宜做彻底的病灶清除术；慢性窦道者也需手术。

经典试题

1. 急性骨髓炎转为慢性骨髓炎的主要原因是
A．机体抵抗力低
B．细菌毒力过于强大
C．治疗不及时和不恰当
D．局部血供不好
E．肢体活动过早

2. 儿童化脓性骨髓炎的脓肿不易进入关节腔的原因是
A．儿童的关节对化脓性炎症的抵抗力强
B．关节囊对关节腔具有保护作用
C．脓肿容易局限和吸收
D．脓肿容易向软组织溃破
E．干骺端的骺板起屏障作用

3. 急性骨髓炎，在骨膜下或骨髓内抽得脓液后，最关键的治疗措施是
A．多次抽脓并注入抗生素
B．进行脓液细菌培养及药敏试验，据结果调整用药
C．联合使用大量抗生素
D．局部引流
E．局部固定防止病理性骨折

4. 慢性骨髓炎死骨摘除术指征，是
A．有死骨、无效腔骨包壳薄弱
B．发热，局部红肿，有死骨、无效腔
C．开放性骨折感染，骨折尚未愈合，有大块死骨
D．骨包壳充分形成，有死骨、无效腔
E．死骨分界不清，有无效腔与窦道

5. X 线片上成年人的椎体结核和椎体肿瘤的主要鉴别点是
A．椎体的破坏程度
B．是否有死骨形成
C．椎旁软组织阴影
D．椎间隙是否狭窄或消失
E．椎体骨质疏松的程度

6. 在治疗早期膝关节滑膜结核中，除全身治疗外，局部治疗最恰当的措施是
A．制动
B．穿刺抽脓，注入抗结核药
C．穿刺抽脓，注入抗结核药＋制动
D．滑膜切除术
E．膝关节加压融合术

7. 骨与关节结核的表现，下列哪项不正确
A．常形成流注脓肿
B．常形成窦道
C．死骨可经窦道流出
D．寒性脓肿不会穿破肠管、膀胱等空腔脏器
E．关节结核可出现梭形肿胀

8. 患儿，女，9 岁，8d 前突发左髋剧痛，左下肢活动受限，伴畏寒，高热，全身不适及食欲缺乏，急重病容，贫血，体温 38.7℃，脉搏 100/min，左大腿近端肿胀，皮温升高，但外观无异常，腹股沟韧带中点稍下方深压痛，最可能的诊断是
A．左髋关节急性风湿性关节炎
B．左髋关节急性化脓性关节炎
C．左髋关节结核
D．左大腿软组织炎症
E．左股骨近端恶性肿瘤

9. 女性，28 岁。妊娠后期出现进行性背痛，下肢乏力，食欲缺乏。查体见第 7 胸椎轻度后突，有叩痛，X 线片示第 6 与第 7 胸椎间隙变窄，椎旁软组织阴影膨隆，血细胞沉降率 60mm/h，最可能的诊断是

A. 胸椎转移癌
B. 胸椎结核
C. 胸椎血管瘤
D. 化脓性脊椎炎
E. 胸椎间盘脱出

10. 第7与第8胸椎结核病灶清除术后，恢复工作已1年。近3个月来又出现背痛乏力、盗汗低热和双下肢无力症状。查体第7与第8胸椎局部有明显叩击痛，双下肢肌力Ⅲ级，巴宾斯基反射（＋），血细胞沉降率增快，最适当的治疗措施是

A. 非手术治疗，卧石膏床
B. 以非手术治疗为主，必要时行病灶清除术
C. 在抗结核药物保护下尽早行病灶清除术
D. 按急症病灶清除术
E. 后路植骨融合术

参考答案：1. C 2. E 3. D 4. D 5. D 6. C 7. D 8. B 9. B 10. C

第11单元 骨 肿 瘤

重点提示

1. 骨软骨瘤切除术的适应证 ①肿瘤生长过快，有疼痛或影响关节活动功能者；②影响邻骨或发生关节畸形者；③压迫神经、血管以及肿瘤自身发生骨折时；④肿瘤表面滑囊反复感染者；⑤病变活跃有恶变可能者。

2. 骨肉瘤的临床表现 局部疼痛，多为持续性，逐渐加剧，夜间尤重。可伴有局部肿块，附近关节活动受限。局部表面皮温增高，静脉怒张。可以伴有全身恶病质表现。

考点串讲

一、良、恶性骨肿瘤

（一）良性骨肿瘤的特点

1. 界限清楚，密度均匀。
2. 多为膨胀性病损或者外生性生长。
3. 病灶骨质破坏呈单房性或多房性，内有点状、环状、片状骨化影，周围有硬化反应骨，通常无骨膜反应。

（二）恶性骨肿瘤的特点

病灶不规则，呈虫蚀样或筛孔样，密度不均，界限不清；生长迅速，超出骨皮质范围，可出现"日光射线"形态；X线片表现为溶骨性缺损，骨质破坏等。

二、骨软骨瘤

（一）临床表现

1. 多发于青少年，多见于长骨干骺端（2003）。
2. 骨性包块，若肿瘤压迫周围组织或滑囊而发生炎症，则产生疼痛。
3. X线表现：皮质突向软组织的骨性突起，软骨帽，不显影，厚薄不一，可呈不规则钙化影（2001，2007，2008）。

（二）诊断

根据症状、体征，结合X线表现，明确诊断。

（三）治疗

一般不需治疗。

切除术的适应证：①肿瘤生长过快，有疼痛或影响关节活动功能者；②影响邻骨或发生关节畸形者；③压迫神经、血管以及肿瘤自身发生骨折时；④肿瘤表面滑囊反复感染者；⑤病变活跃有恶

变可能者。

三、骨囊肿

（一）临床表现和诊断

常见于儿童和青少年，好发于长骨状骨干骺端；多数无症状，有时局部隐痛或肿胀；X 线表现为干骺端圆形或椭圆形界限清楚的溶骨性病灶，骨皮质膨胀变薄（2002，2011，2016）。

（二）治疗

可自愈，用甲泼尼龙注入囊内有一定疗效；保守治疗无效者，行刮除植骨术；易复发。

四、骨巨细胞瘤

（一）临床表现及诊断

交界性肿瘤，好发于 20~40 岁（2001），女性略多，好发部位为长骨骨端和椎体；主要症状为疼痛和肿胀，局部包块压之有乒乓球样感觉和疼痛，关节活动受限；典型 X 线表现为骨端偏心位、溶骨性、囊性破坏而无骨膜反应，病灶膨胀生长、骨皮质变薄，呈肥皂泡样改变；可致病理性骨折；血管造影示肿瘤血管丰富，并有动静脉瘘形成（2006，2007）。

（二）骨巨细胞瘤的治疗

属 $G_0T_0M_{0~1}$ 者，以手术治疗为主，对复发者应做切除或节段截除术或假体置入术；属 $G_{1~2}T_{1~2}M_0$ 者，采用广泛或根治切除，化疗无效；手术困难者采用放疗。

五、骨肉瘤

（一）临床表现及诊断

好发于青少年，好发部位为股骨远端、胫骨近端和肱骨近端的干骺端；常形成梭形瘤体；主要症状为局部疼痛，持续性，夜间尤重；伴有局部肿块，关节活动受限；局部表面皮温升高，静脉怒张；可伴有恶病质表现；可致病理性骨折；X 线可见骨密质和髓腔骨质破坏，骨膜反应明显，可见三角形的骨膜反应阴影即 Codman 三角和"日光射线"形态（2007，2011，2016，2017）。

（二）骨肉瘤的治疗

属 $G_2T_{1~2}M_0$ 者，采用综合治疗，术前化疗，行根治性切除瘤段、灭活再植或置入假体的保肢手术或截肢术，术后继续大剂量化疗；属 $G_2T_{1~2}M_1$ 者，除上述治疗外，行手术切除转移灶（2008）。

六、转移性骨肿瘤

（一）临床表现

好发年龄为 40~60 岁，好发部位为躯干骨；主要症状为疼痛、肿胀、病理性骨折和脊髓压迫，以疼痛最常见；X 线可表现为溶骨性、成骨性和混合性的骨质破坏，以溶骨性多见；病理性骨折多见；骨扫描是检测转移性骨肿瘤敏感的方法（2016，2017）。

（二）诊断

实验室检查：溶骨性骨转移时，血钙升高；成骨性血清碱性磷酸酶升高；前列腺癌骨转移时酸性磷酸酶升高。

（三）治疗

通常宣布不能治愈，且治疗是姑息性的。应采取积极态度，以延长寿命、解除症状、改善生活质量为目的。治疗时需针对原发癌和转移瘤进行治疗，采用化疗、放疗和内分泌治疗。

经典试题

1. 骨软骨瘤临床表现为
A. 生长较快，伴明显疼痛
B. 肿块明显，并可见其表面静脉怒张
C. X 线检查见骨膜反应

D. 本身可无症状，但压迫周围组织可影响功能
E. 肿块与周围界限不清
2. 骨巨细胞瘤治疗方案的确定，决定于
A. X线表现
B. 临床表现
C. G，T，M分级
D. 病理检查
E. 放疗后有否恶变
3. 男性，30岁。右手中环指肿胀，疼痛，X线片显示中、环指近节指骨膨胀性骨吸收，夹杂钙化斑。诊断内生软骨瘤，施刮除植骨术。术后1年复发，进一步的治疗是
A. 肿瘤段切除植骨术
B. 肿瘤段切除人工关节置换术
C. 刮除植骨术
D. 截指术
E. 放射治疗
4. 男性，17岁。诊断右股骨下端内侧长蒂状骨软骨瘤，3d前跌倒后，出现局部疼痛，伴膝关节活动轻微受限。其原因是
A. 骨软骨瘤恶变
B. 骨软骨瘤基底部折断
C. 骨软骨瘤周围出现滑囊炎
D. 局部软组织挫伤
E. 骨软骨瘤外层软骨帽损伤
5. 男性，19岁。右股骨下端疼痛3个月，夜间尤甚。查体：右股骨下端偏内侧局限性隆起，皮温略高，皮肤浅静脉怒张，明显压痛，膝关节运动受限。X线片股骨下端溶骨性骨破坏，可见Codman三角。诊断为
A. 软骨肉瘤
B. 纤维肉瘤
C. 骨肉瘤
D. 骨巨细胞瘤
E. 尤因肉瘤

（6～9题共用题干）
男，35岁。右膝关节内侧疼痛，肿胀6个月，曾在外院摄X线片，见右胫骨上端内侧有一5cm×4cm大小透光区，中间有肥皂泡样阴影，骨端膨大。近1个月来肿胀明显加重，夜间疼痛难忍，右膝关节活动受限。入院后X线摄片示胫骨上端病变扩大，肥皂泡样阴影消失，呈云雾状阴影，病变侵入软组织。

6. 该病人最可能的诊断是
A. 骨肉瘤
B. 骨软骨瘤恶变
C. 骨囊肿
D. 骨纤维肉瘤
E. 骨巨细胞瘤恶变
7. 下列治疗措施哪项最合适
A. 病灶刮除＋植骨
B. 病灶刮除＋骨水泥填充
C. 广泛切除＋大块骨或假体植入
D. 截肢
E. 放射治疗或化疗
8. 复查时最重要的项目是
A. 血尿常规
B. 局部与胸部X线检查
C. 局部检查
D. 血碱性磷酸酶测定
E. 尿本-周蛋白测定
9. 上述病人若病变处于早期阶段时，治疗应选择
A. 病灶刮除＋植骨
B. 病灶不处理，严密观察
C. 瘤段切除，假体置入
D. 瘤段切除，植骨
E. 放射治疗

（10～12题共用题干）
女孩，14岁，右小腿酸痛2个月，进行性加重近1周，疼痛难忍，夜间尤其明显，伴发热38℃。体格检查：右胫骨中段膨隆，压痛，局部皮温增高。X线片显示胫骨中段骨质破坏，骨膜呈葱皮样改变。

10. 诊断为尤因肉瘤，主要应与以下哪一种病变相鉴别
A. 骨结核
B. 化脓性骨髓炎
C. 骨囊肿
D. 骨纤维肉瘤
E. 骨纤维异样增殖症
11. 对诊断、鉴别诊断最有价值的是哪一项检查
A. X线片
B. 核素骨扫描
C. CT
D. 血白细胞计数及分类

E. 组织活检，病理检查
12. 采取哪一种治疗为最佳
A. 化疗药物治疗
B. 放射治疗
C. 截肢＋化疗
D. 放射治疗＋化疗＋截肢
E. 病段切除，灭活再植

参考答案：1. D 2. C 3. C 4. B 5. C 6. E 7. D 8. B 9. A 10. B 11. E 12. D

第7章 神经、精神系统

=== 本章重点 ===

本章在执业医师考试中出题的比例虽然不是很大，但仍需要考生引起重视。其中重点掌握的内容包括：①上、下运动神经元瘫痪的解剖生理、临床表现、定位诊断，锥体外系损害、小脑损害的临床表现。②面神经炎的临床表现和治疗，三叉神经痛的临床表现和治疗，急性炎症性脱髓鞘性多发性神经痛的临床表现、诊断和治疗，脊髓压迫的临床表现，急性脊髓炎的临床表现和治疗，颅骨线状骨折的诊断，凹陷性骨折的手术指征，颅底骨折的临床表现，各种脑损伤和颅内血肿的临床表现。③TIA 的临床表现和诊断，脑血栓形成的临床表现和急性期治疗，脑栓塞的临床表现，脑出血、蛛网膜下腔出血的临床表现、诊断和治疗。④颅内压增高的病因、临床表现和治疗，脑疝的种类和处理原则，小脑幕切迹疝、枕骨大孔疝的临床表现。⑤帕金森病的生化改变、临床表现和治疗，偏头痛的临床表现，癫痫的临床表现、诊断和治疗，重症肌无力的临床表现、分型和治疗，周期性瘫痪的临床表现和治疗。⑥精神障碍的症状、检查和诊断。⑦常见脑器质性疾病所致精神障碍的处理原则，阿尔茨海默病的常见精神症状，躯体疾病所致精神障碍的临床特点和治疗原则，阿片类依赖的主要临床表现，急、慢性乙醇中毒的临床表现，戒断症状、酒精性震颤、谵妄的处理。⑧精神分裂症的主要临床表现、分型、诊断标准和药物应用；抑郁症的临床表现、诊断标准和治疗，躁狂症的诊断和治疗。⑨广泛性焦虑的临床表现与治疗，强迫症的诊断要点，躯体形式障碍的诊断要点，神经衰弱的概念、临床表现、诊断与鉴别诊断。⑩应激相关障碍的常见临床表现和处理，失眠症的主要临床表现和治疗。

第1单元 神经病学概论

=== 重点提示 ===

1. 上下运动神经元解剖生理。
2. 锥体外系 主要功能是维持肌张力、身体姿势和协调运动。
3. 三叉神经 三叉神经痛，同侧面部的感觉障碍和角膜反射消失，咀嚼肌瘫痪，张口时下颌向病侧偏斜。
4. 动眼神经麻痹 上睑下垂，外斜视，复视，瞳孔散大，光反射消失眼球运动受限。
5. 周围性面神经麻痹的临床表现 患侧鼻唇沟变浅、口角下垂、额纹变浅或消失、眼裂变大、口角偏向健侧，皱额、闭眼、鼓腮、露齿等动作不能。

=== 考点串讲 ===

一、运动系统

（一）上运动神经元瘫痪

1. **解剖生理** 起自大脑皮质（中央前回）运动区的大锥体（Betz）细胞，其轴突组成下行的锥体束（皮质脊髓束和皮质延髓束），<u>大部分纤维交叉后[（舌下神经核及面神经核下部为对侧支配，其余为双侧支配）（2004）]</u>终止于脊髓前角或各脑神经运动核。

2. **临床表现** 上运动神经元瘫痪又称痉挛性瘫痪，特点为病灶对侧瘫痪，常致整肢瘫痪。具体表现如下：

（1）瘫痪肌肉张力增高，腱反射亢进。
（2）浅反射消失或减弱，出现病理征阳性（2017）。
（3）瘫痪肌肉不萎缩。
（4）肌电图显示神经传导正常。
（5）急性严重病变时，瘫痪开始呈弛缓性，腱反射降低或消失；过后即逐渐转为肌张力增高，腱反射亢进（2005）。

3. 定位诊断（2017）
（1）皮质：①局限性病变。单瘫（对侧一侧上、下肢或面部瘫痪）。②刺激性病变。对侧躯干相对应部位的局限性阵发性抽搐，抽搐按运动皮质代表区的排列次序进行扩散,始发位置常为口角、拇指及示指。
（2）皮质下白质（放射冠区）：局灶性病损类似皮质病损；部位较深或范围较大则多为不均等性对侧偏瘫。
（3）内囊："三偏"征，对侧偏瘫、对侧偏身感觉减退及对侧同向性偏盲。
（4）脑干：交叉性瘫痪，本侧本平面的脑神经周围性麻痹及对侧身体的中枢性瘫痪。
（5）脊髓：①脊髓颈膨大以上病变，中枢性四肢瘫痪；②颈膨大（C_3至T_1）病变，引起上肢周围性瘫痪和下肢中枢性瘫痪；③胸段脊髓病变，引起双下肢中枢性瘫痪；④腰膨大（L_4至S_2）病变，可引起双下肢周围性瘫痪；⑤脊髓半侧损害，病变侧肢体的中枢性瘫痪及深感觉障碍及对侧肢体的痛温觉障碍（Brown-Sequard 综合征）。

（二）下运动神经元瘫痪
1. 解剖生理　接受锥体束、锥体外系统和小脑系统各方面来的冲动的最后共同通路，经前根、周围神经传递到运动终板，引起肌肉收缩，是运动冲动到达骨骼肌的唯一通路。
2. 瘫痪的临床表现　下运动神经元瘫痪又称弛缓性瘫痪，瘫痪范围多局限（肌群为主），具体表现如下。
（1）瘫痪肌肉张力降低或消失，腱反射减弱或消失。
（2）浅反射消失，无病理反射。
（3）瘫痪肌肉早期出现萎缩。
（4）肌电图显示神经传导速度异常，并有失神经电位。
痉挛性瘫痪与弛缓性瘫痪的鉴别，见表7-1。

表7-1　痉挛性瘫痪与弛缓性瘫痪的鉴别

鉴别点	痉挛性瘫痪（上运动神经元瘫痪）	弛缓性瘫痪（下运动神经元瘫痪）
肌张力	增高（痉挛性瘫痪）	减低或丧失（弛缓性瘫痪）
肌萎缩	无，晚期可有轻度失用性肌萎缩	显著，且早起出现
肌束颤动	无	可有
腱反射	亢进	减低或丧失
病理反射	阳性	阴性
肌电图	神经传导速度正常，无失神经电位	神经传导速度异常，有失神经电位

3. 定位诊断
（1）脊髓前角细胞：弛缓性瘫痪，无感觉障碍，瘫痪呈节段型分布。
急性起病：多见于脊髓前角灰质炎。
慢性起病：多为肌束性颤动和肌纤维颤动，常见于肌萎缩性侧索硬化症等。
（2）前根：瘫痪分布亦呈节段型，伴觉障碍。多见于髓外肿瘤的压迫（脊髓膜的炎症或椎骨病变)。
（3）神经丛：常引起一个肢体的多数周围神经的瘫痪、感觉及自主神经功能障碍。
（4）周围神经：瘫痪及感觉障碍的分布与每个周围神经的支配关系一致。

（三）锥体外系统损害的临床表现

1. 锥体外系性肌张力增强　肌强直，伸肌和屈肌肌力均增强（铅管样强直）；肌强直兼震颤（齿轮样强直）。

2. 震颤
（1）静止性震颤：肢体完全被支撑消除重力影响下，并且相应肌肉没有自主收缩时产生的震颤。
（2）位置性震颤：肢体或躯体某一部位抵抗重力在维持某种姿势时发生的震颤。
（3）动作性震颤：肢体任何形式的运动中的震颤。

3. 舞蹈样动作（2011）　发生于面部、肢体及躯干，是一迅速多变、无目的、无规律、不对称、运动幅度大小不等的不自主动作，舞蹈样，做自主运动或情绪激动时加重，安静时减轻，入睡后消失。

4. 手足徐动　肢体远端（手指或足趾）间歇的、缓慢的、扭曲的、蚯蚓蠕动样的伸展动作，手（"佛手"样）。

5. 肌张力障碍　一组骨骼肌的促动肌和拮抗肌不协调地、间歇持续地收缩，造成的不自主运动和异常扭转姿势（2006）。颈部肌张力障碍→痉挛性斜颈；全身性肌张力障碍→扭转痉挛（2002）。

6. 抽动-秽语综合征　见于儿童，多部位突发性快速无目的的重复性肌肉抽动或发声，一定时间内能控制，症状呈波动性。

（四）小脑损害

1. 瘫痪临床表现（2016，2017）
（1）共济失调：主动运动时的共济失调；"Romberg征阳性"（2005）；醉汉步态（2012）；发音肌的共济失调；"吟诗状言语"等表现。
（2）运动过度：由"辨距不良（dysmetria）"引起，指鼻试验、跟膝胫试验、轮替动作、误指试验及反跳试验等呈不正确、不灵活或笨拙反应，且写字常过大。
（3）运动性震颤、意向性震颤、眼球震颤。

2. 定位诊断
（1）小脑蚓部（中线）病变：躯干性共济失调。
（2）小脑半球病变：病变同侧肢体性共济失调，即指鼻试验和跟膝胫试验不稳定，轮替动作差，肌张力减弱或消失（2003）。症状：上肢＞下肢，远端＞近端，精细动作＞粗糙动作。
（3）急性小脑病变：常可出现肌张力降低，腱反射减弱或消失。
（4）小脑占位性病变：小脑发作（阵发性强直性惊厥，去脑强直状态），四肢伸直、角弓反张、神志不清。

二、感觉系统

1. 浅感觉　痛觉、温度觉和触觉；感受器：皮肤、黏膜；为外部感觉。
2. 深感觉　运动觉、位置觉和振动觉。感受器：肌肉、肌腱、骨膜和关节，为本体感觉。
3. 复合感觉　又称皮质感觉，包括实体觉、图形觉、两点辨别觉、皮肤定位觉和重量觉。

（一）解剖生理

1. 浅感觉
（1）痛觉、温觉和一般轻触觉的传导路径：皮肤、黏膜感受器→脊神经节周围突→脊神经节（第一神经元）→中枢支→脊髓后角（第二神经元）（2001）→发出纤维交叉（前连合）→终止于丘脑外侧核（第三神经元）→发出纤维→终止于大脑皮质中央后回的感觉区。负责由内到外分别传导来自颈胸腰骶段的痛温觉和传导一般轻触觉。

（2）识别性触觉的传导路径：皮肤、黏膜感受器→脊神经节周围突→<u>脊神经节（第一神经元）</u>→中枢支→进入脊髓后索→一部分（传导识别性触觉者）后索内上升（与深感觉径路相同）。

其余（传导一般轻触觉者）→终止于后角细胞（第二神经元）→发出纤维交叉（前连合）→至对侧前索成脊髓丘脑前束→终止于丘脑外侧核（第三神经元）→发出纤维→至大脑皮质感觉区。

2．深感觉传导路径　肌肉、肌腱、关节感受器→脊神经节周围突→<u>脊神经节（第一神经元）</u>→中枢支，入脊髓后索，上升成薄束（内侧）和楔束（外侧）→终止于<u>延髓（2011）的薄束核和楔束核（第二神经元）（2001）</u>→发出纤维→交叉形成内侧丘系上行→终止于<u>丘脑腹后外侧核（第三神经元）</u>→发出纤维→经内囊后肢→至大脑皮质感觉区。

（二）感觉障碍的临床表现

1．**抑制性症状**　感觉径路受破坏时出现的感觉减退或缺失。

（1）感觉缺失：有痛觉缺失、温度觉缺失、触觉缺失和深感觉缺失等。①完全性感觉缺失：同一部位各种感觉均缺失；②分离性感觉障碍：同一部位只有某种感觉缺失而其他感觉保存。

（2）感觉减退：感觉能力降低或感觉程度减弱。

2．**刺激性症状**　刺激性病变可引起感觉过敏（量变），也可引起感觉障碍（质变）。

（1）感觉过敏：轻微的刺激引起强烈的感觉，如较强的疼痛感。

（2）感觉倒错：对刺激的认识倒错，如把冷觉刺激误为热觉刺激。

（3）感觉过度：<u>需经一潜伏期才能感到强烈的、定位不明确的不适感觉，并感到刺激向周围扩散，持续一段时间（2012）</u>。

（4）感觉异常：没有外界刺激情况下而出现的感觉，如麻木感、蚁行感等。

（5）疼痛：常见的疼痛有局部性疼痛、放射性疼痛、扩散性疼痛等。

（三）感觉障碍的定位诊断

1．**周围神经**

（1）末梢受损：对称性四肢远端的各种感觉减退，呈手套或袜型分布。

（2）某一神经干受损：支配区域的条、块状各种感觉障碍。

2．**后根**　支配区单侧节段性带状分布的各种感觉缺失或减退，可伴根性痛。

3．**脊髓**　分离性感觉障碍（节段性分布的痛觉、温度觉障碍；但深感觉和触觉存在）。

（1）脊髓半切综合征：脊髓半切损伤，受损节段平面以下同侧深感觉缺失，对侧痛温觉缺失。

（2）脊髓横贯性病变：病变平面以下的全部感觉丧失，同时有截瘫或四肢瘫、大小便功能障碍。

4．**脑干**　对侧半身、同侧面部痛、温度觉缺失。

5．**丘脑**　对侧偏身感觉减退或缺失，自发性疼痛和感觉过度。

6．**内囊**　对侧偏身感觉减退或缺失，常伴偏瘫或偏盲。

7．**皮质**　对侧的一个上肢或下肢分布的感觉减退或消失（特点为复合性感觉障碍）；皮质感觉中枢的刺激性病灶→感觉型癫痫发作。

三、脑神经

（一）视神经（Ⅱ）

1．**解剖生理**　视锥细胞（黄斑部，与中央视野有关）、视杆细胞（视网膜周边，与周围视野有关）感受器→双极神经细胞（第一级神经元）→神经节细胞（第二级神经元）→视神经→视交叉（来自视网膜鼻侧的纤维交叉到对侧，颞侧纤维不交叉）→视束→外侧膝状体（第三级神经元）→内囊后肢→视放射→枕叶视皮质中枢，即纹状区。

光反射的径路不经外侧膝状体，由视束入中脑上丘，与两侧动眼神经副交感埃-魏核联系。

2. 损害的临床表现

（1）视神经：该眼全盲，瞳孔直接对光反应消失，间接对光反应存在。

（2）视交叉：视交叉正中部病变导致双眼颞侧偏盲。

（3）视束：双眼对侧视野的同向偏盲，偏盲侧瞳孔对光反应消失。

（4）视放射：①下部（颞叶）受损，双眼对侧视野的同向上象限盲；②上部（顶叶）受损，双眼对侧视野的同向下象限盲；③完全受损，双眼对侧视野同向偏盲，偏盲侧瞳孔对光反射存在，视野中心部保存（黄斑回避）。

（5）枕叶视中枢：对侧同向偏盲及视觉失认。

（二）动眼神经（Ⅲ）、展神经（Ⅵ）

1. 解剖生理

（1）动眼神经：①起自动眼神经核，其外侧核（运动核）纤维由大脑脚脚间窝穿出，从眶上裂进入眶内，分布于上睑提肌、上直肌、下直肌、内直肌、下斜肌（2002）。②正中核发出的副交感纤维分布于两眼内直肌，支配辐辏运动。③埃-魏核发出的副交感纤维支配瞳孔括约肌和睫状肌，调节瞳孔缩小或晶状体变厚而视近物。

（2）展神经：起自展神经核，其纤维由眶上裂进入眶内，分布于外直肌。

2. 损害的临床表现

（1）动眼神经麻痹（2017）：上睑下垂、外斜视、复视、瞳孔散大、光反射及调节反射消失，眼球不能向上、向内、向下运动或受限。

（2）展神经麻痹：内斜视，眼球不能向外侧转动，有复视。

（三）三叉神经（Ⅴ）

1. 解剖生理

（1）感觉神经纤维：发自三叉神经半月节，周围支分布于头皮前部和面部皮肤以及眼、鼻、口腔内黏膜；中枢支进入主核后，触觉纤维止于感觉主核，痛温觉纤维止于三叉神经脊束核，分别由感觉主核和脊束核一起止于腹后内侧核，由此发出纤维止于大脑皮质中央后回感觉中枢的下1/3部。

（2）运动神经纤维：发自三叉神经运动核，经卵圆孔穿出颅腔，融合于下颌支，支配咀嚼肌、鼓膜张肌等。

2. 损害的临床表现

（1）同侧面部的感觉障碍和角膜反射消失，咀嚼肌瘫痪，张口时下颌向病侧偏斜。

（2）可出现核性损害的特征（只影响感觉或运动）。

（3）脊束核部分损害，节段性分布的分离性感觉缺失或洋葱皮感觉障碍。

（四）面神经（Ⅶ）

1. 解剖生理

（1）运动神经纤维：①起自面神经核，进入内耳孔，再经面神经管，穿过茎乳孔，支配面部肌肉以及耳部肌、枕肌、颈阔肌、镫骨肌等。②面上部肌肉的神经元由双侧皮质脑干束支配；面下部肌肉的神经元由对侧皮质脑干束支配。

（2）感觉神经纤维（味觉纤维）：起自膝状神经节，周围支参加到舌神经中，止于舌前 2/3 的味蕾（2002）；中枢支形成面神经的中间支，与舌咽神经的味觉纤维一起终于孤束核，最后终止于中央后回下部。

（3）副交感神经纤维：起自脑桥上涎核，支配舌下腺、颌下腺和泪腺的分泌。

2. 损害的临床表现

（1）周围性面神经麻痹：患侧鼻唇沟变浅、口角下垂、额纹变浅或消失、眼裂变大、口角偏向健侧，皱额、皱眉、闭眼、鼓腮、露齿等动作不能。

①茎乳孔病变：周围性神经面瘫（同侧面部表情肌瘫痪）。

②中耳面神经管病变：同侧周围性面瘫和舌前2/3味觉障碍。

③内耳病变：周围性面瘫、舌前2/3味觉障碍以及听觉过敏。

④膝状神经节病变：Hunt综合征（同侧周围性面瘫、舌前2/3味觉障碍、听觉过敏、耳郭和外耳道感觉迟钝并可出现斑疹）。

⑤脑桥病变：同侧周围性面瘫，还常伴有三叉神经、展神经损害和对侧偏瘫。

（2）中枢性面神经麻痹：皱额、皱眉和闭眼动作皆无障碍，且常伴有同侧偏瘫及中枢性舌下神经麻痹。

（五）舌咽神经（Ⅸ）、迷走神经（Ⅹ）、舌下神经（Ⅻ）

1. 解剖生理

（1）舌咽神经：①感觉神经纤维。发自上神经节及岩神经节。其周围支传导味觉（舌后1/3的味蕾），接受黏膜感觉，至窦神经参与调节呼吸、脉搏及血压；中枢支终止于延髓的孤束核。②运动神经纤维。起自疑核，分布于茎突咽肌，功能是提高咽穹窿。③副交感神经纤维。起自下涎核，终止于耳神经节，节后纤维支配腮腺分泌。

（2）迷走神经：①躯体感觉纤维。起自颈静脉神经节，周围支分布于外耳道及耳郭凹面的部分皮肤，中枢支止于三叉神经脊束核（2012）。②内脏感觉纤维。起自结状神经节，分布于胸腹腔脏器，中枢支终止于孤束核。③运动纤维。起自疑核，分布于软腭、咽及喉部诸肌。④副交感纤维。起自迷走神经背运动核，分布于胸腹腔脏器。

（3）舌下神经：舌下神经核位于延髓（第四脑室底），其纤维经舌下神经管穿出，支配内外诸舌肌。舌下神经核仅受对侧皮质延髓束支配。

2. 临床表现

（1）舌咽神经和迷走神经受损：①声音嘶哑或说话鼻音、吞咽困难、喝水呛咳；②检查可见病侧的软腭弓较低，腭垂偏向健侧，咽反射消失；③假性球麻痹：该两神经核受双侧支配，一侧皮质脑干束损害不引起临床症状，双侧损害才引起类似球麻痹的症状。

（2）舌下神经受损：单侧麻痹时伸舌舌尖偏向病侧，双侧麻痹者不能伸舌。

经典试题

1. 一侧三叉神经脊束核的病损表现为：
A. 同侧面部痛温，触觉均障碍
B. 同侧面部呈现洋葱皮样分布的分离性痛温觉障碍
C. 同侧面部呈洋葱皮样分布的痛温觉及触觉障碍
D. 对侧面部呈洋葱皮样分布的痛温觉及触觉障碍
E. 咀嚼无力，下颌反射消失，张口时下颌向同侧偏斜

2. 下列哪项不符合一侧动眼神经麻痹
A. 上睑下垂，眼球不能向上、下和内侧转动
B. 眼球向上、内、向下注视时出现复视
C. 眼球向外呈外下方斜视
D. 瞳孔散大，光反射消失，调节反射存在
E. 瞳孔散大，光反射及调节反射均消失

3. 哪项可能不是脊髓病变引起的瘫痪

A. 四肢上运动神经元性瘫痪
B. 双下肢上运动神经元性瘫痪
C. 双上肢下运动神经元性瘫痪，双下肢上运动神经元性瘫痪
D. 一侧上下肢上运动神经元性瘫痪
E. 一侧上肢上运动神经元性瘫痪

4. 双侧旁中央小叶及其附近中央前后回受损引起
A. 下肢感觉障碍
B. 下肢瘫痪
C. 面舌及上肢感觉障碍
D. 面舌及上肢瘫痪
E. 痉挛性截瘫，传导束性感觉障碍及尿潴留

5. 上运动神经元瘫痪肌张力改变的特点通常是
A. 上肢屈肌张力高，下肢伸肌张力高
B. 上肢伸肌张力高，下肢屈肌张力高
C. 上下肢均为屈肌张力高

D. 上下肢均为伸肌张力高
E. 上下肢屈伸肌张力均高
6. 脊髓横贯性损害引起感觉障碍的特点是
A. 形状不规则的条块状感觉障碍
B. 受损节段平面以下双侧深浅感觉缺失
C. 受损节段平面以下双侧痛温觉缺失并伴自发性疼痛
D. 受损节段平面以下双侧感觉异常和感觉过敏
E. 受损节段平面以下痛温觉缺失而触觉及深感觉保留
7. 病变对侧偏身深浅感觉障碍，伴自发性疼痛及感觉过敏，其病变部在
A. 顶叶感觉皮质
B. 内囊或基底节区
C. 丘脑
D. 中脑
E. 脑桥

（8～10题共用备选答案）
A. 运动性失语
B. 失读
C. 命名性失语
D. 痛觉缺失
E. 体像障碍
8. 优势半球额叶损害引起
9. 优势半球顶叶损害引起
10. 优势半球颞叶损害引起

参考答案：1. B 2. D 3. E 4. E 5. A 6. B 7. C 8. A 9. B 10. C

第2单元 周围神经病

重点提示

1. 面神经炎临床表现 急性起病，主要症状为一侧面部表情肌瘫痪，眼裂不闭合，试闭眼时出现贝尔现象，病侧鼻唇沟变浅、口角下垂，吹口哨时漏气。

2. 急性炎症性脱髓鞘性多发性神经病临床表现 ①运动障碍：首发症状，四肢对称性无力；②弛缓性瘫痪，腱反射减弱或消失；③病理反射阴性；④呼吸肌麻痹为最大威胁；⑤感觉障碍：肢体远端感觉异常和（或）手套、袜筒形感觉减退，症状较轻。

3. 急性炎症性脱髓鞘性多发性神经病 呼吸肌麻痹的处理包括对症支持和对病因治疗两方面；密切观察生命体征，保持呼吸道通畅，有应用呼吸机指征时要及早应用呼吸机。

考点串讲

一、面神经炎

面神经炎[特发性面神经麻痹或贝尔（Bell）麻痹]：因茎乳孔内面神经非特异性炎症所致的周围性面瘫。

（一）病因

尚不明确。

（二）临床表现

1. 任何年龄均可发病，男性略多。
2. 急性起病，数小时或1～3d达高峰。
3. 病初可有麻痹侧耳后乳突区、耳内或下颌角后疼痛。
4. 主要症状：Bell征（一侧表情肌完全性瘫痪，额纹消失，不能皱额蹙眉，眼裂变大，不能闭合或闭合不全，闭眼时显露白色巩膜）。

（三）诊断和鉴别诊断

1. 急性起病的周围性面瘫的诊断
（1）一侧面部表情肌瘫痪。

(2) 贝尔现象（试闭眼时，瘫痪侧眼球转向上外方，露出白色巩膜）。
(3) 病侧鼻唇沟变浅、口角下垂、露齿时口角歪向健侧、鼓气或吹口哨时漏气。
2. 鉴别诊断
(1) 急性炎症性脱髓鞘性多发性神经病（Guillain-Barre 综合征）：双侧性周围性面瘫，对称性肢体瘫痪及脑脊液蛋白-细胞分离现象。
(2) 并发的耳源性面神经麻痹或肿瘤、颌后化脓性淋巴结炎等所致：有原发病的症状和病史（中耳炎、迷路炎、乳突炎等）。
(3) 颅后窝的肿瘤或脑膜炎引起的周围性面瘫：起病较慢，有其他脑神经受损或原发病的表现。

（四）治疗

原则为改善局部血液循环，减轻面神经水肿，缓解神经受压，促进功能恢复。
1. 糖皮质激素　急性期应用。可静滴地塞米松或口服泼尼松。
2. 抗病毒药物　由带状疱疹引起者，口服阿昔洛韦（无环鸟苷）。
3. 维生素 B 族药物　肌内注射。
4. 理疗　茎乳孔附近红外线照射或超短波透热疗法。
5. 康复治疗　面肌的自我功能训练。
6. 手术治疗
7. 护理　眼裂不能闭合者，用眼罩、眼膏，或缝合眼裂以保护角膜。

二、三叉神经痛

三叉神经痛：一种原因不明的三叉神经分布区内短暂、反复发作的剧痛，又称原发性三叉神经痛。

（一）病因

尚未明确。

（二）临床表现

1. 多发生于中老年人，40 岁以上者占 70%～80%，女性略多于男性。
2. 突发的短暂剧痛（面部三叉神经一支或几支分布区内），可长期固定在某分支。
3. "触发点"或"扳机点"（2001）：口角、鼻翼、颊部和舌等处最敏感。
4. 痛性抽搐（反射性面肌抽搐）：口角牵向患侧，并有面红、流泪和流涎。
5. 发作突发突止，间歇期间完全正常。发作时间仅数秒钟至 2min。

（三）诊断和鉴别诊断

1. 诊断（2017）　根据疼痛的部位、性质、面部扳机点及神经系统有无阳性体征，一般可做出诊断。
2. 鉴别诊断
(1) 继发性三叉神经痛：三叉神经麻痹（面部感觉减退、角膜反射迟钝）并持续性疼痛（2003，2005）等，常合并其他脑神经麻痹（由多发性硬化、原发性或转移性颅底肿瘤等所致）。
(2) 牙痛：一般呈持续性钝痛，局限于牙龈部，进冷、热食物可加剧，X 线检查有助鉴别。
(3) 鼻窦炎：局部持续性钝痛，局部有压痛，可有炎症等表现，鼻腔检查及摄 X 线片可确诊。
(4) 颞颌关节病：咀嚼时疼痛和运动受限，张口时病侧颞颌关节弹响和局部有压痛。

（四）治疗

首选药物治疗。
1. 药物治疗　首选卡马西平，有效率约为 70%（2005）；苯妥英钠、氯硝西泮。
2. 射频热凝术　选择性破坏三叉神经的痛觉纤维，并发症少，复发率低，对老年不宜接受手术者尤为适宜。

3. 手术治疗　周围支切断术、三叉神经根部分切断术、三叉神经脊髓束切断术及三叉神经显微血管减压术（2005）等。

三、急性炎症性脱髓鞘性多发性神经痛

（一）病因
尚未完全阐明，病前多有非特异性细菌、病毒等感染史。

（二）临床表现（2017）
1. 运动障碍
(1) 首发症状，四肢对称性无力（2004，2007）。
(2) 弛缓性瘫痪，腱反射减弱或消失（2008）。
(3) 病理反射阴性。
(4) 呼吸肌麻痹为最大威胁。
2. 感觉障碍　肢体远端感觉异常和（或）手套、袜筒形感觉减退，症状较轻（2004，2008）。
3. 脑神经损害　成年人以双侧周围性最常见；舌咽、迷走神经麻痹以儿童较多见。
4. 自主神经功能障碍　出汗增多，皮肤潮红、手足肿胀及营养障碍；严重者可见窦性心动过速、直立性低血压或血压增高，暂时性尿潴留。括约肌功能一般不受影响。
5. 脑脊液检查　蛋白-细胞分离现象（脑脊液蛋白质含量升高，细胞数正常）起病后第3周最明显。
6. 肌电图检查　运动神经传导速度早期正常，数周后逐渐减慢，潜伏期延长，动作电位幅度下降，随着病情好转而逐渐恢复正常。

（三）诊断与鉴别诊断
1. 诊断　病前1~4周有感染史，急性或亚急性起病，四肢对称性弛缓性瘫痪，可有感觉异常、末梢型感觉障碍，脑神经损害，脑脊液蛋白-细胞分离现象，以及肌电图电生理改变。
2. 鉴别诊断
(1) 急性脊髓灰质炎：①急性起病的肢体弛缓性瘫痪；②发热；③不对称的节段性肌肉瘫痪；④无感觉障碍；⑤脑脊液蛋白及细胞均增多；⑥运动神经传导速度正常，波幅降低；⑦肌电图失神经支配现象。
(2) 重症肌无力：①四肢无力；②起病较慢，无感觉症状，有病态疲劳性、每日波动性及新斯的明试验阳性。
(3) 周期性麻痹：①肢体弛缓性瘫痪；②有发作史；③无感觉障碍与脑神经损害；④脑脊液正常；⑤发作时多有血钾降低和低钾心电图表现。

（四）治疗
1. 治疗原则　对症、支持疗法、预防并发症和针对病因治疗。
2. 呼吸肌麻痹的处理　呼吸肌麻痹的抢救是本病降低病死率的关键。
(1) 保持呼吸道通畅。
(2) 密切观察呼吸困难的程度、肺活量和血气分析改变。
①呼吸器使用指征：肺活量降低至20~25ml/kg以下，血氧饱和度下降，血气分析动脉氧分压<7.2kPa（70mmHg）。
②先用气管内插管，如1d以上无好转，则行气管切开，外接呼吸器。
③使用呼吸器期间需加强护理，据病人临床表现结合血气分析资料，适当地调节呼吸的通气量及压力。

经典试题

1. 吉兰-巴雷综合征不常有的表现为　　　　A. 双侧周围性面瘫

B. 四肢弛缓性瘫
C. 腱反射弱
D. 肌肉萎缩
E. 胸4以下传导束性痛温觉障碍

2. 原发性与继发性三叉神经痛的鉴别主要依据是
A. 疼痛时间的长短
B. 疼痛发作的频率
C. 有无面部痛觉障碍，角膜反射有无改变
D. 有无触发点或扳机点
E. 疼痛的范围

3. 吉兰-巴雷综合征脑脊液蛋白细胞分离现象出现的时间最多见于
A. 起病后1周内
B. 起病后1至2周
C. 起病后第3周
D. 起病后1个月
E. 起病后2个月

4. 特发性面神经麻痹不应有的症状是
A. 额纹消失
B. Bell（贝尔）现象
C. 耳后或下颌角后疼痛
D. 舌前2/3味觉障碍
E. 外耳道或鼓膜出现疼痛疱疹

(5~7题共用题干)
女性，30岁。既往健康，晨起发病，四肢无力，进行性加重，2d后来诊。查：脑神经正常，四肢肌力0级，腱反射弱，病理反射阴性，无感觉障碍。

5. 首先应考虑的病是
A. 周期性麻痹
B. 吉兰-巴雷综合征
C. 癔症性瘫痪
D. 急性脊髓炎
E. 重症肌无力

6. 首先应做的检查是
A. 血钾测定
B. 腰穿检查
C. 头部CT
D. 高位颈椎X线片或MRI
E. 脑电图

7. 以上检查均正常，如何治疗适宜
A. 大量皮质激素
B. 大量抗生素
C. 新斯的明口服
D. 暗示心理疗法
E. 血浆置换疗法

参考答案： 1. E 2. C 3. C 4. E 5. B 6. A 7. E

第3单元 脊髓病变

重点提示

1. **脊髓压迫症的常见病因** 包括肿瘤、炎症、脊柱外伤、脊柱退行性病变、先天性疾病。

2. **急性脊髓压迫症临床表现** 急性期发病多见于脊髓横贯性损害，常伴有脊髓休克；慢性期症状呈缓慢进行性，通常可分为根痛期、脊髓部分受压期和脊髓完全受压期。

3. **急性脊髓炎临床表现** 起病急，先有背痛、腹痛或腰部的束带感，常出现下肢瘫，肌张力低，腱反射消失，同时伴传导束型感觉障碍，4周以后进入恢复期。

考点串讲

一、脊髓压迫症

（一）常见病因

1. **脊柱病变** 最常见的是外伤和结核病变，其次为椎间盘突出和肿瘤。
2. **脊膜病变**
3. **脊髓和神经根病变** 肿瘤最常见（2003）。

（二）临床表现

急性期发病多见于脊髓横贯性损害，常伴有脊髓休克；慢性期症状呈缓慢进行性，通常可分为根痛期、脊髓部分受压期和脊髓完全受压期。

1. **神经根症状** 首发的根性疼痛症状。①分布区自发性刀割、火烧或电击样疼痛。②夜间及用力动作时疼痛加剧。③相应节段的"束带感"。④症状由一侧性、间歇性变为双侧性、持续性。⑤局部感觉过敏带。根性症状对于判定病变水平很有价值。

2. **感觉障碍** ①早期病变：对侧肢体根性疼痛部位痛温觉缺失；②髓外病变：自下肢远端开始向受压节段发展；③髓内病变：自病变节段向下发展，"马鞍回避"（"鞍"区（$S_{3\sim5}$）感觉保留至最后才受累（2007B）]；④晚期：脊髓横贯性损害，病变水平以下各种感觉缺失。

3. **运动障碍** ①脊髓前角和前根受压：病变节段支配区肌肉弛缓性瘫痪，伴肌缩和肌束颤动；②锥体束受压：病变节段以下同侧或双侧肢体痉挛性瘫痪，表现为肌张力增高、腱反射亢进及病理征阳性。

4. **反射异常** ①病变节段的腱反射减弱或消失；②锥体束受损：损害水平以下同侧腱反射亢进，病理征阳性，腹壁反射和提睾反射消失；③脊髓休克时各种反射均不能引出。

5. **自主神经功能障碍** ①双侧锥体束受压：早期出现尿潴留和便秘，晚期出现反射性膀胱；②马尾、圆锥受压：尿便失禁；③瘫痪肢体皮肤：干燥、脱屑、少汗甚至无汗。

6. **脊膜刺激症状** 脊柱局部自发痛、叩击痛、活动受限，多由硬膜外病变引起。

（三）诊断和鉴别诊断

1. **判断是否脊髓压迫症** 依据病史、临床表现、神经系统检查、辅助检查等诊断。
（1）起病多隐袭，病程逐渐进展。
（2）脊髓一侧或横贯性损害的症状。
（3）椎管阻塞及脑脊液蛋白质不同程度升高。
（4）髓外肿瘤常有神经根痛。

2. **定位诊断** ①纵向定位：神经根刺激和感觉障碍水平，肌肉萎缩，反射改变及棘突压痛、叩击痛等，辅助检查；②横向定位：据临床表现确定病变在横断面上系位于髓内、髓外硬膜内或硬膜。

3. **横向定位鉴别诊断**
（1）髓外：①起病慢，病程长。②症状波动常有。③根痛早期常有。④肌萎缩少见。⑤感觉障碍：远端开始向心发展，常有脊髓半横断表现。⑥棘突压痛（+）。⑦括约肌功能障碍较晚出现。⑧椎管阻塞较早出现。⑨脑脊液蛋白质明显升高。⑩碘剂造影阻塞面光滑呈杯口状，脊髓移位（2007B）；MRI 表现为髓外高信号肿块（2003）。
（2）髓内：①起病快，病程较短；②症状波动少见；③根痛早期少见；④肌萎缩多见；⑤感觉障碍：自压迫水平向远端发展，有感觉分离现象；⑥棘突压痛（-）；⑦括约肌功能障碍较早出现；⑧椎管阻塞较晚出现；⑨脑脊液蛋白质升高不明显；⑩碘剂造影和 MRI：脊髓梭形膨大。

（四）治疗

原则为尽快去除脊髓受压的病因，能手术者应及早进行。

1. **病因治疗** 手术和（或）药物等治疗。
2. **对症治疗** 日常护理：高位瘫痪注意呼吸功能和预防肺部感染、压疮、泌尿系感染及肢体挛缩等并发症。

二、急性脊髓炎

急性脊髓炎：脊髓的急性非化脓性炎症，引起脊髓横贯性损害（2000），导致双下肢或四肢运动、感觉和自主神经功能障碍。

（一）病因

尚未明确。青壮年发病前多有感染或疫苗接种史及受凉、过劳、外伤等发病诱因。

（二）临床表现

起病较急，背部疼痛、腹痛或胸部束带感，数小时或数日发展到脊髓横贯性损害。胸$_{3\sim5}$多见，常出现双下肢瘫痪。

1. 运动障碍　早期常见脊髓休克，瘫痪肢体肌张力低，腱反射消失，病理反射引不出，<u>尿潴留（2000）</u>，休克期为2～4周，3～4周进入恢复期，脊髓休克现象渐消失，出现肢体痉挛性瘫痪。

2. 感觉障碍　受累平面以下的传导束型感觉障碍，<u>痛温觉消失尤为明显（2011）</u>；感觉消失区上缘可有一感觉过敏带。

3. 自主神经功能障碍　急性期尿潴留或充盈性尿失禁，大便失禁。

4. 脑脊液检查　脑脊液压力正常，白细胞正常或轻度增高，以淋巴细胞为主。

（三）诊断与鉴别诊断

1. 诊断（2015）　急性起病，病前有感染或疫苗接种史及迅速出现脊髓横贯性损害，结合脑脊液检查可确诊。

2. 鉴别诊断

（1）急性硬膜外脓肿：①病前有化脓性感染灶，伴明显毒血症状；②病变相应节段脊柱及椎旁炎性疼痛；③硬膜外穿刺有时可有脓液；④CT扫描和MRI检查。

（2）脊髓出血：①起病急，剧烈背痛；②迅速出现肢体瘫痪和括约肌功能障碍；③脑脊液多含血；④脊髓CT示出血部位有高密度影。

（3）脊髓转移性肿瘤：①老年人；②发病较快，早期根性疼痛，不久发生脊髓受压症状；③影像学检查可见椎体破坏；④原发病灶。

（四）治疗

1. 急性期

（1）药物治疗：糖皮质激素（大剂量"甲泼尼龙"短程冲击治疗）；抗生素预防感染。

（2）对症治疗及护理。

2. 恢复期　肢体锻炼，注意纠正足下垂。

经典试题

（1～2题共用题干）

青年男性，2d来胸背部疼痛，今晨出现双下肢无力，伴二便障碍，查脐以下各种感觉障碍，双下肢肌力0级，无病理反射。

1. 最可能的诊断是
   A. 脊髓出血
   B. 脊髓肿瘤
   C. 急性脊髓炎
   D. 吉兰-巴雷综合征
   E. 大脑旁脑膜瘤

2. 首先应做的有诊断意义的检查是
   A. 腰穿脑脊液检查
   B. 头部MRI
   C. 颈椎MRI
   D. 胸椎MRI
   E. 腰椎MRI

（3～4题共用题干）

47岁的男性，左下肢麻木2个月余，从下往上发展，近1个月出现右下肢无力，查：脑神经及双上肢正常，左腹股沟以下痛温觉减退，右下肢肌力Ⅳ级，Babinski右（+）。

3. 最可能是
   A. 脊髓髓内肿瘤
   B. 左髓外硬膜内肿瘤
   C. 右髓外硬膜内肿瘤
   D. 脊柱结核
   E. 大脑肿瘤

4. 应首先做的检查是
   A. 头部CT
   B. C_5为中心X线片

C. T_4为中心 X 线片 E. T_9为中心 X 线片
D. T_7为中心 X 线片

参考答案： 1. C 2. D 3. C 4. E

第 4 单元　颅 脑 损 伤

重点提示

1. 脑干损伤的临床表现　①意识障碍。②中脑损伤时，初期两侧瞳孔不等大，伤侧瞳孔散大，对光反射消失，眼球向下外倾斜；两侧损伤时，两侧瞳孔散大，眼球固定。③去皮质强直。④锥体束征。

2. 硬脑膜外血肿形成机制　头部外伤时，导致颅骨变形或骨折，进而伤及血管所致。出血积聚于硬脑膜与颅骨之间，并随血肿的增大而使硬膜进一步分离。出血主要来源于：①脑膜血管，以脑膜中动、静脉最为常见；②静脉窦。

考点串讲

一、头皮损伤

（一）解剖

头皮是覆盖于颅骨之外的软组织，在解剖学上可分为 5 层：皮层、皮下层、帽状腱膜层、腱膜下层、骨膜层。

（二）分类

头皮损伤分为头皮血肿、头皮裂伤、头皮撕脱伤。头皮血肿按血肿出现于头皮内的具体层次可分为皮下血肿、帽状腱膜下血肿和骨膜下血肿。

（三）诊断

1. 皮下血肿　一般体积小，触痛明显。帽状腱膜下血肿触诊有波动感，波及范围较方，血肿边界跨越颅骨骨缝，血肿范围甚至弥漫到整个颅盖部。骨膜下血肿的头皮肿胀仅局限于一块颅骨的范围，以骨缝为界。

2. 头皮裂伤　多由锐器或钝器致伤。裂口大小，深度不一，创缘整齐或不整齐，有时伴有皮肤挫伤或缺损，由于头皮血管丰富，血管破裂后不易自行闭合。

3. 头皮撕脱伤　多因发辫受机械力牵扯，使大块头皮自帽状腱膜下层或连同颅骨骨膜被撕脱所致。它可导致失血性或疼痛性休克。

（四）治疗

头皮损伤的治疗。

1. 头皮血肿的处理
(1) 较小血肿一般无须特别治疗，多在 1～2 周自行消肿，出血吸收而愈。
(2) 较大血肿行穿刺抽血加压包扎治疗（2001）。
(3) 高度警惕有无颅骨损伤甚至脑损伤的可能。

2. 头皮裂伤的处理
(1) 要按照压迫止血、清创缝合的原则进行处理。
(2) 判断有无颅骨损伤和脑损伤：①检查伤口深处有无骨折或碎骨片，若发现有脑脊液或脑组织外溢，须按开放性脑损伤处理（2014）；②头皮供血丰富，清创缝合时限可放宽至 24h（2002, 2012）。

3. 头皮撕脱伤的处理
（1）在压迫止血、防治休克、清创、抗感染的前提下，行植皮术，保护植皮片。
（2）植皮方式
①头皮瓣复位再植：仅适于伤后 2～3h，最长不超过 6h、头皮瓣完整、无明显污染和血管断端整齐的病例。
②清创后自体植皮：适于头皮撕脱后不超过 8h，创面尚无明显感染、骨膜亦较完整的病例。
③晚期创面植皮：头皮撕脱伤为时过久、创面感染，行创面清洁，待长出肉芽组织后再行邮票状植皮。

二、颅骨骨折

（一）分类

1. 颅骨骨折按骨折部位分为颅盖骨折与颅底骨折。
2. 按骨折形态分为线形骨折与凹陷性骨折。
3. 按骨折与外界是否相通，分为开放性骨折与闭合性骨折。

（二）颅骨线状骨折诊断

1. 头部外伤史。
2. 主要依据颅骨 X 线片检查诊断（2007A）。颅骨 X 线片亦可见凹陷性骨折的陷入深度和范围，以此可以进行鉴别。
3. CT 可协助诊断。

（三）治疗

1. 凹陷骨折手术指征
（1）合并脑损伤或大面积骨折片陷入颅腔，引起颅内压增高。
（2）骨折片压迫重要部位引起神经功能障碍。
（3）在非重要功能区，凹陷深度超过 1cm。
（4）位于大静脉窦的凹陷骨折，若无颅压增高，不宜手术；必须手术时，术前做好处理大出血的准备。

2. 颅底骨折的处理
（1）颅底骨折多为内开放性脑损伤，对有出血或脑脊液漏者严禁堵塞。
（2）保持耳、鼻孔之清洁。
（3）严禁擤鼻，尽力避免打喷嚏、咳嗽等动作。
（4）脑脊液漏期间给予抗生素预防感染。
（5）体位：去枕平卧。
（6）超过 1 个月脑脊液漏仍无停止趋势，应考虑开颅修补硬脑膜。

三、脑震荡

（一）临床表现

受伤当时立即出现短暂的意识障碍，可为神志不清或完全昏迷，一般不超过 30min。清醒后为逆行性遗忘。较重者在意识障碍期间可有皮肤苍白、出汗、血压下降、心动徐缓、呼吸浅慢、肌张力降低、各生理反射迟钝或消失等表现。

（二）诊断

1. 以一过性意识障碍及逆行性健忘为特殊症状，一般在 30min 以内。
2. 严重者受伤时可出现面色苍白、冷汗、血压下降、脉搏微弱、呼吸增快、体温下降表现。
3. 伤后可有头痛、头晕、疲劳、乏力、恶心、呕吐、厌食、失眠、注意力不集中等症状。
4. 神经系统体征阴性。

5. 脑脊液、头颅 X 线片和 CT 检查正常。

（三）治疗

无须特殊处理，卧床休息 1～2 周，适当给予镇静、镇痛等对症处理。

四、脑挫裂伤

（一）临床表现（2014，2017）

1. 意识障碍　受伤当时即出现，大多在 30min 以上，重者可长时间昏迷。
2. 局灶症状与体征　受伤当时立即出现相应的神经功能障碍和体征。
3. 头痛、头晕、恶心、呕吐等
4. 颅内压增高和脑疝

（二）诊断

根据临床表现与 CT 扫描，脑挫裂伤诊断并不困难。

（三）治疗

1. 轻症可按脑震荡处理。
2. 保持呼吸道通畅。
3. 防治脑水肿。
4. 伤情严重者选择手术减压治疗。
5. 对症支持治疗。
6. 神经营养性药物治疗。
7. 加强护理、预防并发症治疗。

五、脑干损伤

（一）临床表现（2014）

1. 受伤当时立即昏迷，昏迷程度深，持续时间长。
2. 眼部体征：瞳孔不等大、眼球位置不正和同向凝视等。
3. 四肢肌张力增高、去大脑强直。
4. 内脏症状：消化道出血、顽固性呃逆等。

（二）诊断

原发性脑干损伤往往与脑挫裂伤或颅内出血同时发生，很难区别是原发性还是继发性。原发性脑干损伤与继发性脑干损伤的区别在于症状、体征出现的早晚。颅内压持续监护亦可鉴别：原发性颅内压不高，而继发性则明显升高。MRI 检查有助于明确诊断，了解伤灶具体部位和范围。

（三）治疗

1. 保护中枢神经系统　酌情采用冬眠疗法，降低脑代谢；积极抗脑水肿；使用激素及神经营养药物。
2. 全身支持疗法　维持营养，预防和纠正水，电解质紊乱。
3. 积极预防和处理并发症　最常见的是肺部感染、尿路感染和压疮。对于意识障碍严重、呼吸功能紊乱的病人，早期实施气管切开，但气管切开后应加强护理，减少感染机会。
4. 对于继发性脑干损伤　应尽早明确诊断，及时去除病因。若拖延过久，则疗效不佳。
5. 恢复期　应着重于脑干功能的改善，可用苏醒药物，高压氧舱治疗，增强机体抵抗力和防治并发症。

六、颅内血肿

（一）硬脑膜外血肿形成机制

头部外伤时，导致颅骨变形或骨折（2015），进而伤及血管所致。出血积聚于硬脑膜与颅骨之间，并随血肿的增大而使硬膜进一步分离。出血主要来源于：①脑膜血管，是造成急性硬膜外血肿的主要原因，以脑膜中动、静脉最为常见（2001）；②静脉窦。

（二）硬脑膜外血肿的临床表现

1. 意识障碍
(1) 原发性脑损伤较轻：有"中间清醒期"，表现为头伤后昏迷—清醒—昏迷（2015）。
(2) 原发性脑损伤重：没有中间清醒过程，表现为头伤后昏迷—昏迷进行性加重。
(3) 少数血肿表现为：头伤后清醒—昏迷。
2. 颅内压增高 库欣反应（Cushing 反应）、脑疝。
3. 局部神经受损症状

（三）硬脑膜下血肿的临床表现（2014）

1. 并存原发脑挫裂伤重，意识障碍突出，昏迷时间长，无中间清醒期。
2. 较早出现颅内高压和脑疝症状（2015，2016）。
3. 慢性硬膜下血肿多见于老年人、头伤轻者；慢性颅内压增高；慢性脑受压症状。

（四）影像学检查

1. CT 表现（2016，2017）
(1) 急性血肿表现为高密度。
(2) 亚急性血肿、慢性血肿表现为等密度、低密度或混杂密度。
(3) 局部脑沟、脑回受压。
2. MRI 表现
(1) 超急性期：<24h，T_1，T_2 均为等信号。
(2) 急性期：1～3d，T_1 等信号，T_2 低信号。
(3) 亚急性早期：3～7d，T_1 高信号，T_2 稍低信号。
(4) 亚急性晚期：7～14d，T_1，T_2 均为高信号。
(5) 慢性早期：2～3 周，T_1，T_2 均为中心高信号周边等信号。
(6) 慢性晚期：>3 周，T_1 低信号，T_2 高信号。

（五）慢性硬脑膜下血肿的诊断

1. 常有头部受伤史，症状常在伤后 3 周以上出现。
2. 慢性颅内压增高症状为头痛、呕吐和视盘水肿等。
3. 压迫所致的局灶症状和体征。
4. 脑萎缩、脑供血不足的症状。
5. 脑血管造影、头部 CT 或 MRI 检查可显示血肿部位和范围（2016）。

（六）颅内血肿手术适应证

1. 意识障碍程度逐渐加深或已有脑疝表现。
2. 颅内压监测压力在 2.7kPa（270mmH$_2$O）以上，并呈进行性升高表现。
3. 有局灶性脑损害体征。
4. 血肿较大（幕上>40ml，幕下>10ml）。
5. 对于无明显意识障碍及颅内压增高症状，但 CT 检查示脑室、脑池明显受压，中线结构明显移位（>1cm）者（2017）。
6. 在非手术治疗过程中病情恶化。

=================== 经典试题 ===================

1. 巨大帽状腱膜下血肿处理原则
A. 热敷
B. 冷敷
C. 预防感染

D. 抽吸后加压包扎
E. 切开引流
2. 头皮裂伤清创的最佳时限，最迟应在
A. 8h内
B. 12h内
C. 24h内
D. 48h内
E. 72h内
3. 诊断颅盖部的线形骨折主要靠
A. CT
B. MRI
C. X线摄片
D. B超
E. 脑血管造影
4. 病人，男性，车祸伤及头部，伤后出现左侧鼻唇沟变浅，鼻出血，左耳听力下降，左外耳道流出淡血性液体。诊断首先考虑
A. 颅前窝骨折
B. 颅中窝骨折
C. 颅后窝骨折
D. 左颞骨骨折
E. 脑震荡
5. 男性，30岁。头部外伤6h，伤后有一过性意识障碍，3h后再次出现昏迷。检查左颞部头皮血肿，左瞳孔散大。CT扫描显示左侧颞叶硬膜外血肿。颅内出血的来源是
A. 大脑前动脉
B. 大脑中动脉
C. 脑膜中动脉
D. 颞浅动脉
E. 枕动脉
6. 男性，35岁，左颞部被木棒击伤后昏迷30min清醒，3h后又转入昏迷状态，头颅CT检查示左颞颅骨内侧双面凸透镜形密度增高影。下列哪项诊断可以成立
A. 左颞硬脑膜外血肿
B. 左颞硬脑膜下血肿
C. 左颞骨膜下血肿
D. 左颞帽状腱膜下血肿
E. 左颞蛛网膜下腔出血
7. 男性，50岁。在乘出租车下车时不慎头部撞到车门上，当时无任何不适。2周后出现头痛、恶心、呕吐，左侧上、下肢乏力，语言不清，记忆力减退，智力障碍，时有精神症状，血压正常。脑CT见颅内板下新月形低密度影。其诊断应考虑为
A. 神经官能症
B. 老年性痴呆
C. 高血压脑病
D. 慢性硬脑膜下血肿
E. 颅内肿瘤
8. 男孩，8岁。摔倒后枕部着地，昏迷5min后清醒，并自己回到家中，其后出现头痛并呈逐渐加重伴呕吐，1h后不省人事，急送医院。查体：血压17.3/12kPa（130/90mmHg），脉搏65/min，呼吸15/min。浅昏迷，右枕部头皮挫伤，左侧瞳孔4mm，对光反应消失；右侧瞳孔2.5mm，对光反应存在。最好的诊断措施是
A. 头颅超声检查
B. 脑电图
C. 头颅MRI
D. 头颅CT
E. 头颅X线片

参考答案： 1. D 2. C 3. C 4. B 5. C 6. A 7. D 8. D

第5单元 脑血管疾病

重点提示

1. TIA 持续数分钟至1h，不超过24h即完全恢复。颈内动脉系统TIA常见症状和椎动脉系统TIA常见症状。

2. 脑血栓形成临床表现 大脑中动脉系统主干闭塞主要表现为三偏症状；椎-基底动脉系统主干闭塞表现为脑干广泛梗死，出现脑神经、小脑、锥体束症状，常因病情危重而死亡。

3. 脑血栓形成急性期治疗 早期溶栓、抗凝、脑保护治疗、降纤治疗及支持对症治疗。

4. 脑出血的常见病因 以高血压合并小动脉硬化最常见。基底节区出血临床表现一部位的不同而临床表现不同。急性期的治疗原则是保持安静，防止继续出血，积极抗脑水肿，降颅

内压，调整血压及防治并发症。

考点串讲

一、短暂性脑缺血发作

（一）病因
动脉粥样硬化、动脉狭窄、心脏病、血液成分改变及血流动力学变化等多种病因。

（二）临床表现
多见于中老年男性；突发，时间短，每次发作常 5~20min，症状持续≤24h（2000，2002）；不留神经功能缺损；反复发作呈同样局灶症状。

1. 颈内动脉系统 TIA　对侧单肢无力或轻偏瘫，可伴有对侧面部轻瘫为常见症状；眼动脉交叉瘫及 Horner 征交叉瘫及主侧半球病变可失语为特征性症状。

2. 椎-基底动脉系统 TIA　阵发性眩晕、平衡失调，恶心、呕吐；跌倒发作、短暂性全面性遗忘、双眼视力障碍发作为其特征性表现。

（三）诊断与鉴别诊断
1. 诊断主要依靠病史（2014，2015）
（1）短暂、可逆的局部脑血液循环障碍，反复发作，少者 1~2 次，多至数十次。
（2）颈内动脉系统或椎-基底动脉系统的症状和体征。
（3）单次发作持续数分钟至 1h。症状和体征消失时间≤24h（2000，2001）。

2. 鉴别诊断
（1）局限性癫痫：肢体抽搐或发麻，持续时间短暂仅数秒至数分钟；自开始向周围扩展。脑电图异常，脑内局灶性病变，辅助检查可能发现病灶。
（2）Meniere 病：发作性眩晕、恶心、呕吐，伴耳鸣，发作时间＞24h，反复发作后可出现听力减退。除眼震外无其他神经系统局限性体征。

（四）治疗
消除病因、减少及预防复发、保护脑功能。
1. 病因治疗　控制高血压，治疗糖尿病、高脂血症、心律失常等。
2. 预防性药物治疗　①抗血小板聚集药，阿司匹林（2002，2003，2016）；②频繁发作的 TIA，可用抗凝药肝素、华法林等（2005）。
3. 手术治疗　颈动脉硬化粥样斑造成狭窄（狭窄＞70%）或血栓造成 TIA 颈动脉内膜剥离术、血栓内膜切除术。
4. 脑保护治疗　影像学显示有缺血或梗死灶者，可给予钙拮抗药脑保护治疗。
5. 预防治疗

二、脑血栓形成

（一）常见病因
动脉粥样硬化，常伴高血压；血管痉挛。

（二）临床表现（2012）
1. 大脑中动脉闭塞综合征（2000）　优势半球受累可出现失语。
（1）主干闭塞：对侧偏瘫、偏身感觉障碍和同向性偏盲[（三偏）2000]，梗死面积较大严重者意识障碍、颅内压增高、死亡。
（2）皮质支闭塞：偏瘫及偏身感觉障碍，以面部及上肢为重。
（3）深穿支闭塞：内囊部分软化，出现对侧偏瘫，无感觉障碍及偏盲。

2. 椎-基底动脉闭塞　眩晕、眼震、复视、构音障碍、吞咽困难，共济失调、交叉性瘫痪症状

(2000)。

(1) 主干闭塞：常引起脑干广泛梗死，出现脑神经、锥体束及小脑症状，常迅速死亡。

(2) 脑桥基底部梗死：闭锁综合征（意识清楚，四肢瘫痪，双侧面瘫、延髓麻痹等，不能言语，不能进食，只能以眼球上下运动来表达自己的意愿）。

（三）诊断和鉴别诊断

1. 诊断

(1) 安静状态下发病，大多无明显头痛和呕吐。

(2) 发病较缓慢，逐渐或呈阶梯性进行。

(3) 发病后 1~2d 意识清楚或轻度障碍。

(4) 颈内动脉系统或椎-基底动脉系统症状和体征。

(5) 首选 CT 或 MRI。①CT：6h 内正常，24~48h 梗死区出现低密度灶；②MRI：脑梗死数小时内、梗死区的信号异常；③脑血管造影：显示血栓形成部位。

2. 鉴别诊断

(1) 脑出血：发病急，常有头痛、呕吐等颅内高压症状及不同程度意识障碍，血压增高明显。大面积脑梗死与脑出血，轻型脑出血与一般脑血栓临床鉴别困难，可行 CT 检查鉴别。

(2) 脑栓塞：起病急骤，缺血范围较广泛，有心脏病史（心房纤颤、细菌性心内膜炎、心肌梗死）。

（四）急性期治疗方法与预防

超早期治疗、针对脑梗死进行综合保护治疗、个体化处理，注意各脏器整体调节，预防性干预脑卒中危险因素。

1. 血液稀释法　低分子右旋糖酐（2005）。

2. 超早期溶栓治疗

(1) 溶栓适应证：目前尚无统一标准，以下仅供参考：进行性卒中无意识障碍者<75 岁，发病<6h，CT 排除颅内出血，本次病程低密灶未出现，无出血性疾病及出血素质，治疗前收缩压<26.7kPa（200mmHg）或舒张压<16kPa（120mmHg），排除 TIA。

(2) 溶栓药物：尿激酶、重组型纤溶酶原激活药（rt-PA）（2008）、链激酶等。

3. 抗凝治疗　适用于进展性卒中，目的在于防止血栓扩展及新血栓形成。

4. 脑保护治疗　①钙拮抗药：尼莫地平、尼卡地平和氟桂利嗪（西比灵）等；②维生素 E 和维生素 C；③胞磷胆碱等脑代谢活化药。

5. 降纤治疗

6. 抗血小板聚集治疗　阿司匹林。

7. 一般处理　维持呼吸道通畅及控制感染、进行心电监护（3d 以上）、防治脑水肿。

8. 外科治疗

9. 康复治疗

10. 预防

(1) 注意控制血压，将血压控制在一定的水平上。

(2) 积极治疗糖尿病、高血脂等可能导致脑血栓形成的各种疾病。

(3) 注意饮食，适当选用预防血栓形成的食物。

(4) 保证足量饮水，适当的体育锻炼，保持情绪稳定。

(5) 从疾病根源入手，使机体能量代谢达到平衡，保证人体新陈代谢的正常，净化体内血液，降低血黏度，恢复血管的弹性，大大促进血管通畅和血氧供应。

三、脑栓塞

（一）病因

依据栓子来源可分为：①心源性，最常见；②非心源性；③来源不明。

（二）临床表现

1. 急骤发病，任何年龄均可发病，以青壮年多见。
2. 多数无前驱症状，活动中急骤发生瘫痪、偏身感觉障碍，伴短暂意识障碍（2004，2008）。
3. 意识清楚或有短暂性意识障碍。
4. 颈动脉系统和（或）椎-基底动脉系统的症状和体征。
5. 腰穿脑脊液一般不含血。
6. 可伴其他脏器、皮肤、黏膜等栓塞症状。
7. 脑 CT 或 MRI 可显示缺血性梗死或出血性梗死变化，出现出血性死者更有脑栓塞的可能。

（三）治疗

改善脑循环，减轻脑水肿，减少梗死范围。

1. 心源性脑栓塞病后 2～3h，可给予罂粟碱静脉滴注（2006）。
2. 同时治疗脑部病变和原发性疾病。
3. CT 显示出血性梗死或脑脊液中含红细胞，或亚急性细菌性心内膜炎并发脑栓塞时禁用抗凝治疗。

四、脑出血

（一）常见病因

最常见病因为高血压合并小动脉硬化。

（二）临床表现

高血压病人，体力活动或情绪激动时发病；发病时血压明显升高；意识障碍程度是判断病情的主要指标。

1. 基底节区出血　最常见（2002，2005，2006，2007B，2014），多见于壳核出血。

（1）轻型：①多数壳核出血（数毫升至 30ml）或丘脑（丘脑内囊后支）少量出血；②表现为突然头痛、头晕、恶心呕吐，意识清楚或轻度障碍，出血灶对侧出现偏瘫或"三偏征"，双眼向病灶侧凝视（2008），优势半球出血可有失语。

（2）重型：①壳核大量出血（30～160ml）或系丘脑大量出血；②发病突然，意识障碍重，鼾声明显，频繁呕吐，两眼向病灶侧凝视或固定于中央位，瞳孔出血侧散大，出血对侧偏瘫，肌张力下降，病理反射（+），平卧时患侧下肢外旋位；③血液大量破入脑或损伤丘脑下部及脑干，昏迷加深→去脑强直或四肢弛缓，鼾声大作，中枢性高热或体温过低→肺水肿→枕骨大孔疝死亡。

2. 小脑出血　①发病突然、眩晕、频繁呕吐、枕部疼痛，病变侧共济失调，眼球震颤，同侧周围性面瘫，颈项强直等；②病情加重→颅内压明显升高，昏迷加深→枕骨大孔疝死亡。

（三）诊断和鉴别诊断

1. 诊断要点（2014，2017）

（1）高血压病史。

（2）体力活动或情绪激动时发病。

（3）发作时反复呕吐、头痛和血压升高。

（4）病情进展迅速，出现意识障碍、偏瘫和其他神经系统局灶症状。

（5）首选 CT 或 MRI 检查。急性期：①CT，脑高密度血肿（2011），周围有少许占位效应和（或）脑组织移位；②MRI，示小脑和脑干 T_1 加权和 T_2 加权有出血的高信号区。

（6）腰穿脑脊液多含血和压力升高（其中 20%左右可不含血）。

2. 鉴别诊断

（1）小量脑出血与脑梗死相似，CT 可确诊。

（2）重症脑梗死：有明显高颅压症状甚至出现脑疝，CT 诊断排除脑出血。

（3）意识障碍而局限性神经系统体征不明显，需鉴别于可引起意识障碍的全身性疾病。

（四）急性期治疗方法

保持安静，防止继续出血，积极抗脑水肿；降低颅内压，调整血压，改善循环，加强护理，防治并发症。

1. 对症治疗
（1）尽可能就近治疗。
（2）保持气道通畅。
（3）高血压处理：①一般主张不使用降血压药物（利舍平等）；②收缩压＞200mmHg，适当给予温和降压药（呋塞米及硫酸镁等）；③急性期后（约2周），血压仍持续过高，系统应用降压药；④急性期血压急骤下降，病情严重，给予升压药物保证足够脑供血量。
（4）脱水降颅压治疗。
（5）合并症处理。
2. 外科手术治疗

（五）颅内血肿手术适应证（2016）

手术适应证：下列病人无心、肝、肾等重要脏器的明显功能障碍者，可考虑手术治疗。

1. 脑出血病人逐渐出现颅内压增高伴脑干受压体征。
2. 小脑出血。①小脑半球出血血肿≥10ml，蚓部血肿＞6ml，可考虑手术治疗；②血肿＞20ml或有脑干受压征应紧急手术。
3. 脑室出血致梗阻性脑积水。
4. 年轻病人脑叶或壳核中至大量出血（＞40～50ml），或有明确的血管病灶。

脑桥出血一般不宜手术。

五、蛛网膜下腔出血

（一）病因

以颅内动脉瘤、动静脉畸形、高血压动脉硬化症、脑底异常血管网和血液病等为最常见。以上均可使病人病情稳定、好转后，再次出现意识障碍或出现局限性神经症状（2015）。

（二）临床表现（2016）

各年龄均可发病，以青壮年多见。多在情绪激动时或用力情况下急性发生，部分病人可有反复发作的头痛史。

1. 头痛与呕吐　头痛始发部位有定位意义，如前头痛提示小脑幕上和大脑半球（单侧痛）、病变，后头痛表示颅后窝病变。
2. 意识障碍和精神症状　多数病人无意识障碍，但可有烦躁不安，有些有一过性意识障碍。
3. 脑膜刺激征　绝大多数病例可出现脑膜刺激征，有时脑膜刺激征是唯一临床表现。
4. 其他临床症状　低热、腰背腿痛等。
5. 实验室检查　①腰穿颅内压多增高，脑脊液早期为血性，3～4d后开始变黄；②发病初期部分病人周围血中白细胞可增高；③心电图可有心律失常；④4d内头颅CT扫描表现为颅底各池、大脑纵裂及脑沟密度增高（2011），积血较厚处提示可能即系破裂动脉所在处或其附近部位。

（三）诊断与鉴别诊断

1. 诊断要点（2015）　突发剧烈头痛、恶心、呕吐、脑膜刺激征阳性的病人，无局灶性神经缺损体征，伴或不伴有意识障碍，可诊断本病；以及血性脑脊液或头颅CT见颅底各池、大脑纵裂及脑沟中积血等则可临床确诊。
2. 鉴别诊断
（1）其他脑血管病。
（2）脑膜炎：全身中毒症状，发病有一定过程，脑脊液呈炎性改变。

（3）脑静脉窦血栓形成：产后发病或病前有感染史，面部及头皮可见静脉扩张，脑膜刺激征阴性，脑脊液一般无血性改变。

脑血管疾病的鉴别，见表7-2。

表7-2 脑血管疾病的鉴别

	脑血栓	脑栓塞	脑出血	蛛网膜下腔出血
常见病因	动脉梗死	心脏病	高血压动脉梗死	动脉瘤、血管畸形
发病缓急	较缓（小时）	最急（秒 分）	急（分 小时）	急（分）
意识障碍	较少	较少	多见	常一过性
偏瘫	有，轻重不一	有	有	少见
脑膜刺激征	多无	多无	偶有	明显
脑脊液	清	清	压力高，血性	压力高，血性
CT	脑内低密度区	脑内低密度区	脑内低密度区	蛛网膜下腔或脑室内高密度区

（四）治疗

原则是控制继续出血、防治迟发性脑血管痉挛、去除病因和防止复发。

绝对卧床休息至少4周（同时加镇静药），治疗基本同脑出血。

经典试题

1. 椎-基底动脉系统短暂脑缺血发作，不出现的症状是
A. 失写
B. 眩晕
C. 构音障碍
D. 复视
E. 交叉瘫

2. 一侧颈内动脉闭塞，可无临床症状，是因为
A. 同侧颈外动脉未闭塞
B. 对侧颈内动脉未闭塞
C. 正常脑底动脉环可迅速建立侧支循环
D. 双侧椎动脉未闭塞
E. 颅内血管变异

3. 脑梗死临床表现中，不应有的症状或体征
A. 意识不清
B. 肢体瘫痪
C. 头痛
D. 抽搐
E. 脑膜刺激征

4. 病人有偏瘫、偏身感觉障碍和偏盲，最可能有下述哪条血管闭塞
A. 大脑前动脉
B. 大脑中动脉
C. 大脑后动脉
D. 内听动脉

E. 脊髓前动脉

5. 对急性脑梗死病人，下列哪种情况不适于溶栓治疗
A. 发病6h以内
B. CT证实无出血灶
C. 病人无出血素质
D. 出凝血时间正常
E. 头部CT出现低密度灶

6. 蛛网膜下腔出血时，出现一侧眼睑下垂时，其动脉瘤的部位可能在
A. 大脑中动脉
B. 前交通动脉
C. 后交通动脉
D. 基底动脉
E. 眼动脉

7. 关于脑出血的治疗，下列哪项是正确的
A. 收缩压维持在16～18kPa
B. 每日静脉补液量2500ml以上
C. 大剂量止血芳酸
D. 保持安静，积极抗脑水肿
E. 发病后24h仍不能进食者给鼻饲

8. 男性，64岁。高血压病史6年，某日晨起出现复视，右侧肢体活动不灵。查体：血压15/12kPa，左眼睑下垂，左眼外斜位，左眼球向上下内活动受限，右侧偏瘫，住院2d，无明

显好转，初诊最大可能是
A．脑出血（基底节区）
B．短暂脑缺血发作
C．脑栓塞
D．椎-基底动脉系统血栓形成
E．颈内动脉系统血栓形成

（9～13题共用备选答案）
A．脑血栓形成
B．脑出血
C．蛛网膜下腔出血
D．脑栓塞
E．脑膜炎

9．男性，41岁。2h前突然出现剧烈头痛，伴呕吐，四肢活动好，体温正常，克氏征阳性

10．男性，61岁。3d前睡觉醒后发现视野范围缩小。神志清楚，血压正常，心脏正常，右侧同向性偏盲，言语正常，肢体肌力正常，感觉正常

11．女性，65岁。高血压10年，糖尿病8年，突发右上下肢无力，说话不流利，逐渐加重2d。神志清楚，血压正常，混合性失语，右侧鼻唇沟浅，伸舌右偏，脑CT未见异常，右上、下肢肌力0级，肌张力低，腱反射低下，右下肢病理征阳性

12．女性，57岁。高血压6年。6h前因生气突发头痛，呕吐，右侧肢体不能动，20min后出现意识不清。血压24/16kPa（180/120mmHg），中度昏迷，双瞳孔2mm，对光反射存在，右侧鼻唇沟浅。右上、下肢肌力Ⅱ级，右侧膝反射低下，右侧病理征阳性

13．男性，43岁。心脏病20年，房颤2年。1d前突发意识丧失，四肢抽搐3min左右，10min后清醒，左侧上下肢不能活动。神清，血压正常，心房纤颤。右眼无光感，左上下肢肌力0级，左侧半身感觉丧失，左侧病理征阳性

参考答案：1．A 2．C 3．E 4．B 5．E 6．C 7．D 8．D 9．C 10．A 11．A 12．B 13．D

第6单元 颅内肿瘤

重点提示

大脑半球肿瘤临床表现 ①精神症状：多表现为反应迟钝，生活懒散，近记忆力减退，甚至丧失，亦可表现为脾气暴躁，易激动或欣快；②癫痫发作：包括全身大发作和局限性发作，以额叶最为多见，依次为颞叶、顶叶，枕叶最少见；③锥体束损害症状：表现为肿瘤对侧半身或单一肢体力弱或瘫痪病理征阳性；④感觉障碍：表现为肿瘤对侧肢体的位置觉，两点分辨觉，图形觉、质料觉、实体觉的障碍；⑤失语：分为运动性和感觉性失语；⑥视野改变：表现为视野缺损，偏盲。

考点串讲

（一）临床表现

1．颅内压增高的症状和体征

头痛、呕吐和视盘水肿（2007A，2008）。

2．局灶性症状和体征

（1）精神症状：主要是人格改变和记忆力减退，常见额叶肿瘤（2017）。

（2）癫痫发作：包括全身性大发作和局限性发作，以额、顶、颞叶肿瘤多见。

（3）锥体束损害症状：进行性运动功能障碍，表现为肢体的无力、瘫痪、肌张力增高、反射亢进等。

（4）进行性感觉障碍：如偏身感觉障碍、深感觉及辨别觉的障碍，顶叶肿瘤多见。

（5）失语：分为运动性失语和感觉性失语两种基本类型；多见于优势大脑半球肿瘤。

（6）视野改变：颞叶深部和枕叶肿瘤影响视辐射神经纤维，可出现视野缺损、同向偏盲等改变。

（二）诊断与鉴别诊断

1. 诊断（2017） 首先要详细询问病史，全面和有重点地进行全身和神经系统查体，得出初步印象。并进一步确定有无颅内肿瘤，肿瘤的部位和肿瘤的性质。依据初步印象可选择颅脑电子计算机断层扫描（CT）、磁共振成像（MRI）、神经系统的X线检查、脑电图及脑电地形图检查、脑电诱发电位记录、正电子发射断层扫描等一种或几种辅助性检查方法，以明确诊断。

2. 鉴别诊断

（1）脑脓肿：体内常有各种原发感染灶，起病时发热，并有脑膜刺激征阳性。

（2）脑结核瘤：肺或身体其他部位的结核病灶有助于诊断。CT显示为高密度圆形或卵圆形病变，中心为低密度，有时与脑肿瘤鉴别诊断十分困难。

（3）脑寄生虫病：猪囊虫病如为脑室型与脑室肿瘤相似，鉴别主要依据疫区生活史，病史及检查证实有寄生虫感染，嗜酸性粒细胞增多，脑脊液补体结合试验阳性等。

（4）慢性硬膜下血肿：临床表现以亚急性或慢性颅内压增高为主要特征，诊断需结合年龄、头外伤史及头颅CT扫描确定。

（5）脑血管病：鉴别诊断主要依靠高血压病史，起病前无神经系统症状，发病常有明显诱因。CT扫描可鉴别肿瘤卒中与高血压脑出血。

（6）良性颅内压增高：有颅内压增高、视盘水肿，但神经系统无其他阳性体征。

（三）治疗

1. 降低颅内压

（1）脱水治疗：分为渗透性脱水药及利尿性脱水药。

（2）脑脊液体外引流：①侧脑室穿刺。通常穿刺右侧脑室额角，排放脑脊液后颅内压下降。②脑脊液持续外引流。多用于开颅手术前、后暂时解除颅内压增高症状及监视颅内压变化。

（3）综合防治措施：①低温冬眠或亚低温；②激素的治疗；③限制水钠输入量；④保持呼吸道通畅；⑤合理的体位。

2. 手术治疗

（1）肿瘤切除手术：根据肿瘤切除的范围可分作肿瘤全切除或肿瘤部分切除术。肿瘤切除的程度又可分为次全（90%以上）切除、大部（60%以上）切除、部分切除和活检。

（2）内减压手术：当肿瘤不能完全切除时，可将肿瘤周围的非功能区脑组织大块切除（2014）。

（3）外减压手术：常用于大脑深部肿瘤，常用术式有颞肌下减压术、枕肌下减压术和去大骨瓣减压术。

（4）脑脊液分流术：为解除脑脊液梗阻而采用侧脑室-枕大池分流术，终板造瘘术及三脑室底部造瘘术，侧脑室-腹腔分流术。

3. 放射治疗及放射外科

（1）内照射法：将放射性核素植入肿瘤组织内放疗，可减少对正常脑组织的损伤。

（2）外照射法

①普通放射治疗：常用X线机、^{90}钴和加速器。已很少单独应用，但有时用于术后辅助治疗。

②伽马刀放射治疗：适用于脑深部小型肿瘤（直径2或3 cm以内）如听神经瘤、脑膜瘤、垂体微腺瘤、转移瘤；范围较局限的脑动静脉畸形；以及脑内神经核团或神经通路的定向毁损。

③等中心直线加速器治疗：适应证类似于γ-刀，照射精度不如γ-刀。

4. 化学治疗

（1）选择药物原则：①选用能通过血-脑脊液屏障、对中枢神经无毒性、在血液及脑脊液中能维持长时间的高浓度的药物。②选择脂溶性高、分子量小、非离子化的药物。③对脑转移癌病人，可参考原发肿瘤的病理类型选择药物。

（2）临床上常用的药物：卡莫司汀、洛莫司汀、司莫司汀、丙卡巴肼、博来霉素、多柔比星、长春碱、替尼泊苷等。

5. **基因药物治疗** 类似的基因药物尚有大肠埃希菌胞嘧啶脱氨酶（CD）基因，可将透过血-脑脊液屏障的抗真菌药物氟胞嘧啶（5-FC）转化成抗肿瘤药物氟尿嘧啶，目前仍在实验研究阶段。

第7单元 颅内压增高

重点提示

1. **病因** 颅腔内容物体积增大、颅内空间相对缩小。
2. **临床表现** 头痛、呕吐、视盘水肿是颅内压增高的"三主征"。意识障碍及生命体征变化（Cushing综合征，即血压升高，尤其是收缩压增高，脉压增大；脉搏缓慢、宏大有力；呼吸深慢等）。
3. **降低颅内压治疗** ①高渗性利尿：20%甘露醇注射液为降低颅内压的首选药物；②激素疗法：地塞米松；③冬眠低温和巴比妥治疗类药物；④辅助过度换气。

考点串讲

（一）病因

颅腔内容物体积增大、颅内空间相对缩小（2014，2015）。

（二）临床表现

头痛、呕吐、视盘水肿是颅内压增高的"三主征"（2000，2007A，2007，2011）。

意识障碍及生命体征变化（Cushing综合征，即血压升高，尤其是收缩压增高，脉压增大；脉搏缓慢、宏大有力；呼吸深慢等）（2002，2012）。

（三）治疗

1. 一般处理
（1）密切观察生命体征变化，包括神志、瞳孔。
（2）保持呼吸道通畅，避免缺氧引起脑水肿。
（3）频繁呕吐者应禁食，避免吸入性肺炎。
（4）保持大便通畅，避免用力排便及高位灌肠，防止颅内压骤然增高（2016）。
（5）应以维持出入液量的平衡为度，维持水、电解质及酸碱平衡。
（6）尽早查明病因。
2. **病因治疗** 多需行手术治疗。
3. **降低颅内压治疗** 适用于颅内压增高但暂时尚未查明原因或已查明原因但仍需非手术治疗的病例。
（1）高渗性利尿：20%甘露醇注射液为降低颅内压的首选药物（2001，2005，2008，2016）。
（2）激素疗法：地塞米松。
（3）冬眠低温和巴比妥治疗类药物。
（4）辅助过度换气。

第8单元 脑　　疝

重点提示

1. **枕骨大孔疝的临床表现** 呼吸停止，深度昏迷，四肢瘫痪，双侧瞳孔散大等。
2. **体征** 小脑幕切迹疝致一侧瞳孔逐渐散大，是其最具临床意义的体征。

3. 小脑幕切迹疝与枕骨大孔疝的鉴别　前者意识障碍发生较早，后者早期发生呼吸骤停。

考点串讲

一、概述

（一）常见病因
颅内任何部位占位性病变发展到严重程度均可导致颅内各分腔压力不均而引起脑疝。

（二）分类
1. 小脑幕切迹疝（颞叶疝）。
2. 枕骨大孔疝（小脑扁桃体疝）。
3. 大脑镰下疝（扣带回疝）。

（三）临床表现
不同类型的脑疝各有其临床特点。

（四）诊断与鉴别诊断
1. 诊断　病史及临床体征：注意询问是否有颅压增高症的病史或由慢性脑疝转为急性脑疝的诱因。颅压增高征病人神志突然昏迷或出现瞳孔不等大，应考虑为脑疝。
2. 鉴别诊断　根据临床症状、体征以及辅助检查可明确与其他疾病相鉴别。

（五）治疗原则
1. 关键在于及时发现和处理病人，一旦出现典型的脑疝症状，应立即给予脱水治疗（2000，2011），缓解病情；确诊后尽快手术。
2. 病因明确的应尽快去除病因。
3. 若难以确诊或虽确诊但病变无法去除者，可通过脑脊液分流术、脑脊液侧脑室体外引流术或病变侧颞肌下、枕肌下减压术等降低颅内压、治疗脑疝。

二、小脑幕切迹疝

（一）解剖学基础
颅腔被大脑镰和小脑幕将颅腔分为3个分腔。幕上腔容纳左、右大脑半球（大脑镰分割），幕下腔容纳小脑、脑桥及延髓。中脑和动眼神经在小脑幕切迹处通过，海马回、钩回及中脑的外侧面与其相邻。

（二）临床表现（2016，2017）
1. 颅内压增高症状　剧烈头痛，烦躁不安，频繁的喷射性呕吐，视神经水肿可不出现。
2. 进行性意识障碍　嗜睡、浅昏迷、深昏迷。
3. 瞳孔改变　初期患侧瞳孔缩小；进展期患侧瞳孔逐渐散大，是小脑幕切迹疝最具临床意义的体征（2000，2001，2003）；晚期对侧瞳孔相继出现类似变化。
4. 运动障碍　病变对侧肢体肌力减弱或麻痹，病理征阳性。
5. 生命体征紊乱　若脑疝不能及时解除，病情进一步发展，病人出现深昏迷，双侧瞳孔散大固定，去皮质强直，最终呼吸、心跳相继停止而死亡。

三、枕骨大孔疝

（一）解剖学基础（2016）
枕骨大孔是颅腔的一个出口，是颅腔与脊髓腔相连之处，延髓的下端在此处与脊髓相衔接。小脑扁桃体在小脑蚓锥体下部两侧，位于延髓下端的背面，其下缘与枕骨大孔的后缘相对。

（二）临床表现（2006）

1. 表现为剧烈头痛，频繁呕吐。
2. 颈项强直、疼痛。
3. 生命体征紊乱。
4. 其特点是意识改变出现较晚，没有瞳孔改变而发生呼吸骤停，早期即可突发呼吸骤停而死亡（2000）。

第9单元 帕金森病

重点提示

1. **临床表现** 起病隐匿，缓慢发展，逐渐加剧，主要症状有静止性震颤、肌张力增高、姿势步态异常（慌张步态）等。
2. **诊断** 发病年龄，缓慢发生并逐渐进展的三大主征——静止性震颤、肌张力增高、运动减少。

考点串讲

（一）发病机制

1. **遗传因素** α-synuclein 和 LRRK2 基因突变呈常染色体显性遗传，Parkin，PINK1，DJ-1 基因突变呈常染色体隐性遗传。
2. **环境因素** MPTP 在脑内经 B 型单胺氧化酶（MAO-B）作用转变为强毒性的 1-甲基-4-苯基-吡啶离子（MPP$^+$），后者被多巴胺转运体（DAT）选择性地摄入黑质多巴胺能神经元内，抑制线粒体呼吸链复合物活性，使 ATP 生成减少，并促进自由基生成和氧化应激反应，导致多巴胺能神经元变性、丢失。
3. **神经系统老化** 衰老只是帕金森病的促发因素。
4. **氧化应激和自由基损害** 黑质纹状体多巴胺神经元及其细胞内线粒体损害。

（二）临床表现

多发生于 60 岁左右，男性＞女性。起病隐袭，缓慢发展，早期症状多为震颤或肢体动作不便（2007）。

1. **震颤** 典型震颤为静止性震颤（2000），自一侧上肢远端开始，波及四肢、下颌、唇、舌和颈部；每秒 4～6 次，幅度不定，情绪紧张时加重。
2. **运动减少** ①随意动作减少，始动困难和动作缓慢；②"小写症"（做重复动作时，幅度和速度均渐衰减。精细动作如书写时字越写越小）。
3. **肌强直** ①一侧肢体起病，逐渐累及另一侧肢体然后遍及全身（2011）；②"面具脸"（面肌强直使表情和瞬目动作减少），颈肌肉和躯干肌强直形成屈曲状态；肌张力增高呈"铅管样强直"或"齿轮样强直"。
4. **姿势步态异常** "慌张步态"（行走时步距缩短，结合屈曲体态，常见碎步、前冲）（2012）。
5. **其他症状** 自主神经功能紊乱现象。

（三）诊断和鉴别诊断

1. **诊断** 发病年龄，缓慢发生并逐渐进展的三大主征——静止性震颤、肌张力增高、运动减少。
2. **鉴别诊断** 感染（脑炎）、中毒（CO）、外伤（头部外伤）、药物等。

（四）治疗原则

目前仍以药物治疗为主，疾病早期无需特殊治疗，应鼓励病人多做主动运动。

药物治疗原则：小剂量开始渐增到最适剂量，尽量以较小剂量取得较满意疗效；治疗方案应个体化，不宜突然停药。

1. **抗胆碱药物**　闭角型青光眼或前列腺肥大者禁用，老年病人慎用。
2. **金刚烷胺**　功能不良、有癫痫史者禁用。
3. **单胺氧化酶抑制药**　司来吉兰（丙炔苯丙胺）(2017)。
4. **左旋多巴和复方左旋多巴**　目前临床最基本最有效药物，左旋多巴在严重内脏疾病或前列腺肥大、闭角型青光眼时禁用；复方左旋多巴多用金宁和美多巴。
5. **多巴胺受体激动药**　溴隐亭、培高利特。
6. **儿茶酚-氧-甲基转移酶（COMT）抑制药**
7. **药物选择**

（1）早期帕金森病或年轻病人：多巴胺受体激动药和单胺氧化酶抑制药。

（2）病情严重、且进展快、年龄近于70岁者：左旋多巴制剂（2008）。

（3）晚期重症病人：左旋多巴制剂可与多巴胺受体激动或儿茶酚-氧-甲基转移酶抑制药合用。

=== 经典试题 ===

1. 关于帕金森病的3个主要体征，哪项是正确的
   - A. 震颤，肌张力增高，慌张步态
   - B. 震颤，面具脸，肌张力增高
   - C. 运动减少，搓丸样动作，肌张力增高
   - D. 震颤，肌张力增高，运动减少
   - E. 震颤，面具脸，运动减少

2. 震颤麻痹的病人哪类药物禁止使用
   - A. 金刚烷胺
   - B. 抗胆碱能药物
   - C. 单胺氧化酶抑制药
   - D. 多巴胺受体激动药
   - E. 吩噻嗪类药物

（3～5题共用题干）

男性，58岁，渐发性双上肢震颤、活动不利6个月。既往体健，无慢性疾病史。头颅MRI无异常发现。体检：面部表情呆滞，四肢肌张力增高，齿轮样，双上肢向前平伸时可见4～5/min震颤，双手指鼻试验正常。

3. 体检时不可能发现的体征是
   - A. 搓丸样动作
   - B. 路林手现象
   - C. 写字过小征
   - D. 齿轮样强直
   - E. "开-关"现象

4. 最可能的发病机制是
   - A. 纹状体内多巴胺受体功能增强
   - B. 纹状体内γ-氨基丁酸含量增加
   - C. 纹状体内多巴胺含量减少
   - D. 纹状体内乙酰胆碱含量增加
   - E. 纹状体内乙酰胆碱受体功能减低

5. 首选治疗药物是
   - A. 溴隐亭
   - B. 左旋多巴
   - C. 苯妥英钠
   - D. 地西泮
   - E. 多巴胺

参考答案： 1. D　2. E　3. E　4. C　5. B

第10单元　偏头痛

=== 重点提示 ===

1. **有先兆的偏头痛临床表现**　前驱期（欣快、不安、头部不适、嗜睡、烦躁、抑郁或小便减少等）、先兆期（视觉先兆最常见。暗点、亮光或较复杂的幻觉，持续10～40min）、头痛期、头痛后期。

2. 无先兆的偏头痛　又称普通型偏头痛，前驱期不明显，先兆期可表现为短暂的视物模糊，头痛多呈搏动性，发病时为一侧，也可波及对侧。

考点串讲

（一）临床表现

1. 典型偏头痛（有先兆的偏头痛）

（1）前驱症状：前驱精神、神经症状发生于数小时至数天前，表现为欣快、不安、头部不适、嗜睡、烦躁、抑郁或小便减少等。

（2）先兆：视觉先兆最常见。暗点、亮光或较复杂的幻觉，持续10～40min（2004，2016）。

（3）头痛：先兆消退后，疼痛自先兆症状对侧的眶后部或额颞部开始，逐渐加剧扩展，搏动性疼痛或钻痛，伴恶心、呕吐、畏光、畏声。持续数小时至十余小时，进入睡眠后次日恢复正常。

（4）头痛后期：头痛消退后常有疲劳、倦怠、烦躁、注意力不集中、不愉快感。

2. 普通型偏头痛（无先兆的偏头痛）　最常见类型，前驱症状可有可无，先兆可以表现为短暂而轻微的视觉模糊，也可完全不发生。头痛与典型偏头痛表现相似，可持续1～3d，左右不定，往往伴有恶心、呕吐等症状。

（二）诊断要点

1. 长期反复发作史。
2. 头痛为中度或重度，多为单侧跳痛。
3. 头痛时常伴恶心、呕吐、畏光、畏声。
4. 体格检查、神经系统检查、辅助检查均无异常。
5. 试用麦角胺制剂镇痛有效。

（三）治疗

治疗目的为减轻或终止头痛发作，缓解伴发的症状，预防头痛的复发。

1. 发作时治疗　①不很强烈偏头痛：吲哚美辛（消炎痛）、甲芬那酸（甲灭酸）。②偶发但强烈的偏头痛：咖啡因麦角胺，严重心血管、肝、肾疾病者禁用；麦角胺制剂无效者给予舒马普坦。

2. 预防治疗　消除或减少偏头痛的诱因，发作频繁（每月发作2次）者，可选用药物普萘洛尔（心得安）（2017）、苯噻啶（2001）、硝苯地平。

经典试题

1. 女性，25岁。头痛3年多，每次头痛前有烦躁不安，视物模糊，头痛发作以右侧为主，并扩展至整个头部，呈搏动性,持续时间约10h。神经系统检查未见异常，脑电图正常。诊断应考虑
A. 偏头痛
B. 三叉神经痛
C. 颅内占位性病变
D. 癔症
E. 癫痫精神运动性发作

2. 女性，35岁。发作性头痛4年，部位不定，每次持续数小时至1d，发作前视物有模糊暗影，神经系统体检未见明显异常。脑CT未见异常，其母有类似发作史。头痛发作早期的首选药物是
A. 卡马西平
B. 麦角胺咖啡因
C. 苯噻啶
D. 阿司匹林
E. 苯巴比妥

参考答案： 1. A　2. B

第11单元 紧张型头痛

重点提示

1. 诊断 根据患者的临床表现,排除颅颈部疾病如颈椎病、占位性病变和炎症性疾病等,通常可以确诊。
2. 治疗 急性发作期用对乙酰氨基酚、阿司匹林等非甾体抗炎药。非药物疗法包括松弛治疗、物理治疗、生物反馈和针灸治疗等。

考点串讲

(一)临床表现

患病率随年龄增长,头痛部位不定,通常呈持续性钝痛,可伴有头晕、失眠、焦虑或抑郁等症状,也可出现恶心、畏光或畏声等症状。

(二)诊断与鉴别诊断

1. 诊断(2015) 根据病人的临床表现,排除颅颈部疾病如颈椎病、占位性病变和炎症性疾病等,通常可以确诊。诊断标准如下。

(1)偶发性发作性紧张型头痛
①符合②~④特征的至少10次发作;平均每月发作<1d;每年发作<12d。
②头痛持续30min至7d。
③至少有下列中的2项头痛特征:a. 双侧头痛;b. 性质为压迫感或紧箍样(非搏动样);c. 轻或中度头痛;d. 日常活动(如步行或上楼梯)不会加重头痛。
④符合下列2项:a. 无恶心和呕吐;b. 畏光、畏声中不超过1项。
⑤不能归因于其他疾病。

(2)频发性发作性紧张型头痛
①符合②~④特征的至少10次发作;平均每月发作≥1d 而<15d,至少3个月以上;每年发作≥12d 而<180d。
②头痛持续30min至7d。
③至少有下列中的2项头痛特征:a. 双侧头痛;b. 性质为压迫感或紧箍样(非搏动样);c. 轻或中度头痛;d. 日常活动(如步行或上楼梯)不会加重头痛。
④符合下列2项:a. 无恶心和呕吐;b. 畏光、畏声中不超过1项。
⑤不能归因于其他疾病。

(3)慢性紧张型头痛
①符合②~④特征的至少10次发作;平均每月发作≥15d,3个月以上;每年发作≥180d。
②头痛持续30min至7d。
③至少有下列中的2项头痛特征:a. 双侧头痛;b. 性质为压迫感或紧箍样(非搏动样);c. 轻或中度头痛;d. 日常活动(如步行或上楼梯)不会加重头痛。
④符合下列2项:a. 畏光、畏声、轻度恶心中不超过1项;b. 无中、重度恶心和呕吐。
⑤不能归因于其他疾病。

2. 鉴别诊断 ①偏头痛;②丛集性头痛;③三叉神经痛;④颅内占位性病变引起的头痛;⑤颅内慢性感染引起的头痛;⑥自身免疫性脑膜脑炎引起的头痛;⑦颅内压力异常所致的头痛。

(三)治疗

急性发作期用对乙酰氨基酚、阿司匹林等非甾体抗炎药。对于频发性和慢性紧张型头痛应采用预防性治疗,可选用三环类抗抑郁药如阿米替林、多塞平,或选择性5-羟色胺重摄取抑制药如舍曲林或氟西汀等，或肌肉松弛药如盐酸乙哌立松、巴氯芬等。伴失眠者可给予苯二氮䓬类药如地西泮，10~20mg/d，口服。

非药物疗法包括松弛治疗、物理治疗、生物反馈和针灸治疗等，也可改善部分病例的临床症状。

第12单元 癫痫

重点提示

1. 癫痫是由于大脑神经元异常放电引起的一组反复发作的短暂的大脑功能失调的慢性疾病。
2. 癫痫的病因主要有遗传、脑部病损或代谢障碍。
3. 治疗关键是从速控制发作，保持24h不复发。①地西泮（安定）：注意呼吸抑制；②异戊巴比妥钠：出现呼吸抑制现象即应停止；③苯妥英钠：有心律失常、低血压和肺功能损害史者注射时应特别小心；④10%水合氯醛保留灌肠。

考点串讲

一、概念

由大脑神经元突然异常放电所引起的反复发作的短暂的大脑功能失常为特征的慢性脑部疾病。具有突然发生、反复发作的特点。临床上可有短暂的运动、感觉、意识、行为、自主神经等不同表现。每次发作或每种发作称为痫性发作。

二、病因

1. 遗传性因素→特发性癫痫（病因尚未清楚）。
2. 脑部病损或代谢障碍→症状性癫痫（有明确的致病因素）。

三、临床表现

1. 癫痫发作的表现分类　部分性发作、全面性发作、不能分类的癫痫发作。
2. 部分性发作的临床表现

（1）单纯部分性发作：通常无意识障碍，一般不超过1min。

①部分运动性发作：指局部肢体的抽动，有时表现为言语中断。

杰克逊（Jackson）癫痫发作自一侧开始后，按大脑皮质运动区的分布顺序缓慢地移动。病灶在对侧中央前回运动区。

②特殊感觉或躯体感觉发作：闪光等视幻觉，病灶在枕叶；焦臭味等嗅幻觉，病灶在钩回前部；眩晕发作，病灶在颞叶部；发作性口角、指或趾等区麻或刺感，病灶在对侧中央后回感觉区。

③精神性发作：主要表现包括各种类型的遗忘症，情感异常，错觉，复杂幻觉等。病灶位于边缘系统。

（2）复杂部分性发作（颞叶癫痫）（2003，2006，2007A）：通常有意识变化，开始可为单纯部分发作的各种症状，发作起始出现各种精神症状或特殊感觉症状，后出现意识障碍或自动症和遗忘症。

（3）部分性发作转为全身性发作：脑电图改变快速发展为全面性异常。

3. 全面性发作的临床表现

（1）全面性强直-阵挛发作（大发作）：最常见的发作类型之一，以意识丧失和全身对称性抽搐为特征，发作开始至意识恢复历时5~10min，呼吸首先恢复，意识逐渐清醒。①强直期：全身的骨骼肌呈持续性收缩。②阵挛期：震颤幅度增大并延及全身，成为间歇的痉挛，即进入阵挛期（持续 0.5～1min）。每次痉挛都有短促的肌张力松弛。阵挛频率逐渐减慢，松弛期逐渐延长。在前两期可见心率加快，血压升高，汗液、唾液和支气管分泌物增多，瞳孔扩大等自主神经征象；呼吸暂时中断，皮肤自苍白转为发绀，瞳孔散大、对光及深、浅反射消失，病理反射阳性。③惊厥后期：短暂的强直痉挛，牙关紧闭，大、小便失禁。

（2）失神发作：表现意识短暂中断，EEG 上呈规律和对称的每秒 3 周棘慢波组合；意识短暂中断 3～15s；无先兆和局部症状；发作和休止均突然；每日发作数次至数百次（2002）。

（3）不能分类发作的临床表现：癫痫呈持续状态，在全身性强直阵挛的多次发作间隙意识一直不清的状态。病死率和致残率相当高。

四、诊断和鉴别诊断

1. 诊断 主要依据发作史及表现，了解发作时有无意识丧失是关键。

（1）首先要确定是否为癫痫：结合病史、临床表现、脑电图（2001，2002）检查等。

（2）判断癫痫发作的类型。

（3）判断癫痫的病因

①区别特发性症状性癫痫：a. 原发性癫痫。幼年或青少年，全面性发作的强直-阵挛发作或失神发作，无中枢神经系统病损和体征。b. 症状性癫痫。成年起病，部分性发作，有中枢神经系统病损和体征。中年以上发病，即使体检和脑电图均未见异常，也不能完全排除症状性癫痫（2004）。

②鉴别脑部和全身性疾病：症状性癫痫，先排除代谢性疾病。

③探讨脑部疾病的性质和病损部位：局限性神经系统定位体征和视盘水肿等，需做头部 CT／MRI、脑血管造影、脑脊液等检查，明确病因。

2. 鉴别诊断

（1）强直-阵挛发作与假性癫痫发作（癔症性发作）：鉴别，见表 7-3（2003）。

表 7-3　强直-阵挛发作与假性癫痫发作鉴别

鉴别点	强直一阵挛发作	假性癫痫发作（2014）
发作场合和形式	任何情况下，突然及刻板式发作	有精神诱因及有人在场时，发作形式多样
眼部表现	上睑抬起，眼球上串或转向一侧	眼睑紧闭，眼球乱动
面色	发绀	苍白或发红
瞳孔	散大，对光反射消失	正常，对光反射存在
摔伤，舌咬伤，尿失禁	可有	无
Babinski 征	常为阳性	阴性
持续时间及终止方式	1～2min，自行停止	可长达数小时
暗示治疗	无效	有效
发作时脑电图	痫样放电	无痫样放电

（2）失神发作与晕厥鉴别。

（3）儿童癫痫与热性惊厥鉴别。

五、治疗

1. 预防措施 预防各种已知的致病因素。

2. 病因治疗 低血糖、低血钙等代谢紊乱者针对病因治疗；颅内占位性病变者应手术治疗。

3. 对症治疗 一旦癫痫确诊而又无对因治疗的指征，即需药物治疗。

（1）药物的选择：主要依据痫性发作的类型。①单纯或复杂局限（部分）性发作：丙戊酸钠、氯硝西泮（氯硝安定）、卡马西平；②全身性发作：首选卡马西平，丙戊酸钠也可选用；③全身强直-阵挛发作和失神发作：丙戊酸钠（2001，2017）。

（2）药物剂量：小剂量开始，逐渐增加剂量到控制发作，又无不良反应出现。

（3）单药治疗：单药治疗观察1~2个月（足量但效果不显或不良反应大）→改用其他药物。

（4）合并用药。

（5）药物更换：在原用药基础上加用新药，新药逐渐增加剂量到控制发作，至无不良反应为止。然后逐渐减少原药物到减完。若减药过程又发作，说明此药不能减少。

（6）服用方法：每日总量一般均分数次服用。发作多在夜间和清晨时出现，用药可集中在下午和睡前。

（7）不良反应：给药前需做血、尿常规及肝、肾功能检查，以备对照。

（8）治疗终止：停药必须缓慢减量。①全面性强直-阵挛发作和单纯部分性发作：完全控制3~5年，失神发作完全控制1年，可终止治疗；②复杂部分性发作：长期维持一定剂量。

4. 癫痫持续状态的治疗

（1）治疗关键是从速控制发作，保持24h不复发（2003）。①地西泮（安定）：注意呼吸抑制（2012，2017）；②异戊巴比妥钠：出现呼吸抑制现象即应停止；③苯妥英钠（2012）：有心律失常、低血压和肺功能损害史者注射时应特别小心；④也可用10%水合氯醛保留灌肠。

（2）对症治疗：对于非惊厥性全身性癫痫持续状态、失神发作持续状态，持续数小时者，应用地西泮静脉注射，继之口服丙戊酸钠。

经典试题

1. 下列哪项不符合痫性发作
A. 痫性发作分部分性发作和全面性发作两个主要类型
B. 单纯部分性发作起始于脑局部，不伴意识障碍
C. 全面性发作起始于脑局部，伴意识障碍
D. 痫性发作起始的异常放电源于一侧脑部的，为部分性发作
E. 痫性发作起始的异常放电源为两侧脑部的，为全面性发作

2. 特发性全面强直-阵挛发作，首选药物为
A. 丙戊酸钠
B. 卡马西平
C. 苯妥英钠
D. 乙琥胺
E. 苯巴比妥

3. 男性，41岁。近6个月来，反复发生左上肢抽搐，每次30s左右自行缓解，应考虑
A. 单纯部分性癫痫发作
B. 肌阵挛发作
C. 自动症
D. 小舞蹈病
E. 低钙抽搐

4. 男孩，11岁。在一次考试中突然将手中钢笔掉在地上，两眼向前瞪视，呼之不应，持续数秒钟。过后对上述情况全无记忆，以后反复有类似发作，有时一日发作几次，本病人可诊断为
A. 癔症
B. 失神发作
C. 局限性癫痫
D. 精神运动性发作
E. 肌阵挛发作

（5~7共用题干）

女性，24岁。2年来有发作性神志丧失，四肢抽搐，服药不规则。今日凌晨开始又有发作，意识一直不清醒。来院后又有1次四肢抽搐发作。

5. 首先应选用的治疗药物是
A. 地西泮 10mg 静脉注射
B. 苯妥英钠 0.25g 肌内注射
C. 地西泮 20mg 肌内注射
D. 水合氯醛 5ml 灌肠
E. 苯巴比妥 0.5g 肌内注射

6. 病人目前处于下列哪一种状态
A. 癫痫持续状态
B. 癫痫强直-阵挛发作
C. 单纯部分发作继全面性发作
D. 复杂部分发作继全面性发作
E. 癫痫发作后昏睡期

7. 病人发作控制，清醒后应做何种处理
A. 调换其他抗癫痫药物
B. 询问近期服药情况，嘱正规服药
C. 加大服药剂量，嘱正规服药
D. 加用另一种抗癫痫药物
E. 停药观察1周后再考虑用药

参考答案：1. C 2. A 3. A 4. B 5. A 6. A 7. B

第13单元　神经-肌肉接头与肌肉疾病

重点提示

1. 重症肌无力的主要临床表现　受累肌肉呈病态疲劳。
2. 重症肌无力诊断　疲劳试验（Jolly试验），抗胆碱酯酶药物试验。
3. 周期性麻痹　疲劳、饱餐、寒冷、酗酒和精神刺激等是周期性麻痹常见的诱因。四肢程度不一的弛缓性瘫痪，累及心肌时可有心动过缓。治疗用氯化钾。

考点串讲

一、重症肌无力

（一）病因

主要由AChR抗体介导，在细胞免疫和补体参与下突触后膜的AChR被大量破坏，不能产生足够的终板电位，导致突触后膜传递功能障碍而发生肌无力。

（二）临床表现

1. 女性多于男性，起病隐袭。
2. 最常见的首发症状为一侧或双侧眼外肌麻痹，表现为非对称性眼肌麻痹、上睑下垂、斜视和复视，双侧瞳孔缩小，但瞳孔光反射存在等（2007B）。
3. 局部或全身横纹肌活动时易疲劳无力，休息或用抗胆碱酯酶药物后可缓解。
4. 症状"晨轻暮重"。

（三）诊断（2014，2015）

病变主要侵犯骨骼肌及1d内症状的波动性，上午轻、下午重的特点，又无神经系统其他阳性体征，则可考虑诊断。有疑问病例可行检查进一步明确诊断（2016）。

1. 疲劳试验（Jolly试验）　受累肌肉重复活动后症状明显加重，休息后肌力又恢复者为阳性（2007A）。
2. 抗胆碱酯酶药物试验　①依酚氯铵试验：依酚氯铵10mg用注射水稀释至1ml，静脉注射2mg时症状无变化则将其余8mg注入，症状迅速缓解则阳性；②新斯的明试验：甲基硫酸新斯的明0.5~1mg肌内注射，20min后症状明显减轻则阳性。
3. 重复电刺激　凡低频刺激后电位衰减10%以上者有诊断价值。低频刺激衰减，而在高频刺激时电位幅度增加200%为类重症肌无力。
4. 单纤维肌电图　绝大多数患者受累肌肉表现为Jitter增宽，严重时出现阻滞。
5. AChR抗体滴度测定　对诊断具有特征性意义。80%以上患者测定升高，眼肌型者不升高。
6. 对AChR抗体阴性的患者可检测肌肉特异性酪氨酸激酶抗体。

（四）治疗

1. 提高神经-肌肉接头处传导的兴奋性。胆碱酯酶抑制药，溴化新斯的明或溴吡斯的明。
2. 抗生素首选青霉素。
3. 免疫治疗。
4. 据不同的危象进行救治。首先要保持呼吸道通畅，积极控制肺部感染。出现反拗危象时，需紧急人工辅助呼吸（2005，2011）。

二、周期性瘫痪（低钾型）（2017）

周期性瘫痪是以反复发作的骨骼肌弛缓性瘫痪为特征的一组疾病，发作时大都伴有血清钾含量改变，分低钾型、高钾型和正常钾型。低钾型最常见。

（一）临床表现

1. 青壮年（20～40岁）发病居多，男性多见，随年龄增长发作次数减少；可有家族史，常因受凉、饱餐、疲劳而诱发。
2. 常于半夜、清晨或午睡后急性发病。
3. 可反复发作，以四肢软瘫为主要表现，病人神志清楚，构音正常，严重者可累及呼吸肌而死亡。
4. 发作持续6～24h，血清钾<3.5mmol/L，心电图典型低钾改变（U波出现，P-R间期、Q-T间期延长，ST段下降）。
5. 发作间期一切正常。

（二）诊断与鉴别诊断

1. 诊断
(1) 典型的病史与症状。
(2) 血钾低。
(3) 心电图的特征性改变。
(4) 补钾治疗效果好。

2. 鉴别诊断
(1) 高钾型周期性瘫痪：本病一般在10岁以前发病，尤其以白天运动后发作频率高。肌无力症状持续时间短，血钾增高，补钙后停止发作。
(2) 吉兰-巴雷综合征：本病呈四肢弛缓性瘫痪，伴有周围性感觉障碍和脑神经损害，脑脊液蛋白细胞分离现象，肌电图神经源性损害。

（三）治疗

1. 发作时 10%氯化钾或10%枸橼酸钾口服，一般不用静脉给药，以免高钾血症而造成危险。
2. 发作频繁者预防 10%氯化钾、乙酰唑胺。忌高糖类饮食，限制钠盐，避免诱发因素（2006）。

经典试题

1. 关于重症肌无力下述哪项是错误的
A. 临床特征为部分或全身骨骼肌疲劳
B. 症状常晨轻暮重，重复活动后加重、休息后减轻
C. 是一种获得性自身免疫性疾病
D. 抗胆碱酯酶药物治疗有效
E. 依酚氯铵试验阴性

2. 重症肌无力最常受累的肌肉是
A. 四肢肌
B. 眼外肌
C. 咽喉肌
D. 咀嚼肌
E. 面肌

3. 重症肌无力的主要病理生理机制是
A. 乙酰胆碱释放量增多
B. 乙酰胆碱释放量减少
C. 乙酰胆碱受体数目增多
D. 乙酰胆碱受体数目减少
E. 乙酰胆碱抗体数目减少

4. 男性，21岁，大学生。白天参加长跑比赛，晚饱餐后入睡，翌日晨起见四肢瘫痪，查血清钾降低，心电图出现U波，ST段下移，可能的诊断是
A. 急性炎症性脱髓鞘性多发性神经病

B. 脊髓出血
C. 低钾型周期性瘫痪
D. 急性脊髓炎
E. 癔症性瘫痪

参考答案：1. E 2. B 3. D 4. C

第14单元 精神障碍

重点提示

1. 认知障碍 ①幻觉：指无现实刺激作用下感觉器官出现的知觉体验，是一种虚幻的知觉，一种无中生有的、主观的知觉体验。②妄想：一种在病理基础上产生的歪曲的信念，是一种病态的推理和判断，不符合客观现实。

2. 情感障碍 常见的有情感高涨、情感低落、焦虑、情感脆弱、情感淡漠。

3. 意志障碍 包括意志增强和意志减退。

考点串讲

一、概述

（一）精神障碍和精神病的概念

（二）精神障碍的病因

（三）精神障碍的分类

1. 中国精神障碍分类与诊断标准（CCMD-3） ①器质性精神障碍；②躯体疾病所致精神障碍；③精神活性物质所致精神障碍或非成瘾物质所致精神障碍；④精神分裂症和其他精神病性障碍；⑤情感性障碍（心境障碍）；⑥癔症、应激相关障碍、神经症；⑦心理因素相关生理障碍；⑧人格障碍、习惯和冲动控制障碍、性心理障碍；⑨精神发育迟滞与童年和少年期心理发育障碍；⑩童年和少年期的多动障碍、品行障碍和情绪障碍；⑪其他精神障碍和心理卫生情况。

2. 国际疾病分类中精神障碍分类（ICD-10） ①器质性（包括症状性）精神障碍；②使用精神活性物质所致的精神及行为障碍；③精神分裂症、分裂型及妄想性障碍；④心境（情感性）障碍；⑤神经症性、应激性及躯体形式障碍；⑥伴有生理障碍及躯体因素的行为综合征；⑦成年人的人格与行为障碍；⑧精神发育迟缓；⑨心理发育障碍；⑩通常发生于儿童及少年期的行为及精神障碍；⑪待分类的精神障碍。

（四）精神障碍的诊断原则

1. 病史采取的原则和内容

（1）病史采集的原则：客观、全面和准确。

（2）病史采集的内容：①一般资料；②主诉（代主诉）；③现病史；④既往史；⑤个人史；⑥家族史。

病史来源与病人和知情者二者所提供的资料结合。

2. 精神检查的原则和内容

（1）神清、合作的病人：主要通过交谈了解其内心体验和感受。避免采用症状学术语概述，应以病人的语言系统地加以描述。

（2）对兴奋、木僵、不合作病人的精神检查：①一般外貌；②自发言语；③面部表情；④动作行为。

（3）对器质性精神病病人的精神检查：①意识状态；②记忆力；③智能检查；④人格变化。

（4）对有幻觉、妄想病人的精神检查：需要加以询问和追问。为充分掌握病人的精神症状，一次诊断性精神检查不够，需反复多次检查。

3. 精神科诊断的基本步骤

（1）病史采集。

（2）必要的躯体检查、神经系统检查。

（3）精神检查。

（4）必要的实验室检查。

（5）对精神症状的分析：①从病史和精神检查中提炼出症状；②将症状组合成为临床综合征。

（6）关于精神疾病诊断的层次问题：①临床综合征的判断；②判断临床综合征对病人社会功能的影响；③病理生理机制的判断；④病因的判断。

二、症状学

（一）认知障碍

1. **错觉（illusion）** 为对客观事物歪曲的知觉（2011）。

2. **非幻觉性知觉障碍** ①视物变形症；②空间知觉障碍；③非真实感；④人格解体；⑤时间知觉改变。

3. **幻觉（hallucination）** 指无现实刺激作用下感觉器官出现的知觉体验，是一种虚幻的知觉，一种无中生有的、主观的知觉体验（2000，2014，2015）。幻觉是临床上最常见且最重要的精神病性症状，常与妄想合并存在；可见于脑器质性精神障碍和精神分裂症。

4. **妄想** 一种在病理基础上产生的歪曲的信念，是一种病态的推理和判断，不符合客观现实（2000）。

（二）情感障碍

1. **情感高涨** 情感活动明显增强，多见于躁狂症。
2. **情感低落** 多见于抑郁状态（2002）。
3. **焦虑** 多见于焦虑性神经症、恐惧症及更年期精神障碍。
4. **情感脆弱**
5. **情感淡漠** 可见于单纯型及慢性精神分裂症。

（三）意志、行为障碍

1. **意志障碍** ①意志增强；②意志减退；③意志缺乏；④犹豫不决。
2. **行为障碍** ①精神运动性兴奋；②精神运动性抑制：木僵与亚木僵；③刻板动作；④模仿动作；⑤作态。

（四）智能障碍

1. **智能和智能障碍**
2. **智能障碍的分型** 为精神发育迟滞及痴呆两大类型。
3. **精神发育迟滞** 发生于脑生长发育成熟以前，发育迟滞的临床表现与智力缺陷的程度密切相关。

（五）自知力

对自己精神疾病认识的判断能力（2016）。自知力完整是精神疾病病情痊愈的重要指标之一。

（六）常见的精神障碍综合征

幻觉、妄想综合征、急慢性脑综合征、躁狂综合征、抑郁综合征和脑衰弱综合征。

经典试题
---

1. 定向障碍开始于意识障碍的哪种状况下
A. 嗜睡状态
B. 昏睡
C. 昏迷
D. 意识模糊
E. 谵妄状态

2. 记忆障碍在脑器质性精神障碍的早期主要表现为
A. 顺行性遗忘
B. 逆行性遗忘
C. 错构
D. 虚构
E. 近事遗忘

3. 病人自觉大脑突然涌现出大量不自主的、杂乱无章的陌生思维内容是
A. 强制性思维
B. 思维散漫
C. 强迫性思维
D. 思维奔逸
E. 被洞悉感

4. 病人将一盏吊灯看成是一个牛头悬挂在那里，是
A. 空间知觉障碍
B. 错觉
C. 幻视
D. 妄想
E. 非真实感

5. 意识清晰状态下的幻觉常见于
A. 精神分裂症
B. 中毒性精神症
C. 脑炎所致精神障碍
D. 躯体疾病所致精神障碍
E. 脑肿瘤所致精神障碍

6. 突然发生，完全不能用病人当时的处境和心理背景来解释的妄想
A. 继发性妄想
B. 关系妄想
C. 被害妄想
D. 原发性妄想
E. 超价观念

参考答案：1. D 2. E 3. A 4. B 5. A 6. D

第15单元 脑器质性疾病所致精神障碍

重点提示

阿尔茨海默病病程缓慢，以痴呆为主要表现，是老年期痴呆中最常见的类型，其常见精神症状有人格改变、记忆障碍和智能障碍、精神病症状及伴随的神经系统症状。

考点串讲

一、概述

由脑变性、脑血管疾病、颅内感染、颅脑创伤、颅内肿瘤或癫痫等器质性因素损害脑部所致精神障碍。

二、阿尔茨海默病（AD）常见精神症状（2017）

发生在老年期和老年前期，以痴呆为主要临床表现，起病隐袭、缓慢、进行性发展 AD 的临床表现主要有以下几个方面。

1. 人格改变　人格改变主要出现在 AD 的早期（2004）。
2. 记忆障碍和智能障碍　最初仅表现在近记忆方面。
3. 精神病性症状　疾病的早、中期出现。
4. 伴随的神经系统症状　疾病的中、后期。

三、脑血管疾病常见精神症状

<u>血管性痴呆（VD）最常见（2014）</u>，急性或亚急性起病，精神症状呈加重—部分缓解—再加重的阶梯式波动。

1. 意识障碍　一般发生在夜间。
2. 感、知觉障碍　幻觉，知觉综合障碍。

3. 思维障碍　妄想最常见。
4. 情感障碍　早期抑郁最常见，后期病人主要表现为欣快、情感平淡或淡漠。
5. 行为障碍　意志活动减退、冲动行为本能行为亢进。
6. 记忆障碍和智能障碍　表现与AD大致相同。

=== 经典试题 ===

1. 下列哪项不属于脑器质性精神障碍
A. 脑炎伴发精神障碍
B. 老年痴呆
C. 脑血管病所致精神障碍
D. 躯体疾病所致精神障碍
E. 癫痫伴发精神障碍

2. 男性，17岁，近15d低热37.8℃，讲话含糊，情绪易激惹，对父母态度粗暴，有时打骂，胡言乱语，自笑，乱窜病室，抽搐1次，有二便失禁。躯体检查：T 37.5℃，P 100/min，BP18.7/10.5kPa（140/79mmHg）下肢肌张力增高，右侧巴氏征（＋），克氏征（－）。CSF：潘氏阳性，精神检查：意识模糊，表情呆滞，言语减少，偶有一言半语，称父母是"后爹娘"，无故自笑。头部CT正常，脑电图：弥漫性α波以额颞为主，有阵发性尖波发放。该病人诊断是
A. 病毒性脑炎所致精神障碍
B. 精神分裂症
C. 脑肿瘤所致精神障碍
D. 癔症
E. 癫痫性精神障碍

（3～4题共用题干）
男性，63岁，4年前开始，近1年日益加重，不认识女儿，摔废旧物品，出门找不到家不会穿衣，常呆坐，呆立呆望，不言不语，对人冷淡，不关心家人。既往史：有冶游史。躯体神经系统检查：无异常精神检查，意识清楚，定向障碍，记忆障碍，个位数计算正确，两位数加法常错，夜间不眠，到处摸索，说身边有人唱歌内容听不清，流露出悲观情绪，未见自杀行为，生活不能自理。化验：康华试验阴性，CSF正常，CT：脑萎缩，额颞叶明显。

3. 最可能诊断是
A. 老年性痴呆
B. 脑血管性痴呆
C. 脑肿瘤
D. 麻痹性痴呆
E. 正常压力脑积水所致痴呆

4. 目前治疗效果预后如何
A. 无有效治疗，预后不良
B. 手术治疗预后较好
C. 抗梅毒治疗，预后较好
D. 治疗脑血管病后尚可
E. 脑脊液分流手术，预后尚可

参考答案：1. D　2. A　3. A　4. A

第16单元　躯体疾病所致精神障碍

=== 重点提示 ===

临床表现：精神障碍的发生、发展、严重程度及其转归等情况与所患躯体疾病的病程变化相一致，有昼轻夜重的特点，有相应躯体疾病的症状、体征及检查发现，包括急性脑损伤综合征、慢性脑损伤综合征。

=== 考点串讲 ===

一、概述

1. 广义　指由于各种原因导致各种躯体疾病，进而影响到中枢神经系统的功能，产生各种精神障碍的总称。
2. 狭义　由于躯体病变导致了中枢神经系统损害或严重的功能紊乱后所产生的精神障碍，不

包括躯体疾病和精神疾病并存的情况或个体对躯体病变所产生的心理反应。

二、临床表现（2002）

躯体疾病所致精神障碍表现的精神症状或综合征并非特异,同一躯体疾病可表现不同的精神症状,不同躯体疾病也表现出类似的精神症状。

1. 精神障碍的发生、发展、严重程度及其转归等情况与所患躯体疾病的病程有平行关系,时间上有先后关系。
2. 精神症状"昼轻夜重"。
3. 有相应躯体疾病的症状、体征以及实验室检查的阳性发现。
4. 躯体疾病所致精神障碍的具体临床症状。

（1）急性脑综合征：在意识清晰度改变的情况下,出现错觉、幻觉,特别是恐怖性的错觉和幻觉,并伴有不协调的精神运动兴奋。急性脑综合征的发生一般很急,意识障碍是其核心症状。

（2）慢性脑综合征：由慢性躯体疾病所引起的,或发生于严重躯体疾病后,或由急性脑综合征迁延而来。其共同表现为缓慢发病,病程迁延和不伴意识障碍。主要表现有：①智能障碍综合征；②遗忘综合征。

5. 精神障碍缺少独特症状,同一疾病可以表现出不同的精神症状,不同疾病又可表现出类似精神症状。
6. 治疗原发疾病及处理精神障碍,可使精神症状好转。

三、治疗原则（2017）

1. 原发疾病的治疗　停用可能引起精神障碍的药物等。
2. 精神症状的治疗　如抗抑郁、抗躁狂、治疗精神病性症状、控制兴奋躁动等。
3. 支持治疗　保证营养,维持水、电解质和酸碱平衡,改善中枢神经系统循环和代谢等。
4. 加强对躯体疾病和精神症状的护理　宁静与安全的环境,防止意外发生（如防自杀、防冲动伤人和毁物、防走失、保暖、清洁、消除紧张恐惧情绪等）。注意压疮和其他并发症等。

=========经 典 试 题=========

1. 躯体疾病所致精神障碍的共同特点,除了
A. 精神症状多发于躯体疾病高峰期
B. 躯体疾病严重时,精神症状明显
C. 精神症状随躯体疾病好转而减轻
D. 精神症状多具有昼重夜轻的波动性
E. 躯体和（或）神经系统有病理体征及实验室的阳性所见

2. 最常见的急性脑病综合征的意识障碍是
A. 嗜睡
B. 昏睡
C. 昏迷
D. 意识模糊
E. 谵妄状态

参考答案：1. D　2. E

第17单元　精神活性物质所致精神障碍

=========重 点 提 示=========

1. 精神活性物质　是指能够影响人类心境、情绪、行为,改变意识状态,并有致依赖作用的一类化学物质。
2. 阿片类依赖的主要临床表现　情绪低落,服药后则高涨；生理功能减退,体重降低,心悸、血压偏低,两侧瞳孔小而不对称等。
3. 急性酒精中毒的主要临床表现　单纯性醉酒和病理性醉酒,后者可导致严重的伤人事

件，且事后不能回忆。

---考点串讲---

一、概述

（一）精神活性物质的概念和主要种类

精神活性物质是指能够影响人类情绪、行为、改变意识状态，并有致依赖作用的一类化学物质，如某些镇静催眠药物、酒类、烟草、阿片类物质、大麻、兴奋药、致幻剂等。

（二）依赖

1. 依赖　外来物质进入人体引起的一种心理生理过程的依赖性。
2. 药物依赖　带有强制性的渴求、追求与不间断地使用某种药物或物质，以取得特定的心理效应，并借以避免断药时的戒断综合征这样一种行为障碍。药物依赖包括精神依赖（心理依赖）和躯体依赖（2001）。

（三）耐受性的概念

是反复使用某种药物或物质的情况下，其效应逐步降低，如要得到与用药初期同等效应，须加大剂量。

（四）戒断状态的共同表现

停止使用精神活性物质或减少使用剂量或使用拮抗药后出现的特殊心理生理症状群，一般表现为与所使用物质的药理作用相反的症状。

1. 阿片类典型戒断症状
（1）客观体征：如血压升高，脉搏增加、体温升高、瞳孔扩大、流涕、震颤等。
（2）主观症状：如恶心、肌肉疼痛、骨疼痛、腹痛、不安、渴求药物等。
2. 乙醇（中枢神经系统抑制药）戒断症状　兴奋、不眠，甚至癫痫等。严重者出现震颤、谵妄。

二、药物依赖

（一）分类

临床上常见的类型有阿片类物质依赖、苯丙胺类药物依赖、巴比妥类药物依赖、抗焦虑药物依赖及其他药物依赖。

（二）阿片类物质所致的精神障碍的临床表现

阿片类药物和物质包括吗啡、哌替啶、二醋吗啡等。此类物质有镇痛和改变心境的特殊作用。

1. 一般表现
（1）精神症状：①情绪障碍。情绪低落或易激惹，而在使用阿片类物质后又可表现为情绪的欣快。②记忆力下降，注意力不集中。③抽象思维能力、想象力下降。④主动性降低，意志减退。⑤睡眠障碍：出现失眠、睡眠觉醒节律改变等情况。⑥个性改变。
（2）躯体症状：①体温改变（升高或低体温）。②窦性心动过速。③震颤、感觉过敏、步态不稳、腱反射亢进、病理征阳性。
2. 戒断综合征　症状出现时间为断药后6~8h，断药后24~48h达到高峰，72h后逐步减轻、消失，给予阿片类物质能使其症状迅速缓解。①意识障碍：嗜睡、昏睡，重者可出现昏迷；②短暂的幻觉；③情绪障碍，主要出现焦虑和易激惹；④兴奋躁动；⑤睡眠障碍；⑥自主神经症状；⑦躯体个别部位的疼痛，癫痫发作。

（三）药物依赖的治疗原则

1. 脱毒治疗　①作用于阿片受体的替代递减治疗；②作用于去甲肾上腺素受体药物所进行的

脱毒治疗；③阿片受体拮抗药所进行的脱毒治疗；④新开发的中药所进行的脱毒治疗。

2. 对症治疗　包括躯体支持疗法、药物治疗控制相应的精神症状。

3. 康复治疗　彻底消除心理依赖，预防复用、复吸。①采用阿片受体拮抗药纳洛酮的治疗；②美沙酮维持治疗；③集体治疗；④心理治疗。

三、乙醇所致精神障碍

（一）急性乙醇中毒临床表现

1. 单纯性醉酒　典型的中枢神经系统下行性抑制的过程。
（1）额叶皮质脱抑制的表现：病人出现话多、欣快、易激惹、冲动、好斗、活动增多等表现。
（2）低级运动中枢脱抑制的表现：运动不协调、步态不稳。
（3）脑干网状系统抑制症状：意识障碍、呼吸抑制、血压不稳等。

2. 病理性醉酒　在个体素质、脑外伤、同时服用某些精神药物等因素的影响下，饮用不会导致常人出现中毒的剂量的酒精后出现精神障碍的情况。持续数分钟至数小时，病人事后不能回忆。
（1）意识障碍。
（2）情绪障碍。
（3）行为障碍。

（二）慢性乙醇中毒的临床表现

1. 戒酒综合征（2017）　停酒或突然减少乙醇用量的6～28h出现。
（1）轻度症状：主要是情绪障碍和睡眠障碍。
（2）中度症状：出现轻度症状表现、幻觉及妄想。
（3）重度症状：停酒后的48～96h出现，以意识障碍为主，表现为震颤性谵妄（2002）。

2. 精神障碍表现
（1）遗忘综合征（2016）。
（2）Wernicke脑病：由于长期饮酒导致维生素 B_1 缺乏所致。表现为眼球震颤、眼球不能外展和明显的意识障碍，伴定向障碍、记忆障碍、震颤谵妄等，大量补充维生素 B_1 可使眼球的症状很快消失，但记忆障碍的恢复较为困难，一部分病人转为不可逆疾病 Korsakoff 综合征。
（3）乙醇性痴呆：持续性智力减退，一般不可逆（2012，2014）。
（4）乙醇相关性幻觉征（2011）：对幻觉有部分或全部的自知力。
（5）乙醇相关性妄想综合征。
（6）乙醇相关人格障碍。

（三）酒精中毒的治疗原则（2016）

1. 戒酒　主要采取一次性戒酒，不提倡逐步递减的方法。
2. 对症治疗
3. 支持治疗　主要包括补充营养及给予B族维生素和促进神经营养药物。
4. 心理治疗　①行为治疗：一般采用戒酒硫；②集体心理治疗：对病人的康复和预防再酗酒。

经典试题

1. 药物依赖形成的机制中哪项是不可能的
A. 代谢耐药性和细胞耐药性
B. 受体学说
C. 脑敏感学说
D. 戒断综合征的失用性增敏假说
E. 生物胺学说

2. 关于戒断综合征一般的表现哪项是错误的

A. 情绪改变
B. 幻觉或错觉
C. 判断力增强
D. 人格改变
E. 失眠

3. 慢性乙醇中毒治疗多采用以下哪种方法
A. 戒酒

B. 综合性疗法
C. 对症治疗
D. 支持治疗
E. 心理治疗

4. 导致精神障碍的药物中毒中哪项不是非依赖性药物

A. 泼尼松
B. 阿托品
C. 异烟肼
D. 哌替啶
E. 颠茄

参考答案：1. C 2. C 3. B 4. D

第18单元 精神分裂症

重点提示

1. 诊断　符合描述性的定义，症状标准，严重程度标准，精神障碍的病期至少持续1个月，排除器质性精神障碍、躯体疾病所致的精神障碍、精神活性物质所致的精神障碍等情况后。
2. 治疗　药物治疗为首选。吩噻嗪类，如氯丙嗪、奋乃静等，结合心理、社会干预。

考点串讲

（一）病因和发病机制

1. 遗传　国内外大量有关精神分裂症的家系调查、双生子及寄养子研究均发现遗传因素在本病的发生中起重要作用。目前最可能成为精神分裂症致病候选基因的是：α-7-烟碱受体，DISC1，GRM3，dysbindin，儿茶酚胺氧位甲基转移酶（COMT）基因，NRG1，RGS1，RGS4及G72。

2. 神经发育　由于遗传因素（易患性）和某些神经发育危险因素的相互作用，在胚胎期大脑发育过程就出现了某种神经病理改变,主要是新皮质形成期神经细胞从大脑深部向皮质迁移过程中出现了紊乱，导致心理整合功能异常。

3. 神经生化
（1）多巴胺假说：中枢DA功能亢进，或由于DA受体增加导致对DA的敏感性增加所致。
（2）5-羟色胺（5-HT）假说：5-HT激动药麦角胺二乙酰胺（LSD）能导致幻觉。
（3）谷氨酸假说：中枢谷氨酸功能不足可能是精神分裂症的病因之一。

4. 心理社会因素　心理、社会因素可以诱发精神分裂症，但最终的病程演变常不受先前的心理因素所左右。

（二）诊断与鉴别诊断

1. 诊断
（1）符合描述性的定义。
（2）症状标准（至少确定有以下症状中的2项）(2015)：①思维散漫或思维破裂，或逻辑倒错，或病理性象征性思维；②原发性妄想（2011，2014），或毫无关系的两个或多个妄想，或内容荒谬、未经核实就能确定的妄想；③情感倒错或情感不协调；④第二人称或第三人称幻听；⑤行为怪异、愚蠢；⑥阴性症状的表现；⑦被控制感，或被洞悉感，或思维被播散体验；⑧强制性思维，或思维中断，或思维被撤走。
（3）严重程度标准。自知力丧失或不完整的情况下，有以下情况之一：①社会功能明显受损；②现实检验能力受损；③无法与病人进行有效的交谈。
（4）精神障碍的病期至少持续1个月。
（5）排除器质性精神障碍、躯体疾病所致精神障碍、精神活性物质所致精神障碍等情况。

2. 鉴别诊断　躯体疾病、脑器质性疾病所致精神障碍、药物或精神活性物质所致精神障碍、某些神经症性障碍、心境障碍（紧张性木僵）、偏执性精神障碍、人格障碍。

（三）治疗

抗精神病药物又称神经阻滞药，分传统的抗精神病药物和非典型抗精神病药物。

1. 第一代抗精神病药物

（1）分类：①吩噻嗪类，如氯丙嗪（2011）、奋乃静等（2001）；②丁酰苯类，如氟哌啶醇；③苯甲酰胺类，如舒必利；④硫杂蒽类：如氯普噻吨（泰尔登）、氯哌噻吨（三氟噻吨）、珠氯噻醇（氯噻吨）。

（2）禁忌证：严重的心血管病、肾病、急性肝炎、肝功能不全、各种原因引起的中枢神经系统抑制、高热、血液病和药物过敏。老年人、儿童、孕妇慎用。

（3）控制急性发病、兴奋躁动宜选用氯丙嗪、奋乃静、氟哌啶醇；慢性期、起病缓慢、以阴性症状为主的宜用三氟拉嗪；伴有情绪抑郁的宜选用舒必利。

（4）具体用药原则：系统而规范，强调早期、足量、足疗程的"全病程治疗"。一旦明确诊断应及早开始用药。药物应达到治疗剂量，一般急性期治疗为期2个月。治疗开始时以小剂量给药，以后逐渐增加剂量。足量药物维持6～8周后，无效才考虑更换药物。药物需要每天应用，一般需要分1～2次给药，合理用药要根据病情而定。老年、儿童病人治疗剂量和维持剂量宜偏小。

（5）锥体外系不良反应：①震颤麻痹综合征；②静坐不能；③急性肌张力障碍；④晚发的锥体外系不良反应；⑤恶性综合征较少，但病死率较高。

以上前三种锥体外系不良反应可用异丙嗪、苯海索、地西泮等对症治疗。

2. 第二代抗精神病药物　效果更佳，不良反应小。包括利培酮（2002，2017）、奥氮平、奎地平、氯氮平、帕利哌酮等。

症状缓解以后的维持治疗方法与传统抗精神病药物相同。奥氮平的不良反应主要为少数病人出现外周抗胆碱不良反应以及一过性的肝酶活性增高等。氯氮平的不良反应为易引起粒细胞缺乏，故应定期检查血象。

经典试题

1. 单纯型精神分裂症与神经衰弱最主要的鉴别点在于
A. 病程迁延
B. 无自知力
C. 起病缓慢
D. 有幻觉妄想
E. 头痛失眠较轻

2. 男性，23岁。1个月前起病，说话语无伦次，常自言自语，说自己是神仙，是伟人，对异性有非分之想，攻击亲人。查：意识清晰，兴奋躁动，思维破碎，内容离奇，难以理解，认为门外有人要杀他，有一台电脑在影响他的大脑，使大脑在不停地转。躯体及神经系统检查未见明显体征，该病人诊断是
A. 躁狂症
B. 抑郁症
C. 精神分裂症
D. 心因性精神障碍
E. 神经症

3. 男性，27岁。病程5年，性格孤僻，不上班，将自己的东西都卖掉，流浪街头，睡门洞，在饭店讨饭吃，时有自言自语，经常呼唤着因病过世的母亲的名字。精神检查：意识清晰，衣着不整，表情淡漠，对人冷淡，常对人冷笑，孤僻离群，时有奇怪想法，如"不能利用出现的一种倾向掩盖另一种倾向"。躯体及神经系统检查无异常，该病人诊断是
A. 分裂性人格
B. 精神分裂症
C. 抑郁症
D. 精神发育迟滞
E. 脑器质性精神障碍

（4～6题共用题干）

男性，22岁，大学二年级学生。近1年来听课发愣，不做笔记，时有自语自笑，动作迟缓，吃一顿饭要1个多小时，病人5d前开始终日卧床，不吃饭，不知上厕所。精神检查：意识清晰，卧床不动不语，针刺其身体无反应，肌张力增高，令病人张嘴，反把嘴闭得更紧，把病人肢体摆成不舒服的姿势，可以保持很久

不变，躯体及神经系统检查无异常。
4. 病人不具备下列哪一项症状
A. 情绪低落
B. 情感淡漠
C. 蜡样屈曲
D. 违拗
E. 木僵
5. 该病人的正确诊断是
A. 抑郁症
B. 脑炎
C. 精神发育迟滞
D. 癔症
E. 精神分裂症
6. 最有效的治疗措施是
A. 抗抑郁治疗（阿米替林）
B. 抗躁狂治疗（碳酸锂）
C. 抗焦虑治疗（地西泮）
D. 抗精神病治疗（舒必利）
E. 应用抗生素（头孢曲松）

参考答案：1. B 2. C 3. B 4. A 5. E 6. D

第19单元 心境障碍（情感性精神障碍）

重点提示

1. 抑郁症的主要症状 兴趣下降或缺乏，三无症状（无望、无助、无价值），三自症状（自责、自罪、自杀）；伴随症状有认识障碍、精神运动性抑制、焦虑症状、躯体症状、睡眠障碍及生物学方面的改变。

2. 抑郁症的诊断标准 以情绪低落为基本症状，有下列症状中的至少4项。对日常生活的兴趣下降，精力减退伴明显的疲乏感，精神运动性迟滞，自责或出现罪恶妄想，思维困难，反复出现死亡的念头，失眠、食欲缺乏、性欲明显减退。病程至少持续2周。

考点串讲

一、概述

心境障碍是以显著而持久的情感或心境改变为主要特征的一组疾病。临床上主要表现为情感高涨或低落，伴有相应的认知和行为改变，可有精神病性症状，如幻觉、妄想。大多数病人有反复发作的倾向，部分可有残留症状或转为慢性。

二、抑郁症

（一）抑郁症的临床表现

1. 主要症状 病人可体验到与处境不相称的情绪低落或压抑感、沮丧、悲伤等，兴趣下降或缺乏。①"三无"症状：即无望、无助和无价值（2016）；②"三自症状"：即自责、自罪和自杀。

2. 伴随症状 ①认识障碍；②精神运动性抑制少语或不语，行动迟缓。严重者可出现木僵；③焦虑症状；④躯体症状：最常见的是消化系统的各种症状和疼痛症状；⑤睡眠障碍：最具特征性的睡眠障碍为早醒性失眠；⑥生物学方面的改变：食欲改变、性欲改变、体重改变、症状昼重夜轻和早醒性失眠。

（二）抑郁症的诊断标准（2014，2017）

1. 以情绪低落为基本症状（2012）。

2. 应有下列症状中的至少4项。①对日常生活的兴趣下降或缺乏；②精力明显减退，无明显原因的持续的疲乏感；③精神运动性迟滞或激越；④自我评价过低，或自责，或有内疚感，甚至出现罪恶妄想；⑤思维困难，或自觉思考能力显著下降；⑥反复出现死亡的念头，或有自杀行为（2015）；⑦失眠，或早醒，或睡眠过多；⑧食欲缺乏，或体重明显减轻；⑨性欲明显减退。

3. 严重程度标准（至少有以下情况之一）。①社会功能受损；②给本人造成痛苦或不良后果。
4. 病程标准，症状至少持续 2 周。
5. 排除标准。①应排除由脑器质性疾病、躯体疾病和精神活性物质所导致的抑郁；②抑郁症病人可出现幻觉、妄想等症状（2011），但应注意与精神分裂症相鉴别。

（三）抑郁症的鉴别诊断

1. 精神分裂症　以紧张症状群为主要表现时，类似抑郁性木僵的表现。
2. 躯体疾病　与甲状腺功能低下、系统红斑狼疮、慢性肝炎、结核等鉴别应注意。
3. 脑器质性疾病　与脑血管病变、帕金森病、脑肿瘤等疾病鉴别。
4. 药源性抑郁　①病人的用药史；②所用药物性质、特点及不良反应（尤其是目前临床上不断使用新药的过程中更应注意这个问题）；③药物的使用和抑郁症状出现之间的关系。

（四）抑郁症的治疗

1. 药物治疗　症状缓解后，维持治疗是必要的，一般维持治疗时间 3~6 个月。
（1）三环类抗抑郁药（2014）：有阿米替林、丙米嗪、氯米帕明（氯丙米嗪）。①阿米替林：镇静作用强，主要用于失眠严重或焦虑情绪严重的抑郁病人；②丙米嗪和氯米帕明：振奋作用较强，主要用于思维和行为抑制明显的病人。
具体剂量个性化。在用药过程中，逐步增加剂量在用至治疗剂量后，一般显效时间为 2~4 周。不良反应：①外周抗胆碱作用；②心血管方面的不良反应（2002）；③意识障碍。
（2）5-羟色胺再吸收抑制药（SSRI）（2001，2017）：效果好，安全性高，氟西汀、帕罗西汀、舍曲林。不良反应有：①消化系统不良反应；②睡眠减少。
5-羟色胺综合征：为较严重的不良反应，主要表现为自主神经功能紊乱、肌震颤、意识障碍等。
（3）苯二氮䓬类药物的应用：伴严重睡眠障碍以及严重焦虑情绪的抑郁病人。
2. 电抽搐治疗　在抑郁症病人出现严重自杀企图，或出现抑郁性木僵，或严重拒食等情况下（2014）。
3. 心理治疗

三、双相障碍

（一）临床表现

双相障碍临床特点是反复（至少 2 次）出现心境和活动水平的明显改变，有时表现为心境高涨、精力充沛和活动增加，有时表现为心境低落、精力减退和活动减少。发作间期通常完全缓解。最典型的形式是躁狂和抑郁交替发作。

（二）诊断与鉴别诊断

1. 诊断　主要依据临床表现特点进行，当病人在病程中先后出现过躁狂发作和抑郁发作，并排除其他躯体、脑器质性精神障碍、精神活性物质所致精神障碍等可以诊断。
2. 鉴别诊断
（1）继发性心境障碍：脑器质性疾病、躯体疾病、某些药物和精神活性物质等均可引起继发性心境障碍。
（2）精神分裂症伴有不协调精神运动性兴奋或精神病症状的急性躁狂发作需与精神分裂症青春型鉴别，伴有精神病性症状的抑郁发作或抑郁性木僵需与精神分裂症或其紧张型鉴别。

（三）治疗

1. 药物治疗原则　①长期治疗原则；②心境稳定剂基础性使用原则；③联合用药治疗原则；④定期检测血药浓度原则。
2. 治疗药物的选用　可根据目前发作类型、病程特点及躯体状况，选用心境稳定剂、抗精神病药物、抗抑郁药物、苯二氮䓬类药物或联合上述药物使用。

四、恶劣心境

（一）临床表现

持久的心境低落状态为主的轻度抑郁，从不出现躁狂状态。常伴有焦虑、身体不适感和睡眠障碍，但无明显的精神运动性抑制或精神病性症状。

（二）治疗

以心理治疗为主，同时应用抗抑郁药物治疗，心理治疗可用认知疗法或认知行为治疗。抗抑郁药物治疗同抑郁症，但一般剂量偏小。

经典试题

1. 下列关于躁狂症的描述，哪项不正确
   A. 具有感染力
   B. 情绪反应不稳定
   C. 注意力增强，持久
   D. 病前可有乏力、失眠等症状
   E. 起病可急性或亚急性

2. 抑郁发作时，一日之内的规律是
   A. 昼轻夜重
   B. 昼重夜轻
   C. 中午起逐渐加重
   D. 中午最严重以后减轻
   E. 半夜最重

3. 下列抑郁发作典型症状，不包括哪项
   A. 抑郁心境
   B. 思维迟缓
   C. 思维内容障碍
   D. 音联意联
   E. 意志活动减退

4. 情感性障碍的鉴别诊断，不包括下述哪项
   A. 精神分裂症
   B. 躯体疾病所致精神障碍
   C. 药物所致精神障碍
   D. 精神发育迟滞
   E. 脑器质性精神障碍

参考答案：1. C 2. B 3. D 4. D

第20单元　神经症性及分离（转换）性障碍

重点提示

1. 广泛性焦虑治疗　①抗焦虑药物；②抗抑郁药物的应用。
2. 强迫障碍的诊断要点　符合神经症的一般特点，至少1项症状持续3个月以上，患者对强迫症感到苦恼并影响日常生活和工作。治疗原则：药物治疗有三环类抗抑郁药、5-羟色胺重吸收抑制药（SSRI）。
3. 惊恐障碍治疗药物　有抗焦虑药物和抗抑郁药物，认知治疗和行为治疗也有重要作用。

考点串讲

一、概述

（一）临床特点

1. 一般没有明显或持续的精神病性症状，神经症性障碍主要表现为焦虑、抑郁、恐惧、强迫、疑病症状，这些症状可以单独存在，但大多是混合存在。
2. 症状没有明确的器质性病变为基础，各种神经症性障碍的症状均可见于感染、中毒、物质依赖、代谢或内分泌障碍及脑器质性疾病等多种器质性疾病中。
3. 在疾病的发作期均保持较好的自知力。对神经症性障碍的体验十分痛苦，常有强烈的求治欲望，找不到明确的病因的诊疗历程可能加重病人的痛苦体验。
4. 心理社会因素、病前性格在神经症性障碍的发生发展中起一定作用，心理社会应激因素与神经症性障碍的发病有关。

（二）分类

分为恐怖性焦虑障碍、其他焦虑障碍（惊恐障碍、广泛性焦虑障碍）、强迫障碍、严重应激反应和适应障碍、分离（转换）性障碍、躯体形式障碍、其他神经症性障碍（神经衰弱）。

（三）治疗原则

神经症性障碍的治疗是对症治疗，药物治疗与心理治疗的联用是治疗神经症性障碍的最佳办法。

1. 药物治疗　治疗神经症性障碍的药物种类较多，如抗焦虑药、抗抑郁药及促神经代谢药等。
2. 心理治疗　认知行为治疗和人际关系治疗是目前较为有效的治疗。

二、广泛性焦虑症

（一）诊断

诊断要点（2014，2016）如下。

1. 符合神经症性障碍的共同特点。
2. 以持续的原发性焦虑症状为主，并符合下列2项：①经常或持续的无明确对象和固定内容的恐惧或提心吊胆；②伴自主神经症状或运动性不安。
3. 病人社会功能受损，因难以忍受又无法解脱而感到痛苦。
4. 上述临床症状至少已6个月。
5. 排除躯体疾病、兴奋药物过量、催眠镇静药或抗焦虑药的戒断反应、其他精神障碍伴发的焦虑。

（二）治疗

1. 药物治疗　①抗焦虑药物[苯二氮䓬类药物（2004）和非苯二氮䓬类药物]。②抗抑郁药物的应用（如丙米嗪、氯米帕明、帕罗西汀等药物的应用）。
2. 心理治疗　①健康教育；②认知治疗；③行为治疗（如松弛治疗、生物反馈治疗等）。

三、强迫障碍

（一）诊断要点

1. 符合神经症的描述性定义所述共同特点，以强迫症状为主。
2. 以上至少1项症状持续3个月以上。
3. 病人对强迫症状感到苦恼。
4. 强迫症状影响日常生活和工作。

（二）强迫症的治疗

1. 药物治疗
（1）三环类抗抑郁药：氯米帕明（最常用）（2011，2016）、多塞平等。
（2）SSRIs，5-羟色胺重吸收抑制药：氟西汀、帕罗西汀、舍曲林等。
（3）苯二氮䓬类药物：能缓解焦虑症状。
2. 心理治疗
（1）支持性心理治疗。
（2）行为治疗（2016）：①厌恶疗法；②生物反馈治疗。

四、恐惧症

（一）诊断（2014，2017）

1. 符合神经症性障碍的共同特点。
2. 以恐惧为主，同时符合以下4项症状。
（1）对某些客体或处境有强烈的恐惧，恐惧的程度与实际危险不相称。

（2）发作时有焦虑和自主神经紊乱的症状。
（3）出现反复或持续的回避行为。
（4）明知恐惧是过分的、不合理的、不必要的，但仍无法控制。
3．对恐惧的情景和事物的回避行为必须是或曾经是突出症状。
4．病程持续1个月以上。
5．导致个人痛苦及社会功能损害。
6．排除广泛性焦虑障碍、疑病症、抑郁障碍、精神分裂症。排除躯体疾病如内分泌疾病。

（二）治疗

1．行为疗法　是治疗恐惧症的首选方法。系统脱敏疗法、暴露冲击疗法对恐惧症效果良好。基本原则一是消除恐惧对象与焦虑恐惧反应的条件性联系；二是对抗回避反应。

2．药物治疗　药物对单纯恐惧一般没有效果，但可用苯二氮䓬药物来暂时缓解单纯恐惧。SSRI类如帕罗西汀、舍曲林等治疗社交焦虑障碍有效，三环类抗抑郁药丙米嗪和氯米帕明、单胺氧化酶抑制药吗氯贝胺对恐惧症也有疗效，但药物的不良反应限制了应用。

五、惊恐障碍

（一）诊断

诊断要点（2014）如下。

1．符合神经症性障碍的共同特点。

2．惊恐发作须符合以下4项。①发作无明显诱因、无相关的特定情境，发作不可预测。②在发作间歇除害怕再发作外，无明显症状。③发作时表现强烈的恐惧、焦虑，以及明显的自主神经症状；并常有人格解体、现实解体、濒死恐惧，或失控感等痛苦体验。④发作突然开始，迅速达到高峰。发作时意识清晰，事后能回忆。

3．病人因难以忍受又无法解脱而感到痛苦。

4．1个月内至少有过3次惊恐发作，或者首次发作后因害怕再次发作而产生的焦虑持续1个月。

5．排除其他精神障碍和躯体疾病，如二尖瓣脱垂、低血糖症、嗜铬细胞瘤、甲状腺功能亢进时继发的惊恐发作。

（二）治疗

1．药物治疗　苯二氮䓬类药物（BZD）治疗惊恐起效快（2014），可选用阿普唑仑或氯硝西泮。5-羟色胺再摄取抑制药（SSRIs）和5-羟色胺与去甲肾上腺素再摄取抑制药（SNRIs）治疗惊恐障碍有效。

2．认知行为治疗　第一是让病人了解惊恐发作和发作的间歇性及回避过程；第二是内感受性暴露；第三是认知重组。

六、分离（转换）性障碍

（一）转换性障碍的鉴别诊断要点（2014，2015）

1．多数病人有明显的人格基础。典型的癔症人格主要特点是情感性、暗示性、自我中心性、表演性和幻想性。

2．发病前有明显的心理、社会因素的诱因。

3．各型临床表现有其各自特点。

4．实验室检查不能发现与功能障碍相符的器质性损害的证据。

（二）治疗原则

药物、心理、物理治疗。

经典试题

1. 下列哪一条是神经症的特点
A. 具有可证实的器质性基础
B. 病人对自己的病有相当的自知力
C. 具有鲜明的幻觉妄想症状
D. 强烈的自杀意念并有自杀行为
E. 智能发育障碍
2. 针对焦虑症下列哪一种说法是错误的
A. 焦虑症的发作者有遗传基础
B. 焦虑症病人运动后血中乳酸较对照组高
C. 焦虑症病人有去甲肾上腺素能活动增加
D. 焦虑症的发生可能与5-羟色胺功能增高有关
E. 焦虑症病人的发病与脑内病毒感染有关
3. 行为疗法对下列哪种强迫症状有效
A. 强迫性回忆
B. 强迫性穷思竭虑
C. 强迫性对立思维
D. 强迫性仪式动作
E. 强迫性计数
4. 女性，22岁。1年前开始复习准备报考研究生，近6个月出现没有精力，脑力迟钝，注意力不集中，记忆力差，心情紧张而不能松弛，易激惹，有时感觉头痛、乏力，入睡困难，最近1个月加重。最可能的诊断是
A. 抑郁症
B. 焦虑症
C. 恐惧症
D. 强迫症
E. 神经衰弱
5. 焦虑症不应出现下述哪一条症状
A. 焦虑
B. 紧张
C. 恐惧
D. 幻听
E. 自主神经系统症状
6. 女性，32岁。患神经衰弱3个月余，未经治疗，主要表现头痛、失眠、脑力疲乏、精神易兴奋，应选择下列哪种药物进行治疗
A. 地西泮
B. 氯氮平
C. 阿米替林
D. 氯米帕明
E. 氯丙嗪

参考答案：1. B 2. E 3. D 4. E 5. D 6. A

第21单元　应激相关障碍

重点提示

1. 创伤后应激障碍的药物治疗　常用药物包括抗抑郁药、抗焦虑药、抗惊厥药物、锂盐等。
2. 适应障碍治疗　以心理治疗为主，药物治疗只用在情绪异常较为明显的患者。

考点串讲

一、概述

一组主要有心理、社会（环境）因素引起异常心理反应而导致的精神障碍。常见急性应激障碍、创伤后应激障碍和适应性障碍。

二、急性应激障碍

（一）诊断

诊断要点如下。

1. 以异乎寻常的和严重的精神刺激为原因。
2. 表现为强烈恐惧体验的精神运动性兴奋，行为有一定的盲目性；或有情感迟钝的精神运动性抑制（如反应性木僵），可有意识模糊。
3. 在受刺激后若干分钟至若干小时发病，病程短暂，一般持续数小时至1周，通常在1个月内缓解。

4．排除癔症、器质性精神障碍、非成瘾物质所致精神障碍和抑郁症等。

（二）治疗

由于本病由强烈应激性生活事件引起，心理治疗具有重要的意义。让病人尽快摆脱创伤环境、避免进一步的刺激是首要的；在病人能够接触的情况下，建立良好的医患关系。

药物主要是对症治疗的，但在急性期也是采取的措施之一。适当的药物可以使病人症状较快地获得缓解，便于心理治疗的开展和奏效。

三、创伤后应激障碍

（一）诊断（2013，2017）

诊断要点如下。

1．遭受异乎寻常的创伤性事件或处境（如天灾人祸）。

2．反复重现创伤性体验（病理性重现），可表现为不由自主地回想受打击的经历，反复出现有创伤性内容的噩梦，反复发生错觉、幻觉，反复出现触景生情的精神痛苦。

3．持续的警觉性增高，可出现入睡困难或睡眠不深、易激惹、注意集中困难、过分地担惊受怕。

4．对与刺激相似或有关的情景的回避，表现为极力不想有关创伤性经历的人与事，避免参加能引起痛苦回忆的活动，或避免到会引起痛苦回忆的地方，不愿与人交往，对亲人变得冷淡，兴趣爱好范围变窄，但对与创伤性经历无关的某些活动仍有兴趣。对与创伤经历相关的人和事选择性遗忘，对未来失去希望和信心。

5．在遭受创伤后数日至数月后，罕见延迟半年以上才发生。鉴别诊断需要排除情感障碍、其他应激障碍、神经症等疾病。

（二）治疗

1．心理治疗　包括焦虑处理、认知治疗和暴露疗法。

2．药物治疗　药物治疗是治疗各个时期 PTSD 最常见的选择。根据病人症状特点，选用的药物包括抗抑郁药、抗焦虑药、抗惊厥药物、锂盐等。

四、适应障碍

（一）诊断

诊断要点如下。

1．有明显的生活事件为诱因，尤其是生活环境或社会地位的改变（如移民、出国、入伍、退休等）。

2．有理由推断易感个性、生活事件和人格基础对导致精神障碍均起着重要作用。生活事件发生前病人精神状态正常，很多其他人都能顺利处理此类事件而无任何异常，可病人却有社会适应能力差的证据。

3．以抑郁、焦虑、害怕等情感症状为主，表现为适应不良的行为障碍，如退缩、不注意卫生、生活无规律等；生理功能障碍，如睡眠不好、食欲缺乏等。

4．存在见于情感性精神障碍（不包括妄想和幻觉）、神经症、应激障碍、躯体形式障碍、品行障碍的各种症状，但不符合上述障碍的诊断标准。

5．社会功能受损。

6．精神障碍开始于心理社会刺激（但不是灾难性的或异乎寻常的）发生后 1 个月内，符合诊断标准至少 1 个月。应激因素消除后，症状持续一般不超过 6 个月。

（二）治疗

1．治疗重点以心理治疗为主，心理治疗主要是解决病人的心理应对方式和情绪发泄的途径问题。

2．药物治疗只用在情绪异常较为明显的病人。

第22单元 心理生理障碍

重点提示
失眠症的治疗：认知疗法、行为治疗、药物治疗（镇静催眠药）。

考点串讲

一、概述
心理因素相关生理障碍指以心理、社会因素为主要病因，以生理障碍为主要临床表现的一组疾病。病因主要源于多种相互联系和相互影响的心理因素，例如情绪、行为方式、生活事件、个体人格易患性等。

二、进食障碍

（一）概述
在心理社会因素和特定的文化因素作用下导致的进食行为异常，并伴有躯体形态和自我知觉的歪曲，包括神经性厌食、神经性贪食和神经性呕吐。

（二）诊断
神经性厌食症的诊断标准要考虑以下情况：
1. 体重保持在至少低于期望值15%以上的水平。
2. 体重减轻是自己造成的，涉及下列手段：自我引吐；自行导泻；运动过度；服用食欲抑制药和（或）利尿药。
3. 有特异的精神病理形式的体像扭曲，病人强加给自己一个较低的体重限度。
4. 内分泌障碍：在妇女表现为闭经；在男性表现为性欲减退及阳痿。
5. 如果在青春期前发病，青春期发育会放慢甚至停滞。

（三）进食障碍的治疗
躯体支持治疗、心理治疗、药物治疗（抗抑郁药物）。

三、睡眠障碍
睡眠质量对健康的影响较睡眠时间更为重要。睡眠障碍通常分为四大类：睡眠的启动与维持困难（失眠）、白天过度睡眠（嗜睡）、24h睡眠-觉醒周期紊乱（睡眠-觉醒节律障碍）、睡眠中异常活动和行为（睡行症、夜惊、梦魇）。

在临床实践中，失眠可能是除疼痛以外最常见的临床症状，在女性和老年人中较为多见。

四、失眠症

（一）临床表现
失眠的表现形式有难以入睡、睡眠不深、多梦、早醒，或醒后不易再睡、醒后不适感、疲乏或白天困倦等。失眠往往引起病人白天不同程度地感到未能充分休息和恢复精力，因而躯体困乏、精神萎靡、注意力减退、思考困难、反应迟钝。

（二）诊断与鉴别诊断
1. 诊断（2015） 对非器质性失眠症的诊断需要考虑以下问题。
（1）主诉是入睡困难，难以维持睡眠或睡眠质量差。
（2）这种睡眠紊乱每周至少发生3次并持续1个月以上。
（3）日夜专注于失眠，过分担心失眠的后果。
（4）睡眠量和（或）质的不满意引起了明显的苦恼或影响了社会及职业功能。

2. 鉴别诊断　需排除其他躯体疾病如周围神经炎、脊髓病、风湿性关节炎或恶性肿瘤；也要排除其他精神障碍导致的继发性失眠，如焦虑症常见的入睡困难，抑郁症常见的早醒。

（三）治疗

1. 认知疗法。
2. 行为治疗。
3. 药物治疗（2015）。

第8章 代谢、内分泌系统

本章重点

本章是考试重点，但内容相对较少。其中，甲状腺疾病，糖尿病与低血糖症，水、电解质代谢和酸碱平衡失调历年必考。其次，下丘脑-垂体病，肾上腺疾病题量少但亦属常考内容。

其中重点掌握的内容包括：①垂体腺瘤的分类，腺垂体功能减退症的临床表现和治疗，中枢性尿崩症的病因和临床表现；②甲状腺功能亢进症的病因、临床表现、治疗方法和适应证、手术前的准备和术后处理、术后并发症的原因和表现，甲状腺功能亢进性心脏病的临床表现，甲状腺危象的临床表现和治疗；③库欣综合征的病因、临床表现和诊断，原发性醛固酮增多症的临床表现、诊断和治疗，嗜铬细胞瘤的临床表现和诊断；④糖尿病的临床表现、诊断和分型、急性并发症、慢性并发症、口服降糖药物治疗和胰岛素治疗；⑤低血糖症的临床表现和处理；⑥水、钠代谢紊乱的病因、分类和临床表现；⑦低钾血症和高钾血症的临床表现和治疗；⑧代谢性酸中毒和代谢性碱中毒的临床表现和治疗。

本章知识点较多，在全面复习的同时必要把握常考的要点，在理解的基础上熟练掌握。

第1单元 内分泌及代谢疾病概述

重点提示

本单元为概述性内容，考生需掌握不同内分泌器官分泌的激素及其主要生理功能，其余内容重在理解。

1. **内分泌系统** 包括垂体、甲状腺、甲状旁腺、胸腺、肾上腺、松果体等内分泌腺。
2. **内分泌系统的定位诊断** ①影像学检查；②放射性核素检查；③B型超声检查；④细胞学检查；⑤静脉导管检查；⑥染色体检查；⑦自身抗体检查。
3. **内分泌代谢疾病亢进的治疗** ①手术治疗；②放射治疗；③药物治疗。
4. **内分泌代谢疾病减退的治疗** 替代治疗、促进激素的合成和释放、增强对激素敏感、抑制糖异生等。

考点串讲

一、内分泌系统概述

（一）内分泌的概念

内分泌是人体一种特殊的分泌方式，内分泌组织和细胞将其分泌的微量的具有特殊生理作用的物质（激素）直接分泌到血液或体液中，对远处或局部激素敏感的器官或组织发挥它的生理调节效应。

（二）内分泌系统、器官和组织

1. 内分泌系统 由内分泌腺、激素分泌细胞（或细胞团）及其所分泌的激素组成。
2. 内分泌腺包括
（1）下丘脑和神经垂体（垂体后叶）。
（2）松果体。
（3）腺垂体（垂体前叶和中叶）。

（4）甲状腺。
（5）甲状旁腺。
（6）内分泌胰腺。
（7）肾上腺皮质和髓质。
（8）性腺（睾丸和卵巢）
（9）胰岛。

3．激素分泌细胞
（1）弥散性神经-内分泌细胞系统（胺前体摄取和脱羧细胞系统）：分布于脑、胃肠、胰、肾上腺髓质。
（2）非内分泌组织的激素分泌细胞：心房肌细胞、脂肪细胞、血管内皮细胞、成纤维细胞等。

(三) 内分泌器官的生理功能

1．下丘脑
（1）体温调节。
（2）摄食行为调节。
（3）水平衡调节。
（4）对腺垂体激素分泌的调节：包括9种激素。①促甲状腺激素释放激素（TRH）；②促性腺素释放激素（GnRH）；③生长激素释放激素（GHRH）；④生长激素释放抑制激素（GHRIH）；⑤促肾上腺皮质激素释放激素（CRH）；⑥促黑素细胞激素释放因子（MRH）；⑦促黑素细胞激素释放抑制因子（MIF）；⑧催乳素释放因子（PRF）；⑨催乳素释放抑制因子（PIF）。
（5）控制生物节律。

2．垂体　垂体由腺垂体和神经垂体组成。
（1）腺垂体：合成和分泌的肽类和蛋白质激素共7种。①促甲状腺激素（TSH）：控制甲状腺，促进甲状腺激素合成和释放，刺激甲状腺增生；②促肾上腺皮质激素（ACTH）：促进肾上腺皮质激素合成和释放，促进肾上腺皮质细胞增生；③促卵泡素（FSH）：促进男子睾丸产生精子，女子卵巢生产卵子；④黄体生成素（LH）：促进男子睾丸制造睾酮，女子卵巢制造雌激素、孕激素，帮助排卵；⑤生长激素（GH）：促进生长发育，促进蛋白质合成及骨骼生长；⑥泌乳素（PRL）：促进乳房发育成熟和乳汁分泌；⑦黑色素细胞刺激素（MSH）：控制黑色素细胞，促进黑色素合成。
（2）神经垂体：是血管加压素（抗利尿激素）和缩宫素的储藏和释放处（2000，2014）。①血管加压素：调节肾排尿量，升高血压；②缩宫素：促进子宫收缩，有助于分娩。

3．甲状腺　甲状腺分泌甲状腺激素。
（1）促进新陈代谢：促进许多组织的糖、脂肪及蛋白质的分解氧化过程，从而增加机体的耗氧量和产热量。
（2）促进生长发育：主要促进骨骼、脑和生殖器官的生长发育，尤其是在婴儿时期。
（3）提高中枢神经系统的兴奋性。

4．甲状旁腺　分泌甲状旁腺激素，其作用为：①升高血钙；②降低血磷。

5．肾上腺　肾上腺分为皮质和髓质两部分。
（1）肾上腺皮质：受垂体ACTH的调节，分泌3种类固醇激素。①醛固酮：通过调节肾对钠的重吸收，维持水平衡；②皮质醇：具有强大的抗炎、抗过敏、抗水肿、免疫调节作用；③性激素：包括男性激素（去氢异雄酮等）和女性激素（黄体酮和雌二醇），促进男女性器官的发育。
（2）肾上腺髓质：受胆碱能神经纤维的兴奋，释放儿茶酚胺，主要有肾上腺素和去甲肾上腺素。作用为心肌收缩力加强，心排血量增加，血压升高，全身血液重新分布，保证重要器官的血液供应。

6．性腺　男性的睾丸和女性的卵巢。
（1）睾丸：曲细精管产生精子，间质细胞分泌睾酮，作用是促进男性性腺发育、维持男性第二性征和性功能、促进蛋白质合成。

（2）卵巢：分泌雌激素和孕激素。①雌激素：促进女性性腺、性器官的发育、维持女性第二性征和子宫内膜的增厚；②孕激素：使子宫内膜继续增厚和分泌、促进乳腺腺泡生长并升高基础体温（2013）。

7. 胰岛　胰岛散布在胰腺之中。

（1）胰岛 B 细胞：分泌胰岛素，其生理作用是促进糖原、脂肪和蛋白质的合成，抑制糖原异生和脂肪分解，增加周围组织对糖的利用，使血糖降低。

（2）胰岛 A 细胞：分泌胰高血糖素，其生理作用与胰岛素相反，促进糖原和蛋白质分解，减少糖的利用，使血糖升高。

（3）胰岛 D 细胞：分泌生长抑素和少量促胃液素，生长抑素抑制胰岛素和胰高血糖素（以及生长激素等）分泌，促胃液素促进胃液分泌。

8. 肾　肾可分泌肾素、促红细胞生成素、前列腺素和 α-羟化酶。

（1）肾素：作用于血管紧张素原，生成血管紧张素Ⅰ，后者转变成血管紧张素Ⅱ，具有调节血容量和水、电解质的功能。

（2）促红细胞生成素：刺激红细胞生成。

（3）前列腺素：扩张血管，增加肾皮质血流。

（4）α-羟化酶：生成活性维生素 D。

9. 胃肠道内分泌细胞　产生多种肽类激素，促胃液素、胰泌素、胆囊收缩素、抑胃肽、胰高血糖素和胃动素等，对消化器官的运动及分泌功能起调节作用。

二、内分泌及代谢疾病

（一）内分泌及代谢疾病常见临床表现

临床表现典型症状和体征对诊断内分泌疾病有重要参考价值，如闭经、月经过少、性欲和性功能改变、毛发改变、生长障碍或过度、体重减轻或增加、头痛、视力减退、精神兴奋、抑郁、软弱无力、皮肤色素改变、紫纹、多饮多尿、多血质、贫血、消化道症状（食欲缺乏、呕吐、腹痛、便秘、腹泻）等。

（二）内分泌疾病的功能状态

1. 激素分泌情况　空腹或基础水平激素的测定，如测血 TSH，FT_3、FT_4 了解垂体-甲状腺轴功能。

2. 激素的动态功能试验　临床疑诊激素分泌缺乏时行兴奋试验，疑诊激素分泌过多时行抑制试验。

3. 放射性核素功能检查　甲状腺[131]碘摄取率测定。

4. 激素调节的生化物质水平测定　电解质、水平衡、酸碱平衡、渗透压、血糖、酮体、游离脂肪酸。

（三）病因、功能和定位诊断

1. 病因诊断

（1）化学检查：缺碘性甲状腺肿病人的尿碘排出量降低。

（2）免疫学检查：测定血浆中相关的自身抗体，Graves 病血中可检出 TSH 受体抗体。

（3）病理检查：对内分泌肿瘤可以明确诊断。

（4）染色体和分子生物学检查：可以诊断染色体畸变引起的疾病，如 Turner 综合征。

2. 功能和定位诊断

（1）血液和尿液生化测定。

（2）激素及其代谢产物测定（2008）。

（3）激素分泌的动态试验。

(4) X线、CT和MRI检查。
(5) B超检查。
(6) 核素检查。
(7) 静脉插管分段采血测定激素水平。
(8) 选择性动脉造影。

(四) 内分泌及代谢性疾病的治疗

1. 病因治疗
2. 内分泌腺功能减退的治疗　激素替代治疗、药物治疗、器官组织或细胞移植。
3. 功能亢进的内分泌疾病的治疗　手术治疗、药物治疗、核素治疗、放射治疗、介入治疗。

── 经典试题 ──

1. 对内分泌病人的诊断中，首先易于确定的是
A. 病理诊断
B. 病因诊断
C. 细胞学诊断
D. 功能诊断
E. 鉴别诊断
2. 对功能减退性内分泌疾病应首选下述哪种治疗
A. 病因治疗
B. 替代治疗
C. 对症治疗
D. 支持治疗
E. 放疗及化疗
3. 对内分泌功能亢进者，下述哪个治疗最为理想
A. 手术切除增生或肿瘤
B. 放射治疗
C. 药物抑制激素合成
D. 化学治疗
E. 用靶激素抑制促激素的合成和分泌

参考答案：　1. D　2. B　3. A

第2单元　下丘脑-垂体病

── 重点提示 ──

本单元常考。泌乳素瘤和尿崩症的治疗是考试重点，首选的治疗药物必须牢记，已经多次考到。泌乳素瘤、生长激素瘤、腺垂体功能减退及尿崩症的临床表现应该熟悉。

1. 腺垂体功能减退病因　①原发性：垂体缺血性坏死，垂体区肿瘤，垂体卒中，原发性空蝶鞍症，医源性损伤，海绵窦栓塞，颈内动脉瘤，感染等；②继发性：垂体柄损伤，下丘脑及其他中枢神经系统病变。

临床表现：①功能减退；②压迫表现；③腺垂体功能减退症危象。

2. 中枢性尿崩症的病因　①下丘脑-垂体区的占位性或浸润性病变；②头外伤；③医源性；④特发性及家族性。

临床表现为多尿、烦渴和多饮。

── 考点串讲 ──

一、垂体的解剖和生理

垂体位于颅底蝶鞍的垂体窝内，椭圆形，前后径约1.0cm，横径1.0~1.5cm，高0.5cm，成年男性垂体重0.35~0.80g，女性重0.45~0.90g。垂体可分为腺垂体和神经垂体两部分。腺垂体包括远侧部、结节部和中间部，神经垂体包括神经部和漏斗组成。

腺垂体能分泌生长激素、促甲状腺激素、促肾上腺皮质激素和促性腺激素。神经垂体能储存和释放加压素及缩宫素。

二、垂体腺瘤

分类

1. 根据激素分泌细胞的来源
（1）泌乳素细胞腺瘤。
（2）生长激素细胞腺瘤。
（3）促肾上腺皮质激素细胞腺瘤。
（4）促甲状腺素细胞腺瘤。
（5）促性腺激素腺瘤。
（6）多分泌功能细胞腺瘤。
（7）无分泌功能细胞腺瘤。
（8）恶性垂体腺瘤。

2. 根据肿瘤大小
（1）微腺瘤：直径＜10mm。
（2）大腺瘤：直径＞10mm。

3. 根据发生部位
（1）鞍内垂体瘤。
（2）鞍外垂体瘤。
（3）异位性垂体瘤。

三、泌乳素瘤

1. 临床表现　是最常见的功能性垂体瘤（2001）。20~40岁女性多见。
（1）典型症状：闭经-泌乳综合征和不育（女）（2016）性功能减退症、阳萎（男）。
（2）压迫症状：①头痛、恶心、呕吐；②视野缺损、眼外肌麻痹、急性视力减退；③脑神经受压；④癫痫；⑤继发性垂体功能减退。

2. 诊断
（1）血 PRL＞200μg/L，结合临床表现及影像学检查（CT 或 MRI）可确诊（2013）。
（2）血 PRL 达 300~500μg/L，排除妊娠和药物因素即可确诊。
（3）血 PRL 达 100~200μg/L，高度怀疑。

3. 治疗
（1）时机选择：①大腺瘤一经发现应给予治疗；②多数微腺瘤不伴血 PRL 升高者，严密观察血 PRL 的变化；③少数微腺瘤血 PRL 升高，造成性功能减退、泌乳、不育或不孕及骨质疏松等症状时需及早治疗（2006）。
（2）药物治疗：主要治疗方式。首选多巴胺受体激动药溴隐亭（2002，2005，2017）。
（3）手术治疗：术前应用溴隐亭利于手术切除。术后继续服药或放疗。

四、生长激素分泌瘤

1. 临床表现　垂体瘤发病第二位。男性多见。
（1）巨人症：发病在青春期前，骨骺未闭者。
（2）肢端肥大症（2017）：发病在青春期后，骨骺已闭者。

2. 诊断
（1）典型面貌、肢端肥大等全身征象。
（2）24hGH 水平总值较正常值高出 10~15 倍，IGF-1 可作为筛选和疾病活动性指标，也可作为治疗是否有效的指标。GH 分泌脉冲数增加 2~3 倍，基础 GH 水平增加达 16~20 倍（正常值＜5μg/L）。

(3) X线片骨骼发现。
(4) 蝶鞍区压迫症候群。

3. 治疗
(1) 药物治疗：溴隐亭为首选药物，无效或复发者行手术或放射治疗。
(2) 放射治疗：最有效的治疗方法。
(3) 手术：首选经蝶显微外科肿瘤完全切除（2015，2017）。适用于放疗后视力障碍加重、视野缩小继续恶化；或未经放疗而视力、视野已严重损害；顽固性头痛、颅压增高、垂体卒中或胰岛素抵抗性糖尿病病人。

五、腺垂体功能减退症

（一）病因

1. 垂体、下丘脑附近肿瘤垂体瘤为成人最常见的原因（2003）。
2. 产后腺垂体坏死及萎缩。
3. 手术、创伤或放射性损伤。
4. 感染和炎症。
5. 遗传性腺垂体功能减退。
6. 其他动脉硬化、海绵窦血栓等。

（二）临床表现（2016）

1. 促性腺激素和泌乳素分泌不足症状　最早出现，产后无乳、乳腺萎缩、长期闭经与不育。
2. 促甲状腺激素分泌不足症状　畏寒、淡漠、行动迟缓等甲减症状。
3. 促肾上腺皮质激素分泌不足症状　极度疲乏、低血压、低血糖等（2002）。
4. 生长激素分泌不足症状　生长障碍。
5. 垂体内或其附近肿瘤压迫症状　偏盲或失明最常见。
6. 并发症　①感染；②垂体危象及昏迷。

（三）诊断根据（2014）

病史、体格检查、临床表现、实验室检查和影像学发现综合分析、排除其他影响因素及疾病后确诊。

（四）治疗

1. 激素替代治疗　多用靶腺激素替代治疗。
(1) 补充糖皮质激素最重要，先于甲状腺激素的补充。首选氢化可的松。
(2) 补充甲状腺激素从小剂量开始，并缓慢递增剂量。
(3) 补充性激素。
2. 病因治疗　垂体瘤手术切除或放疗。
3. 处理垂体危象

六、中枢性尿崩症

（一）病因

1. 原发性　原因不明。
2. 继发性　外伤、肿瘤、肉芽肿、感染、血管病变。
3. 遗传性

（二）临床表现

1. 青少年多见，男性多于女性。
2. 突发多尿（>2L/d）、烦渴、多饮。

3．智力、体格发育接近正常。

（三）诊断

1．尿量多，一般4～10L/d。
2．低渗尿，尿渗透压低于血渗透压，一般低于200mmol/L；尿比重低于1.005～1.003。
3．饮水不足时，常有高钠血症，伴高尿酸血症。
4．应用兴奋AVP释放的刺激（如禁水等）不能使尿量减少。
5．应用AVP治疗有效。

（四）治疗

1．激素替代治疗
（1）加压素水剂作用维持时间短。需要多次注射，不便于长期应用。
（2）垂体后叶素粉剂赖氨酸加压素，一种鼻腔喷雾剂，每4～6小时1次。
（3）鞣酸加压素（长效尿崩停）注射1次可维持3～5d。
（4）DDAVP（1-脱氨-8-右旋精氨酸加压素）：人工合成的精氨酸加压素类似物，缩血管作用小，维持12～24h。最理想的抗利尿药（2000，2003，2007）。

2．其他抗利尿药 适用于部分性尿崩症。
（1）氯磺丙脲。
（2）氢氯噻嗪。
（3）卡马西平。

3．病因治疗

经典试题

1．腺垂体组织受损时，哪项激素缺乏的症状出现最早
A．促性腺激素
B．促肾上腺皮质激素
C．促甲状腺激素
D．泌乳素
E．生长激素

2．在功能性垂体瘤中，最常见的是
A．生长激素瘤
B．生长激素泌乳素混合瘤
C．泌乳素瘤
D．促甲状腺素瘤
E．促肾上腺皮质激素瘤

3．女性，19岁。因原发性闭经就诊，查体：女性体态，双乳Ⅲ期（乳核大于乳晕），触发泌乳征阳性，化验：血雌二醇正常范围低值，血泌乳素水平210μg/L，垂体CT正常，B超示：子宫体积小，最可能的诊断是
A．子宫源性闭经
B．卵巢性闭经
C．下丘脑垂体性闭经
D．垂体泌乳素分泌微腺瘤
E．神经性闭经

4．女性，30岁。经蝶窦行垂体泌乳素瘤手术2个月，放疗后1个月，血泌乳素123μg/L，下述哪种治疗最适合
A．左旋多巴治疗
B．溴隐亭治疗
C．赛庚啶治疗
D．再次放疗
E．行经额垂体瘤手术

5．男性，32岁。头部外伤史2个月，口渴多饮，多尿1个月余，尿比重介于1.000～1.004，主动限水后尿比重1.006，伴烦渴恶心，禁水后实验后尿比重达1.008，垂体后叶素注射后1h，尿比重达1.020，最适宜本例治疗的是
A．DDAVP（精氨酸加压素）
B．垂体后叶素
C．卡马西平
D．氢氯噻嗪
E．长效垂体后叶粉

参考答案：1．A 2．C 3．D 4．B 5．E

第3单元 甲状腺疾病

重点提示

本单元为考试重点，每年必考。

本单元知识点较多，甲状腺功能亢进为重中之重，其中主要考临床表现、诊断、3种治疗手段的适应证、禁忌证、注意事项，尤其是手术治疗包括术前准备、术后并发症及处理。

1. 甲状腺功能亢进的临床表现 ①疲乏无力、怕热多汗、皮肤温暖潮湿、体重锐减和低热、糖耐量减低等；②眼睑震颤，紧张焦虑等；③S_1亢进，房性心律失常多见，心脏增大，收缩压上升，舒张压下降；④食欲亢进，多食消瘦；⑤甲状腺功能亢进性肌病、肌无力、肌萎缩、周期性瘫痪；⑥甲状腺肿。甲亢的体征：①血管杂音；②震颤；③眼征：突眼、瞬目减少、上睑挛缩、上睑不随眼球下落、上视前额皮肤不皱起、看近物辐辏不良。

2. 甲状腺功能亢进治疗包括 ①抗甲状腺药物；②放射性Ⅰ治疗；③手术。

3. 甲状腺危象表现 甲亢症状加重、躁动、兴奋、厌食、恶心、呕吐、汗多、体温39℃以上、脉率>160/min，呕吐或有腹泻，大汗淋漓，谵妄甚至昏迷，抽搐。

甲状腺瘤中甲状腺癌诊断是常考内容。细针细胞学穿刺活检对于甲状腺癌的确诊意义重大。常见类型的甲状腺癌（髓样癌）的临床特点要熟悉。甲状腺功能减退的临床表现和治疗；单纯甲状腺肿的治疗亦是相对重要的内容，复习时应该注意。

考点串讲

一、甲状腺的解剖和生理

（一）甲状腺的解剖

1. 部位 位于甲状软骨下方气管两旁。
2. 血液供应 两侧的甲状腺上动脉和甲状腺下动脉。
3. 神经支配 喉返神经与喉上神经均来自迷走神经。

（二）甲状腺生理

1. 合成、储存和分泌甲状腺素
2. 甲状腺素生理功能
（1）代谢：升高体温、升高血糖、降低血胆固醇、负氮平衡。
（2）心血管系统：提高心率、增强心收缩力。
（3）消化系统：增进胃肠道蠕动。
（4）中枢神经系统：促进神经组织分化成熟，尤其对胎儿。

二、甲状腺功能亢进症

（一）病因

1. 甲状腺疾病 格雷夫斯病（Graves病）、毒性结节性甲状腺肿（2017）、毒性腺瘤、碘甲状腺功能亢进、甲状腺炎（亚甲炎和慢甲炎）、甲状腺癌。
2. 垂体疾病 垂体瘤。
3. 伴瘤综合征（分泌TSH或TSH类似物） 葡萄胎、侵蚀性葡萄胎、多胎妊娠等。
4. 医源性甲状腺功能亢进 补充过度。
5. 卵巢甲状腺肿伴甲状腺功能亢进

（二）临床表现

1. 女性多见 20~50岁为高发年龄。

2. 甲状腺激素分泌过多症候群

(1) 代谢增高：怕热、多汗、乏力、消瘦。

(2) 心血管系统：心悸、胸闷、气短，高动力循环状态导致心脏增大、S_1增强、收缩压升高、舒张压降低、脉压增加、周围血管征；严重者发生甲状腺功能亢进性心脏病（可能导致心房颤动）。

(3) 消化系统：食欲亢进、大便次数多。

(4) 神经系统：脾气急躁、记忆力减退、手和眼睑震颤。

(5) 生殖系统：女性月经减少甚至闭经，周期延长；男性出现阳萎，偶有乳腺增生（男性乳腺发育）。

(6) 血液系统：外周白细胞总数减低，可伴发血小板减少性紫癜，可发生营养性贫血。

3. **甲状腺肿弥漫性、对称性肿大、无压痛** 甲状腺大小与病情轻重无关，甲状腺上下极可有震颤，可闻及收缩期血管杂音。对甲状腺功能亢进最有诊断意义（2000，2002，2005）。

4. 眼征

(1) 单纯性突眼：眼球突出（突眼度19～20mm）；眼裂宽（平视时可见角膜上缘）；瞬目减少（Stellwag）；下视露白（von Graefe）；上视无额纹（Joffroy）；集合运动不良（Mobius）；病理改变轻微，主要是由于甲状腺素使眼外肌和上睑提肌张力增加；预后较好。

(2) 浸润性突眼：较少见；眶内软组织增生明显；眼内异物感、畏光、流泪、眼痛、眼球突出、复视、眼裂不能闭合。

(三) 诊断（2014）

1. 功能诊断

(1) T_3（FT_3或TT_3）增高、T_4（FT_4或TT_4）增高、TSH降低：符合甲状腺功能亢进（2003，2005，2006）。

(2) T_3（FT_3或TT_3）增高、T_4（FT_4或TT_4）正常：T_3型甲状腺功能亢进。

(3) T_3（FT_3或TT_3）正常、T_4（FT_4或TT_4）增高：T_4型甲状腺功能亢进。

(4) 单纯TSH降低：亚临床型甲状腺功能亢进。

2. 病因诊断

(1) 格雷夫斯病（Graves病）：甲状腺功能亢进症状明显、眼征、弥漫性甲状腺肿、TSAb阳性、碘摄取率高，高峰前移、T_3不被抑制。

(2) 多结节毒性甲状腺肿（Plummer病）、毒性腺瘤：甲状腺功能亢进症状轻、无突眼、甲状腺扫描为热结节、结节外摄碘率降低。

(3) 亚甲炎伴甲状腺功能亢进：甲状腺疼痛明显，摄碘率低。

(4) 桥本甲状腺炎：可有典型Graves病征象，弥漫性甲状腺肿大，TGAb及TPOAb阳性，摄碘率降低。

(5) 碘甲状腺功能亢进：过量摄入碘史（胺碘酮、造影剂）、摄碘率降低、停药后大多好转。

(四) 鉴别诊断

1. 与其他甲状腺功能亢进的鉴别 见表8-1。

表8-1 甲状腺功能亢进与其他甲状腺功能亢性的鉴别

疾病	甲状腺肿	眼征	抗体	摄碘率	T_3抑制	其他
GD	弥漫性、震颤、杂音	有	TSAb	提高、前移	不被抑制	/
Plummer病 腺瘤	结节性	无	无	热结节 结节外低	/	/
亚甲炎	压痛、疼痛	无	无	降低	/	/

续表

疾病	甲状腺肿	眼征	抗体	摄碘率	T_3抑制	其他
桥本甲状腺炎甲状腺功能亢进	弥漫性	无	TBAb、TPOAb	早期升高，后期降低	可被抑制	有原发甲减倾向
碘甲状腺功能亢进	可有结节	无	无	降低	/	用药史、自行缓解
HCG 相关	不大	无	无	/	/	HCG 升高
单纯性甲状腺肿	弥漫性	无	无	高、不前移	可被抑制	可发展为碘甲状腺功能亢进

2. 与非甲状腺功能亢进疾病的鉴别

（1）更年期综合征：甲状腺不大，甲状腺功能正常。

（2）单侧突眼：见于眶内肿瘤、炎性假瘤等。眼球后超声检查或 CT 可明确诊断。

（3）糖尿病：无心慌、怕热、烦躁等症状，甲状腺功能正常。

（五）甲状腺功能亢进性心脏病

1. 诊断　甲状腺功能亢进病人有心律失常、心脏扩大、心律衰竭、心绞痛或心肌梗死和二尖瓣脱垂中的一项，排除了冠心病等其他原因心脏病后即可诊断。

2. 治疗　控制甲状腺功能亢进。

（六）甲状腺功能亢进合并周期性瘫痪

1. 诊断　双侧对称性肌无力，双下肢最容易受累，发作时血钾低、尿钾正常。

2. 治疗　补钾可缓解（2000，2006）。

（七）甲状腺危象的诊断

感染、劳累、术前准备不充分、核素治疗后等情况下，甲状腺功能亢进病情突然加剧出现危及生命的状态称甲状腺危象。表现为甲状腺功能亢进症状加重、躁动、兴奋、厌食、恶心、呕吐、汗多、体温 39℃以上、脉率>160/min，呕吐或有腹泻，大汗淋漓，谵妄甚至昏迷、抽搐。

（八）抗甲状腺药物治疗

1. 适应证　所有甲状腺功能亢进病人的初始治疗（2004，2014）。

2. 优点　疗效肯定；一般不导致甲状腺功能减退；方便、经济、安全。

3. 缺点　疗程长（1～2 年）；停药后容易复发；导致过敏、粒细胞减少或肝损害（2005，2007）。

4. 抗甲状腺药物　硫脲类和咪唑类。抑制甲状腺素的合成。选用顺序为丙硫氧嘧啶（PTU）、甲巯咪唑（他巴唑）、卡比马唑（甲亢平）。

5. 复方碘溶液　仅用于术前准备减少出血和甲状腺危象（2005）。

6. β 受体阻滞药　多用普萘洛尔、美托洛尔。用于改善甲亢初期的症状、术前准备、危象抢救、核素治疗前后。

（九）放射性 ^{131}I 治疗

1. 适应证　中等或小的自主高功能性甲状腺腺瘤；药物或手术治疗复发者；30 岁以上中度以下 Graves 病；不宜手术或又需要根除甲亢者；白细胞低、不能长期药物治疗者；甲亢合并周期性瘫痪者。

2. 禁忌证　25 岁以下；妊娠、哺乳者；浸润性突眼；严重疾病状态（心肝肾功能衰竭、活动性肺结核；外周血白细胞<3.0×10^9/L 或粒细胞<1.5×10^9/L；甲状腺功能亢进危象；甲状腺不能摄碘者（2004）。

3. 并发症　甲状腺功能减退；放射性甲状腺炎；少数病人突眼恶化。

（十）手术治疗及术前准备

1. 适应证　药物治疗无效或停药复发者；甲状腺肿大有压迫症状；胸骨后甲状腺肿伴甲状腺功能亢进者；结节性甲状腺肿伴甲状腺功能亢进者（2003，2004）。

2. 禁忌证（2014）　较重或发展较快的浸润性突眼；年老或有严重疾病不能耐受手术者；妊娠早期（第3个月前）及晚期（第6个月后）；轻症可药物治疗者（2003）。

3. 术前准备　要用药物控制症状，HR<80/min，T_3与T_4正常，术前2周服用复方碘溶液（2014），减少甲状腺充血及术中出血（2000，2006，2008，2011，2016）。

4. 并发症及处理　①术后呼吸困难和窒息（2015，2016）。气管插管或气管切开（2007）。②喉上或喉返神经损伤。熟悉解剖结构，避免手术损伤（2006）。③甲状旁腺功能减退。应用钙剂及维生素D（2005，2007，2008，2017）。④甲状腺功能减低。甲状腺素替代治疗。

三、甲状腺功能减退

（一）病因

1. 原发性甲状腺功能减退症　占甲减的90%~95%或以上。多见于获得性甲状腺破坏，如慢性淋巴细胞性甲状腺炎（桥本）、^{131}I治疗后、手术切除后、缺碘。

2. 继发性甲状腺功能减退症　由于垂体或下丘脑疾病导致TRH及TSH分泌不足所致。多见于垂体瘤、手术、放疗后、产后大出血。

3. TSH或TH不敏感综合征　由于TH受体减少或受体后缺陷所致。

（二）临床表现

1. 成年型甲状腺功能减退　①多见于中年妇女；②皮肤黏膜：苍白、发凉、干燥、脱屑、眉毛外1/3脱落；③肌肉和关节：肌软弱乏力、跟腱反射的半弛缓时间延长，对诊断有特殊价值；④心血管系统：窦性心动过缓，心音减弱，心包积液；⑤呼吸系统：睡眠呼吸暂停；⑥消化系统：食欲缺乏、腹胀、便秘；⑦神经系统：记忆力减退、智力低下、反应迟钝、嗜睡、抑郁；⑧血液系统：缺铁性贫血或恶性贫血；⑨内分泌系统：性欲减低、阳萎；⑩黏液性水肿昏迷：嗜睡、低体温、呼吸徐缓、心动过缓、血压下降、四肢肌肉松弛、反射减弱或消失。

2. 呆小病　体格、智力发育迟缓，表情呆钝。前后囟增大、闭合延迟。四肢粗短。出牙、换牙和骨龄延迟，行走晚，呈鸭步。

3. 幼年型甲状腺功能减退　表现介于成年型甲减和呆小病的表现之间，幼儿多表现为呆小病，较大儿童的表现与成年型相似。

（三）诊断与鉴别诊断

1. 诊断　依据临床表现、体征，主要靠实验室检查。

（1）T_3及T_4正常而TSH升高（2011）可能是亚临床甲状腺功能减退。

（2）原发甲状腺功能减退 TSH升高，TRH刺激后更高；继发甲状腺功能减退 TSH降低（2000）。

（3）TRH刺激后TSH不升高（垂体性甲状腺功能减退）、延迟升高（下丘脑性甲状腺功能减退）。

（4）T_3及T_4高、TSH正常或高、无甲状腺功能亢进表现，或甲状腺功能减退经大量TH后无效考虑TH不敏感综合征。

（5）TGAb及TPOAb阳性提示慢性淋巴细胞性甲状腺炎（2004，2007）。

2. 鉴别诊断

（1）贫血应与其他原因的贫血鉴别。

（2）蝶鞍增大：应与垂体瘤鉴别。

(3) 心包积液：需与其他原因的心包积液鉴别。

(4) 水肿：主要与特发性水肿鉴别。

(5) 低 T_3 综合征。

（四）治疗

1. 用法与用量　首选左甲状腺素口服（2016），也可口服干甲状腺片。小剂量开始，一次顿服，左甲状腺素的开始用量为每日 25～50μg，逐渐加量，最高维持量为 200～300μg/d。评价疗效的指标是血清 TSH（2005，2007，2008）。

2. 注意事项

(1) 年老病人、冠心病病人及精神症状者，剂量酌减。

(2) 个体化用药，如发生应激、腹泻、消化不良应加量，妊娠时加量 1 倍（防止呆小病）。

(3) 为防止腺垂体功能减退者发生急性肾上腺皮质功能不全，甲状腺素的治疗应在皮质激素替代治疗后开始。

(4) 周围 TH 不敏感型甲减治疗需加大剂量。

(5) 黏液性水肿病人对胰岛素、镇静药、麻醉药敏感，可诱发昏迷，应慎用（2007）。

四、亚急性甲状腺炎

（一）临床表现

1. 多见于中年女性。起病前 1～3 周多有上呼吸道感染。

2. 起病急，发热伴畏寒，淋巴结肿大。

3. 特征性表现是甲状腺部位疼痛，轻度肿大，常出现结节、有压痛。

4. 病变广泛时可伴甲状腺功能亢进表现，个别留有永久性甲减。

5. 病程一般 2～3 个月，多可自行恢复。

（二）诊断与鉴别诊断

1. 发病前有上呼吸道感染史。

2. 甲状腺肿大、疼痛、有压痛，伴全身症状。

3. 血细胞沉降率增快，血清 T_3 及 T_4 升高而甲状腺摄碘率降低（分离现象）（2015）。

需与急性化脓性甲状腺炎、结节性甲状腺肿出血、甲状腺功能亢进症等相鉴别。

（三）治疗

1. 轻者给予阿司匹林和吲哚美辛口服，重者给予泼尼松口服。

2. 伴甲状腺功能亢进时，不需服用抗甲状腺药物，必要时可给予小剂量普萘洛尔。

3. 病程较长伴甲状腺功能减退时，应用甲状腺素。

五、单纯性甲状腺肿

（一）病因

1. 碘缺乏（2012）　地方性甲状腺肿多见于山区及远离海洋的地区。

2. TH 合成或分泌障碍　①碘摄入过少及过多。②致甲状腺肿物质：卷心菜、黄豆、白菜、萝卜；磺胺类、硫脲类等药物。③先天性甲状腺素合成障碍。

3. 甲状腺激素需要量增加　青春期、妊娠、哺乳时碘相对不足，导致生理性甲状腺肿大。

（二）病理

甲状腺呈弥漫性或结节性肿大，重量 60～1000g 不等，切面可见结节、纤维化、出血和钙化。

（三）临床表现

1. 弥漫性甲状腺肿大，质地较软，表面光滑，有韧性感，无压痛。

2. 压迫症状：①气管受压。呼吸困难。②食管受压。吞咽困难。③喉返神经受压。声音嘶哑及呼吸困难。④颈交感神经受压。Horner 综合征（眼球下陷、瞳孔缩小、眼睑下垂）。⑤静脉受压。上腔静脉综合征。

（四）诊断与鉴别诊断

1. 诊断　依据临床表现、B 超检查结果，T_3，T_4，TSH 水平测定正常。应了解是否伴有甲状腺功能亢进与癌变，必要时可行细针穿刺细胞学检查，确定是否伴发甲状腺癌。

2. 鉴别诊断　甲状腺功能亢进、亚急性甲状腺炎、甲状腺癌、慢性淋巴细胞性甲状腺炎。

（五）治疗

1. 补充碘盐（2005）

2. 补充甲状腺素　血清 TSH 水平增高是补充 TH 的指征，剂量掌握在不使 TSH 浓度减低而使肿大的甲状腺缩小为宜。

3. TRH 兴奋试验　TSH 无反应说明结节有自主性，不能用 TH 治疗。

4. 手术治疗　有压迫症状或怀疑癌变者考虑手术。

六、甲状腺癌

（一）病理类型及临床特点

1. 甲状腺腺瘤女性多见　生长缓慢，包膜完整，表面光滑，质地稍硬。

2. 甲状腺癌

（1）乳头状癌（2011，2014）：多为单个结节，质地较硬，边界不规则，恶性度较低。

（2）滤泡状癌：多为单发，质实而硬韧，边界不清。

（3）未分化癌：恶性程度最高，易形成双侧弥漫性甲状腺肿块。

（4）髓样癌：属于神经内分泌肿瘤，分泌降钙素（2017）。

（二）临床表现（2012，2016）

1. 颈部肿块或影像学的"意外结节"。

2. 甲状腺癌细胞可自主分泌 T_3 及 T_4。

3. 甲状腺癌多为单个结节，形态不规则，质硬，无压痛，与周围组织粘连，邻近淋巴结转移。

4. 周围组织的压迫症状。

（三）治疗

1. 手术治疗　高度怀疑或确诊为甲状腺癌者需尽早切除（2002，2016）。术前、术后应用左甲状腺素，抑制血 TSH 在 0.1～0.3mU/L 以下。

2. 放射性 ^{131}I 治疗

3. 外放射治疗

4. 化疗　晚期甲状腺癌可考虑化疗。

5. 经皮乙醇注射治疗　适用于拒绝行 ^{131}I 治疗或手术治疗的良性结节、无功能性甲状腺结节、高功能结节或甲状腺腺瘤。

经典试题

1. Graves 病中，最明显的体液免疫特征是在病人血清中可检出
A. TSH 受体抗体（TRAb）
B. 甲状腺刺激性抗体（TSAb）
C. TSH 结合抑制免疫球蛋白（TBⅡ）
D. 甲状腺生长免疫球蛋白（TGⅠ）
E. 甲状腺生长抑制免疫球蛋白（TGⅡ）

2. 关于甲巯咪唑治疗甲状腺功能亢进的作用机制，下述哪一项是错误的
A. 抑制甲状腺过氧化酶活性
B. 抑制碘的活化
C. 抑制酪氨酸碘化
D. 抑制碘化酪氨酸的缩合
E. 抑制甲状腺素的释放

3. 下述哪项指标对诊断原发性甲状腺功能低减最为敏感
A. TT$_3$
B. FT$_3$
C. TT$_4$
D. FT$_4$
E. sTSH

4. 女性，32 岁。甲状腺功能亢进 6 年，疏于治疗，长期不愈，临床疑诊甲状腺功能亢进心脏病，心功能二级，甲状腺Ⅰ度肿大，甲状腺吸碘率 3h 68%，24h 91%，下列哪项治疗应首先考虑
A. 甲巯咪唑治疗
B. 丙硫氧嘧啶治疗
C. 手术治疗
D. 甲巯咪唑+普萘洛尔治疗
E. ^{131}I 治疗

5. 男性，50 岁。甲状腺功能亢进病人，甲状腺Ⅱ度肿大，有心房颤动。经丙硫氧嘧啶治疗 3 个月后，甲状腺未缩小，心房颤动未消失。此病治疗应
A. 继续原有治疗
B. 继续原治疗+普萘洛尔
C. 继续原治疗+地高辛
D. 改用放射性 ^{131}I 治疗
E. 改用手术治疗

6. 男性，54 岁。甲状腺功能亢进心房颤动史 5 年，药物治疗后 3 年，因消瘦、便频、心前区不适再次就诊。查体：心界扩大，双胫前水肿，心率 120 /min，节律极不规整，疑为甲状腺功能亢进性心脏病，在诊断时，以下何种试验为禁忌
A. FT$_3$、FT$_4$、TSH

B. TSAb
C. 甲状腺吸碘率
D. T$_3$ 抑制试验
E. TRH 兴奋试验

（7～10 题共用题干）

女性，28 岁，已婚。因消瘦、乏力、多食、心悸 3 个月就诊。近 2 年应用口服避孕药。

7. 下述哪项体征最有诊断意义
A. 心动过速
B. 双手震颤
C. 双眼裂增宽
D. 皮肤潮润
E. 甲状腺Ⅱ度肿大，双上极可闻及血管杂音

8. 哪项检查对病人最有意义
A. TT$_3$、TT$_4$、TSH 测定
B. FT$_3$、FT$_4$、sTSH 测定
C. 甲状腺吸碘率测定
D. TSH 受体抗体测定
E. TGAb、TPOAb 测定

9. 当临床及实验室检查确诊为 Graves 病后，本例病人应选择哪项治疗
A. 丙硫氧嘧啶治疗
B. 甲巯咪唑治疗
C. 丙硫氧嘧啶治疗＋普萘洛尔治疗
D. 过氯酸钾治疗
E. 碳酸钾治疗

10. 病人于抗甲状腺功能亢进药物减药期发生妊娠，希望保胎，哪种治疗措施是正确的
A. 立即行甲状腺手术
B. 继续药物治疗，待妊娠中期行甲状腺手术
C. 核素治疗
D. 继续药物治疗至分娩
E. 加服碳酸钾治疗

参考答案：1. A 2. E 3. E 4. E 5. D 6. D 7. E 8. B 9. C 10. B

第 4 单元　甲状旁腺疾病

― 重点提示 ―

本单元常考点有：
1. 甲状旁腺功能亢进症包括高钙血症、骨骼系统、泌尿系统及高钙危象等临床表现。
2. 甲状旁腺功能亢进症的诊断包括定性诊断和定位诊断。
3. 甲状旁腺功能亢进症的治疗有手术治疗和西咪替丁等药物治疗。

考点串讲

一、甲状旁腺的解剖和生理

为两对扁椭圆形小体,颜色棕黄,形状及大小似黄豆。每个甲状旁腺的重量约为 50mg。上甲状旁腺在甲状腺侧叶后缘上、中 1/3 交界处;下甲状旁腺多在甲状腺侧叶后缘近下端的甲状腺下动脉处。

甲状旁腺的功能是调节钙磷代谢,维持血钙水平。

二、甲状旁腺功能亢进症

(一)病因

原发性甲状旁腺功能亢进是由于甲状旁腺腺瘤、增生或腺癌引起 PTH 分泌过多。

(二)临床表现

1. **高钙血症** ①中枢神经系统可出现记忆力减退,情绪不稳定,轻度个性改变,抑郁,嗜睡。②神经肌肉系统可出现倦怠,四肢无力,可出现肌萎缩,常伴有肌电图异常。③消化系统可表现为食欲缺乏、腹胀、消化不良、便秘、恶心、呕吐;约 5% 的病人有急性或慢性胰腺炎发作;也可引起顽固性消化性溃疡。④软组织钙化影响肌腱、软骨等处可引起非特异性关节痛。⑤皮肤钙盐沉积可引起皮肤瘙痒。

2. **骨骼系统** 早期可出现骨痛,晚期主要表现为纤维囊性骨炎,可出现骨骼畸形与病理性骨折。

3. **泌尿系统** 多尿、夜尿、口渴、肾结石与肾实质钙化,反复发作的肾绞痛与血尿。最后可引起肾功能不全。

4. **其他** 可与垂体瘤及胰岛细胞瘤同时存在,也可与嗜铬细胞瘤及甲状腺髓样癌同时存在。

5. **高钙危象** 严重病例可出现重度高钙血症,伴明显脱水,威胁生命,应紧急处理。

(三)诊断

1. **甲状旁腺功能亢进的定性诊断** 病人有反复发作尿路结石、骨痛,骨骼 X 线摄片有骨膜下皮质吸收、囊肿样变化、多发性骨折或畸形等;<u>实验室检查有高血钙、低血磷、血清碱性磷酸酶增高、尿钙增高,诊断基本上可以确定(2015)</u>。为确定本病诊断尚须做血清 PTH 测定,并结合血清钙测定。

2. **甲状旁腺功能亢进的定位诊断** 颈部超声检查、放射性核素检查、颈部和纵隔 CT 扫描等定位诊断。

(四)治疗

1. **手术探查和治疗** 术后低钙血症者只需给予高钙饮食或口服钙剂。

2. **无症状性甲状旁腺功能亢进者治疗** 有下列情况则需手术治疗:①有骨吸收病变的 X 线表现或骨密度降低;②活动性尿路结石或肾功能减退;③血清钙水平≥3mmol/L;④iPTH(血清免疫活性 PTH)较正常增高 2 倍以上;⑤严重的精神病、溃疡病、胰腺炎等。

3. **西咪替丁** 适用于有手术禁忌的病人、手术前准备及急性原发性甲状旁腺危象。

4. **处理高钙危象** ①大量滴注生理盐水;②二膦酸盐,如帕米膦酸钠静脉滴注;③呋塞米静脉注射;④降钙素皮下或肌内注射;⑤血液透析或腹膜透析降低血钙;⑥糖皮质激素(氢化可的松或地塞米松)静滴或静注。

经典试题

慢性肾功能不全继发性甲状旁腺功能亢进最主要的原因是

A. 血肌酐增高
B. 血钾升高
C. 血磷升高
D. 维生素 D 减少
E. 酸中毒

参考答案：C

第5单元 肾上腺疾病

重点提示

本单元皮质醇增多症为重点，主要考查诊断、病因及临床表现。垂体微腺瘤是皮质醇增多症的最常见原因；向心性肥胖，皮肤紫纹增多是皮质醇增多症的特征性表现；小剂量地塞米松抑制试验是筛选、诊断本症的快速而可靠的试验。以上知识点为考试必考内容，应牢记。

其次考查原发性肾上腺皮质功能减退治疗、病因、临床表现、诊断。氢化可的松是本症激素替代治疗的首选药物，必须掌握。

原发性醛固酮增多症中诊断、病因、临床表现及治疗为常考内容。高血压同时合并低血钾是原发性醛固酮增多症的特征表现，考试常涉及。

嗜铬细胞瘤出题较少，阵发性高血压对本症的诊断具提示意义，为考试重点。

考点串讲

一、肾上腺的解剖和生理

人体重要的内分泌腺，左右各一，左肾上腺近似半月形，右肾上腺呈三角形，分别位于左右肾的上内方。肾上腺的前面有不太明显的肾上腺门，是血管、神经和淋巴管进出之处。肾上腺实质分为皮质和髓质。

肾上腺皮质可分泌调节体内水盐代谢的盐皮质激素、调节糖类代谢的糖皮质激素、影响性行为和副性特征的性激素。髓质可分泌肾上腺素和去甲肾上腺素，能使心跳加快，心收缩力加强，小动脉收缩以维持血压和调节内脏平滑肌的活动等。

二、皮质醇增多症（Cushing综合征）

（一）病因

1. 内源性Cushing综合征

（1）ACTH依赖性Cushing综合征：①垂体依赖性Cushing综合征（Cushing病），垂体微腺瘤最多见（2000）；②异位CRH分泌综合征罕见，下丘脑转移性前列腺癌；③异位ACTH分泌综合征，胸腔内肿瘤、肺癌、胰腺肿瘤、嗜铬细胞瘤。

（2）非ACTH依赖性Cushing综合征：①肾上腺皮质腺瘤或癌，血ACTH不升高（2005）；②原发性色素结节性肾上腺病；③不依赖ACTH的双侧肾上腺大/小结节性增生。

（3）假性Cushing综合征。

2. 外源性Cushing综合征（类Cushing综合征）　最常见。长期应用外源性ACTH或糖皮质激素引起。

（二）临床表现

1. 代谢异常　糖耐量降低，部分病人出现类固醇性糖尿病；向心性肥胖；机体负氮平衡状态，皮肤紫纹、肌肉萎缩、骨质疏松；皮质醇有少量盐皮质激素作用，保钠排钾导致低钾性碱中毒（2003，2016）。

2. 心血管疾病　高血压常见，由于脂代谢紊乱、血液高凝，易发生动静脉血栓。

3. 免疫系统　容易感染，肺部感染多见、化脓性感染不易局限化；炎症反应不显著，易漏诊。

4. 造血系统　刺激骨髓造血导致红细胞增加，呈多血质面容；白细胞总数和中性粒细胞增加，嗜酸性粒细胞和淋巴细胞减少。

5. 色素沉着异位　ACTH综合征病人，肿瘤产生促黑素细胞活性的肽类，皮肤色素明显加深，有诊断意义。

6. **性功能** 大量皮质醇可抑制垂体促性腺激素，男性性欲减退，女性由于同时雄激素分泌过多，可发生多囊卵巢综合征、多毛、月经紊乱。若出现明显的男性化表现，警惕肾上腺皮质癌（2007）。

（三）诊断

1. **功能诊断** 即是否存在皮质醇水平过高。

（1）血皮质醇升高（2016）：测早 8:00，下午 4:00 或午夜 12:00 的血皮质醇浓度（2015）。皮质醇分泌节律性消失最有意义（2003）。

（2）24h 尿游离皮质醇（UFC）增加：结合小剂量地塞米松抑制试验，诊断符合率高达 98%（2004）。

（3）尿 17-羟皮质醇增加。

（4）小剂量地塞米松抑制试验：确诊本病的必需试验（2017）。本病服药后 24h 尿游离皮质醇不能降到正常范围（2001，2003，2007）。

2. **病因诊断** 见表 8-2。

表 8-2 皮质醇增多症的病因诊断

	Cushing 病	异位 ACTH	腺瘤
大剂量地塞米松抑制试验（2002）	可被抑制	不能抑制	不能抑制
血 ACTH 浓度	略高于正常	明显增加	减低
鞍区 CT，MRI	微腺瘤、大腺瘤	正常	正常
肾上腺 CT，BUS	双侧增大	双侧增大	腺瘤
胸部 CT	正常	60%可见异常	正常

（四）治疗

1. **Cushing 综合征**

（1）经蝶窦切除垂体微腺瘤是首选方法；大腺瘤需要经额开颅手术，往往不能完全切除，术后要加放疗。

（2）手术放疗无效者可用药物抑制肾上腺功能。

（3）最后选择一侧肾上腺全切、对侧大部分切除；术后必须垂体放疗，否则会出现垂体微腺瘤、血 ACTH 明显增高、皮肤色素沉着（Nelson 综合征）。

2. **异位 ACTH 综合征** 积极治疗原发肿瘤，如能根治则 Cushing 综合征可以缓解；不能根治需要用皮质激素合成阻滞药物（米托坦、氨鲁米特、美替拉酮、酮康唑）。

3. **肾上腺腺瘤** 手术切除可根治，术后 6 个月至 1 年内需要激素替代治疗，直到肾上腺皮质恢复功能。

4. **肾上腺腺癌** 争取早期手术治疗，不能根治或已经转移者可用药物减少皮质醇的合成。切除腺瘤或增生后，皮质醇水平锐减，可能发生急性肾上腺皮质功能不全；术前、术中、术后要补充皮质激素。

5. **不依赖 ACTH 的大或小结节性双侧肾上腺增生** 双侧肾上腺切除＋替代治疗。

三、原发性醛固酮增多症

（一）病因

由于肾上腺皮质的肿瘤或增生导致醛固酮分泌过多，引起保钠排钾，体液容量扩张，进而抑制了肾素-血管紧张素系统。

1. 醛固酮分泌瘤最多见。
2. 特发性醛固酮增多症。

3. 分泌醛固酮的肾上腺皮质癌。
4. 血管紧张素Ⅱ反应性肾上腺皮质腺瘤。
5. 原发性肾上腺增生症。
6. 糖皮质激素可抑制性原发性醛固酮增多症。
7. 家族性原发性醛固酮增多症。
8. 异位醛固酮分泌性腺瘤和腺癌。

（二）临床表现

1. 高血压，多为缓慢发展的良性高血压，随着病情进展，血压逐渐升高，舒张压明显。少数可呈恶性急进性高血压，对常用降压药疗效不佳。
2. 低血钾肌无力和周期性麻痹，劳累和使用利尿药为诱因，补钾可缓解但易复发。心律失常以期前收缩和阵发性室上速多见，ECG 示 Q-T 间期延长、T 波增宽（2003）。
3. 肾小管浓缩功能减弱，伴多尿，尤其夜尿多，继发口渴、多饮。
4. 低血钙，肢端麻木或手足搐搦，低钾时不明显，补钾后明显。

（三）诊断

要点：高血压，低血钾，血浆及尿醛固酮高，血浆肾素、血管紧张素Ⅱ降低，皮质醇正常，螺内酯可纠正（2002，2004，2007，2015）。

（四）治疗

1. **手术治疗**　对醛固酮腺瘤效果好，术前低盐饮食＋螺内酯准备，缓解低血钾和高血压；原发性肾上腺增生可肾上腺大部分切除或单侧切除。
2. **药物治疗**　特发性醛固酮增多症可用螺内酯治疗（2007，2015），由于其对肾素有反应，血管紧张素转化酶抑制药也有作用；对糖皮质激素可抑制性醛固酮增多症可用激素治疗。

四、原发性慢性肾上腺皮质功能减退

（一）病因

由于多种原因导致双侧肾上腺破坏导致皮质激素（醛固酮和皮质醇）分泌不足（2005）。

1. **感染**　肾上腺结核为常见原因，可导致整个肾上腺被干酪样坏死物破坏。
2. **特发性肾上腺萎缩**　自身免疫反应导致皮质破坏，髓质不受累，常伴有其他自身免疫性疾病。
3. **先天性肾上腺发育不良**
4. **其他**　手术切除、放疗、肾上腺酶系抑制药物长期应用。

（二）临床表现（2017）

糖皮质激素（皮质醇为主）和盐皮质激素（醛固酮为主）缺乏的表现。

1. **症状**　乏力、淡漠、嗜睡、疲劳、食欲缺乏、腹泻、关节痛，男性性功能减退，女性闭经，青少年生长迟缓等。
2. **体征**　血压低、心音低钝、低血糖、皮肤黏膜色素沉着（对 ACTH 反馈抑制减弱，皮肤暴露部位和摩擦处明显），女性阴毛、腋毛脱落（2004）。

（三）诊断

对于出现乏力、食欲缺乏、消瘦、低血压、皮肤黏膜色素沉着者要考虑本病。血浆 ACTH 明显增高。血皮质醇和醛固酮降低。ACTH 兴奋试验皮质醇无明显增加，有确诊价值（2003，2014）。

（四）治疗

1. **糖皮质激素替代治疗**　需要终身替代。上午 8:00 前服氢化可的松 20mg，14:00 前服氢化可的松 10mg；在增加工作和活动量、感染、创伤、手术等应激时适当加量（2001，2007，2008）。
2. **食盐和盐皮质激素替代治疗**　每日摄入盐 8～10g，如有大量出汗、腹泻时，应酌加食盐摄入量。若仍感乏力、头晕、血压偏低、血浆肾素活性增高，需加盐皮质激素。

3. 围手术期治疗　术前纠正水、电解质紊乱和脱水，进手术室前肌内注射 100mg 的氢化可的松，术中静脉滴注氢化可的松 50mg/6h，术后给予氢化可的松 25～50mg/6h。

（五）肾上腺危象的治疗

1. 补液　迅速补充生理盐水，纠正低血容量和电解质紊乱。

2. 补充激素　立即静脉注射氢化可的松 100mg，后每 6 小时静脉滴注 50～100mg，使血糖皮质激素水平达到普通人严重应激时的水平。持续静脉滴入、逐渐减量、过渡到口服；减量至口服 60mg 时加用盐皮质激素。

五、嗜铬细胞瘤

（一）临床表现

1. 基础代谢　耗氧量增加、代谢亢进引起发热、消瘦。

2. 心血管系统

（1）阵发性高血压特征性表现（2008）。平时血压不高，发作时血压骤升，＞26.7/17.3kPa（200/130mmHg），伴有剧烈头痛、大汗淋漓、心动过速（三联征）、面色苍白；每次一般持续数分钟；发作过后有迷走神经兴奋的表现：皮肤潮红、流口水、瞳孔缩小。可能发展为持续性高血压阵发性加重。常用降压药无效，但对血管扩张药物有效；伴有交感神经兴奋表现；血压波动大，可有直立性低血压。

（2）低血压，高血压和低血压、休克交替发生，血压突然降低时要考虑本病。

（3）长期后负荷增加导致心肌肥厚、心脏扩大、心力衰竭、心律失常、非心源性肺水肿。

3. 糖代谢　血糖过高、糖耐量降低、糖尿病。

4. 脂代谢　脂肪分解增加、血游离脂肪酸增加。

（二）诊断

1. 血尿儿茶酚胺及其代谢产物测定　持续性高血压平时和阵发性高血压发作时可发现异常。血儿茶酚胺水平升高，不能被可乐定抑制；尿儿茶酚胺、VMA 排泄量增加。

2. 药理试验

（1）激发试验：适于阵发性始终不发作的病人。①冷加压试验；②胰高糖素激发试验。

（2）抑制试验：适于持续性高血压、阵发性高血压发作期。①酚妥拉明试验；②可乐定试验。

3. 影像学检查　应在用 α 受体阻滞药控制血压后进行。

（1）肾上腺 CT 扫描首选。必须在用 α 受体阻滞药控制血压后进行，否则造影剂可能诱发高血压。

（2）MRI。

（3）B 超。

（4）核素扫描。

（三）治疗

1. 手术切除。

2. 高血压危象者：抬高床头，立即静脉缓慢推注酚妥拉明，血压降低到 21.3/13.3kPa（160/100mmHg）时改为滴注。

经典试题

1. 增生型皮质醇增多症伴垂体微腺瘤，下列治疗方案中应首选
A. 双肾上腺全切加垂体放疗
B. 一侧肾上腺全切，一侧大部分切除
C. 肾上腺次全切除加垂体放疗
D. 经蝶窦切除垂体微腺瘤
E. 肾上腺次全切除加神经递质抑制药

2. 关于肾上腺危象，下列哪项是错误的

A．是 Addison 病急剧加重的表现
B．常发生于感染，创伤等应激情况下
C．可出现低血糖和低钠血症
D．血钾降低
E．可有恶心、脱水和血压降低等表现

3．男性，52 岁。因库欣（Cushing）综合征接受一侧肾上腺全切，另一侧次全切手术 5 年，因高血压、低血钾，肥胖再次就诊，临床及实验室诊断为库欣（Cushing）综合征复发。病人有慢性心衰史 2 年，应首先选择的治疗是

A．再次肾上腺手术
B．放疗
C．酮康唑治疗
D．螺内酯治疗
E．降压治疗补钾

（4～7 题共用题干）

女性，35 岁。因多食，肥胖，闭经，血糖高 1 年就诊，体检：身高 160cm，体重 75kg，腹部、臀部脂肪堆积，紫纹（+），血压：22.7/13.3kPa（170/100mmHg），血糖 10.1mmol/L，初诊皮质醇增多症。

4．下述哪项检查对确诊最有意义
A．血皮质醇节律测定
B．24h 尿游离皮质醇测定
C．24h 尿 17-羟、17-酮测定
D．血 ACTH 测定
E．OGTT

5．如经上述检查确定了 Cushing 综合征后，为进一步确定是否为 Cushing 综合征，下述哪项检查没有意义
A．CRF 兴奋试验
B．小剂量地塞米松抑制试验
C．ACTH 兴奋试验
D．大剂量地塞米松抑制试验
E．甲吡酮试验

6．如垂体 CT 证实鞍内有微腺瘤，应首选下述哪种治疗方案
A．经额垂体瘤切除术
B．经蝶垂体瘤切除术
C．垂体放射治疗
D．双肾上腺次全切除术
E．赛庚啶治疗

7．病人于手术后 1 年随诊，下述哪种情况不支持治疗有效
A．向心性肥胖减轻
B．月经恢复
C．空腹血糖 6.8mmol/L
D．血压 20/12kPa（150/90mmHg）
E．血皮质醇早 8:00 510mmol/L（正常 165～441mmol/L）16:00 480mmol/L

参考答案： 1．D 2．D 3．C 4．A 5．B 6．B 7．E

第 6 单元 糖尿病与低血糖症

重点提示

本单元为考试重点，每年必考。

糖尿病为本单元也是内分泌系统疾病的重点，为重中之重，必须掌握。包括各种治疗手段的适应证、禁忌证、临床表现及相关并发症、实验室检查和诊断，常用指标的检测在诊断糖尿病及其并发症中的意义亦多次考到，应熟悉。多涉及急性并发症（糖尿病酮症酸中毒、高渗性非酮性糖尿病昏迷）和慢性并发症（糖尿病视网膜病变、糖尿病肾病及周围神经病变）的表现及处理。低血糖症了解即可。

1．糖尿病临床表现 ①无症状期：常在查体时发现尿糖阳性，空腹血糖正常或高于正常，餐后 2h 血糖高于正常，糖耐量试验显示耐量减低；②症状期：典型症状是"三多一少"，多尿、多饮、多食、体重减轻，其他症状为皮肤瘙痒、四肢麻木、腰痛腹泻、月经失调、性功能障碍。

2．糖尿病急性并发症 酮症酸中毒、高渗昏迷、感染。慢性并发症：①大血管病变：心、脑、肾和肢体外周动脉粥样硬化；②微血管病变：糖尿病肾病、糖尿病视网膜病变、糖尿病心肌病；③神经病变：感觉神经、运动神经、自主神经；④眼：白内障、青光眼、虹膜睫状体病变；⑤糖尿病足、营养不良性关节炎。

3. 糖尿病急性并发症 常见的是糖尿病酮症酸中毒，糖尿病酮症酸中毒产生大量酮体（乙酰乙酸、β羟丁酸和丙酮）。

考点串讲

一、胰岛的解剖与生理

胰岛是胰的内分泌部，为许多大小不等、形状不一的细胞团，散在于胰腺实质内，胰尾最多。胰岛分泌胰岛素与胰高血糖素，调节血糖浓度。

二、糖尿病

（一）定义

由于胰岛素分泌缺陷和（或）作用缺陷导致的以血糖水平增高为特征的慢性代谢性疾病，长期高血糖可导致各组织器官损害、功能不全和衰竭。

（二）分类及其特点

1. 1型糖尿病 胰岛B细胞（2014）破坏导致胰岛素绝对缺乏。多见于青少年，很少肥胖，儿童发病急骤、成人发病隐匿；体液内存在针对胰岛B细胞的抗体，容易伴发其他自身免疫性疾病（Graves病、慢性淋巴细胞性甲状腺炎、Addison病）。有自发酮症酸中毒倾向。需要胰岛素治疗。分为自身免疫性1型糖尿病及特发性1型糖尿病（2005，2007）。

2. 2型糖尿病 多见于成年人，可伴有肥胖，发病多隐匿，从以胰岛素抵抗为主伴胰岛素分泌不足到以胰岛素分泌不足为主伴胰岛素抵抗，多数不需胰岛素治疗，诱因下可发生酮症酸中毒，常有家族史（2003）。

3. 其他特殊类型糖尿病 具有明确病因的糖尿病（比如长期使用激素者、Cushing综合征、胰腺疾病）。

4. 妊娠期糖尿病（GDM） 在妊娠期间诊断的糖尿病。在妊娠结束后6周或以上复查血糖，重新分类为正常血糖、空腹血糖过高、糖耐量减低、糖尿病。大部分妇女分娩后血糖恢复正常（2006）。

（三）临床表现

1. 临床阶段
（1）正常糖耐量。
（2）血糖稳定机制损害：IFG（空腹血糖调节受损）、IGT（葡萄糖耐量异常）。
（3）糖尿病阶段。

2. 代谢紊乱症状
（1）"三多一少"：多尿、多饮、多食、体重减轻。1型糖尿病起病时常较明显，2型糖尿病多不典型（2003，2005，2007）。
（2）其他：视物模糊、皮肤瘙痒、女性病人的外阴瘙痒及非酮症高渗性昏迷均可为首发表现。

3. 慢性并发症
（1）大血管病变：动脉粥样硬化主要侵犯冠状动脉、脑动脉、四肢动脉、主动脉。表现为冠心病、缺血性或出血性脑血管病、高血压、下肢疼痛、感觉异常、间歇性跛行、肢体坏疽（2004）。
（2）微血管病变
①糖尿病视网膜病变（2016）。最常见，多见于病程在10年以上的病人（2004，2008）。
Ⅰ期：微血管瘤+小出血点。
Ⅱ期：出血斑、硬性渗出。
Ⅲ期：出血斑、棉絮状软性渗出。
Ⅳ期：新生血管形成、玻璃体出血（2014）。
Ⅴ期：纤维血管增殖、玻璃体机化。

Ⅵ期：牵拉性网膜剥离，导致失明。

Ⅰ～Ⅲ期为非增殖性病变（背景性视网膜病变），Ⅳ～Ⅵ期为增殖性病变。

②糖尿病肾病（2016）：多见于病程在10年以上的病人，结节性肾小球硬化有高度特异性。单纯蛋白尿，无血尿，蛋白尿程度和肾功能平行，肾病变程度和眼底及周围神经病变平行，双肾不缩小（2005）。

Ⅰ期：GFR增高和肾体积增大。

Ⅱ期：正常白蛋白尿期，尿白蛋白排泄率多数正常。

Ⅲ期：早期糖尿病肾病。出现微量蛋白尿，尿白蛋白排泄率20～200μg/min，肾小球滤过率下降至正常，血压轻度升高。

Ⅳ期：临床糖尿病肾病期。尿蛋白逐渐增多，尿白蛋白排泄率＞200μg/min，血压增高。可表现为肾病综合征。

Ⅴ期：尿毒症，即终末期肾功能衰竭。

（3）糖尿病神经病变：主要累及周围神经，下肢对称性受累。首先出现手套、袜套样感觉异常，晚期累及运动神经可有肌无力、肌萎缩。自主神经受累多见，可导致胃轻瘫、腹泻、便秘、尿潴留、阳萎等（2000）。

（4）糖尿病皮肤病变：改变多样。糖尿病性水疱病、糖尿病性皮肤病、糖尿病性脂性渐进性坏死等。

4. 感染　疖、痈，真菌感染，尿路感染。

（四）糖尿病急性并发症

1. 糖尿病酮症酸中毒（2017）

（1）诱因：感染、治疗不当（中断胰岛素）、胃肠道疾病、饮食失调、应激（2003）。

（2）临床表现：三多一少表现加重；可为糖尿病首发症状，多见于青年人。食欲缺乏、恶心、呕吐、腹痛；深大呼吸，呼气有烂苹果味；可有脱水、低血容量休克、昏迷的表现（2003）。

（3）实验室检查：尿糖、尿酮体强阳性；血糖16.7～33.3mmol/L，血酮体升高；代谢性酸中毒；低血钠、低血氯、治疗后若补钾不足出现严重低血钾。（2011）

（4）治疗

①胰岛素治疗（2003）：小剂量胰岛素治疗方案。开始普通胰岛素＋生理盐水持续静脉滴注，0.1U/（kg·h），血糖每小时降低2.8～4.2mmol/（L·h），血糖到达13.9mmol/L后改用5%葡萄糖＋胰岛素静脉滴注。

②补液：治疗的关键环节（2017），病人失水可达10%体重，只有补足血容量后胰岛素才能有效发挥作用。2h内要补入2000ml生理盐水；开始阶段血糖较高，不能输入葡萄糖（2003）。

③纠正电解质紊乱：见尿补钾，pH＜7.1时可用碳酸氢钠。

2. 非酮症高渗性糖尿病昏迷（2016，2017）

（1）临床表现：多见于老年人，来诊时多有失水、休克，意识状态从神志模糊至昏迷。可有局限性或全身性癫痫、一过性偏瘫。无酸中毒样深大呼吸（2003，2007）。

（2）实验室检查：尿糖强阳性、尿酮体阴性；血糖＞33.3mmol/L，血钠＞155mmol/L，血浆渗透压＞350mmol/L（2003，2007）。

（3）治疗：类似糖尿病酮症酸中毒。胰岛素治疗及补液（2003，2007，2016）。

（五）诊断

1. 空腹血糖≥7.0mmol/L或随机血糖≥11.1mmol/L，可诊断为糖尿病。空腹血糖＜6.1mmol/L，为正常。

2. 空腹血糖≥6.1mmol/L但＜7.0mmol/L，诊断为空腹血糖受损（IFG），需进行OGTT，OGTT 2h血糖≥11.1mmol/L，可诊断为糖尿病，≥7.8mmol/L，但＜11.1mmol/L，诊断为糖耐量异常（IGT），

≤7.8mmol/L，为正常（2001，2013）。

3．以上均系静脉血浆葡萄糖值，空腹指在采血前至少 8h 未进食。

（六）综合治疗原则（2017）

1．糖尿病健康教育。

2．饮食治疗，为治疗基础（2003，2005，2007）。

3．运动疗法。

4．口服降糖药。

5．胰岛素治疗。

（七）口服降血糖药物治疗

1．磺脲类

（1）机制：促进有功能的胰岛 B 细胞释放胰岛素（2008）。

（2）适应证：主要适用于单纯饮食控制疗效不佳的 2 型糖尿病病人。餐前 30min 服用。

（3）禁忌证：1 型糖尿病；2 型糖尿病合并严重感染、酮症酸中毒、高渗性昏迷等；2 型糖尿病合并严重慢性并发症或肝肾功能不全；哺乳期病人。

（4）不良反应：低血糖反应，体重增加，皮肤过敏反应，肝肾功能损害，血细胞减少。

（5）常用药物：格列本脲、格列美脲、格列吡嗪、格列齐特（2012）、格列喹酮。

2．非磺脲类胰岛素增敏剂

（1）机制：作用机制与磺酰脲类药物相似，但是作用短而快。

（2）适应证：主要适用于单纯饮食控制疗效不佳的 2 型糖尿病病人。餐前 30min 或进餐时服用。

（3）不良反应：轻微低血糖，胃肠道反应。

（4）常用药物：瑞格列奈、那格列奈。

3．双胍类

（1）机制：抑制肝葡萄糖输出，增强组织对葡萄糖的利用。

（2）适应证：主要适用于单纯饮食控制疗效不佳的 2 型糖尿病病人，尤其适合于肥胖的 2 型糖尿病病人（2007，2017）。

（3）禁忌证：同磺脲类；乳酸性酸中毒、严重缺氧、心力衰竭、酗酒者。

（4）不良反应：消化道反应、皮肤过敏反应、乳酸性酸中毒。

（5）常用药物：二甲双胍、苯乙双胍。

4．α葡萄糖苷酶抑制药

（1）机制：降低小肠黏膜对糖类的吸收（2008）。

（2）适应证：主要适用于单纯饮食控制疗效不佳的 2 型糖尿病病人，尤其适合于空腹血糖正常，餐后血糖高的病人（2016，2017）。进餐时同服（2005）。

（3）禁忌证：对此药过敏；肠道疾病；血肌酐升高；肝硬化；妊娠、哺乳；合并感染、创伤、酮症酸中毒。

（4）不良反应：胃肠道反应。

（5）常用药物：阿卡波糖、伏格列波糖。

5．噻唑烷二酮类

（1）机制：胰岛素增敏剂，明显减轻胰岛素抵抗（2008）。

（2）适应证：主要适用于单纯饮食控制疗效不佳的 2 型糖尿病病人，其他药物疗效不佳的 2 型糖尿病病人，特别是有胰岛素抵抗者。

（3）禁忌证：1 型糖尿病；酮症酸中毒、严重和急性心力衰竭及 ALT＞正常上限的 2.5 倍。

（4）不良反应：头痛、恶心、贫血、水肿等。

(5) 常用药物: 罗格列酮、吡格列酮。

(八) 胰岛素治疗和胰岛素类似物

1. 适应证 (2016, 2017)　1 型糖尿病; 口服药物 (2 或 3 种最大剂量) 不能控制良好; DKA、高血糖高渗状态和乳酸性酸中毒伴高血糖; 2 型糖尿病合并急慢性并发症; 围手术期; 妊娠; 分娩; 应激状态; 口服激素 (2007)。

2. 不良反应　低血糖、过敏、水钠潴留、视物模糊 (2005)。

(九) 糖尿病筛查及预防

1. 重点筛查出 IGT 人群, 筛查方法一般采用 OGTT。

2. 采取三级预防策略。一级预防是针对一般人群预防 2 型糖尿病的发生; 二级预防是对已诊断 2 型糖尿病病人预防糖尿病并发症; 三级预防是对已发生糖尿病慢性并发症的 2 型糖尿病病人预防并发症的加重和降低致残率和病死率。

三、低血糖症

(一) 病因

1. 血糖利用过度　胰岛素瘤、口服降糖药和胰岛素过量 (2017)、糖尿病早期、特发性功能性低血糖、胰岛素自身免疫综合征、胰外恶性肿瘤 (中胚层来源)。

2. 血糖生成不足　肝病时糖异生、糖原分解障碍。

(二) 临床表现

1. 交感神经过度兴奋　肾上腺素分泌过多, 出现出汗、颤抖、心悸、饥饿。

2. 中枢神经系统受抑制　越高级的部位受累越早、恢复越慢, 可类似精神病; 低血糖反复发作, 持续≥6h 可能出现脑的不可逆损伤 (2014)。

(三) 诊断与鉴别诊断

1. 诊断

(1) 低血糖症的确立 (2014): 根据低血糖典型表现 (Whipple 三联征) 可确定: ①低血糖症状; ②发作时血糖低于 2.8mmol/L; ③供糖后低血糖症状迅速缓解。

(2) 评价低血糖症的实验室检查: 血浆胰岛素测定、胰岛素释放指数、血浆胰岛素原和 C 肽测定、48～72h 饥饿试验、延长 (5h) 口服葡萄糖耐量试验。

2. 鉴别诊断　主要应与精神病、神经疾患 (癫痫、短暂脑缺血发作) 或脑血管意外等鉴别诊断。

(四) 治疗

1. 立即静脉注射 50%葡萄糖 100ml, 反复注射直到恢复意识; 继续给予 5%～10%葡萄糖静脉滴注, 维持血糖 11.1mmol/L 左右 (2012), 防止降糖药的持续作用出现再次昏迷。

2. 不能恢复意识者可用激素、胰升糖素 (清醒后马上吃糖或输液, 因为体内糖总量未提高), 还不能恢复意识者可给甘露醇。

经典试题

1. 1 型糖尿病与 2 型糖尿病, 最主要的区别在于
A. 症状轻重不同
B. 发生酮症酸中毒的倾向不同
C. 对胰岛素的敏感性不同
D. 胰岛素的基础水平与释放曲线不同
E. 血糖稳定性不同

2. 糖尿病眼底病变中, 出现哪一种情况最易引起失明
A. 微血管瘤
B. 新生血管破裂
C. 硬性渗出物
D. 软性渗出物
E. 视网膜出血

3. 男性糖尿病病人，45岁，肥胖体型，空腹血糖7.8mmol/L，治疗时首先考虑
A. 饮食控制＋双胍类药物治疗
B. 磺脲类药物
C. 双胍类药物
D. 胰岛素
E. 中药

4. 关于胰岛素瘤，下列哪项不是该病的特点
A. 低血糖经常出现在空腹或活动后
B. 胰岛素释放指数增加
C. 血糖降至1.67mmol/L，胰岛素则停止释放
D. 禁食后多在48h出现低血糖
E. 胰高血糖素可诱发低血糖

5. 女性，28岁。怀孕8个月，突眼，"三多"症状数月，伴有怕热，汗多，体重不增加。体检：血压16/10.7kPa（120/80mmHg），中度贫血面容，甲状腺Ⅰ度肿大，HR：92/min，下肢无水肿。化验：空腹血糖16.7mmol/L，尿糖（+++），尿蛋白（+++），血T_3为400ng/dl（正常80～200mg/dl）。其完整诊断应该是
A. 糖尿病、甲状腺功能亢进
B. 甲状腺功能亢进并糖代谢紊乱
C. 糖尿病、甲状腺功能亢进、妊娠并肾小球硬化症
D. 糖尿病、妊娠中毒症
E. 糖尿病、妊娠并肾小球硬化症

（6～8题共用题干）

男性，60岁。多饮多尿2周，嗜睡2d，有脱水表现，血尿素氮42.9mmol/L，血钠150mmol/L，尿酮体阴性，拟诊断高渗性非酮症糖尿病昏迷。

6. 下列哪项检查为主要依据
A. 血二氧化碳结合为17.6mmol/L
B. 血钾4.0mmol/L
C. 尿糖（+++）
D. 尿蛋白（++）
E. 血糖36.1mmol/L

7. 对此病人宜采取哪种措施
A. 大剂量胰岛素＋等渗盐水
B. 小剂量胰岛素＋等渗盐水
C. 大剂量胰岛素＋低渗盐水
D. 小剂量胰岛素＋低渗盐水
E. 小剂量胰岛素＋低渗盐水＋碳酸氢钠

8. 如此病人经治疗后意识恢复，血糖迅速降至正常范围，1h后又进入昏迷，最可能发生的是
A. 低血糖昏迷
B. 酸中毒昏迷
C. 反应性高血糖症
D. 脑水肿
E. 稀释性低钠血症

参考答案：1. D 2. B 3. A 4. C 5. C 6. E 7. B 8. D

第7单元　痛　风

重点提示

本单元不是考试重点，了解即可。
1. 痛风的诊断　结合发病年龄、症状及实验室检查可确诊。
2. 原发性高尿酸血症与痛风的防治目的　①控制高尿酸血症预防尿酸盐沉积；②迅速终止急性。

考点串讲

（一）临床表现

1. 多见于中老年男性，绝经期后妇女，有高尿酸血症史。
2. 无症状期仅有血尿酸持续性或波动性升高。
3. 急性关节炎期首发症状，表现为单个、偶双侧或多关节病变，跖关节最易受累。
4. 痛风石即慢性关节炎期，骨、软骨破坏及周围软组织的纤维化和变性，多关节受累。
5. 痛风性肾病，高尿酸血症与代谢综合征。
6. 血、尿酸高于正常；滑囊液或痛风石内容物检查可见尿酸盐结晶；其他检查等。

（二）诊断与鉴别诊断

结合发病年龄、症状可初步考虑为痛风，加上血、尿酸、滑囊液或痛风石内容物检查，以及X线、关节腔镜等检查可确诊（2014）。

（三）预防和治疗

1. 一般预防和治疗　限制嘌呤类食物，禁酒，多运动，多饮水等。
2. 急性痛风性关节炎期的治疗　秋水仙碱、非甾体抗炎药、糖皮质激素。
3. 发作间歇期和慢性期处理　促尿酸排泄药和抑制尿酸合成药，关节体疗。
4. 治疗继发性痛风
5. 治疗无症状性高尿酸血症

第8单元　水、电解质代谢和酸碱平衡失调

=== 重点提示 ===

本单元水、钠代谢紊乱，钾的异常，酸碱代谢均是考试重点。低钾的原因、临床表现及补钾原则相对更为重要，水、钠代谢紊乱中补液原则及液体选择考试经常涉及，尤其在外科术前和术后中的应用，考生需认真掌握。酸碱代谢失衡的临床表现及诊断亦多次考到，必须牢记。

1. 脱水　等渗性脱水：失水等于失钠，因急性体液丢失，主要丢失细胞外液；低渗性脱水：失水小于失钠，因慢性失液，只补液体未补钠，细胞外脱水重；高渗性脱水：失水大于失钠，因水摄入不足或水分排出过多，细胞内液脱水严重。
2. 低钾血症　最早出现肌无力，心电图变化特征是T波低平或倒置，ST段下降，QT间期延长或有U波。
3. 代谢性酸中毒　出现呼吸加深、加快的症状，呼出气体有酮味。尿液pH<7.35，HCO_3^-下降。

=== 考点串讲 ===

一、水、电解质代谢和酸碱平衡失调的防治原则

（一）外科病人生理需要量、病理、防治原则

1. 外科病人生理需要量　按成年人50kg体重计算每日的需要量为：
（1）液体需要量为2000~2500ml。
（2）晶体需要量为氯化钠4.5g，氯化钾3~4g，即每日可补给5%~10%葡萄糖溶液1500ml；5%葡萄糖盐溶液500ml；10%氯化钾溶液30~40ml。
2. 病理状态　外科病人的体液额外丧失较多，主要有消化液额外丧失，如呕吐、腹泻等；发热、出汗等的丧失；外科病人多有禁食；手术过程中脏器表面液体的蒸发；内在性失液的估计，如组织间隙或腹腔的渗出等。
3. 防治原则
（1）积极治疗原发病。
（2）尽量减少手术时间，减少手术过程中液体的丢失。
（3）除补充生理需要量外，还要计算补充体液额外丢失量。
（4）注意酸碱平衡。

（二）平衡失调的纠正方法

1. 首先要治疗原发病。
2. 补充血容量。

3. 补液总量包括当日需要量、前 1 天的额外丧失量和以往的丧失量。

（1）生理需要量：禁食病人要补充当日需要量。

（2）额外丧失量：外科病人的体液额外丧失较多，主要有：①消化液额外丧失，如呕吐、腹泻等；②发热、出汗等的丧失；③内在性失液的估计，如组织间隙或腹腔的渗出等，一般补给平衡盐水。

（3）已往丧失量：包括病人入院时已经存在的各种缺水、缺钾、酸碱平衡失调等。在补液过程中，为防止并发症的发生，应注意进行必要的监测。若肾功能正常，每小时尿量是调节输液量和输液速度的重要指标，当尿量达 40ml/h 时，提示血容量已基本恢复，应减慢输液速度；若有心、肾功能不全，除观测尿量外应同时监测血压和中心静脉压。另外，应注意测定电解质浓度和 CO_2CP，必要时监测血气分析。

二、水和钠的代谢紊乱

（一）等渗性缺水

1. 概念　又称急性缺水或混合性缺水，水钠等比例丧失，血清 Na^+ 正常，细胞外液渗透压正常，外科病人最易发生（2001）。

2. 病因

（1）消化液急性丧失，如肠外漏、大量呕吐。

（2）体液丧失在感染区或软组织内，如烧伤、腹腔感染、肠梗阻。

（3）组织间液贮积：胸、腹腔炎性渗出液的引流，反复大量放胸腔积液、腹水等。

3. 临床表现

（1）缺水表现：尿少、乏力、恶心、厌食但不口渴，黏膜干燥，眼球下陷，无口渴感（2001）。

（2）休克表现：当丧失体液达体重的 5%（相当于丧失细胞外液 20%）时，出现血容量不足症状；当丧失体液达体重的 6%~7% 时，可出现严重休克，合并代谢性酸中毒（2001）。

（3）当体液的丧失主要是胃液时，可伴发代谢性碱中毒征象。

4. 诊断（2017）

（1）病史及临床表现。

（2）实验室检查：红细胞、血红蛋白及血细胞比容升高、血清 Na^+ 和 Cl^- 浓度正常、酸碱失衡（2001）。

5. 治疗

（1）治疗原发病。

（2）补充水钠：平衡盐水或等渗盐水。

补充量=（血细胞比容上升值/正常值）×体重（kg）×0.20＋日需水量（2000ml）＋日需钠量（4.5g）

（3）液体选择：临床常用的等渗盐水（生理盐水）为 0.9% 的氯化钠溶液，其 Na^+ 和 Cl^- 含量均为 154mmol/L，其中 Cl^- 含量明显高于血浆。若大量输入这种液体，易导致高氯性酸中毒（2001）。因此，临床上主张用平衡盐溶液代替等渗盐水，其电解质含量接近于血浆，故更符合生理（2005，2007，2011）。目前常用的平衡盐溶液的配制方法有复方氯化钠和乳酸钠溶液（复方氯化钠和 1.86% 乳酸钠之比为 2：1）以及等渗盐水和碳酸氢钠溶液（等渗盐水和 1.25% 碳酸氢钠之比为 2：1）两种。同时应积极纠正酸碱平衡失调。

（4）见尿补钾。尿量超过 40ml/h，补钾（2007）。

（二）低渗性缺水

1. 概念　慢性缺水或继发性缺水，水和钠同时缺失，但失钠多余失水，血清钠低于正常值，细胞外液呈低渗状态。

2. 病因（2012）
(1) 胃肠道消化液持续丧失：反复呕吐、胃肠道持续减压、慢性肠梗阻。
(2) 大创面的慢性渗液：烧伤。
(3) 应用利尿药。
(4) 等渗缺水时补充水过多。

3. 临床表现（2014） 常见症状有头晕、视物模糊、软弱无力、脉细速，甚至神志不清、肌痉挛性疼痛、腱反射减弱、昏迷等。
(1) 轻度缺钠：乏力、头晕、手足麻木、口渴不明显。尿 Na^+ 减少。血清钠在 130～135mmol/L。每千克体重缺氯化钠 0.5g（2005，2007）。
(2) 中度缺钠：除上述症状外，尚有恶心、呕吐、脉细速、血压不稳或下降、浅静脉萎陷、站立性晕倒。尿少，尿中几乎不含钠和氯。血清钠在 120～130mmol/L。每千克体重缺氯化钠 0.5～0.75g（2005，2007）。
(3) 重度缺钠：病人神志不清、肌痉挛性抽搐、腱反射减弱或消失，出现木僵，甚至昏迷。常发生休克。血清钠在 120mmol/L 以下。每千克体重缺氯化钠 0.75～1.25g（2005，2007）。

4. 诊断
(1) 依据病史及表现。
(2) 尿 Na^+ 和 Cl^- 明显减少。
(3) 血清钠低于 135mmol/L。
(4) 红细胞计数、血红蛋白、血细胞比容、血非蛋白氮和尿素氮均有增高。
(5) 尿比重常在 1.010 以下。

5. 治疗
(1) 积极处理病因。
(2) 采用含盐溶液或高渗盐水静脉注射。
(3) 缺钠伴有酸中毒时，在补充血容量和钠盐后，经血气分析，酸中毒仍未完全纠正时，可给 1.25%碳酸氢钠溶液 100～200ml 或平衡盐溶液 200ml。
(4) 尿量达到 40ml/h 后，应补充钾盐。

（三）高渗性缺水

1. 概念 高渗性缺水又称原发性缺水。缺水多于缺钠，血清钠高于正常范围，细胞外液呈高渗状态。

2. 病因
(1) 摄入水不足：如食管癌吞咽困难、病危病人给水不足等（2007）。
(2) 水分丧失过多：如高热大汗、烧伤暴露疗法、糖尿病昏迷等。

3. 临床表现
(1) 轻度缺水：除口渴外，无其他症状。缺水量为体重的 2%～4%。
(2) 中度缺水：极度口渴、乏力、尿少、尿比重高；唇干舌燥、皮肤弹性差、眼窝下陷，常出现烦躁。缺水量为体重的 4%～6%。
(3) 重度缺水：除上述症状外，出现躁狂、幻觉、谵妄，甚至昏迷（2014，2015）。缺水量超过体重的 6%（2007，2011，2012）。

4. 诊断
(1) 依据病史及表现。
(2) 尿比重增高。
(3) 血清钠在 150mmol/L 以上。
(4) 红细胞计数、血红蛋白、血细胞比容轻度增高。

5. 治疗

（1）尽早去除病因。

（2）补充水分，不能经口补充者，可以经静脉滴注 5%葡萄糖溶液或 0.45%氯化钠溶液（2007）。

（3）因血液浓缩，体内总钠量仍有减少，故补水的同时应适当的补充钠盐。

（4）尿量达 40ml/h 后应补充钾盐。

（5）经补液后酸中毒仍未能完全纠正者，应给碳酸氢钠。

（四）水过多

1. 病因　包括各种原因所致的抗利尿激素分泌过多，肾功能不全，机体摄入水分过多或接受过多的静脉输液等。

2. 临床表现

（1）急性水中毒：脑细胞肿胀或脑组织水肿致颅内压增高，引起各种神经精神症状：头晕、失语、精神错乱、定向力失常、嗜睡、躁动、惊厥、谵妄、甚至昏迷。有时可发生脑疝。

（2）慢性水中毒：软弱乏力、恶心、呕吐、嗜睡等，但往往被原有疾病所掩盖。病人体重明显增加，皮肤苍白而湿润。有时唾液及泪液增多。一般无凹陷性水肿。

3．诊断　红细胞计数、血红蛋白、血细胞比容和血浆蛋白量均降低；血浆渗透压降低。

4．治疗　预防重于治疗。

三、低钾血症

1. 病因

（1）长期进食不足。

（2）应用呋塞米和利尿酸等利尿（2006）。

（3）补液病人长期接受不含钾盐的液体。

（4）静脉营养液中钾盐补充不足。

（5）呕吐、持续胃肠减压、禁食、肠瘘、结肠绒毛状腺瘤和输尿管乙状结肠吻合术等（2000，2001）。

2. 临床表现

（1）肌无力最早出现，先从四肢肌，逐渐延及躯干和呼吸肌。有时有吞咽困难、进食及饮水呛咳，可有软瘫、腱反射减弱或消失（2000，2001）。

（2）有口苦、恶心、呕吐和肠麻痹等（2000，2001）。

（3）心脏受累主要表现为传导和节律异常。

（4）典型的心电图改变为：早期出现 T 波降低、变宽、双相或倒置；随后出现 ST 段降低、Q-T 间期延长和 U 波（2000，2001）。

（5）病人可出现低钾性碱中毒症状，但尿呈酸性（反常性酸性尿）（2000）。

3. 治疗

（1）及早治疗导致低钾血症的病因。

（2）可参考血清钾测定的结果来初步确定补钾量。如病人有休克，应尽快恢复血容量，尿量达 40ml/h 后，再给予静脉补钾、补钾速度不宜超过 20mmol/L，每日补钾量不宜超过 100~200mmol/L；能口服者，应口服钾盐（2003，2005）。

（3）难以纠正的低钾血症，首先需要排除合并低镁血症和代谢性碱中毒（2000，2001）。

四、高钾血症

1. 病因

（1）摄入过多：输液、输入库存血（2004）。

（2）慢性肾衰竭。

(3) 使用保钾性利尿药（2017），大面积烧伤、创伤。

2. 临床表现及诊断　高钾血症临床表现无特异性。

(1) 神志模糊、感觉异常、肢体软弱无力。

(2) 微循环障碍。

(3) 心跳缓慢、心律失常，甚至心搏骤停。

(4) 典型心电图改变：T波高尖。

(5) 血清钾测定。

3. 治疗

(1) 停止摄钾（2002）。

(2) 降低钾浓度：输注碳酸氢钠溶液；25%葡萄糖溶液及胰岛素，每5g糖加胰岛素1U；阳离子交换树脂（2003）。

(3) 透析疗法（2003）。

(4) 对抗心律失常：静注10%葡萄糖酸钙20ml，缓解钾离子对心脏的毒性作用（2003）。

五、代谢性酸中毒

1. 病因

(1) AG正常的代谢性酸中毒：HCO_3^-减少。①HCO_3^-丢失过多，如腹泻、胆瘘、肠瘘、胰瘘等；②肾小管吸收HCO_3^-障碍；③应用大量含Cl^-药物，如氯化铵、盐酸精氨酸或盐酸。

(2) AG增大的代谢性酸中毒：①组织缺氧或循环衰竭，如感染、休克等，产生大量丙酮酸和乳酸；②酮体增多，如饥饿性酮中毒、糖尿病酮症；③肾功能不全。

2. 临床表现

(1) 轻度者常被原发病症状所掩盖。

(2) 重症病人有疲乏、眩晕、嗜睡，可有感觉迟钝或烦躁。

(3) 最突出的表现是呼吸深而快，呼气中有时带有酮味（2006，2007）。

(4) 病人面部潮红、心率加快、血压偏低，可出现神志不清或昏迷（2006，2007）。

(5) 有对称性肌张力减退、腱反射减弱或消失。

(6) 病人可出现心律失常、急性肾功能不全或休克。

(7) 尿液一般呈酸性（2006，2007）。

3. 诊断　病史、临床表现，结合尿液检查（多呈酸性）、CO_2CP的测定，ABG等。

4. 治疗

(1) 祛除病因。

(2) 纠正缺水，重度病人应补充碱性溶液。因机体有很强的调节能力，轻度酸中毒（HCO_3^- 16~18mmol/L），常可自行纠正，不必补充碱剂（2002，2003）。若酸中毒较重，或病因一时难以祛除，适量补碱。

六、代谢性碱中毒

(一) 病因

1. 近端肾小管碳酸氢盐最大吸收阈增大

(1) 容量不足性碱中毒：呕吐、幽门梗阻、胃引流等。

(2) 低钾性碱中毒（2003，2004，2006，2014）：缺钾时，一方面转入细胞内，另一方面肾小管排H^+增加，Na^+、HCO_3^-重吸收增多，产生缺钾性代谢性碱中毒，多同时伴有Cl^-缺乏。

(3) 低氯性碱中毒：①胃液丢失造成一过性碱血症，由于肾小管细胞的Cl^-减少，Na^+、K^+、HCO_3^-再吸收增加。②排钾性利尿药使排Cl^-多于排Na^+。③原发性醛固酮增多症致低氯性碱中毒。上述情况经补氯后可纠正碱中毒，故称为"对氯有反应的碱中毒"。

(4) 高碳酸血症性碱中毒,慢性呼吸性酸中毒。

2. 肾碳酸氢盐产生增加

(1) 使用排钾保钠类利尿药。

(2) 盐皮质激素过多。

(3) Liddle 综合征。

3. 有机酸的代谢转化缓慢

(二) 临床表现

1. 轻者只表现为原发病症状。

2. 严重者呼吸浅而慢,神经肌肉兴奋性增高,常有面部及四肢肌肉抽动、手足搐搦,口周手足麻木。

3. 伴低钾时,可有软瘫。

(三) 诊断

1. 病因。

2. 实验室检查:血 pH>7.45(失代偿期)或正常(代偿期),PCO_2>6.0kPa(45mmHg),SB>26mmol/L,BB>55mmol/L,BE>2.3mmol/L。尿液分析呈碱性;如伴缺钾则呈酸性。尿氯<10mmol/L。对氯无反应的碱中毒,尿氯>20mmol/L。

(四) 治疗

1. 积极预防和治疗原发病。

2. 轻症及中等程度碱中毒,只需补充生理盐水就可纠正。失钾、失氯者需补充氯化钾。对氯无反应的碱中毒以补充钾和治疗原发病为主。

3. 重症病人除上述措施外,可给予:

(1) 氯化铵:可提供 Cl^-,且铵经肝转化后可提供 H^+,每次 1~2g,每日 3 次口服;必要时静脉滴注,补充量按每提高细胞外液 Cl^- 1mmol,补给氯化铵 0.2mmol 或每降低 CO_2CP 0.45mmol/L,每千克体重补给 2%氯化铵 1ml 计算。用 5%葡萄糖溶液稀释成 0.9%等渗溶液,分 2~3 次静脉滴注,但不能用于肝功能障碍、心力衰竭和伴呼吸性酸中毒的病人。

(2) 稀盐酸:直接提供 Cl^- 和 H^+,一般 10%盐酸 20ml 相当于氯化铵 3g,可稀释 40 倍,每日 4~6 次口服。

(3) 其他酸性盐:赖氨酸盐、盐酸精氨酸等。盐酸精氨酸对重症碱中毒有明显效果。对体液容量增加或水负荷增加的病人,使用碳酸酐酶抑制药乙酰唑胺,可使肾排出 HCO_3^- 增加。

经典试题

1. 病人头晕、乏力、恶心、呕吐、血清 Na^+130mmol/L、血清 K^+4.5mmol/L、尿比重 1.010 是哪种电解质失调

A. 高渗性缺水

B. 等渗性缺水

C. 低渗性缺水

D. 低钾血症

E. 高钾血症

2. 低血钾影响神经、肌肉系统时,最突出的部位是

A. 呼吸肌

B. 腹肌

C. 四肢肌

D. 膈肌

E. 背部肌

(3~5 题共用题干)

男性,40 岁,体重 60kg。因食管癌进食困难 1 个月余,主诉:乏力、极度口渴、尿少而色深。检查:血压、体温均正常,眼窝凹陷、舌干燥、皮肤弹性差。

3. 该病人的水、电解质失衡诊断为

A. 轻度高渗性脱水

B. 中度高渗性脱水

C. 重度高渗性脱水

D. 等渗性脱水

E. 低渗性脱水

4. 该病人当天补充液量约为（不包括当天生理需水量）
A. 500ml
B. 1000ml
C. 3000ml
D. 4000ml
E. 4500ml
5. 补液后口渴减轻，尿量增多，测血清钾浓度为 3.1mmol/L，应在尿量达下列哪项指标时补给钾盐
A. 20ml/h
B. 25ml/h
C. 30ml/h
D. 35ml/h
E. 40ml/h

（6~8题共用题干）

男性，50岁，体重50kg。上腹隐痛不适，不思进食已3个月，胃镜检查证实为胃体癌，化验：血红蛋白80g/L，血浆清蛋白30g/L，血清钠130mmol/L，钾4.5mmol/L，动脉血pH为7.35。

6. 该病人可能存在
A. 高渗性脱水
B. 等渗性脱水
C. 低渗性脱水
D. 高钾血症
E. 稀释性低钠血症
7. 病人在水、电解质和酸碱平衡方面的主要病理、生理变化为
A. 血浆容量减少超过组织间液的减少
B. 组织间液减少超过血浆容量的减少
C. 细胞内液减少
D. 细胞内、外液等量减少
E. 细胞内液移向细胞外间隙
8. 按血清钠浓度和公式计算需补充的钠盐量为
A. 12×50×0.4mmol/L
B. 12×50×0.5mmol/L
C. 12×50×0.6mmol/L
D. 12×50×0.7mmol/L
E. 12×50×0.8mmol/L

参考答案： 1．C 2．C 3．B 4．C 5．E 6．C 7．B 8．C

第9章 其 他

本章重点

执业医师考试中,其他系统的疾病像乳腺疾病、中毒等章节每年均有较多考题,故复习过程中不容忽视。其中需要重点掌握的有:①术前准备的特殊准备,切口分类及拆线时间和术后主要并发症;②肠内营养和肠外营养的适应证及并发症;③烧伤面积计算与深度判定以及补液;④急性乳腺炎的临床表现及切开引流的注意事项;⑤乳腺癌的临床表现、分期及其治疗;⑥软组织急性化脓性感染的病因、特点及治疗,破伤风的临床表现及治疗;⑦急性有机磷杀虫药和CO中毒的临床表现与治疗。

第1单元 围手术期处理

重点提示

1. **外科手术分类** 急症手术、限期手术和择期手术。
2. **术前准备** 心理准备、生理准备(输血和补液、预防感染、胃肠道准备等)、特殊准备(伴有脑血管病、心血管病的病人的手术时间选择、糖尿病病人的用药调整等)。
3. **术后处理** 引流管的拔除时间、术后体位的选择等。
4. **术后主要并发症** 术后出血、发热与低体温、切口裂开、肺不张和尿路感染等。

考点串讲

一、术前准备

(一) **手术限时分类**

按照手术的时限性,外科手术可分为3种。

1. **急症手术** 例如外伤性肠破裂,在最短时间内进行必要的准备后立即手术。在胸腹腔内大血管破裂等病情十分急迫的情况下,必须争分夺秒地进行紧急手术。
2. **限期手术** 例如各种恶性肿瘤根治术(2016),手术时间虽可选择,但不宜延迟过久,应在尽可能短的时间内做好术前准备。
3. **择期手术** 例如一般的良性肿瘤切除术及腹股沟疝修补术等,可在充分的术前准备后选择合适时机进行手术。

(二) **一般准备**

1. 心理准备。
2. 生理准备。
3. 胃肠道准备:术前8~12h禁食,4h禁饮,以防呕吐、误吸(2004,2016,2017)。
4. 其他:如适应性锻炼,输血和补液,预防感染,补充热量、蛋白质和维生素等。

(三) **特殊准备**

1. **营养不良** 若血浆蛋白测定值低于30g/L,术前需行肠内或肠外营养支持。
2. **脑血管病** 对无症状的颈动脉杂音,近期有短暂脑缺血发作的病人应进一步检查或治疗,近期有脑卒中史者,择期手术至少推迟2周,最好6周(2016)。
3. **心血管病** 血压在21.3/13.3kPa(160/100mmHg)以下者可不必做特殊准备。血压高于

24/13.3kPa（180/100mmHg）者，术前应选用合适的降血压药物，使血压平稳在一定水平，但不要求降至正常后再做手术（2000，2003，2006）。

4. **肺功能障碍** 有肺病史或预期行肺切除术者，术前应对肺功能进行评估。急性呼吸系统感染者，择期手术应推迟到治愈后 1～2 周。

5. **肾疾病** 术前准备应最大限度改善肾功能，如果需要透析，应在计划手术 24h 内进行。

6. **糖尿病**（2011，2014，2016） 仅以饮食控制者，术前不需特殊准备（2011）；口服降糖药者继续服用至手术前 1d 晚上（长效降糖药应术前 2～3d 停药）（2014）；平时用胰岛素者应在术日晨停用胰岛素（2001，2003）。

7. **凝血障碍** 当血小板低于 5×10^9/L 建议输血小板；大手术或涉及血管部位的手术，应保持血小板在 7.5×10^9/L。

二、术后处理

（一）常规处理与监测

1. 术后医嘱
2. 监测 常规监测生命体征，记录出入水量。有心肺疾病的病人应给予无创或有创监测中心静脉压及心电监护，采用经皮氧饱和度监测仪动态观察动脉血氧饱和度。
3. 引流管 要检查引流物有无阻塞、扭曲等情况，换药时要注意引流物的妥善固定，以防落入体内或脱出；记录观察引流物的量和性状（2000）。
4. 卧位及术后活动
（1）全身麻醉尚未清醒者均应平卧、头转向一侧，使口腔内分泌物易于流出，避免吸入气管。
（2）蛛网膜下腔阻滞的病人，应平卧或头低卧位 12h（2014），以防因脑脊液外渗致头痛。
（3）颅脑手术后，可取 15°～30°头高脚低斜坡卧位。
（4）颈胸手术后，采用高半坐位，以便呼吸及有效引流（2004）。
（5）腹部手术后，多采取低半坐卧位或斜坡卧位，以减少腹壁张力（2006）。
（6）休克病人，应取下肢抬高 15°～20°，头部和躯干抬高 20°～30°的特殊体位。

手术后原则上应早期床上活动，早期活动有利于增加肺活量，减少肺部并发症，改善全身血液循环，促进切口愈合，减少深静脉血栓形成的发生率。

5. 饮食和输液 胃和空肠手术后，上消化道推进功能的恢复需 2～3d。食管、胃和小肠手术后，有显著肠梗阻、神志欠清醒者，应插鼻胃管，确保胃管通畅，留置 2～3d，直到正常的胃肠功能恢复（有肠鸣音或已排气）（2007）。肠梗阻、小肠坏死、肠穿孔病人，术后 24h 内需补给较多的晶体液。

（二）各种不适的处理

1. 疼痛 常用吗啡。在达到有效的前提下，药物剂量宜小，间隔时间应逐渐延长，尽早停用有利于胃肠功能的恢复。
2. 呃逆 手术早期发生者，可采取压迫眶上缘，短时间吸入二氧化碳，抽吸胃内积气、积液，给予镇静或解痉药物等措施。

三、术后主要并发症

1. **术后出血** 表现为心动过速，血压下降，尿量减少，外周血管收缩。B 超检查及腹腔穿刺可以明确诊断，腹腔手术后从胸腔引流管内每小时引流出血液量持续超过 100ml，提示有内出血（2006）。

如发现有内出血表现应迅速手术止血，清除血凝块，用盐水冲洗腹腔。

2. 术后发热与低体温
（1）发热：术后最常见症状。非感染性发热和感染性发热分别发生在术后 1.4d 和 2.7d，体温不超过 38℃，不予处理，高于 38.5℃，物理降温，对症处理，严密观察。

(2) 低体温：术中大量输注冷的液体和库存血液时，应通过加温装置，必要时灌洗体腔，术后注意保暖，可以预防术后低体温。

3. 呼吸系统并发症

(1) 肺不张：最常发生在术后 48 h 内。多数能自愈。

预防和治疗：叩击胸、背部，鼓励咳嗽和深呼吸，经鼻导管吸引分泌物。雾化吸入药液等（2003）。

(2) 术后肺炎：一半以上的术后肺炎由革兰阴性菌引起。

(3) 肺脂肪栓塞：多发生在创伤和术后 12～72 h。临床表现有神经系统功能异常，呼吸功能不全，腋窝等出现瘀斑，血小板减少等。一旦出现症状应立即行呼气末正压通气和利尿治疗。

4. 术后感染

(1) 腹腔脓肿和腹膜炎：表现为发热、腹痛、腹部触痛及白细胞增加。可在 B 超引导下穿刺置管引流，必要时开腹引流。

(2) 真菌感染：临床上多为念珠菌所致，可选用两性霉素 B 等治疗。

5. 切口并发症

(1) 血肿：最常见的并发症。在无菌条件下排空血凝块，结扎出血血管，再次缝合伤口。

(2) 血清肿：伤口中液体积聚，与手术切断较多的淋巴管有关。皮下的血清肿可用空针抽吸，敷料压迫，以防止淋巴液渗漏和再积聚。

(3) 伤口裂开：常发生在术后 1 周之内。主要原因为营养不良；切口缝合技术有缺陷；腹内压增高等（2013，2016）。预防和治疗：缝线距伤口缘 2～3cm，消灭无效腔，引流物勿通过切口。切口完全裂开时要用无菌敷料覆盖切口，重新缝合，加用减张缝线。

(4) 切口感染：表现为伤口局部红、肿、热、痛，有分泌物，伴有或不伴有发热和白细胞增加。处理原则：在伤口红肿处拆除缝线，使脓液流出，同时做细菌培养及药敏试验。

6. 泌尿系统并发症

(1) 尿潴留：导尿尿液量超过 500ml 者，应留置尿管 1～2d，有利于膀胱逼尿肌的恢复。

(2) 泌尿道感染：最常见的医源性感染。术前应处理泌尿系统感染，预防和处理尿潴留，在无菌条件下进行操作。

经典试题

1. 手术后早期恶心、呕吐常见的原因是
A. 颅内压增高
B. 麻醉反应
C. 术后腹胀
D. 肠梗阻
E. 低血钾

2. 关于戴无菌手套，脱污染手套，下述描述哪项是错误的
A. 戴无菌手套时，注意勿触及手套外面
B. 脱污染手套时，手套外面不能触及皮肤
C. 常规洗手后，如用干手套，先穿手术衣后戴手套
D. 常规洗手后，如用湿手套，先戴手套后穿手术衣
E. 常规洗手后，如用干手套，先戴手套后穿手术衣

3. 术前常规禁食的时间是
A. 禁食 4h，禁水 2h
B. 禁食 6h，禁饮 2h
C. 禁食 10h，禁饮 3h
D. 禁食 10h，禁饮 3h
E. 禁食 12h，禁饮 4h

(4～6 题共用备选答案)
A. 不必特殊处理
B. 毛花苷 C 0.4mg 加入 25%葡萄糖注射液 20ml，静脉缓慢推注
C. 皮下注射阿托品 0.5mg
D. 口服地高辛 0.25mg，每日 1 次
E. 少量多次输血

4. 偶发性期外收缩的病人手术前
5. 冠心病病人心室率 50/min 以下者手术前
6. 心房纤颤病人心室率在 100/min 以上者手术前

参考答案：1. B 2. E 3. E 4. A 5. C 6. B

第2单元 营 养

重点提示

1. 创伤后代谢变化 高血糖、负氮平衡、脂肪分解增加。
2. 肠外营养适应证 胃肠道功能障碍；因疾病或治疗限制不能经胃肠道摄食或摄入不足等。并发症有气胸、糖代谢异常、导管性脓毒症等。
3. 肠内营养适应证 胃肠功能正常、但营养物质摄入不足或不能摄入者，如昏迷病人、大面积烧伤、复杂大手术后及危重病症（非胃肠道疾病）等；以及胃肠道功能不良者。并发症有误吸、腹胀腹泻。

考点串讲

一、概述

1. 人体的基本营养代谢
(1) 机体的能量储备：包括糖原、蛋白质和脂肪。
(2) 机体每天所需能量为：7531～8368kJ（1800～2000kcal）(2004)，基本需要量为 20～25 kcal/(kg·d) (2017)。
(3) 机体的热量来源：15%来自氨基酸，85%来自糖类及脂肪。营养支持时，非蛋白质热量与氮量之比为（100～150）：1 (2000)。

2. 创伤与感染的代谢变化与营养需求
(1) 神经、内分泌反应：交感系统兴奋，胰岛素分泌减少，肾上腺素、去甲肾上腺素、胰高糖素、促肾上腺皮质激素、肾上腺皮质激素和抗利尿激素分泌均增加。
(2) 机体代谢变化（2000）：水、电解质及酸碱平衡失调、对糖利用能力下降、高血糖、负氮平衡、糖异生活跃、脂肪分解增加。

3. 营养状态的评定 ①人体测量：体重、上臂周径。②三甲基组氨酸测定。③内脏蛋白测定，血清蛋白（白蛋白）转铁蛋白，前白蛋白。④淋巴细胞计数：周围血淋巴细胞计数反映机体免疫状态。⑤氮平衡试验。血小板计数不是病人营养状态评定的依据。

二、肠外营养

（一）概念

是从静脉内供给营养作为手术前后及危重病人的营养支持。

（二）制剂

肠外营养制剂
(1) 葡萄糖：葡萄糖是肠外营养的主要能源物质。
(2) 脂肪乳剂：脂肪乳剂安全无毒，但需注意使用方法，输注太快可致胸闷、心悸或发热等反应。
(3) 复方氨基酸溶液：按合理模式（人乳或鸡蛋白）配制的结晶、左旋氨基酸溶液。其配方符合人体合成代谢的需要，是肠外营养的唯一氮源。复方氨基酸有平衡型及特殊型两类。
(4) 电解质：肠外营养时需补充钾、钠、氯、钙、镁及磷。
(5) 维生素：用于肠外营养的维生素制剂有水溶性及脂溶性两种。
(6) 微量元素：每支复方注射液含锌、铜、锰、铁、铬、碘等微量元素的每天需要量。

（三）全营养混合液

种类较多，肠外营养液中均应补充复方水溶性维生素注射液。在基本溶液中，根据病情及血生

（四）输入途径

包括周围静脉和中心静脉途径（2001，2012）。

（五）适应证

营养不良；胃肠道功能障碍；因疾病或治疗限制不能经胃肠道摄食或摄入不足；高分解代谢状态，如感染、创伤或大手术；抗肿瘤治疗期间。

（六）并发症及防治

1. 技术性并发症　包括穿刺致气胸、血管损伤，神经或胸导管损伤等。空气栓塞是最严重并发症。
2. 代谢性并发症

（1）血清电解质紊乱、微量元素缺乏、必需脂肪酸缺乏（2017）。

（2）非酮性高渗性高血糖昏迷，常见原因为单位时间输注过量葡萄糖；胰岛素相对不足（2001）。

（3）低血糖性休克，由于突然停输高渗葡萄糖溶液或营养液中胰岛素过多所致。

（4）高脂血症或脂肪超载综合征，脂肪乳剂输入速度过快或总量过多，可发生高脂血症。

（5）肝胆系统损害，可能与长期TNA、配方不合理或胆碱缺乏有关。

3. 感染性并发症　主要是导管性脓毒症，表现为突发寒战、高热，重者可致感染性休克（2012）。

（七）监测

1. 全身情况　有无脱水、水肿，有无发热、黄疸等。
2. 血清电解质、血糖及血气分析　每天测定，3d后，视稳定情况每周测1～2次。
3. 肝肾功能测定　每1～2周1次。
4. 营养指标　包括体重、淋巴细胞计数、血清白蛋白、转铁蛋白、前白蛋白测定，每1～2周1次。有条件时测氮平衡。

三、肠内营养

（一）概念

是经胃肠道提供代谢需要的营养物质及其他各种营养素的营养支持方式。

（二）制剂

包括糖类、蛋白质、脂肪或其分解产物，也含有生理需要量的电解质、维生素和微量元素等。

1. 以整蛋白为主的制剂　其蛋白质源为酪蛋白或大豆蛋白，糖类源为麦芽糖、糊精，脂肪源为玉米油或大豆油。不含乳糖。溶液的渗透量（压）较低（约320mmol/L）。适用于胃肠道功能正常者。

2. 以蛋白水解产物（或氨基酸）为主的制剂　其蛋白质源为乳清蛋白水解产物、肽类或结晶氨基酸，糖类源为低聚糖、糊精，脂肪源为大豆油及中链三酰甘油。也不含乳糖。渗透量（压）较高（470～850 mmol/L）。适用于胃肠道消化、吸收功能不良者。

3. 有些制剂中还含有谷氨酰胺、膳食纤维等

（三）适应证

1. 胃肠功能正常，但营养物质摄入不足或不能摄入者。如昏迷病人、大面积烧伤、复杂大手术后及危重病症。
2. 胃肠道功能不良者。如消化道瘘、短肠综合征。

（四）并发症的防治

1. 误吸（2008），较常见。病人取30°半卧位，输营养液后停输30min，若回抽量＞150ml，应暂停鼻导管灌注，可改用鼻空肠管输入。

2. 腹胀、腹泻，输注太快是引起症状的主要原因，应缓慢输入（2004）。

=== 经典试题 ===

1. 比标准体重减少多少为营养不良
A. 5%
B. 15%
C. 20%
D. 25%
E. 10%
2. 白蛋白低于多少表示重度营养不良
A. 35g/L
B. 29g/L
C. 25g/L
D. 15g/L
E. 21g/L

3. 正常人每日需能量为
A. 5000kJ
B. 6325kJ
C. 7535kJ
D. 8000kJ
E. 9735kJ
4. 长期采用全胃肠外营养，理想静脉为
A. 颈内或锁骨下静脉
B. 颈外静脉
C. 头静脉
D. 大隐静脉
E. 上肢静脉

参考答案：1. B 2. E 3. C 4. A

第3单元 感 染

=== 重点提示 ===

1. 疖　金黄色葡萄球菌感染、单个毛囊口脓疱或局部圆锥形隆起的炎性硬块，有红、肿、痛。
2. 痈　金黄色葡萄球菌感染、涉及多个毛囊及周围组织、唇痈可致颅内海绵状静脉窦炎。
3. 急性蜂窝织炎　溶血性链球菌多见、一般性皮下蜂窝织炎，局部红肿、剧痛，指压可稍褪色、红肿边缘界限不清。
4. 丹毒　乙型溶血性链球菌感染、急性淋巴管炎、下肢多见、片状红疹，微隆起、色鲜红、中间较淡，境界清楚。
5. 脓毒症　革兰染色阴性杆菌感染的"三低（低温、低白细胞、低血压）"，金葡菌感染易致转移性脓肿，寒战发热时抽血培养提高阳性率。
6. 有芽胞厌氧菌感染　破伤风感染者有张口困难、角弓反张、苦笑面容，光声刺激可诱发，可进行充分引流、抗毒素、防止窒息等治疗。

=== 考点串讲 ===

一、概论

（一）分类

1. 按病菌种类和病变性质归类

（1）非特异性感染：常见有疖、痈、丹毒、急性淋巴结炎、急性乳腺炎、急性阑尾炎、急性腹膜炎等。致病菌有金黄葡萄球菌、溶血性链球菌、大肠埃希菌、变形杆菌、铜绿假单胞菌等。

（2）特异性感染：结核、破伤风、气性坏疽、炭疽、念珠菌病等属特异性感染（2004，2008，2016），引起感染的致病菌如结核杆菌、破伤风梭菌、产气荚膜梭菌、炭疽杆菌、白念珠菌等的致病作用不同于一般性感染的病菌，可以引起较为独特的病变。

2. 按病程区分　可分为急性、亚急性与慢性感染3种。

3. 按发生条件归类　感染可按病原体的来源以及入侵时间区分。有原发性感染与继发性感染、外源性感染与内源性感染。感染也可按照发生条件归类，如条件性（机会性）感染、二重感染（菌群交替症）、医院内感染等。

（二）病因

1. 致病菌入侵及其致病因素　病菌毒素包括胞外酶、外毒素、内毒素。
2. 机体的易感性　局部因素、全身因素、条件因素（2004，2012）。

（三）病理

1. 感染后的炎症反应　致病菌侵入组织并繁殖，产生多种酶与毒素，激活凝血、补体、激肽系统和巨噬细胞等，导致炎症介质生成，血管扩张和通透性增加，白细胞游出感染部位发挥巨噬作用。
2. 感染的转归　非特异性感染的病理演变主要分为：炎症局限；炎症扩散；转为慢性炎症（2002，2003）。

（四）诊断与鉴别诊断

1. 临床检查　病史和体格检查。
2. 实验室检查　血常规检查，示白细胞计数及中性粒细胞增加。血生化检查，有助于明确病人的营养状况和各脏器功能状态。血、尿、粪、分泌物、渗出液、脓液或穿刺液做涂片、细菌培养及药敏试验，可以明确致病菌。
3. 影像学检查　主要用于内在感染的诊断。

（五）治疗与预防

1. 局部处理　①患部制动：避免局部受压，有利于炎症局限和消退；②局部用药：浅表的急性感染在未形成脓肿阶段可选用中、西药；③物理治疗：红外线法可改善局部血液循环、促进炎症吸收、消退或局限；④手术治疗：包括脓肿切开引流和严重感染器官的切除。
2. 全身治疗　支持治疗、抗生素、中医药等。
3. 预防　防止病原微生物侵入、增强机体的抗感染能力、切断病原菌传播环节。

二、软组织急性感染

（一）病因

1. 疖　一个毛囊及其所属皮脂腺的急性化脓性感染，常扩散至周围组织。致病菌以金黄色葡萄球菌为主。
2. 痈　相邻的毛囊及其所属皮脂腺或汗腺的急性化脓性感染，或由多个疖融合而成。多见于免疫力差的老年人和糖尿病病人。致病菌以金黄色葡萄球菌为主（2006）。
3. 急性蜂窝织炎　皮下、筋膜下、肌间隙或深部疏松结缔组织（2012）的急性弥漫性化脓性感染（2002，2005）。致病菌多为溶血性链球菌、金黄色葡萄球菌及大肠埃希菌或其他类型链球菌等。
4. 丹毒　是β-溶血性链球菌（2002）从皮肤、黏膜细小伤口侵入而引起的皮肤及其网状淋巴管的急性炎症。
5. 甲沟炎　主要致病菌为金黄色葡萄球菌。
6. 脓性指头炎　多因刺伤后金黄色葡萄球菌等致病菌侵入，造成手指末节掌面的皮下组织化脓性感染。

（二）临床特点

1. 疖　初起时，局部出现红、肿、痛的小硬结，逐渐增大呈锥形隆起。化脓后中央组织坏死软化，脓栓脱落后流脓，炎症逐渐消退而愈合。面部危险三角区可引起颅内感染导致死亡。
2. 痈（2017）　初起为小片皮肤硬肿，色暗红，其中可有数个脓点，疼痛较轻。随发展范围扩大，周围浸润性水肿，淋巴结肿大，疼痛加剧，全身症状加重。最后破溃流脓，组织坏死脱落。病人多伴有寒战、发热、食欲缺乏、乏力和全身不适等症状。严重者可因流脓或全身化脓感染而危及生命。

3. 急性蜂窝织炎

(1) 一般性皮下蜂窝织炎：表现为局部皮肤组织肿胀疼痛，表皮发红发热，红肿边界不清，中央部位呈暗红色，边缘稍淡。

(2) 产气性皮下蜂窝织炎：主要为厌氧菌，常发生在易被大小便污染的会阴部或下腹部的伤口处。

(3) 颌下急性蜂窝织炎：炎症迅速波及咽喉部，可引起喉头水肿而压迫气管，导致呼吸困难甚至窒息。

(4) 新生儿皮下坏疽：多见于新生儿背、臀部等经常受压的部位。

4. 丹毒（2016，2017） 起病急，常有头痛、畏寒与发热，局部表现为片状红疹，颜色鲜红，中间较淡，边缘清楚且略隆起。有时发生水疱，呈烧灼样痛，所属淋巴结肿大、疼痛。很少化脓。足癣或血丝虫感染可引起下肢丹毒的反复发作（2016）。

5. 甲沟炎和脓性指头炎（2000）

(1) 甲沟炎：一侧甲沟皮肤出现红肿疼痛，一般无全身症状，部分可以自行消退或治疗后消退，部分可迅速发展成脓肿。

(2) 指头炎：早期表现为发红、轻度肿胀、刺痛，继之加重，出现反跳痛尤其以肢体下垂为甚。常有全身不适、寒战、发热、乏力、食欲缺乏等全身症状。

（三）治疗

1. 疖

(1) 促使炎症消退：可以用热敷或超短波等理疗措施。

(2) 排脓：可用针头、刀尖将脓栓剔除，以加速脓栓脱落。

(3) 全身治疗，选用抗生素治疗并适当补充维生素加强营养。

2. 痈

(1) 局部处理：痈范围大、中央坏死组织较多时，应及时手术切开排脓，清除坏死组织，伤口内堵塞碘仿纱布止血，之后更换敷料，促进肉芽生长（2003，2007）。

(2) 全身治疗：及时足量使用有效的广谱抗生素以控制脓毒症，可选用青霉素或复方磺胺甲噁唑；保证休息；加强营养等。

3. 急性蜂窝织炎

(1) 局部制动：早期可给予中西药局部湿热敷、理疗。

(2) 脓肿引流：脓肿形成者，应尽早实施多处切开减压，引流并清除坏死组织。

(3) 及时应用有效抗生素，营养支持；注意休息。

4. 丹毒 休息，抬高患肢。局部用50%硫酸镁湿热敷或用抗菌药物软膏外敷。全身应用抗菌药物，首选青霉素（2016）。

5. 甲沟炎和脓性指头炎 感染初期未形成脓肿者甲沟炎应局部热敷、理疗、外敷金黄散等中、西药。指头炎病人手与前臂保持平衡位置，患指向上，避免下垂加重疼痛。给予鱼石脂软膏及金黄散等中西药贴敷。已经形成脓肿者，切开减压、引流和合理应用抗生素。

三、全身化脓性感染

（一）诊断

1. 血白细胞计数显著升高，或降低、核左移、幼稚型增多，出现中毒颗粒。

2. 不同程度的氮质血症、溶血；尿中出现蛋白、管型和酮体等肝肾功能受损的表现。

3. 寒战、高热时做血液细菌或真菌培养（2001）。

（二）治疗

包括处理原发感染灶、控制感染和全身支持疗法。

四、有芽胞厌氧菌感染

（一）破伤风梭状芽胞杆菌感染的诊断与治疗

1. 临床表现

（1）潜伏期：一般为 6~12d，个别病人可伤后 1~2d 发病，最长可迟达数月，潜伏期越短，预后越差。

（2）前驱期：无特征性表现，病人感全身无力、头晕、头痛、咀嚼肌紧张、烦躁不安、打哈欠等；常持续 12~24h。

（3）发作期：典型的症状是在肌紧张性收缩的基础上呈阵发性的强烈痉挛。通常最先受影响的是咀嚼肌，其次是面部表情肌、颈、背、腹、四肢肌和膈肌。病人会出现咀嚼不便、张口困难（2011）、皱眉、口角下缩、苦笑脸、角弓反张。在肌肉持续紧张的基础上，任何轻微的刺激，如光线、声响、接触或饮水等，均可引发全身性的阵发痉挛（2017）。发作病人口吐白沫、大汗淋漓、呼吸急促、口唇发绀、流涎、牙关紧闭、磨牙、抽搐不止。每次发作持续数秒或数分钟不止，间歇时间长短不一。发作频繁者提示病情严重。还可导致骨折及水、电解质、酸碱平衡失调，严重者可发生心力衰竭。病人的主要死亡原因为窒息、心力衰竭或肺部感染。病程一般为 3~4 周。

2. 诊断　主要根据临床表现。

3. 治疗　创伤后早期彻底清创（2006），改善局部循环是关键；应进行人工免疫。

（1）清除毒素来源：彻底清创。

（2）中和游离毒素（2011，2017）：注射 TNT，一般用量为 1 万~6 万 U 肌内或静脉注射（2002）。注射破伤风人体免疫球蛋白：早期应用剂量为 3000~6000U。

（3）控制并解除痉挛：可根据病情交替使用镇静或解痉药；痉挛发作频繁且不易控制者，可用硫喷妥钠 0.25~0.5g 缓慢静脉注射；新生儿破伤风时慎用镇静解痉药，考虑使用洛贝林、尼可刹米等。

（4）防治并发症：防治呼吸道并发症。保持呼吸道通畅，预防窒息、肺不张、肺部感染等。防治水、电解质代谢紊乱和营养不良：给予必要的电解质纠正和 TPN 营养支持。防治感染：青霉素和甲硝唑对抑制破伤风杆菌最为有效。

（二）气性坏疽的诊断与治疗

1. 临床表现　病人伤肢沉重或疼痛，持续加重，局部肿胀；皮下有积气，可触及捻发音。渗出物涂片染色可发现革兰阳性杆菌。X 线摄片显示软组织间有积气（2005）。

2. 诊断　重要依据局部表现。

3. 治疗　预防的关键是及早彻底清创（2007）。急症清创；首选青霉素；高压氧治疗；全身支持疗法。

五、抗菌药合理应用原则

（一）适应证

化脓性感染中，有应用指征的是较严重的急性病变，如急性蜂窝织炎、丹毒、急性手部感染、急性骨髓炎、急性腹膜炎、急性胆道感染等。对多种特异性感染如破伤风、气性坏疽等，则应选用有效抗菌药。

（二）药物的选择和使用

1. 结合感染部位分析　临床医生应熟悉身体不同部位和其邻近组织的常驻菌，例如皮肤、皮下组织的感染，常驻菌以革兰阳性球菌居多，如链球菌、葡萄球菌等；腹腔、会阴、大腿根部感染时，常见肠道菌群，包括厌氧菌。

2. **局部情况也可供参考** 链球菌感染，炎症反应较明显，炎症扩散快，易形成创周蜂窝织炎、淋巴管炎等；葡萄球菌感染，化脓性反应较明显；脓液稠厚，易有灶性破坏；铜绿假单胞菌感染，敷料易见绿染，与坏死组织共存时有霉腥味；厌氧菌感染时因蛋白分解、发酵，常有硫化氢、氨等特殊粪臭味，有些厌氧菌有产气作用而致出现表皮下气肿。

3. **结合病情分析** 病情急剧，较快发展为低温、低白细胞、低血压、休克者以革兰阴性杆菌感染居多。病情发展相对较缓，以高热为主、有转移性脓肿者，以金黄色葡萄球菌为多；病程迁延，持续发热，口腔黏膜出现霉斑，对一般抗生素治疗反应差时，应考虑真菌感染。

应强调根据细菌学检查与药物敏感试验选择合适的抗菌药物。

除选用敏感抗生素外，还应根据药物在组织的分布能力进行选择。

抗菌药物的剂量一般按体重计算，还要结合年龄和肾功能、感染部位而综合考虑。

对危重、暴发的全身性感染，给药途径应选静脉。

外科感染常为多数菌感染，危重情况下可联合用药。

抗菌药物一经使用，就应注意其不良反应。

经典试题

1. 伤口附近出现"红线"是
A. 浅层静脉炎
B. 深层静脉炎
C. 网状淋巴管炎
D. 浅层管状淋巴管炎
E. 深层管状淋巴管炎

2. 破伤风最初出现典型的肌肉强烈收缩为
A. 咬肌
B. 面肌
C. 颈项肌
D. 背腹肌
E. 四肢肌

3. 化脓性感染形成脓肿后，外科治疗的基本原则是
A. 全身加大抗生素剂量
B. 改用其他抗生素
C. 加用肾上腺皮质激素
D. 配合局部物理疗法
E. 立即切开引流

4. 痈常见于
A. 心脏病人
B. 高血压病人
C. 肺结核病人
D. 糖尿病病人
E. 肾炎病人

（5～7题共用题干）

女性，30岁。背部肿块，红、肿、疼痛3d，寒战、发热39℃，查体：背部肿物3cm×5cm，触之有波动感。

5. 当病灶做局部引流和全身应用抗生素后，仍有寒战、高热，最合适的治疗措施是
A. 联合应用抗生素，并加大剂量
B. 尽快明确细菌种类和药敏试验
C. 寻找有无其他感染病灶
D. 使用抗真菌药物治疗
E. 加用肾上腺皮质激素

6. 为了提高病人血培养的阳性率，最好的抽血时间是
A. 发热开始时
B. 寒战开始时
C. 发热最高峰时
D. 寒战结束时
E. 预计寒战发热时

7. 根据临床表现，该病人有脓血症征象，其主要特点是
A. 寒战后，高热呈稽留热
B. 白细胞计数 $30×10^9$/L
C. 休克出现早
D. 肝、肾功能损害
E. 转移性脓肿

参考答案： 1. D 2. A 3. E 4. D 5. C 6. E 7. E

第4单元 创伤和火器伤

重点提示

1. 创伤分类 致伤原因、受伤部位、伤后皮肤完整性。
2. 创伤急救技术 有复苏、通气、止血、包扎、固定与后送。
3. 火器伤 严禁初期缝合。在开放伤口引流3~5d后，据情况延期缝合。

考点串讲

一、概论

1. 分类（2002）
（1）按致伤原因分类：锐器可致刺伤、切割伤、穿透伤等；钝性暴力可致挫伤、挤压伤等；切线动力可致擦伤、裂伤等；枪弹可致火器伤等。
（2）按受伤部位分类：可分为颅脑、胸腔、腹腔、盆腔、肢体损伤等。
（3）按皮肤完整性分类：分为开放性损伤与闭合性损伤。
（4）按伤情轻重分：轻、中（广泛软组织伤、开放骨折、挤压伤、创伤性截肢）、重伤。
2. 创伤的诊断、伤口的判断
（1）受伤史：受伤情况、伤后表现及演变过程、伤前情况等。
（2）体格检查。
（3）辅助检查：①诊断性腹腔穿刺（2011）及灌洗。诊断性腹腔穿刺阳性率可达90%以上。严重腹胀或有肠麻痹者，或既往有腹腔严重感染及做过大手术者应慎重。②影像学检查。③实验室检查。
3. 清创治疗 清创时间越早越好，伤后6~8h清创一般可达到一期愈合。
4. 急救及治疗 常用急救技术主要有复苏、通气、止血、包扎、固定和输送等（2008，2014）。
5. 影响伤口愈合的局部和全身因素
（1）局部因素：伤口感染是最常见原因，局部血液循环障碍等。
（2）全身原因：营养不良、大量使用细胞增生抑制药、免疫功能低下及全身性严重并发症等。

二、火器伤

1. 特点 组织损伤重、范围大、易感染。
2. 治疗 处理原则是及早清创（2014），除头、面、手、外阴外，一般禁止一期缝合（2004）。
（1）全身治疗：积极防治休克，维持呼吸、循环的稳定。
（2）局部治疗：及早清创，清除坏死和失活组织，保持伤口引流通畅3~5d后（2005），行延期缝合（2011，2017）。注意抗感染和支持治疗。

经典试题

（1~3题共用题干）

男性，19岁，车祸致伤，即来院急诊，神志蒙眬、咯血、口鼻均有泥沙夹血外溢，呼吸困难、烦躁不安。左侧胸部严重擦伤、肿胀，心率98/min，血压16/12kPa（120/90mmHg），四肢活动尚可，左大腿中下段中度肿胀，有瘀斑和严重擦伤。

1. 此时最紧迫的抢救措施是
A．请胸外科医师会诊处理
B．清除上呼吸道异物，保持呼吸道通畅
C．输血
D．吸氧
E．左下肢夹板固定

2. 下列哪项诊断可不予考虑
A．颅脑创伤
B．鼻骨骨折
C．肋骨骨折
D．左股骨骨折

E. 血气胸

3. 下列处理中不必紧急做的是
A. 吸氧
B. 颅脑与胸部、左股骨X线摄片
C. 多科会诊处理
D. 左下肢包扎固定
E. 输血

（4~6题共用备选答案）
A. 切口分类及愈合记录为"Ⅰ/甲"
B. 切口分类及愈合记录为"Ⅲ/丙"
C. 切口分类及愈合记录为"Ⅱ/甲"
D. 切口分类及愈合记录为"Ⅱ/乙"
E. 切口分类及愈合记录为"Ⅳ/甲"

4. 腹股沟疝修补术，切口愈合良好
5. 右胫腓骨开放骨折，清创内固定后切口愈合良好
6. 腰椎结核伴椎旁冷脓肿病灶清除术，切口愈合良好

参考答案：1. B 2. D 3. E 4. A 5. C 6. E

第5单元 烧 伤

重点提示

1. **热烧伤面积计算** 头颈部=1×9%；两上肢=2×9%；躯干=3×9%；双下肢=5×9%+1%，共为11×9%+1%。

2. **深度判定** 采用三度四分法，即分为一度、浅二度、深二度、三度。一度、浅二度烧伤称浅度烧伤；深二度、三度烧伤则属深度烧伤。

3. **初期补液** 按照病人的烧伤面积和体重计算，伤后第1个24h，每1%烧伤面积（二度、三度）每千克体重应补胶体和电解质液共1.5ml。胶体和电解质液的比例为0.5：1。另加以5%葡萄糖溶液补充水分2000ml，总量的1/2应于伤后8h内输入。第2个24h，胶体和电解质液为第1个24h的1/2，水分补充仍为2000ml。

4. **电烧伤特点** 入口较出口处重、没有明显坏死层面，常进行性坏死等。

考点串讲

一、热烧伤

（一）面积计算与深度判定

1. 烧伤深度的判断（2001，2002，2007，2017） 一度、浅二度为浅度烧伤，深二度、三度为深度烧伤。

（1）一度烧伤：仅伤及表皮层，生发层存在。表现为皮肤灼红，痛觉过敏，干燥无水疱，3~7d愈合，脱屑后初期有色素加深，后渐消退、不留痕迹。

（2）浅二度烧伤：伤及表皮的生发层和真皮浅层，有大小不一的水疱，疱壁较薄，内含黄色澄清液体，基底潮红湿润，疼痛剧烈，水肿明显。1~2周愈合，有色素沉着，无瘢痕。

（3）深二度烧伤：伤及真皮层，可有水疱，疱壁较厚、基底苍白与潮红相间、稍湿，痛觉迟钝，有拔毛痛。3~4周愈合，留有瘢痕。

（4）三度烧伤：伤及皮肤全层，可达皮下、肌肉或骨骼。创面无水疱，痛觉消失，无弹性，干燥如皮革样或呈蜡白、焦黄，甚至炭化成焦痂，痂下水肿。

2. 烧伤面积的估算

（1）中国九分法：将全身体表面积划分为11个9%的等份，另加1%，构成100%。头颈部1×9%；两上肢2×9%；躯干3×9%；双下肢5×9%+1%。简记为：3，3，3（头面颈）；5，6，7（双上肢）；13，13（躯干）；1（会阴）；5，7，13，21（双臂、双下肢）（2002，2003，2004，2008，2011，2014）。

（2）手掌估计法：五指并拢后手掌面积约为全身体表面积的1%。

（二）现场急救与治疗

1. 迅速脱离热源。
2. 保护受伤部位。
3. 维护呼吸道通畅（2016）。
4. 其他救治，如输液、镇痛等。

（三）初期处理与补液方法

1. 早期处理
（1）保护烧伤区，防止或尽量清除外源性污染。
（2）防治低血容量和休克。
（3）治疗局部和全身感染。
（4）促进创面尽早愈合，尽量减少瘢痕所致的功能障碍和畸形。
（5）防治多系统功能衰竭。

2. 补液方法（2017）　伤后第1个24h，每1%烧伤面积，每千克体重应补胶体和电解质液体共1.5ml，胶体和电解质比例为0.5∶1，另加5%葡萄糖溶液、补充水分2000ml，总量的一半应于伤后8h内输入(2015)。第2个24h，胶体和电解质液量为第1个24h的一半，水分补充仍为2000ml。（2004，2005，2007，2008，2011，2014）。

二、电烧伤

（一）特点（2001）

1. 全身性损害　轻者有恶心、心悸、头晕或短暂意识障碍等；重者昏迷，呼吸心跳暂停。
2. 局部损害　入口处较出口处重；没有明显坏死层面；局部渗出严重；常出现进行性坏死。电击对心脏损害较大（2003）。

（二）急救

1. 现场急救：立即切断电源、心肺复苏等。
2. 液体复苏。
3. 清创。
4. 应用抗生素。

经典试题

1. 大面积烧伤早期发生的休克，多为
A．神经源性休克
B．心源性休克
C．低血容量性休克
D．过敏性休克
E．感染性休克

（2～4题共用题干）
　　成年人，体重60kg，烧伤，于16:00，送入医院急诊室，检查：意识清，能合作，心率100/min，血压160/11.2kPa（120/84mmHg），面部、胸、腹部、两前臂、两手及两小腿和足部二度、三度烧伤，17:00开始静脉输液，18:00入手术室、清创，晚上20:00时送病房。

2. 烧伤总面积为
A．47%
B．48%
C．49%
D．50%
E．51%

3. 输液计划起算时间
A．14:00
B．16:00
C．17:00
D．18:00
E．20:00

4. 烧伤后第一个24h应补给胶、晶体液计算量为
A．5600ml
B．6200ml
C．6800ml

D. 5400ml
E. 6000ml

(5~6题共用备选答案)
A. 败血症
B. 菌血症
C. 创面脓毒症
D. 脓毒血症
E. 真菌败血症

5. 男，32岁。三度烧伤，伤后10d，体温40℃，心率140/min，呼吸36/min，创面湿，灶性积脓，创周炎症明显，血白细胞计数 20×10^9/L，血培养无菌生长

6. 女，6岁。烧伤50%，三度20%，体温37℃，心率136/min，呼吸36/min，创面可见坏死斑，血培养为阴沟杆菌

参考答案：1. C 2. A 3. B 4. B 5. C 6. A

第6单元 乳房疾病

重点提示

1. **急性乳腺炎** 治疗原则为消除感染、排空乳汁。切开引流的注意事项为常考点。
2. **乳腺囊性增生病** 突出表现是乳房胀痛和肿块，特点是部分病人疼痛具有周期性。
3. **乳腺纤维腺瘤治疗** 手术切除是唯一有效的方法。
4. **乳腺癌病理及表现** 病理类型有非浸润性癌、浸润性特殊癌、浸润性非特殊癌（预后差）等。临床表现为患侧无痛、单发的小肿块，肿块质硬不光滑，分界不清，在乳房内不易被推动。"橘皮样变、铠甲胸"。
5. **乳腺癌的TNM分期** 常考，须掌握。
6. **乳腺癌治疗** 综合治疗。乳腺癌改良根治术最常用，保留乳房的乳腺癌切除术术后需放疗等，内分泌治疗（其中抗雌激素治疗最常用的是他莫昔芬）等。

考点串讲

一、乳房解剖、生理

乳房位于胸前的第3肋骨和第6肋骨水平之间，由15~20个乳腺腺叶及结缔组织构成（2009）。乳腺小叶间隔有结缔组织，称乳房悬韧带，韧带外连于皮肤，内连于深筋膜。

乳腺每一腺叶有单独的腺管，并分别开口于乳头。乳头周围有色素沉着的圆形区，称为乳晕。

乳房淋巴液的输出途径主要有：①大部分淋巴液沿胸大肌侧缘淋巴管（主要是乳房外侧）流至腋下淋巴结（此处有20~30个淋巴结），再到锁骨下淋巴结；但乳房上部淋巴液可不经过腋下淋巴结而直接流向锁骨下淋巴结；锁骨下淋巴结有许多淋巴管与锁骨上淋巴结相通。②乳房内侧淋巴液沿肋间隙淋巴管流至胸骨旁淋巴结（有2~3个淋巴结，循着胸廓内动、静脉排列），继而流向锁骨上淋巴结。③左右两侧乳房皮下淋巴网互相沟通，还可导向对侧腋窝，甚至两侧腹股沟的淋巴结。④乳房深部淋巴网还沿腹直肌鞘和镰状韧带通向横膈和肝脏。

二、急性乳腺炎

（一）病因（2002）

1. **乳汁淤积（2016）** ①乳头发育不良，妨碍正常哺乳；②乳汁过多或婴儿吸乳过少，以致不能完全排空乳汁；③乳管不通畅，影响乳汁排出。
2. **细菌入侵**
（1）乳头破损或皲裂使细菌沿淋巴管入侵，是感染的主要途径。
（2）婴儿患口腔炎或口含乳头睡觉，细菌直接入侵乳管。

（二）临床表现

1. 患侧乳房胀痛，继之出现高热、寒战，脉率加快。严重感染者可并发脓毒症。
2. 患侧乳房局部红、肿、热、痛。表浅脓肿可自行向外溃破，亦可穿破乳腺管自乳头排出脓液，深部脓肿可缓慢向外破溃，也可向深部形成乳房后脓肿。常伴患侧腋窝淋巴结肿大，有压痛。

（三）诊断

1. 血细胞计数及中性粒细胞比例均升高。
2. 诊断性脓肿穿刺抽出脓液。

（四）治疗及切开引流的注意事项

1. 一般处理

（1）患乳停止哺乳，并排空乳汁。

（2）局部热敷或理疗，有利于早期炎症消散；水肿明显者可用25%硫酸镁溶液湿热敷。

（3）感染严重或并发乳瘘者常需终止乳汁分泌。

2. 抗生素应用　原则为早期、足量。选用青霉素类抗生素，或根据脓液培养、细菌药物敏感试验结果调整抗生素。

3. 脓肿处理　切开引流，深部脓肿波动感不明显，可在超声波引导下定位穿刺，明确诊断后再行切开引流。为防止损伤乳管形成乳瘘，应做放射状切开，乳晕下脓肿应沿乳晕边缘做弧形切口。深部脓肿或乳房后脓肿可沿乳房下缘做弧形切口，经乳房后间隙引流。脓腔较大时，可在脓腔最底部另加切口做口对口引流（2002）。

三、乳腺囊性增生病

（一）概述

由于体内激素代谢障碍，使乳腺实质增生过度和复旧不全。常见于中年妇女，是乳腺实质的良性增生。

（二）临床特点和诊断

乳房肿胀和肿块，部分病人有周期性（2009）。体检一侧或双侧乳腺弥漫性增厚，少数病人可有乳头溢液。

（三）治疗

主要是对症治疗。常用中药调理，1周后复查，若肿块无明显消退，可予以切除并做快速病理检查。

四、乳腺纤维腺瘤

（一）临床表现

女性最常见乳房肿瘤，高发年龄为20～25岁，好发于乳房外上象限，多为单发。除肿块外无其他表现。

（二）诊断

1. 常见于20～25岁青年妇女，多为单发，生长缓慢，可无自觉症状，常无意中发现乳房内球形肿块。
2. 生长缓慢，肿块呈球形或卵圆形，表面光滑，质地坚韧，边界清楚，触之有滑动感。

（三）治疗

手术切除是治疗的唯一有效办法。肿块必须常规做病理检查。

五、乳腺癌

（一）高危因素（2001）

1. 乳腺癌家族史。

2. 内分泌因素：月经初潮早于 12 岁，绝经期迟于 50 岁，40 岁以上未孕或初次足月产迟于 35 岁。
3. 部分乳腺良性疾病。
4. 高脂饮食。
5. 环境饮食和生活方式。

（二）常见组织学类型及转移途径

常见组织学类型

1. 非浸润性癌，包括导管内癌、小叶原位癌、乳头湿疹样癌。
2. 早期浸润癌。
3. 浸润性特殊癌。
4. 浸润性非特殊癌，为乳腺癌中最常见类型，预后差。
5. 其他罕见癌。

（三）临床表现和临床分期

1. **乳房肿块** 常无自觉症状，病人常在无意间发现乳房外上象限、乳头、乳晕处有无痛、单发的小肿块，质硬，表面不甚光滑，与周围组织分界不清且不易推动。

2. **乳房外形变化** 表现为乳房局部隆起；若癌肿侵及 Cooper 韧带，癌肿表面皮肤凹陷，呈酒窝征（2007，2009）；邻近乳头或乳晕的癌肿因侵及乳管使之收缩，可将乳头牵向癌肿侧；乳头深部癌块侵及乳管可使乳头内陷。炎性乳腺癌发展迅速、预后差（2003，2009）。

3. **晚期表现**
（1）全身：呈恶病质表现，有消瘦、乏力、贫血、发热等。
（2）局部
①癌肿固定：癌肿侵入胸肌筋膜、胸肌时可固定于胸壁而不易推动。
②橘皮样变：癌肿局部皮肤因皮内和皮下淋巴管被癌细胞阻塞而引起局部淋巴水肿，毛囊处呈现点状凹陷。
③卫星结节：乳房皮肤表面出现多个坚硬小结或条索，呈卫星样围绕原发病灶。结节彼此融合、弥漫成片、延伸到背部和对侧胸壁，使胸壁紧缩呈铠甲，呼吸受限。
④皮肤溃破：癌肿侵及皮肤使之破溃形成溃疡，其外形凹陷似菜花状，易出血、伴恶臭。

4. **转移征象**
（1）淋巴转移：常见部位是患侧腋窝淋巴结。
（2）血供转移：有肺和胸膜转移者可出现咳嗽、胸痛、呼吸困难；肝转移者可伴有肝大和黄疸；椎骨转移伴有腰背痛；股骨转移者易引起病理性骨折。

5. **临床分期**
TNM 国际分期法如下。
（1）原发肿瘤（T）分期
T_x 原发肿瘤情况不详（已被切除）。
T_0 原发肿瘤未扪及。
Tis 原位癌（包括小叶原位癌及导管内癌），Paget 病局限于乳头，乳房内未扪及块物。
T_1 肿瘤最大径≤2cm（2004）。
T_2 肿瘤最大径>2 cm，≤5cm。
T_3 肿瘤最大径超过 5cm。
T_4 肿瘤任何大小，直接侵犯胸壁和皮肤。
（2）区域淋巴结（N）分期
N_0 区域淋巴结未扪及。
N_x 区域淋巴结情况不详（以往已切除）。
N_1 同侧腋淋巴结有肿大，可以活动。

N_2 同侧腋淋巴结肿大，互相融合，或与其他组织粘连。

N_3 同侧内乳淋巴结有转移。

（3）远处转移（M）分期

M_x 有无远处转移不详。

M_0 无远处转移。

M_1 远处转移（包括同侧锁骨上淋巴结转移）。

根据不同的 TNM 可以组成临床不同分期

0 期 $TisN_0M_0$。

Ⅰ期 $T_1N_0M_0$。

Ⅱa 期 $T_0N_1M_0$；$T_1N_1M_0$；$T_2N_0M_0$。

Ⅱb 期 $T_2N_1M_0$；$T_3N_0M_0$。

Ⅲa 期 $T_0N_2M_0$；$T_1N_2M_0$；$T_2N_2M_0$；$T_3N_{1,2}M_0$。

Ⅲb 期 T_4，任何 N，M_0；任何 T，N_3M_0。

Ⅳ期 任何 T、任何 N、M_1（2001，2005，2007）。

（四）诊断

病史结合临床检查大多数可以得出结论。X 线诊断是乳腺癌诊断的常用方法。

（五）手术治疗方式、适应证

1. 保留乳房手术　术后必须辅以放疗、化疗等（2008）。适用于乳房内单个肿瘤，直径<3cm，距离乳头 2cm 以上者；腋窝淋巴结无转移者钼靶摄片示局限性钙化灶者；年龄≥35 岁者（2012）。

2. 乳腺癌改良根治术　适用于无上组腋窝淋巴结转移的Ⅱ、Ⅲ期乳腺癌。

3. 乳腺癌扩大根治术　适用于肿瘤位于乳房内侧象限、直径>3cm 及临床无远处转移征象者（2000，2005）。即在乳癌根治术切除乳房、胸大肌、胸小肌，清除腋下、腋中、腋上淋巴结基础上，同时切除胸廓内动静脉及周围的淋巴结（2004）。

4. 全乳房切除术　切除整个乳腺包括腋尾部及胸大肌筋膜，适于原位癌、微小癌及年老体弱者。

（六）综合治疗和预防

1. 化学药物治疗　是一种必要的全身性辅助治疗，需在手术后近期内开始，一般主张联合用药。

2. 放射治疗　属局部治疗，术前放疗可用于局部进展期乳腺癌；术后放疗可减少腋淋巴结阳性病人的局部复发率。

3. 内分泌治疗　对激素依赖的乳腺癌可通过调节内分泌治疗。

（1）去势治疗：年轻妇女可采用卵巢去势治疗，包括药物、手术或 X 线去势。

（2）抗雌激素治疗：最常用的是他莫昔芬（2002）。

（3）芳香化酶抑制素：适用于绝经期妇女。

（4）孕酮类药物治疗：如大剂量甲地孕酮，但有引起肥胖、阴道出血和血脂升高的不良反应。

4. 生物治疗

5. 预防　重视乳腺癌的早期发现，将提高乳腺癌病人的生存率。

经典试题

1. 急性乳腺炎最常见于
A. 妊娠期妇女
B. 初产哺乳的妇女
C. 哺乳 6 个月后的妇女
D. 长期哺乳的妇女
E. 乳头凹陷的妇女

2. 乳癌最早表现为

A. 乳房多发肿块
B. 乳房疼痛
C. 乳房单发小肿块
D. 皮肤呈"橘皮样"改变
E. 乳头内陷

3. 急性乳房炎脓肿形成后的主要治疗措施
A. 全身应用抗生素

B. 局部热敷，理疗
C. 局部注射抗生素
D. 促使乳汁排出通畅
E. 切开排脓
4. 关于乳腺囊性增生病，下述哪项是错误的
A. 与内分泌功能失调有关
B. 25～40岁妇女多见
C. 常见于两侧乳房
D. 可以发生癌变
E. 基本病变是乳腺腺泡的增生
5. 乳头鲜红色血性溢液多见于
A. 乳管内癌
B. 乳管内乳头状瘤
C. 乳腺囊性增生病
D. 急性乳腺炎
E. 乳房纤维腺瘤
6. 随月经周期疼痛的乳腺肿块可能是
A. 乳腺癌
B. 导管内乳头状瘤
C. 乳房囊性增生病
D. 乳腺纤维腺瘤
E. 乳房脂肪坏死
7. 女性，右乳房内肿块 4cm×3cm，皮肤略回缩，基底不固定，右腋下有 2.5cm×1.5cm 活动的淋巴结 2 个，质硬，病理证实为乳癌腋淋巴结转移，按国际标准，应属于
A. $T_2N_1M_0$
B. $T_1N_1M_0$
C. $T_3N_2M_0$
D. $T_3N_3M_0$
E. $T_2N_2M_0$
8. 女性，45岁。乳腺硬癌伴腋窝淋巴结转移，ER（+），行根治术后，辅助治疗应选
A. 放射治疗
B. 放射治疗或化疗＋雌激素治疗
C. 放射治疗或化疗＋雄激素治疗
D. 放射治疗或化疗＋双侧卵巢切除
E. 抗癌药物治疗
9. 患者，26岁，初产妇，右乳外上象限红肿，压痛，有波动，该处抽出脓汁，下列处置哪项是错的
A. 不要分离脓肿隔膜以防扩散
B. 切口应按轮辐方向
C. 切口应达到引流通畅
D. 必要时做对口引流
E. 手术治疗

参考答案：1. B 2. C 3. E 4. E 5. B 6. C 7. A 8. C 9. A

第 7 单元　中　毒

重点提示

1. 急性中毒治疗　立即终止毒物接触、紧急复苏和对症支持治疗、清除体内尚未吸收的毒物、应用解毒药、预防并发症。

2. 急性有机磷农药中毒　表现为毒蕈碱样症状、烟碱样症状、中枢神经系统症状、迟发性多发神经病、中间型综合征等。治疗用阿托品和氯解磷定。

3. 有机磷农药中毒表现分级　轻度中毒胆碱酯酶（ChE）活力值在 70%～50%；50%～30%为中度中毒；30%以下为重度中毒。

4. 急性 CO 中毒　轻度中毒（CoHb 10%～20%），中度中毒（CoHb 30%～40%），重度中毒（CoHb 40%～60%）。特点是口唇呈樱桃红色，治疗有终止 CO 吸入、吸氧、高压氧舱治疗及防治并发症和后发症等。

考点串讲

一、总论

（一）病因和发病机制

1. 病因　职业中毒、生活中毒等。
2. 发病机制
（1）体内毒物代谢。

(2) 中毒机制：局部刺激和腐蚀作用、缺氧、麻醉等。
(3) 影响毒物作用的因素：毒物状态、机体状态、毒物间相互影响等。

（二）临床表现

1. 急性中毒
(1) 皮肤黏膜表现：黏膜灼伤、发绀、黄疸等。
(2) 眼球表现：瞳孔扩大见于阿托品中毒（2017）；瞳孔缩小见于有机磷杀虫药（OPI）中毒等；视神经炎见于甲醇中毒。
(3) 神经系统表现：昏迷、谵妄、惊厥、瘫痪、精神失常等。
(4) 呼吸系统表现：呼出特殊气味。氰化物中毒有苦杏仁味；有机磷、黄磷等中毒有蒜味（2001，2003），呼吸加快或减慢、肺水肿等。
(5) 循环系统表现：心律失常、心搏骤停、休克等。
(6) 泌尿系统表现：肾缺血或肾小管坏死，少尿等。
(7) 血液系统表现：白细胞减少、溶血性贫血等。
(8) 发热。

2. 慢性中毒
(1) 神经系统表现：痴呆、震颤麻痹综合征和周围神经病。
(2) 消化系统表现：中毒性肝病。
(3) 泌尿系统表现：汞、铅等中毒可引起肾疾病。
(4) 血液系统表现：苯中毒可出现再生障碍性贫血或白细胞减少。
(5) 骨骼系统表现：氟骨症或骨坏死等。

（三）诊断

1. 病史　接触毒物时间、中毒环境和途径、毒物名称和剂量等。
2. 临床表现
3. 实验性检查　毒物分析或细菌培养等。

（四）治疗和预防

1. 治疗原则　立即终止毒物接触；紧急复苏和对症支持治疗；清除体内尚未吸收的毒物；应用解毒药；预防并发症。
2. 急性中毒的治疗
(1) 立即终止毒物接触：撤离毒物现场、脱去衣物、清水冲洗等（2002，2015）。
(2) 紧急复苏和对症支持治疗。
(3) 清除体内尚未吸收的毒物：催吐、鼻吸管抽吸、洗胃、导泻、灌肠等。
(4) 促进已吸收毒物排出：强化利尿、改变尿液酸碱度、供氧、血液净化等。
(5) 解毒药物。
(6) 预防并发症。
3. 慢性中毒的治疗　解毒疗法和对症疗法等。
4. 预防　①加强防毒宣传；②加强毒物管理；③预防化学性药物中毒；④防止误食食物或用药过量；⑤预防地方性中毒病。

二、急性农药中毒（有机磷杀虫药、灭鼠药）

（一）有机磷杀虫药

1. 中毒机制　有机磷杀虫药的毒性作用在于与真性 ChE 酯解部位结合成稳定的磷酰化胆碱酯酶，使 ChE 丧失分解 ACh 的能力，大量聚集引起一系列毒蕈碱、烟碱样和中枢神经系统症状，严重者常死于呼吸衰竭（2001）。

2. 临床表现和分级

（1）急性中毒（2002）

①毒蕈碱样症状：M 样症状，主要是副交感神经兴奋。平滑肌痉挛表现：瞳孔缩小、胸闷、气短、呼吸困难、恶心等；括约肌松弛表现：大小便失禁、腺体分泌增加；气道分泌物增多：咳嗽、气促，双肺干或湿啰音，严重者肺水肿。

②烟碱样症状：N 样症状，肌纤维颤动、呼吸肌麻痹引起呼吸衰竭或停止；血压升高和心律失常。

③中枢神经系统症状：头晕、头痛、烦躁不安等。

④局部损害：过敏性皮炎、水疱等。

（2）迟发性多发神经病：急性重度或中度中毒病人症状消失后 2～3 周出现，表现为感觉、运动型多发性神经病变，主要累及肢体末端。

（3）中间型综合征：发生在重度 OPI 中毒后 24～48h 及复能药用量不足病人，经治疗胆碱能危象消失、意识清醒或未恢复和迟发性多发神经病发生前，突然出现屈颈肌和四肢近端无力，出现上睑下垂、眼外展障碍、面瘫、呼吸肌麻痹，引起通气障碍性呼吸困难或衰竭可致死亡（2006）。

3. 辅助检查

（1）血 ChE 活力测定：是诊断 OPI 的特异性指标。正常人 ChE 活力值为 100%，急性中毒时，活力值在 70%～50% 为轻度中毒；50%～30% 为中度中毒；30% 以下为重度中毒。

（2）尿中 OPI 代谢物测定：对硫磷和甲基对硫磷在体内分解生成对硝基酚由尿液排出，而敌百虫中毒时在尿中出现三氯乙醇。

4. 诊断（2017）与鉴别诊断（2000）

（1）有机磷杀虫药接触史，胃内容物、呼吸道分泌物、皮肤、衣物等有特殊的有机磷大蒜气味也是重要的诊断依据。

（2）典型的症状和体征，主要是：早期流涎、流泪、出汗多、瞳孔缩小，继后肌肉（纤维性或束性）震颤，血压升高，以及肺水肿，有重要的诊断意义。

（3）全血胆碱酯酶活力下降至 70% 以下（2014）。

（4）毒物鉴定和阿托品试验有助于诊断。应与中暑、急性胃肠炎等鉴别。

5. 治疗（2008）

（1）迅速清除毒物：撤离现场、清水冲洗、洗胃等（2014）。

（2）紧急复苏：清除呼吸道分泌物、给氧、心脏按压复苏等。

（3）解毒药：早期、足量、联合、重复应用解毒药。

（4）对症治疗。

（5）中间型综合征治疗：立即给予人工机械通气。应用氯解磷定；积极对症治疗。

（二）灭鼠药

1. 中毒机制　毒鼠强抑制了 GABA 受体；氟乙酰胺中断三羧酸循环；溴鼠隆干扰肝利用维生素 K，抑制凝血因子 Ⅱ、Ⅶ、Ⅸ、Ⅹ 及影响凝血酶原合成，导致凝血时间延长；磷化锌分解物磷化氢抑制细胞色素氧化酶，使神经细胞内呼吸功能障碍。氯化锌对胃黏膜的强烈刺激与腐蚀作用导致胃出血、溃疡。

2. 临床表现及诊断　见表 9-1。

第9章 其 他

表9-1 灭鼠药中毒的临床表现及诊断

灭鼠药种类	诊 断 根 据		
	中毒病史	主要临床特点	诊断要点
毒鼠强	误服、误吸、误用与皮肤接触及职业密切接触史	经呼吸道或消化道黏膜迅速吸收后导致严重阵挛性惊厥和脑干刺激的癫痫大发作	(1) 薄层层析法和气相色谱分析，检出血、尿及胃内容物中的毒物成分 (2) 中毒性心肌炎致心律失常和ST段改变 (3) 心肌酶谱增高和肺功能损害
氟乙酰胺	同毒鼠强	潜伏期短，起病迅速 临床分三型： (1) 轻型：头痛头晕、视物模糊、乏力、四肢麻木、抽动、口渴、呕吐、上腹痛 (2) 中型：除上述外，尚有分泌物多、烦躁、呼吸困难、肢体痉挛、心脏损害、血压下降 (3) 重型：昏迷、惊厥、严重心律失常、瞳孔缩小、肠麻痹、二便失禁、心肺功能衰竭	(1) 巯靛反应法在中毒患者检测标本中，查出氟乙酰胺或氟乙酸钠代谢产物氟乙酸 (2) 气相色谱法检出氟乙酸钠 (3) 血与尿中柠檬酸含量增高、血酮↑↑、血钙↓↓ (4) 心肌酶活力↑↑，CK明显↑↑↑ (5) 心肌损伤表现：Q-T间期延长，ST-T改变
溴鼠隆	同毒鼠强	(1) 早期：恶心、呕吐、腹痛、低热、食欲不佳、情绪不好 (2) 中晚期：皮下广泛出血、血尿、鼻和牙龈出血、咯血、呕血、便血，心、脑、肺出血，休克	(1) 出血时间延长，凝血时间和凝血酶原时间延长 (2) Ⅱ，Ⅶ，Ⅸ，Ⅹ凝血因子减少或活动度下降 (3) 胃内容物中检出毒物成分
磷化锌	同毒鼠强	(1) 轻者表现：胸闷、咳嗽、鼻咽发干、呕吐、腹痛 (2) 重者表现：惊厥、抽搐、肌肉抽动、口腔黏膜糜烂、呕吐物有大蒜味 (3) 严重者表现：肺水肿、脑水肿、心律失常、昏迷、休克	(1) 检出标本中，检出毒物成分 (2) 血中检出磷↑↑、血钙↓↓ (3) 心、肝和肾功能异常

3. 治疗 见表9-2。

表9-2 灭鼠药中毒的治疗

灭鼠药种类	综合疗法	特效疗法
毒鼠强	(1) 迅速洗胃：越早疗效越好 (2) 清水洗胃后胃管内注入： ①活性炭50～100g吸附毒物 ②20%～30%硫酸镁导泻 (3) 保护心肌：静滴极化液，1,6二磷酸果糖和维生素B$_6$ (4) 禁用阿片类药	(1) 抗惊厥 ①地西泮每次10～20mg静脉注射或50～100mg加入10%葡萄糖液250ml静脉滴注，总量200mg ②苯巴比妥钠0.1g，每6～12h肌内注射，用1～3d ③γ-羟基丁酸钠60～80mg/(kg·h)静脉滴注 ④异丙酚2～12mg/(kg·h)静脉滴注 ⑤硫喷妥钠3mg/(kg·h)间断静脉注射，直至抽搐停止

续表

灭鼠药种类	综合疗法	特效疗法
		⑥二巯丙磺酸钠 0.125~0.25g，每 8 小时 1 次，肌内注射，第 1~2 天；0.125g，每 12 小时 1 次，肌内注射，第 3~4 天，0.125g，每天 1 次，肌内注射，第 5~7 天 (2) 血液净化（血液灌流、血液透析、血浆置换）加速毒鼠强排出体外
氟乙酰胺	(1) 迅速洗胃：越早越好 (2) 1∶5000 高锰酸钾溶液或 0.15%石灰水洗胃，使其氧化或转化为不易溶解的氟乙酰（酸）钙而减低毒性 ①洗胃后，胃管内注入适量乙醇（白酒），在肝内氧化成乙酸以达解毒目的 ②洗胃后，胃管内注入食醋 150~300ml 有解毒作用 (3) 1,6 二磷酸果糖静滴，防治心脏意外 (4) 昏迷患者，尽快应用高压氧疗法	(1) 特效解毒药：乙酰胺（acetamide，解氟灵），每次 2.5~5.0g，肌内注射；3/d。或按 0.1~0.3g/（kg·d）计算总量为 3 次肌内注射。重症患者，首次肌注剂量为全日量的 1/2 即 10g，连用 5~7d 1 个疗程 (2) 醋精（甘油酸酯）6~30mg 肌内注射，每 30 分钟 1 次；或按 0.1~0.5mg/kg 肌内注射，每 30 分钟 1 次
溴鼠隆	(1) 立即清水洗胃，催吐，导泻 (2) 胃管内注入活性炭 50~100g 吸附毒物 (3) 胃管内注入 20%~30%硫酸镁导泻	(1) 特效对抗剂 ①维生素 K_1 10~20mg 肌内注射每 3~4 小时 1 次 ②维生素 K_1 10~20mg 静脉注射后，改静脉滴注维持 ③维生素 K_1 60~80mg 静脉滴注总量 120mg/d，1~2 周/疗程 (2) 输新鲜冷冻血浆 300ml
磷化锌	(1) 皮肤接触中毒：应更换衣服，清洗皮肤 (2) 吸入中毒：应立即转移患者，置于空气新鲜处 (3) 口服中毒：应立即催吐、洗胃、导泻 ①催吐：0.5%~1%硫酸铜溶液，首次口服 10ml，每次间隔 5~10min，3~5 次 1 个疗程 ②洗胃：反复洗至无磷臭味、澄清液止 a．0.2%硫酸铜溶液洗胃，使磷变成不溶性的黑色磷化铜 b．0.05%硫酸铜溶液洗胃，使磷氧化成磷酸铜而失去毒性 ③导泻：洗胃毕后立即导泻，用硫酸钠 20~30g 口服导泻。禁用硫酸镁、蓖麻油及其他油类	(1) 头痛、头晕：应用布洛芬、索米痛 (2) 烦躁：苯巴比妥 0.1g 肌内注射；地西泮 10mg 肌内注射 (3) 呕吐、腹痛：阿托品 0.6mg 肌内注射 (4) 抽搐、惊厥：10%水合氯醛 15~20ml 保留灌肠 (5) 禁用：牛奶、鸡蛋清、油类、脂肪性食物，以免促进磷的吸收和溶解

三、急性一氧化碳中毒

（一）病因和发病机制

1. **病因** 高炉煤气和发生炉泄漏、现场失火、连续大量吸烟等。
2. **发病机制** CO 中毒主要引起组织缺氧。体内血管少且代谢旺盛的器官如大脑和心脏最易遭到损害。

第9章 其 他

（二）临床表现

1. 急性中毒

（1）轻度中毒：血液COHb浓度为10%~20%，不同程度的头痛、头晕、恶心、呕吐、心悸、四肢无力等。

（2）中度中毒：血液COHb浓度为30%~40%，出现胸闷、气短、呼吸困难、运动失调、意识模糊等。口唇黏膜可呈樱桃红色。

（3）重度中毒：血液COHb浓度为40%~60%，迅速出现昏迷、呼吸抑制、肺水肿、心力衰竭等。

2. 迟发脑病（2011）病人在意识障碍恢复后，经过2~60d的"假愈期"，可出现精神意识障碍、锥体系神经障碍、锥体系神经损害、大脑皮质局灶性功能障碍等。

（三）辅助检查

1. 血液COHb测定（2017）
2. 脑电图检查　可见弥漫性低波幅慢波。
3. 头部CT检查　脑水肿时可见脑部病理性密度减低区。

（四）诊断与鉴别诊断

根据吸入高浓度CO接触史、急性发生的中枢神经损害的症状和体征，结合及时血液COHb测定的结果，可做出诊断（2014）。

与脑血管意外、脑震荡等相鉴别，既往史、体检、实验室检查有助于鉴别诊断。

（五）治疗、防治并发症和后遗症

1. 终止CO吸入（2007，2016）
2. 氧疗　吸氧治疗及行高压氧舱治疗（2004，2012）。
3. 机械通气
4. 防治脑水肿
5. 促进脑细胞代谢　应用脑能量合剂。
6. 防治并发症和后遗症　保持呼吸道通畅；定时翻身；注意营养，必要时鼻饲；物理降温；对症治疗。

（六）预防

1. 加强预防CO中毒的宣传。
2. 工作人员要认真执行安全操作规程。
3. 经常监测工作环境空气中CO浓度。

四、镇静催眠药中毒

（一）中毒机制

1. 苯二氮䓬类中枢神经抑制作用与增强GABA能神经的功能有关。苯二氮䓬类与苯二氮䓬受体结合后，可加强GABA与GABA受体结合的亲和力，使与GABA受体耦联的氯离子通道开放而增强GABA对突触后的抑制功能。

2. 巴比妥类主要作用于网状结构上行激活系统而引起意识障碍。巴比妥类对中枢神经系统的抑制有剂量-效应关系。

3. 吩噻嗪类药抑制中枢神经系统多巴胺受体，减少邻苯二酚氨生成所致。

（二）临床表现

1. 急性中毒

（1）巴比妥类中毒

①轻度中毒：嗜睡、情绪不稳定、注意力不集中、记忆力减退、共济失调、发音含糊不清、步

态不稳和眼球震颤。

②重度中毒：进行性中枢神经系统抑制，由嗜睡到深昏迷。呼吸抑制由呼吸浅而慢到呼吸停止。可发生低血压或休克。常见体温下降，肌张力下降，腱反射消失，胃肠蠕动减慢，皮肤可起大疱。长期昏迷病人可并发肺炎、肺水肿、脑水肿和肾衰竭。

（2）苯二氮䓬类中毒　主要症状是嗜睡、头晕、言语含糊不清、意识模糊和共济失调。

（3）非巴比妥非苯二氮䓬类中毒

①水合氯醛中毒：可有心律失常和肝肾功能损害。

②格鲁米特中毒：意识障碍有周期性波动。有瞳孔散大等抗胆碱能神经症状。

③甲喹酮中毒：可有明显的呼吸抑制，出现锥体束征。

④甲丙氨酯中毒：常有血压下降。

（4）吩噻嗪类

①锥体外系反应：a. 震颤麻痹综合征；b. 静坐不能；c. 急性肌张力障碍反应，例如斜颈、吞咽困难和牙关紧闭等。

②中毒病人有心律失常、心电图 PR 及 QT 间期延长，ST 段和 T 波变化。

③病人常有心动过速、高温及肠蠕动减少。

④在治疗过程中尚有直立性低血压、体温调节紊乱等。

⑤对氯丙嗪类药物有过敏的病人，即使治疗剂量也有引起剥脱性皮炎、粒细胞缺乏症及胆汁郁积性肝炎而死亡者。

2. 慢性中毒

（1）意识障碍和轻躁狂状态：出现一时性躁动不安或意识蒙眬状态。言语兴奋、欣快、易疲乏，伴有震颤、咬字不清和步态不稳等。

（2）智能障碍记忆力、计算力和理解力均有明显下降，工作学习能力减退。

（3）人格变化病人丧失进取心，对家庭和社会失去责任感。

3. 戒断综合征

（1）轻症：最后一次服药后 1d 内或数日内出现焦虑、易激动、失眠、头痛、厌食、无力和震颤。2～3d 后达到高峰，可有恶心、呕吐和肌肉痉挛。

（2）重症：突然停药后 1～2d 或在药物停用 7～8d 后出现癫痫样发作，有时出现幻觉、妄想、定向力丧失、高热和谵妄。

（三）治疗原则

1. 急性中毒的治疗

（1）维持昏迷病人重要器官功能

①保持气道通畅：深昏迷病人应予气管插管，以保证吸入足够的氧和排出二氧化碳。

②维持血压：应输液补充血容量，如无效，可考虑给予适量多巴胺。

③心脏监护：心电图监护，如出现心律失常，酌情给予抗心律失常药。

④促进意识恢复：给予葡萄糖、维生素 B_1 和纳洛酮。

（2）清除毒物：①洗胃；②活性炭：对吸附各种镇静催眠药有效；③碱化尿液与利尿：用呋塞米和碱化尿液治疗，只对长效巴比妥类中毒有效，对吩噻嗪类中毒无效；④血液净化：血液透析、血液灌流对苯巴比妥和吩噻嗪类药物中毒有效，对苯二氮䓬类无效。

（3）特效解毒疗法：①巴比妥类中毒无特效解毒药；②氟马西尼是苯二氮䓬类拮抗药。

（4）对症治疗

①吩噻嗪类药物中毒无特效解毒药，应用利尿和腹膜透析无效，首先要彻底清洗胃肠道。治疗以对症及支持疗法为主。

②中枢神经系统抑制较重时可用苯丙胺、安钠咖等。

③昏迷状态，可用盐酸哌甲酯。
④有震颤麻痹综合征可选用盐酸苯海索（安坦）、氢溴酸东莨菪碱等。
⑤有肌肉痉挛及张力障碍，可用苯海拉明；应积极补充血容量。
（5）治疗并发症
①肺炎：昏迷病人应常翻身、拍背和吸痰。发生肺炎时，针对病原菌给予抗生素。
②皮肤大疱：防止肢体压迫，清洁皮肤，保护创面。
③急性肾衰竭：多由休克所致，应及时纠正休克。少尿期，应注意水和电解质平衡。
2. 慢性中毒的治疗原则
（1）逐步缓慢减少药量，最终停用镇静催眠药。
（2）请精神科医师会诊，进行心理治疗。
3. 戒断综合征 治疗原则是用足量镇静催眠药控制戒断症状，稳定后，逐渐减少药量以至停药。

经典试题

1. CO 中毒时下列哪项是不正确的
A. 老年人和孩子易患
B. 老年人应与脑血管意外鉴别
C. 严重中毒血液 COHb 浓度可高 50%
D. 应立即原地抢救
E. 迟发脑病恢复较慢
2. 急性有机磷农药中毒发生肺水肿，首要措施是
A. 彻底洗胃
B. 强心苷静注
C. 静注阿托品
D. 吗啡静推
E. 解磷胺静注
3. 诊断有机磷中毒最重要的指标是
A. 确切的接触史
B. 出现毒蕈碱和烟碱样症状
C. 血胆碱酯酶活性降低
D. 阿托品试验诊断阳性
E. 呕吐物和衣服有大蒜味
4. 关于有机磷的代谢和排泄正确的是
A. 在体内蓄积，毒性持久
B. 经肾排泄
C. 肝内氧化产物不如原来毒性强
D. 肝内水样产物比原来毒性强
E. 经皮肤、呼吸道吸收，不经胃肠道排泄
5. 有机磷中毒出现毒蕈碱样症状主要机制是
A. 腺体分泌亢进、运动神经兴奋
B. 腺体分泌减退、平滑肌痉挛
C. 腺体分泌亢进、平滑肌痉挛
D. 腺体分泌亢进、平滑肌松弛
E. 运动神经兴奋、平滑肌痉挛
6. 有机磷中毒时应用阿托品，下列哪项是错误的
A. 用量应根据病情适当使用
B. 达到阿托品化后减少阿托品的剂量或停用
C. 与胆碱酯酶复活剂合用时，阿托品的剂量应减少
D. 重度中毒时应静脉给药
E. 当出现阿托品中毒时应立即间隔给药

（7～9题共用题干）

某病人，因欲自杀服有机磷农药，被发现后，急送医院，查体：昏迷状态、呼吸困难、皮肤湿冷、双瞳孔如针尖大小。
7. 该病人入院给予洗胃，最好选用哪种洗胃液
A. 1∶5000 高锰酸钾液
B. 硫酸铜溶液
C. $NaHCO_3$ 水
D. 生理盐水
E. 清水
8. 在治疗本病时应用阿托品，下列哪一项不是阿托品治疗的有效指标
A. 口干、皮肤干燥
B. 颜面潮红
C. 心率加快
D. 瞳孔较前缩小
E. 肺部啰音减少或消失
9. 本病最主要的死因是什么
A. 中毒性休克
B. 急性肾衰竭
C. 呼吸衰竭

D. 中毒性心肌炎　　　　　　　　E. 脑水肿

参考答案： 1. D　2. C　3. C　4. B　5. C　6. E　7. C　8. D　9. C

第8单元　中　暑

重点提示

1. 中暑表现　热痉挛（剧烈运动停止后肌痉挛），热衰竭（多汗、疲乏、明显脱水、体温轻度升高）和热射病（高热和神志障碍）。

2. 中暑处理　降温（应在1h内使直肠温度降至37.8~38.9℃）并监测体温变化，并发症处理（保持呼吸通畅等），补液恢复血容量等。

考点串讲

（一）病因

对高温环境不能充分适应是致病的主要原因。

促使中暑的原因有：①环境温度过高，人体由外界环境获取热量；②人体产热增加，如从事重体力劳动、发热、甲状腺功能亢进症和应用某些药物（如苯丙胺）；③散热障碍，如湿度较大、过度肥胖或穿透气不良的衣服等；④汗腺功能障碍，见于系统性硬化病、广泛皮肤烧伤后瘢痕形成或先天性汗腺缺乏症等病人。

（二）临床表现

中暑可分为热痉挛、热衰竭和热射病。

1. 热痉挛　进行剧烈运动大量出汗，活动停止后常发生肌肉痉挛，主要累及骨骼肌，持续约数分钟后缓解，无明显体温升高。热痉挛也可为热射病的早期表现。

2. 热衰竭　表现为多汗、疲乏、无力、头晕、头痛、恶心、呕吐和肌痉挛，可有明显脱水征：心动过速、直立性低血压或晕厥。体温轻度升高。检查可见血细胞比容增高、高钠血症、轻度氮质血症和肝功能异常。热衰竭可以是热痉挛和热射病的中介过程。

3. 热射病　是一种致命性急症，主要表现为高热（直肠温度≥41℃）和意识障碍。

（1）劳力性热射病：在从事重体力劳动或剧烈运动数小时后发病，50%病人大量出汗，心率可达160~180/min，脉压增大。可发生横纹肌溶解、急性肾衰竭、肝衰竭、DIC或多器官衰竭，病死率较高。

（2）非劳力性热射病：表现皮肤干热和发红，84%~100%病例无汗，直肠温度常在41℃以上，最高可达46.5℃。病初表现行为异常或癫痫发作，继而出现谵妄、昏迷和瞳孔对称缩小，严重者可出现低血压、休克、心律失常及心力衰竭、肺水肿和脑水肿。约5%病例发生急性肾衰竭，可有轻、中度DIC，常在发病后24h左右死亡。

（三）诊断

在炎热夏季热浪期，遇有体温过高伴有昏迷病人首先应考虑到中暑诊断。

（四）处理原则

1. 降温治疗　对于重症高热病人，降温速度决定预后，应在1h内使直肠温度降至38.5℃以内。

（1）体外降温：转移到通风良好的低温环境，脱去衣服，同时进行皮肤肌肉按摩，可用冷水擦浴或将躯体浸入27~30℃水中传导散热降温。可采用蒸发散热降温，可将病人放置在特殊蒸发降温房间。

（2）体内降温：体外降温无效者，用冰盐水进行胃或直肠灌洗，也可用无菌生理盐水进行腹膜腔灌洗或血液透析，或将自体血液体外冷却后回输体内降温。

(3) 药物降温：应用药物降温无效。病人出现寒战时可应用氯丙嗪加入生理盐水，用药过程中应监测血压。

2. 并发症治疗

（1）昏迷：应进行气管内插管，保持呼吸道通畅，防止误吸。颅内压增高者常规静脉输注甘露醇。癫痫发作者，静脉输注地西泮。

（2）低血压：应静脉输注生理盐水或乳酸林格液恢复血容量。勿用血管收缩药。

（3）心律失常、心力衰竭和代谢性酸中毒：应予对症治疗。心力衰竭合并肾衰竭伴有高钾血时，慎用洋地黄。

（4）肝衰竭：合并一肾衰竭可静脉输注甘露醇。发生急性肾衰竭时，可行血液透析或腹膜透析治疗。应用 H_2 受体拮抗药或质子泵抑制药预防上消化道出血。肝衰竭者可行肝移植。

3. 监测

（1）降温期间应连续监测体温变化。

（2）放置 Foley 导尿管，监测尿量，应保持尿量＞30ml/h。

（3）中暑高热病人，动脉血气结果应予校正。体温超过 37℃时，每升高 1℃，PaO_2：降低 7.2%，$PaCO_2$ 增力 4.4%，pH 降低 0.015。

（4）严密监测凝血酶原时间（PT）、活化部分凝血活酶时间（APTT）、血小板计数和纤维蛋白原。

第10章 女性生殖系统

本章重点

女性生殖系统包括内、外生殖器官及其相关组织。女性生殖系统疾病对女性的危害性极大，如果不积极的治疗，很可能会导致患者不孕不育。女性生殖系统疾病的种类有很多，常见的女性生殖系统疾病多发生于子宫、卵巢等。本章在执业医师考试中占考题总数的比例很大，需要考生引起足够重视。

其中重点掌握的内容包括：①子宫的组成和功能，骨盆的重要径线，卵巢、子宫内膜的周期性变化；②胎盘的形成、功能，妊娠期母体的变化，早、中晚期妊娠的诊断，产前检查的内容，胎儿成熟度的检查；③分娩的临床经过，产褥期临床表现；④流产的临床表现及类型，异位妊娠的临床表现、诊断和治疗，妊娠期高血压的分类、诊断和治疗，胎盘早剥的临床表现、诊断、并发症和处理，前置胎盘的分类、临床表现、诊断和处理，胎儿窘迫的临床表现和诊断，妊娠合并心脏病对胎儿的影响、并发症和处理，妊娠合并病毒性肝炎的诊断、处理和预防，产力异常、胎位异常的处理，产褥感染的临床表现和处理；⑤细菌性阴道病、外阴阴道假丝酵母菌病、滴虫阴道炎、宫颈炎和盆腔炎的临床表现和治疗；⑥宫颈癌的临床分期、诊断和治疗，子宫内膜癌的分期、临床表现和治疗，卵巢肿瘤的组织学分类、并发症；⑦葡萄胎的病理、诊断和随访，功能失调性子宫出血的病因、临床表现、诊断和治疗，子宫内膜异位症的临床表现、诊断和治疗，子宫脱垂的临床分度和治疗；⑧人工流产的并发症。此外，随着肿瘤发病率的逐年增加，各类女性生殖系统癌症的考查内容有可能增加，考生应注意认真复习这方面的内容。

第1单元 女性生殖系统解剖

重点提示

本单元内容较多，出题较少，多为理解性内容，为后续各个疾病做铺垫，考生需要理解全部内容。考点主要集中在内生殖器官的解剖方面，其次是骨盆与骨盆底的解剖，应重点掌握。

1. 女性外生殖器由阴阜、大阴唇、小阴唇、阴蒂和阴道前庭组成。前庭大腺位于阴道前庭，腺管口闭塞可形成前庭大腺囊肿或前庭大腺脓肿。

2. 女性内生殖器位于真骨盆内，包括阴道、子宫、输卵管和卵巢，维持子宫正常位置的韧带是圆韧带、阔韧带、主韧带、宫骶韧带。

3. 骨盆入口平面前后径也称真结合径，是胎先露部进入骨盆入口的重要径线；中骨盆平面横径（坐骨棘间径）是衡量分娩过程中胎先露下降程度的重要标志。

考点串讲

一、外生殖器解剖

1. **外阴范围** 位于两股内侧间，前为耻骨联合，后以会阴为界。
2. **外阴组成** 阴阜（分布呈尖端向下的三角形）(2005)、大阴唇（出血易形成大阴唇血肿）(2003)、小阴唇、阴蒂、阴道前庭（为两小阴唇之间的裂隙，前庭大腺的腺管向内侧开口于前庭后方小阴唇与处女膜之间的沟内）(2005，2015)等。

二、内生殖器解剖（2016）

包括阴道、子宫、输卵管及卵巢，后二者称子宫附件。

（一）阴道

1. 前壁长7~9cm，与膀胱和尿道相邻，后壁长10~12cm，与直肠贴近。上端包围宫颈阴道部，下端开口于阴道前庭后部（2008）。
2. 环绕宫颈周围的部分称阴道穹窿。按其位置分为前、后、左、右4部分，其中后穹窿最深，与直肠子宫陷凹紧密相邻（2008），为盆腔最低部位，临床上可经此处穿刺或引流。
3. 阴道黏膜淡红，由复层鳞状上皮细胞覆盖（2004，2008），无腺体。受性激素影响有周期性变化（2004）。肌层由两层平滑肌纤维构成，外纵，内环（2008）。富有静脉丛，故局部受损伤易出血或形成血肿。

（二）子宫

1. 形态　宫腔容量约5ml（2004）。峡部为宫体与宫颈间最狭窄部分，非孕期长约1cm（2016，2017）。下端黏膜组织在此处由宫腔内膜转变为宫颈黏膜（2004，2006）。
2. 组织结构　宫体和宫颈的结构不同。

圆韧带使宫底保持前倾位置，阔韧带限制子宫向两侧倾倒，主韧带保持子宫不致向下脱垂，宫骶韧带维持子宫处于前倾位置（2005）。

（三）输卵管

1. 全长8~14cm。
2. 分部：①间质部；②峡部；③壶腹部；④伞部，有"拾卵"作用。是与精子相遇的场所，也是向宫腔运送受精卵的管道。
3. 输卵管肌肉的收缩和黏膜上皮细胞的形态、分泌及纤毛摆动均受性激素影响有周期性变化（2004）。

（四）卵巢

成年妇女卵巢约4cm×3cm×1cm大，重5~6g；绝经后卵巢萎缩变小变硬。外侧以骨盆漏斗韧带（2011）连于骨盆壁，内侧以卵巢固有韧带与子宫连接。表面无腹膜，由单层立方上皮覆盖称生发上皮（2007）；其内有一层纤维组织称卵巢白膜。组织分皮质与髓质。皮质有原始卵泡，髓质无卵泡。

三、女性生殖器官血管分布、淋巴引流、神经支配

（一）血管及其分支

1. 动脉　主要来自卵巢动脉、子宫动脉、阴道动脉及阴部内动脉。
（1）卵巢动脉：自腹主动脉分出（左侧可来自左肾动脉）（2006）。
（2）子宫动脉：为髂内动脉前干分支。经阔韧带基底部、宫旁组织到达子宫外侧，距宫颈内口水平约2cm处横跨输尿管至子宫侧缘，分上、下两支。
（3）阴道动脉：为髂内动脉前干分支。阴道上段由子宫动脉宫颈-阴道支供应；中段由阴道动脉供应；下段由阴部内动脉和痔中动脉供应。
（4）阴部内动脉：为髂内动脉前干终支。
2. 静脉
（1）与同名动脉伴行，并在相应器官及其周围形成静脉丛，且互相吻合，故盆腔静脉感染容易蔓延。
（2）卵巢静脉右侧汇入下腔静脉，左侧汇入左肾静脉，故左侧盆腔静脉曲张较多见。

（二）淋巴分布与生殖器官淋巴的流向

1. 外生殖器淋巴
（1）腹股沟浅淋巴结：①上组。沿腹股沟韧带排列，收纳外生殖器、会阴、阴道下段及肛门部

的淋巴。②下组。位于大隐静脉末端周围，收纳会阴及下肢的淋巴。其输出管大部分注入腹股沟深淋巴结，少部分注入髂外淋巴结。

（2）腹股沟深淋巴结：位于股管内、股静脉内侧，收纳阴蒂、股静脉区及腹股沟浅淋巴，汇入闭孔、髂内等淋巴结。

2．内生殖器淋巴

（1）分3组：髂淋巴组（髂内、髂外及髂总）、骶前淋巴组、腰淋巴组。

（2）淋巴引流：①阴道下段淋巴引流，主要汇入腹股沟浅淋巴结。②阴道上段淋巴引流，大部分汇入闭孔淋巴结与髂内淋巴结；小部分汇入髂外淋巴结，并经宫骶韧带汇入骶前淋巴结。③宫体、宫底淋巴，与输卵管、卵巢淋巴均汇入腰淋巴结。④宫体两侧淋巴，沿圆韧带汇入腹股沟浅淋巴结。⑤当内、外生殖器官发生感染或癌瘤时，往往沿各该部回流的淋巴管传播，导致相应淋巴结肿大。

（三）内外生殖器官神经支配

1．<u>外生殖器——阴部神经</u>。

2．<u>内生殖器——交感神经与副交感神经</u>。

3．子宫平滑肌有自律活动，完全切除其神经后仍能有节律收缩，还能完成分娩活动。临床上可见下半身截瘫的产妇能顺利自然分娩。

四、骨盆

（一）组成

1．骨骼　骶骨、尾骨、髂骨、坐骨、耻骨。

2．关节　骶髂关节、骶尾关节、耻骨联合。

3．韧带　骶结节韧带（骶、尾骨和坐骨结节之间）、骶棘韧带（骶尾骨和坐骨棘之间，<u>宽度是坐骨切迹的宽度，可判断中骨盆是否狭窄</u>），妊娠期间韧带松弛。

（二）分界

1．以耻骨联合上缘、髂耻线、骶岬上缘的连线为界，上方为大骨盆（假骨盆），下方为小骨盆（真骨盆）。

2．真骨盆是胎儿分娩的骨性产道，骨盆腔前壁短、后壁长，前壁是耻骨联合和耻骨支（4cm）、后壁是骶尾骨（12cm），两侧是坐骨、坐骨棘、骶棘韧带，<u>坐骨棘是判断产程中胎先露下降的标志，对角径是指耻骨联合下缘至骶岬上缘中点（2000）</u>，第1骶椎向前凸出形成骶岬，为骨盆内测量对角径的重要点。

（三）类型

临床多见为混合型骨盆。

1．<u>女型</u>　入口呈横椭圆形，入口横径较前后径稍长，耻骨弓较宽，两侧坐骨棘间径≥10cm，最常见，为女性正常骨盆。<u>成年妇女骨盆倾斜度的正常值为60°（2002）</u>。

2．<u>扁平型（2007）</u>

3．<u>类人猿型</u>

4．<u>男型</u>

五、骨盆底

<u>组成</u>：两侧坐骨结节前缘的连线将骨盆底分为前、后两部：前部为尿生殖三角，又称尿道生殖区，有尿道和阴道通过。后部为肛门三角，又称肛区，有肛管通过。

1．<u>外层（2017）</u>　即浅层筋膜与肌肉。由会阴浅筋膜及其深面的3对肌肉及一括约肌组成。①球海绵体肌；②坐骨海绵体肌；③会阴浅横肌；④肛门外括约肌。

2．<u>中层（2017）</u>

（1）由上、下两层坚韧筋膜及一层薄肌肉组成。覆盖于由耻骨弓与两坐骨结节所形成的骨盆出口前部三角形平面上，又称三角韧带。

（2）上有尿道与阴道穿过。在两层筋膜间有一对由两侧坐骨结节至中心腱的会阴深横肌（2011）及位于尿道周围的尿道括约肌。

3. 内层（2017）　即盆膈。为骨盆底最里面最坚韧层。

（1）由肛提肌及其内、外面各覆一层筋膜所组成，亦为尿道、阴道及直肠贯通。

（2）肛提肌加强盆底托力，还有加强肛门与阴道括约肌的作用。肛提肌由前内向后外3部分组成：①耻尾肌；②髂尾肌；③坐尾肌。

六、会阴解剖

广义的会阴是指封闭骨盆出口的所有软组织。狭义的会阴是指阴道口与肛门之间的软组织。

七、内生殖器与邻近器官的关系

尿道、膀胱、输尿管、直肠、阑尾。

经典试题
---

1. 关于女性外生殖器淋巴引流哪项是正确的
   A. 阴蒂周围淋巴汇入腹股沟浅淋巴结
   B. 阴道下段淋巴汇入腹股沟深淋巴结
   C. 阴道上段和宫颈淋巴汇入腹股沟浅淋巴结
   D. 子宫体两侧沿圆韧带汇入腹股沟深淋巴结
   E. 子宫体、子宫底、输卵管和卵巢淋巴均汇入腰淋巴结

（2~3题共用备选答案）
   A. 9cm
   B. 10cm
   C. 11cm
   D. 12cm
   E. 13cm

2. 坐骨棘间径平均是
3. 后矢状径是

参考答案：1. E　2. B　3. A

第2单元　女性生殖系统生理

重点提示

本单元几乎每年必考，考点主要集中在子宫内膜和卵巢的周期性变化方面，应重点掌握。

1. 月经是生殖功能成熟的外在标志之一。月经血不凝固，注意经期卫生。
2. 卵巢的周期性变化为卵泡的发育及成熟、排卵、黄体形成及退化。
3. 卵巢具有排卵与产生激素两种功能，主要合成和分泌两种女性激素，同时亦合成和分泌少量雄激素，雌、孕激素既有协同又有拮抗作用。
4. 子宫内膜在卵巢激素影响下发生周期性变化最显著。

考点串讲

一、女性一生各阶段的生理特点

1. **新生儿期**　出生后4周内称新生儿期，新生女婴可出现少量阴道出血，为生理现象，短期自然消退。

2. **儿童期**　从出生4周到12岁左右称儿童期。在8岁之前，儿童体格持续增长和发育，但生殖器仍为幼稚型。

3. **青春期**　从月经初潮至生殖器官逐渐发育成熟的时期称青春期（2007）。世界卫生组织（WHO）规定青春期为10~19岁。生理特点：身高迅速增长，渐达成人水平。月经来潮是青春期开始的一个重要标志（2008），通常在乳房发育2.5年后（2011）。激素水平波动较大。

4. 性成熟期 一般自18岁左右开始，历时约30年，性成熟期又称生育期。

5. 绝经过渡期 此期长短不一，卵巢内卵泡自然耗竭，或剩余的卵泡对垂体促性腺激素丧失反应。

6. 绝经后期 卵巢进一步萎缩，其内分泌功能渐消退。生殖器官萎缩。

二、卵巢功能与卵巢周期性变化

1. 卵巢的功能 排卵、内分泌。

2. 卵巢周期性变化 卵泡的发育及成熟、排卵（血 LH 和 FSH 峰后 24～36h 发生排卵）（2003，2007）、黄体形成、退化（生成与分泌 P 及 E_2，为接纳孕卵着床及维持早期胚胎发育做准备，未受精者寿命 14d）（2001）。

三、子宫内膜周期性变化与月经

增生期；分泌期，对应黄体期，由于孕激素对抗雌激素的促进内膜增生效应（2014），内膜厚度不再增加而维持在 10mm 左右，孕激素促进腺体细胞分泌活动的出现（2003）；月经期。

四、生殖器其他部位的周期性变化

（一）阴道黏膜的周期性变化

在月经周期中，阴道黏膜呈现周期性改变，这种改变在阴道上段最明显。细胞内富有糖原，糖原经寄生在阴道内的阴道杆菌分解而成乳酸，使阴道内保持一定酸度，可以防止致病菌的繁殖。排卵后在孕激素的作用下，主要为表层细胞脱落。临床上常借助阴道脱落细胞的变化了解体内雌激素水平和有无排卵。

（二）宫颈黏液的周期性变化

在卵巢性激素的影响下，宫颈腺细胞分泌黏液，月经净后，体内雌激素水平降低，宫颈管分泌的黏液量很少。雌激素可刺激分泌细胞的分泌功能，随着雌激素水平不断提高，至排卵期黏液分泌量增加，黏液稀薄、透明，拉丝度可达 10cm 以上。若将黏液做涂片检查，干燥后可见羊齿植物叶状结晶，这种结晶在月经周期第 6～7 日开始出现，到排卵期最为清晰而典型。排卵后受孕激素影响，黏液分泌量逐渐减少，质地变黏稠而浑浊，拉丝度差，易断裂。涂片检查时结晶逐步模糊，至月经周期第 22 日左右完全消失，而代之以排列成行的椭圆体。临床上根据宫颈黏液检查，可了解卵巢功能。

（三）输卵管的周期性变化

输卵管的周期性变化包括形态和功能两方面。在雌激素的作用下，输卵管黏膜上皮纤毛细胞生长，体积增大。雌激素还促进输卵管发育及输卵管肌层的节律性收缩。孕激素则能增加输卵管的收缩速度，减少输卵管的收缩频率。孕激素与雌激素间有许多制约的作用，孕激素可抑制输卵管黏膜上皮纤毛细胞的生长，减低分泌细胞分泌黏液的功能。

五、月经周期的调节

下丘脑-垂体-卵巢轴。

经典试题

1. 正确月经来潮是由于
A. 体内雌孕激素撤退性出血
B. 体内雌激素的撤退性出血
C. 体内孕激素的突破性出血
D. 体内雌孕激素的突破性出血
E. 体内孕激素的撤退性出血

2. 更年期的特点中下述何项是正确的
A. 更年期就是绝经期
B. 更年期卵巢中卵泡已耗尽
C. 更年期是无排卵功血的最好发时期
D. 更年期一般是在 55 岁以上
E. 更年期是恶性肿瘤的好发时期

3. 促进排卵和黄体生成的激素为
A．FSH
B．PRL
C．LH
D．PG
E．GNRH
4. 孕激素的生理作用下述何项是正确的
A．使子宫肌肉对缩宫素的敏感性增强
B．使阴道上皮角化，糖原增加
C．单独使子宫内膜呈分泌期变化
D．使宫颈口闭合，黏液减少变稠，拉丝度减少
E．促进骨中钙的沉积
5. 关于卵巢的功能，下述何项是错误的
A．卵巢分泌雌孕激素和雄激素
B．新生儿的卵巢内含有10万多个原始卵泡
C．妇女一生中有400个左右卵泡发育成熟而排卵
D．卵巢每月有数个卵泡发育，但只有一个卵泡发育成熟排卵
E．青春期有排卵并有月经来潮
6. 性激素的合成与分泌，下述何项是正确的
A．孕激素是雌激素和雄激素的前身
B．雌酮是雌二醇的前身
C．雄激素主要来源于卵巢门
D．排卵后的黄体只分泌孕激素
E．排卵前卵泡内膜细胞分泌雌激素和少量孕激素
7. 雌激素的生理作用，下列何项是正确的
A．使宫颈口松弛，黏液分泌增加，稀薄，拉丝度增长
B．使子宫肌肉对缩宫素的敏感性下降
C．使阴道上皮细胞脱落
D．使下丘脑只有负反馈
E．可升高胆固醇，不利于冠心病预防
8. 孕激素的生理作用下述何项是正确的
A．使子宫肌肉对缩宫素的敏感性增强
B．使阴道上皮角化，糖原增加
C．单独使子宫内膜呈分泌期变化
D．使宫颈口闭合，黏液减少变稠，拉丝度减少
E．促进骨中钙的沉积
9. 关于子宫内膜在月经周期中的变化，下述何项是错误的
A．子宫内膜有功能层和基底层
B．功能层受卵巢激素影响而呈周期性变化
C．基底层是孕卵种植的部分
D．雌激素使子宫内膜呈增生期变化
E．孕激素使增生期子宫内膜转化为分泌期内膜
10. 关于月经周期中宫颈黏液的变化下列何项是错误的
A．雌激素使宫颈黏液分泌量增多，稀薄而透明
B．孕激素使宫颈黏液分泌减少，但伸展性增强
C．雌激素使宫颈黏液拉丝度在10cm以上
D．孕激素使宫颈黏液中结晶逐步模糊
E．排卵期雌激素对宫颈分泌物影响达高峰
11. 女性，32岁。14岁初潮，月经周期为34d，预测排卵期大约在周期的哪一天
A．第14天
B．第15天
C．第16天
D．第20天
E．第24天
12. 关于性激素的作用机制下，下述何项是错误的
A．雌二醇是雌激素中生物活性最高的一种
B．雌激素的大部分与血浆蛋白结合，小部分为游离状态产生生物活性，二者之间处于动态平衡
C．雌激素与胞浆受体结合后才能发挥生理作用
D．雌激素使孕激素受体含量升高
E．孕激素使雌激素受体含量升高

（13~14题共用备选答案）
A．使阴道上皮细胞增生角化
B．使阴道上皮细胞脱落加快
C．促进阴毛与腋毛的生长
D．能直接控制卵巢的周期性变化
E．刺激泌乳
13. 雄激素
14. 孕激素

参考答案：1．A 2．C 3．C 4．D 5．E 6．A 7．A 8．D 9．C 10．B 11．D 12．E 13．C 14．B

第3单元 妊娠生理

重点提示

本单元考点主要集中在胎盘及羊水的形成和功能方面,以及妊娠期母体的生理变化,其次是受精与受精卵发育,要重点掌握。

1. 胎盘由底蜕膜、叶状绒毛及羊膜构成,是母体与胎儿间进行物质交换的器官。
2. 胎盘功能包括气体交换、营养物质供应、排出胎儿代谢产物、防御功能以及合成功能。
3. 胎盘具有合成激素和酶的能力,激素包括绒促性素、胎盘生乳素、雌激素、孕激素等。
4. 羊水的来源。妊娠早期主要来自母体血清经胎膜进入羊膜腔的透析液;妊娠中期主要来自胎儿尿液;妊娠晚期胎儿肺参与羊水的生成。
5. 妊娠期母体的变化。①子宫:增大,变软,子宫峡部在妊娠晚期伸展形成子宫下段,为软产道的一部分;②卵巢:在妊娠期停止排卵;③阴道:充血、变软呈紫蓝色,伸展性加强,上皮细胞糖原含量增加酸性增高;④乳房:妊娠期乳头及乳晕变大并着色,有蒙氏结节,腺管和腺泡在雌、孕激素的作用下发育。

考点串讲

一、妊娠概念

妊娠12周末以前(≤84d)是早期妊娠;妊娠28周及其以后(≥190d)是晚期妊娠;妊娠13周开始到27周末(满12周不满28周,85~190d)为中期妊娠;妊娠满37周不满42周(259~293d)为足月妊娠。

二、受精及受精卵发育、输送与着床

1. 受精卵的形成　获能(宫腔和输卵管腔),受精(输卵管壶腹)。
2. 着床　受精后第6~7日晚期囊胚着床(2008)。

三、胎儿发育及生理特点

1. 胎儿的发育分期。
2. 不同孕龄胎儿发育特征。
3. 胎儿的生理特点。

四、胎儿附属物的形成及其功能

(一)胎盘的形成及其功能

1. 胎盘的形成　羊膜、叶状绒毛膜、底蜕膜(2007)。羊膜:胎盘的最内层,为附着于绒毛板表面的半透明薄膜,光滑、无血管;叶状绒毛膜:胎盘的胎儿部分,滋养层分裂为内层的细胞滋养细胞(生长细胞)和外层合体滋养细胞(执行功能),胚外中胚层与滋养细胞组成绒毛膜(2000,2008)。
2. 胎盘的功能　①气体交换:氧及二氧化碳简单扩散;②防御功能:屏障作用;③营养物质供应;合成功能:主要合成绒促性素、人胎盘生乳素、雌激素、孕激素及缩宫素酶、耐热性碱性磷酸酶(2001,2008)。

(二)胎膜的形成及功能

1. 组成　绒毛膜及羊膜(内)。
2. 功能　含多种酶活性,与甾体激素代谢有关;含多量花生四烯酸的磷脂,与分娩的发动有关。

（三）脐带的形成及功能

连接胎儿与胎盘，脐轮至胎盘的胎儿面，长 30～70cm，直径 0.8～2.0cm，有 1 条静脉，2 条动脉。

（四）羊水的形成及功能

1. 羊水的形成（2017）　早期，母血清经胎膜进入羊膜腔的透析液（2002）；妊娠中期后，胎尿为羊水的重要来源，此时羊水的渗透压较低，BUN、Cr 及尿酸均渐增高；晚期胎儿肺参与羊水的分泌。

2. 羊水的功能　①保护胎儿：防止畸形及肢体粘连、维持恒温、宫缩时使宫内压均匀分布；②保护母体：减少胎动带来的不适，羊水冲洗产道防感染。

3. 羊水量性状和成分　①量：8 周 5～10ml，10 周约 30ml，20 周 400ml，38 周 1000ml，足月 800ml（2003）；②性状：足月时，比重 1.007～1.025，中性或弱碱性，pH7.20，早期无色、透明，足月时略浑浊，不透明。妊娠 28 周，羊水内出现肺表面活性物质（2003，2005）。

五、妊娠期母体的变化

1. 子宫体　增大变软；宫颈充血及组织水肿变软，肥大，阴道伸展性增加，形成软产道。
2. 乳房　雌激素（E）促进腺管发育、孕激素（P）促进腺泡发育，脂肪堆积。孕期 E 及 P 抑制乳汁产生；产后 E 及 P 减少，催乳激素（PRL）分泌促进泌乳。
3. 循环系统　心率于妊娠晚期每分钟增加 10～15 次；心脏容量从妊娠早期至妊娠末期约增加 10%；心浊音界稍扩大；多数孕妇心尖部可闻及柔和吹风样收缩期杂音；心排血量约自妊娠 10 周开始增加，至妊娠 32～34 周达高峰，此后维持此水平直至分娩（2001）。
4. 血液系统　血容量增加，相对稀释。
5. 泌尿系统　肾小球滤过率（GFR）增加 50%；肾糖阈降低；尿频；水、钠潴留明显（平卧后可消失）。
6. 呼吸系统　上呼吸道黏膜水肿充血，易发生感染。
7. 消化系统　平滑肌张力下降，贲门括约肌松弛，反酸、烧心；胃酶分泌减少，腹胀、食欲缺乏；肠蠕动减弱，易便秘；胆汁黏稠，胆道平滑肌松弛，易发生胆石症。
8. 内分泌系统　腺垂体肥大；醛固酮分泌增加；甲状腺增大（2015）。
9. 骨关节　松弛导致腰骶部及肢体疼痛；多次妊娠，不补充钙有引起骨质疏松的可能。
10. 代谢　体重平均增加 12.5kg，每周体重增加<350g；BMR 增高、血脂增加、正氮平衡。

经典试题

1. 正常妊娠期间肾功能应有下列哪项变化（较非孕时）
A. 肾血流量增加，肾小球滤过率增加
B. 肾血流量增加，肾小球滤过率不变
C. 肾血流量不变，肾小球滤过率增加
D. 肾血流量不变，肾小球滤过率略降低
E. 肾血流量减少，肾小球滤过率增加

2. 下列哪项不是受精卵着床的必备条件
A. 透明带消失
B. 合体滋养细胞形成
C. 子宫内膜蜕膜变
D. 囊胚和子宫内膜的发育必须同步
E. 有足量的孕酮支持

3. 胎盘合成的激素中，哪一种含有特异性 β 亚基
A. 胎盘激素
B. 绒促性素
C. 雌激素
D. 孕激素
E. 绒毛膜促甲状腺素

4. 绒促性素的分泌量达高峰的时间
A. 停经 11～15d
B. 妊娠 8～10 周
C. 妊娠 16 周
D. 妊娠 32～34 周
E. 临产时

5. 胎盘的组成为

A. 羊膜、叶状绒毛膜和底蜕膜
B. 羊膜、平滑绒毛膜和包蜕膜
C. 羊膜、叶状绒毛膜和包蜕膜
D. 羊膜、平滑绒毛膜和底蜕膜
E. 羊膜、平滑绒毛膜和真蜕膜

6. 关于胎盘的叙述正确的是
A. 胎盘由羊膜和底蜕膜构成
B. 底蜕膜发育成胎盘的母体部分
C. 底蜕膜指位于宫底部分的蜕膜
D. 底蜕膜指与囊胚直接接触部分的蜕膜
E. 羊膜发育成胎盘的母体部分

7. 下述哪项产生绒促性素
A. 蜕膜
B. 羊膜
C. 合体滋养细胞
D. 细胞滋养细胞
E 以上均不是

8. 妊娠后半期羊水的重要来源是
A. 羊膜的透析
B. 胎儿皮肤的透析
C. 胎儿呼吸道黏膜的透析
D. 胎儿尿液
E. 脐带表面的透析

9. 关于妊娠期血液系统的变化，下列哪项是错误的
A. 妊娠期处于高凝状态
B. 妊娠期出现血液稀释
C. 孕妇血细胞沉降率减慢
D. 妊娠期纤溶活性降低
E. 妊娠期血容量增加，于第32～34孕周达高峰

参考答案：1. A 2. C 3. B 4. B 5. A 6. B 7. C 8. D 9. C

第4单元 妊娠诊断

重点提示

本单元出题率较低，考点主要集中在早期妊娠的诊断方面，其次是中晚期妊娠的病史与体征，应重点掌握。

1. 停经 是妊娠最早的症状，但不是妊娠特有症状。
2. 早孕反应 停经6周左右出现畏寒、头晕、流涎、乏力、嗜睡、食欲缺乏、恶心等症状，称早孕反应。
3. 检查 早期妊娠快速准确的方法是B超显像法。
4. 胎动 孕妇于妊娠18～20周开始自觉胎动。

考点串讲

一、妊娠分期

妊娠13周末以前称早期妊娠；第14～27周末称中期妊娠；第28周及其后称晚期妊娠。

二、早期妊娠的诊断

1. 早期妊娠的临床表现

(1) 症状：停经、早孕反应、尿频（12周后子宫上升进入腹腔而消失）。

(2) 体征：Hegar征，由于子宫峡部变软，双合诊感觉宫颈和宫体不相连；子宫在12周时出盆，耻骨联合上可扪及（2～3横指）；乳房：乳房增大、胀痛、乳头和乳晕颜色加深、乳头周围出现蒙氏结节（2008）。

2. 辅助检查

(1) 妊娠试验：尿HCG，血清β-HCG，停经5周出现。

(2) BUS：最早可能于5周时做出诊断，子宫增大、饱满，宫腔内近宫底部可见妊娠囊（2000，2004，2009，2014）。

(3) 黄体酮试验：20mg肌内注射，1/d，用3～5d，停药后7d内应有阴道出血，>7d未出血

则妊娠可能大。

（4）宫颈黏液试验：无羊齿样结晶，可见排列成行的椭圆体。

（5）基础体温BBT：黄体期体温升高持续3周。

三、中晚期妊娠的诊断

1. 中晚期妊娠诊断　有早期妊娠的经过，并逐渐感到腹部增大和自觉胎动。

2. 临床表现

（1）子宫增大。子宫大小：12周末出盆腔、16周末在脐耻之间、20周末脐下一横指、24周末脐上1指、28周末脐上3指、32周末在脐和剑突之间、36周末剑突下2指、40周末脐与剑突之间或略高，基本同36周末（2006）。

（2）胎动。妊娠20周后可自觉胎动，每小时3～5次为正常（2003，2004）。

（3）胎心。18～20周可用听诊器听到，正常110～160/min；妊娠24周以前，胎儿心音多在脐下正中或稍偏左、右听到，24周以后胎心多在胎背所在侧听得清楚。

（4）胎体。

3. 辅助检查　超声检查、胎儿心电图检查。

经典试题

1. 孕妇尿妊娠试验，开始出现阳性反应，一般是在末次月经后的
  A．31～40d
  B．41～50d
  C．51～60d
  D．61～70d
  E．71～80d

2. Hegar征是指
  A．子宫前倾前屈位
  B．子宫增大变软
  C．子宫峡部柔软，宫颈与宫体似不相连
  D．子宫颈充血变软，呈紫蓝色
  E．乳头和乳晕色素加深，乳头周围有多个褐色小结节

3. 早期妊娠的诊断，下列哪项最为准确
  A．停经伴恶心、呕吐
  B．阴道充血变软，呈紫蓝色
  C．子宫增大
  D．B超探及胎心管搏动
  E．自觉胎动

4. 女，27岁，已婚。以往月经正常，因月经过期7d，前来就诊，要求明确是否怀孕，下列哪项检查对确诊帮助最大
  A．B型超声
  B．酶联免疫法测定β-HCG
  C．基础体温
  D．宫颈黏液涂片镜检
  E．孕酮撤退试验

参考答案： 1．B　2．C　3．D　4．B

第5单元　孕期监护及孕期保健

重点提示

本单元考点主要集中在胎儿宫内监护及胎儿成熟度检查方面，以及围生期的定义和预产期的判断，其次是孕期监护，应重点掌握。

1. 我国围生期的定义是从妊娠期满28周至产后1周。

2. 推算预产期，按末次月经第1日算起，月份减3或加9，日数加7。

3. 产科检查，包括腹部形态，测量子宫底高度，四段触诊摸清胎位，听胎心；骨盆测量分为外测量和内测量。

4. 胎儿监护，包括胎心率的监护：早期减速、中期减速和晚期减速的意义；胎儿宫内储备能力：无应激试验（NST）、缩宫素激惹试验（OCT）。

5. 胎盘功能检查包括胎动、孕妇尿中雌三醇值、胎盘生乳素值、缩宫素激惹试验。

考点串讲

一、围生期医学范畴和概念

从妊娠满 28 周（胎儿体重≥1000g 或身长≥35cm）到产后 1 周（2002，2014）。国际上对围生期的规定有 4 种。

(1) 围生期Ⅰ：从妊娠满 28 周（即胎儿体重≥1000g 或身长 35cm）至产后 1 周；
(2) 围生期Ⅱ：从妊娠满 20 周（即胎儿体重≥500g 或身长 25cm）至产后 4 周；
(3) 围生期Ⅲ：从妊娠满 28 周至产后 4 周；
(4) 围生期Ⅳ：从胚胎形成至产后 1 周。

根据世界卫生组织的推荐，我国采用围生期Ⅰ计算围生期死亡率。

二、孕妇监护及产前检查的方法及时间（2016）

规范的产前检查是孕妇监护的主要方法。

1. **产前检查的时间** 20 周、24 周、28 周、32 周、36 周、37 周、38 周、39 周、40 周，一共 9 次。

2. **首次产前检查的内容**

(1) 预产期的推算和核对：以末次月经第 1 天计算，月份减 3 或加 9，日数加 7；尿 HCG 阳性约 40d，早孕反应 6 周出现、胎动和胎心 18~20 周可查到；宫高、腹围、BUS 测量胎儿双顶径（2003，2004）。

(2) 全身检查：BP<18.7/12kPa（140/90mmHg），比基础血压升高<4/2kPa（30/15mmHg），注意是否下肢水肿；体重每周增长<500g。

(3) 胎儿检查。

(4) 产道检查。

①骨盆外测量。

骶耻外径：间接推测骨盆入口的前后径，为骨盆外测量中最重要者，腰$_5$棘突和耻骨联合上缘之间的距离，18~20cm。

坐骨结节间径（出口横径）：两侧坐骨结节内缘的距离，8.5~9.5cm，能容纳成年人横置拳头也为正常。

出口后矢状径：坐骨结节间径中点和骶骨尖的距离，8~9cm，出口横径＋出口后矢状径＞15cm 提示骨盆不狭窄。

髂棘间径：两侧髂前上棘外缘的距离，23~26cm。

髂嵴间径：两侧髂嵴外缘最宽的距离，25~28cm。

耻骨弓角度：<80°为异常。

②骨盆内测量

对角径：耻骨联合下缘距离骶岬上缘的距离，12.5~13cm，减去 1.5~2cm 就是真结合径，为骨盆入口前后径长度。

坐骨棘间径：正常为 10cm。

坐骨切迹宽度：就是骶棘韧带的宽度，代表中骨盆后矢状径，能容纳 3 指为正常（5.5~6cm）。

(5) 绘制妊娠图。

(6) 辅助检查。

3. **复诊产前检查**

三、孕妇管理及高危妊娠的筛查、监护

（一）实行孕产期系统保健的三级管理（2014）

在我国城乡，对孕产妇均已开展系统保健管理，采用医疗保健机构的三级分工。城市开展医院三级分工（市、区、街道）和妇幼保健机构三级分工（市、区、基层卫生院）。农村也开展三级分工（县医院和县妇幼保健站、乡卫生院、村妇幼保健人员）。

（二）使用孕产妇系统保健卡

建立孕产妇系统保健卡制度，为的是加强管理，提高防治质量。

（三）对高危妊娠的筛查、监护和管理

通过确诊早孕时的初筛及每次产前检查及时筛查出高危因素。

四、胎儿监护

1. 胎动计数 ≥6/2h 为正常、<6/2h 或减少 50% 提示缺氧可能（2002）。

2. 胎心率监测（2011）、胎心率基线 无胎动和宫缩时记录 10min 胎心率，正常 110～160/min，波动范围 10～25/min，胎心率波动≥6/min。加速：宫缩时胎心基线率升高>15/min，持续>15s，胎儿良好的表现；早期减速：随宫缩出现的暂时性胎心率减慢，开始早（几乎和宫缩同时开始）、持续时间短、恢复快（<15s）、下降幅度小（<50/min）、每次形态变化一致，由于第一产程胎头受压导致（2011）；变异减速：开始时间和宫缩关系不定、持续时间不定、恢复快、下降幅度>70/min、每次形态不一致，由于脐带受压导致；晚期减速：宫缩高峰后出现、持续时间长、恢复水平所需时间长、幅度<50/min、形态一致，胎盘功能不良（2011）胎儿缺氧表现（2000，2009）。

3. 胎儿储备功能监测

4. 胎儿成熟度监测 通过抽取羊水测定；卵磷脂/鞘磷脂（L/S）>2 提示肺成熟；肌酐≥176.8μmol/L（2mg/dl）提示肾成熟；胆红素类 OD<0.02 提示肝成熟；淀粉酶≥450U/L 提示涎腺成熟；含脂肪细胞出现率>20%提示皮肤成熟（2000）。

五、孕期用药的基本原则及药物对胎儿的不良影响

孕产妇用药原则是，能用一种药物就避免联合用药，能用疗效肯定的老药就避免用尚难确定对胎儿有无不良影响的新药，能用小剂量药物就避免用大剂量药物。

1. 药物代谢在孕妇体内的变化 药物在消化道内停留时间延长、药物经肾脏的排出加快。
2. 药物对不同妊娠时期的影响 间接影响（影响母体内分泌、代谢）、直接影响（胎盘屏障）。
3. 药物对胎儿的危害性等级 妊娠前 12 周，不用 C，D，X 级药物。

=== 经典试题 ===

1. 女性，28 岁，G_1P_0，末次月经是 2014 年 4 月 25 日，预产期应是
A. 2015 年 1 月 2 日
B. 2015 年 2 月 11 日
C. 2015 年 2 月 1 日
D. 2015 年 3 月 21 日
E. 2015 年 1 月 30 日

2. 女性，26 岁，已婚。月经规律，周期 28d，末次月经 4 月 1 日，下列哪项正确
A. 优势卵泡的选择发生在 4 月 7 日
B. 排卵期约在 4 月 5 日
C. B 超下能观察到原始胎心搏动的时间约在 6 月 1 日
D. 若受孕，孕卵着床时间约在 4 月 18 日
E. 预产期约在次年 1 月 8 日

3. 初孕妇，24 岁。末次月经记不清，行产科检查，量腹围 94cm，宫高 33cm（宫底在脐与剑突之间），胎头入盆，胎心位于脐右下方，其孕周为
A. 孕 40 周
B. 孕 28 周
C. 孕 32 周
D. 孕 36 周
E. 孕 24 周

4. 首次产前检查，下列哪个时间最合适
A. 妊娠 6 周
B. 妊娠 12 周
C. 妊娠 14 周
D. 妊娠 20 周
E. 确诊早孕时
5. 疑有脐带受压或脐带绕颈，胎儿电子监护时可能出现
A. 早期减速
B. 晚期减速
C. 变异减速
D. 基线胎心率有变异
E. 周期性胎心率加速
6. 关于中期妊娠的诊断与监护，下列哪项是错误的
A. 从孕早期至孕中期，胎动逐渐增多
B. 从孕 18～20 周起孕妇自觉胎动
C. 孕 20 周左右利用听诊即可听到胎心音
D. 孕 20 周可经腹壁触及宫内胎体
E. 孕 22 周起胎头双顶径每周增加约 0.22cm
7. 一产妇孕 37 周，产前检查时出现下列何种情况医生正确地决定应该做进一步检查，因为还不能提示是否有胎儿宫内缺氧（储备能力下降）
A. 12h 胎动计数<3 次
B. 胎动消失
C. 胎动频繁挣扎
D. 观察 20min 无胎动，提示胎儿储备能力下降
E. 胎动受声振刺激后加强
8. 下列哪项不属于胎盘功能检查
A. 孕妇尿中雌三醇值
B. 催产素激惹试验
C. 孕妇尿中 HCG 值
D. 孕妇血清胎盘生乳素值
E. 孕妇血清缩宫素酶值

参考答案：1. C 2. E 3. A 4. E 5. C 6. A 7. D 8. C

第 6 单元 正 常 分 娩

重点提示

本单元考点主要集中在分娩的产程和处理，其次是影响分娩的四大因素，应重点掌握。

1. 先兆临产症状 假临产、胎儿下降感、见红。

2. 临产诊断 临产开始的标志为有规律且逐渐增强的子宫收缩，持续 30s 或以上，间歇 5～6min，同时伴随进行性宫颈管消失、宫口扩张和胎先露部下降，用强镇静药不能抑制临产。

3. 产程的分期 ①第一产程（宫颈扩张期）：从规律性宫缩开始到宫口开全，初产妇平均需 11～12h，经产妇平均需 6～8h；②第二产程（胎儿娩出期）：从宫口开全到胎儿娩出，初产妇需 1～2h，经产妇需 30min 到 1h；③第三产程（胎盘娩出期）：从胎儿娩出到胎盘娩出，需 5～15min，不应超过 30min。

4. 新生儿的处理 出生后首先清理呼吸道，进行新生儿阿普加评分（Apgar）（出生后 1min 内的心率、呼吸、肌张力、喉反射、皮肤颜色 5 项）。

考点串讲

早产：孕 28～37 周产。
足月产：孕 37～42 周产（2007）。
过期产：≥42 周产。

一、影响分娩的四大要素

产力（子宫收缩力为主）、产道（骨、软）、胎儿因素（重量、产式、方位、先露、安危状况）、精神心理因素（自信、社会影响）。

（一）产力

1. 子宫收缩力（产力的主要组成部分，贯穿整个产程）　具有节律性、对称性和极性（左右对称上强下弱）、缩复作用（2006）。

2. 腹肌　是第二产程的重要辅助力。腹压用于第三产程促使胎盘娩出。

3. 肛提肌收缩力（2016）　一般在第二和第三产程发挥作用。

（二）产道

分为骨产道与软产道两部分，是胎儿娩出的通道。

1. 骨产道　骨盆的三个平面及其径线（入口、中骨盆、出口）。几个重要径线：入口平面前后径 11cm；中骨盆平面横径 10cm（坐骨棘间径）；出口平面横径 9cm（坐骨结节间径）；骨盆测量径线最有价值的是骶耻外径（2003）。

2. 软产道　子宫下段（即子宫峡部）、子宫颈、阴道、骨盆底软组织。

（1）子宫下段（生理收缩环是由于子宫收缩力的对称性及缩复作用，宫底比下段厚，造成上下段肌壁厚薄不同而形成）。

（2）宫颈（宫口开全 10cm 胎儿才能娩出）。

子宫颈管消失。初产妇：宫颈管先消失，宫颈外口后扩张。经产妇：宫颈管消失与宫颈外口扩张同时进行。

（3）会阴阴道和盆底软组织。

（三）胎儿（胎儿大小、胎位、胎儿形态）

1. 胎头颅骨　胎头径线：双顶径（BPD），9.3 cm。枕额径（前后径）：11.3 cm。枕下前囟径（小斜径）：9.5cm。枕颏径（大斜径）：13.3 cm。

2. 胎位　理想胎位：枕前位（LOA，ROA）。臀位：臀先出易，后出头困难。横位：足月妊娠活胎不能通过产道。

3. 胎儿畸形

（四）精神心理因素

二、枕先露的分娩机制

1. 分娩机制　胎儿先露部，随骨盆各平面的不同形态，被动地进行一系列适应性转动，以胎头的最小径线通过产道的全部过程。95.5%～97.5%为枕先露，LOA 枕左前位较多（2011）。

2. 分娩过程　衔接：胎儿颅骨的最低点接近或到达坐骨棘水平称为衔接，以双顶径衔接为主（2000，2003，2006）。

（1）下降。

（2）俯屈：枕额径变为枕下前囟径（2000）。

（3）内旋转：矢状缝与中骨盆及出口前后径一致，胎头到达坐骨棘水平时才完成（2007，2008，2012）。分娩中协助胎先露在盆腔中内旋转的肌肉是盆底肛提肌（2000）。

（4）仰伸。

（5）复位及外旋转：胎头娩出后左转 45°，与肩的方向保持一致，肩位于骨盆入口左斜径——复位。胎儿双肩转成与骨盆出口前后径一致的方向，胎头又向左转 45°——外旋转。

（6）胎儿娩出。

三、先兆临产和临产的诊断

1. 先兆临产的诊断

（1）假临产：不规律的宫缩（持续时间不定、间隔长、宫缩强度无变化、用镇静药后宫缩消失）、宫颈管不消失，宫口不扩张。

（2）见红：分娩发动前 24～48h。

(3) 胎儿下降感。

2. 临产的诊断 规律的宫缩（宫缩强度逐渐加强、间隔缩短、间隔 5~6min、持续 30s 以上、用镇静药宫缩仍不停止）伴宫颈管消失、宫口扩张和胎先露的下降（2000，2007）。

四、分娩的产程经过及处理

总产程：从规律的宫缩开始到胎儿胎盘娩出为止。

1. 第一产程 规律的宫缩到宫口开全。经过规律宫缩、宫口扩张、胎头下降、胎膜破裂。
(1) 潜伏期：宫缩开始到 3cm，平均 8h，16h 以上诊断潜伏期延长（2003，2005，2006，2012）。
(2) 活跃期：从 3cm 到宫口开全，平均 4h，8h 以上诊断活跃期延长（2001，2012，2014）。
(3) 加速期：3~4cm，最大加速期 4~9cm，减速期 9~10cm（2007，2008，2012）。

2. 第二产程 宫口开全到胎儿娩出，>2h 为第二产程延长；经过拨露、着冠、胎儿娩出。
(1) 拨露：胎头在宫缩时露出阴道口，宫缩间歇回缩到阴道内。
(2) 着冠：双顶径超过骨盆出口后，宫缩间歇期胎头也不能回缩。

3. 第三产程 胎儿娩出到胎盘娩出。经过胎盘剥离和胎盘娩出。需 5~15min，>30min 诊断胎盘滞留。滞产：总产程超过 24h。

宫缩暂停几分钟后再次出现，宫底降到脐平。

胎盘剥离

方式：胎儿面剥离（先出胎盘后出血）。母体面剥离（先出血后出胎盘）。

征象：宫底上升达脐上，子宫呈球形；胎盘下降至子宫下段，阴道外口脐带自行延长；耻骨上压脐带不回缩；阴道少量出血。

4. 临床处理
(1) 第一产程：给予高热量易消化的食物、充足水分；每 4 小时行肛门检查 1 次，必要时行阴道检查；记录破膜时间，破膜 12h 尚未分娩者应用抗生素预防感染。
(2) 第二产程：保护会阴（胎头拨露阴唇后联合紧张时）+协助胎头俯屈（2002）。
(3) 第三产程。

新生儿处理：先清理口鼻的黏液和分泌物，大声啼哭后处理脐带，在距离脐轮 0.5cm 处结扎，断端用 20%高锰酸钾消毒（2000，2001）。

对新生儿进行 Apgar 评分（表 10-1）。

表 10-1 新生儿 Apgar 评分法

	0	1	2
每分钟心率	0	<100 次	≥100 次
呼吸	无	浅慢，不规则	佳
肌张力	松弛	四肢稍屈曲	四肢屈曲，活动好
喉反射	无反应	有些动作	咳嗽、恶心
皮肤	全身苍白	躯干红润，四肢发绀	全身红润

出生后 1min 内，8~10 分为正常，4~7 分为轻度窒息，0~3 分为重度窒息。

缺氧严重者 5min 再次评分，如≤3 分提示预后差。

协助胎盘娩出：胎肩娩出时静推缩宫素 10U。

只有确定剥离完全后才能按压子宫，牵拉脐带。

胎盘娩出后按摩子宫促进其收缩和止血。

副胎盘、部分胎盘残留、大块胎膜残留应用手取出，少量胎膜残留可待其自然排出。

检查胎盘：

检查羊膜、绒毛膜是否完整。

胎盘小叶是否完整。

胎膜上的血管有否断裂，除外副胎盘。

脐带长度脐血管数，除外单脐动脉。

经典试题

1. 正常分娩时，胎头以哪个周径通过产道
   A. 枕下前囟径
   B. 枕额径
   C. 枕颏径
   D. 双顶径
   E. 双颞径
2. 进入第二产程的标志是
   A. 宫口开全
   B. 胎头拨露
   C. 产妇屏气，肛门放松
   D. 宫缩时会阴膨出，肛门放松

E. 胎先露降至坐骨棘水平

3. 接生过程中，下列哪项是错误的
   A. 宫缩时，接生者以手掌向上向内托压会阴体保护会阴
   B. 宫缩时，协助胎头俯屈
   C. 待胎儿枕骨下部显露于母体耻骨弓下时，协助胎头仰伸
   D. 在宫缩期不屏气情况下娩出胎头较在宫缩间歇期稍向下屏气娩出利于保护会阴
   E. 胎儿一肩娩出后应注意保护会阴

参考答案： 1. A 2. A 3. D

第7单元 正常产褥

重点提示

本单元出题率较低，考点主要集中在产褥期母体变化方面，应重点掌握。

1. 产褥期指产妇全身器官（除乳房以外）从胎盘娩出至恢复或接近正常未孕状态所需要的时期，一般为6周。

2. 子宫复旧主要表现为宫体肌纤维缩复和子宫内膜的再生。产后当日，子宫一般平脐，产后1周缩至妊娠的12周大小，产后10d子宫降入盆腔内，在腹部不能扪及。

3. 恶露是产后随子宫蜕膜的脱落，经阴道排出的血液、坏死蜕膜组织，恶露分为血性恶露、浆液恶露和白色恶露3种。

考点串讲

一、产褥期母体的生理变化

1. 生殖系统　肌细胞数量无明显变化、但长度和体积明显减小，产后6周恢复到孕前大小（2000）；产后3周除了胎盘附着部位以外的子宫内膜完全修复，产后6周胎盘附着部位的子宫内膜也修复完全（2006）。

2. 乳房　雌孕激素水平降低，抑制了催乳激素抑制因子的释放，在PRL的作用下乳腺细胞开始分泌乳汁（2000）。

3. 循环系统　大量血液从子宫进入体循环，产后72h内血容量增加15%~25%，产后2~3周血容量恢复到孕前水平。

未哺乳妇女产后6~10周可月经复潮，产后10周左右恢复排卵，哺乳者PRL抑制FSH和LH的分泌。

二、产褥期的临床表现（2017）

包括生命体征、子宫复旧和宫缩痛、褥汗、恶露（2008）。

1. 生命体征　体温一般<38℃、心率加快时注意失血和感染、血压降低警惕产后出血、妊娠

高血压疾病病人预防产后子痫发生、呼吸恢复为胸腹式呼吸。

2. 子宫复旧和宫缩痛　哺乳者子宫下降速度快，产后子宫收缩引起的疼痛为宫缩痛，持续 2～3d 消失，不需特殊用药。

3. 褥汗　产后 1 周内潴留的水分排出，在睡眠时和初醒时明显。

4. 恶露　含有血液和坏死蜕膜组织经阴道排出称为恶露，分为血性恶露（3～4d）、浆液性恶露（10d 左右）、白色恶露（3 周后）；正常恶露有血腥味，但无臭味，持续 4～6 周，总量 250～500ml。

三、处理及保健

1. 产褥期处理　产后 2h 极易发生并发症，应在产房内观察。

产后 1h 进食流食或清淡半流食，以后可进普通饮食。

产后 4h 鼓励自行排尿、尿潴留者可留置导尿管 1～2d，鼓励早日下床活动，多吃富含纤维素的饮食防止便秘，便秘者可给缓泻药。

子宫复旧不全、恶露增多、红色恶露持续时间长应给予宫缩药，恶露有臭味合并子宫压痛时应给广谱抗生素及甲硝唑控制。

会阴伤口 3～5d 拆线。

产后 30min 开始哺乳，按需哺乳，回奶可用生麦芽煎服、芒硝外敷，大剂量雌激素抑制垂体催乳激素的分泌退奶但须在分娩后 24h 内尽早开始服用。

产褥期禁止性生活。

观察情绪变化。

预防产褥中暑：避免室温过高等。

2. 产褥期保健

=== 经典试题 ===

1. 符合正常产褥期子宫复旧规律的是哪项
   A. 产后 30d，子宫体恢复正常大小
   B. 产后 4 周时子宫颈完全恢复正常形态
   C. 产后 4d 宫颈内口关闭
   D. 产后子宫底每天下降 3cm
   E. 产后 1 周，子宫于腹部不可扪及

2. 关于初乳，下列哪项不正确
   A. 呈淡黄色，含有丰富的脂质
   B. 含蛋白质多
   C. 含乳糖较少
   D. 含β胡萝卜素多
   E. 含大量免疫抗体，如分泌型 IgA

参考答案：1. B　2. A

第 8 单元　病理妊娠

=== 重点提示 ===

本单元为必考内容，重点掌握流产、异位妊娠、妊娠期高血压疾病、胎盘早剥、胎儿窘迫，其次掌握早产、过期妊娠、前置胎盘、双胎妊娠、巨大胎儿、胎膜早破，了解妊娠剧吐、胎儿生长受限和死胎。考点主要集中在各种病理妊娠的临床表现及诊断方面，其次是治疗，应重点掌握。本单元考查形式灵活，常结合临床表现与治疗等方面综合考查。

1. 先兆流产的处理以保守治疗为主。难免流产一旦确诊，应尽早使胚胎及胎盘组织完全排出。不完全流产一经确诊，应及时行吸宫术或钳刮术，同时注意抗休克和预防感染。

2. 输卵管妊娠以壶腹部妊娠最多见。输卵管炎症是异位妊娠的主要病因。主要症状为：停经、腹痛、阴道出血、晕厥与休克，下腹包块。血 β-HCG 阳性。腹腔镜检查目前视为异位妊娠诊断的金标准。阴道后穹窿穿刺或腹腔穿刺是诊断异位妊娠的可靠方法。

3. 妊娠高血压综合征最基本的病理生理变化为全身小动脉痉挛。子痫前期的治疗和预防子痫的发生常用硫酸镁。

4. 胎盘早剥为正常位置的胎盘在胎儿娩出前，部分或全部从子宫壁剥离。分为三度。主要病理改变是底蜕膜出血并形成血肿，使胎盘从附着处分离。主要并发症包括DIC、产后出血、急性肾衰竭和羊水栓塞。重型胎盘早剥，一经确诊，必须终止妊娠。

5. 急性胎儿窘迫终止妊娠。宫口未开全，应立即行剖宫产的指征有：胎心变异消失伴胎心基线<110/min；胎儿出现频繁晚期减速或重度变异减速；胎儿头皮血pH<7.20。

6. 早产的主要临床表现是子宫收缩。治疗原则为若胎膜未破，胎儿存活、无胎儿窘迫，无严重妊娠并发症时，应设法抑制宫缩，尽可能延长孕周。若胎膜已破，应设法提高早产儿存活率。

=== 考点串讲 ===

一、流产

（一）概念

妊娠28周之前或胎儿体重<1000g而终止妊娠。

1. 早期流产　妊娠<12周终止妊娠。
2. 晚期流产　妊娠>12周而<28周终止妊娠。

（二）病因

胚胎因素（多在12周以前发生）(2015)、母体因素、全身因素、妇科因素、环境因素等。

（三）临床表现及临床类型

1. 临床表现

停经、阴道出血、阵发性下腹疼痛。

早期流产：阴道出血、腹痛+妊娠物排出、出血停止；出血不多。

晚期流产：腹痛（宫缩导致胚胎剥离）、剥离后血窦开放出血+妊娠物排出；可能由于剥离不全导致大出血和休克。

2. 临床类型

（1）流产各种类型的鉴别：见表10-2。

表10-2　流产各种类型的鉴别（2004，2008，2017）

鉴别内容	先兆流产（2011，2016）	难免流产	完全流产	不全流产
腹痛	无或轻微	加剧	无	减轻
阴道出血	少量	中到多	少到无	少到多
排出物	无	无	全部	部分
胎膜	未破	破	破	破
宫颈口	关闭	扩张、堵塞物	关闭	开放、堵塞物，持续出血
子宫	与妊娠月份符合	稍小于妊娠月份	正常大小	稍小于妊娠月份
BUS	可见妊娠囊可有胎心	可见妊娠囊无胎心		

（2）特殊类型的流产

①稽留流产：宫内胚胎或胎儿死亡后未及时排出，子宫不增大反而缩小，早孕反应消失，宫颈口未开放（2008，2014）。

②习惯性流产（2002）：连续流产≥3次，多由于母体因素导致。

③流产合并感染（2016）：多见于流产阴道流血时间较长的病人，阴道恶臭分泌物、宫颈摇摆痛，严重者可发生盆腔炎、感染性休克，多为厌氧菌和需氧菌的混合感染。

(四) 诊断与鉴别诊断

1. 诊断 根据病史及临床表现多可确诊,仅少数需行辅助检查。确定流产后,还应确定自然流产的临床类型,决定处理方法。

(1) 病史:应询问病人有无停经史和反复流产史,有无早孕反应、阴道出血。

(2) 查体:有无贫血外观,测量体温、血压、脉搏,进行妇科检查,注意宫颈口是否扩张,羊膜囊是否膨出,有无妊娠物堵塞于宫颈口内。

(3) 辅助检查

①B 型超声检查:对疑为先兆流产者,可根据妊娠囊的形态、有无胎心反射及胎动,确定胚胎或胎儿是否存活,以指导正确的治疗方法(2014,2017)。

②妊娠试验:用免疫学方法,近年临床多用早早孕诊断试纸条法,对诊断妊娠有价值。

③激素测定:主要测定血孕酮水平,可协助判断先兆流产的预后。

2. 鉴别诊断 早期自然流产应与异位妊娠(2017)及葡萄胎、功能失调性子宫出血及子宫肌瘤等鉴别。

(五) 治疗与预防

1. 先兆流产 卧床、禁欲、保胎(HCG 3 000U/d,黄体酮 10~20mg/d)(2004,2009)。
2. 难免流产 促进组织排出,缩宫素+刮宫+抗生素,术后 BUS 随访是否残留(2017)。
3. 不全流产 输血补液+刮宫/钳刮+抗生素,术后 BUS 随访。
4. 完全流产 如无感染可不处理。
5. 稽留流产 可能发生 DIC,先查凝血功能,在备血情况下刮宫+抗生素(2014);术后 BUS 复查确定无残留;由于手术困难,妊娠物不易清除,可用雌激素、米索前列醇、缩宫素等提高子宫肌的敏感性、加强宫缩,以促进组织排出(2008)。
6. 感染性流产 控制感染+刮宫(2016),感染轻出血重者在滴入抗生素的同时刮宫,感染重而出血少者先控制感染后刮宫,必要时行子宫切除祛除感染源。
7. 习惯性流产 产前咨询,查女方是否有畸形、男方精液,主动免疫治疗,宫颈内口环扎(12~18 周)(2002)。
8. 预防 改变生活方式、降低自然流产发生。

(1) 生活规律:调整作息时间,适当运动,每日保证睡眠 8h。避免熬夜,作息不规律等情况。调整工作状态,避免过大工作压力。

(2) 保持心情舒畅。

(3) 注意个人卫生:多换衣,勤洗澡。特别要注意阴部清洁,防止病菌感染。衣着应宽大,腰带不宜束紧。

(4) 选择合适的饮食:食物要易于消化。尤其选食富含各种维生素及微量元素的食品,如各种蔬菜、水果、豆类、蛋类、肉类等。

(5) 慎戒房事:对有自然流产病史的孕妇来说,妊娠 3 个月以内应避免房事。

(6) 定期做产前检查:妊娠早期就应开始定期进行产前检查,以利医生及时发现和处理异常情况,并可指导孕期保健。

(7) 曾发生自然流产病人,一旦再次妊娠应尽早就诊。

二、早产

(一) 概念

妊娠满 28 周不满 37 周分娩。

(二) 病因

1. 感染 感染和胎膜早破互为因果。

2. 子宫胎盘　①子宫张力过大：多胎妊娠、羊水过多、巨大胎儿；②子宫畸形。

3. 并发症　①妊娠并发症：妊娠期肝内胆汁淤积、前置胎盘（出血保守治疗无效）、胎盘早剥（发生在妊娠 37 周之前）；②医源性早产：重度妊娠高血压疾病、母儿血型不合，人为提前终止妊娠。

（三）临床表现及诊断

1. 先兆早产　不规律宫缩（持续时间短而不等、宫缩间隔长、无痛感），不伴宫颈扩张（2017）。
2. 早产临产　出现规律宫缩（20min，>4 次），宫颈管消>75%；宫颈扩张达到 2cm 以上。
3. 不可避免早产　宫缩进行性加强，宫颈口已扩张 4cm，早产胎膜早破。

（四）鉴别诊断

测定胎儿纤维结合蛋白，20 周后取宫颈与阴道黏液测定>50ng/ml 为阳性。

宫颈内口漏斗长度>25%宫颈总长度；功能型内口长度<30mm。

（五）治疗与预防

1. 保胎治疗

（1）适应证：①胎膜未破、宫颈扩张<2cm；②胎儿存活、无畸形、无宫内窘迫、无感染、估计出生后生活能力低于正常。

（2）抑制宫缩的药物治疗：①β 肾上腺素能受体激动药。心脏病、高血压、糖尿病、甲状腺功能亢进病人禁用；利托君、沙丁胺醇。②硫酸镁。镁离子直接作用于子宫肌细胞，拮抗钙离子收缩子宫的作用；用于呼吸不少于 16/min，膝反射存在、尿量 24h 不少于 500ml，1h 不少于 25 ml 者。中毒可用葡萄糖酸钙对抗。③PG 合成酶抑制药。PG 有刺激子宫收缩和软化宫颈的作用（普贝生），吲哚美辛（消炎痛），不作为一线药物。④钙通道阻滞药（CCB）。硝苯地平，心力衰竭和主动脉狭窄者禁用，防止血压过低。

吗啡、哌替啶（度冷丁）临产后不能使用，因其有抑制新生儿呼吸作用。

2. 分娩措施　能保就保，不能避免早产时提高早产儿的存活率。

（1）胎膜早破后，预防性使用抗生素。

（2）妊娠 35 周前应用地塞米松促肺成熟（2001）。

（3）停用一切抑制宫缩的药物顺其自然。

（4）常规会阴侧切可缩短胎头受压时间。

3. 预防

（1）定期产前检查，指导孕期卫生，积极治疗泌尿道、生殖道感染，孕晚期节制性生活，以免胎膜早破。

（2）切实加强对高危妊娠的管理，积极治疗妊娠合并症及预防并发症的发生，预防胎膜早破及亚临床感染。

（3）宫颈内口松弛者，应于妊娠 14~18 周行宫颈内口环扎术。

三、过期妊娠

（一）概念

月经周期规律者，妊娠达到或超过 42 周（294d）尚未分娩为过期妊娠。

（二）病因

E、P 比例失调和头盆不称。

（三）病理

1. 巨大儿、颅骨明显钙化、阴道分娩困难。
2. 胎盘功能低下——胎儿成熟障碍，1 期小老人、2 期皮肤羊水粪染（最危险）、3 期指甲皮肤黄染（2012）。
3. 羊水减少、粪染。

（四）诊断

1. 核对孕周　核对 EDC-月经周期规律；LMP 日期、妊娠试验时间清楚；早期盆检子宫大小与孕周相符、早期 B 超 BPD 与孕周相符诊断不难（2012）。

月经不规律、LMP 不清的需要核对同房时间、早孕反应时间、胎动时间、BUS。

LMP 推算预产期，需要月经周期规律。

基础体温上升时为排卵时间，根据同房时间推算。

早孕反应 6 周，自觉胎动 18～20 周。

妇科检查宫底高度（20 周宫底平脐）、BUS 检查 BPD。

2. 判断胎盘功能　胎动计数、胎心监护、B 超羊水指数（AFI）、羊膜镜检查，尿 E/肌酐正常 >15，若<10、24h 尿 E_3 <10mg 提示胎盘功能不良。

（五）对母儿的影响

1. 过熟新生儿病死率及围生儿死亡率增加，表现为：①新生儿缺氧窒息；②羊水过少；③胎粪吸入；④巨大儿；⑤产伤；⑥其他：红细胞增多、代谢紊乱、低体温。

2. 可因巨大儿造成肩难产、软产道损伤、产后出血、剖宫产率增加。

（六）治疗与预防

1. 治疗

（1）终止妊娠：无胎儿窘迫、无明显头盆不称。

（2）剖宫产（2017）指征：巨大胎儿≥4000g，胎位异常时剖宫产；引产失败时、胎儿不能耐受宫缩、胎儿窘迫时剖宫产。

2. 预防

（1）加强孕期宣教，使孕妇及家属认识过期妊娠的危害性。

（2）定期进行产前检查，适时结束分娩。

四、异位妊娠

（一）病因

受精卵着床于宫腔之外，可以位于宫颈、宫角、输卵管、卵巢、腹腔；最多见的是输卵管壶腹部妊娠（2006，2016）。

（二）病理

1. 输卵管妊娠流产　由于输卵管蜕膜形成不良、血供不足导致胚胎死亡，发生输卵管妊娠流产。

2. 输卵管妊娠破裂　输卵管肌层比较薄，滋养细胞侵蚀输卵管壁导致破裂，短时间内大量出血。

3. 子宫　增大、变软（与停经周不符），内膜变化类似宫内孕，有 A-S 反应，胚胎死亡后蜕膜经阴道排出，但无绒毛。

4. 输卵管妊娠的结局

（1）输卵管妊娠流产：胚囊剥离完全出血较少，胚囊剥离不完全出血较多，反复出血导致输卵管及其周围的血肿、盆腔血肿。

（2）输卵管妊娠破裂：短期大量出血，形成盆腔积血（2015）。

（3）继发性腹腔妊娠：少数囊胚重新种植于腹腔脏器而生长。

（4）陈旧性宫外孕：胚胎死亡被血块包裹形成盆腔血肿并与周围组织粘连机化。

（5）持续性异位妊娠：术中未完全清除胚囊或残留滋养细胞，导致术后 HCG 不降或反而上升，可用 MTX 化疗。

（三）临床表现及诊断

1. 症状　停经、阴道出血、腹痛、晕厥休克。
2. 体征

（1）腹部查体：患侧压痛、反跳痛、肌紧张，出血较多时可有移动性浊音（+）、全腹压痛、反跳痛、肌紧张；下腹部可扪及触痛、实性肿块。

（2）妇科检查：阴道少量血液、后穹窿饱满、触痛、宫颈举痛、子宫漂浮感、附件区扪及压痛性包块。

3. 辅助检查　①BUS：子宫内膜增厚但无妊娠囊；②血 β-HCG：阳性不能确定是宫内孕还是宫外孕，阴性不能排除宫外孕；③后穹窿穿刺（2015）和腹腔穿刺；④腹腔镜：用于早期诊断；⑤诊刮：有蜕膜无绒毛，A-S 反应。

（四）鉴别诊断

急性阑尾炎、流产、黄体破裂、卵巢囊肿蒂扭转、卵巢囊肿破裂、急性盆腔炎。

（五）处理

1. 药物治疗

（1）适应证：症状轻微、无活动性出血、包块<3cm，β-HCG<2000mU/ml，无肝肾血液系统疾病。

（2）禁忌证：生命体征不稳定；异位妊娠破裂；妊娠囊直径≥4cm 或≥3.5cm 伴胎心搏动。

2. MTX　干扰 DNA 的合成。

3. 腹腔镜手术　大量出血时快速钳夹输卵管病灶处，暂时止血，清除腹腔积血后可采用造口术、卵管切除术。

自体输血：<12 周、胎膜未破、血液未污染、出血<12h，镜下红细胞破坏<30%。

4. 其他异位妊娠

（1）卵巢妊娠：表现类似输卵管妊娠，诊断需要做病理检查，可行卵巢楔形切除。

（2）宫颈妊娠：BUS 可以确诊；治疗首选 MTX 全身应用或经宫颈局部注射入胚囊。

（3）腹腔妊娠：多继发于输卵管妊娠流产或破裂后；一旦确诊应剖宫取出胎儿。

五、妊娠期高血压疾病

（一）概念与分类

常发生于妊娠 20 周后，是引起孕产妇和围生儿死亡的主要原因之一。妊娠期高血压疾病的分类如下。

1. 妊娠期高血压　妊娠首次出现高血压，收缩压≥140mmHg 和（或）舒张压≥90mmHg，尿蛋白阴性，产后 12 周内恢复，一般处理＋必要时降压。

2. 子痫前期

（1）轻度：妊娠 20 周出现收缩压≥140mmHg 和（或）舒张压≥90mmHg 伴尿蛋白≥0.3g/24h 或随机尿蛋白（+）；解痉＋降压。

（2）重度：①血压持续增高，收缩压≥160mmHg 和（或）舒张压≥110mmHg；②尿蛋白≥5.0g/24h 或随机蛋白（+++）；③持续性头痛或视觉障碍；④持续性上腹部疼痛，肝包膜下血肿或肝破裂症状；⑤血小板低于正常值；⑥血清肌酐>106μmol/L，少尿；⑦转氨酶升高；⑧心力衰竭、肺水肿；⑨低蛋白血症伴胸、腹腔积液。

3. 子痫（2012，2016）　子痫前期基础上发生不明原因的抽搐；控制抽搐＋及时终止妊娠。

4. 妊娠合并慢性高血压　孕前或 20 周前就有高血压，孕期无加重，降压。

5. 慢性高血压并发子痫前期　高血压 20 周后加重，蛋白尿增加或变为阳性。

(二)高危因素与病因

1. 高危因素(2003、2007、2011、2014) 孕妇年龄≥40岁；子痫前期病史、家族史；抗磷脂抗体阳性；高血压、慢性肾炎、糖尿病；初次产检时 BMI≥35kg/m²；多胎妊娠、首次怀孕、妊娠间隔时间≥10 年及孕早期收缩压≥130mmHg 或舒张压≥80mmHg。

2. 病因 不明确。很多学者认为是母体、胎盘、幼儿等众多因素的结果。

(三)病理生理

病理改变：全身小动脉痉挛是本病的基本病理改变。继发组织缺氧、水肿、代谢改变，涉及心、肾、脑、肝等重要脏器而出现一系列症状。

1. 全身小动脉痉挛 可以通过眼底、甲床、胎盘子面进行观察。全身小动脉痉挛而出现高血压。
2. 肾小动脉痉挛
3. 子宫及胎盘血管痉挛
4. 肝血管痉挛
5. 脑血管痉挛
6. 眼底小动脉痉挛
7. 心脏冠状小动脉痉挛
8. 肺小动脉痉挛
9. 血液系统变化 血液浓缩，血容量减少。

(四)对小儿的影响

胎儿生长迟缓，新生儿体重低于正常，严重者胎死宫内。

(五)临床表现

1. 高血压 妊娠期首次出现高血压，收缩压≥140mmHg 和（或）舒张压≥90mmHg，并于产后 12 周恢复正常。尿蛋白（-）。
2. 蛋白尿 ≥5.0g/24h 提示病情严重。
3. 水肿 ①踝和小腿凹陷性水肿休息后不退；②大腿水肿；③外阴和腹壁水肿；④全身水肿或腹水。
4. 自觉症状 头痛、眼花、恶心、呕吐、胸闷、肝区疼痛（2001，2002）。
5. 子痫发作 妊娠期高血压疾病病人发生抽搐伴昏迷，是 CNS 缺血缺氧的表现，长时间或反复抽搐者常陷入昏迷；多发生于妊娠晚期和产前，部分发生于分娩中。

(六)诊断与鉴别诊断

1. 诊断
(1) 根据病史、临床表现、体征及辅助检查即可做出诊断。
(2) 辅助检查
①妊娠期高血压应进行以下常规检查：血常规；尿常规；肝功能、血脂；肾功能、尿酸；凝血功能；心电图；胎心监测；B 型超声检查胎儿、胎盘、羊水。
②子痫前期、子痫根据病情需要增加如下检查：眼底检查可见视网膜小动脉痉挛，视网膜水肿，絮状渗出或出血，严重时视网膜剥离，可出现视物模糊或失明（2003）。视网膜小动脉痉挛程度可反映本病的严重程度；凝血功能系列；消化、泌尿系超声；心脏彩超；颅脑 CT、MRI；胎儿超声心动图。

2. 鉴别诊断
(1) 慢性高血压合并妊娠：孕前就有高血压的病史，多发生在 20 周以前，血压大多高于 26.7/16kPa（200/120mmHg），无自觉症状，无蛋白尿、管型尿、水肿。
(2) 慢性肾炎合并妊娠：孕前有肾炎史，多发生在 20 周以前，有明显水肿、眼睑水肿、大量蛋白尿、管型尿、红细胞；疾病晚期血压可以升高。

并发症：最严重的并发症是胎盘早剥（2003）。

（七）治疗与预防

1. **一般处理**　妊娠期高血压一般应休息、镇静、监测，酌情降压；子痫前期应休息、镇静、解痉，有选择地降压、利尿，密切监测、适时终止妊娠。子痫应控制抽搐，病情稳定后终止妊娠。
2. **降压**　用药指征：孕妇收缩压≥160mmHg 和（或）舒张压≥110mmHg，妊娠前已用降压药治疗的应继续降压。常用拉贝洛尔、硝苯地平、尼莫地平、尼卡地平等。
3. **预防子痫用药**　硫酸镁为治疗的首选（2013、2015）。用药注意：血清镁离子浓度过高引起中毒，首先表现为膝反射减弱或消失（2002、2004），随后出现全身肌张力减退、呼吸困难、复视、语言不清。解救方法为停用硫酸镁并缓慢推注10%葡萄糖酸钙10ml。
4. **终止妊娠**

（1）终止指征：①妊娠期高血压、轻度子痫前期可行期待疗法至37周终止妊娠；②重度子痫前期患者妊娠前期病情不稳定者终止妊娠（2017），妊娠≥34周患者可等胎儿成熟后终止妊娠，妊娠37周后的重度子痫前期应终止妊娠（2002）；③子痫期控制2h后终止妊娠。

（2）终止方式：能分娩者阴道分娩，宫颈不成熟者等剖宫产。

5. **利尿（2013）**　一般不主张常规应用利尿药，仅在患者出现全身性水肿、肺水肿、肾功能不全、急性心力衰竭时可酌情用呋塞米、甘露醇等快速利尿药；甘露醇主要用于脑水肿、降低眼压，心力衰竭时禁用。
6. **镇静**　地西泮；冬眠合剂（由哌替啶 100mg、氯丙嗪 50mg、异丙嗪 50mg 组成）；苯巴比妥钠。
7. **促胎肺成熟**　孕周<34周的子痫前期患者，预计1周内可能分娩者均应给予糖皮质激素。
8. **子痫的紧急救治**　积极处理（减少误吸，开放呼吸道等）、控制抽搐、纠正缺氧和酸中毒、控制血压、抽搐控制后终止妊娠。

六、妊娠剧吐

（一）病因
一般认为与 HCG 增高密切相关，但症状的轻重和 HCG 水平不一定相关。

（二）临床表现
停经40d左右出现恶心、呕吐，呕吐严重导致脱水、电解质紊乱、体重下降、负氮平衡、BUN 升高，动用脂肪导致酮症酸中毒、尿比重增加、尿酮体阳性。

（三）诊断与鉴别诊断
根据病史、临床表现及妇科检查，不难确诊。
肝肾功能损害时可出现黄疸、转氨酶升高、肌酐和 BUN 升高、蛋白尿和管型。

（四）治疗
禁食2~3d，每日补充葡萄糖和林格液3000ml，保证尿量＞1000ml/d。
输液补充维生素 B_6 和维生素 C，肌内注射维生素 B_1。
疗效不佳者可使用氢化可的松 200~300mg，1/d。
终止妊娠：体温持续＞38℃、脉搏≥120/min、持续黄疸或蛋白尿、出现科萨科夫综合征。

七、胎盘早剥

（一）概念
妊娠20周后，正常附着部位的胎盘，在胎儿娩出前，部分或全部从附着部位的子宫壁剥离。

（二）病因
1. **血管病变**　妊娠期高血压疾病（2016）、慢性肾炎、高血压导致血管痉挛和硬化等。
2. **机械因素**　腹部外伤、子宫突然收缩等。

（三）病理

<u>底蜕膜出血：血肿形成，剥离（2004）</u>。胎盘早剥内出血急剧增多，可发生子宫胎盘卒中，又称为库弗莱尔子宫。

显性剥离：胎盘后血肿较大，冲开胎盘边缘，血液从阴道流出。

隐性剥离：血液积聚在胎盘和子宫壁之间，无阴道出血。

混合性剥离：隐性剥离血肿压力足够大时，血液冲开胎盘边缘流出。

子宫胎盘卒中：血肿压力大，导致血液浸入子宫肌层，肌纤维断裂、变性，子宫表面可见蓝紫色瘀斑，卒中后导致宫缩乏力，出血增多。

（四）临床表现

1. 症状　根据病情严重程度将胎盘早剥分为3度。

（1）Ⅰ度：多见于分娩期，以外出血为主，剥离面积小，贫血症状不明显，腹痛不明显，子宫软，子宫与孕周相当。

（2）Ⅱ度：胎盘剥离面1/3左右，因积血常伴持续性腹痛、腰酸或腰背痛，子宫大于妊娠周数，宫底升高，胎儿存活。

（3）Ⅲ度：<u>胎盘剥离面超过1/2，表现为在Ⅱ度的基础上出现休克症状，休克程度多与阴道出血不成正比，子宫硬如板状（2017）</u>，胎心消失，可有凝血功能障碍。

2. 辅助检查

（1）B超：胎盘与子宫壁之间出现边缘不清楚的液性低回声区即胎盘后血肿，胎盘异常增厚或胎盘边缘"圆形"裂开；同时可排除前置胎盘。B超检查阴性结果不能完全排除胎盘早剥，尤其是子宫后壁的胎盘。

（2）实验室检查：全血细胞计数、凝血功能检查。

（五）诊断与鉴别诊断

主要与前置胎盘相鉴别，依据B型超声检查可确诊。<u>重型胎盘早剥、先兆子宫破裂共有的表现是剧烈持续腹痛</u>。注意前置胎盘、先兆子宫破裂的鉴别。

（六）并发症

产后出血、DIC及羊水栓塞、急性肾衰竭。

（七）对母儿的影响

胎儿急性缺氧，新生儿窒息、早产、严重后遗症（显著神经系统发育缺陷、脑性麻痹）。

（八）处理

1. 纠正休克　积极补充血容量是抢救成功的关键。
2. 纠正孕妇低氧血症，改善胎儿宫内窘迫。
3. 纠正凝血功能　给予肝素、抗纤溶治疗。
4. 防止肾衰竭　少尿和无尿时可用呋塞米（速尿）、甘露醇，无效可透析。
5. 终止妊娠　一旦确诊立即终止妊娠。
6. 阴道分娩　适于轻型病人。
7. <u>剖宫产（2011，2017）</u>　适于重型不能马上分娩的、孕妇病危的、胎儿窘迫的、产程进展慢、有产科指征的。

八、前置胎盘

（一）概念

1. 前置胎盘　<u>妊娠28周后胎盘附着于子宫下段（边缘性），达到宫颈内口（部分性），盖住宫颈内口（完全性），位置低于先露部位（2008）</u>。

2. 低置胎盘　胎盘下缘靠近宫颈内口距离<2cm。

（二）病因

子宫内膜损伤（多次刮宫、多次分娩）、胎盘异常（胎盘较大、副胎盘）、受精卵滋养层发育迟缓（2014，2017）。

（三）分类

1. 完全性　宫颈内口被胎盘完全覆盖。
2. 部分性　宫颈内口被胎盘部分覆盖。
3. 边缘性　胎盘附着于子宫下段。

胎盘位于子宫下段，胎盘边缘极为接近但未达到宫颈内口，称为低置胎盘。既往有剖宫产史，此次妊娠为前置胎盘，且胎盘附着于原手术瘢痕部位，其胎盘粘连、植入发生率高，可引起致命性的大出血，故称为"凶险性"前置胎盘。

（四）临床表现及诊断

1. 出血　孕中、晚期无诱因无痛性反复阴道出血（2005，2006，2008，2016）。
2. 胎位异常　胎头高浮、臀先露。
3. 腹部体征　耻骨联合上方可闻及胎盘的血管杂音。
4. 妇科体检　阴道穹窿触诊手指和胎先露之间有较厚的软组织应考虑前置胎盘；禁用肛门检查；慎用指检或器具做宫颈检查，可能引起致命性出血。
5. 腹部超声　B超能显示胎盘位置，确定前置胎盘的类型。经阴道超声更准确，是评估胎盘状况的标准。
6. 产后胎盘检查　破膜处距离胎盘边缘＜7cm。

（五）鉴别诊断

胎盘早剥、帆状胎盘、前置血管破裂、胎盘边缘血窦破裂等。

（六）对母儿的影响

1. 产后出血。
2. 植入性胎盘。
3. 产褥感染。
4. 早产及围生儿死亡率增高。

（七）处理

抑制宫缩、止血、纠正贫血、预防感染，最终需要剖宫产。

1. 期待疗法适应证　出血不严重，孕妇生命体征平稳＋胎儿＜34周、体重＜2000g时应当尽量延长孕周；绝对卧床、抑制宫缩、促肺成熟、纠正贫血（补铁）、预防感染。
2. 剖宫产适应证　适用于所有前置胎盘孕妇的分娩方式；完全性前置胎盘、部分性和边缘性前置胎盘出血量较多，先露高浮，胎心异常；大出血时不论孕周马上行剖宫产。
3. 术后止血

九、双胎妊娠

（一）概念

（二）分类

1. 双卵双胎　占70%，各自的遗传基因不完全相同。两个胎儿血型、性别不同或相同，但指纹、外貌、精神类型不同。
2. 单卵双胎　占30%，遗传基因完全相同。两个胎儿性别、血型及外貌等均相同。

（三）诊断

1. 有双胎家族史或使用促排卵药、辅助生殖等。
2. 早孕反应明显、腹部增大明显、体重增加明显。

3．子宫大于孕周，腹部扪及多个肢体，胎头相对子宫较小，妊娠晚期同时听到速率不同胎心（相差10次以上）；双胎畸形发生率高。

（四）并发症

1．母体（2017）

全身：妊娠期高血压疾病、肝内胆汁淤积、营养性贫血。

局部：羊水过多、胎膜早破、胎盘早剥、早产、脐带脱垂、宫缩乏力、产前及产后出血（2009）。

2．胎儿　胎儿发育迟缓（胎盘相对面积小）。双胎输血综合征（TTTS）。体重相差＞20%，Hb相差50g/L。脐带缠绕。胎儿畸形发生率高。胎头交锁或碰撞。

3．单绒毛膜双胎特有并发症　双胎输血综合征（是双羊膜囊单绒毛膜单卵双胎的严重并发症）、选择性胎儿生长受限、一胎无心畸形。

（五）处理

1．妊娠期处理

（1）补充充足营养。

（2）防止早产：多休息少活动，产兆发生在34周前者应给予宫缩抑制药。

（3）BUS随诊：发现畸形立即终止妊娠，发现TTTS可用激光凝固胎盘表面的吻合血管。

终止妊娠的指征：急性羊水过多、胎儿畸形、母体严重并发症、预产期已到＋胎盘功能减退。

2．分娩期处理

（1）第一胎娩出后胎盘侧的脐带要扎紧，防止第二胎失血。

（2）助手在腹部固定第二胎为纵产式。

剖宫产指征：第1胎为肩或臀先露、宫缩乏力、保守治疗无效、胎儿窘迫、联体双胎＞26周、母体合并症严重需要快速结束分娩者。

十、巨大胎儿

（一）概念

胎儿体重≥4000g者称为巨大胎儿。目前欧美国家定义为胎儿体重≥4500g。

（二）诊断

1．临床表现　多有巨大胎儿分娩史、糖尿病（DM）史、过期妊娠史；孕妇多肥胖、孕期体重增加快；宫高＞35cm、胎体大、先露部高浮、听诊胎心位置较高。

2．腹部检查　腹部明显膨隆，胎体大，宫底明显升高，子宫长度＞35cm，当子宫长度加腹围≥140cm时，巨大胎儿发生率为57.3%，可作为筛选方法之一。

3．B型超声检查　胎体大，测胎头双顶径＞10cm，股骨长度≥8.0cm，胎儿腹围＞33cm，应考虑巨大胎儿，3项指标准确率达80%以上。

（三）处理

1．妊娠期　糖尿病孕妇应于妊娠36周后，根据胎儿成熟度、胎盘功能及糖尿病控制情况，择期终止妊娠。

2．分娩期　估计胎儿体重≥4000g且合并糖尿病者，建议剖宫产终止妊娠；估计胎儿体重≥4000g而无糖尿病者，可阴道试产，但须放宽剖宫产指征。产时应充分评估，必要时产钳助产，同时做好处理肩难产的准备工作。分娩后应行宫颈及阴道检查，了解有无软产道损伤，并预防产后出血。

3．新生儿处理　预防新生儿低血糖，出生后30min监测血糖。于出生后1～2h开始喂糖水，及早开奶。轻度低血糖者口服葡萄糖纠正，严重者静脉输注。新生儿易发生低钙血症，应补充钙剂，多用10%葡萄糖酸钙1ml/kg加入葡萄糖液中静脉滴注。

十一、胎儿生长受限

（一）概念
孕 37 周后胎儿出生体重低于同孕龄胎儿平均体重 2 个 SD 或低 10 百分位或<2500g，也称为胎儿生长受限。

（二）病因
1. 孕妇因素：孕期体重<54kg，妊娠年龄过小过大、系统性疾病、吸烟、酗酒、滥用药物、经济条件差。
2. 胎儿因素：遗传性、染色体疾病、细菌病毒感染、双胎妊娠。
3. 胎盘和脐带因素。

（三）临床表现
妊娠<17 周时以细胞数量增加为主，妊娠>32 周时以细胞体积增大为主，妊娠 17～32 周两者兼有。

1. 内因性匀称型　染色体异常、感染。
有害因素作用于受孕时或妊娠早期，由于发病早，故各器官细胞数都减少。
体重、身长、头径相称但与孕周不符，新生儿发育不全、矮小、外观无营养不良，半数有先天畸形。

2. 外因性不匀称型　子宫胎盘功能低下。
有害因素作用于妊娠中晚期，各器官细胞数量正常但体积小。
身长、头径与孕周相符，体重偏低，大头、外观营养不良。

3. 外因性匀称型　上述二者的混合型。
有害因素贯穿于整个妊娠期，常由于缺乏叶酸、氨基酸等重要物质所致。
后果与内因性匀称型类似。

（四）诊断
子宫与孕周不符：宫高增长曲线低于正常宫高 2 个 SD，妊娠晚期体重每周增加<0.5kg，胎儿发育指数＝宫高（cm）－3×（月份＋1），正常±3 之间。

BUS：可测量顶臀径（CRL）、双顶径（BPD）、股骨长度、腹围。

多普勒：检查妊娠晚期脐动脉 S/D 比值>3 时，应考虑本病的可能。抗心磷脂抗体与本病发生有关。

胎儿宫内情况评估：羊水减少（与肾血流不足有关）、呼吸运动减弱、胎动减少、肌张力减低、NST 出现异常，测量雌激素、HPL 评价胎盘功能。

（五）治疗
1. 一般治疗　纠正不良生活习惯、加强营养、左侧卧位休息、面罩吸氧、补充微量元素＋叶酸＋氨基酸（38 周以前）、口服小剂量阿司匹林（<6 周）、丹参＋低分子右旋糖酐。
2. 产科处理　一般治疗效果差且接近足月妊娠者应终止妊娠（<34 周者应用地塞米松促肺成熟）。生长受限的胎儿对缺氧耐受性差，通常应放宽剖宫产指征，但胎儿结构异常者应经阴道分娩。

十二、死胎

（一）概念
妊娠 20 周后胎儿在宫内死亡者称为死胎，胎儿在分娩过程中死亡者称为死产，也是死胎的一种。

（二）病因
1. 基因突变和染色体畸变　父母有遗传病、宫内感染、使用致畸药物。
2. 胎儿缺氧
（1）母体因素：妊娠合并慢性肾炎、慢性高血压、妊娠期高血压疾病、贫血、心力衰竭、肺心病、产前出血性疾病。
（2）胎儿因素：畸形、心血管功能障碍。
（3）胎盘因素：过期妊娠导致胎盘老化、轮状胎盘、胎盘早剥、胎盘感染。
（4）脐带异常：脐带先露、脐带脱垂、脐带缠绕、脐带打结。

（三）诊断

自觉胎动减少、子宫不再继续增大，时间越久越易发生 DIC。
宫高与停经月份不符合，无胎动、胎心。
BUS 可见胎心消失。
结局：浸软胎、压扁胎、纸样胎、凝血功能障碍。

（四）处理（2017）

1. 死亡不久　羊膜腔内注射药物引产或前列腺素引产。
2. 超过 4 周　常规检查凝血功能，若纤维蛋白原<1.5g/L，PLT<100×10^9/L 应先使用肝素，引产方法包括羊膜腔内注射依沙吖啶、雌激素＋缩宫素引产、前列腺素＋米非司酮。

十三、胎膜早破

（一）概念

胎膜破裂发生于临产之前；37 周后为足月胎膜早破、37 周前为未足月胎膜早破。

（二）病因

1. 羊膜抗张力降低　生殖道病原菌上行性感染、维生素 C 和铜缺乏。
2. 羊膜腔内压力高　双胎妊娠、羊水过多、胎先露高浮（前羊水囊压力不均）。
3. 宫颈内口松弛　容易感染＋前羊水囊压力不均。

（三）诊断

1. 临床表现（2017）　阴道流液（有时含有胎脂或粪染），上推胎先露部分后有液体流出。流液后大多①临产：宫缩、宫口扩张；②继发羊膜腔感染：发热、心率快、胎心快、子宫压痛、阴道流液有臭味、血象高、CRP（＋）。
2. 辅助检查
（1）阴道液 pH 测定≥6.5，诊断此病准确率 90%。
（2）胎儿纤连蛋白由胎膜分泌，若测定其含量>0.05mg/L，易发生胎膜早破。

（四）对母儿的影响

1. 母体　导致产前、产时、产褥感染增加，胎盘早剥（可能与羊水减少有关）。
2. 胎儿　早产、围生期死亡率增加、感染、脐带脱垂和受压、胎肺发育不良、胎儿受压。

（五）处理

处理原则：妊娠<24 周的孕妇应终止妊娠；妊娠 24～33^{+6} 周的孕妇，若无母胎禁忌证，可给予促胎肺成熟治疗，期待至 34 周以后；妊娠>34 周，考虑终止妊娠。
1. 足月胎膜早破　自然临产占 80%。自然分娩，若胎儿窘迫或产程不顺利则行剖宫产。未临产者最多等 24h。若有感染则应用抗生素＋终止妊娠。
2. 未足月胎膜早破　期待疗法：无感染、胎肺不成熟。抗生素：病原体不明确者可用 β 内酰胺类。促胎肺成熟：地塞米松。抑制宫缩：防止早产。补充羊水：促进肺发育、防止脐带受压。

十四、胎儿窘迫

（一）病因

1. 急性　产科病（胎盘剥离过多、脐带异常、子宫收缩过强）。
2. 慢性　内科病（母体血液氧合不足、胎盘血供不足：妊娠期高血压疾病、高血压；胎儿利用氧障碍——溶血性贫血）。

（二）临床表现及诊断

1. 急性胎儿窘迫（2014）

（1）胎心率异常：缺氧早期>160/min，晚期<120/min，晚期减速、变异减速，<100/min 表示胎儿随时可能死亡（2001，2005，2007）。

（2）胎动异常：初期胎动频繁（2001），继而减少，最后消失。

（3）羊水粪染：一度浅绿色；二度黄绿色、浑浊；三度棕黄色、黏稠。

2. 慢性胎儿窘迫　有时间进行多种监测（2009）。

（1）胎心异常：NST 无反应型（持续 20min 胎动时胎心加速<15/min，持续<15s，变异<5/min）OCT 可见频繁变异减速、晚期减速。

（2）胎动异常：<10/12h。

（3）羊水粪染。

（4）宫高腹围小于同期妊娠 10 百分位。

（5）胎盘功能低下：24h 尿 E_3<10mg，随意尿雌激素/肌酐<10；胎盘催乳素降低。

（6）生物物理评分（2012）：0～3 分缺氧、4～7 分可疑缺氧。

（三）治疗

1. 急性胎儿窘迫　寻找并去除病因、吸氧（2012）10L/min；尽快终止妊娠：阴道分娩（宫口开全 BPD 超过坐骨棘水平）（2005），剖宫产（宫口未开全，同时胎心<120/min 或>180/min 伴羊水二度粪染、三度粪染，频繁晚减速变异减速，pH<7.2）（2004，2012）。

2. 慢性胎儿窘迫　妊娠近足月的行剖宫产；期待疗法：胎龄小胎儿随时可能死亡、新生儿预后差，延长孕周＋促胎肺成熟。

=== 经 典 试 题 ===

1. 关于过期妊娠，下列哪项是正确的
A．凡预产期超过 2 周，尚未临产者均为过期妊娠
B．妊娠过期越久，胎儿体重越大
C．过期妊娠易发生胎儿窘迫
D．与孕妇孕激素相对过少有关
E．过期妊娠孕妇尿中 E_3 水平正常

2. 异位妊娠是指
A．受精卵着床于子宫以外
B．受精卵着床于子宫＋附件以外
C．受精卵着床于子宫体腔以外
D．受精卵着床于腹腔以外
E．受精卵着床于宫颈管以外

3. 输卵管妊娠最常见的部位是
A．输卵管部
B．输卵管
C．输卵管间质部
D．输卵管间质部与峡部之间
E．输卵管壶腹部

4. 妊娠期高血压疾病的诊断方面，下述哪项是正确的

A．妊娠后期血压有 1 次在 17.3/12kPa（130/90mmHg）以上
B．高血压、水肿、蛋白尿三者具备，为中度妊娠期高血压疾病
C．重度妊娠期高血压疾病血压必须在 24/14.7kPa（180/110mmHg）
D．子痫一般有前驱症状
E．妊娠期高血压疾病大多有后遗症

5. 输卵管妊娠特征下列哪项是错误的
A．输卵管峡部妊娠发生破裂的时间较早
B．输卵管间质部妊娠破裂时，出血最多，后果最严重
C．输卵管妊娠中以壶腹部妊娠最多见
D．妊娠试验常（＋）
E．后穹窿穿刺常可抽得正常可凝血液

6. 硫酸镁治疗妊娠期高血压疾病剂量过大时，最先出现的不良反应是
A．头晕，血压过低
B．呼吸减慢
C．心率减慢
D．膝反射减退或消失

E. 尿量过少

7. 阴道大出血，休克，疑为前置胎盘，以下哪一项检查最合适
A. 肛诊
B. 阴道检查
C. 窥器检查
D. 超声波胎盘定位
E. 双合诊

8. 下述哪项胎动次数提示胎儿缺氧
A. 胎动＜10/12h
B. 胎动＜20/12h
C. 胎动＜15/12h
D. 胎动＜25/12h
E. 胎动＜30/12h

9. 胎膜早破对母儿的影响不包括
A. 宫内感染
B. 诱发早产
C. 影响产程进展
D. 增加产褥感染概率
E. 容易发生脐带脱垂

10. 可疑神经管缺陷的羊水过多孕妇，最常应用的检测方法是
A. 血HCG值
B. 血胎盘生乳素值
C. 血雌三醇值
D. 血甲胎蛋白值
E. 羊水卵磷脂/鞘磷脂比值

11. 女，30岁。停经46d后，下腹部隐痛半月余，然后阴道持续少量出血3d多，右侧附件触及鸡蛋大韧性包块，考虑为
A. 子宫肌瘤
B. 卵巢囊肿
C. 子宫内膜异位症
D. 陈旧性宫外孕
E. 妊娠黄体

12. 关于过期妊娠，下列哪项是正确的
A. 凡预产期超过2周，尚未临产者均为过期妊娠
B. 妊娠过期越久，胎儿体重越大
C. 过期妊娠易发生胎儿窘迫
D. 与孕妇孕激素相对过少有关
E. 过期妊娠孕妇尿中E，水平正常

13. 妊娠37周病人，早晨醒来时发现躺在血泊中，急诊送入院，查：血压120/80kPa（90/60mmHg），脉搏120/min，神清，宫高37cm，臀先露，高浮，胎心音160/min，骨盆正常，阴道少量活动性出血。下列哪项处理最恰当
A. 人工破膜
B. 期待疗法
C. 在输血输液同时行剖宫产
D. 臀位牵引术
E. 缩宫素滴注引产

14. 孕34周，血压21.3/14.7kPa（160/110mmHg），尿蛋白5.0g/24h，上腹痛，头晕眼花，应诊断为
A. 妊娠期高血压疾病
B. 先兆子痫
C. 子痫
D. 妊娠合并肝炎
E. 妊娠合并慢性肾炎

15. 孕35周初孕妇，先兆子痫，病人突发腹痛，4h后胎心消失，宫底明显升高，子宫强硬，有压痛，宫缩间歇子宫不完全放松，重度贫血貌，阴道少量出血，宫口开1指，头先露，下列何项处理最佳
A. 人工破膜后药物引产
B. 滴注缩宫素
C. 注射哌替啶调整宫缩
D. 急诊剖宫产术
E. 宫口开全后行穿颅术

16. 女，30岁。孕8周。近感小腹痛和阴道出血越来越严重，至今出血已10d，为决定妊娠是否再继续，下列何项是首先的辅助诊断
A. 基础体温测定
B. 尿或血β-HCG测定
C. B超检查
D. 甲胎蛋白测定
E. 血PRL测定

17. 25岁，初孕妇，孕36周，B超诊断为前置胎盘，阴道出血多，血压10.7/9kPa（80/60mmHg），宫口开大4.0cm，先露头棘上2.0cm，胎心尚好，最恰当处理是
A. 人工破膜
B. 剖宫产
C. 头皮钳
D. 产钳
E. 胎头吸引

18. 初孕妇，27岁。妊娠39周，枕右前，无原因无痛性阴道出血已3d，出血量达400ml，

胎心良好，140/min，无明显宫缩，诊断为前置胎盘。本病例恰当的处理应是
A．绝对卧床，给予镇静药物观察病情变化
B．立即行人工破膜
C．静脉滴注缩宫素引产
D．行剖宫产术
E．立即人工破膜＋静脉滴注缩宫素
19．孕妇，孕39周。因胎心减慢行剖宫产术，羊水黄绿色。出生时患儿无呼吸，四肢发绀。此时应立即采取的首要复苏措施是
A．复苏器加压给氧
B．胸外心脏按压
C．气管插管
D．静滴多巴胺
E．吸净口、咽及鼻部黏液
（20～21题共用备选答案）
A．产后出血
B．胎盘植入
C．产褥感染
D．子宫胎盘卒中
E．席汉综合征
20．与完全性前置胎盘无关
21．与胎盘早期剥离无关

参考答案：1．C 2．C 3．E 4．D 5．E 6．D 7．D 8．A 9．C 10．D 11．D 12．C 13．C 14．B 15．D 16．C 17．B 18．D 19．E 20．D 21．B

第9单元 妊娠合并疾病

重点提示

本单元考点主要集中在各种妊娠合并症的诊断与处理方面，应重点掌握。

1．妊娠期早期心力衰竭的诊断 ①轻微活动后即出现胸闷、心悸、气短；②休息时心率超过110/min，呼吸超过20/min；③夜间常因胸闷而需坐起呼吸，或需到窗口呼吸新鲜空气；④肺底部出现少量持续湿啰音。

2．心脏病妊娠期的处理原则 ①不宜妊娠者应在妊娠12周前行人工流产。妊娠超过12周时，应密切监护，积极防治心力衰竭，度过妊娠与分娩；②防治心力衰竭：保证充分休息，限制体重过度增长，保证合理的高蛋白、高维生素和铁剂的补充，及时治疗心力衰竭，妊娠晚期发生心力衰竭，原则是待心力衰竭控制后再行产科处理，应放宽剖宫产指征。

考点串讲

一、妊娠合并心脏病

（一）临床表现

1．妊娠对心血管系统的影响 围生期有3个最危险的时期，分别为妊娠第32～34周，分娩期（心脏病孕妇极易发生心力衰竭）和产后3d内（产褥早期）。

2．心脏病种类对妊娠的影响

（1）心脏病的种类：先天性心脏病、风湿性心脏病、妊娠期高血压疾病性心脏病、围生期心肌病、心肌炎。

（2）对妊娠的影响

①可以妊娠：心脏病变较轻，心功能Ⅰ～Ⅱ级，既往无心力衰竭史，也无其他并发症者可以妊娠（2007）。

②不可以妊娠：心脏病变较重，心功能Ⅲ～Ⅳ级，既往有心力衰竭史、有肺动脉高压、右向左分流型先天性心脏病、严重心律失常、风湿热活动期、心脏病并发细菌性心内膜炎、急性心肌炎等，孕期极易发生心力衰竭，不宜妊娠。特别是年龄在35岁以上，心脏病病史较长者，发生心力衰竭的可能性很大，不宜妊娠。

3．对胎儿的影响 与病情严重程度及心脏功能代偿状态等有关。

（二）诊断

妊娠期早期心力衰竭的诊断：轻微活动后出现胸闷、心悸、气短；休息时心率＞110/min，呼吸＞20/min；夜间常因胸闷而坐起；肺底部出现少量持续性湿啰音，咳嗽后不消失。

（三）常见并发症

大出血、感染及心力衰竭等。

（四）处理

1. 主要死因是心力衰竭

（1）妊娠期：不宜妊娠者终止妊娠应＜12 周（2016），超过妊娠 12 周者应积极治疗心力衰竭，度过妊娠和分娩。

心力衰竭治疗同一般病人，对洋地黄类耐受性差，尽量使用作用时间短而排泄快者，心力衰竭控制后再行剖宫产（2017）。

（2）分娩期：胎儿偏大、产道条件不佳、心功能Ⅲ～Ⅳ级者，应择期剖宫产（2000）。

第二产程应尽量缩短，如行会阴侧切、胎头吸引、产钳助产（2015），避免屏气增加腹压。

胎儿娩出腹部放沙袋，防止腹压骤降诱发心力衰竭，防止产后出血禁用麦角新碱（2002）。

2. 心脏手术的指征　一般不主张在孕期手术，尽可能在幼年、孕前或分娩后，非要手术应在妊娠 12 周以前进行（2007，2014）。

二、妊娠合并急性病毒性肝炎

（一）妊娠期肝脏的生理变化

1. 肝脏的生理变化　①雌激素水平增高，部分孕妇可出现肝掌、蜘蛛痣；②血清白蛋白浓度下降，球蛋白略增加，白/球蛋白比值下降；③ALT 和 AST 在妊娠期因血液稀释而下降，但比正常值高；④多种凝血因子合成明显增加，血液处于高凝状态。

2. 病毒性肝炎对母儿的影响　①妊娠早期合并急性肝炎易发生流产，胎儿畸形率升高 2 倍；②妊娠晚期合并急性肝炎易出现胎儿窒息、早产、死胎。新生儿死亡率增高；③围生期感染的婴儿转为慢性病毒携带状态，以后容易发展为肝硬化或原发性肝癌。

（二）临床表现及诊断

消化道症状严重、黄疸迅速加深，胆红素＞171μmol/L（10mg/dl），出现肝臭/肝进行性缩小/酶胆分离/白球倒置、出血倾向、肝性脑病表现，肝肾综合征出现急性肾衰竭。妊娠合并重型肝炎是我国孕产妇死亡的主要原因之一。

（三）鉴别诊断

妊娠剧吐导致的肝损害、妊娠期高血压疾病导致的肝损害、妊娠急性脂肪肝、药物性肝损害（2011）。

（四）产科处理

轻症急性肝炎积极治疗后可继续妊娠，慢性活动性肝炎治疗后应终止妊娠。分娩前肌内注射维生素 K，备血，阴道分娩尽量缩短产程，重症肝炎控制 24h 后行剖宫产迅速终止妊娠（2006，2012，2016）。

产褥期给予头孢类抗生素和氨苄西林预防感染。

HBsAg 阳性产妇只要新生儿接受免疫预防则可以哺乳，但 HBeAg 阳性者禁止哺乳，回奶不用有肝损害作用的雌激素。

（五）预防

1. 主动免疫　新生儿出生 24h 内注射乙肝疫苗，1 个月、6 个月再注射 2 次。
2. 被动免疫　出生后立即注射乙肝免疫球蛋白，1 个月、3 个月再注射 2 次。
3. 联合免疫　注射乙肝疫苗同上。出生后 6h 内及 3～4 周各肌内注射乙肝免疫球蛋白。

三、妊娠合并糖尿病

（一）类型

1. 显性　孕妇有临床表现。
2. 潜在　此类孕妇妊娠前后均无临床表现，但糖耐量异常，经过一定时间后，可能发展成显性。
3. 妊娠期　妊娠前无临床表现，糖代谢功能正常。妊娠后出现症状和体征，部分孕妇出现并发症（妊娠高血压综合征、巨大儿、死胎及死产等），但在分娩后临床表现均逐渐消失，在以后的妊娠中又出现，分娩后又恢复。这部分病人在数年后可发展为显性（临床）。
4. 前期　这类孕妇有家族史，但孕妇则无明显糖代谢紊乱，可在妊娠后出现类似孕妇的并发症（巨大儿、畸形儿及羊水过多等）。若干年后多数将呈现显性（临床）。

（二）妊娠期糖代谢的特点

空腹低血糖倾向；餐后高血糖倾向；餐后尿糖；酮症或酮症酸中毒倾向；分娩后糖尿病病情改善。

（三）临床表现及诊断

1. 糖尿病合并妊娠的诊断
（1）妊娠前已确诊为糖尿病患者。
（2）未查过血糖但有高危因素：GDM 史，家族糖尿病，肥胖史，巨大胎儿分娩史；首次产检达到以下任一标准应诊断为糖尿病合并妊娠：①空腹血糖（FPG）≥7.0mmol/L；②糖化血红蛋白（GHbA1c）≥6.5%；③伴有典型的高血糖或高血糖危象症状同时任意血糖≥11.1mmol/L。如果没有明确的高血糖症状，任意血糖≥11.1mmol/L 需要次日复测上述①或者②确诊。

2. GDM 的诊断　有条件的医院应在妊娠 24~28 周及以后，对所有未被诊断为糖尿病的孕妇进行 75gOGTT。
（1）葡萄糖耐量试验（OGTT）检查：75gOGTT 诊断标准：空腹、服糖后 1 小时、2 小时的血糖分别为 5.1mmol/L、10.0mmol/L、8.5mmol/L。任何一点血糖值达到或超过上述标准即可诊断为 GDM。
（2）妊娠 24~28 周首先检查空腹血糖（FPG），若 FPG≥5.1mmol/L，可直接诊断为 GDM；若 4.4mmol/L≤FPG＜5.1mmol/L，应尽早行 OGTT 检查。

（四）糖尿病的处理

1. 饮食　控制血糖达正常水平且无饥饿感最理想，否则需加药物治疗。
2. 药物治疗　先通过干预生活控制血糖（2017）。糖禁止服用口服降糖药，三餐前皮下注射胰岛素；控制血糖在 6.1~7.8mmol/L（110~140mg/dl）。孕期用量比非孕期体高 50%~100%，胎盘排出后迅速减量至产前用量 1/3~1/2，用量多在 1~2 周恢复到孕前水平。
3. 产科处理　尽可能延长孕周，不能继续妊娠时促胎肺成熟。不是剖宫产的指征。

新生儿血糖＜2.2mmol/L（40mg/dl）为低血糖（脐血测血糖）。应喂糖水、早开奶、按照早产儿对待。

经典试题

1. 孕早期心脏病病人，决定是否能继续妊娠的最重要依据是
A. 心脏病种类
B. 心脏病变部位
C. 心功能分级
D. 症状严重程度
E. 有否以往生育史

2. 妊娠合并心脏病孕妇分娩期血流动力学变化，下述哪项是错误的
A. 第一产程，规律宫缩使周围循环阻力增加，回心血量减少
B. 第二产程，宫缩加上腹压，周围循环阻力

增大

C. 第二产程，腹压增高使内脏血流涌向心脏，回心血量增加

D. 第三产程，子宫迅速缩小，腹压减低，大量血液流回内脏血管，回心血量减少

E. 第三产程，胎儿娩出后子宫胎盘循环停止，大量血液进入体循环，回心血量增加

3. 病毒性肝炎对妊娠的影响，下述哪项是错误的

A. 妊娠早期患肝炎致畸发生率高

B. 妊娠早期患肝炎易发展为急性、亚急性肝炎

C. 妊娠晚期发病易并发妊娠期高血压疾病

D. 妊娠中晚期发病易诱发 DIC

E. 妊娠期发生病毒性肝炎致未生（产）儿死亡率高

4. 妊娠晚期及分娩期合并急性病毒性肝炎，对产妇威胁最大的是

A. 易合并妊娠期高血压疾病

B. 易发展为重型肝炎，孕产妇死亡率高

C. 易发生宫缩乏力产程延长

D. 易发生产后出血 DIC

E. 易发生早产，围生期死亡率增加

5. 一风湿性心脏病，病情稳定，心功能Ⅱ级。产妇临产入待产室，医生在考虑对她的处理时，下列何项不应列入考虑之列

A. 临产即用抗生素，至少维持至产后 1 周

B. 可适当应用镇静药

C. 若非病变需要，不主张常规使用洋地黄预防心力衰竭

D. 产程进展慢，估计有头盆不称可能时，早做剖宫产

E. 产后出血较多时，尽量避免输血

参考答案： 1. C　2. A　3. B　4. B　5. E

第 10 单元　遗传咨询、产前筛查、产前诊断

重点提示

本单元不常考，适当了解。

考点串讲

一、遗传咨询的目的、对象、程序

1. 目的

2. 对象　夫妻双方或家系人员患有遗传病或畸形者；曾生育过遗传病患儿者；不明原因智力低下或先天畸形儿的父母；不明原因的反复流产或死胎者；孕期接触不良环境或患有慢性病（如梅毒）者；35 岁以上孕妇。

3. 程序　①明确诊断；②确定遗传方式；③近亲结婚对遗传性疾病的影响；④提出医学建议。

二、产前筛查常用方法

1. 唐氏综合征

（1）妊娠早期：常用的血清指标有 β-HCG 和妊娠相关血浆蛋白 A；超声检查有无畸形如胎儿颈项透明层和胎儿鼻骨。

（2）妊娠中期：常用三联法，甲胎蛋白（AFP）降低、HCG 升高、E3 降低。

2. 神经血管畸形　90%的患者血清和羊水中的 AFP 水平升高，所以血 AFP 可作为筛查指标。

三、产前诊断的对象、方法

1. 对象　羊水过多或过少；胎儿发育异常或疑有畸形；孕早期接触过放射性物质等；夫妇一方患有遗传病或先天病；曾有过先天性疾病患儿；年龄≥35 周岁。

2. 方法　<u>利用超声等观察胎儿结构，分析染色体核型，检测基因及基因产物（2017）</u>。

第11单元 异常分娩

重点提示

本单元几乎每年必考，考点主要集中在子宫收缩乏力的原因及异常方面，其次是骨盆狭窄及分类、诊断，以及胎位异常及分类、诊断，应重点掌握。

1. 宫缩乏力导致产程曲线异常　包括潜伏期延长、活跃期延长、活跃期停滞、第二产程延长等。
2. 协调性子宫收缩乏力的处理　首先确定是否存在头盆不称。
3. 狭窄骨盆的诊断　①估计头盆关系：胎头低于耻骨联合平面，表示胎头可入盆，头盆相称，称跨耻征阴性；胎头高于耻骨联合平面，表示头盆明显不称，称跨耻征阳性。②骨盆内测量：对角径<11.5cm，属扁平骨盆。坐骨棘间径<10cm为中骨盆平面狭窄。坐骨结节间径<8cm，与出口后矢状径之和<15cm，为骨盆出口平面狭窄。
4. 持续性枕后（横）位　指临产后，在下降过程中，胎头枕骨持续不能转向前方，直至分娩后期仍位于母体骨盆后（侧）方，致使分娩发生困难者，称持续性枕后（横）位。

考点串讲

一、产力异常

（一）分类

(1) 宫缩乏力 { 协调性（低张性） { 原发性 / 继发性 } / 不协调性（高张性） }

(2) 宫缩过强 { 协调性（急产） / 不协调性 { 子宫痉挛性狭窄环 / 强直性子宫收缩 } }

（二）宫缩乏力

1. 原因　子宫肌源性因素、子宫缺乏刺激、内分泌异常、医源性因素、精神因素。
2. 临床特点　协调性宫缩乏力（低张性）：具有正常的节律性、对称性、极性；只是力量弱，导致产程延长、停滞（2001）。
   (1) 原发性：从潜伏期开始乏力，注意排除假临产。
   (2) 继发性：从活跃期开始乏力，多有胎位或骨盆异常。
   (3) 不协调性宫缩乏力（高张性）：宫缩失去对称性、节律性，尤其是极性；胎先露不下降、宫口不扩张，属于无效宫缩；宫缩间期子宫壁不能完全松弛，可出现持续性腹痛（2011）。
3. 诊断　共同特点是产程进展缓慢或停滞，以下7种表现可单独或合并存在。
   (1) 潜伏期延长：>16h宫口没有开3cm。
   (2) 活跃期延长：宫口从扩张3cm到开全>8h（2004）。
   (3) 活跃期停滞：活跃期宫口停止扩张达2h（2004）。
   (4) 第二产程延长：初产妇>2h（硬膜外麻醉无痛分娩时以超过3h为标准），经产妇>1h。
   (5) 胎头下降迟缓：宫颈9～10cm，第二产程中胎头降低<1cm/h（经产妇<2cm/h）。
   (6) 胎头下降停滞：宫颈9～10cm，第二产程中胎头下降停止>1h。
   (7) 滞产：总产程>24h。

（三）宫缩乏力对母儿的影响

1. 对产程的影响　都可导致产程进展缓慢或停滞。
2. 对产妇的影响　精神疲惫、全身乏力、排尿困难、尿潴留、尿瘘、粪瘘、产后出血。
3. 对胎儿的影响　宫内窘迫、胎头和脐带受压概率增加、易发生新生儿产伤。

（四）宫缩乏力的预防与处理

1. 协调性宫缩乏力的处理

第一产程

（1）一般处理：消除产妇紧张情绪、鼓励多进食、注意营养水分的补充、排空膀胱、预防感染、纠正电解质紊乱（2008）。

（2）应用物理方法促进宫缩：导尿（有尿潴留者）；肥皂水灌肠（初产妇宫口扩张＜2cm，经产妇宫口扩张＜4cm，胎膜未破、无头盆不称）；人工破膜（活跃期胎头已经衔接的，潜伏期不破膜者）（2001，2011）。

（3）药物促进宫缩：应用缩宫素可以使宫缩间歇2~3min，维持≥40s，压力＜8kPa（60mmHg）（2009，2014）。

第二产程：若头盆相称可给予缩宫素，争取阴道分娩；如果出现胎儿窘迫应快速结束分娩（BPD超过坐骨棘可行产钳或胎头吸引，否则行剖宫产术）。

第三产程：缩宫素在胎肩娩出后静注，防止出血。

2. 不协调宫缩的处理　对于不协调宫缩可予肌注哌替啶/吗啡（2014），休息后可以恢复子宫收缩的协调性，恢复之前不用缩宫素（2003，2011）；胎儿窘迫或头盆不称应尽快实施剖宫产术。

（五）宫缩过强

1. 分类及诊断

（1）协调性宫缩过强：子宫收缩的节律性、极性、对称性都正常，但力量过强；如果总产程＜3h称为急产；若存在产道梗阻、瘢痕子宫可能出现病理缩复环或子宫破裂。

（2）不协调性宫缩过强

①痉挛性狭窄环：子宫局部平滑肌呈痉挛性收缩形成环形狭窄不放松，表现为产力好、产道无梗阻、无头盆不称，但是产程缓慢，第三产程导致胎盘嵌顿。

②强直性子宫收缩：多见于缩宫素使用不当，产妇持续腹痛、腹部拒按、不易查清胎位胎心，合并产道梗阻可能导致子宫破裂。

2. 处理　抑制宫缩：硫酸镁静注、哌替啶肌内注射（4h内未分娩的）；宫缩缓解、胎心正常者等待阴道分娩或助产；宫缩不缓解、胎儿窘迫或病理缩复环出现，行剖宫产术。

二、产道异常

（一）骨产道异常

1. 分类

（1）入口平面狭窄：对角径≤11.5cm（入口前后径≤10cm）。

（2）中骨盆平面狭窄：坐骨棘间径≤10cm，坐骨棘间径+中骨盆后矢状径≤13.5cm。

（3）骨盆出口平面狭窄：坐骨结节间径≤7.5cm，坐骨结节间径+出矢口后状径≤15.0cm。

（4）骨盆三个平面狭窄：三个平面径线均比正常值小2cm或更多。

（5）畸形骨盆：跛行和脊柱侧凸所致的偏斜骨盆和骨盆骨折所致的畸形骨盆。

2. 诊断

（1）病史：询问孕妇有无佝偻病、脊髓灰质炎、脊柱和髋关节结核以及外伤史。若为经产妇，应了解既往有无难产史及新生儿有无产伤等。

（2）全身检查：测身高，孕妇身高＜145cm应警惕均小骨盆。

(3) 腹部检查：尺测子宫长度和腹围，B 超检查，有无胎位异常，估计头盆关系；若胎头低于耻骨联合前表面，表示胎头可以入盆，头盆相称，称跨耻征阴性；若胎头与耻骨联合前表面在同一平面，表示可疑头盆不称，称跨耻征阳性（2004，2005）。

(4) 骨盆测量

骨盆外测量：各径线＜正常值 2cm 或以上为均小骨盆；骶耻外径＜18cm 为扁平骨盆；坐骨结节间径＜8cm，耻骨弓角度＜90°为漏斗骨盆。

骨盆内测量：对角径＜11.5cm，骶岬突出为骨盆入口平面狭窄；坐骨棘间径＜10cm，坐骨切迹宽度＜2 横指为中骨盆狭窄（2007）；坐骨结节间径＋后矢状径＜15cm 为骨盆出口平面狭窄。

3. 对母儿的影响

(1) 对产程影响：入口狭窄导致潜伏期和活跃期都延长。中骨盆狭窄导致活跃期和第二产程延长、胎头下降延缓或停滞。出口狭窄可导致第二产程延长、胎头下降停滞。

(2) 对产妇影响：入口狭窄导致异常胎先露增多；中骨盆狭窄常导致胎方位异常；继发性宫缩乏力、产后出血增加，尿瘘，粪瘘，子宫破裂，增加产褥感染。

(3) 对胎儿影响：脐带先露和脱垂较多、产伤增多。

4. 处理

(1) 入口平面狭窄：①相对：试产、人工破膜加强宫缩、剖宫产；②绝对：剖宫产。

(2) 中骨盆平面狭窄：阴道分娩或助产（宫口开全、BPD 过了坐骨棘水平：大多可以转到枕前位）；剖宫产（宫口开全＞1h，BPD 没过坐骨棘、胎儿窘迫）。

(3) 出口平面狭窄：剖宫产（坐骨结节间径＋后矢状径＜15cm）；阴道分娩（坐骨结节间径＋后矢状径≥15cm；3500g 以下的胎儿）。

(4) 均小骨盆：试产、剖宫产。

（二）软产道异常分类

外阴异常，阴道异常如阴道横膈，宫颈异常。

三、胎位异常

（一）临床分类

胎位异常约占 10%，其中以胎头位置异常为主，包括胎头在骨盆腔内旋转受阻的持续枕横（后）位、因胎头俯屈不良引起的面先露、还有高直位、前不均倾位等；胎产式异常有臀先露、肩先露、此外还有复合先露。

（二）持续枕后位、枕横位的诊断、处理

1. 诊断

(1) 临床表现：胎头衔接晚及俯屈不良，容易导致继发性宫缩乏力；枕部压迫直肠，孕妇出现排便感。

(2) 腹部检查：在宫底部触及胎臀，胎背偏向母体后方或侧方，在对侧明显触及胎儿肢体。若胎头已衔接，可在胎儿肢体侧耻骨联合上方扪及胎儿颏部，胎心在脐下一侧偏外方听诊最响亮。

(3) 肛门或阴道检查：矢状缝位于前后径或斜径（前囟在前、后囟在后）；矢状缝与骨盆横径一致。

(4) B 超检查：可确诊。

2. 处理

第一产程：胎背对侧卧位、缩宫素提高收缩力、宫口开 3～4cm 可人工破膜；如果胎儿窘迫应吸氧、必要时行剖宫产。

第二产程：第二产程延长时，若 BPD 超过坐骨棘水平，手转胎头、胎头吸器（产钳）助产，使胎头转至枕前位分娩；第二产程延长，BPD 没有超过坐骨棘水平或 S＜＋3 伴胎儿窘迫时只能行

剖宫产。

（三）臀先露

1. 分类

（1）完全臀先露：胎儿双髋关节和双膝关节屈曲，臀和双足先露。

（2）单臀先露：胎儿双髋关节屈曲双膝关节伸直，只有臀部先露（2004）。

（3）不完全臀先露：一足或双足、一膝或双膝、一足一膝为先露。

2. 诊断

（1）临床表现：孕妇常感肋下有圆而硬的胎头，胎动时孕妇季肋部受顶有胀痛感，继发宫缩乏力、产程延长，足先露时容易发生胎膜早破和脐带脱垂。

（2）腹部检查：子宫呈纵椭圆形，宫底可扪及圆而硬、有浮球感的胎头、胎心在脐左或右上方响亮（2005）。

（3）阴道检查：可扪及胎臀的特征，触诊骶骨对确定胎位重要。

（4）B超检查：可准确探查臀先露的类型及胎儿大小，有无畸形等。

3. 处理

（1）妊娠期：妊娠30周前臀先露可自行转为头先露；30周后：膝胸卧位、胎背对侧卧位，艾灸；妊娠32~34周：外转胎位术在可以急诊剖宫产的情况下进行（2006），可能诱发胎膜早破、胎盘早剥、早产。

（2）分娩期

①以下情况可行阴道分娩：第一产程尽可能防止胎膜早破，破膜后如有脐带脱垂、宫口未开全、胎心好应立即行剖宫产，为使宫颈充分扩张应充分堵臀。第二产程常规会阴侧后切，自然分娩者极少见，臀助产术最多（胎臀自然娩出到脐部后由接产者协助肩和头娩出），臀牵引术（胎儿完全被拉出，损伤大，一般禁用）；脐部娩出后于8min内结束分娩，避免脐带受压，牵引胎头不能用力过猛。

②以下情况可试行剖宫产：骨盆狭窄或软产道异常、胎儿>3500g，BPD>9.5cm，胎头仰伸、足先露、高龄初产、既往有难产史和新生儿产伤史、胎儿窘迫、脐带脱垂＋宫口开全＋胎心好。

（四）肩先露

1. 诊断

（1）临床表现：肩先露不能紧贴子宫下端及宫颈内口，缺乏刺激，容易发生宫缩乏力；胎肩对宫颈压迫不均，容易发生胎膜早破；嵌顿性肩先露是形成病理性缩腹环的最主要原因（2004，2005）。

（2）腹部检查：子宫呈横椭圆形、长度低于孕周、宫体横径增宽、一侧可扪及胎头。

（3）肛门或阴道检查：很难摸清先露部位内容，握手法判断胎方位遵循前反后同原则，肩前位时握的是与胎方位相反的手，肩后位时握的是与胎方位相同的手。

（4）B超检查：可准确探清肩先露。

2. 预防　定期做妇科检查，一旦发现及时纠正。

3. 处理

（1）妊娠期：发现应及时纠正异常的胎位（同臀先露）。

（2）分娩期：初产、经产足月活胎、先兆子宫破裂、子宫破裂，施以剖宫产术；双胎足月活胎：第二胎变成肩先露时立即行内转胎位术，以臀先露娩出。

=== 经典试题 ===

1. 关于协调性宫缩乏力正确的是
A. 宫缩极性、对称性正常，仅收缩力弱
B. 多数产妇觉持续腹痛，且产程延长
C. 容易发生胎儿窘迫
D. 不宜静脉滴注缩宫素
E. 不易发生胎盘残留

2. 协调性子宫收缩乏力。宫口开大5cm，无头盆不称，正确的处理应是

A. 人工破膜后缩宫素静脉滴注
B. 缩宫素静脉滴注
C. 等待产程自然进展
D. 剖宫产
E. 缩宫素静脉推注

3. 发生协调性子宫收缩乏力时的一般处理不包括
A. 补充能量
B. 排空膀胱
C. 预防感染
D. 静推地西泮
E. 纠正酸中毒

4. 选用外转胎位术纠正臀先露的最佳时期是
A. 妊娠22～24周
B. 妊娠26～28周
C. 妊娠30～32周
D. 妊娠34～36周
E. 妊娠38～40周

5. 坐骨结节间径7cm，后矢状径7cm，足月妊娠应采取何种分娩方式
A. 自然分娩
B. 会阴侧切
C. 胎头吸引
D. 产钳术
E. 剖宫产

6. 女，28岁。孕38^{+2}周，上午9:00有规律宫缩而入院。宫缩中下，35s，间隔3～4min，于19:00宫口开一指，先露S-1.5，给予缩宫素2.5U加强宫缩使转为中等强度，40s，间隔2～3min，产妇一般情况好，3h后宫口开4cm，先露为S-1，此时应如何处理
A. 哌替啶100mg 肌内注射使休息
B. 阴道检查排除骨产道异常后做人工破膜
C. 剖宫产
D. 宫颈注射阿托品
E. 加大缩宫素滴注量

（7～8题共用题干）

某产妇宫口已开全2h，阴道检查胎头矢状缝与中骨盆横径一致，小囟门在3点，大囟门在9点。

7. 是下列何种胎位
A. LOT
B. ROT
C. LOA
D. ROA
E. LOP

8. 胎头方位应向哪个方向转动才能正常娩出
A. 逆时针转90°
B. 顺时针转90°
C. 逆时针转45°
D. 顺时针转45°
E. 不需转动

（9～11题共用题干）

孕妇，孕1产0，足月临产14h，宫口开7cm，产程进展缓慢，胎心140～150/min，胎头矢状缝与坐骨棘间径一致，枕骨在母体右侧，S+1。

9. 其诊断是
A. 右枕前位
B. 持续性右枕横
C. 持续性左枕后
D. 持续性左枕横
E. 持续性右枕后

10. 上述产妇临产30h，查：平脐处可见缩复环，下段压痛，胎心微弱，已破膜，羊水浑浊，宫口近开全，先露头，S+1。其诊断考虑为
A. 高张性宫缩乏力
B. 胎盘早剥
C. 先兆子宫破裂
D. 子宫破裂
E. 痉挛性狭窄环

11. 下列处理哪项恰当
A. 立即剖宫产
B. 产钳术
C. 胎头吸引器
D. 穿颅术
E. 待其自然分娩

参考答案：1. A 2. A 3. C 4. D 5. E 6. B 7. A 8. A 9. B 10. C 11. A

第12单元 分娩期并发症

重点提示

本单元考点主要集中在产后出血的定义及病因方面,其次是并发症的处理,应重点掌握。
1. 产后出血的原因 ①子宫收缩乏力;②胎盘因素;③软产道裂伤;④凝血功能障碍。
2. 产后出血的处理原则 迅速止血;纠正失血性休克和控制感染。①宫缩乏力:加强宫缩;②胎盘因素:若胎盘已剥离应立即取出胎盘,胎盘粘连可徒手剥离胎盘后取出,若剥离困难疑有胎盘植入应手术切除子宫;③软产道裂伤:应彻底止血,宫颈裂伤有活动性出血应缝合;④凝血功能障碍:首先应排除上述原因引起的出血,尽快输新鲜全血,补充血小板、纤维蛋白原或凝血酶原复合物、凝血因子。
3. 羊水栓塞 是由于羊水及其内有形物质进入母体血液循环引起的病势凶险的产科并发症。3个典型临床阶段:①心肺功能衰竭和休克;②DIC引起的出血;③急性肾衰竭。处理原则为:改善低氧血症;抗过敏和抗休克;防治DIC和肾衰竭;预防感染。

考点串讲

一、子宫破裂

(一)病因
梗阻性难产(是引起子宫破裂最主要的原因,多见于骨盆狭窄、头盆不称等)、损伤性子宫破裂(多见于医源性因素)、瘢痕子宫(是近年来子宫破裂的常见原因)、子宫收缩药物使用不当。

(二)分类
先兆子宫破裂、子宫破裂;子宫体破裂、子宫下段破裂;完全子宫破裂、不完全子宫破裂。

(三)临床表现
1. 先兆子宫破裂 病理性缩复环形成、下腹部压痛、胎心率改变及血尿(2017)。
2. 子宫破裂
(1)完全子宫破裂:病人突然腹部撕裂样疼痛、宫缩骤然停止、腹痛暂时缓解,当胎儿、血液、羊水进入腹腔后腹痛持续性加重,可伴有休克征象(2001,2007)。
全腹压痛、反跳痛,腹壁下清楚地扪及胎体,胎儿侧方可扪及缩小的子宫;阴道检查发现宫口有所缩小、胎先露部有所上升。
(2)不完全性子宫破裂:浆膜层未破、宫腔和腹腔未相通,腹痛等症状和体征不明显,不完全破裂处压痛明显;阴道检查发现宫口有所缩小、胎先露部有所上升。

(四)诊断
症状、体征、B超检查。

(五)鉴别诊断
胎盘早剥、难产并发腹腔感染。

(六)处理
先兆子宫破裂:吸入或静脉全身麻醉+肌内注射哌替啶缓解宫缩,尽快剖宫产。子宫破裂:不论胎儿是否存活都应在积极抗休克的同时尽快手术治疗;破裂口修补术(裂口整齐无感染)、子宫次全切除(破裂口大、不整齐、感染)、子宫全切除(裂口累及宫颈)。

(七)预防

二、产后出血

(一)概念
是指胎儿娩出后24h内失血量超过500ml(2001)是分娩期严重并发症,居我国产妇死亡原因之首。

(二) 病因

宫缩乏力（2008，2012，2016，2017）、胎盘因素、软产道损伤、凝血功能障碍（2002，2012）。

(三) 诊断

1. 临床表现　失血过多引起休克。

2. 休克指数＝脉率/收缩压　指数＝0.5，为血容量正常；指数＝1，失血量10%～30%（500～1500ml）；指数＝1.5，失血量30%～50%（1500～2500ml）；指数＝2.0，失血量50%～70%（2500～3500ml）。

3. 产后出血的原因诊断

（1）子宫收缩乏力：宫底升高，子宫质软，阴道出血多；按摩后子宫变硬，阴道出血减少，可确定为宫缩乏力；胎盘娩出后的出血多为子宫收缩乏力或胎盘胎膜存留所致。

（2）胎盘因素：胎儿娩出10min之后未见胎盘娩出，应考虑胎盘因素，如胎盘部分剥离、粘连、嵌顿等；如胎盘娩出后检查胎盘见有损伤提示有残留（2002，2003，2015）。

（3）软产道损伤：胎儿娩出立即发生阴道流血，应考虑软产道损伤。

（4）凝血功能障碍：全身多处出血及血小板计数减少，凝血功能检测可做出诊断。

(四) 处理与预防

针对出血原因，迅速止血，补充血容量，纠正失血性休克；预防感染。

1. 处理

（1）子宫收缩乏力：加强子宫收缩，方法有：按摩子宫，应用子宫收缩药物（缩宫素，无效时尽早使用前列腺素类药物）（2005），压迫法（双手压迫法、宫腔纱条填塞法），手术止血（结扎或栓塞子宫动脉或髂内动脉、切除子宫）（2001）。

（2）胎盘滞留：怀疑有胎盘滞留时可立即做阴道及宫腔检查，若胎盘剥离应立即取出；残留胎盘或胎膜可行钳取或刮宫术。

（3）软产道损伤：应彻底止血，并按解剖层次缝合撕裂伤。

（4）凝血功能障碍：首先排除子宫收缩乏力、胎盘因素、软产道损伤等原因引起的出血，尽快输血，补充血小板、凝血因子。

（5）出血性休克处理：估计出血量，针对出血原因行止血治疗，抢救休克，建立静脉通道，做中心静脉压检测，补充血液及晶体平衡液纠正低血压；纠正酸中毒，预防感染。

2. 预防　①重视产前保健；②正确处理产程；③加强产后观察。

三、羊水栓塞（2017）

(一) 概念

(二) 相关因素

(三) 病理生理

1. 肺动脉高压　羊水中的有形成分直接造成肺小血管的机械性阻塞导致肺动脉高压、右侧心力衰竭、左心前负荷降低、射血不足导致休克症状。

2. 过敏性休克　有形成分导致Ⅰ型变态反应。

3. DIC　羊水有形物质有类似3因子的促凝成分，也有纤溶激活物。

4. 急性肾衰竭　休克＋DIC导致急性肾衰竭。

(四) 临床表现

起病急骤、来势凶险，多在分娩过程中发生（2014）；心肺功能衰竭和休克、出血、肾衰竭。

(五) 诊断

根据分娩或钳刮时出现上述临床表现，可初步诊断，应立即抢救，抽取下腔静脉血镜检见羊水成分可确诊（2001，2017）。

辅助检查：床旁 X 线检查可见双肺出现弥散性点片状浸润影，轻度肺不张、右心扩大；床旁心电图可见右心房、右心室大。

（六）处理与预防

重点是针对过敏和急性肺动脉高压所致的低氧血症及呼吸功能衰竭（2000）。

1. 内科处理　呼吸道通畅：面罩吸氧、气管插管、气管切开；解除肺动脉高压：首选罂粟碱＋阿托品，也可使用氨茶碱和酚妥拉明；抗过敏：首选氢化可的松 0.5～1.0g，也可用地塞米松 40mg；抗休克：补充全血、血浆，低分子右旋糖酐扩容，多巴胺、毛花苷 C（西地兰）、碳酸氢钠；治疗 DIC：早期高凝状态可用肝素，发病 10min 内效果好，在此基础上可使用抗纤溶药物如氨基己酸；防止肾衰竭：甘露醇、呋塞米（速尿）；预防感染：应用对肾毒性小的抗生素。

2. 产科处理　产前发作者应在产妇病情稳定后行剖宫产终止妊娠，第二产程中发病者在条件允许的情况下行阴道助产结束分娩；子宫出血不能控制者可切除。

四、脐带先露与脐带脱垂

（一）病因
（二）对母儿的影响
（三）诊断
（四）处理及预防

1. 处理

（1）脐带脱垂：一旦发现脐带脱垂，胎心好，胎儿存活者，应争取尽快娩出胎儿：①宫口开全，胎头已入盆，应立即行产钳或胎头吸引术；臀先露应行臀牵引术；肩先露时，可行内转胎位术及臀牵引术协助分娩。②若宫颈未开全，应立即行剖宫产术。

（2）脐带先露：经产妇、胎膜未破、宫缩良好、取头低臀高位，密切观察胎心率，等待胎头衔接，宫口逐渐扩张，胎心仍保持良好者，可经阴道分娩。初产妇，或不完全臀先露或肩先露者，应行剖宫产术。

2. 预防　妊娠晚期及临产后 B 超检查有助于尽早诊断脐带先露。对临产后胎先露部未入盆者，尽量不做或少做肛查或阴道检查。必须行人工破膜者，以避免脐带随羊水流出时脱出。

经典试题

1. 属于子宫破裂的临床表现，正确的是
A. 病理缩复环不再升高
B. 产妇突感子宫收缩停止
C. 产妇疼痛难忍
D. 胎体触不清
E. 阴道多量鲜血流出

2. 重症肝炎产妇产后出血的常见原因是
A. 子宫收缩乏力
B. 软产道裂伤
C. 胎盘粘连
D. 胎盘残留
E. 凝血功能障碍

3. 胎儿娩出后 4min，产妇出现多量阴道出血，最可能的诊断应是
A. 宫缩乏力
B. 阴道静脉破裂
C. 宫颈裂伤
D. 胎盘部分剥离
E. 凝血功能障碍

4. 关于产后出血的预防，下列哪项是错误的
A. 对具有较高产后出血危险的产妇做好及早处理的准备工作如配血
B. 第一产程要避免产妇过度疲劳
C. 第二产程时要指导产妇适时及正确使用腹压
D. 双胎妊娠，在第一胎肩部娩出后应肌内注射麦角新碱 0.2mg
E. 产后 2h 内在产房内观察宫缩及阴道出血情况

5. 羊水栓塞最早出现的症状是
A. 急性左心衰竭
B. 急性肝衰竭
C. 急性肾衰竭
D. 急性呼吸衰竭

E. 急性DIC

6. 健康妊娠妇女在分娩时突然发绀、呼吸困难、休克，应首先考虑为
A. 过敏性休克
B. 羊水栓塞
C. 空气栓塞
D. 血栓栓塞
E. 血型不合引起急性溶血

7. 下述哪项不是抢救羊水栓塞的措施
A. 抗循环衰竭
B. 抗呼吸衰竭
C. 纠正DIC及继发纤溶
D. 在第一产程者应加强缩宫素应用，促使其尽早分娩
E. 在第二产程发生者可根据情况经阴道助产

8. 女，25岁。孕40周，初孕，规律宫缩2h来院，当时宫口扩张4cm，因宫缩强，30min后宫口开全，第二产程仅15min即顺利娩出一男婴，胎儿娩出后即有鲜红血流出，5min后胎盘自然娩出。此后出血量仍较多，有血块。此时分析其出血原因最可能为
A. 子宫收缩乏力
B. 胎膜残留
C. 胎盘残留
D. 宫颈裂伤
E. 凝血功能障碍

9. 初产妇，急产娩一男婴，体重3900g，胎盘娩出后半小时内有较多间歇性阴道出血，色红，宫底、宫颈及肌内注射催产素10U，再次查看胎盘完整，胎膜有一处见血管中断于胎膜边缘，究其出血原因最可能是
A. 胎盘剥离不全
B. 软产道损伤
C. 胎盘残留
D. 产后宫缩乏力
E. 凝血功能障碍

（10～11题共用题干）
初孕妇，因第二产程延长，行左侧会阴切开+低位产钳助产，娩出4000g一活婴，产后2h伤口疼痛，肛门坠胀并有便意，大便常规检验正常。体检：贫血貌，血压12/8kPa（90/60mmHg），左会阴稍肿，阴道出血不多。

10. 下列哪项诊断可能性最大
A. 菌痢
B. 宫颈撕裂
C. 阴道壁血肿
D. 会阴Ⅲ度撕裂
E. 肠胃炎

11. 首先应做下列哪项处理
A. 宫缩药
B. 阴道镜检查
C. 肛指检查
D. 抗炎
E. 止血药

参考答案： 1. B 2. E 3. A 4. D 5. D 6. B 7. D 8. D 9. C 10. C 11. C

第13单元 异常产褥

重点提示

本单元出题率较低，考点重点掌握病理及临床表现。

1. 产褥感染的临床表现 ①急性外阴、阴道、宫颈炎；②急性子宫内膜炎、子宫肌炎；③急性盆腔结缔组织炎、急性输卵管炎；④急性盆腔腹膜炎及弥漫性腹膜炎；⑤血栓性静脉炎；⑥脓毒血症及败血症。

2. 产褥感染的处理。

考点串讲

一、产褥感染

（一）产褥感染与产褥病率的概念

1. 产褥感染 分娩和产褥期生殖道受病原体侵袭而引起局部或全身的感染。

2. 产褥病率 是分娩24h以后的10d内，每日用口表测量体温4次、间隔4h，2次≥38℃

多由于产褥感染引起，也可以由泌尿系、呼吸道感染及乳腺炎引起。

（二）病因

病原体：<u>以厌氧菌为主，多为内源性感染</u>；<u>需氧链球菌是引起外源性产褥感染主要病原菌</u>。

（三）病理及临床表现

1. 急性外阴、阴道、宫颈炎　触痛、波动感、伤口裂开。
2. 急性子宫内膜炎、子宫肌炎　子宫内膜充血坏死，阴道内大量脓性分泌物、有臭味；子宫肌炎表现为子宫复旧不良，宫底部压痛，发热、血象升高。
3. 急性附件炎　产妇表现为高热、腹胀、下腹痛，宫旁组织增厚、有时可扪及肿块。
4. 急性盆腔腹膜炎和弥漫性腹膜炎　高热、畏寒、腹痛、腹胀、下腹压痛、反跳痛、肌紧张、肠鸣音减弱或消失，全身中毒症状重。
5. 血栓性静脉炎　厌氧菌为常见病原体，单侧居多，产后1~2周多见，表现为反复高热、寒战、下肢持续性疼痛。
6. 脓毒症和败血症　表现为持续高热、寒战、全身明显中毒症状，可危及生命。

（四）诊断及鉴别诊断

1. 诊断
（1）详细询问病史及分娩经过，对产后发热者排除引起产褥率的其他疾病。
（2）全身及局部检查。仔细检查腹部、盆腔及会阴伤口，确定感染的部位及严重程度。
（3）辅助检查。B超、彩超、CT等，检查C反应蛋白＞8mg/L，有助于早期诊断。
（4）确定病原体。病原体培养、分泌物涂片检查、病原体抗原和特异性抗体检查。
2. 鉴别诊断　上呼吸道感染、急性乳腺炎、泌尿系统感染、血栓静脉炎。

（五）处理

产妇取半卧位，利于恶露引流和炎症局限于盆腔；抗生素治疗同时兼顾革兰阳性菌和革兰阴性菌、需氧菌和厌氧菌，中毒症状重者可短期加用肾上腺皮质激素；会阴部感染伤口拆线引流，每日坐浴2次，可疑盆腔脓肿可经腹或后穹窿切开引流。

二、晚期产后出血

（一）病因

1. 胎盘胎膜残留　多发生于产后10d，残留的坏死组织脱落时，基底部血管受损引起大量出血。
2. 蜕膜残留　蜕膜剥离不全或剥离后残留于宫腔内导致子宫内膜炎。
3. 胎盘附着部位复旧不全　血栓脱落、血窦重新开放，导致子宫大量出血。
4. 感染　子宫内膜炎最多见。
5. 剖宫产术后子宫切口裂开　多见于子宫下段横切口两端。
6. 肿瘤　滋养细胞肿瘤、子宫黏膜下肌瘤。

（二）临床表现

恶露不净、有臭味、色由暗变红，反复或突然阴道出血，可伴有腹痛、发热；子宫增大、软、宫口松弛。

（三）诊断

病史、临床表现和辅助检查（宫腔分泌物培养或涂片检查，B超检查了解宫腔内有无残留、子宫伤口愈合情况，宫腔刮除物或切除子宫标本病理检查）。

（四）处理

1. 少和中等量出血　应用足量广谱抗生素、子宫收缩药。
2. 胎盘/胎膜/蜕膜残留和胎盘部位复旧不全　刮宫送病理检查＋抗生素。

3. 切口裂开　抗生素、<u>剖腹探查（2016）</u>、清创缝合、动脉结扎止血、子宫切除。

================ 经典试题 ================

1. 产褥病率的定义是
A. 指分娩 24h 内每小时测体温，测量 4 次，体温有 2 次达到或超过 38℃
B. 产褥期内有两次体温达到或超过 38℃
C. 产后 24h 以后的 10d 内用口表每日测量 4 次，体温有 2 次达到或超过 38℃
D. 产后 24h 以后 1 周内用口表每日测量 4 次体温，有 2 次达到或超过 38℃
E. 产后 24h 以后的 1 个月内用口表每日测量 4 次，体温有 2 次达到或超过 38℃

2. 产妇，26 岁。孕 38 周时胎膜早破入院，48h 后因持续性枕横位以产钳术助娩一活男婴 3300g，术后 3d 发热达 39℃，检查发现咽部轻度充血，乳房胀满疼痛，局部皮肤不红，按之无波动感。宫底脐下一横指，宫体有压痛，下腹壁无反跳痛，恶露浑浊，稍有异味。该病人最可能的诊断是
A. 急性子宫内膜炎
B. 急性子宫内膜及肌炎
C. 上呼吸道感染
D. 乳腺炎
E. 盆腔腹膜炎

（3~4 题共用备选答案）
A. 葡萄球菌
B. 溶血性链球菌
C. 大肠埃希菌
D. 淋球菌
E. 厌氧性链球菌

3. 致病性最强，可产生多种毒性物质，导致严重败血症
4. 产生内毒素最易发生菌血症，而致感染性休克

参考答案：1. C　2. B　3. B　4. C

第 14 单元　女性生殖系统炎症

================ 重点提示 ================

本单元考点主要集中在各种女性生殖系统炎症的临床表现及诊断方面，其次是治疗，应重点掌握。

1. 滴虫阴道炎的典型症状　阴道分泌物增多，外阴瘙痒，间或有灼热、疼痛、性交痛等，分泌物典型特点为稀薄脓性、黄绿色、泡沫状、有臭味。治疗用甲硝唑。

2. 外阴阴道假丝酵母菌病的临床特征　外阴瘙痒、灼痛、性交痛以及尿痛，分泌物特征为白色稠厚呈凝乳或豆腐渣样。

3. 细菌性阴道病诊断依据　下列 4 项中有 3 项阳性即可临床诊断：①匀质、稀薄、白色阴道分泌物；②线索细胞阳性；③阴道分泌物 pH＞4.5；④胺臭味试验阳性。

================ 考点串讲 ================

一、生殖道生理防御机制

<u>糖原在阴道乳酸杆菌作用下分解为乳酸，维持阴道的酸性环境，抑制其他病原体生长，为阴道的自净作用（2009，2017）</u>。

二、细菌性阴道病

细菌性阴道病为阴道菌群失调所致的一种混合感染，<u>病原体多为加德纳菌等厌氧菌（2001）</u>。

（一）诊断

下列 4 项中有 3 项阳性即可临床诊断为细菌性阴道病<u>（2002，2003，2006，2008，2015）</u>。

1. 白带多　<u>有腥臭味、灰白色、稀薄、均匀</u>。

2. 阴道 pH>4.5
3. **胺臭味试验(+)**　取阴道分泌物加入 10%氢氧化钾 1~2 滴产生鱼腥臭味。
4. **线索细胞>20%(+)**　生理盐水悬滴法，脱落的阴道上皮细胞表面附着厌氧菌（几乎无白细胞）。细菌性阴道病快速检查：荧光染色。

（二）鉴别诊断
1. **滴虫阴道炎**　分泌物呈稀薄脓性（含有白细胞）、泡沫状、有臭味；生理盐水悬滴法可见滴虫。
2. **外阴阴道假丝酵母菌病**　分泌物白色稠厚呈凝乳状或豆腐渣样；重度外阴瘙痒、灼痛；阴道黏膜上附有白色块状物，擦除后露出红肿黏膜面。

（三）处理
0.5%醋酸/1%乳酸冲洗阴道，甲硝唑栓针对厌氧菌（常规使用，2014），甲硝唑口服（抑制厌氧菌，对乳酸杆菌无抑制作用）；有症状的孕妇和无症状的高危孕妇需要治疗，妊娠期间可能导致上生殖道感染，故需要口服治疗。

三、外阴阴道假丝酵母菌病

（一）病因
酸性环境适合假丝酵母菌生长，阴道 pH<4.5；为条件致病菌，免疫能力低下转变为菌丝相时才发病，妊娠、糖尿病及应用免疫抑制药、广谱抗生素为诱因。

（二）传播途径
主要是内源性感染；口腔、肠道、阴道 3 个部位的假丝酵母菌可以互相传染（2009，2012）。

（三）临床表现及分类
1. **临床表现**　阴道分泌物增多，特征为白色稠厚呈凝乳状或豆腐渣样；重度外阴瘙痒、灼痛（2011，2013，2016）；外阴可见地图样红斑、阴道黏膜水肿、红斑，阴道黏膜上附有白色块状物（2011，2013，2016），擦除后露出红肿黏膜面。
2. **分类**　①单纯性 VVC：由白色假丝酵母菌引起，病情轻，宿主为正常人，治疗效果好；②复杂性 VVC：也可由其他引起，宿主有诱因或为复发病人，治疗效果差。

（四）诊断
10%KOH 悬液中可见芽胞和假菌丝（KOH 可以溶解其他细胞成分）。
pH<4.5 可能是单纯假丝酵母菌感染，pH>4.5+镜检见多量白细胞可能存在混合感染。

（五）处理
1. **消除诱因**　若有糖尿病应给予积极治疗，及时停用广谱抗生素、雌激素及皮质类固醇激素，注意卫生。
2. **首选局部用药**　4%碳酸氢钠水冲洗阴道、克霉唑栓（2017）、达克宁栓（2001，2003，2004）；妊娠期间不能口服，只能用栓剂。
3. **口服用药**　局部治疗未愈、不能耐受局部治疗、未婚女性可口服克霉唑、氟康唑。
4. **反复发生者的治疗**　多在月经前复发（月经前雌激素水平高，利于乳酸形成，阴道 pH 低，利于真菌生长）；若病人症状体征消失、真菌学（-）后再次出现症状体征且真菌学（+）称为复发，治疗措施为口服+局部治疗；1 年内发作 4 次或 4 次以上称为复发性外阴阴道假丝酵母菌病；全身用药 7~14d 后预防量维持 6 个月（2014）。

性伴侣需要同时治疗。

四、滴虫阴道炎

（一）病因

月经后雌激素水平降低，阴道 pH 升高接近中性，滴虫繁殖引发炎症；消耗细胞内的糖原、阻碍乳酸生成，使阴道 pH 升高（>6）。

（二）传播途径

经过性交直接传播或公共卫生用具传播（2007，2009，2015）。

（三）临床表现

白带增多（稀薄脓性、泡沫状、有臭味）（2000，2006，2008）、瘙痒、尿频、尿痛、不孕。检查可见阴道黏膜充血、散在出血斑点、后穹窿多量白带。

（四）诊断

生理盐水悬滴法。

（五）处理

主要药物为甲硝唑（2002，2012）。

全身治疗优于局部治疗（同时合并泌尿系感染）：甲硝唑每次 0.4g，2~3/d，7d；用药期间和停药 24h 内禁酒、不能哺乳，妊娠期间可以口服。

0.5%醋酸/1%乳酸冲洗阴道＋甲硝唑泡腾片。

性伴侣需要同时治疗（2011）。

随诊：常于月经后复发（月经后雌激素水平低不利于乳酸生成，阴道 pH 较高利于滴虫生长），月经后复查 3 次阴性才是治愈（2000）。

五、萎缩性阴道炎

（一）病因

绝经后妇女雌激素水平降低（2014），阴道壁萎缩、糖原减少、pH 升高，局部防御能力降低，致病菌容易入侵。

（二）临床表现

白带多，稀薄呈淡黄色；瘙痒灼痛；阴道上皮萎缩、菲薄、皱襞消失，阴道黏膜充血（2014）。

（三）诊断

镜检多见大量阴道底层细胞和白细胞（雌激素水平低），无滴虫及假丝酵母菌。

（四）处理

1. 抑制细菌生长　0.5%醋酸或 1%乳酸冲洗阴道，甲硝唑局部应用。

2. 增加阴道抵抗力　针对病因给予雌激素制剂，局部用药（2000，2001，2007，2014），顽固者口服，乳腺癌或子宫内膜癌病人禁用。

六、子宫颈炎

（一）病因

主要见于感染性流产、产褥期感染、宫颈损伤和阴道异物并发感染，病原体为葡萄球菌、链球菌、肠球菌等一般化脓性细菌。

（二）病理

1. 急性宫颈炎　肉眼见宫颈红肿，宫颈管黏膜充血、水肿，脓性分泌物从宫颈外口流出；镜下见血管充血，黏膜及黏膜下大量中性粒细胞浸润，腺腔内可见脓性分泌物。

2. 慢性宫颈炎　包括宫颈糜烂[轻度<1/3，中度 1/3~2/3，重度>2/3（2004）；单纯型、颗粒型、乳突型]、宫颈息肉、宫颈黏膜炎、宫颈腺囊肿、宫颈肥大（2006）。

（三）临床诊断

1. 急性宫颈炎

（1）临床表现：阴道分泌物增多，呈黏液脓性，分泌物刺激可导致外阴瘙痒和灼热感；可伴有腰痛和下腹部坠痛，月经间期出血、性交后出血；宫颈充血、水肿，黏膜外翻呈撅嘴样，脓性分泌物从宫颈管流出，宫颈触痛、质脆、触之易出血。

（2）辅助检查：<u>宫颈管分泌物镜检每个油镜视野平均＞10个多形核白细胞，排除淋病和滴虫就可以诊断（2015）</u>。

2. 慢性宫颈炎

（1）临床表现：阴道分泌物增多，呈乳白色黏液样，息肉形成后可有血性白带、性交后出血；可能伴有腰骶部疼痛、下腹坠胀、尿路刺激征、不孕；妇科检查可见宫颈有不同程度的糜烂、肥大、充血、水肿，有时质较硬，有时可见息肉及宫颈腺囊肿。

（2）辅助检查：病原体难以确定，<u>与宫颈上皮内瘤变和早期宫颈癌外观上难以鉴别，需常规做宫颈刮片、宫颈管吸片检查，必要时做阴道镜检及活组织检查以明确诊断（2006）</u>。

（四）处理

1. 急性宫颈炎　<u>淋菌性宫颈炎给予抗淋菌＋抗衣原体（第三代头孢/喹诺酮/大观霉素＋红霉素/四环素）；衣原体宫颈炎，抗衣原体即可（2009）</u>。

2. 慢性宫颈炎

（1）宫颈糜烂。①物理治疗，应用激光、冷冻；破坏柱状上皮，使鳞状上皮修复之；月经干净3~7d进行。②药物治疗：适于糜烂面积小、炎症浸润浅者，中药治疗有一定疗效。③手术治疗：Leep刀。

（2）宫颈息肉：息肉摘除送做病理检查。

（3）宫颈腺囊肿：微波治疗、激光照射。

（4）宫颈管黏膜炎：局部用药效果差，全身抗生素治疗。

七、盆腔炎

包括子宫内膜炎、输卵管炎、输卵管卵巢脓肿、盆腔腹膜炎；<u>最常见的是输卵管炎、输卵管卵巢炎</u>。

（一）发病诱因

1. 感染来源　内源性（混合感染）；外源性（淋病奈瑟菌、沙眼衣原体）。

2. 感染途径　经淋巴蔓延、经黏膜蔓延、直接蔓延。

3. 病原体特点

（1）链球菌：脓液稀薄呈淡血性，感染容易扩散、并引起败血症。

（2）葡萄球菌：生殖道损伤后（产后、流产后、手术后）感染的常见病原体，脓液黏稠、色黄、不臭，常有转移性脓肿。

（3）大肠埃希菌：条件致病菌，脓液不臭。

（4）厌氧菌：容易形成盆腔脓肿、血栓性静脉炎、脓液有臭味。

（5）淋病奈瑟菌：侵袭泌尿生殖道黏膜，月经期或经后7d内发病，起病急、可有高热、体温＞38℃，常导致输卵管积脓。

（6）衣原体：沙眼衣原体多见，症状不重但导致输卵管黏膜结构和功能的破坏，并引起盆腔广泛粘连。

4. 高危因素

（二）病理变化

1. 急性盆腔炎　急性子宫内膜炎/急性子宫肌炎：见产褥感染。

(1) 急性输卵管炎：伞端闭锁。
(2) 输卵管卵巢炎。
(3) 急性盆腔腹膜炎：盆腔脓肿。
(4) 急性盆腔结缔组织炎（宫旁组织）：经淋巴途径累及宫旁组织的最多见。
(5) Fitz-Hugh-Curtis综合征（肝周围炎）：肝包膜炎症而无肝实质损害的肝周围炎，由淋病奈瑟菌和衣原体导致，吸气时右上腹疼痛。

2. 慢性盆腔炎
(1) **慢性子宫内膜炎**：发生于产后、流产后或雌激素低下的绝经妇女，宫颈管粘连可导致宫腔积脓。
(2) **慢性输卵管炎**：多为双侧，伞部粘连、闭锁可导致输卵管积水（2006）。
(3) **慢性盆腔结缔组织炎**：多由于慢性宫颈炎通过淋巴途径累及宫旁组织。
(4) **输卵管卵巢囊肿**。

（三）临床表现

1. 急性盆腔炎
(1) 症状：下腹痛（持续性、活动后或性交后加重）、发热（寒战、高热、头痛、食欲缺乏）、阴道分泌物多、经量增多、经期延长；另外盆腔腹膜炎可出现恶心、呕吐、腹胀、腹泻等消化系统症状；脓肿形成出现压迫膀胱、压迫直肠的症状；肝周围炎同时有右上腹疼痛。
(2) 体征：发热、心率快、腹膜刺激征、腹胀、肠鸣音减弱或消失；阴道可见大量脓性分泌物；宫颈充血水肿、宫颈口流脓、穹窿触痛、宫颈举痛；宫体压痛、活动受限；附件压痛、包块、片状增厚。

2. 慢性盆腔炎
(1) 症状：下腹坠胀、疼痛、腰骶部酸痛，劳累、性交、月经前后加重；不孕和异位妊娠可能与输卵管阻塞有关；月经异常与子宫内膜炎有关。
(2) 体征：子宫内膜炎可见子宫大、压痛；输卵管炎可扪及增粗的输卵管、压痛；输卵管卵巢囊肿可有附件区囊性肿物，不活动；结缔组织炎可出现子宫后位、活动受限、片状增厚、压痛。

（四）诊断（2017）

急性盆腔炎诊断（2015）。
1. **基本标准** 宫颈触痛、宫体压痛、附件区压痛。
2. **附加标准** 体温＞38.3℃，ESR快、CRP高、黏液脓性分泌物、白带涂片见白细胞、淋病奈瑟菌或衣原体阳性。
3. **特异标准** 子宫内膜活检证实内膜炎、阴道超声发现输卵管炎、充满液体的增粗输卵管，腹腔镜发现输卵管炎。
4. **病原体的确定** 宫颈管分泌物、后穹窿穿刺液、腹腔镜下直接取分泌物涂片、培养、免疫荧光检测（衣原体）（2015），发现淋病奈瑟菌的能直接确诊。

（五）处理

1. 急性盆腔炎　半卧位、抗生素治疗、手术。
2. 慢性盆腔炎　无特异治疗，主要在于预防，急性盆腔炎彻底治疗。

=== 经典试题 ===

1. 反映卵巢有排卵功能的检查为
A. 基础体温单相型
B. 阴道脱落细胞反映为轻度雌激素影响
C. 宫颈黏液有羊齿状结晶
D. 子宫内膜呈增殖期变化
E. 子宫内膜呈分泌期变化

2. 滴虫阴道炎的传播方式不包括
A. 衣物传播
B. 性交传播
C. 公共浴池传播

D. 母婴垂直传播
E. 不洁器械和敷料传播

3. 治疗滴虫阴道炎最常用的药物是
A. 青霉素
B. 甲硝唑
C. 诺氟沙星
D. 头孢拉定
E. 制霉菌素

4. 对于阴道炎的治疗，下列哪项是不恰当的
A. 滴虫阴道炎的治愈标准，是在滴虫转阴后每次月经后复查白带，3次阴性为治愈
B. 念珠菌阴道炎反复发作应查尿糖、血糖，以了解是否伴有糖尿病
C. 老年阴道炎的治疗原则是增加阴道抵抗力及抑制细菌生长
D. 阴道炎病人在应用药物控制炎症外，宣传个人卫生和公共卫生，防止交叉感染
E. 阴道炎的治疗必须在局部用药外加全身抗生素治疗

5. 关于阴道炎，下述哪是正确的
A. 妊娠后不易发生滴虫阴道炎
B. 滴虫阴道炎夫妻间不会相互传染
C. 绝经后雌激素水平降低易引起老年性阴道炎
D. 滴虫阴道炎用甲硝唑治疗，足量用药，一次就可彻底治愈
E. 合并真菌阴道炎时为避免影响胎儿，不应用药物治疗

6. 关于慢性宫颈炎下述何项是正确的
A. 宫颈糜烂是宫颈癌的前期病变
B. 诊断宫颈糜烂应同时表示糜烂的面积和深度
C. 宫颈锥形切除是最彻底的治疗方法
D. 慢性宫颈炎的治疗以全身和局部并重
E. 宫颈糜烂不是不孕的主要原因

7. 慢性宫颈炎出现腰骶部疼痛时说明
A. 乳突状糜烂
B. 重度糜烂
C. 炎症扩散至盆腔
D. 宫颈息肉
E. 宫颈腺体囊肿形成

8. 关于盆腔炎的传染途径，下列哪项是正确的
A. 产褥及流产后感染主要是血行性播散
B. 结核性盆腔炎主要是沿黏膜上行性感染
C. 沙眼衣原体是沿生殖器黏膜上行蔓延
D. 阑尾炎等消化道炎症可通过淋巴系统蔓延到内生殖器
E. 淋球菌是通过性接触后先入侵泌尿系统后再蔓延到生殖道

9. 女，32岁。白带多，外阴痒，查：宫颈、阴道充血，分泌物呈脓性，宫颈颗粒型糜烂，重度，下列哪项治疗方案最佳
A. 物理疗法
B. 局部活检+局部药物腐蚀+全身消炎
C. 局部药物消炎
D. 宫颈锥形切除术
E. 局部消炎后，局部活检，若为阴性，则物理疗法

10. 女性，52岁。盆浴后白带多，外阴痒伴尿频，阴道黏膜有散在出血点，后穹窿多量黄绿色泡沫状分泌物，有臭味诊断为
A. 老年阴道炎
B. 真菌阴道炎
C. 淋球菌阴道炎
D. 滴虫阴道炎
E. 细菌性阴道病

(11～12题共用题干)
女，36岁。阴道分泌物多，伴腰酸，妇科检查：宫颈肥大，呈颗粒突起，波及面积不到2/3。

11. 该病人可能诊断
A. 颗粒型，轻度
B. 乳突状，轻度
C. 颗粒型，中度
D. 颗粒型，重度
E. 乳突型，中度

12. 宫颈刮片细胞学检查巴氏Ⅱ级，对此病人最佳治疗为
A. 宫颈锥切术
B. 局部药物腐蚀、消炎
C. 全身抗炎
D. 物理治疗
E. 手术切除子宫

参考答案：1. E 2. D 3. B 4. E 5. C 6. B 7. C 8. C 9. E 10. D 11. C 12. D

第15单元 女性生殖器官肿瘤

重点提示

本单元考点主要集中在各种生殖器肿瘤的临床分期和临床表现方面,其中以卵巢肿瘤的组织学分类和分级出题频率最高,此外生殖器肿瘤的诊断与鉴别诊断应重点掌握。

1. 子宫内膜癌临床特点 阴道出血,阴道排液,下腹疼痛等。分段诊刮是最常用、最有价值的诊断方法。

2. 卵巢癌的并发症 蒂扭转、破裂、感染、恶变。

3. 宫颈癌的临床特点 ①阴道出血,早期多为接触性出血;晚期为不规则阴道出血。②阴道排液。③晚期症状,尿频、尿急、便秘、下肢肿痛等;癌肿压迫或累及输尿管时,可引起输尿管梗阻、肾盂积水及尿毒症;可有贫血、恶病质等全身衰竭症状。

4. 确诊宫颈癌及其癌前病变最重要的方法 宫颈和宫颈管活组织检查。

5. 宫颈癌的手术治疗

6. 子宫肌瘤的临床表现 经量增多及经期延长,下腹包块,白带增多,压迫症状。肌瘤红色样变时有急性下腹痛,伴呕吐、发热及肿瘤局部压痛;浆膜下肌瘤蒂扭转可有急性腹痛;子宫黏膜下肌瘤由宫腔向外排出时也可引起腹痛。

考点串讲

一、子宫颈癌

(一)病因(2015)

1. 性生活及分娩次数 性活跃、初次性生活<16岁、多个性伴侣;分娩次数多,阴道分娩≥4次。

2. 病毒 高危型HPV16,HPV18,HPV31,HPV33主要导致宫颈癌,宫颈鳞癌以HPV16检出率最高、腺癌以HPV18最常见,90%以上的宫颈癌伴有高危型HPV感染(2007)。

3. 其他 应用屏障避孕法者有一定的保护作用,吸烟可增加感染HPV效应。

(二)组织发生及病理

1. 组织发生和发展 宫颈上皮内瘤变形成后继续发展,突破上皮下基膜浸润间质,形成宫颈浸润癌;宫颈转化区上皮化生过度活跃,并在致癌因素作用下也可形成宫颈浸润癌。

2. 病理

(1)鳞癌:最常见,占宫颈浸润癌的80%~85%,具有角化、细胞间桥,无腺体分化、黏液分泌(2004,2013)。

①巨检:微小浸润癌肉眼观察无明显异常,或类似宫颈柱状上皮异位。可发展成4种类型。a. 外生型:最常见,病灶向外生长呈息肉样、乳头样、菜花样,组织脆、易出血,多累及阴道。b. 内生型:宫颈肥大变硬呈桶状,常累及宫旁组织。c. 溃疡型:上述2型合并感染,组织坏死脱落后形成,似火山口状,多为晚期。d. 颈管型:病灶发生于宫颈管内。

②显微镜检:a. 微小浸润癌。癌灶突破基膜,浸润间质,深度≤5mm,宽度≤7mm。b. 浸润癌:超过上述浸润范围,分为高、中、低分化鳞癌。

(2)腺癌:占宫颈浸润癌15%~20%。

①巨检:大体形态和鳞癌相同,常可侵犯宫旁组织,病灶向宫颈管内生长时,宫颈外观可正常,因宫颈管膨大,形如桶状。

②显微镜检:a. 黏液腺癌,最常见,来源于宫颈管状黏液细胞,镜下腺上皮细胞增生呈多层,异型性明显,可见核分裂,分为高、中、低分化腺癌。b. 恶性腺瘤,又称偏腺癌,为高分化宫颈

管黏膜腺癌，腺上皮细胞无异型性，常有淋巴结转移。

3．腺鳞癌　占3%～5%，癌组织中含有腺癌和鳞癌两种成分。

(三) 转移途径

以直接蔓延和淋巴转移为主（2000，2001）。

1．直接蔓延　最常见，常向下累及阴道壁、极少向上累及宫颈管和宫腔、两侧可累及宫旁组织直到盆壁，晚期可累及直肠、膀胱、输尿管。

2．淋巴转移　1级包括宫旁、宫颈旁、闭孔、髂内、髂外、髂总、骶前淋巴结，2级包括腹股沟深浅淋巴结、腹主动脉旁淋巴结。

3．血行转移　极少见，晚期可转移至肺、肝或骨骼等。

(四) 临床分期（2009）

采用国际妇产科联盟（FIGO）的临床分期标准，如表10-3。

表10-3　国际妇产科联盟有关宫颈癌的临床分期标准

分期	描述
0期	原位癌（浸润前癌），病变局限于上皮
Ⅰ期	病变局限在子宫（扩展至宫体将被忽略）
Ⅰ$_A$	肉眼未见癌灶，仅在显微镜下可以见到浸润癌，深度≤5mm，宽度≤7mm
Ⅰ$_{A1}$	深度≤3mm，宽度≤7mm，早期浸润癌
Ⅰ$_{A2}$	深度3～5mm，宽度＜7mm，早期浸润癌（2014）
Ⅰ$_B$	肉眼可见癌灶，或浸润范围超过宽度7mm，深度5mm
Ⅰ$_{B1}$	体积≤4cm
Ⅰ$_{B2}$	体积＞4cm（2003）
Ⅱ期	超出宫颈但未累及盆壁、累及阴道但未累及下1/3
Ⅱ$_A$	只累及阴道上2/3，没有累及宫旁
Ⅱ$_B$	累及宫旁
Ⅲ期	病变累及盆壁、浸润阴道达到下1/3，肾盂积水
Ⅲ$_A$	只累及阴道下1/3，没有累及盆壁
Ⅲ$_B$	累及了盆壁或肾盂积水或肾无功能（2007）
Ⅳ期	累及膀胱、直肠黏膜，病变超越真骨盆
Ⅳ$_A$	只累及直肠、膀胱无远处转移
Ⅳ$_B$	真骨盆外远处转移

(五) 临床表现

1．症状　早期宫颈癌常无症状，中晚期症状明显，主要表现如下。

(1) 阴道出血：早期为接触性出血；晚期为不规则的阴道出血，表现为多量出血。

(2) 阴道排液：白色或血性，晚期继发感染时呈米汤样、恶臭白带（2000）。

(3) 晚期症状：压迫输尿管或直肠，尿频、尿急、便秘、下肢肿痛等；输尿管梗阻、肾盂积水，尿毒症；消瘦、发热、全身衰竭。

2．体征　宫颈上皮内瘤样病变、微小浸润癌，局部无明显病灶，可有轻度糜烂或宫颈炎表现。随着宫颈浸润癌的生长发展，根据不同的类型（外生型、内生型），局部体征亦不同。两侧宫旁组织增厚，晚期癌组织坏死脱落，形成溃疡或空洞伴恶臭；浸润达盆壁时，形成冰冻骨盆。

(六) 诊断与鉴别诊断

1．诊断（2015）　根据病史、临床表现、全身检查、三合诊检查等，可做出初步诊断；可用以下各项辅助检查。

(1) 宫颈刮片细胞学检查：用于CIN和宫颈癌的筛查。

(2) HPV 检测：目前国内外已将高危 HPV 检测作为宫颈癌的一种筛查手段，也用于意义未明的不典型鳞状细胞的分流。

(3) 阴道镜检查。

(4) 宫颈活组织检查：是确诊 CIN 和宫颈癌的方法。

(5) 宫颈锥形切除术：细胞学多次阳性，而阴道镜检查和宫颈活检阴性，或活检为高级别 CIN 但不排除浸润癌时，应行诊断性宫颈锥形切除术。

2. 鉴别诊断　主要依据宫颈活组织病理检查，需与宫颈良性病变、良性肿瘤、恶性肿瘤等区别。

（七）治疗与预防

1. 手术　主要适合于早期宫颈癌病人（Ⅰ～ⅡA 期，只累及宫颈和阴道上 2/3 者）。

(1) I_{A1}：单纯子宫切除术、要求保留生育者可行宫颈锥切（2011）。

(2) I_{A2}：宜采用广泛性子宫切除术及盆腔淋巴结切除术（2011）。

(3) I_B～$Ⅱ_A$：根治性子宫切除术和盆腔淋巴结清扫；年轻病人卵巢正常可保留，对要求保留生育功能者，I_{A1} 期可行宫颈锥形切除术，I_{A2}～I_{B1} 期、肿瘤直径<2cm 者可行根治性宫颈切除术及盆腔淋巴结切除术（2003，2007，2016）。

2. 放疗　适合于 $Ⅱ_B$～Ⅳ期病人；全身情况不适宜手术的早期病人；宫颈大块病灶的术前放疗；手术治疗后病理检查发现有高危因素的辅助治疗。早期病人以局部腔内照射为主，体外照射为辅，晚期以体外照射为主，腔内为辅（2007）。

3. 化疗　用于晚期局部大病灶或复发病人手术、放疗前的治疗；鳞癌使用 BVP（博来霉素、长春新碱、顺铂）等。

4. 预防

(1) 普及防癌知识，开展性卫生教育，提倡晚婚少育。

(2) 重视高危因素及高危人群，有异常症状者及时就医。

(3) 积极治疗性传播疾病，早期发现及诊治 CIN，阻断宫颈浸润癌发生。

(4) 健全及发挥妇女防癌保健网的作用，开展宫颈癌筛查，做到早发现、早诊断、早治疗。

(5) 启动中国宫颈癌防治工程。

（八）预后及随访

二、子宫肌瘤

子宫肌瘤是女性生殖道最常见的良性肿瘤，由子宫平滑肌组织及纤维结缔组织组成，多见于 30～50 岁育龄期妇女，绝经后一般停止生长（2008）。

（一）分类

1. 按肌瘤所在部位分为宫体（90%）和宫颈肌瘤（10%）。

2. 按其与子宫肌壁的关系分 3 类。

(1) 肌壁间肌瘤：位于子宫肌层内，占总数的 60%～70%（2004，2016）。

(2) 浆膜下肌瘤：肌瘤向子宫浆膜面生长，约占总数的 20%。

(3) 黏膜下肌瘤：向子宫黏膜方向生长，突出于宫腔，黏膜层覆盖，占总数的 10%～15%。子宫肌瘤常为多个，各种类型的肌瘤可发生在同一子宫，称为多发性子宫肌瘤。

（二）病理

1. 巨检　实质性球形包块，假包膜形成，肌瘤与假包膜之间有间隙，故易剥出。肌瘤长大或多个融合时，呈不规则状。

2. 镜检　主要由梭形平滑肌细胞和不等量纤维结缔组织构成，细胞大小均匀，排列成漩涡状或栅状，核为杆状。

（三）变性

1. **玻璃样变** 又称透明变性，最常见（2005）。
2. **囊性变**
3. **红色样变** 多见于妊娠期或产褥期（2002，2003，2004，2011，2017）。
4. **肉瘤变** 多见于年龄较大妇女，在短期内迅速增大或伴不规则阴道出血者应考虑有肉瘤变可能。
5. **钙化** 多见于蒂部细小、血供不足的浆膜下肌瘤以及绝经后妇女的肌瘤。

（四）临床表现

1. **症状** 不明显，仅于盆腔检查时偶被发现。症状出现与肌瘤部位、生长速度及肌瘤变性关系密切（2003），与肌瘤大小、数目多少关系不大。
   （1）经量增多及经期延长：月经改变、周期正常或缩短，可有不规则阴道出血或血样脓性排液（2003）。
   （2）下腹包块：较大时可触及，位于下腹正中、实性、不活动、无压痛的包块，浆膜下肌瘤更容易触及。
   （3）白带增多：肌瘤发生坏死、溃疡、感染时，则有持续性或不规则阴道出血或脓血性排液等。
   （4）压迫症状：尿频、尿急、排尿困难、尿潴留、便秘、下腹坠胀。
   （5）其他：腰酸、下腹坠胀、不孕或流产、继发性贫血等。
2. **体征** 肌瘤较大在腹部扪及质硬、不规则、结节状块物；妇科检查时，肌壁间肌瘤子宫常增大，表面不规则、单个或多个结节状突起（2006）；浆膜下肌瘤可扪及质硬、球状块物与子宫有细蒂相连，活动；黏膜下肌瘤子宫多为均匀增大，有时宫口扩张，肌瘤位于宫口内或脱出在阴道内，呈红色、实质、表面光滑，伴感染则表面有渗出液覆盖或溃疡形成，排液有臭味。

（五）诊断与鉴别诊断

诊断根据病史、症状和体征、B超检查。
子宫肌瘤需与妊娠子宫、卵巢肿瘤、子宫腺肌病及腺肌瘤、盆腔炎性块物、子宫畸形鉴别。

（六）处理

1. **随访观察** 每3～6个月1次。
2. **药物治疗** 适用于增大子宫在2个月妊娠子宫大小以内，症状不明显或较轻，近绝经年龄及全身情况不能手术者。
   （1）促性腺激素释放激素类似物（GnRHa）：适用于采用大剂量连续或长期非脉冲式给药。应用指征：缩小肌瘤以利于妊娠；术前治疗控制症状、纠正贫血；术前应用以降低手术难度；近绝经期病人，提前过渡到自然绝经，避免手术。
   （2）其他药物：米非司酮，作为术前用药或提前绝经治疗，不宜长期使用；丙酸睾酮治疗子宫肌瘤的每月总量不应超过300mg（2007）。
   （3）手术治疗：适应证有子宫≥2.5个月妊娠子宫大小或症状明显致继发贫血者；严重腹痛，性交痛；有膀胱、直肠压迫症状；能确定肌瘤是不孕或反复流产的唯一原因者；生长快，有恶变者（2008）。
   ①肌瘤切除术：适用于35岁以下未婚或已婚未生育、希望保留生育功能的病人。
   ②子宫切除术：肌瘤较大，症状明显，经药物治疗无效，不需保留生育功能，或疑有恶变者，可行子宫次全切除术或子宫全切除术。50岁以下、卵巢外观正常者可保留卵巢。

（七）子宫肌瘤合并妊娠

黏膜下肌瘤可影响受精卵着床导致早期流产，肌壁间肌瘤过大因机械压迫，宫腔变形或内膜供血不足也可导致流产；妊娠后期胎位异常、胎盘低置或前置、产道梗阻时需行剖宫产术；若肌瘤阻碍胎儿下降可做剖宫产，预防产后出血；妊娠及产褥期间易发生红色变性，采用非手术治疗，对症处理后多能自行缓解（2007）。

三、子宫内膜癌

（一）病因

1. 雌激素长期持续增高
（1）内源性雌激素：无排卵性功能性出血、多囊卵巢综合征、功能性卵巢瘤等合并存在。
（2）外源性雌激素：是指使用雌激素替代疗法时使用的雌激素。随着使用剂量增加和使用时间延长，危险性增加。

2. 常伴有子宫内膜增生过长

3. 体质因素　肥胖、高血压、糖尿病、未婚、少产是内膜癌的高危因素，为宫体癌综合征，内膜癌病人绝经年龄平均晚 6 年（2005，2006）。

4. 遗传因素　有家庭内膜癌、乳腺癌、结肠癌史。

（二）病理

1. 巨检　各种类型的内膜癌大体表现相同。①局灶型：多见于宫底和宫角，浸润肌层；②弥散型：面积广泛，少有肌层浸润。

2. 镜检及病理类型
（1）内膜样腺癌：最多见，占 80%～90%，Ⅰ级（高度分化癌）常局限于子宫内膜，Ⅱ级（中度分化癌）分化稍差，腺体轮廓欠清晰，部分为实性癌块，Ⅲ级（低度分化或未分化癌）分化极差，腺体结构消失，实性癌块为主（2001，2008）。
（2）腺癌伴鳞状上皮分化：腺癌中含成团分化良好的良性鳞状上皮者为腺角化癌（腺棘皮癌），伴鳞癌者称鳞腺癌。
（3）浆液性腺癌：占 1%～9%，恶性程度高，容易有深肌层侵犯、腹腔和远处播散，预后极差。
（4）透明细胞癌：管状结构，内衬透明的鞋钉状细胞。

（三）转移途径

直接蔓延、淋巴转移，晚期有血行转移（2017）。

（四）分期

子宫内膜癌分期（FIGO 分期）见表 10-4。腹水细胞学阳性应单独报告，但不改变分期。

表 10-4　子宫内膜癌的 FIGO 分期

0 期	原位癌（浸润前癌）
Ⅰ 期	局限在子宫体
Ⅰ$_A$	仅累及内膜层
Ⅰ$_B$	侵犯肌层＜1/2
Ⅰ$_C$	侵犯肌层≥1/2
Ⅱ 期（2012）	累及宫颈，但未超越子宫
Ⅱ$_A$	累及宫颈腺体（2005）
Ⅱ$_B$	累及宫颈间质（2002）
Ⅲ 期	累及附件，阴道及局部淋巴结
Ⅲ$_A$	累及浆膜、附件和（或）腹水（腹腔）洗液有癌细胞
Ⅲ$_B$	累及阴道（2006）
Ⅲ$_C$	累及盆腔淋巴结和腹主动脉淋巴结
Ⅳ 期	累及膀胱、直肠或远处转移（2012）
Ⅳ$_A$	累及直肠和膀胱
Ⅳ$_B$	远处转移

(五)临床表现

1. **症状** 早期不明显,以后逐渐出现以下症状。

(1) 阴道出血:绝经后阴道出血(主要表现)、围绝经期月经紊乱、青年女性月经过多或紊乱(2001,2002,2005,2006,2008)。

(2) 阴道流液:血性或浆液性,有恶臭,由于肿瘤渗出或坏死感染。

(3) 下腹疼痛:肿瘤累及子宫峡部、宫颈内口,宫腔积液或积脓时发生。

2. **体征** 早期妇科检查可无明显异常,晚期可有子宫明显增大,可合并宫腔积液或积脓。晚期子宫固定或盆腔扪及不规则肿块(2001,2002,2005,2006,2008)。

(六)诊断与鉴别诊断

1. **病史及临床表现** 可疑为子宫内膜癌,需进行进一步检查。

2. **B超检查** 极早期时见子宫正常大,仅见宫腔线紊乱、中断;典型内膜癌声像图为子宫增大或绝经后子宫相对增大,宫腔内见实质不均回声区,形态不规则,宫腔线消失,有时见肌层内不规则回声紊乱区,边界不清,可做出肌层浸润程度的诊断(2001,2002,2005,2006,2008,2009)。

3. **诊断性刮宫** 确诊内膜癌最常用最可靠的方法,行分段诊刮(2001~2008,2011,2017)。

4. **宫腔镜检查** 可直视宫腔,若有癌灶生长,能直接观察病灶大小、生长部位、形态,并可取活组织送病理检查。

5. **其他**

(1) 宫颈管搔刮及子宫内膜活检:可协助诊断有无宫颈癌。

(2) 细胞学检查:准确率达90%,此法作为筛查,最后确诊仍须根据病理检查结果。

(3) CA125,MRI,CT及淋巴造影等检查。

6. **鉴别诊断** 应与引起阴道出血的疾病鉴别。

(七)治疗

1. **手术治疗** 为首选的治疗方法,尤其对早期病例。Ⅰ期病人应行扩大(筋膜外)全子宫切除术及双侧附件切除术;Ⅱ期应行广泛子宫切除术及双侧盆腔及腹主动脉旁淋巴结清扫术(2000,2005~2008)。

2. **手术加放射治疗** Ⅰ期病人腹水中找到癌细胞或深肌层已有癌浸润,淋巴结可疑或已有转移,手术后均需加用放射治疗。(2011)Ⅱ期、Ⅲ期病人根据病灶大小,可在术前加用腔内照射或体外照射。放疗结束后1~2周进行手术。体外照射结束4周后进行手术。

3. **放射治疗** 腺癌虽对放射线不敏感,但在老年或有严重合并症不能耐受手术与Ⅲ、Ⅳ期病例不宜手术者均可考虑放射治疗,仍有一定效果。放疗应包括腔内照射及体外照射。

4. **孕激素治疗** 对晚期或复发癌病人、不能手术切除或年轻、早期、要求保留生育功能者,均可考虑孕激素治疗(2007),用药剂量要大,对分化好、生长缓慢、雌孕激素受体含量高的内膜癌,孕酮治疗效果较好。

5. **化疗** 用于晚期患者和复发子宫内膜癌,常用的化疗药物有顺铂、紫杉醇、环磷酰胺等。

四、卵巢肿瘤

(一)组织学分类及分级

1. **分类** 上皮性肿瘤、生殖细胞肿瘤、性索间质肿瘤、转移性肿瘤。

2. **分级** WHO组织学分级标准如下。①分化1级:高度分化;②分化2级:中度分化;③分化3级:低度分化。

(二)卵巢恶性肿瘤转移途径

直接蔓延、腹腔种植、淋巴道转移。

（三）卵巢恶性肿瘤分期

卵巢恶性肿瘤的分期采用国际妇产科联盟（FIGO）的手术病理分期（表 10-5）

表 10-5　卵巢恶性肿瘤的手术病理分期

Ⅰ期：病变局限于卵巢或输卵管
　Ⅰ$_A$：一侧卵巢（包膜完整）或输卵管、表面无瘤、腹腔冲洗液（—）
　Ⅰ$_B$：两侧卵巢（包膜完整）或输卵管、表面无瘤、腹腔冲洗液（—）
　Ⅰ$_C$：肿瘤局限于一侧或双侧卵巢或输卵管，并伴有以下中的一项：
Ⅱ期：累及一侧或双侧卵巢或输卵管，并有盆腔内扩散（在骨盆入口平面以下）或原发性腹膜癌
　Ⅱ$_A$：累及子宫和（或）输卵管和（或）卵巢
　Ⅱ$_B$：累及其他盆腔内组织
Ⅲ期：累及一侧或双侧卵巢、输卵管或原发性腹膜癌，伴有细胞学或组织学证实的盆腔外腹膜转移或证实存在腹膜后淋巴结转移
　Ⅲ$_{A1}$：仅有腹膜后淋巴结阳性（细胞学或组织学证实）
　　Ⅲ$_{A1(Ⅰ)}$：淋巴结转移最大直径≤10mm
　　Ⅲ$_{A1(Ⅱ)}$：淋巴结转移最大直径＞10mm
　Ⅲ$_{A2}$：显微镜下盆腔外腹膜受累，伴或不伴腹膜后阳性淋巴结
　Ⅲ$_B$：肉眼盆腔外腹膜转移，病灶最大直径≤2cm，伴或不伴腹膜后阳性淋巴结
　Ⅲ$_C$：肉眼盆腔外腹膜转移，病灶最大直径＞2cm，伴或不伴腹膜后阳性淋巴结（包括肿瘤蔓延至肝包膜和脾，但未转移到脏器实质）
Ⅳ期：超出腹腔外的远处转移
　Ⅳ$_A$：胸水中发现癌细胞
　Ⅳ$_B$：腹腔外器官实质转移（包括肝实质转移及腹股沟淋巴结和腹腔外淋巴结转移）

（四）临床表现

1. 良性肿瘤　腹胀（2015）、腹部扪及边界清晰的肿块、压迫症状（尿频、便秘、气短）；妇科查体扪及子宫一侧或两侧球形、囊性、光滑、活动、无粘连的肿物。

2. 恶性肿瘤　腹胀、腹部肿块、腹水；浸润症状（腹痛、腰痛、下肢痛）；压迫症状（下肢水肿）；恶病质；妇科检查在后穹窿扪及硬结节，多为双侧、实性或半实性、凹凸不平不活动，腹水（+）。

（五）诊断与鉴别诊断

1. 诊断　卵巢肿瘤虽无特异性症状，根据病人年龄、病史特点及局部体征可初步确定是否为卵巢肿瘤，并对良恶性做出估计，同时还可以结合以下辅助检查。

（1）B 超：能检测盆腔肿块部位、大小、形态及性质，对肿块来源做出定位，是否来自卵巢，又可提示肿瘤性质。

（2）肿瘤标志物：CA125＞35 为异常，多见于卵巢上皮性癌（2009）；卵黄囊瘤 AFP 增高（2002，2004，2009，2016，2017）；HCG 对原发性卵巢绒癌、生殖细胞肿瘤有特异性；CEA 提示消化道肿瘤卵巢转移，如卵巢黏液性肿瘤；雌激素：颗粒细胞、卵泡膜细胞瘤产生水平较高（2001）。

（3）腹腔镜：可活检、吸取腹水查瘤细胞。

2. 鉴别诊断

（1）卵巢良性肿瘤的鉴别诊断：卵巢瘤样病变、输卵管卵巢囊肿、子宫肌瘤、妊娠子宫、腹水。

（2）卵巢恶性肿瘤的鉴别诊断：子宫内膜异位症、盆腔结缔组织炎、结核性腹膜炎、生殖道以外的肿瘤、转移性卵巢瘤。

（六）并发症

1. 蒂扭转　常见的妇科急腹症（2014）。多发生于中等大、瘤蒂长、活动度大的囊肿。其典型

症状一侧下腹剧痛，常伴恶心、呕吐。妇科检查肿块张力较大，有压痛（2003）。

2. 破裂
3. 感染
4. 恶变

（七）治疗

1. 良性肿瘤　手术。
2. 交界性肿瘤　手术。
3. 恶性肿瘤　治疗原则是以手术为主，加用化疗、放疗的综合治疗（2000）。

(1) 手术：Ⅰa期、Ⅰb期应做全子宫及双侧附件切除术。Ⅰc期及其以上同时行大网膜切除术。
(2) 化学药物治疗。
(3) 放射治疗：无性细胞瘤对放疗最敏感（2001），颗粒细胞瘤中度敏感，上皮性癌也有一定敏感性。无性细胞瘤即使是晚期病例，仍能取得较好疗效。

（八）随访与监测

经典试题

1. 宫颈癌最常见的病理类型是
A. 鳞腺癌
B. 腺癌
C. 恶性腺癌
D. 黏液腺癌
E. 鳞状细胞癌

2. 子宫颈癌的临床分期是根据
A. 有无淋巴结转移
B. 手术后所见修订分期
C. 病理分级
D. 病灶侵犯范围
E. 临床症状的严重程度

3. 早期发现宫颈癌的最佳方法是
A. 阴道镜检查
B. 碘试验
C. 宫颈刮片细胞学检查
D. 宫颈活体组织检查
E. 宫颈锥形切除

4. 确诊宫颈癌最可靠的方法是
A. 宫颈刮片细胞学检查
B. 阴道镜检查
C. 碘试验
D. 宫颈及宫颈管活体组织检查
E. 分段诊刮

5. 子宫壁间肌瘤最主要的症状为
A. 月经不调
B. 绝经后出血
C. 月经过多
D. 接触性出血
E. 不规则阴道出血

6. 子宫肌瘤最常见的并发症是
A. 红色变性
B. 继发性贫血
C. 浆膜下肌瘤蒂扭转
D. 肌瘤压迫输尿管引起肾盂积水
E. 肌瘤恶变

7. 子宫肌瘤的症状与下述何项关系密切
A. 肌瘤的大小
B. 肌瘤生长的部位（宫体、宫颈）
C. 发生年龄
D. 肌瘤与肌层的关系（黏膜下、浆膜下、壁间）
E. 肌瘤之数目

8. 子宫内膜癌最常见的病理学类型是
A. 黏液性腺癌
B. 内膜样腺癌
C. 浆液性腺癌
D. 透明细胞癌
E. 未分化癌

9. 子宫内膜癌Ⅰ期的治疗原则是
A. 放疗
B. 化疗
C. 子宫根治+盆腔淋巴结清扫
D. 子宫全切术+双附件切除术
E. 孕酮类治疗

10. 早期确诊子宫内膜癌的主要方法是
A. 诊断性刮宫
B. 分段诊断性刮宫

C. 阴道脱落细胞检查
D. 宫腔冲洗液细胞检查
E. 宫腔镜
11. 晚期子宫内膜癌病人,为暂时控制病情进展,应选用
A. 放疗
B. 化疗
C. 放疗+手术治疗
D. 孕酮类药物治疗
E. 睾酮治疗
12. 子宫内膜癌已累及宫颈间质,其分期应为
A. I_B 期
B. Ⅲ期
C. I_A 期
D. Ⅱ期
E. Ⅳ期
13. 最常见的卵巢肿瘤是
A. 浆液性囊腺瘤
B. 黏液性囊腺瘤
C. 畸胎瘤
D. 库肯勃瘤
E. 颗粒细胞瘤
14. 卵巢上皮癌最常用的化疗药物是
A. 氮芥
B. 顺铂
C. 丝裂霉素
D. 氟尿嘧啶
E. 甲氨蝶呤
15. 女孩,17岁。下腹包块2个月,增大迅速,查体:肿物如妊娠3个月大小,质地不均匀,实性,血性腹水,血清AFP测定阳性,最可能的诊断是
A. 浆液性囊腺癌
B. 无性细胞瘤
C. 内胚窦瘤
D. 颗粒细胞瘤

E. 黏液性囊腺癌
16. 女性,50岁。细胞学已证实为子宫内膜癌,宫腔长 8cm,宫颈无癌侵犯,腹腔冲洗液无癌细胞,应选用
A. 单纯手术
B. 放疗
C. 化疗
D. 孕激素治疗
E. 放疗+手术
17. 女性,30岁。孕1产0,宫内妊娠20周,合并子宫壁间肌瘤,主诉:下腹痛7d,合并低热,无阴道出血。WBC $9×10^9$/L。最可能的诊断是
A. 子宫肌瘤合并感染
B. 子宫肌瘤红色变性
C. 子宫肌瘤囊性变
D. 子宫肌瘤蒂扭转
E. 妊娠合并阑尾炎

(18~19题共用题干)

女性,40岁。月经量增多5年,月经周期正常,经量多时如小便样外流,妇查:子宫如孕3个月妊娠大小,表面凹凸不平,子宫左侧可扪及鸭卵大小包块,质硬与子宫分不开,无压痛,Hb 60g/L。

18. 该妇女患有何种疾病
A. 子宫内膜异位症
B. 卵巢实质性肿瘤
C. 多发性子宫肌瘤
D. 盆腔炎性包块
E. 巧克力囊肿
19. 该妇女应进行的治疗为
A. 药物保守治疗
B. 肌瘤挖除术
C. 单附件切除术
D. 子宫全切术
E. 广泛根治术

参考答案:1. E 2. D 3. C 4. D 5. C 6. B 7. D 8. B 9. C 10. B 11. D 12. D 13. A 14. B 15. C 16. A 17. B 18. C 19. D

第16单元 妊娠滋养细胞疾病

重点提示

本单元考点主要集中在妊娠滋养细胞肿瘤的临床表现方面,其次是葡萄胎和妊娠滋养细胞

肿瘤的治疗，应重点掌握。本单元考查形式灵活，常结合临床表现与治疗等方面综合考查。

1. **完全性葡萄胎的临床表现** ①停经后阴道出血为最常见的症状；②子宫异常增大、变软；③腹痛；④妊娠呕吐；⑤妊娠期高血压疾病征；⑥卵巢黄素化囊肿；⑦甲状腺功能亢进征象。

2. **部分性葡萄胎的临床表现** 阴道出血，子宫大小与停经月份多数相符或小于停经月份，妊娠呕吐较轻，多无子痫前期症状，常无腹痛，不伴卵巢黄素化囊肿。

3. **葡萄胎的随访**

4. **侵蚀性葡萄胎与绒毛膜癌的鉴别诊断** 主要方法为组织学检查见到绒毛结构即为侵蚀性葡萄胎。

考点串讲

一、概念及分类

1. **概念** 妊娠滋养细胞疾病（GTD）是一组来源于胎盘滋养细胞的疾病。

2. **分类** 妊娠滋养细胞疾病包括葡萄胎、侵蚀性葡萄胎、绒毛膜癌、胎盘部位滋养细胞肿瘤和上皮样滋养细胞肿瘤。

二、葡萄胎

（一）发病相关因素

1. **完全性葡萄胎** 二倍体，空卵与23X结合后自身复制为46XX（90%）、空卵与一个23X一个23Y同时结合产生46XY（10%）。

2. **部分性葡萄胎** 三倍体，69XXX，一个正常的卵子和2个正常的精子受精；多余的父源染色体是造成滋养细胞增生的原因。

（二）病理

1. **完全性葡萄胎** 水泡状物质充满宫腔，无胎儿、胎儿附属物；弥漫性滋养细胞增生、弥漫性间质水肿、胎源性血管消失（2008）；滋养细胞轻中度增生者恶变可能性小，重度或不典型增生者恶变可能性大，我国恶变率为14.5%（2004）。

2. **部分性葡萄胎** 部分绒毛变为水泡，多有胚胎或胎儿组织，但胎儿多死亡；可见胎源性血管和其中的有核红细胞。

（三）临床表现

1. **症状** ①停经后阴道出血：多发生于停经8～12周后，有时有水泡样物质排出，可继发贫血、感染；②腹痛：因葡萄胎快速增长引起；③妊娠呕吐：比正常妊娠早、重、久；④妊娠期高血压疾病：易发生先兆子痫；⑤甲状腺功能亢进征象：HCG有促进甲状腺分泌的作用；⑥卵巢黄素囊肿：过多HCG导致卵泡内膜细胞黄素化，多为双侧，多通过BUS发现，清宫后2～4个月可自行消除。

2. **体征** 子宫大于停经月份，质地较软（2004，2005）。

（四）诊断（2017）与鉴别诊断（2015）

1. 临床症状+体征。

2. HCG测定在100kU/L以上，高于正常孕周对应值，12周后不下降。

3. BUS子宫大于停经月份，无妊娠囊和胎心、宫腔内落雪状或蜂窝状，还可以发现卵巢黄素囊肿（2004，2005）。

4. 多普勒胎心测定只能听到子宫血流杂音，无胎心音。

（五）治疗

1. **清宫术** 子宫<12周一次清宫，>12周或术中感到一次刮净有困难者，可以于1周后再次清宫（2004，2005，2014）。

2. 子宫切除　只能预防侵入子宫肌层，不能预防远处转移，年龄＞40岁、有高危因素的、无生育要求可以切除子宫。

3. 预防性化疗　有高危因素（2017）、随访有困难的完全性葡萄胎病人才进行化疗（MTX、氟尿嘧啶、放线菌D单一药物，多少疗程为宜尚无统一规定，有认为应化疗至HCG正常）。

（六）随访

1. HCG定量测定，清宫后每周1次，直到3次HCG正常，3个月HCG未恢复为持续性葡萄胎。
2. 共随诊2年，每周1次至3次正常，然后每个月1次持续6个月；此后每6个月1次。
3. 术后1年内严格避孕，推荐使用避孕套和阴道隔膜，不用IUD（混淆出血原因）（2002）。

三、妊娠滋养细胞肿瘤

（一）病理

妊娠滋养细胞肿瘤60%继发于葡萄胎，30%继发于流产，10%继发于足月妊娠。绒毛膜癌侵袭破坏血管能力很强，除在局部破坏蔓延外，极易经血行转移，以肺转移最常见（2006，2012），其次为阴道、脑、肝、脾、肾和肠转移等（2012）。

（二）临床表现（2009）

葡萄胎流产和妊娠数月甚至数年后，阴道出现持续不规则出血，子宫增大，血或尿中HCG显著升高。血行转移是绒癌的显著特点（2001），可有肺转移（咯血）、脑转移、肾转移、阴道转移（转移灶常位于阴道前壁，呈紫蓝色结节）（2000）。

（三）诊断与鉴别诊断

1. 诊断

（1）临床诊断：根据葡萄胎排空后或流产、足月分娩、异位妊娠后出现阴道出血和（或）转移灶及其相应症状和体征，应考虑滋养细胞肿瘤可能，结合HCG测定等检查，滋养细胞肿瘤的诊断可以确立（2014）。胎盘部位滋养细胞肿瘤免疫组化染色增强的标记物是HPL（2007）。

（2）妊娠前3个月HCG特别重要，此期间HCG升高提示绒毛膜癌、葡萄胎、多胎妊娠。

（3）X线胸片是诊断肺转移的重要检查方法。

（4）CT和磁共振检查：CT对发现肺部较小病灶和脑、肝等部位的转移灶有较高的诊断价值。磁共振主要用于脑和盆腔病灶诊断。

2. 鉴别诊断

（1）继发于葡萄胎排空后半年内的妊娠滋养细胞肿瘤的组织学多诊断为侵蚀性葡萄胎（2000，2001），继发于流产、足月妊娠、异位妊娠者组织学诊断应为绒毛膜癌（2001，2002），继发于葡萄胎排空后半年到1年之间的妊娠滋养细胞肿瘤，侵蚀性葡萄胎和绒毛膜癌各占一半。

（2）组织学诊断（2002，2007）：在子宫内子宫肌层内或子宫外转移灶组织中若见到绒毛或退化的绒毛阴影，则诊断为侵蚀性葡萄胎；若仅见成片滋养细胞浸润及坏死出血，未见绒毛结构者，则诊断为绒癌。若原发灶和转移灶诊断不一致，只要在任一组织切片中见有绒毛结构，均诊断为侵蚀性葡萄胎。

（四）治疗及随访

治疗原则是首选联合化疗（2001，2015），并在此基础上适时选择合适的放疗和（或）手术等其他治疗。联合化疗完全缓解率及生存率大多在80%以上（2001，2005），胎盘部位滋养细胞肿瘤手术是首选治疗方法。

临床痊愈出院后应严密随访，观察有无复发。第1年每月随访1次，一年后每3个月1次直至3年，以后每年1次共5年，此后每2年1次。

经典试题

1. 葡萄胎，侵袭性葡萄胎可靠的鉴别点是
A. 子宫增大的速度
B. 有无黄素囊肿
C. 尿妊娠试验稀释倍数
D. 阴道有无转移病灶
E. 阴道出血量多少

2. 关于滋养细胞肿瘤下述哪项是正确的
A. 侵袭性葡萄胎发生于流产、足月产后
B. 绒癌可发生于流产、足月产后
C. 异位妊娠后不可能发生滋养细胞肿瘤
D. 合体细胞性子宫内膜炎是恶性改变
E. 绒癌尿妊娠试验均（+）

3. 关于葡萄胎下述哪项是错误的
A. 葡萄胎病人较早出现妊娠期高血压疾病征象
B. 葡萄胎及侵袭性葡萄胎多合并黄素囊肿
C. 子宫小于妊娠月份可排除葡萄胎
D. 子宫体积异常增大与妊娠月份不符
E. 阴道出血多发生在停经2～4个月

4. 对于葡萄胎的诊断价值最大的是
A. 子宫大于妊娠月份
B. 停经后阴道出血
C. B型超声
D. 妊娠试验
E. 呈现妊娠期高血压疾病征象

5. 女性，42岁。闭经3个月，宫底脐下2指，阴道不规则出血1周，咯血3d，今日突然出现剧烈腹痛，血压下降，查：腹肌紧张，压痛、反跳痛均（+），有移动性浊音，尿妊娠试验（+），诊断是
A. 葡萄胎
B. 绒癌穿孔
C. 侵袭性葡萄胎穿孔
D. 妊娠合并肌瘤红色变性
E. 妊娠合并卵巢囊肿蒂扭转

6. 女性，49岁。人工流产后3个月，阴道中等量出血2周，尿妊娠试验（+），子宫常大，稍软，胸部平片见双肺散在粟粒状阴影，诊断为
A. 葡萄胎
B. 侵袭性葡萄胎
C. 绒毛膜癌
D. 吸宫不全
E. 合体细胞性子宫内膜炎

（7～9题共用题干）
患者，27岁。停经3个月，阴道出血1周，血量不多，伴有轻微腹胀，查体：轻度贫血貌，宫底脐下2指，未闻及胎心音。

7. 首选下述哪种检查
A. 血HCG
B. 尿HCG
C. X线片
D. B超
E. A超

8. 上述病人诊断为葡萄胎，下步处置应为
A. 葡萄胎清宫术
B. 化疗
C. 缩宫素引产
D. 刮宫术
E. 利凡诺尔引产

9. 上述病人，术后3个月，仍有阴道出血，子宫大，HCG值无下降，伴有咳嗽，进一步治疗应为
A. 观察经过
B. 化疗
C. 抗结核
D. 抗炎
E. 手术行子宫切除

参考答案： 1. D 2. B 3. C 4. C 5. C 6. C 7. D 8. A 9. B

第17单元 生殖内分泌疾病

重点提示

本单元考点主要集中在闭经的病因、分类、诊断步骤方面，其次是功能失调性子宫出血，应重点掌握。

无排卵性功血治疗：青春期及育龄期以止血、调整周期和促排卵为主，绝经过渡期以止血、调整周期和减少经量为主。激素止血，雌孕激素序贯法、联合法和后半周期疗法调整月经周期，

必要时刮宫、子宫内膜切除和子宫切除。

考点串讲

一、功能失调性子宫出血

分排卵性和无排卵性两类，约85%病例属无排卵性功血。在2011年FIGO月经失调工作组提出的异常子宫出血新分类中称为排卵障碍性异常子宫出血。

（一）病因及病理生理
1. 病因　促性腺激素或卵巢激素在释出或调节暂时性变化，其他。
2. 病理生理

（二）病理
1. 子宫内膜增生症　①<u>单纯型增生过长（2007，2008）</u>：即腺囊型增生过长。镜下特点是腺体数目增多，腺腔囊性扩大。②<u>复杂型增生过长（2008）</u>：即腺瘤型增生过长。腺体数目明显增多，出现背靠背，致使间质明显减少。③不典型增生过长：即癌前期病变，10%~15%可转化为子宫内膜癌。
2. <u>增生期子宫内膜</u>　在月经周期后半期甚至月经期，仍表现为增生期形态。
3. <u>萎缩型子宫内膜</u>　子宫内膜萎缩菲薄，腺体少而小，胶原纤维相对增多。

（三）临床表现
<u>最常见的症状是子宫不规则出血，特点是月经周期紊乱，经期长短不一，出血量时多时少，甚至大量出血（2015，2017）</u>。妇科检查子宫大小在正常范围，出血时子宫较软。

（四）诊断及鉴别诊断
1. 病史　注意年龄、月经史、婚育史、避孕措施、有无慢性病史、有无精神紧张、情绪打击等影响正常月经的因素。
2. 体格检查　包括全身检查、妇科检查等，以除外全身性疾病及生殖道器质性病变。
3. 辅助诊断
(1) 诊断性刮宫：排除子宫内膜病变和达到止血目的。
(2) 子宫内膜活组织检查：创伤小。
(3) B超检查：了解子宫大小、形状、子宫内膜厚度及宫腔内病变等。
(4) 子宫镜检查：子宫镜下可见子宫内膜增厚，也可不增厚，表面平滑无组织突起，但有充血。
(5) 基础体温测定：测定排卵。
(6) 宫颈黏液结晶检查。
(7) 阴道脱落细胞涂片检查。
(8) 激素测定：确定有无排卵。
4. 鉴别诊断　生殖道局部病变、全身性疾病所导致的生殖道出血、子宫内膜癌等。

（五）治疗
1. 一般治疗
2. 刮宫治疗　迅速止血、可明确诊断。
3. 激素治疗
(1) <u>对年轻无排卵功血病人，其治疗主要是止血，恢复排卵功能。即雌激素治疗（2011，2015），用药后血量明显减少可逐渐递减，最后3~5d加用黄体酮（2007）</u>。
(2) 无排卵功血有生育要求者，诱发排卵。
(3) 更年期无排卵功血，以调整周期、减少出血、诱导闭经为目的。<u>可用炔诺酮（妇康片）周期治疗（2003）</u>。

4. 中医中药治疗　对无排卵功血可达到止血目的,青春期病人可调整周期促进排卵。

5. 手术治疗　经非手术治疗无效,出血多、严重贫血者。

二、闭经

(一)病因及分类

1. 分类　原发性(16岁)、继发性。

2. 病因　原发性闭经主要由于性染色体异常、性腺发育不全所致。继发性闭经主要是因为下丘脑-垂体-卵巢-子宫轴、肾上腺轴及甲状腺轴功能失调所致。

根据病理的发生部位,可以把闭经的病原划分为四个区(2007)。第一区:子宫病变;第二区:卵巢病变;第三区:脑垂体病变(2009);第四区:下丘脑及中枢神经病变;其他肾上腺或甲状腺病变。

(二)诊断及诊断步骤

1. 诊断步骤　①第一步:估计内源性雌激素水平,以了解卵巢功能。②第二步:雌激素撤血试验。③第三步:寻找缺乏雌激素的原因。④第四步:垂体兴奋试验。当 FSH 与 LH 均低落时,可进行垂体兴奋试验以了解病变在垂体,还是在下丘脑。

2. 诊断依据

(1) 下丘脑性闭经:最常见。①可因中枢神经器质性病变、精神因素、全身性疾病、药物和其他内分泌功能紊乱而引起;②妇科检查无明显器质性病变;③基础体温呈单相型;④血雌激素、孕激素、FSH,LH 水平均低下;⑤孕激素试验阳性;⑥垂体兴奋试验有反应。

(2) 垂体性闭经:①存在垂体病变,如席汉综合征、垂体肿瘤、高催乳素血症(2007)、原发性促性腺激素水平低下、空蝶鞍综合征(2011)等;②妇科检查正常或有内外生殖器萎缩;③基础体温呈单相型;④血雌激素、孕激素、FSH 及 LH 水平低下,催乳素可升高;⑤蝶鞍 X 线或 CT 检查找寻垂体病变;⑥孕激素试验阴性,雌-孕激素试验阳性(2007);⑦垂体兴奋试验无反应。

(3) 卵巢性闭经(2012):①有先天性无卵巢、性腺发育障碍症(特纳综合征)、单纯性性腺发育障碍症、混合性性腺发育障碍症、卵巢肿瘤、卵巢对促性腺激素无反应、卵巢早衰(2014)、卵巢接受过放射治疗(2007)或已切除等;②妇科检查,性器官发育不良或萎缩;③全身检查,女性第二性征发育差;④基础体温呈单相型;⑤血雌激素水平低,FSH 及 LH 水平升高(2002);⑥孕激素试验阴性,雌-孕激素试验阳性;⑦外周血染色体检查:性腺发育障碍症(特纳综合征)。

(4) 子宫性闭经:①多见于子宫发育不良、子宫内膜损伤(2001,2006),如内膜结核、严重的化脓性感染、放射治疗;②子宫正常或发育不良,子宫探针及子宫镜检查发现宫腔病变;③基础体温呈双相型;④雌激素及孕激素水平正常;⑤孕激素试验及雌-孕激素试验均阴性。

(三)处理

1. 对引起闭经的器质性病变进行治疗

2. 雌、孕激素替代疗法(2002)

3. 诱发排卵　对要求生育、卵巢功能未丧失的病人,可采用激素或类似物诱发排卵:①对垂体功能不全者,可采用促卵泡激素(HMG)以促进卵泡发育,分泌雌激素,并与绒促性素(HCG)联合治疗;②对垂体和卵巢功能正常,下丘脑功能不足或不协调者,可用氯米芬(氯蔗酚胺)以纠正下丘脑垂体-卵巢轴的功能而诱发排卵;③由于内源性 LHRH 不足而引起的闭经,采用脉冲式微量 LHRH 注射法诱发排卵;④对高催乳素血症的病人,采用溴隐亭可抑制催乳素的作用,恢复促性腺激素的分泌,从而诱发排卵。

三、多囊卵巢综合征

(一)病理生理与内分泌特征

1. 内分泌特征　雌激素过多;雄酮过多;促性腺激素比例失常;胰岛素过多。

2. 病理生理 排卵障碍和雄激素增高。

(1) 下丘脑-垂体-卵巢轴功能障碍：LH 持续增高，FSH 分泌不足，卵泡不能发育和排卵。

(2) 胰岛素抵抗和高胰岛素血症：使得雄激素和游离睾酮增加。

(3) 肾上腺皮质功能紊乱：肾上腺皮质明显增生，产生大量雄性激素，致无排卵或排卵障碍。

(二) 病理

1. 卵巢的变化。双侧卵巢均匀性增大，包膜增厚。镜下见白膜增厚、硬化，白膜下含有许多闭锁卵泡和处于不同发育期卵泡及其黄素化，无成熟卵泡生成及排卵迹象。

2. 子宫内膜长时间受雌激素刺激，呈现不同程度的增生。当卵泡发育不良时，子宫内膜呈增生期表现；长期持续无排卵增加子宫内膜癌变的发生概率。

(三) 临床表现 (2017)

1. 月经失调 表现为月经稀发或闭经 (2015)。偶有排卵或黄体不健者，虽有妊娠可能，但流产率较高。

2. 不孕 由于月经失调和无排卵，常致不孕，月经失调和不孕常是就诊的主要原因。

3. 多毛与肥胖 雄激素分泌过多，可伴有多毛和肥胖，毛发分布有男性化倾向。雄激素过多而产生的其他现象，如痤疮、声音低哑、阴蒂略大等也常有出现。

4. 黑棘皮症 雄激素过多，引起阴唇、颈背部、腋下、乳房下和腹股沟等处皮肤出现灰褐色色素沉着，呈对称性，皮肤增厚，质地柔软。

5. 卵巢增大 双侧卵巢对称性增大。

(四) 诊断及鉴别诊断

1. 多囊卵巢综合征的诊断标准 ①稀发排卵或持续性无排卵；②高雄激素的临床表现和（或）高雄激素血症；③卵巢多囊改变：超声提示一侧或双侧卵巢直径 2~9mm 的卵泡不少于 12 个，和（或）卵巢体积不小于 10ml；④3 项中符合两项并排除其他高雄激素病因。

以下检查可辅助诊断：①胰岛素抵抗；②LH/FSH 比率≥2~3；③与高雄激素相关的间隙性无排卵；④多毛症。

2. 鉴别诊断

(1) 男性化肿瘤：卵巢男性化肿瘤卵巢门细胞瘤、支持细胞睾丸间质细胞瘤 (Sertoli-Leydig cell tumor)、良性囊性畸胎瘤、肾上腺残余瘤、卵巢转移癌等。肾上腺癌或腺瘤较少见。

(2) 肾上腺皮质功能亢进库欣综合征：可用地塞米松抑制试验加以鉴别。

(五) 治疗

1. 改善胰岛素抵抗 肥胖者先减肥，增加胰岛素敏感性，也可用胰岛素增敏剂或二甲双胍。

2. 调节月经周期药物 口服避孕药（减少雌激素，抑制子宫内膜增生）；孕激素后半周期疗法（保护子宫内膜）。

3. 降低血雄激素水平药物 可采用短效口服避孕药，首选复方醋酸环丙孕酮。另外可选糖皮质激素、螺内酯。

4. 诱发排卵 对有生育要求者在以上治疗的基础上应用氯米芬。其他药物有来曲唑、促性腺激素。

四、绝经综合征

(一) 概念

绝经是每一位妇女生命进程中必然发生的生理过程。绝经提示卵巢功能衰退，生殖能力终止。绝经综合征是妇女绝经前后出现性激素波动或减少所致的一系列躯体及精神-心理症状。

(二) 内分泌变化

绝经期的最早变化是卵巢功能衰退，然后才表现为下丘脑和垂体功能退化。

1. 卵巢体积缩小，卵巢门血管硬化，动脉分支减少。卵巢皮质变薄，原始卵泡几乎已耗尽，不再排卵。

2. 性激素：雌激素分泌逐渐减少，孕激素分泌停止。

3. 促性腺激素：促卵泡生成素（FSH）较促黄体生成素（LH）升高更为显著，是将要绝经的重要信号。

4. 催乳激素浓度降低。

5. 促性腺激素释放激素分泌增加。

6. 抑制素水平下降，且较雌激素下降早而明显。

（三）临床表现

1. 月经紊乱　多为月经周期不规则，持续时间长及月经量增加或减少。

2. 全身症状　①潮热：为围绝经期最常见症状；②自主神经失调症状：心悸、眩晕、头痛、失眠、耳鸣；③精神神经症状：注意力不易集中，情绪波动大、记忆力减退。

3. 泌尿生殖道症状　阴道干燥、反复阴道感染、排尿困难、尿失禁、易反复发作尿路感染。

4. 心血管疾病　易发生动脉粥样硬化、心肌缺血、心肌梗死、高血压和脑卒中，脂蛋白增加，而高密度脂蛋白/低密度脂蛋白比率降低。

5. 骨质疏松　绝经后妇女骨质吸收速度快于骨质生成，促使骨质丢失变为疏松。

6. 皮肤和毛发的变化　雌激素不足使皮肤胶原纤维丧失，皮肤皱纹增多加深；皮肤变薄、色素沉着、皮肤营养障碍、毛发分布改变、轻度胡须。

7. 阿尔茨海默病　可能于内源性雌激素水平降低有关。

（四）诊断

根据年龄、临床表现不难诊断。需注意除外相关症状的器质性病变，以免误诊，耽误其他病情。抽血检查 FSH 及 E_2 值有助于诊断，另外氯米芬兴奋试验也可以帮助诊断。

（五）治疗

1. 一般治疗　心理治疗，镇静、调节自主神经功能、补钙。

2. 激素替代治疗　性激素治疗中以补充雌激素最为关键。雌激素受体分布于全身各重要器官。因此，合理应用雌激素可控制围绝经期症状及疾病。禁忌证：妊娠、严重肝病、胆汁淤积性疾病、血栓栓塞性疾病、原因不明的子宫出血及雌激素依赖性肿瘤病人应视为禁忌。

3. 其他药物治疗　钙剂、维生素 D、降钙素、双膦酸盐类。

经 典 试 题

1. 无排卵功血的临床诊断及病理特征是
A. 多见于生育年龄妇女
B. 月经量少而持续点滴状出血
C. 基础体温呈单相
D. 内膜腺上皮高柱状，有核下空泡
E. 间质细胞肥大，呈多边形

2. Asherman 综合征是指
A. 先天性染色体异常闭经
B. 闭经溢乳综合征
C. 垂体功能损害所致的闭经
D. 先天性无子宫
E. 子宫内膜损伤，宫腔粘连引起的闭经

3. 下列各项中，哪项为子宫性闭经
A. 给予孕酮：有子宫出血
B. 给予孕酮：无子宫出血
C. 雌孕激素序贯用药：有子宫出血
D. 雌孕激素序贯用药：无子宫出血
E. 给予促性腺激素：有子宫出血

4. 闭经病人做垂体兴奋试验（+），表示
A. 雌激素水平不足
B. 有排卵
C. Turner 综合征
D. 垂体性闭经
E. 下丘脑性闭经

5. 25 岁原发不孕，月经周期不规则，妇科检查正常，基础体温呈单相，诊断为
A. 黄体功能不足
B. 无排卵型功血

C. 子宫内膜不规则脱落
D. 有排卵型功血
E. 排卵型功血，月经过多

6. 15岁，月经周期$\frac{7\sim10}{15\sim20}$d，量多，此次月经持续十余天未净，量多，基础体温单相，采用下列哪种止血较合适

A. 诊断性刮宫
B. 孕激素20mg/d×5肌内注射
C. 氯米芬
D. 大量雌激素止血后逐渐减量，2周后加用孕激素
E. 氨甲苯酸

参考答案：1. C 2. E 3. D 4. E 5. B 6. D

第18单元　子宫内膜异位症和子宫腺肌病

重点提示

本单元重点掌握子宫内膜异位症的病理和临床表现，以及子宫腺肌病的临床表现。其他适当了解。

子宫内膜异位症的症状：①典型症状是继发性痛经、进行性加重；②不孕；③月经异常，经量增多、经期延长或月经淋漓不尽；④性交不适，月经来潮前性交痛最明显；⑤其他特殊症状。

考点串讲

一、子宫内膜异位症

（一）概念与病因

1. 概念　子宫内膜组织（腺体和间质）出现在子宫体以外的部位。侵犯卵巢者最常见（2003，2004，2011）。

2. 病因

（二）病理

出血、粘连、卵巢囊肿（卵巢内形成单个或多个囊肿、囊内含暗褐色黏糊状陈旧血，像巧克力液体，故称卵巢巧克力囊肿，易与周围组织紧密粘连，活动度差）(2004，2005)。

（三）临床表现

子宫内膜异位症的症状与体征随异位内膜的部位而不同，并与月经周期有密切关系。

1. 症状　痛经（2015）、月经过多、不孕、性交疼痛、大便坠胀、膀胱症状。
2. 体征　子宫胀大，多为一致性胀大。
3. 并发症　月经过多、不孕、痛经、性交疼痛等。

（四）诊断与鉴别诊断

1. 诊断（2001，2007，2009，2017）　①进行性继发性痛经，常有月经过多、不孕、性交痛及大便坠胀等（2007）。累及膀胱时可有周期性尿频、尿痛及血尿。腹壁子宫内膜异位症多发生于子宫切开术及剖宫产术后，于腹壁切口处形成硬结，经期胀大并疼痛，经后缓解。②子宫大小正常或稍大、后倾，有粘连。子宫骶骨韧带、子宫直肠陷凹或宫颈后壁可扪及小硬结，可有明显触痛。阴道后穹窿可能出现紫蓝色小结节，卵巢可形成张力大的囊肿，盆腔可有广泛粘连及压痛。③应用合成孕激素或睾丸素后，痛经减轻。④腹腔镜检查。是目前诊断子宫内膜异位症的最佳方法。⑤病理检查确诊。⑥1985年美国生殖学会（AFS）提出修正的子宫内膜异位症分期法需经腹腔镜检查或剖腹探查确诊（2005），并要求详细观察和记录内膜异位病灶部位、数目、大小、深度和粘连程度，最后以评分法表达。

2. 鉴别诊断　子宫肌瘤、附件炎、卵巢恶性肿瘤、直肠癌。

（五）处理

1. 期待疗法　适用于病变轻微、无症状或症状轻微病人。
2. 药物治疗　短效避孕药、高效孕激素、达那唑、孕三烯酮、促性腺激素释放激素激动药。
3. 手术治疗（2014）
4. 药物与手术联合治疗
5. 其他特殊治疗

二、子宫腺肌病

（一）概念与病因

1. 概念　当子宫内膜腺体及间质侵入子宫肌层时，称为子宫腺肌病，约有半数病人同时合并子宫肌瘤。
2. 病因　多次妊娠和分娩时子宫壁的创伤和慢性子宫内膜炎是导致此病的主要原因。

（二）病理

子宫呈均匀增大，子宫内病灶有弥漫型及局限型两种，一般为弥漫性生长，且多累及后壁，故后壁常较前壁厚。镜检见肌层内有呈岛状分布的子宫内膜腺体与间质。异位腺体常处于增生期。

（三）临床表现（2017）及诊断

约30%病人无任何临床症状。凡30岁以上的经产妇，出现经量增多、经期延长以及逐年加剧的进行性痛经，检查时子宫呈均匀性增大或有局限性结节隆起。质硬而有压痛，经期压痛尤为显著时（2000，2001，2008，2009），应首先考虑为子宫腺肌病。B超检查可在肌层中见到种植内膜所引起的不规则回声增强。

（四）治疗

治疗应视病人症状和年龄而定。若在给予达那唑、孕三烯酮或 GnRH-a 治疗后症状可缓解，或病人已近绝经期时，可采用非手术治疗。若病人长期有剧烈痛经、无生育要求或药物治疗无效者则应行全子宫切除术，卵巢是否保留取决于病人年龄和卵巢有无病变（2000，2001，2008，2016）。

=== 经典试题 ===

1. 子宫内膜异位症最主要的临床特点是
A. 月经失调
B. 不孕症发生率高达40%
C. 痛经和持续性下腹痛
D. 咯血
E. 腹痛、腹泻或便秘

2. 子宫内膜异位症最常发生的部位是
A. 子宫直肠陷凹
B. 卵巢
C. 子宫骶骨韧带
D. 输卵管
E. 卵巢悬韧带

3. 与子宫内膜增生无关的疾病是
A. 多囊卵巢
B. 子宫肌瘤
C. 子宫内膜癌
D. 卵巢颗粒细胞瘤
E. 卵巢子宫内膜异位囊肿

4. 33岁，妇女。婚后7年未孕，痛经逐年加重，妇查：宫底韧带处可触及黄豆大结节2个，触痛明显，右侧附件可及一5cm×6cm大小包块活动差，半囊半实，最有效的确诊方法是
A. B超
B. 诊断性刮宫
C. 宫腔镜检查
D. 腹腔镜+组织病理检查
E. CA125

5. 某妇女，38岁，子宫下段剖宫产术后10年，近4年痛经，且逐年加剧，妇查：子宫活动欠佳，后穹窿可触及多个小结节，其诊断首先考虑为
A. 慢性盆腔炎
B. 卵巢癌
C. 子宫内膜异位症

D. 子宫腺肌病
E. 多发性浆膜下肌瘤

(6~7题共用题干)

28岁妇女，原发不孕进行性痛经5年，妇查：子宫大小正常，后倾，欠活动，后壁有2个黄豆大小痛性结节，左侧附件可扪及直径约3cm大小的囊性包块，不活动，右侧附件增厚。

6. 其诊断考虑为
A. 慢性盆腔炎
B. 结核性盆腔炎
C. 子宫内膜异位症
D. 双侧附件炎性包块
E. 卵巢恶性肿瘤

7. 其处理应首选
A. 双侧附件切除术
B. 卵巢子宫内膜病灶切除术
C. GnRH治疗
D. 雄激素治疗
E. 根治术

参考答案：1. C 2. B 3. E 4. D 5. C 6. C 7. C

第19单元 女性生殖器损伤性疾病

═══════ 重点提示 ═══════

本单元考点主要集中在子宫脱垂的临床分度和手术治疗方面，应重点掌握。

1. 子宫脱垂的分度 ①Ⅰ度：轻型，宫颈外口距处女膜缘＜4cm，尚未达到处女膜缘；重型，宫颈外口已达处女膜缘，在阴道口能见到宫颈。②Ⅱ度：轻型，宫颈已脱出阴道口外，宫体仍在阴道内；重型，宫颈及部分宫体已脱出至阴道口外。③Ⅲ度：宫颈及宫体全部脱出至阴道口外。

2. 子宫脱垂的治疗

═══════ 考点串讲 ═══════

子宫脱垂

（一）概念与病因

1. 概念 宫颈外口达坐骨棘水平以下，甚至子宫全部脱出于阴道口以外。
2. 病因

（二）临床分度

Ⅰ度：轻型为宫颈外口距处女膜缘＜4cm，未达处女膜缘；重型为宫颈外口已达处女膜缘，未超出该缘，检查时在阴道口可见到宫颈。

Ⅱ度：轻型为宫颈口脱出阴道口，宫体仍在阴道内（2007，2008）；重型为宫颈及部分宫体已脱出于阴道口（2000，2014）。

Ⅲ度：宫颈及宫体全部脱出至阴道口外。

（三）临床表现

Ⅰ度病人多无自觉症状。Ⅱ度、Ⅲ度病人常有程度不等的腰骶部疼痛或下坠感。

（四）诊断

病史、检查所见。

（五）处理及预防

1. 处理
（1）支持疗法。
（2）非手术疗法：包括子宫托等。
（3）手术治疗：①阴道前后壁修补术（2003，2014）：适用于Ⅰ度、Ⅱ度阴道前、后壁脱垂病人；②阴道前后壁修补、主韧带缩短、子宫颈部分切除术：又称 Manchester 手术（2002，2007，2011），适用于年龄较轻、宫颈延长的Ⅱ度、Ⅲ度子宫脱垂病人；③经阴道子宫全切除及阴道前后壁修补术（2007）：适用于Ⅱ度、Ⅲ度子宫脱垂伴阴道前后壁脱垂、年龄较大、无须考虑生育功能的病人。

（4）阴道纵隔形成术：术后失去性交功能，故仅适用于年老体弱不能耐受较大手术者。

2. 预防

===经典试题===

1. 一农妇，56 岁，诉阴道一物脱出 3 年，妇查：宫颈已脱出至阴道口外，子宫体在阴道内，双附件正常，应该诊断子宫脱垂几度

A. Ⅰ度轻
B. Ⅰ度重
C. Ⅱ度轻
D. Ⅱ度重
E. Ⅲ度

（2～3题共用题干）

某妇女，33 岁。孕 3 产 1，主诉大便时阴道脱出一物，妇查：用力时阴道壁膨出，宫颈外口距阴道口约 2cm，宫体及附件正常。

2. 该病人的诊断为

A. 单纯阴道膨出
B. 子宫Ⅰ度脱垂合并膀胱膨出
C. 子宫Ⅱ度脱垂
D. 子宫Ⅱ度脱垂合并膀胱膨出
E. 子宫Ⅰ度脱垂

3. 该病人适合治疗为

A. 子宫托保守治疗
B. 阴道壁修补术
C. 阴式子宫切除术
D. 腹式子宫全切术
E. 阴式子宫切除术+阴道壁修补

参考答案：1. C 2. B 3. A

第20单元　不孕症与辅助生殖技术

===重点提示===

本单元不常考，重点掌握不孕症原因和治疗。

女性不孕多以排卵障碍和输尿管因素居多。另外，还有子宫因素、宫颈因素、阴道因素。

===考点串讲===

（一）不孕症概念与分类

1. 概念　凡男女双方在生育年龄，婚后未分居，亦未采取避孕措施，超过 2 年未受孕者，称为不孕症（2007）。

2. 分类　原发不孕（从未妊娠者）(2007)、继发不孕（有过妊娠而后未避孕 2 年不孕者）；绝对不孕、相对不孕。

（二）不孕症病因

女性因素约占 60%；属男性因素约占 30%；属男女双方因素约占 10%。

1. 女性不孕因素（2012，2016）

（1）输卵管因素：是不孕症最常见因素，输卵管发育不全、输卵管炎症[淋菌、结核菌（2007）等、阑尾炎或产后、术后所引起的继发感染]。

（2）其他：卵巢因素、子宫因素（2012）、宫颈因素、阴道因素等。

2. 男性不育　生精障碍与输精障碍。

3. 男女双方因素

（三）不孕症检查及诊断

（四）不孕症的治疗

（五）辅助生殖技术概念、方法

1. 概念　是指通过对卵子、精子、受精卵、胚胎的操作处理，最终达到治疗不育（孕）的系列技术。

2. 方法　人工授精、体外受精。

经典试题

1. 女性不孕最常见的因素是
A. 不排卵
B. 输卵管因素
C. 子宫因素
D. 宫颈因素
E. 阴道因素

2. 女性，28岁。孕1产0。继发不孕2年，月经5~6d/28~30d，妇查：宫颈光滑，宫体大小正常，宫旁左侧及后方有粘连及压痛，右侧附件可及，进一步处理首选
A. 人工周期
B. 全身抗生素治疗
C. 氯米芬
D. 输卵管通液
E. 宫颈扩张

参考答案：　1. B　2. B

第21单元　计划生育

重点提示

本单元常考。重点主要集中在手术流产的并发症及处理，以及避孕方式的选择方面，其次是药物避孕的适应证、禁忌证和不良反应，应重点掌握。

1. 输卵管绝育术的并发症　①出血或血肿；②感染；③损伤；④输卵管再通。
2. 人工流产的并发症　①子宫出血；②子宫穿孔；③人工流产综合反应；④漏吸或空吸；⑤吸宫不全；⑥感染；⑦羊水栓塞；⑧宫颈粘连；⑨慢性盆腔炎。

考点串讲

一、概述

1. 晚婚　按法定年龄推迟3年以上结婚为晚婚。
2. 晚育　按法定年龄推迟3年以上生育为晚育。
3. 节育　国家提倡一对夫妇只生育一个孩子。育龄夫妇应及时了解并确定采取何种节育方法，并落实措施。
4. 提高人口素质

二、宫内节育器避孕

（一）种类

1. 惰性宫内节育器　由惰性原料如金属、硅胶、塑料或尼龙等制成。
2. 活性宫内节育器　其内含有活性物质如金属、激素、药物及磁性物质等。

（1）带铜宫内节育器：①带铜T形宫内节育器，是我国目前临床首选的宫内节育器。②带铜V形宫内节育器，是我国常用的宫内节育器之一。脱落率较低，但出血发生率较高（2004），故因症取出率较高。

（2）药物缓释宫内节育器：①含孕激素T形宫内节育器，易出现突破出血；②含其他活性物

的宫内节育器。

3. 第三代 IUD　已在研制。

（二）避孕机制

子宫内膜长期受异物刺激引起一种无菌性炎性反应，使受精卵着床受阻（2008）。

（三）放置与取出

1. 放置

（1）放置 IUD 禁忌证：①妊娠或妊娠可疑；②生殖道急性炎症；③人工流产出血多，中期妊娠引产、分娩或剖宫产胎盘娩出后子宫收缩不良等；④生殖器官肿瘤；⑤生殖器官畸形；⑥宫颈口过松、重度陈旧性宫颈裂伤或子宫脱垂子宫畸形；⑦严重全身性疾病；⑧宫腔<5.5cm 或>9.0cm；⑨近 3 个月有月经失调、阴道不规则出血；⑩有铜过敏史。

（2）放置时间：常规为月经干净后 3～7d 放置（2011），人工流产可立即放置，但术后宫腔深度应<10cm 为宜。产后一般满 42d 恶露已净，会阴伤口已愈合，子宫恢复正常者、剖宫产后 6 个月放置。

（3）节育器大小：选择 T 形 IUD 依其横臂宽度（mm）分为 26，28，30 号 3 种。宫腔深度>7cm 者用 28 号，≤7cm 者用 26 号。

（4）放置方法。

（5）术后注意事项：术后休息 3d，2 周内忌性交及盆浴，3 个月内每次经期或大便时注意有无 IUD 脱落，定期进行随访（2007）。

2. 取出

（1）取器适应证：①因不良反应治疗无效或出现并发症者；②改用其他避孕措施或绝育者；③带器妊娠者；④计划再生育者；⑤放置期限已满需更换者（2008）；⑥绝经 1 年者。

（2）取器时间：一般以月经后 3～7d 为宜。

（3）取器方法。

（四）不良反应

1. 出血　常发生于放置 IUD 后 1 年内，尤其是最初 3 个月内。

2. 腰酸腹坠　IUD 与宫腔大小或形态不符。

（五）并发症

1. 子宫穿孔、节育器异位（2005）

2. 感染　病原体除一般细菌外，厌氧菌、衣原体尤其放线菌感染占重要地位。

3. 节育器嵌顿

三、甾体激素药物避孕

（一）避孕机制（2015）

1. 短效口服避孕药（2016）　由雌激素和孕激素配伍而成（2003）。

（1）抑制排卵（2001）：药物抑制下丘脑释放 LHRH，使垂体分泌 FSH 和 LH 减少，同时直接影响垂体对 LHRH 的反应，不出现排卵前 LH 峰，故不发生排卵。

（2）改变宫颈黏液性状：宫颈黏液受孕激素影响，量变少而黏稠度增加，拉丝度减小，不利于精子穿透。

（3）改变子宫内膜形态与功能：避孕药中孕激素成分干扰了雌激素效应，子宫内膜增殖变化受抑制；又因孕激素作用使腺体及间质提早发生类分泌期变化，使子宫内膜分泌不良，不适于受精卵着床。

2. 长效口服避孕药　利用长效雌激素炔雌醇环戊醚（简称炔雌醚），从胃肠道吸收后，储存于脂肪组织内缓慢释放起长效避孕作用。孕激素促使子宫内膜转化为分泌反应，作用消退时引起撤退出血。外源性甾体激素通过反馈抑制下丘脑-垂体-卵巢轴功能发生抗排卵作用。

3．速效避孕药物（探亲避孕药物） 主要改变子宫内膜形态与功能，不利于受精卵着床。宫颈黏液变黏稠，不利于精子穿透。月经周期前半期服药还有抗排卵作用。

（二）适应证与禁忌证

1．短效口服避孕药

（1）适应证：生育年龄的健康妇女均可服用（2015）。

（2）禁忌证（2007）：①严重心血管疾病不宜服用；②急、慢性肝炎（2005）或肾炎（2003）；③血液病或血栓性疾病；④内分泌疾病如糖尿病需用胰岛素控制者、甲状腺功能亢进者；⑤恶性肿瘤、癌前病变、子宫或乳房肿块病人；⑥哺乳期不宜服用（2009）；⑦产后未满半年或月经未来潮者；⑧月经稀少或年龄>45岁者；⑨年龄>35岁的吸烟妇女不宜长期服用；⑩精神病生活不能自理者。

2．长效避孕针 适应证与禁忌证与短效口服避孕药相仿，月经频发或经量过多者不宜使用。

（三）常用类型及用法

1．短效口服避孕药 复方左诺孕酮片、口服避孕片、三相避孕片。

2．长效口服避孕药 制剂有数种，避孕效果与给药方法有关。最好采用在月经来潮第5日服第1片，第10日服第2片。以后按第1次服药日期每月服1片。

3．长效避孕针 第一个月于月经周期第5日和第12日各肌内注射1支，以后在每次月经周期第10~12日肌注1支。一般于注射后12~16d月经来潮。

4．速效避孕药物（探亲避孕药物）

（1）炔诺酮：每片5mg。若探亲时间在14d以内，于性交当晚及以后每晚口服1片；若已服14d而探亲期未满，可改用口服避孕药1号或2号至探亲结束。

（2）甲地孕酮：性交前8h服1片，当晚再服1片，以后每晚服1片，直到探亲结束次晨加服1片（2004）。

（3）18-甲基炔诺酮：性交前1~2d开始服用，服法同炔诺酮。

（4）事后探亲片：即53号避孕药。为带弱雌激素活性的失碳化合物。性交后立即服1片，次晨加服1片，服药时间不受月经周期限制，也不需连续服药，但不良反应发生率较高，现多用于意外性生活的紧急补救措施。近年米非司酮作为紧急避孕药展示极好前景，成为安全、高效、不受性交时间及次数制约的新型紧急避孕方法（2007）。

（5）甲醚抗孕丸：探亲当日中午含服1丸，以后每次性交后服1丸。

（6）YUZPE片：每片含炔雌醇0.05mg、18-甲基炔诺酮0.5mg，于性交后72h内顿服2片，12h后再服2片。

（四）药物不良反应及处理

1．短效口服避孕药（2002，2005，2007）

（1）类早孕反应：雌激素刺激胃黏膜引起食欲缺乏、恶心、呕吐以至乏力、头晕。轻症不需处理，历时数日可减轻或消失。较重者坚持1~3个周期后方可消失，可口服维生素 B_6 20mg，维生素C 100mg及山莨菪碱10mg，3/d，连续1周。

（2）月经影响：抑制内源性激素分泌，甾体避孕药替代性对子宫内膜发生作用。一般服药后月经变规则，经期缩短，经量减少，痛经减轻或消失。若用药后出现闭经，反映避孕药对下丘脑-垂体轴抑制过度，应停避孕药改用雌激素替代治疗或加用促排卵药物，仍无效者应进一步查找闭经原因。服药期间发生不规则少量出血，称突破出血，多发生在漏服药后，少数人虽未漏服也能发生。若在服药前半周期出血，为雌激素不足以维持内膜的完整性所致，晚增服炔雌醇（2003，2008）。

（3）体重增加：可能由于避孕药中孕激素成分的弱雄激素活性促进体内合成代谢引起，也可因雌激素使水、钠潴留所致。

（4）色素沉着：少数妇女颜面部皮肤出现淡褐色色素沉着如妊娠期所见，停药后不一定都能自然消退。

(5) 其他影响：长期服避孕药在停药6个月后妊娠者，随访胎儿无异常发现。

2. 长效口服避孕药　不良反应及其临床表现类似短效口服避孕药，处理方法也相同。

3. 长效避孕针　用药头3个月可能发生月经周期不规则或经量多，对症用止血药，或用雌激素或短效口服避孕药调整。

四、屏障避孕

1. 男用避孕套（2015）。
2. 女用避孕套。

五、其他避孕方法

1. 紧急避孕
2. 自然避孕　排卵前后4～5d为易孕期，其余的时间不易受孕，被视为安全期。不十分可靠。
3. 其他避孕法

六、输卵管绝育术

输卵管绝育术通过切断、结扎、电凝、钳夹、环套输卵管或用药物黏堵、栓堵输卵管管腔，使精子与卵子不能相遇而达到绝育目的（2004）。非孕妇女绝育时间最好选择在月经干净后3～4d（2000,2002）。人工流产或分娩后宜在48h内施术。哺乳期或闭经妇女则应排除早孕后再行绝育术。

七、人工流产

1. 概念　妊娠早期人为地采取措施终止妊娠。

2. 药物流产　米非司酮配伍米索前列醇为最佳方案。米非司酮是一种合成类固醇，其结构类似炔诺酮，具有抗孕酮（2008）、糖皮质醇和轻度抗雄激素特性。

(1) 适应证：①年龄<40岁的健康妇女自愿要求且停经不超过49d（2004），尿HCG阳性，B超确诊宫内妊娠。②具有人工流产高危因素者，宫颈坚硬及发育不全；生殖道畸形及严重骨盆畸形。③有人工流产史，对手术有恐慌心理者。④剖宫产术后半年内，哺乳期。

(2) 禁忌证：①米非司酮药物禁忌；②前列腺素药物禁忌；③带器妊娠；④妊娠剧吐；⑤长期服用下列药物：抗结核、抗癫痫、抗抑郁药及阿司匹林、巴比妥类药物等；⑥宫外孕或可疑宫外孕；⑦贫血；⑧吸烟或嗜酒。

(3) 不良反应：①消化道症状；②子宫收缩痛；③出血；④感染（2005）。

3. 手术流产

(1) 适应证：①妊娠6～10周要求终止妊娠而无禁忌证者；②患有心脏病、心力衰竭史、慢性肾炎等不宜继续妊娠者。

(2) 禁忌证：①生殖道炎症、各种病急性期；②心力衰竭、高血压自有症状；③高热；④严重贫血；⑤术前当日2次体温在37.5℃以上者。

(3) 并发症及处理

①子宫穿孔（2005,2014）：应停止手术,给予缩宫素和抗生素,严密观察病人的生命体征（2014），探宫腔深度（2005）。

②人工流产综合反应（2001，2002，2003，2005，2008，2011）：在人工流产术中或手术结束时出现心动过缓、心律失常、血压下降、面色苍白、出汗、头晕、胸闷，甚至发生昏厥和抽搐。处理：术前精神安慰、操作轻柔，不施暴力，适当吸宫负压，出现心率减慢时静脉注射阿托品（2000，2001，2002，2003，2008，2011）0.5～1mg有一定效果。

③吸宫不全（2000，2002，2006）：常见并发症，术后流血超过10d,血量过多。或流血停止后又有多量流血。处理：B型超声检查（2000）无明显感染征象，应行刮宫（2001），术后用抗生

素预防感染（2000）。

④漏吸（2007）：排除宫外孕，再进行负压吸引术。

⑤术中出血：处理，可在扩张宫颈后注射缩宫素。

⑥术后感染：表现为体温升高、下腹疼痛、白带浑浊或不规则流血。处理：卧床休息、支持疗法、应用抗生素。

⑦栓塞。

八、计划生育方法的知情选择

============ 经 典 试 题 ============

1. 患者，30岁。孕2产1，月经过少1年，患滴虫阴道炎，选用何种方法避孕

A. 宫内节育器

B. 安全期避孕

C. 避孕套

D. 阴道隔膜

E. 口服避孕药

（2～4题共用题干）

患者，27岁。早孕7周，行人工流产术中，病人突然恶心，出冷汗，查体：面色苍白，BP9.3/6.7kPa（70/50mmHg），P60/min。

2. 该病人首先考虑为

A. 子宫穿孔

B. 羊水栓塞

C. 空气栓塞

D. 人工流产反应综合征

E. 漏吸

3. 该患者下一步处置为

A. 阿托品0.5mg

B. 异丙嗪25mg

C. 氯丙嗪25mg

D. 哌替啶50mg

E. 哌替啶或吗啡半量肌内注射

4. 如何操作能减少上述情况的出现

A. 反复吸刮以防残留

B. 扩张宫颈要轻柔

C. 人工流产手术尽量在孕40d内进行

D. 人工流产手术时负压要大

E. 人工流产手术时要保证足够的手术时间

参考答案：1. C 2. D 3. A 4. B

第22单元 妇 女 保 健

============ 重 点 提 示 ============

本单元不常考。适当了解。

============ 考 点 串 讲 ============

各期保健内容

1. 青春期保健。
2. 围婚期保健。
3. 生育期保健。
4. 围生期保健。
5. 围绝经期保健。
6. 老年期保健。

第11章 儿科疾病

本章重点

儿科学疾病与内科的个别大系统的疾病相似，故复习起来需要特别注意鉴别。儿科学的知识点较多，需重点掌握：①年龄分期及特点，小儿生长发育的规律、计划免疫种类。②维生素D缺乏佝偻病和营养不良的表现及治疗；足月儿与早产儿的特点及新生儿喂养。③新生儿溶血病的表现与治疗。④苯丙酮尿症的发病机制、表现与诊断。⑤风湿热的诊断标准与治疗。⑥麻疹、水痘、幼儿急疹与细菌性痢疾的表现及特点。⑦结核菌素试验的意义；结脑的分期与治疗。⑧小儿腹泻的表现及诊治，小儿液体疗法的基本特点。⑨急性上呼吸道感染的临床表现与支气管哮喘的诊断。⑩室间隔缺损、急性肾小球肾炎、缺铁性贫血的临床表现与治疗。

第1单元 绪 论

重点提示

1. 年龄分期 胎儿期、新生儿期、婴儿期、幼儿期、学龄前期、学龄期与青春期。
2. 生长发育迅速的2个时期 婴儿期、青春期。

考点串讲

年龄分期和各期特点（2015）

1. 胎儿期

（1）定义：从受孕到分娩，约40周（280d）。

（2）特点：胎儿完全依靠母体而生存，易受来自母体各种不利因素的影响而出现各种严重后果。

2. 新生儿期

（1）定义：自出生后脐带结扎起至刚满28d为止。出生后不满7d的阶段称为新生儿早期。

（2）特点：由于其生理调节和适应能力不成熟，因此发病率高，死亡率也高（2007，2008，2014）。

3. 婴儿期

（1）定义：从出生到满1周岁以前（2009）。

（2）特点：①生长发育最迅速的时期（第一生长发育高峰）（2002，2003，2006）；②对营养和能量的需要量相对较大；③母乳喂养十分重要，计划免疫。

4. 幼儿期

（1）定义：1周岁后至满3周岁（2007B）。

（2）特点：智力发育较快，语言、思维和交往能力增强，但识别能力和自我保护能力不足，注意防止各种意外创伤和中毒。

5. 学龄前期

（1）定义：3周岁至6~7岁。

（2）特点：智力发育更趋完善，可塑性强。

6. 学龄期

（1）定义：从入学前（6~7岁）至青春期前（12~14岁）。

（2）特点：除生殖系统外其他器官发育接近成人水平。注意预防近视和龋齿，端正坐、立、行姿势；安排有规律的生活、学习和锻炼，保证足够的营养和睡眠；防治精神、情绪和行为方面的问题。

7. 青春期

（1）定义：女孩从 11~12 岁到 17~18 岁；男孩从 13~14 岁开始到 18~20 岁。

（2）特点：①生长发育速度明显加快（第二生长发育高峰）(2002，2003)；②生殖系统迅速发育并逐渐成熟；③心理、行为、精神方面不稳定。

经典试题

1. 婴儿期指的是
A. 从出生后至满 1 周岁之前
B. 从出生后 28d 至满 1 周岁之前
C. 从出生后 1 个月至 1 周岁之前
D. 从 1~2 周岁之前
E. 从 1~3 周岁之前

2. 幼儿期指的是
A. 出生后 28 天至满 2 周岁
B. 出生后 1 个月至满 2 周岁
C. 出生后 1 周岁至满 2 周岁之前
D. 出生后 1 周岁至满 3 周岁之前
E. 出生后 2 周岁至满 3 周岁之前

3. 我国将围生期定为
A. 自妊娠 20 周后到出生后 7 足天
B. 自妊娠 28 周后到出生后 7 足天
C. 自妊娠 20 周后到出生后 14 足天
D. 自妊娠 28 周后到出生后 14 足天
E. 自妊娠 28 周后到出生后 28 足天

参考答案：1. B 2. D 3. B

第 2 单元 生 长 发 育

重点提示

1. 生长发育规律 由上到下、由近到远、由粗到细、由低级到高级、由简单到复杂。
2. 体格生长常用指标 体重、身高、头围、胸围，熟记各个指标的常用值及计算方法。
3. 骨骼发育 头颅骨、脊柱、长骨骨化中心。
4. 运动 二抬三翻六会坐，七滚八爬周会走。语言发育 3 阶段：发音、理解与表达。

考点串讲

一、小儿生长发育规律

生长发育的一般规律：

1. 生长发育的连续性、阶段性 婴儿期生长最快（为第一个生长高峰），尤其前 3 个月更快；青春期又迅速加快（为第二个生长高峰）(2002，2003)。

2. 各系统器官发育的不平衡性 神经系统最早（先快后慢）(2016)、生殖系统最晚（先慢后快），淋巴系统在儿童期迅速生长，青春期前达高峰，以后逐渐下降(2007B)。其他系统如心、肝、肾、肌肉的发育基本与体格生长平衡。

3. 生长发育的顺序性的一般规律(2006) 由上到下（先抬头、抬胸、坐、立），由近到远（运动从臂到手、从腿到脚），由粗到细（抓握到拾取），由简单到复杂（从画直线到画圆圈），由低级到高级（从视听感觉到思维记忆）。

4. 生长发育的个体差异性

二、体格生长常用指标

（一）体重

1. 意义 了解小儿发育营养情况(2016)，也为儿科临床给药、输液的重要依据。出生后 1 周内因奶量摄入不足，水分丢失、胎粪排出等因素可出现暂时体重下降称生理性体重下降(2000)。如体重下降幅度超过 10%或至第 10 天还未恢复到出生体重（简称"双 10"），则为病理状态。

2. 计算公式[（单位：kg）2002，2003，2004，2006，2007A，2008，2009，2011，2016]
<6个月 = 月龄×0.7+出生体重（出生体重一般默认为3kg）
6~12个月 = 月龄×0.25+6（2015）
1~12岁 = 年龄×2+8

（二）身高

1. **意义** 代表体格生长发育水平。
2. **计算公式（2002，2003，2004，2005，2011，2014，2016）** 出生时平均为50cm，1周岁时约为75cm（2015），2周岁时约为85cm，2~12岁身高估算公式为：身高（cm）=年龄×7+75。

（三）头围

1. **意义** 较小头围见于脑发育不良，头围过大提示脑积水。
2. **测量方法** 经眉弓上方、枕后结节绕头1周的长度（2001）。
3. **增长规律（2003，2004，2006）** 出生时为33~34cm，生后第1年前3个月=后9个月=6cm，1岁时为46cm，2岁为48cm，2~15岁头围一共仅增加6~7cm。

（四）胸围（2002，2006，2007A，2007B）

胸围出生时为32cm，<1岁时，胸围小于头围，1岁约为46cm，与头围相等，1岁至青春期前=头围+年龄-1cm（胸围大于头围）。

三、骨骼发育和牙齿发育

（一）骨骼发育

1. **头颅骨发育** 可根据头围大小、骨缝闭合及前后囟关闭迟早来衡量颅骨发育。
　　（1）前囟：初生时1.0~2.0cm（两对边中点连线，见图11-1），于1~2岁闭合（2002，2005，2006）。临床意义：早闭见于头小畸形；晚闭见于佝偻病、脑积水；饱满见于颅内压增高；凹陷见于脱水、重度营养不良。
　　（2）后囟：出生时后囟很小或已闭合，最迟6~8周龄闭合（2007A），晚闭一般见于克汀病。
　　（3）头颅骨缝：3~4个月闭合。
2. **脊柱发育** 新生儿时仅有轻微后凸，3个月能抬头时出现颈椎轻微前凸（第一生理弯曲），6个月出现胸椎后凸（第二生理弯曲），1岁能行走时出现腰椎前凸（第三生理弯曲），6~7岁时以上弯曲有韧带固定。

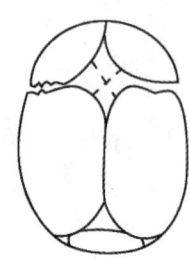

图11-1 前囟

3. **长骨发育** 腕骨骨化中心共10个，10岁出齐。1~9岁的数目=岁数+1，如骨化数目≤年龄-3可以诊断骨龄落后。

（二）牙齿发育

乳牙出生后4~10个月开始萌出，如12个月后尚未出牙者可视为异常，乳牙于2~2.5岁出齐，共20颗。乳牙数可按月龄减4~6推出（2002，2007B）。6岁出第一颗恒牙，6~12岁按乳牙出牙先后顺序逐个以恒牙换代，12岁左右出第二磨牙，18岁以后第三磨牙，20~30岁出齐。出牙时个别小儿出现低热、唾液增多等表现，属于正常生理现象。佝偻病、营养不良、先天性甲状腺功能低下及先天愚型等患儿出牙延迟、牙釉质欠佳。

四、运动和语言发育

1. **运动发育** 可分为大运动和细运动两大类。运动功能发育一般规律是：由上到下，由近及远，由不协调到协调，由粗到精细、准确、灵巧。
2. **语言发育** 必须具备正常的发音器官、听觉和大脑语言中枢。语言的发育要经过发音、理解、表达3个阶段（2000）。

小儿运动和语言和发育进程见表11-1。

表 11-1 小儿运动和语言发育进程

年龄	运动发育 粗动作	运动发育 细动作	语言发育
新生儿	无规律、不协调动作	紧握拳	能哭叫
2个月	直立及仰卧位能抬头		发出和谐的喉音
3个月	仰卧位变为侧卧位	用手摸东西	咿呀发音
4个月	扶着髋部能坐	手能握持玩具	笑出声
5个月	扶腋下能站直	双手各握一玩具	能喃喃发出单音节
6个月	能独坐一会	用手摇玩具	
7个月	会翻身，独坐很久	将玩具从一手换入另一手	能无意识发出重复音，如"爸爸""妈妈"
8个月	会爬，能扶栏杆站起	会拍手	重复大人所发简单音节
9个月	试独站	会从抽屉取出玩具	能懂得几个复杂词语，如"再见"等
10~11个月	能独站片刻,能推车走几步	拇、示指对指拿东西	开始用单词，一个单词表示很多意义
1岁	逐渐会行走	弯腰取东西，会将圆圈套在木棍上	能说出物品及自己名字，认识并指出身体各部位
1.5岁	会蹲着玩，爬台阶	有目标地扔皮球	
2岁	双足跳	用勺子吃饭	用简单语言表达自己的需要，对人、事有喜乐之分
3岁	会跑	会骑三轮车、洗手等（2014）	词汇增多，说话逐渐流利

总的来说，运动发育中的粗动作发育可以总结为：<u>二抬（头）三翻（身）六会坐，七滚八爬周（周岁）会走。</u>

语言发育可以总结为：<u>0~4（个月）叫，4~5（个月）笑，5~6（个月）出音节，7~9（个月）重复音，10~12（个月）用单词，1~1.5（岁）说名字，1.5~3（岁）能表达。</u>

经典试题

1. 小儿体重在2岁至青春前期每年增长约
   A. 1kg
   B. 2kg
   C. 3kg
   D. 4kg
   E. 5kg

2. 1周岁小儿的头围应约为
   A. 34cm
   B. 38cm
   C. 42cm
   D. 46cm
   E. 50cm

3. 小儿前囟闭合的时间在
   A. 3~4个月
   B. 4~6个月
   C. 6~12个月
   D. 1~1.5岁
   E. 2岁

4. 小儿前囟早闭见于
   A. 克汀病
   B. 佝偻病
   C. 脑发育不良
   D. 极度消瘦者
   E. 脑炎

5. 乳牙开始萌出的月龄是
   A. 3~4个月
   B. 4~10个月
   C. 10~12个月
   D. 12~15个月
   E. 15~18个月

6. 小儿生长发育的一般规律，不正确的是
   A. 由下到上

B. 由近到远

C. 由粗到细

D. 由低级到高级

E. 由简单到复杂

7. 小儿出现第一个条件反射是

A. 觅食反射

B. 握持反射

C. 拥抱反射

D. 吞咽反射

E. 吸吮动作

8. 人类语言发展的关键期为

A. 胎儿期

B. 1岁以内

C. 1~3岁

D. 4~6岁

E. 7~8岁

9. 1岁小儿体格发育正常,体重9kg,头围46cm,身高75cm,其胸围最可能是

A. 32cm

B. 34cm

C. 46cm

D. 48cm

E. 50cm

10. 9岁男孩,营养发育正常,体重26kg,身长133cm,头围53cm,胸围最可能是

A. 53cm

B. 57cm

C. 61cm

D. 63cm

E. 65cm

11. 1岁小儿体格发育正常,体重 9kg,头围46cm,身高75cm,其胸围最可能是

A. 32cm

B. 34cm

C. 46cm

D. 48cm

E. 50cm

12. 一个健康儿体重 7.5kg,身长 62cm,会翻身,能独坐很久,不会爬,能发出"爸爸""妈妈"等复音,但无意识,能听懂自己的名字,其月龄最可能为

A. 3~4个月

B. 5个月

C. 6个月

D. 7个月

E. 8个月

13. 一个健康儿前囟 2.0cm×2.0cm,体重7kg,能独坐一会儿、用手摇玩具,能认识熟人和陌生人,其月龄为

A. 3个月

B. 6个月

C. 8个月

D. 10个月

E. 12个月

(14~15题共用题干)

婴儿体重 4kg,前囟 1.5cm×1.5 cm,能微笑,头不能竖立,已形成第一个条件反射,即抱起喂奶时出现吸吮动作。

14. 最可能的月龄是

A. 1周

B. 2周

C. 1~2个月

D. 3~4个月

E. 4~6个月

15. 第一个条件反射何时出现

A. 出生后1周左右

B. 出生后2周左右

C. 1~2个月

D. 3~4个月

E. 4~6个月

参考答案:1. B 2. D 3. D 4. C 5. B 6. A 7. E 8. C 9. C 10. C 11. C 12. D 13. B 14. C 15. B

第3单元 儿童保健

重点提示

计划免疫预防接种程序:卡介苗(刚出生)、乙肝疫苗(0,1个月、6个月)、脊髓灰质炎疫苗(生后2个月)、百白破疫苗(出生后3个月、4个月、5个月)、麻疹疫苗(出生后8个月)。

考点串讲

计划免疫和预防接种

1. 小儿计划免疫种类　我国卫生部规定，婴儿必须在1岁内完成卡介苗，脊髓灰质炎三价混合疫苗，百日咳、白喉、破伤风类毒素混合制剂（简称百白破混合制剂），麻疹减毒疫苗和乙肝病毒疫苗5种疫苗接种的基础免疫（简称五苗防七病）(2002，2003，2004，2006，2012，2014)。

2. 预防接种免疫的实施程序　我国卫生部规定的儿童计划免疫接种程序，见表11-2。

表11-2　我国卫生部规定的儿童计划免疫接种程序

接种疫苗	年龄
卡介苗	刚出生
脊髓灰质炎三价混合疫苗	2个月，3个月，4个月；4岁复种（2001，2003，2012，2017）
百白破混合制剂	3个月（2015），4个月，5个月（2017）；1.5～2岁复种第一次，6岁复种第二次
麻疹减毒疫苗	8个月（2015，2016）；6岁复种
乙肝疫苗	刚出生，1个月，6个月（2003，2008，2011）

经典试题

1. 下列何者为卡介苗的初种年龄
A. 出生
B. 1个月
C. 2个月
D. 3个月
E. 4个月

2. 初种麻疹减毒活疫苗的时间是
A. 出生后2个月
B. 出生后4个月
C. 出生后8个月
D. 4岁时加强1次
E. 8岁时加强1次

参考答案：1. A　2. C

第4单元　营养和营养障碍疾病

重点提示

1. 儿童能量代谢　基础代谢、食物热力作用、生长代谢、活动消耗、排泄消耗。
2. 母乳特点（营养丰富、易吸收、含SIgA）及辅食添加顺序　需熟知。婴儿每日能量需要100kcal/kg，8%糖牛奶供能约418.4kJ/100ml（100kcal/100ml）。
3. 水的需要　婴儿为150ml/(kg·d)，以后每3岁减少约25ml/(kg·d)。
4. 维生素D缺乏性佝偻病　分为初期（主要表现为神经兴奋性增高）、激期（骨骼改变）、恢复期和后遗症期。血清25-(OH)D$_3$，1，25-(OH)$_2$D$_3$水平的测定为早期可靠诊断指标。
5. 维生素D缺乏性手足搐搦症　典型发作为惊厥、手足抽搐、喉痉挛；隐匿发作为面神经征、腓反射、陶瑟征。
6. 蛋白质-能量营养不良的并发症　贫血、维生素A等缺乏、自发性低血糖等。

考点串讲

一、儿童营养基础

（一）能量代谢

1岁以内婴儿平均需要能量397.5～418.4kJ/(kg·d)[95～100 kcal/(kg·d)]，以后可按每3岁减少41.8kJ/(kg·d)[10 kcal/(kg·d)]推算，到15岁时达成年人需要量，为209.2～251kJ/

（kg·d）[50~60kcal/（kg·d）]（2001，2003，2006，2007B）。小儿能量消耗量包括基础代谢、食物的热力作用、生长、活动和排泄5个方面（2001，2004）。

1. 基础代谢　婴儿时期基础代谢的能量需要一般占总能量的50%~60%，约[230.1kJ（55kcal）/（kg·d）2002，2004，2009]，7岁时为184.1kJ（44kcal）/（kg·d），12岁时为125.5kJ（30kcal）/（kg·d），成年人时为104.6~125.5kJ（25~30kcal）/（kg·d）。

2. 食物热力作用　蛋白质食物热力作用为本身产生能量的30%，糖类为6%，脂肪为4%。婴儿食物含蛋白质多，食物热力作用占总能量的7%~8%，年长儿为混合食物，其食物热力作用为5%。

3. 生长代谢　属于小儿特有（2002，2007A）。与儿童生长速度成正比。

4. 活动消耗　生长代谢和活动所需能量占总能量的32%~35%。

5. 排泄消耗　正常情况下占总能量的10%，腹泻时增加。

（二）营养素（宏量与微量营养素）的需要

1. 宏量营养素

（1）糖类：每克供能约16.7kJ（4kcal）（2003，2014）。糖类产生的能量应占总能量的55%~65%（2006），过低或过高都不利于健康。

（2）脂类：每克供能约37.6kJ（9kcal）（2003）。脂肪产能6个月以下占婴儿总能量的45%~50%，6个月至2岁以下为35%~40%，2~7岁以下为30%~35%，7岁以上为25%~30%。

（3）蛋白质：乳类和蛋类蛋白质具有最适合构成人体蛋白质的氨基酸配比，其生理价值最高。每克供能约4kcal（2003）。蛋白质供能占总能量的8%~15%。婴幼儿生长旺盛，保证优质蛋白质供给非常重要，优质蛋白应占50%以上。

2. 微量营养素

（1）矿物质：①常量元素：每日膳食需要量都在100mg以上的称为常量元素。其中含量>5g的有钙、磷、镁、钠、氯、钾、硫等7种；②微量元素：某些元素体内含量少，需通过食物摄入，有一定生理功能的为微量元素。其中有必需微量元素（碘、锌、硒、铜、钼、铬、钴、铁8种，其中铁、碘、锌为容易缺乏的微量营养素）、可能必需元素（锰、硅、硼、矾、镍5种）、有潜在毒性但在低剂量时可能具有人体必需功能的元素（氟、镉、汞、砷、铝、锂、锡7种）。

（2）维生素：维生素需要量虽极小，但大多数不能在体内合成（维生素D、维生素K及部分维生素B除外），必须由食物中获得。维生素可分为脂溶性（维生素A、D、E、K）及水溶性（维生素B族和C）两大类。

3. 膳食纤维素　具有吸收大肠水分、软化大便、促进肠蠕动等功能。婴幼儿可从谷类、水果、蔬菜中获得。

（三）水的需要

每418.4kJ（100kcal）热量的混合膳食可产生的内生水约12ml（2003）。婴儿体内水分占体重的70%~75%。年龄越小相对需水量就越大，婴儿为150ml/（kg·d），以后每3岁减少约25ml/（kg·d）（2001）。

二、婴儿喂养

（一）母乳喂养

1. 人乳特点（2007B，2017）

（1）营养丰富，比例适当，易于吸收：①酪蛋白与乳清蛋白比例为1:4，易于消化吸收。②乙型乳糖含量多，利于脑发育，利于双歧杆菌、乳酸杆菌的生长（2002），并产生B族维生素以及利于钙吸收。③不饱和脂肪酸含量多，利于脑发育。脂肪酶可使脂肪颗粒易于消化吸收。④铁吸收率高，钙磷比例适宜（2:1）。⑤维生素D及维生素K含量较低。

(2) 生物作用：①母乳缓冲力小，对胃酸中和作用弱，有利于消化；②含有不可代替的免疫成分，如 SIgA（初乳含量最高）、乳蛋白等，起到增进婴儿免疫力的作用；③含有生长调节因子，对细胞增殖发育有重要作用。

(3) 其他：加快母亲产后子宫复原，减少再次受孕。

2．人乳成分 ①初乳一般指产后 4～5d 的乳汁，含免疫球蛋白多，对新生儿发育和抗感染十分重要；②过渡乳是产后 5～14d 的乳汁，含脂肪最高；③成熟乳为第 14 天至 9 个月的乳汁，乳汁量最多；④晚乳指 10 个月以后的乳汁。

3．喂养方法 尽早开奶（产后 15min 至 2h 内）（2003），按需哺乳，吃饱为度，一般每 2～4h1 次，每次哺乳 15～20min。每次喂养时应吸空一侧乳房，再吸另一侧，下次喂哺则从未吸空一侧开始，轮流交换。4～6 个月起可开始添加一些辅助食品，12 个月左右可完全断奶。

（二）人工喂养

牛奶是最常用的代乳品，但成分并不适合婴儿。羊乳成分与牛乳相仿，但叶酸及维生素 B_{12} 含量较少。

1．牛奶成分（2007B） 酪蛋白与乳清蛋白比例为 4∶1，不易消化。饱和脂肪酸多，脂肪颗粒大，缺乏脂肪酶，乳糖少，主要为甲型乳糖，有利于大肠埃希菌生长，一般需加 5%～8% 的糖。矿物质成分较高，不利于新生儿、早产儿及肾功能差的婴儿食用。牛奶含锌、铜较少，铁吸收率仅为人乳的 1/5。另外，还缺乏各种免疫因子，这是牛奶与人乳的最大区别。

2．牛奶制品 ①全脂奶粉：按重量 1∶8 或体积 1∶4 配制。②蒸发乳。③酸奶。④婴儿配方奶粉：以牛奶为基础的改造奶，使宏量营养素成分尽量接近母乳。为 6 个月以下婴儿人工喂养的首选（2007B）。一般市售配方奶粉配有统一规格的专用小勺，重量比均为 1∶7，如盛 4.4g 奶粉的专用小勺，一勺宜加入 30ml 温开水。⑤甜炼乳、麦乳精等不宜作为婴儿主食（2006）。

3．牛乳量计算法 一般按每日能量需要计算：婴儿每日能量需要 418.4kJ（100kcal）/kg。①配方奶粉：一般婴儿配方奶粉 1g 供能约 20.9kJ（5kcal），故婴儿配方奶粉每日摄入量约为 20g/kg。一般约为每隔 3h 喂养 1 次（2003）。②全牛奶：一般 100ml 含 8% 糖的全牛奶供能约 418.4kJ（100kcal），故婴儿每日需 8% 糖牛奶为 100ml/kg（2001，2002，2006，2007A，2007B，2008）。全日奶量可分为 5 次喂哺，全牛奶与水可同时或间隔喂给。

（三）辅助食品添加

1．添加原则 从少到多；由稀到稠；从细到粗；习惯一种食物后再加另一种；应在婴儿健康、消化功能正常时添加。

2．添加顺序

1～3 个月：汁状食物，如水果汁、青菜汤、鱼肝油和钙剂。

4～6 个月：泥状食物（2011），如米糊、米汤、稀粥、蛋黄、鱼泥、菜泥、豆腐（2007A，2008）。

7～9 个月：末状食物，如烂面、粥、肉末（2011）、菜末、肝泥、蛋、鱼、饼干等。

10～12 个月：碎状食物，如软饭（面）、粥、碎肉、碎菜、豆制品等。

[为方便记忆，以上可归纳为四个字"支（汁）离（泥）破（末）碎"]。

三、维生素 D 缺乏性佝偻病

主要见于 2 岁以下婴幼儿，特别是小婴儿。

（一）病因

日照不足、摄入不足、生长发育过快等。（2011）

（二）发病机制

见图 11-2。

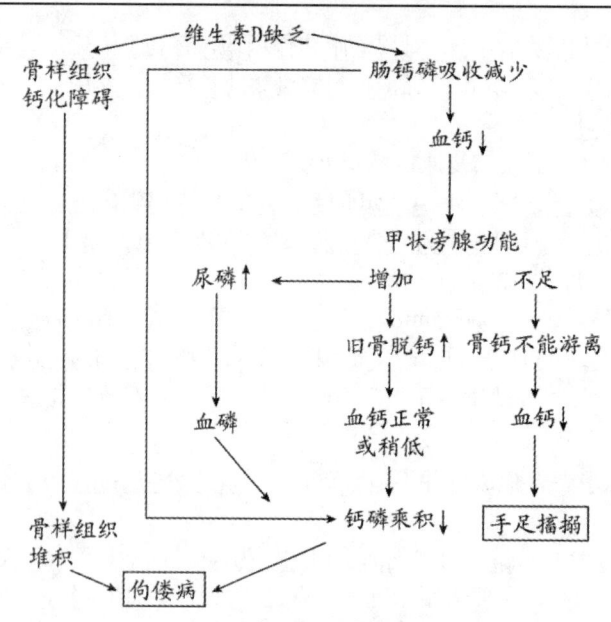

图 11-2 维生素 D 缺乏性佝偻病的发病机制

甲状旁腺代偿功能升高；维生素 D 缺乏性手足搐搦症则为甲状旁腺功能不足（2000）。

（三）临床表现

1. 初期　多见于 6 个月以内，特别<3 个月的婴儿，主要表现为神经兴奋性增高；易激惹、烦躁、睡眠不安、夜惊、多汗、枕秃，X 线片检查多正常，或仅见临时钙化带稍模糊。血钙浓度下降，血磷浓度降低，钙磷乘积稍低（30～40），碱性磷酸酶增高或正常。

2. 激期　除初期症状外，主要表现为骨骼改变和运动功能发育迟缓。

骨骼改变：

（1）头部：①颅骨软化，多见于 3～6 个月婴儿（2001，2005，2006，2007A，2008，2011，2015）；②方颅，由骨样组织增生所致（2002），多见于 7～8 个月的小儿（2003，2011，2016）；③前囟增大及闭合延迟；④出牙延迟。

（2）胸廓：胸廓畸形多发于 1 岁左右小儿。①肋骨串珠（好发于 1 岁左右，因骨样堆积所致，在肋骨和肋软骨交界处，可看到钝圆形隆起，以第 7～10 肋最明显）；②肋膈沟（赫氏沟）（2004，2007A）；③鸡胸或漏斗胸。

（3）四肢：①腕踝畸形，多见于 6 个月以上小儿，状似手镯或脚镯；②下肢畸形，1 岁左右站立行走后小儿，"O"形腿或"X"形腿（2004，2007A）。

（4）脊柱后突或侧弯，骨盆畸形。

血生化及骨骼 X 线改变：

血清钙稍降低，血磷明显降低，钙磷乘积常低于 30，碱性磷酸酶明显增高（2002，2003，2004，2005，2007A）。X 线检查干骺端临时钙化带模糊或消失，呈毛刷样，并有杯口状改变；骺软骨明显增宽，骨骺与骺端距离加大；骨质普遍稀疏，密度减低，可有骨干弯曲或骨折（2004）。

3. 恢复期　患儿临床症状减轻至消失。血清钙磷数天内恢复，碱性磷酸酶 4～6 周恢复，X 线表现 2～3 周后恢复。

4. 后遗症期　多见于 2 岁以后的儿童，血生化及 X 线检查均正常，仅遗留不同程度的骨骼畸形（2014）。

（四）诊断（2017）与鉴别诊断

血清 25-(OH)D₃（正常 10～60μg/L）（2011）和 1,25-(OH)₂D₃（正常 0.03～0.06μg/L）水平在初期就明显降低，为早期可靠的诊断指标（2007A，2007B）。

1. **低血磷性抗维生素 D 佝偻病（2007B）** 多有遗传病史，由于肾脏重吸收磷有障碍，导致血磷显著降低，高尿磷，血钙多正常。常规剂量维生素 D 治疗无效，治疗需同时补充磷。
2. **远端肾小管酸中毒** 远端小管泌氢障碍，可出现高氯性代谢性酸中毒、高尿磷钙、低血磷钙、低钾、碱性尿等表现。
3. **维生素 D 依赖性佝偻病** 为常染色体隐性遗传，可分两型。两型除均出现严重佝偻病症状外，Ⅰ型还有高氨基酸尿症，Ⅱ型有脱发。
4. **肾性佝偻病，肝性佝偻病** 有肾病或肝病病史，血钙降低，肾性佝偻病还有血磷高的表现。

（五）治疗

1. **预防（2017）** 充足的日光浴及维生素 D 的补充是预防的关键。早产儿、低出生体重儿、双胎儿在生后 1 周开始补充维生素 D 800U/d，3 个月后改预防量 400U/d；足月儿自出生 2 周后开始补充维生素 D 400U/d。均补充至 2 岁（2000）。
2. **治疗**
（1）一般治疗：及时添加辅食，多晒太阳，激期勿让患儿多坐、多站，防止骨骼畸形。
（2）维生素 D 制剂：①口服法。每日给维生素 D 0.2 万～0.4 万 U，或 1，25-(OH)$_2$D$_3$（罗钙全）0.5～2μg，4 周后改为预防量。②突击疗法。肌注维生素 D$_3$ 20 万～30 万 U，3 个月后随访若明显好转，改预防量口服。
（3）补充钙剂：一般无须补充，但 3 个月内小婴儿或有手足搐搦症病史，肌内注射前先服钙剂 2～3d，肌内注射后再继续服至 2 周。

四、维生素 D 缺乏性手足搐搦症

多见于 6 个月以内的小婴儿。

（一）病因

见前维生素 D 缺乏性佝偻病。

（二）临床表现

1. **典型发作** 惊厥、手足搐搦、喉痉挛（2016），无热惊厥最常见（2012）。
2. **隐匿发作**
（1）面神经征（Chvostek 征）：手指尖或叩诊锤骤击患儿颧弓与口角间的面颊部，引起眼睑和口角抽动为面神经征阳性，新生儿期可呈假阳性。
（2）腓反射（peroneal sign）：叩诊锤骤击膝下外侧腓骨小头上腓神经处，引起足向外侧收缩者即为腓反射阳性。
（3）陶瑟征（Trousseau 征）：用血压计袖带包裹上臂，使血压维持在收缩压与舒张压之间，5min 之内该手出现痉挛症状属阳性。

（三）诊断和鉴别诊断

1. **诊断** 血钙低于 1.75mmol/L（7mg/dl），或离子钙低于 1.0 mmol/L（4mg/dl）（2002，2007B）。
2. **鉴别诊断** 低血糖症、低镁血症、婴儿痉挛症、甲状旁腺功能减退等。

（四）治疗

1. **急救处理** 止惊厥[地西泮（2014）、水合氯醛、苯巴比妥钠等]，保持气道通畅、吸氧（2000）。
2. **钙剂** 10%葡萄糖酸钙 5～10ml（不能>10ml）加 5～20ml 葡萄糖溶液稀释后静脉缓慢推注（>10min）（2000）；平稳后口服钙剂。钙剂不适与乳类同服，以防形成凝块影响吸收。
3. **维生素 D** 应用钙剂 2～3d 后开始，可口服或突击。

五、蛋白质-能量营养不良

是由于各种原因导致能量和（或）蛋白质缺乏的一种营养缺乏症，主要见于 3 岁以下的小儿，

如以能量不足为主，表现为体重明显减轻、皮下脂肪减少者称为消瘦型，如以蛋白质不足为主，表现为水肿者为水肿型。

（一）病因

营养或饮食不当；疾病诱发：消化系统疾病（如迁延性腹泻等）或先天畸形（如唇腭裂等）最为常见（2007B）。

（二）临床表现

消瘦型多见于1岁以内婴儿，首先的表现是体重不增（2002，2006，2007A，2014），随营养失调加重，出现体重逐渐下降，脂肪最早是腹部（2005），然后躯干、臀部、四肢，最后是面部（2003，2009）和肌肉减少消失，皮肤苍白多褶皱、弹性消失，对外界刺激反应淡漠、心率缓慢、心音低钝、呼吸浅表、肌张力低下；水肿型常见于1～3岁者，水肿常伴有肝大、毛发稀疏、容易脱落。营养不良时总液体量增多，细胞外液呈低渗性，故还常有低渗性脱水。临床分度标准见表11-3（2000，2001，2002，2004，2005，2007A）。

表 11-3　营养不良的临床分度标准

	Ⅰ度	Ⅱ度	Ⅲ度（2011）
体重低于正常值	15%～25%	25%～40%	>40%
腹部皮下脂肪层	0.8～0.4cm	<0.4cm	完全消失
肌张力	基本正常	减低、肌肉松弛	低下、肌肉萎缩
精神状态	基本正常	不稳定、易疲乏烦躁	精神萎靡、反应低下与烦躁交替

（三）诊断

根据小儿年龄及喂养史，有体重下降、皮下脂肪减少、全身各系统功能紊乱及其他营养素缺乏的临床症状和体征，典型病例的诊断并不困难。5岁以下营养不良的体格测量指标的分型和分度如下。

1. 体重低下　体重低于同年龄、同性别参照人群值的均值减 $2SD$ 以下。
2. 生长迟缓　其身长低于同年龄、同性别参照人群值的均值减 $2SD$。
3. 消瘦　体重低于同性别、同身高参照人群值的均值减 $2SD$。

符合1项即可进行营养不良的诊断。

（四）并发症

1. 营养性贫血　最多见为营养性缺铁性贫血。
2. 各种维生素缺乏　常见者为维生素A缺乏（2002，2005，2007A）。
3. 自发性低血糖　最严重并发症，表现为面色灰白，神志不清，脉搏减慢，呼吸暂停，体温不升，但一般无抽搐，可因呼吸麻痹而死亡（2001，2002，2005，2007B，2015，2016）。
4. 感染。

（五）治疗

1. 去除病因
2. 调整饮食及补充营养物质　①轻度营养不良：热量自334.7～418.4kJ/（kg·d）[80～100kcal/（kg·d）]，蛋白质自3g/（kg·d）开始。②中度营养不良：热量自251～334.7kJ/（kg·d）[60～80kcal/（kg·d）（2000）]，蛋白质自2g/（kg·d），脂肪自1g/（kg·d）开始，逐渐增加。③重度营养不良：热量自167.4～251kJ/（kg·d）[40～60kcal/（kg·d）]（2004，2011），蛋白质自1.3g/（kg·d），脂肪自0.4g/（kg·d）开始，首先满足患儿基础代谢需要，以后逐渐增加。
3. 促进消化　给予各种消化酶及补充缺乏的维生素和微量元素，肌注苯丙酸诺龙促进蛋白质合成（2001），食欲极差者可试用胰岛素葡萄糖疗法。

4. 其他　输血，加强护理，治疗并发症等。

六、单纯性肥胖症

（一）病因

1. 能量摄入过多　摄入的营养超过机体代谢需要，多余的能量便转化为脂肪储存体内、导致肥胖。
2. 活动量过少　活动过少和缺乏适当的体育锻炼是发生肥胖症的重要因素，即使摄食不多，也可引起肥胖。
3. 遗传因素　肥胖有高度的遗传性，目前认为肥胖的家族性与多基因遗传有关。
4. 其他　如进食过快，或饱食中枢和饥饿中枢调节失衡以致多食；精神创伤（如亲人病故或学习成绩低下）以及心理异常等因素亦可致儿童过量进食。

（二）临床表现

明显肥胖儿童常有疲劳感，用力时气短或腿痛。严重肥胖者出现肥胖-换氧不良综合征。

体格检查可见患儿皮下脂肪丰满，腹部膨隆下垂，严重肥胖者胸腹、臀部及大腿皮肤出现皮纹；两下肢负荷过重可致膝外翻和扁平足。女孩胸部脂肪堆积应与乳房发育相鉴别，后者可触到乳腺组织硬结。男性肥胖儿阴茎可隐匿在阴阜脂肪垫中而被误诊为阴茎发育不良。

肥胖小儿性发育常较早，最终身高常略低于正常小儿。常有心理上的障碍，如自卑、胆怯、孤独等。

（三）诊断与鉴别诊断

1. 诊断　小儿体重为同性别、同身高参照人群均值10%～19%者为超重；超过20%以上者便可诊断为肥胖症；20%～29%者为轻度肥胖；30%～49%者为中度肥胖；超过50%者为重度肥胖。确诊时须与可引起继发性肥胖的疾病鉴别。
2. 鉴别诊断

（1）伴肥胖的遗传性疾病

①Prader-Willi综合征：呈周围型肥胖体态、身材矮小、智能低下、手足小、肌张力低、外生殖器发育不良。

②Laurence-Moon-Biedl综合征：周围型肥胖、智能轻度低下、视网膜色素沉着、多指（趾）、性功能减低。

③Alstrom综合征：中央型肥胖、视网膜色素变性、失明、神经性耳聋、糖尿病。

（2）伴肥胖的内分泌疾病

①肥胖生殖无能症（Fröhlich syndrome）：本症继发于下丘脑及垂体病变，其体脂主要分布在颈、颌下、乳房、下肢、会阴及臀部。

②其他内分泌疾病：如肾上腺皮质增生症、甲状腺功能减低症、生长激素缺乏症。

（四）治疗与预防

1. 治疗（2016）　肥胖症的治疗原则是减少产热能性食物的摄入和增加机体对热能的消耗。饮食疗法和运动疗法是两项最主要的措施。

（1）饮食疗法：小儿多推荐低脂肪、低糖类和高蛋白食谱。鼓励多吃体积大而热能低的蔬菜类食品。良好的饮食习惯对减肥具有重要作用，如避免晚餐过饱，不吃夜宵，不吃零食，少吃多餐，减慢进食速度、细嚼慢咽等。

（2）运动疗法：鼓励和选择患儿喜欢和有效易于坚持的运动，如晨间跑步、散步、做操等，每天坚持至少运动30min，活动量以运动后轻松愉快、不感到疲劳为原则。

（3）药物治疗：苯丙胺类和马吲哚类等食欲抑制药以及甲状腺素等增加消耗类药物对儿童均应慎用。

2. 预防　孕妇在妊娠后期要适当减少摄入脂肪类食物，防止胎儿体重增加过重；要宣传肥胖儿不是健康儿的观点，使家长摒弃"越胖越健康"的陈旧观念；父母肥胖者更应定期监测小儿体重，以免小儿发生肥胖症。

经典试题

1. 营养不良出现水肿是由于缺乏
A. 糖
B. 蛋白质
C. 脂肪
D. 维生素
E. 微量元素

2. 佝偻病颅骨软化多发生于
A. 1～3个月
B. 3～6个月
C. 6～9个月
D. 6～12个月
E. 12个月以上

3. 初期佝偻病的主要表现是
A. 骨骼系统改变
B. 运动系统改变
C. 语言发育落后
D. 非特异性神经精神症状
E. 反复感染

4. 5个月婴儿，体重6kg，每日需喂8%糖牛奶量及额外供给温水量为
A. 牛奶量为440ml，除牛奶外尚需给水160ml
B. 牛奶量为550ml，水为200ml
C. 牛奶量为660ml，水为240ml
D. 牛奶量为770ml，水为280ml
E. 牛奶量为880ml，水为320ml

5. 不能为机体提供能量的营养素是
A. 糖类
B. 淀粉类
C. 蛋白质类
D. 维生素类
E. 脂肪类

6. 营养不良最先出现的症状是
A. 体重不增
B. 身长低于正常
C. 皮下脂肪减少或消失
D. 皮肤干燥，苍白，失去弹性
E. 肌张力低下，体温偏低，智力迟钝

7. 小儿10个月。方颅，多汗，胸骨肋膈沟，血钙正常，血磷低，X线可见骨骺软骨增宽，干骺端临时钙化带模糊，并呈毛刷状改变，诊断为
A. 佝偻病初期
B. 佝偻病激期
C. 佝偻病恢复期
D. 佝偻病后遗症期
E. 先天性佝偻病

8. 一婴儿突发惊厥，无热，反复发作3次，惊厥后意志清，活泼如常，患儿为人工喂养，极少户外活动，未服鱼肝油，查体：出牙延迟，哈氏沟明显，方颅，血钙1.0mmol/L，最确切的诊断为
A. 佝偻病早期
B. 佝偻病的活动期
C. 营养性维生素D缺乏性手足搐搦症
D. 低血糖症
E. 低镁血症

（9～11题共用题干）

9个月婴儿，近1个月夜惊，睡眠差，多汗，烦躁，运动发育迟，刚会坐，不能爬，体检：前囟大，方颅，有哈氏沟及串珠。

9. 为了确定诊断应做的血化验
A. 血常规
B. 血离子钾、镁
C. 血糖
D. 血的酸碱度
E. 血钙、磷及碱性磷酸酶

10. 哪项治疗为首选
A. 每天口服维生素D 0.2万～0.4万U（50～100μg），持续1个月后，改为预防量400U/d
B. 每天口服维生素D 0.5万～1万U（125～250μg），连用2～3个月，改预防量
C. 每天口服维生素D 0.5万～1万U（125～250μg），连用2个月，改预防量
D. 每天口服维生素D 1万～2万U（250～500μg），持续用2～3个月
E. 每天口服维生素D 0.5万～1万U（125～250μg），连用3～6个月

11. 本病确切的诊断

A. 佝偻病初期
B. 佝偻病活动期
C. 佝偻病后遗症期
D. 佝偻病恢复期
E. 佝偻病手足搐搦症

参考答案：1. B 2. B 3. D 4. C 5. D 6. A 7. B 8. C 9. E 10. A 11. B

第5单元 新生儿与新生儿疾病

重点提示

1. 新生儿分类　足月儿、早产儿、过期产儿。
2. 新生儿Apgar评分及窒息的复苏方案　A. 清理呼吸道；B. 建立呼吸；C. 维持正常循环；D. 药物治疗；E. 评估。
3. 新生儿缺氧缺血性脑病治疗　控制惊厥首选苯巴比妥钠（20mg/kg）。
4. 新生儿黄疸　生理性黄疸（出生后2~5d出现，足月儿14d消退，早产儿3~4周消退）和病理性黄疸（出生后24h内出现，持续时间长，足月儿>2周、早产儿>4周消退，黄疸退而复现）。
5. 新生儿溶血病　表现为黄疸（出生后24h内出现），贫血，胆红素脑病等；改良Coombs或抗体释放试验阳性即可确诊。
6. 新生儿败血症　葡萄球菌感染最常见，"五不一低下"、血培养阳性有价值。
7. 新生儿寒冷损伤综合征　主要表现为皮肤硬肿、低体温。复温是关键（牢记复温时间）。

考点串讲

一、概述

分类

1. 根据胎龄分类　足月儿：37周≤胎龄<42周；早产儿：胎龄<37周；过期产儿胎龄≥42周。
2. 根据出生体重分类（2017）　低出生体重儿（<2500g）、极低出生体重儿（<1500g）、超低出生体重儿（<1000g）、正常出生体重儿（2500g≤出生体重≤4000g）、巨大儿（>4000g）。
3. 根据出生体重和胎龄的关系分类（2017）　出生体重在同胎龄儿平均体重的第10百分位以下称为小于胎龄儿，第10~90百分位者称适于胎龄儿，第90百分位以上者称大于胎龄儿。
4. 根据出生后周龄分类　早期新生儿：1周以内（发病率及病死率较高）；晚期新生儿：出生后第2~4周。
5. 高危儿　指已发生或可能发生危重疾病而需要监护的新生儿。

二、新生儿特点及护理

新生儿指从胎儿娩出脐带结扎到生后28d的婴儿。新生儿学属于围生医学的一部分。围生期指自妊娠28周至生后7d（2001）。

（一）足月产儿和早产儿的特点

1. 外观特点　见表11-4。

表11-4　足月新生儿与早产儿的特点

比较项目	足月儿	早产儿
皮肤	红润，胎毛少，皮下脂肪丰富（2004，2005）	红嫩，胎毛多，水肿
耳郭	发育良好	发育不良
乳腺	乳晕清晰、乳头突起、乳结可触及	乳晕不清、乳头平、乳结不能触及

续表

比较项目	足月儿	早产儿
四肢	肌肉有张力，四肢屈曲	肌张力低下
足底纹	整个足底都有、深	较少
指甲	达到或超过指端	未达到指端（2003）
外生殖器	睾丸降入阴囊、阴囊多皱褶，大阴唇遮盖小阴唇	睾丸未入阴囊、阴囊皱褶少，大阴唇不能遮盖小阴唇

2．生理特点

（1）呼吸系统：胎儿肺内充满液体，出生时约 1/3 肺液由口鼻排出，其余在建立呼吸后由肺间质毛细血管和淋巴管吸收（2003），如吸收延迟，则出现湿肺。肺泡表面活性物质由Ⅱ型肺泡上皮产生，妊娠 28 周出现在羊水内，35 周迅速增加。足月儿生后第 1 小时内呼吸 60~80/min（2003，2006），1h 后降至 40~50/min（2006）。

早产儿因呼吸中枢相对不成熟，可有呼吸暂停（呼吸停止在 20s 以上，伴心率慢<100/min，并出现发绀）；因肺泡表面活性物质少，易发生肺透明膜病。

（2）循环系统：足月新生儿心率波动范围为 90~160/min；足月儿血压平均为 9.3/6.7kPa（70/50mmHg）。

（3）消化系统：新生儿生后 24h 内排出胎便（2000），2~3d 排完。新生儿肝葡萄糖醛酸基转移酶活力低，是新生儿生理性黄疸的主要原因。

（4）泌尿系统：出生后 24h 内排尿。早产儿肾小管排酸能力有一定限制。

（5）血液系统：新生儿脐血平均血红蛋白值为 170g/L。足月新生儿白细胞计数为（15~20）×10^9/L，3~10d 降为（10~12）×10^9/L，早产儿较低为（6~8）×10^9/L；分类计数以中性粒细胞为主，4~6d 后以淋巴细胞为主。

（6）神经系统：腰椎穿刺应在第 4 与第 5 腰椎间隙进针。

（7）体温调节：体温调节功能差，产热依靠棕色脂肪（2007A），早产儿棕色脂肪少，常出现低体温。

（8）能量和体液代谢。

（9）免疫系统：不成熟，IgG 能通过胎盘，但早产儿体内含量低。IgA 及 IgM 不能通过胎盘，特别是分泌性 IgA 缺乏，使新生儿易患感染性疾病。

（10）常见的几种特殊的生理状态：①生理性黄疸；②乳腺肿大和假月经，因出生后母体雌激素影响中断所致；③"马牙"和"螳螂嘴"；④新生儿红斑及粟粒疹。

（二）新生儿护理

1．保暖　出生体重越低，适中温度就越高。出生体重 1.0kg 的早产儿，适中温度为 33~35℃；出生体重 1.5kg 约为 34℃（2004，2005）；出生体重 2.0kg 为 32~33℃。

2．喂养　正常足月儿生后半小时喂母乳，按需哺乳。

3．呼吸管理

4．皮肤黏膜护理

5．新生儿筛查　先天性甲状腺功能减低症、苯丙酮尿症等（2011）。

三、新生儿窒息

（一）临床表现及诊断

1．宫内窒息　胎儿缺氧早期为胎动增加，胎心率加快>160/min；晚期为胎动减少或消失，胎心减慢或停搏，羊水被胎粪污染呈黄绿或墨绿色。

2．新生儿窒息　临床上根据生后 1min 的 Apgar 评分（表 11-5），内容包括皮肤颜色、心率、对刺激反应、肌张力及呼吸 5 项指标进行评分（2007A，2007B），0~3 分为重度窒息，4~7 分为轻度窒息，8~10 分为无窒息。如 5min 评分仍低于 3 分者，神经系统受损较大。

表 11-5 新生儿 Apgar 评分标准（2017）

体征	0	1	2
皮肤颜色	发绀或苍白	身体红，肢端发绀	全身红
心率（/min）	无	<100	>100
反应（弹足底）	无反应	皱眉	哭、喷嚏
肌张力	松弛	四肢略屈曲	四肢活动
呼吸	无	慢而不规则	正常、哭声响亮

（二）治疗原则

1. ABCDE 复苏方案　A（air way），清理呼吸道；B（breathing），建立呼吸；C（circulation），维持正常循环；D（drug），药物治疗；E（evaluation），评价。ABC 最为重要，其中 A 是根本，B 是关键（2006）。

2. 复苏程序

（1）初步复苏步骤：包括保暖、摆好体位及吸净口、鼻、咽黏液及触觉刺激、擦干。

（2）通气复苏步骤：①触觉刺激。②复苏器加压给氧：频率为 40~60/min（胸外按压时为 30/min）。③加胸外心脏按压：无心率或正压通气 30s 后心率持续<60/min 应进行胸外按压。频率 90/min（每压 3 下，正压通气 1 次）。④加静脉或气管给药 1:10 000 肾上腺素。⑤扩容纠酸。⑥母有麻醉药史的给纳洛酮。⑦复苏技术：有效的复苏加压按压，胸外心脏按压及喉镜下经口气管插管。⑧复苏后观察监护：体温、呼吸、心率、血压、大小便性状、肤色及神经系统症状。注意酸碱平衡等。

四、新生儿缺血缺氧性脑病

（一）临床表现

见表 11-6。

表 11-6 新生儿缺血缺氧性脑病的临床表现

项目		轻度	中度（2002）	重度（2003）
意识		过度兴奋	嗜睡、迟钝	昏迷
肌张力		正常	减低	松软
原始反射	拥抱反射	稍活跃	不完全	消失
	吸吮反射	正常	减弱	消失
惊厥		可有肌阵挛	常有	多见，频繁发作
中枢性呼吸衰竭		无	有	严重
囟门		正常	正常或稍饱满	饱满、紧张
瞳孔		正常或扩大	常缩小，对光反射迟钝	不对称，或扩大
病程及预后		24h 症状最明显，3~5d 恢复，预后良好	24~72h 症状最明显，14d 内症状消失，1 周后不恢复者预后差	72h 症状最明显，病死率高，多数在 2 周内死亡，存活者多有后遗症

（二）诊断

病史、临床表现、头颅超声检查；头颅 CT 检查；磁共振成像；脑电图等（2014，2015）。

（三）治疗

支持治疗，控制惊厥（首选苯巴比妥，负荷量 20mg/kg，15~30min 静脉滴注）（2000，2002，

2008，2017），治疗脑水肿，首选呋塞米，严重者使用甘露醇，一般不主张使用激素。

五、新生儿呼吸窘迫综合征（新生儿肺透明膜病）

（一）病因和发病机制

PS的量低，肺泡表面张力增加，呼气末FRC降低，肺泡趋于萎陷。肺功能异常主要表现为肺顺应性下降，气道阻力增加，通气/血流值降低，气体弥散障碍及呼吸功增加，导致缺氧和因其所致的代谢性酸中毒及通气功能障碍所致的呼吸性酸中毒。缺氧及酸中毒使肺毛细血管通透性增高，液体漏出，使肺间质水肿和纤维蛋白沉着于肺泡表面形成嗜伊红透明膜，进一步加重气体弥散障碍，加重缺氧和酸中毒，并抑制PS合成，形成恶性循环。

糖尿病母亲所娩的婴儿由于其血中高浓度胰岛素能拮抗肾上腺皮质激素对PS合成的促进作用，发生率比正常增加5~6倍。PS的合成还受体液pH，体温和肺血流量的影响，因此，围生期窒息、低体温、前置胎盘、胎盘早剥和母亲低血压等所致的胎儿血容量减少，均可诱发RDS。

（二）临床表现

出生后6h内出现呼吸窘迫，主要表现为：呼吸急促、鼻扇、吸气性三凹征、发绀。呼吸窘迫呈进行性加重是本病特点。严重时表现为呼吸浅表，呼吸节律不整、呼吸暂停及四肢松弛。

（三）辅助检查

1. **实验室检查**
（1）泡沫试验：出现泡沫可除外RDS，无泡沫可考虑RDS。
（2）用肺成熟度的判定：测定羊水或患儿气管吸引物中L/S，若≥2提示"肺成熟"，1.5~2为可疑、<1.5提示"肺未成熟"。
（3）血气分析：pH值和PaO_2降低，$PaCO_2$增高。

2. **X线检查** 是目前诊断RDS的最佳手段。
（1）磨玻璃样改变：两肺呈普遍性的透过度降低，可见弥漫性均匀一致的细颗粒网状影。
（2）支气管充气征：在弥漫性不张肺泡（白色）的背景下，可见清晰充气的树枝状支气管（黑色）影。
（3）白肺：严重时双肺野均呈白色，肺肝界及肺心界均消失。
（4）肺容量减少（非CPAP或机械通气条件下）。

3. **超声波检查** 彩色多普勒超声有助于动脉导管开放确定和新生儿持续肺动脉高压（PPHN）的诊断。

（四）诊断与鉴别诊断

1. **诊断** 结合病史、临床表现和辅助检查做出诊断。
2. **鉴别诊断**
（1）湿肺：X线胸片显示肺气肿、肺门纹理增粗和斑点状云雾影，常见毛发线。
（2）B组链球菌肺炎：母亲妊娠晚期多有感染、胎膜前破或羊水有臭味史；母血或宫颈拭子培养有B组链球菌生长；机械通气时所需参数较低；病程与RDS不同。
（3）膈疝：腹部凹陷，患侧胸部呼吸音减弱甚至消失，可闻及肠鸣音；X线胸片可见患侧胸部有充气的肠曲或胃泡影及肺不张，纵隔向对侧移位。

（五）治疗与预防

1. **治疗** 目的是保证通换气功能正常，待自身PS产生增加，RDS得以恢复。机械通气和PS是治疗的重要手段。
（1）一般治疗
①保温：保持皮肤温度在36.5℃。
②监测：体温、呼吸、心率、血压和血气。

③保证液体和营养供应：第1天5%或10%葡萄糖液65~75ml/（kg·d），以后逐渐增加到120~150ml/（kg·d），并适当补充电解质。

④纠正酸中毒。

⑤抗生素：原则上不主张用，若合并感染，应依据细菌培养和药敏结果选择相应抗生素。

(2) 氧疗和辅助通气

①吸氧：轻症可选用鼻导管、面罩、氧气涵或鼻塞吸氧。

②持续气道正压

a. 目的是使有自主呼吸的患儿在整个呼吸周期中都接受高于大气压的气体，以增加FRC，防止呼气时肺泡萎陷，以改善肺氧合及减少肺内分流。

b. 指征：吸入氧分数＞0.4，PaO_2＜6.7kPa（50 mmHg）或$TcSO_2$＜0.90。

c. 方法：可经鼻塞、面罩或气管插管进行。

d. 参数：压力0.39~0.98kPa（4~10cmH_2O），气体流量最低为患儿每分通气量的3倍或5L/min。CPAP多适用于轻、中度RDS患儿，若其$TcSO_2$或PaO_2已符合上呼吸机指征者，还应尽早给予机械通气治疗。

③常频机械通气

a. 指征：当FiO_2=0.6，PaO_2＜6.7kPa（50mmHg）或$TcSO_2$＜0.85（发绀型先心病除外）。PaO_2＞8~9.3kPa（60~70 mmHg）伴pH＜7.25。

严重或药物治疗无效的呼吸暂停。具备上述一项者即可行机械通气。

b. 初始参数：吸气峰压（PIP）1.96~2.94kPa（20~30cmH_2O）；呼气末正压（PEEP）0.39~0.59kPa（4~6cmH_2O）；呼吸频率（RR）20~60/min；吸气时间（TI）0.3~0.5s；流量（FR）8~12L/min。15~30min后检测动脉血气，依据其结果决定是否需调整参数。

c. 并发症：肺气漏；慢性肺疾病；早产儿视网膜病；呼吸机相关性肺炎。

④PS替代疗法：可明显降低RDS病死率及气胸发生率，同时可改善肺顺应性和通换气功能，降低呼吸机参数。

a. 应用指征：已确诊的RDS或防止RDS的预防性应用。

b. 临床常用的PS：Survanta；Exosurf；目前临床应用的PS还有从猪肺提取的Curosurf，来自牛肺的Infasurf以及人造肺扩张药等。

c. 使用方法：一旦确诊，力争出生后24h内经气管插管注入肺内。

d. 注意事项：因表面活性物质的黏滞可发生气道阻塞，故在PS从呼吸道扩散到肺泡内之前，应适当增加机械通气的压力；应用PS后，当潮气量迅速增加时，应及时下调PIP，以免发生肺气漏；预防性应用PS时，应尽管避免因气管插管时间过长而发生低氧血症，甚至导致早产儿脑损伤。

⑤关闭动脉导管：如出现动脉导管开放表现，应采取以下措施。

a. 限制入液量，并给予利尿药。

b. 吲哚美辛：为前列腺素合成酶抑制药。

c. 布洛芬：为非选择性环氧化酶抑制药。

2. 预防

（1）预防早产。

（2）促进胎肺成熟。

（3）PS。

六、新生儿黄疸

<u>重者可致脑损伤（胆红素脑病）（2001）。</u>

1. **新生儿胆红素代谢特点** <u>生成较多、与白蛋白结合能力差、肝细胞处理胆红素能力差、肝肠循环增加。</u>

2. 新生儿黄疸分类

（1）生理性黄疸：①一般情况良好；②足月儿出生后2~3d出现黄疸，4~5d达高峰，5~7d消退，最迟不超过2周；早产儿多于3~5d出现，5~7d达高峰，7~9d消退，最迟延迟到3~4周；③每日血清胆红素升高<85μmol/L（5mg/dl）；④血清胆红素足月儿<221μmol/L（12.9 mg/dl），早产儿<257μmol/L（15 mg/dl）（2009）。

（2）病理性黄疸：早、快、重、长、复。①黄疸出现过早：出生后24h内出现；②黄疸进展快：血清胆红素浓度每日上升>85μmol/L；③黄疸程度重：足月儿血清胆红素>221μmol/L，早产儿>257μmol/L（结合胆红素>34.2μmol/L）；④黄疸持续时间长：足月儿在第2周末，早产儿在第4周末仍有黄疸；⑤黄疸退而复现。

具备其中任何一项者即可诊断为病理性黄疸。

3. 病理性黄疸的病因分类与疾病举例　新生儿黄疸相关疾病表现详见表11-7。

表11-7　新生儿黄疸相关疾病表现

病名	黄疸开始时间	黄疸持续时间	血清胆红素	黄疸类型	临床特征
生理性黄疸	出生后2~3d	约1周	以未结合胆红素升高为主	溶血性及肝细胞性	无临床症状
新生儿溶血症	出生后24h内或第2天	1个月或更长	以未结合胆红素升高为主	溶血性	贫血，肝脾大，母婴血型不合，严重者并发胆红素脑病
母乳性黄疸	出生后4~7d	2个月左右	以未结合胆红素升高为主		无临床症状
新生儿败血症	出生后3~4d或更晚	1~2周或更长	早期以未结合胆红素增高为主，晚期以结合胆红素增高为主	溶血性，晚期并肝细胞性	感染中毒症状
G-6-PD缺乏	出生后2~4d	12周或更长	以未结合胆红素增高为主	溶血性	贫血，常有发病诱因
新生儿肝炎	出生后数日至数周	4周或更长	以结合胆红素增高为主	阻塞性及肝细胞性	黄疸和大便颜色有动态变化，GPT升高，激素可退黄
先天性胆管梗阻	出生后1~3周	持续升高不退	结合胆红素增高	阻塞性及肝细胞性	早期一般情况良好晚期发生胆汁性肝硬化

七、新生儿溶血症

ABO系统血型不合为最常见，其次是Rh系统血型不合（2002，2006）。ABO溶血病中，母亲多为O型，婴儿为A型或B型（2011）；Rh溶血病以RhD溶血病为最常见，其次为RhE溶血病。

（一）发病机制

由父亲遗传而母亲所不具有的显性胎儿红细胞血型抗原，通过胎盘进入母体，刺激母体产生相应的血型抗体，当不完全抗体（IgG）进入胎儿血循环后，与红细胞的相应抗原结合，在单核-吞噬细胞系统内被破坏，引起溶血。

（二）临床表现（2017）

ABO溶血（2011）：除了黄疸（2~3d出现）以外没有其他表现，以未结合胆红素为主。

Rh溶血：症状较重，黄疸（24h内出现迅速加重），以未结合胆红素为主；贫血、心力衰竭、肝脾大（髓外造血）、胎儿水肿（由于贫血、心力衰竭、低蛋白血症）。

（三）实验室检查

改良直接抗人球蛋白试验（确诊 Rh 溶血）、游离抗体试验、抗体释放试验（新生儿溶血病的确诊试验）等。

（四）诊断与鉴别诊断

1. 诊断

（1）产前诊断：既往所生新生儿有重度黄疸、贫血或有死胎史的孕妇及其丈夫均应进行 ABO 和 Rh 血型检查；Rh 血型不合者，孕妇在妊娠 16 周时应检测血中 Rh 血型抗体，2～4 周检测 1 次，还应于 28 周后监测中胆红素浓度，以了解是否发病及其程度。

（2）生后诊断：根据母子血型不合，新生儿早期出现黄疸，改良 Coombs 或抗体释放试验阳性即可确诊（2014，2016）。

2. 鉴别诊断　与先天性肾病、新生儿贫血、新生儿黄疸相关疾病鉴别。

（五）治疗与预防

1. 产前治疗　孕妇在预产期前 1～2 周口服苯巴比妥；提前分娩。

2. 新生儿治疗　第一关（出生后 1d），立即用压缩红细胞换血以改善胎儿水肿（禁用白蛋白，防止加重心力衰竭）；第二关（2～7d），降低胆红素防止胆红素脑病；第三关（2 周至 2 个月）纠正贫血。

（1）降低血清胆红素。

光照疗法：降低高胆红素血症最有效的方法（2014）。一般用波长 425～475mm 的蓝色荧光灯。

指征：总胆红素＞205μmol/L（12mg/dl）（2000）；或已确诊溶血病，出生后胆红素＞85μmol/L（5mg/dl）；或超低出生体重儿血清胆红素＞85μmol/L（5mg/dl），极低出生体重儿胆红素＞103μmol/L（6mg/dl）。

禁忌证：结合胆红素＞68.4μmol/L（4mg/dl）时为禁忌，可发生青铜症。

换血疗法：

指征：产前已明确诊断，出生时脐带血总胆红素＞68μmol/L（4mg/dl），血红蛋白＜120g/L，伴水肿、肝脾大和心力衰竭；或胆红素足月儿＞342μmol/L（20mg/dl）（2007A），体重 1500g 早产儿＞256μmol/L（15mg/dl）（2008），体重 1200g＞205μmol/L（12mg/dl）；或有胆红素脑病早期表现；或出生后 12h 胆红素每小时＞12μmol/L（0.7mg/dl）；小早产儿、合并缺氧、酸中毒或上一胎溶血严重者可适当放宽指征。

血源选择：Rh 溶血病应采用 Rh 血型与母亲相同、ABO 血型与患儿相同的供血者；ABO 溶血病可用 O 型红细胞加 AB 型血浆或用抗 A、抗 B 效价不高的 O 型血。

换血量：为 150～180ml/kg（新生儿血量的 2 倍）（2004，2007B）。

（2）增加胆红素与白蛋白的联结：①输血浆或白蛋白；②纠正酸中毒；③防止低血糖、低体温，禁用磺胺类药物。

（3）及时纠正缺氧、感染，避免快速输入高渗性药物。

3. 预防

（1）Rh 阴性妇女在娩出 Rh 阳性婴儿 72h 内，肌内注射抗 RhD IgG 300μg，下次妊娠 29 周时再肌注 300μg，效果更好。

（2）Rh 阴性妇女有流产史者、产前出血、羊膜穿刺后或宫外孕输过 Rh 阳性血时，应肌注同样剂量。

八、新生儿败血症

新生儿败血症是指病原体侵入婴儿血液并生长、繁殖、产生毒素而造成的全身性炎症性反应综合征。

（一）病因

1. **病原菌** 我国以葡萄球菌最常见（2003，2006）。
2. **感染途径** 新生儿败血症的产前感染的途径多为孕母有菌血症（2003）导致；产时感染多为阴道细菌上行感染（2003）导致；产后感染最为常见，细菌可从皮肤、黏膜、呼吸道、消化道、泌尿道等途径侵入血液循环，其中，脐部是细菌最容易侵入的部位。

（二）临床表现（2009）

早期症状、体征不典型，一般表现"五不一低下"，即不吃、不哭、不动、体重不增、体温不升或发热以及反应低下等表现（2011）。

出现以下症状要高度怀疑败血症：病理性黄疸（迅速加重或退而复现）（2007A）、肝脾大、休克（皮肤呈大理石样花纹，血压下降，少尿或无尿，出现硬肿症等）、出血倾向（皮肤黏膜瘀点、瘀斑，针眼处渗血，消化道出血等）。合并肺炎、脑膜炎、坏死性小肠结肠炎、化脓性关节炎和骨髓炎。

（三）辅助检查

血培养阳性（最有价值的诊断依据）（2002，2015）；直接涂片找细菌；检测细菌抗原；外周血白细胞计数和分类；C反应蛋白；血沉加快。

（四）诊断（2017）与鉴别诊断

结合病史，临床症状、体征，血常规改变等可考虑本病，确诊需要病原体检出或抗原检出（2014，2016）。鉴别诊断：①颅内出血、窒息；②呼吸道疾病：气胸、肺炎、未成熟儿原发性呼吸窘迫综合征、肺膨胀不全等；③消化道疾病；④血液病：新生儿溶血、特发性血小板减少性紫癜、先天性白血病；⑤新生儿肝炎；⑥其他感染：单纯疱疹、巨细胞包涵体病、柯萨奇病毒感染等。

（五）治疗

1. **抗生素使用** 早用药、静脉联合给药、每日给药次数要少、疗程足（血培养阴性，经抗生素治疗病情好转时继续治疗 5~7d；血培养阳性，疗程至少 10~14d，有并发症的 3 周以上）。
2. **对症治疗**

九、新生儿寒冷损伤综合征

（一）病因

体温调节中枢发育不成熟、寒冷损伤、感染、早产、颅内出血和红细胞增多等。

（二）临床表现

发生于寒冷季节或重症感染时，多发生于出生后 1 周，早产儿多见，低体温和皮肤硬肿是主要表现。

1. **一般表现** 反应低下、拒乳、哭声低弱或不哭、活动减少（2016）。
2. **低体温** 肛温<35℃为低体温，常伴心率减慢。
3. **皮肤硬肿** 皮肤紧贴皮下组织不能移动，按之类似橡皮样感觉，常呈对称性，发生顺序为小腿→大腿→整个下肢→臀部→面颊→上肢→全身（2006，2007A，2014）。

分度：轻度——体温≥35℃，皮肤硬肿<20%；中度——体温<35℃，皮肤硬肿20%~50%；重度——体温<30℃，皮肤硬肿>50%，常伴器官功能障碍。

（三）治疗

1. **复温** 是治疗新生儿低体温的关键。肛温>30℃置于 30~34℃暖箱，6~12h 恢复体温；肛温<30℃置于高于肛温 1~2℃暖箱中，每小时提高箱测温 1℃（不>34℃），12~24h 恢复正常（2011），并保持暖箱在适中温度（2009）。
2. **热量及液体补给** 是复温及维持正常体温的关键（2012）。每日 209kJ/kg（50kcal/kg）渐增至 418.4~502.1kJ/kg（100~120kcal/kg）；液体供给 1ml/kcal 计算，速度不宜过快。

3. 纠正器官功能紊乱
4. 适当应用抗生素防止感染
5. 对症处理

经典试题

1. 新生儿缺氧缺血性脑病所致颅内出血多见于
A. 早产儿
B. 足月小样儿
C. 巨大儿
D. 适于龄儿
E. 足月儿

2. 新生儿硬肿症治疗首先是
A. 补液
B. 喂养
C. 复温
D. 抗生素
E. 肾上腺皮质激素

3. 早产儿指
A. 胎龄>20周至37足周的新生儿
B. 胎龄>28周至<37足周的新生儿
C. 胎龄>28周至第37周的新生儿
D. 胎龄>20周至第37周的新生儿
E. 胎龄>30周至<37足周的新生儿

4. 足月儿是指
A. 胎龄>30周至<40周的新生儿
B. 胎龄>37周至<40周的新生儿
C. 胎龄>37周至<42足周的新生儿
D. 胎龄>20周至第37周的新生儿
E. 胎龄>30周至<37周的新生儿

5. 正常足月新生儿
A. 出生体重2000~2499g
B. 出生体重2500~4000g
C. 出生体重2500~3000g
D. 出生体重3000~3999g
E. 出生体重>4000g

6. 新生儿窒息复苏时最根本的是
A. 尽量吸尽呼吸道黏液
B. 触觉刺激
C. 复苏器加压给氧
D. 胸外心脏按压
E. 喉镜下经口气管插管

7. 判定新生儿轻度窒息是指出生后1分钟的Apgar评分为
A. 0~1分
B. 2~3分
C. 4~7分
D. 5~8分
E. 8~10分

8. 新生儿病理性黄疸，下列哪项是错误的
A. 出生后24h内出现黄疸
B. 血清胆红素>221μmol/L（12.9mg/dl）
C. 足月儿黄疸持续>2周，早产儿黄疸持续>4周
D. 黄疸退而复现
E. 血清结合胆红素>17.1μmol/L（1mg/dl）

9. 诊断新生儿Rh溶血病有确诊价值的试验是
A. 母亲血型
B. 婴儿血型
C. 患儿红细胞直接抗人球蛋白试验
D. 患儿血清游离抗体
E. 改良法抗人球蛋白试验

10. 新生儿溶血病的产后治疗出生后1d内禁用
A. 压缩血细胞换血
B. 白蛋白
C. 光照疗法
D. 换血疗法
E. 5%碳酸氢钠

11. 新生儿早发型败血症是指
A. 出生后1d内起病
B. 出生后1周尤其3d内起病
C. 出生后3~7d发病
D. 出生7d后发病
E. 出生10d发病

12. 产后感染引起新生儿败血症最常见的病原菌是
A. B群链球菌
B. 大肠埃希菌
C. 金葡菌
D. 铜绿假单胞菌
E. 肠杆菌

13. 重度新生儿缺氧缺血性脑病症状最明显的时间是
A. 初生至6h

B. 初生至12h
C. 初生至24h
D. 初生至48h
E. 初生至72h

14. 治疗新生儿缺氧缺血性脑病控制惊厥首选
A. 苯巴比妥钠
B. 安定
C. 水合氯醛
D. 氯丙嗪
E. 苯妥英钠

15. 女婴，足月顺产，出生体重3200g，生后48h，血清总胆红素297.5μmol/L。在检查黄疸的原因时，首选的治疗方法
A. 光照疗法
B. 换血
C. 口服苯巴比妥
D. 白蛋白输注
E. 输血浆

16. 足月儿出生后2d出现黄疸，母血AB型，第3天血清胆红素18.81μmol/L（11mg/dl）。本例诊断最大可能是
A. ABO溶血病
B. Rh溶血病
C. 生理性黄疸
D. 败血症
E. 胆道闭锁

17. 患儿日龄3d，足月顺产，出生后2d出现黄疸，迅速加重，一般状态尚好。血清胆红素298μmol/L，母血O型，子血A型，抗体释放试验阳性。下列治疗措施哪一项应先考虑
A. 光照疗法
B. 换血疗法
C. 输血浆
D. 纠正酸中毒
E. 苯巴比妥

（18～19题共用备选答案）
A. 孕母有菌血症
B. 阴道细菌上行
C. 脐部感染
D. 消化道入侵
E. 黏膜破损

18. 新生儿败血症的产前感染的途径是
19. 新生儿败血症的产时感染的途径是

参考答案：1. A 2. C 3. B 4. C 5. B 6. A 7. C 8. E 9. C 10. B 11. B 12. C 13. E 14. A 15. A 16. C 17. A 18. A 19. B

第6单元 遗传性疾病

重点提示
---

1. 21-三体综合征 表现为智力低下，眼距宽，眼裂小，双眼外眦上斜，鼻梁低平，张口伸舌，通贯手等。确诊靠染色体核型分析。

2. 典型苯丙酮尿症 因肝缺乏苯丙氨酸羟化酶所致。出生后3～6个月初现症状。智力发育落后为主，尿有鼠尿臭味。新生儿期筛查采用Guthrie细菌生长抑制试验，尿三氯化铁试验用于较大婴儿和儿童的筛查。

考点串讲

一、21-三体综合征

21-三体综合征（先天愚型或Down综合征）属于常染色体畸变，是染色体病中最常见的一种。

（一）临床表现（2000，2001，2002，2016）

1. 特殊愚钝面容 头小、脸圆而扁、眼距宽、眼裂外上斜、内眦赘皮、鼻梁低、鼻短、朝天鼻、嘴小、伸舌、小圆耳、耳轮上缘过度折叠。

2. 智能低下 随年龄增长而逐渐明显。

3. 生长发育迟缓 四肢肌张力低、关节过伸、手宽厚、指短、小指内弯、草鞋足、骨骼异常（小骨盆、第12肋缺如等）、出牙晚。

4. **皮纹异常** 通贯手、ATD角＞57°斗纹少、箕纹多等。
5. **其他** 伴有各类先天性心脏病、消化道畸形；先天性甲状腺功能减低症、白血病患病率高等。

（二）细胞遗传学检查

1. **标准型** 占95%左右，核型为47，XY（或XX），+21（2001）。
2. **易位型** 占2.5%～5%。

（1）D/G易位：易位型中最常见（2003，2005，2006）。核型为46，XY（或XX），-14，+t（14q21q）（2005，2007B），约半数为遗传性，即亲代中有14/21平衡易位染色体携带者，核型为45，XX（或XY），-14，-21，+t（14q21q）（2004，2007A）。

（2）G/G易位：多数核型为46，XY（或XX），-21，+t（21q21q），少数为46，XY（或XX），-22，+t（21q22q）（2007A）。

3. **嵌合体型** 占2%～4%。核型为46，XY（或XX）/47，XY（或XX）+21。

（三）诊断与鉴别诊断

典型病例根据特殊面容、智能与生长发育落后、皮纹特点等可做出临床诊断，但应作染色体核型分析以确诊，并确定型别（2014，2015）。与智力低下相关疾病鉴别：结合临床症状，以及染色体核型分析（最有确诊意义的检查）（2000，2005，2009，2017）可以鉴别。

二、苯丙酮尿症

苯丙酮尿症是由于苯丙氨酸代谢途径中酶缺陷所致的氨基酸代谢病，患儿尿液中排出大量苯丙酮酸。属常染色体隐性遗传（2002）。目前我国开展新生儿筛查的2个疾病就是苯丙酮尿症和甲低（2001）。

（一）发病机制

1. **典型苯丙酮尿症** 肝细胞缺乏苯丙氨酸-4-羟化酶，不能将苯丙氨酸转化为酪氨酸所致。
2. **非典型苯丙酮尿症（又称四氢生物蝶呤缺乏症）** 由于鸟苷三磷酸环化水合酶、6-丙酮酰四氢蝶呤合成酶或二氢生物蝶呤还原酶缺乏，导致合成四氢生物蝶呤少（2005，2007A，2007B），苯丙氨酸不能氧化为酪氨酸，而且多巴胺、5-羟色胺也缺乏加重神经系统损害。

（二）临床表现（2000，2001，2002，2003，2006）

患儿通常出生时正常（母体代替他代谢），在3～6个月时出现症状，1岁时症状明显，表现如下。

1. **神经系统** 以智能发育落后（不可逆）为主（2011），惊厥。
2. **外观** 毛发、皮肤、虹膜色浅。
3. **其他** 湿疹，尿和汗液有鼠尿臭味。

（三）诊断与鉴别诊断

根据患儿的临床体征及症状，结合以下检查，即可确诊。

1. **新生儿期筛查** 采用干血滴纸片，送筛查中心测苯丙氨酸浓度（2003，2005，2006）。
2. **尿三氯化铁试验（2011，2014）和2，4-二硝基苯肼试验** 用于较大儿童初筛（2003，2004，2005，2006，2007A，2007B，2008，2015）。
3. **血浆游离氨基酸分析和尿液有机酸分析** 提供诊断依据（2006，2007B，2009，2014，2015）。
4. **尿蝶呤分析** 用于苯丙酮尿症鉴别诊断（2004）。
5. **DNA分析** 可进行产前诊断。

本病需与暂时性高苯丙氨酸血症、四氢生物蝶呤缺乏症相鉴别。

（四）治疗

1. 低苯丙氨酸（每日30～50mg/kg）饮食（2006，2011，2017）。尽早治疗，饮食控制（低苯丙氨酸奶粉，低蛋白饮食）至少到青春期以后。

2. 对非典型 PKU，除控制饮食外，还需给予四氢生物蝶呤、5-羟色胺和 L-DOPA 治疗。

经典试题

1. 先天愚型染色体检查绝大部分核型为
   A. 47，XX（或 XY），+21
   B. 46，XX（或 XY），−14，+t（14q21q）
   C. 45，XX（或 XY），−14，−21，+t（14q21q）
   D. 46，XX（或 XY），−21，+t21q
   E. 46，XX（或 XY），−2，+t（21q22q）
2. 典型的苯丙酮尿症是因肝脏缺乏
   A. 酪氨酸羟化酶
   B. 谷氨酸羟化酶
   C. 苯丙氨酸羟化酶
   D. 二氢生物蝶呤还原酶
   E. 羟苯丙酮酸氧化酶
3. 患儿，3岁。智能发育较同龄儿明显落后，体检：发育较小，两眼距宽，鼻梁低平，双眼外侧上斜，外耳小，舌常伸出口外，临床上拟诊先天愚型，下列哪项最具有确诊意义
   A. 智能低下
   B. 特殊面容
   C. 血清 TSH，T_4 检查
   D. 染色体核型分析
   E. 血浆游离氨基酸分析
4. 患儿，2岁。因体格智力发育落后来诊，体检：表情呆滞，两眼距宽，两眼外侧上斜，鼻梁低平，舌常伸出口外，通贯手，该患儿诊断考虑为
   A. 苯丙酮尿症
   B. 21-三体综合征
   C. 18-三体综合征
   D. 呆小病
   E. 黏多糖病
5. 患儿，6岁。精神运动发育明显落后，只会说简单话，两眼外侧上斜，两眼距宽，鼻梁低平，经染色体核型分析，诊断为易位型 21-三体综合征，其母正常，其父为 D/G 易位，家长准备要第二胎来遗传咨询，应告诉再发风险率为
   A. 1%
   B. 4%
   C. 10%
   D. 20%
   E. 100%
6. 患儿，男，3岁。生后半年发现智能发育落后，反复惊厥，且尿有鼠尿臭味，体检：目光呆滞，毛发棕黄，心肺正常，四肢肌张力高，膝腱反射亢进，尿三氯化铁试验阳性，该患儿可能诊断为
   A. 苯丙酮尿症
   B. 半乳糖血症
   C. 高精氨酸血症
   D. 组氨酸血症
   E. 肝糖原累积症
7. 患儿，2岁，出生后 6 个月发现尿有霉臭味，且经常呕吐，1 岁时发现智力较同龄儿落后，目光呆滞，皮肤白皙，毛发浅黄，下列哪项对该患儿诊断最有帮助
   A. 头颅 CT
   B. 脑电图
   C. 染色体核型分析
   D. 尿三氯化铁试验
   E. 血液 T_3，T_4 测定

（8～9 题共用题干）

患儿，1 岁。出生后 6 个月经常呕吐，且逐渐发现智能及体格发育均低于同龄儿，尿有霉臭味，近 1 个月经常抽搐发作，体检：表情呆滞，毛发棕黄，面部见湿疹，皮肤白皙，尿三氯化铁试验阳性。
8. 最可能的诊断为
   A. 21-三体综合征
   B. 苯丙酮尿症
   C. 呆小病
   D. 癫痫
   E. 佝偻病性手足抽搐症
9. 应采取的措施是
   A. 观察，抽搐时给予止抽搐药物
   B. 口服甲状腺素片
   C. 静脉注射 10%葡萄糖酸钙，同时口服维生素 D
   D. 限制苯丙氨酸摄入量
   E. 口服碘化钾

参考答案：1. A 2. C 3. D 4. B 5. B 6. A 7. D 8. B 9. D

第7单元 风湿免疫性疾病

重点提示

1. 小儿免疫系统　IgG 是唯一能通过胎盘的免疫球蛋白。
2. 风湿热　致病菌为 A 组乙型溶血性链球菌。临床表现为发热、关节炎、心脏炎、舞蹈病、皮下结节、环形红斑。
3. 风湿热活动性指标　血细胞沉降率、C 反应蛋白、白细胞、贫血等。
4. 川崎病表现　发热、球结膜充血、草莓舌、手足硬性水肿和掌跖红斑、多形性皮斑和猩红热样皮疹、颈淋巴结肿大、心脏损害等。冠状动脉瘤破裂可致猝死。治疗用阿司匹林等。

考点串讲

一、小儿免疫系统特点

（一）免疫器官的发育特点

免疫器官分为中枢神经免疫器官和外周免疫器官。中枢免疫器官包括胸腺和骨髓，在胚胎发育中出现较早。

（二）特异性细胞免疫（T 细胞免疫）

1. 胸腺　胸腺是中枢免疫器官，3~4 岁时胸腺影在 X 线上消失，青春期后胸腺开始萎缩。是淋巴干细胞分化发育为成熟 T 细胞的场所。
2. T 细胞　足月新生儿外周血中 T 细胞绝对值已达成人水平（2003），其中 CD4 细胞数较多，CD4/CD8 高达 3~4，以后逐渐下降，2 岁时达到 2，为成人水平。小于胎龄儿及早产儿的 T 细胞数较少，约在 1 月龄时上升至足月儿水平。
3. 细胞因子　机体发生免疫应答过程中可产生多种细胞因子。Th_1 细胞分泌干扰素-γ（INF-γ）、白细胞介素-2（IL-2）；Th_2 细胞分泌白细胞介素-4，5，6，8，9（IL-4、IL-5、IL-6、IL-8、IL-9）等。新生儿时 T 细胞功能差于成人，INF-γ 产量为成人的 1/10~1/8，IL-4 则为 1/3，故 T 细胞免疫应答向 Th_2 偏移。约 3 岁以后 INF-γ 及 IL-4 才达到成年人水平（2005）。

（三）特异性体液免疫（B 细胞免疫）

1. 骨髓和淋巴结　足月新生儿于腹股沟已能扪及浅表淋巴结。
2. B 细胞　足月新生儿 B 细胞略高于成年人。小于胎龄儿 B 细胞数量较少，易发生暂时性低丙球蛋白血症。
3. 免疫球蛋白　新生儿出生后可以从母体获得 IgA，IgG 等抗体，至 5~6 个月开始消失（2003，2012）。

IgG：唯一能通过胎盘（2000），脐带血中 IgG 高于母体水平，早产儿、小于胎龄儿及过期胎儿血中 IgG 则低于母体水平。生后 3 个月 IgG 降至最低，8~10 岁成年人水平。

IgM：胎儿期已能产生 IgM（2002）。

IgA：青春后期或成年人期才达到成年人水平。脐血 IgA 高提示宫内感染，分泌型 IgA 有黏膜局部抗感染作用。

IgD（5 岁达成年人 20%）和 IgE（7 岁达成年人水平）：都难以通过胎盘。

（四）非特异性免疫

1. 吞噬作用　大单核细胞和中性粒细胞是循环中主要吞噬细胞。新生儿细胞吞噬功能暂时降低（2003）。
2. 补体　母体不能转给胎儿。新生儿补体经典途径成分，在出生后 3~6 个月达成年人水平。旁路途径各成分发育更落后。未成熟儿补体发育低于成熟儿。

二、风湿热

好发年龄 6~15 岁。

（一）病因

为 A 组乙型溶血性链球菌感染后的免疫反应。

（二）临床表现（2004，2007B，2009，2012）

1. **一般症状** 病前 1~4 周有前驱感染史，病初多有发热，热型不规则，面色苍白、食欲缺乏、体重减轻，多汗，疲倦，腹痛。
2. **关节炎** 多发性、游走性。以大关节为主，红、肿、热、痛、功能障碍。
3. **心脏炎** 40%~50% 累及心脏，是唯一的持续性器官损害，可致永久性心脏瓣膜病变。①心肌炎：心率增快，与体温不成比例，奔马律，心尖收缩期吹风样杂音，心电图最常见为一度房室传导阻滞；②心内膜炎：主要侵犯左心瓣膜二尖瓣和（或）主动脉瓣；③心包炎：心包积液，发生心包炎者一般都有全心炎。
4. **舞蹈病**
5. **皮肤症状** ①皮下结节。主要是位于肘、腕、膝、踝关节伸侧的骨质隆起或肌腱附着处，呈圆形、质硬，可活动，无压痛，对称分布，分批出现，2~4 周消失。②环形、结节形、多形性红斑。

（三）辅助检查

1. **抗链球菌抗体测定** ①ASO 升高；②抗脱氧核糖酶 B 升高。
2. **风湿热活动性指标（2016）** ①ESR 加快；②CRP 升高；③MPT（黏蛋白）升高；④白细胞升高，核左移；⑤贫血。

（四）诊断与鉴别诊断

1. **诊断**

（1）是否是风湿热：如有支持新近 A 族链球菌感染证据之一，符合 Jones 诊断标准（表 11-8）2 条主要表现，或 1 条主要表现加 2 条次要表现，提示急性风湿热。

表 11-8　Jones 诊断标准（2000，2003，2006，2007，2012）

主要表现	次要表现	链球菌感染依据
多发性关节炎	关节痛	有猩红热病史，咽拭细菌培养阳性，抗"O"或其他链球菌抗体阳性
心脏炎	发热	
舞蹈病	血沉加快	
环形红斑	CRP 阳性	
皮下结节	心电图 P-R 间期延长	

注：若主要表现已经含有关节炎，则关节痛不作为次要指标；若主要表现为心肌炎，P-R 间期延长不作为次要表现

（2）是否伴有心脏疾病：对预后估计和治疗选择有重大意义。

（3）风湿活动性判断：发热、乏力、苍白、脉搏增快；ESR 升高；CRP+；黏蛋白+；进行性贫血；P-R 间期延长（2007B）。

2. **鉴别诊断**

（1）与风湿性关节炎的鉴别

①幼年类风湿关节炎：多于 3 岁以下起病，常侵犯指（趾）小关节，关节炎无游走性特点。反复发作后遗留关节畸形，X 线骨关节摄片可见关节面破坏、关节间隙变窄和邻近骨骼骨质疏松。

②急性化脓性关节炎：为全身脓毒血症的局部表现，中毒症状重，好累及大关节，血培养阳性，

常为金黄色葡萄球菌。

③急性白血病：除发热、骨关节疼痛外，有贫血、出血倾向，肝、脾及淋巴结肿大。周围血片可见幼稚白细胞，骨髓检查可予鉴别。

④非特异性肢痛：又名"生长痛"，多发生于下肢，夜间或入睡尤甚，喜按摩，局部无红肿。

（2）与风湿性心脏炎的鉴别诊断

①感染性心内膜炎：贫血、脾大、皮肤瘀斑或其他栓塞症状有助诊断，血培养可获阳性结果，超声心动图可看到心瓣膜或心内膜有赘生物。

②病毒性心肌炎：一般而言，病毒性心肌炎杂音不明显，较多出现过早搏动等心律失常，实验室检查可发现病毒感染证据。

（五）治疗和预防

1. **休息** 无心脏炎者卧床休息 2 周，有心脏炎者卧床休息 4 周，心力衰竭者卧床休息 8 周。
2. **消除链球菌感染** 青霉素 80 万 U 肌内注射，2 周。
3. **抗风湿热治疗** ①阿司匹林，无心脏炎者应用每日 80~100mg/kg，4~8 周；②糖皮质激素（2014）。心脏炎者用泼尼松每日 2mg/kg，8~12 周。
4. **充血性心力衰竭的治疗** 大剂量甲泼尼龙每日 10~30mg/kg，共 1~3d。如使用强心药，宜用快速制剂，剂量偏小（2007B）。慎用或禁用洋地黄制剂。
5. **舞蹈病的治疗** 可用苯巴比妥、地西泮等镇静药。
6. **预防** 长效青霉素 120 万 U 每月肌注 1 次，至少用 5 年，最后持续至 25 岁；有风心病者宜终身药物预防。

（六）预后

风湿热预后主要取决于心脏炎的严重程度、首次发作是否得到正确抗风湿热治疗以及是否正规抗链球菌治疗。心脏炎者易于复发，预后较差，尤以严重心脏炎伴充血性心力衰竭的患儿为甚。

三、川崎病

（一）临床表现

1. **主要表现**

（1）发热：39~40℃，持续 7~14d 或更长，呈稽留或弛张热型，抗生素治疗无效。

（2）球结膜充血：于起病 3~4d 出现，无脓性分泌物，热退后消散。

（3）唇及口腔表现：唇充血皲裂，口腔黏膜弥漫充血，舌乳头突起、充血呈草莓舌。

（4）手足症状：急性期手足硬性水肿（2017）和掌跖红斑，恢复期指（趾）端甲下和皮肤交界处出现膜状脱皮，指、趾甲有横沟，重者指、趾甲亦可脱落。

（5）皮肤表现：多形性皮斑和猩红热样皮疹，常在第 1 周出现。肛周皮肤发红、脱皮。

（6）颈淋巴结肿大：单侧或双侧，坚硬有触痛，但表面不红，无化脓。病初出现，热退时消散。

2. **心脏表现** 于疾病 1~6 周可出现心包炎、心肌炎、心内膜炎、心律失常。发生冠状动脉瘤或狭窄者，少数可有心肌梗死的症状。冠状动脉损害多发生于病程 2~4 周。心肌梗死和冠状动脉瘤破裂可致心源性休克甚至猝死。

3. **其他** 可有间质性肺炎、无菌性脑膜炎、消化系统症状、关节痛和关节炎。

（二）辅助检查

1. **血液检查** 周围血白细胞增高，以中性粒细胞为主，伴核左移。轻度贫血，血小板早期正常，第 2~3 周增多。血沉增快，C 反应蛋白等急性时相蛋白、血浆纤维蛋白原和血浆黏度增高；血清转氨酶升高。

2. **免疫学检查** 血清 IgG，IgM，IgA，IgE 和血循环免疫复合物升高；Th$_2$ 类细胞因子如 IL-6 明显增高，总补体和 C3 正常或增高。

3. **心电图**　早期示非特异性 ST-T 变化；心包炎时可有广泛 ST 段抬高和低电压；心肌梗死时 ST 段明显抬高、T 波倒置及异常 Q 波。

4. **胸部平片**　可示肺部纹理增多、模糊或有片状阴影，心影可扩大。

5. **超声心动图**　急性期可见心包积液，左室内径增大，二尖瓣、主动脉瓣或三尖瓣反流；可有冠状动脉异常，如冠状动脉扩张（直径>3mm，≤4mm 为轻度；4~7mm 为中度）、冠状动脉瘤（≥8mm）、冠状动脉狭窄。

6. **冠状动脉造影**　超声波检查有多发性冠状动脉瘤、或心电图有心肌缺血表现者，应进行冠状动脉造影。

（三）诊断与鉴别诊断

1. **诊断（2014，2015，2016）**

诊断标准：发热 5d 以上，伴下列 5 项临床表现中 4 项者，排除其他疾病后，即可诊断为川崎病。

①四肢变化：急性期掌跖红斑，手足硬性水肿；恢复期指（趾）端膜状脱皮。②多形性红斑。③眼结膜充血，非化脓性。④唇充血皲裂，口腔黏膜弥漫充血，舌乳头呈草莓舌。⑤颈部淋巴结肿大。

如 5 项临床表现中不足 4 项，但超声心动图有冠状动脉损害，亦可确诊为川崎病。

2. **鉴别诊断**　本病需与渗出性多形红斑、幼年类风湿关节炎全身型、败血症和猩红热相鉴别。

（四）治疗

1. **阿司匹林（2015）**　热退后 3d 逐渐减量，维持 6~8 周。如有冠状动脉病变时，应延长用药时间。

2. **静脉注射丙种球蛋白（2015）**　左右静脉缓慢输入，宜于发病早期应用。应同时合并应用阿司匹林（2013，2015，2016）。应用过 IVIG 的患儿在 9 个月内不宜进行麻疹、风疹、腮腺炎等疫苗预防接种。

3. **糖皮质激素**　不宜单独应用。IVIG 治疗无效的患儿可考虑使用糖皮质激素，亦可与阿司匹林和双嘧达莫（潘生丁）合并应用。

4. **其他治疗**

（1）抗血小板聚集：除阿司匹林外可加用双嘧达莫（潘生丁）。

（2）对症治疗：根据病情给予对症及支持疗法，如补充液体、护肝、控制心力衰竭、纠正心律失常等，有心肌梗死时应及时进行溶栓治疗。

（3）心脏手术：严重的冠状动脉病变需要进行冠状动脉旁路移植术。

（五）预后与随访

1. **预后**　川崎病为自限性疾病，多数预后良好。无冠状动脉病变患儿于出院后 1，3，6 个月及 1~2 年进行 1 次全面检查[（包括体检、心电图和超声心动图等）（2015）]。冠状动脉瘤多于病后 2 年内自行消失，但常遗留管壁增厚和弹性减弱等功能异常。大的动脉瘤常不易完全消失，常致血栓形成或管腔狭窄。

2. **随访**　未经有效治疗的患儿，应长期密切随访，每 6~12 个月 1 次。

===== 经典试题 =====

1. 下列哪项与特异性细胞免疫无关
A. 胸腺
B. T 细胞
C. 干扰素
D. 巨噬细胞
E. 肿瘤坏死因子

2. 小儿体液免疫特点中，下述哪项是错误的
A. 免疫球蛋白包括 IgA，IgG，IgM，IgD 及 IgE 5 类
B. IgG 有 4 个亚类
C. IgA 含量增高揭示有宫内感染可能性
D. 免疫球蛋白是巨噬细胞产物

E. 小儿体液免疫的发育随年龄增长逐渐完善

3. 确诊风湿热的主要表现哪项是错误的

A. 心脏炎

B. 游走性多发性关节炎

C. 舞蹈病

D. 发热

E. 环形红斑

4. 确诊风湿热的次要表现下列哪一项是错误的

A. 发热

B. 关节酸痛

C. 皮下结节

D. 血沉加快

E. 有风湿热既往史

5. 急性风湿热合并心力衰竭的治疗，下列哪一项是错误的

A. 吸氧、低盐饮食

B. 大剂量激素

C. 洋地黄制剂给予足量

D. 利尿药

E. 维持电解质平衡

6. 女孩，12岁。发热，双膝关节肿痛1个月，心尖区吹风样Ⅱ～Ⅲ级收缩期杂音，血沉第1小时50mm/h，心电图：P-R间期0.15s。可能诊断

A. 病毒性心肌炎

B. 风湿热

C. 链球菌感染后状态

D. 贫血

E. 风心病、二尖瓣关闭不全

参考答案：1. D 2. D 3. D 4. C 5. C 6. B

第8单元 感染性疾病

重点提示

1. **麻疹的皮疹特点** 红色斑丘疹，退疹后有色素沉着及细小脱屑。麻疹隔离日期需牢记。

2. **风疹特点** 疹间有正常皮肤，退疹后无色素沉着及脱屑。出疹从面部→躯干→四肢。

3. **水痘特点** 皮疹呈"四世同堂"，并发症皮肤感染最常见等。

4. **幼儿急疹** 一般情况好，皮疹1d出齐。手足口病特点为肠道病毒感染所致，以支持对症治疗为主。

5. **猩红热特点** 杨梅舌、帕氏线。密集针尖样皮疹、疹退后大片脱皮。治疗选青霉素。

6. **中毒型菌痢** 2～7岁健壮儿童多见，高热、惊厥，迅速发生呼吸衰竭、休克或昏迷。肛拭子或灌肠取粪便镜检有大量脓细胞或红细胞可初步确诊。

考点串讲

一、发疹性疾病

（一）麻疹

1. **病因** 麻疹是由于<u>麻疹病毒引起的传染病</u>。<u>病人是唯一传染源，以飞沫传播为主</u>。<u>接触麻疹病人后7d至出疹后5d均有传染性，如并发肺炎等时，传染性可延至出疹后10d</u>。痊愈后大多获终身免疫。

2. **皮疹特点和出疹规律** 红色斑丘疹（2011），自头耳后→发际→额部→面部→颈部→躯干→四肢→手掌、足底，退疹后有色素沉着及细小脱屑。

3. **并发症** 肺炎最常见（2015）。

4. **治疗** 加强护理，对症治疗，预防感染。

5. **预防** 关键是接种麻疹疫苗。

（二）风疹

1. 病因　由风疹病毒引起。通过飞沫传播。
2. 皮疹特点和出疹规律

（1）全身症状及其他特征：全身症状轻，耳后、枕部淋巴结肿大并触痛。

（2）皮疹特点：面部→颈部→躯干→四肢（2016），斑丘疹，疹间有正常皮肤，退疹后无色素沉着及脱屑。

3. 常见并发症　少见。
4. 治疗及预防

（1）治疗：对症及支持治疗。

（2）预防：隔离期至出疹后5d。

（三）幼儿急疹

1. 病因　由人类疱疹病毒6型引起。（2012）
2. 皮疹特点和出疹规律

（1）全身症状及其他特征：高热3～5天，热退疹出。

（2）皮疹特点：红色斑丘疹，颈及躯干部多见，1d出齐，次日消退。

3. 常见并发症　少见。
4. 治疗　无特殊治疗。
5. 预防　预后良好，注意隔离患儿。

（四）水痘

1. 病因　由水痘-带状疱疹病毒引起，通过直接接触、飞沫、空气传播。
2. 典型水痘皮疹特点

（1）丘疹、新水疱、旧水疱和结痂同时存在（"四世同堂"）。

（2）皮疹分布呈向心性，开始为头皮、面部、躯干和腰部，四肢远端少，瘙痒。

（3）黏膜皮疹可出现在口腔、结膜、生殖器等处，易破溃形成溃疡。

3. 并发症　皮肤感染最常见，其次为血小板减少，水痘肺炎，心肌炎及脑炎。
4. 治疗　保持皮肤清洁，水痘肺炎或免疫低下者用阿昔洛韦。
5. 预防　隔离病儿至皮疹结痂变干。

（五）手足口病

1. 病因　肠道病毒。
2. 皮疹特点和出疹规律

（1）引起手、足、口腔等部位的疱疹，不像蚊虫咬、不像药物疹、不像口唇牙龈疱疹、不像水痘，不痛、不痒、不结痂、不结疤。

（2）手、足、口、臀四个部位。

3. 常见并发症　脑膜炎、脑脊髓炎、脑炎、脑干脑炎、神经源性肺水肿、肺出血、循环障碍。
4. 治疗与预防

（1）治疗原则主要为支持对症治疗。

①在患病期间，注意隔离治疗，避免交叉感染。

②适当休息，清淡饮食，做好口腔及皮肤护理。

③对症治疗：针对发热、呕吐、腹泻等进行相应处理。

④可服用抗病毒药物，清热解毒中草药及维生素（B，C）等。更昔洛韦治疗肠道病毒[（EV71）（2016）]无效。

⑤有严重并发症者可静脉注射丙种球蛋白、酌情使用糖皮质激素，并采用其他相应抢救措施进行治疗。

(2) 预防：至今尚无特异性预防方法。
①加强监测，做好疫情报告。
②托幼单位应做好晨间检查，及时发现病人，采集标本，明确病原学诊断。
③做好粪便及其用具的消毒处理，预防疾病的蔓延扩散。
④流行期间家长尽量少让孩子到拥挤的公共场所。
⑤医院应加强预防，设立专门的诊室，严防交叉感染。
⑥在伴有严重并发症的手足口病流行地区，密切接触病人的体弱婴幼儿可注射丙种球蛋白。

（六）猩红热

1. 病因　A族乙型溶血性链球菌是对人类的主要致病菌株。传染源为病人和带菌者，通过飞沫传播。

2. 皮疹特点和出疹规律（2009）

(1) 全身症状及其他特征：高热，中毒症状重，咽峡炎，杨梅舌，环口苍白圈，扁桃体炎，帕氏（Pastia）线。

(2) 皮疹特点：皮肤弥漫充血，有密集针尖大小丘疹，持续3~5d退疹，1周后全身大片脱皮（2017）。

3. 并发症　风湿热或急性肾小球肾炎等（2015）。

4. 治疗

(1) 一般疗法：休息，对症处理。

(2) 抗菌疗法：青霉素7~10d，过敏者用红霉素。

5. 预防　隔离至痊愈及咽拭子培养阴性。

二、中毒型细菌性痢疾

中毒型细菌性痢疾又称中毒型菌痢，是急性细菌性痢疾的危重型（2004）。多见于2~7岁健壮儿（2002，2003，2012），病死率高。

（一）病因

病原菌是痢疾杆菌，属于大肠埃希菌的志贺菌属。我国以福氏志贺菌多见（2001）。

（二）临床表现与分型

1. 潜伏期　多数为1~2d，短者数小时。

2. 临床表现　起病急骤，高热可＞40℃，反复惊厥，迅速发生呼吸衰竭、休克或昏迷，肠道症状多不明显，甚至无腹痛与腹泻；也有在发热、脓血便2~3d后发展为中毒型者。出现昏迷、抽搐及呼吸衰竭是该病引起死亡的主要原因。

3. 分型　①休克型；②脑型（呼吸衰竭型）；③肺型（肺微循环障碍型）；④混合型。

（三）诊断与鉴别诊断

1. 诊断　2~7岁健壮儿童，夏秋季节突起高热，伴反复惊厥、脑病和（或）休克表现者，均考虑本病（2016），可用肛拭子或灌肠取粪便镜检有大量脓细胞或红细胞可初步确诊（2008，2016），有时需多次复查便常规才能确定（2000，2008）。

2. 鉴别诊断

(1) 热性惊厥：6个月至4岁，体温突然升高时出现惊厥，抽搐时间短，多数仅惊厥1次，一般情况好，无感染中毒症状。

(2) 流行性乙型脑炎：7~9月份发生，脑膜刺激征阳性，脑脊液改变，大便检查正常。

(3) 肠炎、结肠炎：大便致病菌培养结果可以鉴别。

（四）治疗

1. 降温止惊

2. 防止循环衰竭
3. **抗菌治疗** 第三代头孢菌素。
4. **防止脑水肿和呼吸衰竭** 颅压高者用20%甘露醇，严重病例短期用地塞米松，呼吸衰竭者用呼吸机治疗。

经典试题

1. 风疹的隔离期为
 A. 出疹后5d
 B. 出疹后10d
 C. 出疹后14d
 D. 出疹后3周
 E. 出疹后4周
2. 水痘的潜伏期为
 A. 2周左右
 B. 5～7d
 C. 3～5d
 D. 1～2d
 E. 3周左右
3. 猩红热是由产红疹毒素的何种病原菌引起
 A. A组α溶血性链球菌
 B. A组β溶血性链球菌
 C. B组α溶血性链球菌
 D. B组β溶血性链球菌
 E. 金黄色葡萄球菌
4. 典型水痘皮疹的特点中，哪项是错误的
 A. 初起于四肢
 B. 分批出现的红色斑疹或斑丘疹，并迅速发展成为小水疱
 C. 黏膜皮疹可出现在口腔、结膜、生殖器等处
 D. 水痘从中心处开始干瘪，迅速结痂
 E. 在病症高峰期可见到丘疹、新旧水疱和结痂同时存在
5. 猩红热首选治疗方法是
 A. 复方新诺明3～5d
 B. 利福平3～5d
 C. 庆大霉素5～7d
 D. 头孢曲松7～10d
 E. 青霉素7～10d
6. 患儿，5岁。平素体质较差，8个月时曾接种麻疹疫苗，今在幼儿园中接触一麻疹患儿，该小儿应检疫观察多长时间
 A. 5d
 B. 7d
 C. 10d
 D. 14d
 E. 21d
7. 患儿，2岁。发热1d出现皮疹，为红色斑丘疹，由面部开始一日遍及全身，伴枕部、耳后及颈部淋巴结肿大，诊断最可能为
 A. 麻疹
 B. 风疹
 C. 幼儿急疹
 D. 猩红热
 E. 荨麻疹
8. 婴儿，8个月。发热，体温高达39℃，咽红，精神状态尚好，静脉注射3d头孢唑林及双黄连，第4天热退，但患儿皮肤出现红色斑丘疹，颈部及躯干明显，既往曾用过头孢唑林，诊断最可能为
 A. 麻疹
 B. 药疹
 C. 风疹
 D. 幼儿急疹
 E. 荨麻疹

参考答案： 1. A 2. A 3. B 4. A 5. E 6. E 7. B 8. D

第9单元 结 核 病

重点提示

1. **结核菌素实验意义** 阳性表示接种过卡介苗，受过结核感染。阴性反应表示未感染过结核，初次感染后4～8周、机体免疫功能低下或受抑制等。
2. **结核病预防性化疗** 选异烟肼或联合利福平。
3. **原发型肺结核** 是小儿肺结核的主要类型，原发综合征一端为原发灶，一端为肿大肺

门淋巴结、纵隔淋巴结。

4. 结核性脑膜炎 可分为早期（前驱期）、中期（脑膜刺激期）和晚期（昏迷期）。其脑脊液特点：磨玻璃样，细胞分类以淋巴细胞为主，糖和氯化物同时降低（结脑典型表现），蛋白升高。

=== 考点串讲 ===

一、概述

（一）病因

（二）结核菌素临床意义

阳性：接种卡介苗、感染过结核杆菌（2014，2016）。

阴性：未感染过结核、初次感染后4～8周、机体免疫功能低下或受抑制等。

（三）治疗与预防

1. 治疗

（1）一般治疗：注意营养，选用富含蛋白质和维生素的食物。有明显结核中毒症状及高度衰弱者应卧床休息。居住环境应阳光充足，空气流通。避免传染麻疹、百日咳等疾病。

（2）抗结核药物：目的①杀灭病灶中的结核菌；②防止血行播散。

治疗原则为：①早期治疗；②适宜剂量；③联合用药；④规律用药；⑤坚持全程；⑥分段治疗。

目前常用的抗结核药物可分为两类：杀菌药物：①全杀菌药：异烟肼和利福平；②半杀菌药：链霉素和吡嗪酰胺。抑菌药物：常用者有乙胺丁醇及乙硫异烟胺。

针对耐药菌株的几种新型抗结核药：①老药的复合剂型：rifamate；②老药的衍生物：利福喷丁；③新的化学制剂：力排肺疾。

（3）化疗方案

①标准疗法：一般用于无明显自觉症状的原发型肺结核。每日服用INH，RFP和（或）EMB，疗程9～12个月。

②两阶段疗法：用于活动性原发型肺结核、急性粟粒性结核病及结核性脑膜炎。a. 强化治疗阶段：联用3～4种杀菌药物。在长程化疗时，此阶段一般需3～4个月；短程疗法时一般为2个月。b. 巩固治疗阶段：联用2种抗结核药物，在长程疗法时，此阶段可长达12～18个月；短程疗法时，一般为4个月。

③短程疗法：可选用以下几种6～9个月短程化疗方案：2HRZ/4HR（数字为月数，以下同）；2SHRZ/4HR；2EHRZ/4HR。若无PZA则将疗程延长至9个月。

2. 预防

（1）控制传染源：是预防小儿结核病的根本措施。

（2）普及卡介苗接种：卡介苗接种是预防小儿结核病的有效措施。下列情况禁止接种卡介苗：①先天性胸腺发育不全症或严重联合免疫缺陷病病人；②急性传染病恢复期；③注射局部有湿疹或患全身性皮肤病；④结核菌素试验阳性。

（3）预防性化疗

①目的：预防儿童活动性肺结核；预防肺外结核病发生；预防青春期结核病复燃。

②适应证：密切接触家庭内开放性肺结核者；3岁以下婴幼儿未接种卡介苗而结核菌素试验阳性者；结核菌素试验新近由阴性转为阳性者；结核菌素试验阳性伴结核中毒症状者；结核菌素试验阳性，新患麻疹或百日咳小儿；结核菌素试验阳性小儿需较长期使用糖皮质激素或其他免疫抑制药者。

③方法：INH每日10mg/kg（≤300 mg/d），疗程6～9个月；或INH每日10mg/kg（≤300 mg/d）

联合RFP每日10mg/kg（≤300mg/d），疗程3个月。

二、原发型肺结核

原发型肺结核是原发性结核病中最常见者，是小儿肺结核的主要类型（2016）。

（一）病理

基本病变为渗出、增殖、坏死。原发型肺结核包括原发综合征[一端为原发灶（2012），一端为肿大肺门淋巴结、纵隔淋巴结]和支气管淋巴结结核（胸腔内以肿大淋巴结为主，而原发病灶小或被纵隔掩盖，X线无法显示）。

（二）临床表现

1. 症状　低热、食欲缺乏、疲乏、盗汗等（2011）。干咳及轻度呼吸困难最为常见。
2. 体征　周围淋巴结有不同程度的肿大。肺部体征可不明显，与肺内病变不一致。婴儿可伴肝脾大。

（三）诊断和鉴别诊断

临床表现、结核菌素试验、X线检查（2011）、纤维支气管镜检查。

（四）治疗

1. 无症状或症状不多的原发性肺结核　异烟肼配合利福平（2011）或乙胺丁醇，疗程9～12个月。
2. 活动性原发型肺结核　异烟肼、利福平、吡嗪酰胺应用2～3个月后以异烟肼、利福平或乙胺丁醇维持。异烟肼疗程12～18个月，利福平或乙胺丁醇疗程6～12个月。

三、结核性脑膜炎

结核性脑膜炎是小儿结核病中最严重的类型。多见于3岁以内婴幼儿。

（一）病理

结核菌使软脑膜弥漫充血、水肿、炎性渗出，并形成许多结核结节。炎性渗出物易在脑底诸池聚集。常见第Ⅱ，Ⅲ，Ⅳ，Ⅵ，Ⅶ对脑神经损害（2007A，2016）。

（二）临床表现

1. 典型结核性脑膜炎

早期（前驱期）：性情改变、结核中毒症状（2000，2001，2002，2014）。

中期（脑膜刺激期）：高颅压、脑膜刺激征、脑神经功能障碍、视神经炎、视盘水肿或脉络膜粟粒状结核结节。

晚期（昏迷期）：昏迷惊厥（2008，2017），水盐代谢紊乱（血管升压素分泌不当综合征）；最终因颅内压急剧增高导致脑疝死亡。

2. 不典型结核性脑膜炎的首发症状　惊厥。

（三）诊断（2015，2017）

1. 病史。
2. 脑脊液检查　压力增高，外观毛玻璃样，留膜可找到结核菌。白细胞（50～500）×10^6/L，分类淋巴细胞为主，糖、氯化物降低，蛋白增高（2005，2007B）。
3. X线检查　约85%的患儿X线胸片有结核病改变，90%为活动性病变，48%呈粟粒性肺结核。
4. 脑CT扫描。
5. 结核菌素试验　50%患儿呈阴性反应。

（四）鉴别诊断

与各类脑膜炎如化脓性脑膜炎、隐球菌脑膜炎等鉴别：脑脊液检查。

（五）治疗

1. 一般疗法　休息、护理、合理营养。
2. 控制炎症　①强化治疗阶段，异烟肼、利福平、吡嗪酰胺及链霉素应用3～4个月（2002，2012）。②巩固治疗阶段，异烟肼、利福平或乙胺丁醇。总疗程＞12个月或脑脊液正常后6个月（2016）。利福平或乙胺丁醇9～12个月。
3. 降低颅内高压
4. 糖皮质激素常用泼尼松，疗程8～12周。
5. 治愈标准　临床症状消失、脑脊液正常、疗程结束后2年内无复发者。

经典试题

1. 支气管淋巴结结核出现类似百日咳样痉挛性咳嗽是由于
   A．淋巴结压迫肺动脉
   B．淋巴结压迫支气管使其部分阻塞
   C．淋巴结压迫支气管使其完全阻塞
   D．淋巴结压迫气管分叉处
   E．干酪样物质破入支气管
2. 结核性脑膜炎出现颅神经障碍最常见的为
   A．展神经
   B．面神经
   C．听神经
   D．舌咽神经
   E．迷走神经
3. 婴儿结核性脑膜炎中期的主要特征为
   A．嗜睡或惊厥
   B．脑膜刺激征
   C．喷射性呕吐
   D．前囟膨隆
   E．骨缝闭合延迟
4. 结核性脑膜炎典型的脑脊液改变是
   A．压力增高
   B．外观呈磨玻璃样
   C．白细胞增多，分类以淋巴细胞为主
   D．糖及氯化物含量同时减低
   E．蛋白量增高
5. 4岁小儿，近1个月低热、乏力、易怒且消瘦，查体：颈部淋巴结肿大，肺无啰音，肝肋下1.5cm，结核菌素试验（++），胸片：右肺可见哑铃状阴影，诊断为
   A．支气管肺炎
   B．支气管淋巴结核
   C．原发综合征
   D．浸润性肺结核
   E．颈部淋巴结核+支气管淋巴结核

6. 患儿，4岁。发热，呕吐15d，间断抽搐5d，颈强（+），克氏征阴性，脑脊液白细胞$480×10^6$/L，淋巴0.80，中性0.20，糖1.2mmol/L，氯化物95mmol／L，诊断为结核性脑膜炎，治疗应选
   A．异烟肼+利福平+链霉素
   B．异烟肼+利福平+泼尼松
   C．异烟肼+利福平+链霉素+泼尼松
   D．异烟肼+利福平+链霉素+乙胺丁醇
   E．异烟肼+利福平+链霉素+吡嗪酰胺+泼尼松

（7～9题共用题干）

女孩，5岁。其母患结核性胸膜炎，故来体检，双肺听诊呼吸音粗，胸部透视未见异常，欲做"OT"试验。

7. 1∶20 000T稀释液0.1ml内含结素单位为
   A．0.1U
   B．1U
   C．2U
   D．5U
   E．10U
8. 观测反应结果应在
   A．15min
   B．30min
   C．12～24h
   D．24～48h
   E．48～72h
9. 该患儿OT试验1∶2000结果，硬结直径15mm，为
   A．"－"
   B．"+"
   C．"++"
   D．"+++"
   E．"++++"

参考答案：1．D　2．B　3．D　4．D　5．C　6．E　7．D　8．E　9．C

第10单元 消化道系统疾病

重点提示

1. 轮状病毒——秋冬季腹泻的最常见病原。产毒性大肠埃希菌肠炎多见于夏季，镜检偶有少量白细胞，粪便有霉臭味，易发生脱水及酸碱紊乱。
2. 轻型、重型腹泻最主要的区别是否伴明显的脱水、电解质紊乱和全身中毒症状。
3. 小儿腹泻病治疗。口服补液盐可用于腹泻时预防脱水及纠正轻、中度脱水，静脉补液适用于中度以上脱水、吐泻严重或者腹胀的患儿。需掌握补液的方法，即补什么、怎么补。

考点串讲

小儿腹泻病

小儿腹泻病是由多病原、多因素引起的以大便次数增多和性状改变为特点（2003）的儿科常见病，也是引起小儿营养不良、生长发育障碍、死亡的主要原因之一。6个月至2岁婴幼儿好发（2004）。

（一）病因

感染性、非感染性（食饵性、症状性、过敏性）。

（二）临床表现

1. 临床分期 ①急性：<2周；②迁延性：2周至2个月；③慢性：>2个月。
2. 急性腹泻的共同临床表现 ①轻型：无脱水及全身中毒症状；食欲减低、呕吐；便次增多、性状改变；常由饮食因素、肠外感染引起。②重型：发热等全身中毒症状；水电解质紊乱、酸碱失衡；食欲减低、呕吐、腹泻频繁、大便水样、有黏液、带血；多为肠道感染。
3. 几种常见类型肠炎的临床特点（2017）

（1）轮状病毒肠炎（秋季腹泻）（2001，2007B，2008，2011，2012）：秋冬季发病（2002），多见于6个月至2岁儿童，发病初就有呕吐，呈蛋花汤样、水样便，易发生脱水及酸碱紊乱，并自限性病程3~8d，大便镜检偶有少量白细胞。

（2）大肠埃希菌肠炎：①产毒性（2005）。多见于夏季、类同轮状病毒肠炎，自限性病程3~7d，镜检偶有少量白细胞，粪便有霉臭味，易发生脱水及酸碱紊乱。②出血性。血便（2014），镜检大量红细胞、常无白细胞。③侵袭性。类似痢疾，发病急、高热，大便为黏冻样含脓血便、腥臭味，伴有恶心、呕吐、腹痛、里急后重，可出现严重中毒症状，甚至休克，镜检大量白细胞和数量不等的红细胞。

（3）鼠伤寒沙门菌肠炎：易在新生儿室暴发流行，大便性状多样（稀糊、黏液、脓血）。镜检结果也多样。

（4）抗生素诱发肠炎：长期使用抗生素导致肠道菌群失调所致。①金黄色葡萄球菌肠炎（2007A）：暗绿色黏液稀便、腥臭，便镜检大量脓球、成簇革兰阳性球菌，培养葡萄球菌阳性、凝固酶阳性；②真菌性肠炎：由白念珠菌导致，大便中可见豆腐渣样细块，镜检可见孢子和菌丝。

（三）诊断

结合喂养史、发病季节、年龄、临床表现、流行病学资料、病原学检查即可诊断。

1. 生理性腹泻（2007A，2012） 多见于<6个月小儿，外观虚胖，生后不久就出现大便次数多而稀，食欲好，无呕吐，体重增加正常，添加辅食后自愈。
2. 细菌性痢疾 有接触史、脓血便、里急后重，便镜检有脓细胞、红细胞、吞噬细胞，大便培养确诊。
3. 坏死性肠炎 中毒症状重、红豆汤样血便，休克，肠壁积气。

（四）治疗（2015）

原则为调整饮食；预防和纠正脱水；加强护理；合理用药。

1. **调整饮食**
2. **抗生素治疗** 一般不用抗生素，重症选用抗生素。
3. **其他药物治疗** 微生态疗法，如双歧杆菌、嗜酸乳杆菌、粪链球菌制剂；消化道黏膜保护药用蒙脱石粉，补锌治疗（>6个月，20mg/d；<6个月，10mg/d）等。

（五）预防

1. 合理喂养，提倡母乳喂养，及时添加辅助食品，每次限一种，逐步增加，适时断奶。
2. 对于生理性腹泻的婴儿应避免不适当的药物治疗、不要由于婴儿便次多而怀疑其消化能力，而不按时添加辅食。
3. 养成良好的卫生习惯，注意乳品的保存和奶具、食具、便器、玩具和设备的定期消毒。
4. 感染性腹泻患儿，应积极治疗病人，做好消毒隔离工作，防止交叉感染。
5. 避免长期滥用广谱抗生素，感染必须使用抗生素，特别是广谱抗生素时，亦应加用微生态制剂。
6. 轮状病毒疫苗接种为预防轮状病毒肠炎的理想方法，口服疫苗已见诸报道，保护率在80%以上，但持久性尚待研究。

（六）液体疗法

1. **口服补液** 口服补盐液（2/3张）（2000）用于预防脱水及轻、中度脱水；新生儿及明显呕吐、腹胀及其他严重并发症者。口服液量轻度脱水50~80ml/kg，中度脱水80~100ml/kg，8~12h补足累计损失量。脱水纠正后，需将余量加等量水稀释使用。
2. **静脉补液**

（1）适应对象：中度以上脱水、吐泻重或腹胀者。

（2）补液原则：先快后慢、先浓后淡、先盐后糖（糖的张力由于氧化而维持不住）、见尿补钾、见痉补钙。

（3）补液分步：累积损失、继续丢失、生理维持。

（4）补液三定：定量（脱水程度）、定性（脱水性质）、定时（补液速度）。

（5）补多少、补多久、补什么详见表11-9，表11-10（2014）。

表11-9 小儿脱水补液量及补液速度

	轻度脱水	中度脱水	重度脱水
第一日补液总量（ml/kg）	90~120	120~150（2007A，2012）	150~180（2001，2007B，2012）
累计损失（ml/kg）	50	50~100	100~120
累计损失补液时间		8~12h 8~10ml/（kg·h）（2001）	
继续丢失（ml/kg）		10~40	
生理维持（ml/kg）		60~80	
时间		12~16h 5ml/（kg·h）	

表11-10 小儿脱水补液性质

	低渗性脱水	等渗性脱水	高渗性脱水
累计损失	2/3张液	1/2张液（2001，2002，2007A）	1/5~1/3张液
继续丢失		1/3~1/2张液	
生理维持		1/5~1/3张液（2002）	

若临床判断脱水性质困难时，先按等渗脱水补液。

重度脱水有明显循环障碍者应立刻快速扩容，20ml/kg 等渗含钠液（2∶1 液）（2005，2017），30~60min（2001）快速输入。

（6）纠酸：轻度的代谢性酸中毒在补液后可以自己代偿，pH<7.3 给予补液，5%碳酸氢钠毫升数=（-BE）×0.5×体重，因机体可代偿首次补半量。

（7）补钾：见尿补钾（6h 内有尿都可以），静脉补钾浓度<0.3%（2000，2008），氯化钾 200~300mg/（kg·d），补钾时间每日不少于 8h，应持续给钾 4~6d。切忌静推。

（8）补钙、补镁：出现低钙症状（手足搐搦、惊厥），用 10%葡萄糖酸钙 5~10ml 等量稀释后静推。

补钙后症状无改善，考虑低镁，用 25%硫酸镁 0.1ml/kg 肌内注射。

（9）第二天的补液：第一天水、电解质紊乱已经纠正者，补继续丢失量和生理需要量，补钾，供热量。第一天未纠正水、电解质紊乱者，重新判断脱水程度和性质制订补液计划。

（10）各种常用溶液配制

2∶1 液（2 份 NS，1 份 1.4%NaHCO$_3$）为等张（等渗）含钠液（2001，2009）。

1∶1 液（1 份 GS，1 份 NS）为 1/2 张（2016）。

4∶3∶2 液（4 份 NS，3 份 GS，2 份 1.4%NaHCO$_3$）为 2/3 张。

经典试题

1. 男，3 个月。母乳喂养，腹泻 2 个月，大便 5~6/d，稀或糊便，无脓血，食欲好，面有湿疹，体重 5.6kg。最可能诊断是
A. 迁延性腹泻
B. 慢性腹泻
C. 生理性腹泻
D. 饮食性腹泻
E. 感染性腹泻

2. 一腹泻婴儿，体重 6kg，中度脱水，血清钠 135mmol/L，第一天补液总量约为
A. 600~720ml
B. 720~900ml
C. 900~1000ml
D. 900~1080ml
E. 1000~1200ml

（3~5 题共用题干）

男，4 个月。体重 5kg。腹泻 3d，7~8/d，蛋花汤样、无腥臭，奶后呕吐 2 次。面色稍苍白，上腭裂，精神较差，皮肤稍干燥，眼窝、前囟凹陷，皮下脂肪 0.3cm，皮肤弹性较差。哭有泪。四肢末梢较冷，血清钠 128mmol/L。

3. 估计该患儿的脱水程度及性质是
A. 轻度等渗性脱水
B. 中度等渗性脱水
C. 轻度低渗性脱水
D. 中度低渗性脱水
E. 重度低渗性脱水

4. 其第一天补液总量应补充每千克为
A. 60~80ml
B. 81~90ml
C. 90~120ml
D. 120~150ml
E. 150~180ml

5. 当患儿痊愈出院时，对家长可作以下指导，哪项除外
A. 继续母乳喂养，避免夏季断乳
B. 先天性畸形（上腭裂）矫治
C. 注意食具、尿布、玩具消毒
D. 加强气候变化时的护理
E. 迅速添加辅食如蛋黄、炼乳

（6~7 题共用题干）

男，2 岁。呕吐腹泻 1d。突然脐周阵发性腹痛，继恶心呕吐 3~4 次，大便 5~6 次。初蛋花汤样后呈赤豆汤血水样便，腥臭，无脓。体温 39℃，腹软，稍胀，不固定压痛，无肌紧张，未及包块，皮疹（-）。

6. 可能诊断是
A. 婴儿腹泻
B. 急性坏死性肠炎
C. 细菌性痢疾
D. 过敏性紫癜
E. 肠套叠

7. 为早期确诊，哪项检查最有价值
A. 血白细胞计数分类
B. 大便常规加隐血试验
C. 大便培养加药敏
D. 动脉血气分析
E. 腹部 X 线片

（8～9 题共用题干）

患儿，10 个月。轻咳伴发热半天，晚上呕吐 4 次，不久频泻水样便，初色黄后转白，量多黏液少，无腥臭，尿极少，于 10 月底就诊 T39℃，面色苍白，前囟眼窝凹陷，哭泪少，咽充血，心肺无异常，腹稍胀，皮肤弹性减退。

8. 最可能诊断是
A. 产毒性大肠埃希菌肠炎
B. 致病性大肠埃希菌肠炎
C. 轮状病毒肠炎
D. 诺沃克病毒肠炎
E. 侵袭性大肠埃希菌肠炎

9. 对该儿下列处理哪项不是必需的
A. 禁食 6h
B. 口服 ORS
C. 动脉血气分析
D. 血钠钾氯测定
E. 大便镜检和培养

（10～12 题共用题干）

患儿，6 个月。腹泻水样便，每天十余次。为稀水样便，今日病儿昏睡，呼吸深快，尿量极少，查体：四肢厥冷，二氧化碳结合力 8mmol/L，血钾 4.0mmol/L，血钠：140mmol/L。

10. 最可能的诊断是
A. 重度脱水酸中毒
B. 中度脱水酸中毒
C. 重度脱水，低钾血症
D. 中度脱水，低钾血症
E. 重度脱水酸中毒，低钾血症

11. 该患儿第一天补液首选下列哪种液体
A. 2∶1 液
B. 4∶3∶2 含钠液 860ml
C. 2∶3∶1 含钠液 860ml
D. 2∶6∶1 含钠液 860ml
E. 5%碳酸氢钠 360ml

12. 该患儿第一天补液的总量是
A. 720ml
B. 800ml
C. 880ml
D. 980ml
E. 1080ml

（13～15 题共用题干）

患儿，8 个月。腹泻 4d，水样便，每日十余次。12h 无尿，呼吸深大，前囟眼窝明显凹陷，四肢凉，血钠 127mmol/L，血钾 4mmol/L，血钙 2.25mmol/L，一氧化碳结合力 11.2mmol/L。

13. 该患儿的诊断是小儿腹泻伴
A. 中度脱水酸中毒，低钾血症
B. 重度脱水酸中毒，低钾血症
C. 中度等渗性脱水，酸中毒
D. 重度低渗性脱水，酸中毒
E. 中度低渗性脱水，酸中毒

14. 首批应输入下述哪种混合液
A. 1∶1 含钠液
B. 1∶2 含钠液
C. 2∶3∶1 含钠液
D. 2∶1 含钠液
E. 4∶3∶2 含钠液

15. 补充累计损失为主阶段的输液速度，张力以及补液量
A. 每小时 8～10ml/kg，1/2 张 600ml
B. 每小时 8～10ml/kg，1/3 张 600ml
C. 每小时 8～10ml/kg，2/3 张 450ml
D. 每小时 4～5ml/kg，1/2 张 450ml
E. 每小时 4～5ml/kg，1/3 张 450ml

（16～17 题共用备选答案）
A. 等渗性脱水
B. 低渗性脱水
C. 高渗性脱水
D. 高钾血症
E. 高钙血症

16. 脱水加低钠血症
17. 烦渴、高热、肌张力增高，甚至惊厥

参考答案：1. C 2. B 3. D 4. D 5. E 6. B 7. E 8. C 9. E 10. A 11. A 12. E 13. D 14. D 15. C 16. B 17. C

第11单元 呼吸系统疾病

重点提示

1. 急性上呼吸道感染多由病毒引起,掌握2种特殊上感(疱疹性咽峡炎和咽结合膜热)。
2. 支气管哮喘的诊断标准,特别是咳嗽变异性哮喘。支气管哮喘主要治疗药为糖皮质激素。
3. 呼吸道合胞病毒所致肺炎的表现。喘憋、三凹征、喘鸣为主要特点。
4. 需熟练掌握支气管肺炎的临床表现、并发症及治疗。支气管肺炎的表现:发热、咳嗽、气促、鼻翼扇动,重者合并其他系统表现,肺部固定湿啰音。
5. 支原体肺炎表现刺激性干咳,体征轻而X线改变明显(本病的一个特点)。
6. 金葡菌肺炎表现起病急,中毒症状重,有猩红热或荨麻疹样皮疹。易并发脓胸、脓气胸。

考点串讲

一、解剖生理特点

呼吸道以环状软骨为界分上呼吸道和下呼吸道。

(一)解剖特点

1. 上呼吸道

(1)鼻道窄,短,血管丰富,黏膜嫩,易感染、肿胀、堵塞。鼻窦口大,上颌窦与筛窦易感染。

(2)咽鼓管较宽、直、短,呈水平位。鼻咽炎时易致中耳炎。

(3)腭扁桃体在1岁末逐渐增大,4~10岁达发育高峰,14~15岁逐渐退化。故扁桃体炎在婴儿少见(2008)。

(4)喉部呈漏斗状,喉腔较窄,软骨柔软,声门裂相对狭窄,轻微炎症可引起呼吸困难。

2. 下呼吸道

3. 胸廓

(二)生理特点

年龄越小,呼吸频率越快。新生儿40~44/min,1岁30/min,3岁24/min,7岁22/min,14岁20/min,18岁16~18/min。婴幼儿呈腹膈式呼吸,随年龄增大,逐渐转化为胸腹式呼吸。

(三)小儿呼吸免疫特点

sIgA,IgA,IgG 和 IgG_2 亚类含量均低,易患呼吸道感染。

二、急性呼吸道感染

(一)病因

90%为病毒感染,主要有鼻病毒、呼吸道合胞病毒等(2000)。

(二)临床表现

1. 一般类型 急性起病,鼻塞、流涕、咳嗽、咽痛,发热、烦躁、全身不适、食欲缺乏。可导致高热惊厥,部分患儿有腹痛,咽部充血,扁桃体肿大、颌下淋巴结肿大。病程3~5d(2008)。

2. 两种特殊类型 见表11-11。

表 11-11 急性呼吸道感染的两种特殊类型

	疱疹性咽峡炎	咽-结合膜热
病原体	柯萨奇病毒 A 组病毒（2004，2006，2008，2012，2015）	腺病毒 3、7 型（2003，2004，2007B，2012）
好发季节	夏秋季	春夏季
临床表现	急起高热、咽痛、流涎、厌食、呕吐等；咽部充血；咽腭弓、悬雍垂、软腭处见 2～4mm 大小疱疹，周围有红晕，疱疹破溃后形成小溃疡	以发热、咽炎、结膜炎为特征；多呈高热，咽痛、眼部刺痛，咽部充血，一侧或两侧滤泡性眼结膜炎，球结膜出血；颈部、耳后淋巴结肿大；有时伴胃肠道症状
病程	1 周	1～2 周

（三）诊断与鉴别诊断

根据临床症状。

（四）并发症

以婴幼儿多见，病变若向邻近器官组织蔓延可引起中耳炎、鼻窦炎、咽后壁脓肿、扁桃体周围脓肿、颈淋巴结炎、喉炎、支气管炎及肺炎等。年长儿若患A组溶血性链球菌咽峡炎，以后可引起急性肾小球肾炎和风湿热，其他病原体也可引起类风湿病等结缔组织病。

（五）治疗

休息、补液、抗病毒、抗生素。

三、支气管哮喘

（一）临床表现

1. 咳嗽和喘息呈阵发性发作，以夜间和清晨为重。

2. 发作前可有流涕、打喷嚏和胸闷，发作时呼吸困难，呼气相延长伴有喘鸣声。严重病例呈端坐呼吸，恐惧不安，大汗淋漓，面色青灰。

3. 体格检查可见桶状胸、三凹征，肺部满布哮鸣音，严重者气道广泛堵塞，哮鸣音反可消失。

4. 哮喘危重状态表现为哮喘急性发作，出现咳嗽、喘息、呼吸困难、大汗淋漓和烦躁不安，甚至表现出端坐呼吸、语言不连贯、严重发绀、意识障碍及心肺功能不全的征象。

（二）诊断

1. 儿童哮喘诊断标准

（1）反复发作的喘息（2005）、气促、胸闷或咳嗽，多与接触过敏原、各种刺激、病毒感染、运动等有关。

（2）发作时双肺闻及以呼气相为主的哮鸣音，呼气相延长。

（3）上述症状和体征经抗哮喘治疗有效或自行缓解。

（4）除外其他疾病引起的喘息、气促、胸闷和咳嗽。

（5）临床表现不典型（如无明显喘息或哮鸣音），应至少具备以下 1 项：①支气管激发试验或运动激发试验阳性。②证实存在可逆性气流受限：支气管舒张试验阳性，吸入速效 β_2 受体激动药后 15 分钟 FEV_1 增加≥12%；抗哮喘治疗有效，使用支气管舒张药和口服（或吸入）糖皮质激素治疗 1～2 周后 FEV_1 增加≥12%。③PEF 每日变异率（连续监测 1～2 周）≥20%。

符合 1～4 条或第 4～5 条者可以诊断为哮喘。

2. 咳嗽变异性哮喘诊断标准（2002，2008，2009，2014）

（1）咳嗽持续或反复发作＞1 个月（2005），常在夜间和（或）清晨发作或加剧，以干咳为主。

（2）临床无感染征象，或经长期抗生素治疗无效。

（3）抗哮喘药物诊断治疗有效（2005，2006，2007A）。

(4)除外其他疾病导致的咳嗽。
(5)支气管激发试验阳性和（或）PEF 每日变异率（连续监测 1～2 周）≥20%。
(6)个人或一级、二级亲属有特应性疾病史，或变应原测试阳性。
以上 1～4 条为诊断的基本条件。

3. 哮喘危重状态（哮喘持续状态）　哮喘急性发作，出现咳嗽、喘息、呼吸困难、大汗淋漓，端坐呼吸、严重发绀、意识障碍及心肺功能不全的征象。

（三）鉴别诊断

1. 以喘息为主要症状的儿童哮喘应注意与毛细支气管炎、肺结核、气道异物、先天性气管支气管畸形和先天性心血管疾病相鉴别。

2. 咳嗽变异型哮喘（CVA）应注意与支气管炎、鼻窦炎、胃食管反流和嗜酸性粒细胞支气管炎等疾病相鉴别。

（四）治疗（2015）

1. 去除病因

2. 控制发作

(1)哮喘急性发作期治疗。①$β_2$ 受体激动药：临床运用最广。吸入型短效 $β_2$ 激动药如沙丁胺醇、特布他林等是缓解哮喘急性症状的首选药物（2004）。②全身性糖皮质激素、吸入型糖皮质激素、抗胆碱能药物及短效茶碱的应用。

(2)哮喘慢性持续期治疗。①吸入型糖皮质激素（倍氯米松、布地奈德等）：哮喘长期控制首选药物（2000，2009，2011，2016），也是最有效抗炎药物；②白三烯调节药、缓解茶碱、长效 $β_2$ 受体激动药等药物的应用。

(3)抗生素：伴有呼吸道细菌感染者加用。

3. 哮喘持续状态的处理

(1)吸氧：氧浓度 40%，维持 PaO_2 9.3～12kPa（70～90mmHg）。

(2)补液及纠正酸中毒：补 1/5 张含钠液，用碳酸氢钠纠正酸中毒。

(3)糖皮质激素类药物静脉滴注：儿童危重哮喘治疗一线药，应尽早使用（2003）。

(4)支气管扩张药：①沙丁胺醇雾化剂吸入每 1～2 小时 1 次；②氨茶碱静脉滴注；③上述治疗效果不佳，可用沙丁胺醇静脉注射。

(5)异丙肾上腺素：上述治疗无效者试用，每分钟 0.1μg/kg 静脉滴注。

(6)镇静药：水合氯醛灌肠。

(7)机械呼吸：①严重的持续性呼吸困难；②呼吸音减弱（2004），随之哮鸣音消失；③呼吸肌过度疲劳而使胸廓活动受限；④意识障碍，甚至昏迷；⑤吸入 40%的氧而发绀仍无改善，$PaCO_2$ ≥8.7kPa（65mmHg）。

（五）预防

四、肺炎

（一）分类

1. 病理分类　大叶性肺炎、小叶性肺炎（即支气管肺炎，最为常见）等。

2. 病程分类　急性肺炎（病程<1 个月），迁延性肺炎（1～3 个月），慢性肺炎（>3 个月）。

3. 病因分类　呼吸道合胞病毒肺炎、腺病毒肺炎、肺炎链球菌肺炎、支原体肺炎等。

4. 病情分类　①轻症：以呼吸系统症状为主，无全身中毒症状；②重症：呼吸系统受累严重，其他系统亦受累，全身中毒症状明显（2012）。

5. 感染地点分类　①社区获得性肺炎：院外或院内 48h 内发生的肺炎；②院内获得性肺炎：住院 48h 后发生的肺炎。

（二）支气管肺炎临床表现

发达国家以病毒感染为主，发展中国家以肺炎链球菌感染多见（2000，2012）。多见于 2 岁以下婴幼儿，出现发热、咳嗽、气促（呼吸 40~80/min）、鼻翼扇动、吸气三凹征、肺部闻及固定湿啰音（2002，2005，2007B）等表现；如果合并其他系统表现就是重症肺炎，表现如下。

1. 循环系统　常见心肌炎（面色苍白、心动过速、心音低钝）、心力衰竭（呼吸加快、心率加快、烦躁、发绀、肝大、水肿等表现）。
2. 神经系统　常见脑脓肿、缺氧中毒性脑病（烦躁、嗜睡、瞳孔的改变、呼吸与心率分离、脑膜刺激征、脑脊液压力增大，其他正常等表现）。
3. 消化系统　胃食欲缺乏、吐泻，腹胀，缺氧中毒性肠麻痹，消化道出血等。
4. 血管升压素异常分泌综合征
5. DIC

（三）诊断与鉴别诊断

1. 诊断（2014）　一般有发热、咳嗽、呼吸急促的症状，肺部听到中、细湿啰音或 X 线有肺炎的改变均可诊断为支气管肺炎。
2. 鉴别诊断

（1）急性支气管炎：咳嗽为主，肺部呼吸音粗，不固定啰音。
（2）肺结核：肺部啰音不明显，PPD（+++），X 线改变。
（3）支气管异物：有异物吸入史，突然呛咳，X 线检查可确诊。
（4）支气管哮喘：反复发作，以喘憋为主，肺部喘鸣音。

（四）并发症

多见由金黄色葡萄球菌（2000，2001）引起，革兰阴性杆菌引起次之。

1. 脓胸
2. 脓气胸　患儿病情突然加重，咳嗽剧烈，呼吸困难；叩诊积液上方为鼓音，下方为浊音（2001）。
3. 肺大疱

（五）治疗

原则：积极控制炎症，改善通气功能、对症治疗、防止和治疗并发症。

1. 一般治疗　室温 18~20℃，相对湿度 60%；保证营养供给；常变换体位；避免交叉感染。
2. 抗感染治疗

（1）抗生素治疗

使用原则：选用敏感药；早期治疗；联合治疗；渗入下呼吸道浓度高的药；足量足疗程。

抗生素选用：WHO 推荐 4 种一线药物（复方新诺明、青霉素、氨苄西林和阿莫西林），青霉素为首选，复方磺胺甲噁唑不用于新生儿，我国卫生部对轻症肺炎推荐用头孢氨苄。临床常用二、三代头孢菌素。大环内酯类（如红霉素）对支原体、衣原体肺炎有效（2000，2001）。

疗程：用药时间应持续至体温正常后 5~7d 或临床症状基本消失后 3d（2002）。支原体肺炎至少用药 2~3 周（2004）。葡萄球菌肺炎一般于正常体温后继续用药 2 周，总疗程 6 周。

（2）抗病毒治疗：利巴韦林、干扰素。

3. 糖皮质激素治疗　适应证①中毒症状明显；②严重喘憋；③伴有脑水肿、中毒性脑病、感染性休克、呼吸衰竭等；④胸膜有渗出的病例。常用地塞米松，疗程 3~5d。
4. 对症治疗　①氧疗：鼻前庭给氧，湿化氧气流量为 0.5~1L/min（2001）；浓度不超过 40%；婴幼儿面罩给氧，2~4 L/min，浓度 50%~60%。②保持呼吸道通畅。③抗心力衰竭治疗。④腹胀治疗。⑤感染性休克、脑水肿、呼吸衰竭的治疗。⑥纠正水、电解质和酸碱平衡紊乱。重症肺炎时以混合性酸中毒常见（2005）。

5. 合并症和并发症治疗

(六) 几种不同病原体所致肺炎特点

1. **毛细支气管炎** 又称喘憋性肺炎（2000，2007B）。病原：呼吸道合胞病毒多见（2001，2008）；流行特点：多见于1岁以下的婴幼儿，尤其是1~6个月婴儿。

(1) 临床表现：以喘憋、吸气三凹征和喘鸣为主要临床特点。

(2) X线检查：不同程度的梗阻性肺气肿、支气管周围炎或有肺纹理粗厚，也可有小的点片状阴影。

2. **腺病毒肺炎**（2001，2005，2007B）

(1) 临床特点：6个月至2岁的婴幼儿多见。高热，精神萎靡，面色苍白，咳嗽剧烈，可出现喘憋、呼吸困难。肺部体征出现晚，发热4~5d出现湿啰音，以后病变融合呈现肺实变体征。

(2) X线检查：出现早，在肺体征不明显时即可出现大小不等片状影或融合成大片影。

3. **金葡萄球菌肺炎**（2001，2015，2016）

(1) 临床特点：新生儿及婴幼儿多见。高热、咳嗽、呼吸困难。中毒症状重。肺部体征出现早，双肺中、细湿啰音。皮肤常见猩红热样或荨麻疹样皮疹。易并发脓胸、脓气胸（2005）。

(2) X线表现：开始小片影，病情发展迅速，很快出现小脓肿、肺大疱等。易变形是该病的X线特征之一。

4. **肺炎支原体肺炎**（2000，2017）

(1) 临床特点：年长儿多见，小婴儿也有发病。发热，刺激性干咳。肺部体征常不明显。部分患儿有多系统受累。

(2) X线表现：点片状、云雾状阴影；可见节段性或大叶性实变等表现。体征轻而X线改变明显是本病的又一特点。

(3) 实验室检查：冷凝集试验（+）（2000），支原体抗体（+）。

5. **沙眼衣原体肺炎**

(1) 临床特点：<6个月婴儿多见。起病慢，一般不发热，开始有鼻塞、流涕、结膜炎，后出现气促、频繁咳嗽，肺部可闻及干、湿啰音。

(2) 胸部X线片：双侧间质性或小片状浸润。

经典试题

1. 支气管肺炎肾上腺皮质激素常用
A. 氢化可的松
B. 泼尼松
C. 氟轻松
D. 甲泼尼龙
E. 地塞米松

2. 小儿扁桃体发育的高峰年龄段是
A. 3~6个月
B. 1~2岁
C. 2~4岁
D. 4~10岁
E. 10~14岁

3. 婴幼儿时期最常见的肺炎是
A. 支气管肺炎
B. 大叶性肺炎
C. 间质性肺炎
D. 毛细支气管肺炎
E. 节段性肺炎

4. 引起急性上呼吸道感染的主要病原为
A. 细菌
B. 病毒
C. 真菌
D. 原虫
E. 螺旋体

5. 疱疹性咽峡炎引起的病毒为
A. 合胞病毒
B. 腺病毒
C. 柯萨奇病毒A组
D. 流感病毒
E. 副流感病毒

6. 诊断小儿咳嗽变异性哮喘的基本条件是
A. 咳嗽持续或反复发作

B. 常伴夜间或清晨发作性咳嗽，痰少，运动后加重
C. 临床无感染征象
D. 用支气管扩张药可使咳嗽发作缓解
E. 有个人或家族过敏史

7. 男孩，5个月。发热，咳嗽，喘憋3d，查体：体温37.5℃，呼吸68/min，呼气性呼吸困难，呼气时有呻吟，伴明显鼻扇及三四征，满肺喘鸣音，底部有细湿啰音，白细胞 $7.0×10^9$/L，淋巴占0.78，本病例诊断最大的可能是
A. 呼吸道合胞病毒肺炎
B. 腺病毒肺炎
C. 葡萄球菌肺炎
D. 革兰阴性杆菌肺炎
E. 肺炎支原体肺炎

8. 小儿，2个月。发热1d，咳嗽3d，有痰咳不出，偶有喘息，哺乳时明显，三凹征（一），双肺未闻及中小湿啰音，心脏听诊正常，最可能诊断是
A. 支气管肺炎
B. 支气管炎
C. 上呼吸道感染
D. 支气管哮喘
E. 支气管扩张

9. 男，2岁。发热伴咳嗽，诊断为链球菌肺炎，用抗生素治疗的疗程应持续至体温正常后
A. 2～4d
B. 5～7d
C. 8～10d
D. 11～13d
E. 14～16d

10. 1.5岁女孩，咳嗽1周，气促，精神正常，食欲尚可，无明显异物史，查体：体温37.8℃，双肺呼吸音粗糙及有不固定的干湿啰音，胸部X线显示，肺纹理增粗，根据病例诊断最大的可能是
A. 支气管异物
B. 肺结核
C. 急性支气管炎
D. 支气管炎
E. 哮喘性支气管炎

（11～13题共用题干）

男孩，1.5岁。已发热、咳嗽1周，近3d气促喘息加重，查体：面色苍白，烦躁，双肺听诊闻及中小水泡音，病史中曾有过皮肤脓疱疹，白细胞 $19×10^9$/L，分叶0.90，淋巴细胞0.10。

11. 该患儿下述哪项治疗不当
A. 吸氧
B. 用敏感抗生素
C. 支气管解痉药
D. 保持呼吸道通畅
E. 静脉滴注氢化可的松

12. 患儿用抗生素3d后，突然出现烦躁不安，呼吸困难加重，咳嗽频繁，左肺呼吸音减弱，肺底叩诊呈浊音，此时最重要的治疗是
A. 再加一种抗生素
B. 大流量吸氧
C. 用呼吸机进行辅助治疗
D. 给予镇静药
E. 左胸腔穿刺排脓

13. 该患儿最可能的诊断是
A. 金黄色葡萄球菌肺炎
B. 肺炎链球菌肺炎
C. 腺病毒肺炎
D. 呼吸道合胞病毒肺炎
E. 支原体肺炎

（14～16题共用题干）

患儿，1岁。弛张热，发热5d，咳嗽，气喘4d，用青霉素静脉滴注4d症状好转不明显，今日突然烦躁，呼吸困难，阵发性咳嗽，查体：体温39℃，呼吸60/min，心率增快，脉搏170/min，节律整，气管出现右移，胸片示左肺液气胸。

14. 该患儿最可能的诊断是
A. 腺病毒肺炎
B. 金黄色葡萄球菌肺炎
C. 毛细支气管肺炎
D. 支原体肺炎
E. 肺炎链球菌肺炎

15. 该患儿紧急急救措施应首选
A. 吸氧
B. 解痉药
C. 镇咳药
D. 强心利尿
E. 胸腔闭式引流

16. 该病的治疗，应选择何种抗生素
A. 先锋霉素Ⅵ
B. 红霉素

C. 氨苄西林
D. 氨苄西林+青霉素

E. 耐青霉素酶的青霉素

参考答案： 1. E 2. D 3. A 4. B 5. C 6. D 7. A 8. B 9. B 10. C 11. E 12. E 13. A 14. B 15. E 16. E

第12单元 心血管系统疾病

重点提示

1. **房间隔缺损临床特点** 胸骨左缘第2肋间闻及2～3级喷射性收缩期杂音。P_2亢进并分裂固定，X线检查示右房、右室增大。

2. **室间隔缺损临床特点** 胸骨左缘第3～4肋间可闻及3～5级粗糙的全收缩期杂音，可触及震颤。P_2亢进。X线检查示左、右心室大，左心房也常增大。

3. **动脉导管未闭临床特点** 胸骨左缘第2肋间闻及粗糙响亮的连续性机器样杂音，可有周围血管征、差异性发绀。X线检查示左心房、左心室大。

4. **法洛四联症** 肺动脉狭窄、室间隔缺损、主动脉骑跨、右心室肥厚。

5. **法洛四联症的临床特点** 发绀（最早、最主要表现）、蹲踞、杵状指，胸骨左缘第2～4肋间可闻及2～3级喷射性收缩期杂音。X线检查示右心室大，心尖上翘，呈"靴形"。

考点串讲

一、小儿循环系统生理

1. 胎儿、新生儿循环转换
（1）胎儿时期的营养和气体代谢是通过脐血管和胎盘与母体之间以弥散方式进行交换。
（2）出生后脐血管被阻断；动脉导管成为动脉韧带，若动脉导管持续未闭，考虑存在畸形。

2. 小儿心率、血压的特点
（1）小儿心率：小儿心率快，随着年龄的增长心率逐渐减慢。
（2）动脉血压：新生儿收缩压平均70mmHg。收缩压=（年龄×2）+80mmHg，舒张压=收缩压×2/3。目前多用百分位数值评价血压正常范围，凡收缩压和（或）舒张压在95百分位以上者为高血压。
（3）静脉血压：学龄前儿童静脉压约40mmH$_2$O，学龄儿童约为60mmH$_2$O。

二、先天性心脏病概述

（一）分类

1. **左向右分流型（潜伏发绀型）** 正常情况下由于体循环压力高于肺循环压力，故平时血液从左向右分流而不出现发绀。当剧哭、屏气或任何病理情况下致使肺动脉或右心室压力增高并超过左心压力时，则可使血液自右向左分流而出现暂时性发绀，如室间隔缺损、动脉导管未闭和房间隔缺损等（2001）。

2. **右向左分流型（发绀型）** 某些原因（如右心室流出道狭窄）致使右心压力增高并超过左心，使血流经常从右向左分流时，或因大动脉起源异常，使大量静脉血流入体循环，均可出现持续性发绀，如法洛四联症和大动脉转位等。

3. **无分流型（无发绀型）** 即心脏左、右两侧或动、静脉之间无异常通路或分流，如肺动脉狭窄和主动脉缩窄等。

（二）几种常见先心病的临床表现，诊断与鉴别诊断

详见后面。

(三) 特殊检查

包括 X 线检查（2000）、心电图、超声心动图（2011）、M 型超声心动图、心导管检查、心血管造影、放射性核素心血管造影、磁共振成像、计算机断层扫描等检查。

三、房间隔缺损

(一) 病理生理

属于左向右分流型。

(二) 临床表现（2001，2002）和并发症

发育落后、乏力，活动后心悸气短，咳嗽，出现肺动脉高压时有发绀。体查：胸骨左缘第 2 肋间闻及 2～3 级喷射性收缩期杂音（2011）。不受呼吸影响的 P_2 亢进并分裂固定。

并发症：支气管肺炎、充血性心力衰竭、肺水肿及感染性心内膜炎等。

(三) 诊断

1. 根据病史及体检
2. X 线检查　右心房、右心室增大（2006，2016），肺动脉凸出（2009），肺野充血，可见肺门"舞蹈"征。
3. 心电图、超声心动图及心导管检查等

(四) 并发症

常见肺炎，至青中年期可合并心律失常（期前收缩、心房扑动、心房颤动等）、心力衰竭和肺动脉高压等。

(五) 治疗原则

1. 内科治疗　主要是并发症的处理，如肺炎、心力衰竭等。
2. 外科治疗　宜在学龄前做选择性手术修补。
3. 介入性治疗　经导管放置扣式双盘堵塞装置（蘑菇伞、蚌状伞）关闭房缺。

四、室间隔缺损

(一) 病理生理

室间隔缺损属于左向右分流型，是最常见的先天性心脏病。大致可有 3 种类型。

1. 小型（Roger 病）（2007A）　缺损直径 <5mm 或缺损面积 $\leq 0.5 cm^2/m^2$ 体表面积。
2. 中型　缺损直径 5～15mm 或缺损面积 0.5～1.0 cm^2/m^2 体表面积。
3. 大型　缺损直径 ≥15mm 或缺损面积 $\geq 1.0 cm^2/m^2$ 体表面积。

(二) 临床表现（2017）

小型缺损可无明显症状，生长发育不受影响，仅体检时发现胸骨左缘第 3～4 肋间听到响亮粗糙的全收缩期杂音，肺动脉第二音稍增强。大型缺损出现体循环供血不足的表现，如生长发育落后、呼吸急促，多汗，吃奶费劲常要间歇等，反复发生肺炎甚至心力衰竭。体检：心前区隆起，心界增大，心尖冲动弥散，胸骨左缘第 3～4 肋间可闻及 3～5 级粗糙的全收缩期杂音（2005，2009），传导广泛，可触及震颤。肺动脉第二音亢进。当肺血管病变发展至不可逆的阻力性肺动脉高压，左向右分流逆转为双向分流或右向左分流，患儿呈持续发绀，即艾森门格（Eisenmenger）综合征（2003，2008）。

(三) 诊断（2014）

1. 根据病史及体检
2. X 线检查　小型缺损可无表现。大型缺损出现左、右心室大（2013，2016），往往左心房也增大，肺动脉凸出，肺野充血，可见肺门"舞蹈"征。
3. 心电图、超声心动图及心导管检查等

（四）并发症

支气管炎、充血性心力衰竭、肺水肿及感染性心内膜炎（2008）。

（五）治疗

1. 内科治疗　主要是并发症的处理。有自然闭合可能，小型缺损75%在2岁内自然闭合。
2. 外科治疗　宜于4~5岁（学龄前期）在体外循环心内直视下修补。介入性治疗可修补。

五、动脉导管未闭

（一）病理生理

属于左向右分流型。一般分为管型、漏斗型和窗型3种类型。

（二）临床表现

消瘦、气急、心悸，偶有声音嘶哑（扩大肺动脉压迫喉返神经）。体查：胸骨左缘第2肋间闻及粗糙响亮的连续性机器样杂音（2005，2011），向颈部传导，可触及震颤，肺动脉第二音亢进。由于主动脉血分流到肺动脉使动脉舒张压降低，可出现周围血管征，如毛细血管搏动，水冲脉及股动脉枪击音等；有显著肺动脉高压者，出现差异性发绀。

（三）诊断（2015）

1. 根据病史及体检
2. X线检查　左心房、左心室大，肺动脉凸出，肺野充血，可见肺门"舞蹈"征。主动脉弓增大，这一特征与房间隔缺损、室间隔缺损不同，有鉴别意义（2000）。
3. 心电图、超声心动图及心导管检查等

（四）并发症

支气管炎、充血性心力衰竭（2015）、感染性心内膜炎、艾森门格综合征。

（五）治疗

1. 内科治疗　主要是并发症的处理，如肺炎、心力衰竭及感染性心内膜炎等。新生儿动脉导管未闭，可给予吲哚美辛治疗（2008）。
2. 外科治疗、介入治疗

六、法洛四联症

（一）病理生理

属于右向左分流型。主要由以下4种畸形组成（2001）。

1. 右心室流出道梗阻（肺动脉狭窄）。最为重要，是决定患儿病生理改变、严重程度及预后的主要因素（2000）。
2. 室间隔缺损。
3. 主动脉骑跨。
4. 右心室肥大（继发性病变）。

（二）临床表现（2016）

发绀（最早且最主要的表现）（2003，2006，2007A）、蹲踞症状（2015）、杵状指（趾）及阵发性的呼吸困难或晕厥（2004，2005）。查体：胸骨左缘第2~4肋间可闻及2~3级喷射性收缩期杂音，传导范围广，肺动脉第二音减弱或消失。

（三）诊断

1. 根据病史及体检
2. X线检查　右心室大，心尖上翘，呈"靴形"，肺动脉凹陷，肺野清晰，无肺门"舞蹈"征（2009，2014）。
3. 心电图、超声心动图及心导管造影

（四）并发症

脑血栓（系红细胞增多，血黏稠度增高，血流滞缓所致）（2002）、脑脓肿（细菌性血栓）（2000，2002）及感染性心内膜炎。

（五）治疗

1. 内科治疗　阵发性呼吸困难缺氧时，轻者取胸膝位即可缓解，重者可给予普萘洛尔（心得安）静脉注射。吸氧、纠正酸中毒、预防脱水。

2. 外科治疗　宜在2～3岁以上手术（2000）。

经典试题

1. 房间隔缺损最常见的类型为
A. 卵圆孔未闭
B. 原发孔缺损
C. 继发孔缺损
D. 原发孔缺损伴二尖瓣裂
E. 继发孔缺损伴部分肺静脉异位引流

2. 法洛四联症其发绀的轻重和出现的早晚取决于
A. 肺动脉狭窄的程度
B. 室间隔缺损的大小
C. 主动脉骑跨的程度
D. 有无右心室明显增大
E. 房间隔缺损的大小

3. 法洛四联症常见的并发症，下述哪项不正确
A. 脑缺氧发作
B. 脑血栓
C. 脑脓肿
D. 细菌性心内膜炎
E. 梗阻型肺动脉高压

4. 患儿，4岁。自1岁出现口唇发绀，活动后加剧，喜坐少动，胸骨左缘2与3间可闻及收缩期杂音，有震颤，动脉血氧饱和度0.75。此例可能的诊断是
A. 原发性肺动脉高压症
B. 肺动脉狭窄
C. 艾森门格综合征
D. 较大型室间隔缺损
E. 法洛四联症

（5～7题共用题干）

患儿，4岁。自1岁出现口唇发绀，活动后加剧，喜坐少动，胸骨左缘第2～3肋间可闻及收缩期杂音，有震颤，动脉血氧饱和度0.75。

5. 此例可能的诊断是
A. 原发性肺动脉高压症
B. 肺动脉狭窄
C. 艾森门格综合征
D. 较大型室间隔缺损
E. 法洛四联症

6. 该患儿X线检查可见心脏呈
A. "靴状"心影
B. 右心房，右心室增大
C. 左心房，左心室增大
D. 右心室，左心房增大
E. 右心室增大，肺动脉突出

7. 该病常见的并发症是
A. 支气管肺炎
B. 肺水肿
C. 充血性心力衰竭
D. 脑脓肿
E. 喉返神经麻痹

参考答案：1. C　2. A　3. E　4. E　5. E　6. A　7. D

第13单元　泌尿系统疾病

重点提示

1. 急性肾小球肾炎诊断　常有A组β溶血性链球菌感染史，急性起病，具备血尿、蛋白尿和管型尿、水肿及高血压等特点，急性期ASO升高，C3降低等。

2. 急性肾小球肾炎治疗　青霉素及对症治疗。循环充血者可利尿，高血压脑病者首选硝普钠。

3. 肾病综合征临床表现　大量蛋白尿、低蛋白血症、高胆固醇血症、水肿。

4. 肾病综合征的并发症 有感染（最常见）、血管栓塞（肾静脉血栓多见）等。治疗以糖皮质激素为主，还有免疫抑制药、抗凝及纤溶药物疗法等。

考点串讲

一、小儿泌尿系统解剖生理特点

（一）解剖特点

（二）生理特点

1. 肾小球滤过率 新生儿较低，2岁达成年人水平。
2. 肾小管吸收和排泄功能 吸收及排泄功能均有限。
3. 浓缩和稀释功能 新生儿浓缩功能低，但稀释功能接近成年人。
4. 酸碱平衡功能 较差，易发生酸中毒。
5. 肾脏内分泌功能 新生儿肾已有内分泌功能。

（三）小儿排尿及尿液特点

1. 每日尿量 尿量<200ml/（m²·d）为少尿，全天尿量<50ml/m² 为无尿（28kg体重=1m²）（2001，2003，2008）。
2. 尿色 正常小儿尿液呈淡黄色透明。正常婴幼儿尿液在寒冷季节放置后可因盐类析出而变浑浊。
3. 酸碱度 多为酸性。
4. 尿比重和渗透压
5. 尿蛋白 >150mg/d为异常。
6. 尿细胞和尿管型

尿沉渣：红细胞<3个/HP，白细胞<5个/HP（2001），偶见透明管型。

12h尿细胞计数：红细胞<50万，白细胞<100万，管型<5000个。均属正常。

二、急性肾小球肾炎

（一）病因

多由A组β溶血性链球菌（致肾炎菌株）感染后所致。绿色链球菌、EB病毒、弓形虫等亦可导致急性肾炎。

（二）临床表现与分型

1. 前驱感染 发病前1~4周常有链球菌前驱感染史，呼吸道感染（上呼吸道感染、扁桃体炎等，前驱期6~12d）最常见，皮肤感染（脓疱疮、猩红热等，前驱期14~28d）（2003）次之。
2. 典型表现（2009） 一般以血尿和水肿为首发症状。①血尿：100%患儿有血尿，多为镜下血尿；②水肿：多累及颜面、眼睑，为不可凹陷性；③蛋白尿；④高血压：多轻中度增高；⑤少尿。
3. 严重表现 常在2周内出现（2002）。①严重循环充血（2004，2007A）。水、钠潴留所致。出现心力衰竭的表现（端坐呼吸、颈静脉怒张、吐粉红色泡沫痰等），但不是心力衰竭。②高血压脑病（2003，2005，2008）。脑血管痉挛所致。血压突然升高（150~160mmHg/100~110mmHg以上），剧烈头痛，一过性失明，甚至惊厥，昏迷。③急性肾功能不全（2006，2009）。暂时性氮质血症、电解质紊乱及酸中毒。
4. 非典型表现 ①无症状性急性肾炎：为亚临床病例，仅有轻微血尿及蛋白尿，无临床症状；②肾外症状性急性肾炎：明显水肿和（或）高血压，尿改变轻微；③肾病表现型：急性期有大量蛋白尿，或好转后再度表现为肾病者。

（三）辅助检查

ASO升高，C3降低，尿蛋白（+~+++），尿蛋白电泳（+），血细胞沉降率加快（反应炎症的活动性），肾活检（2004，2007A）。

（四）诊断及鉴别诊断

有链球菌感染史，急性起病，具备血尿、蛋白尿和管型尿、水肿及高血压等特点，急性期 ASO 升高，C3 降低，均可临床诊断急性肾炎（2000，2001，2002，2003，2004，2006，2007A）。如临床诊断有困难时可行肾活检。注意与以下疾病鉴别。

1. 水肿较重，尿蛋白持续较多——考虑肾病。
2. 感染前驱期短，有肉眼血尿——考虑 IgA 肾病。
3. 除有血尿外，尿中尚有较多白细胞——考虑泌尿系感染。
4. 持续低补体，病情较重——考虑膜性增生性肾小球肾炎。
5. 持续少尿、大量血尿和蛋白尿，尿素氮不断增高——考虑急进性肾小球肾炎。
6. 除肾炎症状外，常有贫血、低比重尿或固定低比重尿。尿液以蛋白增多为主。B 超有时见两肾体积偏小——考虑慢性肾炎急性发作。

（五）治疗

1. 清除残余病灶　青霉素肌内注射 10～14d。
2. 对症治疗　主要针对水、钠潴留（卧床、限盐、利尿、降压）。①卧床休息 2～3 周。待血沉正常，尿常规明显好转可上学，但须尿红细胞正常后才可以恢复体力活动；②限制钠盐的摄入（根据水肿及高血压情况定）；③利尿（氢氯噻嗪、呋塞米）(2017)、降压（硝苯地平，口服或舌下含服）（2013）。
3. 严重病例治疗　①循环充血（限制水钠，利尿降压，呋塞米纠正水钠潴留，肺水肿者加用硝普钠，必要时透析）；②高血压脑病（首选硝普钠迅速降压，可用地西泮止惊）；③急性肾功能不全（透析）（2006）。

三、肾病综合征

肾病综合征是多种原因引起的以肾小球基底膜对血浆蛋白质通透性增高为基本病生理改变，以"三高一低"（大量蛋白尿、低白蛋白血症、高胆固醇血症、不同程度的水肿）为基本临床特征。

（一）临床分型

除"三高一低"外：

1. 具有以下特征之一为肾炎型　①肾小球性血尿（2 周连续 3 次红细胞>10/HP）；激素治疗前有高血压；②血容量充足的前提下发生氮质血症；低补体血症（2001，2017）。
2. 不具有上述特征的是单纯型（2002，2004，2007B）。

（二）临床表现

3～5 岁为发病高峰，男比女多。

1. 高度水肿（可凹性）　最早出现的症状，先出现于眼睑以后遍及全身，晚期可有胸腔积液和腹水。
2. 少尿、尿色变深　与血容量降低有关。
3. 大便次数多　肠黏膜水肿。
4. 蛋白质营养不良　面色苍白、皮肤干燥、毛发干枯、指甲横纹等。

（三）辅助检查

①血常规；②尿液检查；③血生化；④肾功能：肌酐、尿素氮升高；⑤血清补体；⑥乙型肝炎 5 项、ANA：排除继发性的。

（四）诊断与鉴别诊断

1. 尿蛋白定性（+++～++++），1 周 3 次，定量≥50mg/（kg·d），持续 2 周以上。
2. 血浆白蛋白<30g/L 或≤25g/L）。

3. 血浆总胆固醇＞5.7mmol/L。
4. 水肿。
其中1，2.（高蛋白尿、低白蛋白）为必备诊断条件（2004，2005，2015）。
5. 鉴别诊断：原发性肾病综合征还需与继发于全身性疾病的肾病综合征鉴别。部分非典型链球菌感染后肾炎、系统性红斑狼疮性肾炎、过敏性紫癜性肾炎、乙型肝炎病毒相关性肾炎及药源性肾炎等均可有肾病综合征样表现。临床上须排除继发性肾病综合征后方可诊断原发性肾病综合征。

（五）并发症

1. 感染　最常见并发症（2012）。
2. 电解质紊乱　低钠（2014）、低钾及低钙（三低）。
3. 血栓形成　肾静脉血栓多见。
4. 急性肾衰竭（2017）
5. 肾上腺危象　体内皮质醇不足所致，出现呕吐、休克甚至死亡。

（六）治疗

采用以糖皮质激素为主的综合治疗。

1. 一般治疗　一般不需卧床休息。饮食调节。
2. 利尿治疗
3. 防治感染
4. 糖皮质激素疗法　泼尼松是诱导肾病缓解的首选治疗药物（2015）。
（1）原则：初量足、减量慢、维持久、个体化。
（2）用法：短程疗法。中、长程疗法：国内提倡本方案。
（3）疗效判断：足量激素治疗8周后，进行判断。
完全生效：泼尼松治疗≤8周，尿蛋白（－）。
无效：治疗满8周，尿蛋白仍阳性。
依赖：减量或停药4周内复发，用药又缓解，重复2次以上。
复发：尿蛋白由阴转阳，并持续≥2周。
频复发：6个月内复发≥2次，或1年内≥3次。
5. 免疫抑制药应用　激素依赖或不难受时用，常和小剂量激素并用。
6. 抗凝和溶栓治疗
7. 免疫调节药应用
8. 其他药物治疗

经典试题

1. 婴幼儿少尿的标准是每日尿量少于
A. 500 ml/m²
B. 400 ml/m²
C. 300 ml/m²
D. 200 ml/m²
E. 100 ml/m²

2. 肾病综合征的特征中最主要的是
A. 大量蛋白尿
B. 低蛋白血症
C. 高胆固醇血症
D. 不同程度水肿
E. 血沉明显增快

3. 关于急性肾炎下列哪项不正确
A. 水肿为最早出现的症状，常呈上行性
B. 起病时几乎都有血尿
C. 起病后头数日有高血压
D. 起病2周内可出现循环充血
E. 病程早期突然抽搐应考虑高血压脑病

4. 患儿，5岁。水肿、少尿4d。尿检：蛋白（＋＋＋），红细胞0～3/HP，血浆总蛋白40g/L，白蛋白20g/L，胆固醇12mmol/L，尿素氮4.5mmol/L。本例最可能诊断为
A. 单纯性肾病
B. 肾炎性肾病

C. 急性肾炎
D. 慢性肾炎
E. 尿路感染

5. 患儿，8岁。反复水肿8个月，血压20/13.3kPa（150/100mmHg），尿常规蛋白（++），红细胞满视野，血浆蛋白15g/L，球蛋白20g/L，胆固醇12.5mmol/L。诊断最可能是
A. 急性肾炎
B. 单纯性肾病
C. 肾炎性肾病
D. 慢性肾炎
E. 急进性肾炎

（6～8题共用题干）

患儿，9岁。眼睑水肿4d，近2d加重，水肿渐及全身，尿少，今晨感觉上腹部不适，频咳，气急。体检：体温37.5℃，眼睑及下肢水肿，血压 20/13.3kPa（150/100mmHg），心率116/min，心音钝，两肺闻及水泡音，肝肋下2.0cm。尿常规：蛋白（++），红细胞20～30/HP，血尿素氮6mmol/L。

6. 诊断考虑为
A. 急性肾炎伴肺炎
B. 急性肾炎伴肾功能不全
C. 急性肾炎伴循环充血
D. 急性肾炎伴高血压脑病
E. 急性肾炎伴心肌炎

7. 该病急性期应卧床休息至
A. 血沉降至正常
B. 抗"O"恢复正常
C. 肉眼血尿消失，血压正常
D. 镜下血尿消失，水肿消退
E. 尿Addis计数正常

8. 该患儿应做何处置最适当
A. 限制水、钠摄入
B. 肌内注射利舍平
C. 肌内注射呋塞米
D. 快速洋地黄化
E. 静脉滴注硝普钠

参考答案： 1. D 2. A 3. A 4. A 5. C 6. C 7. C 8. E

第14单元 血液系统疾病

重点提示

1. **造血特点** 出生后主要是骨髓造血，髓外造血主要是肝脾、淋巴结肿大。中性粒细胞和淋巴细胞比例在4～6d和4～6岁出现交叉。

2. **贫血分度** 轻度、中度、重度、极重度贫血，重点掌握其分界值。

3. **缺铁性贫血** 表现为皮肤黏膜苍白、乏力、头晕、异食癖、记忆力减退，智力低于同龄儿以及反甲等。治疗原则为去除病因（根治关键），给予铁剂。

4. **营养性巨幼细胞贫血** 表现为虚胖、毛发稀疏发黄。维生素 B_{12} 缺乏有反应迟钝、表情呆滞、嗜睡、儿童发育倒退，共济失调、巴宾斯基征阳性等症状体征；叶酸缺乏无神经系统症状，但精神异常。治疗补充叶酸和维生素 B_{12}。

考点串讲

一、小儿造血及血常规特点

（一）小儿造血特点

1. **胚胎造血** 中胚叶造血期→肝脾造血期→骨髓造血期。

2. **生后造血** ①骨髓造血：出生后正常造血的唯一场所（2000）；②骨髓外造血：如遇到感染或其他引起婴儿期造血需要增加时，肝、脾及淋巴结可恢复（2003，2005）胎儿期的造血状态。

（二）血常规特点

1. **红细胞数和血红蛋白量** 新生儿由于缺氧刺激EPO产生，骨髓造血旺盛，红细胞、血红蛋白、网织红细胞较高；2～3个月后由于自主呼吸建立不再缺氧，EPO减少，生长发育迅速导致红

细胞合成相对不足，出现生理性贫血（2000）。以后逐渐升高，12岁达到成年人水平。

2. 白细胞计数及分类 ①白细胞总数：出生高达（15~20）×10⁹/L，8岁以后接近成年人水平；②中性粒细胞和淋巴细胞比例在4~6d和4~6岁出现交叉（2001）；③血小板与成年人相似，（150~250）×10⁹/L。

二、小儿贫血概论

（一）贫血概念

贫血是指外周血中单位容积内的红细胞数、血红蛋白量或血细胞比容低于正常。根据WHO资料，血红蛋白值低限值6个月至6岁为110 g/L，6~14岁为120 g/L。我国小儿血液学组（1989）暂定：血红蛋白在新生儿期<145g/L，1~4个月时<90g/L，4~6个月时<100g/L者为贫血（2007A，2008）。

（二）贫血分类

1. 分度 ①血红蛋白(Hb)从正常下限至90g/L者为轻度；②~60g/L者为中度；③~30g/L者为重度；④<30g/L者为极重度。新生儿Hb为144~120g/L者为轻度，~90g/L者为中度，~60g/L者为重度，<60g/L者为极重度（2004，2006，2008）。

2. 病因分类

（1）红细胞生成不足

造血原料缺乏：包括巨幼红细胞性贫血、缺铁性贫血等。

骨髓造血功能障碍：再生障碍性贫血等。

慢性病性贫血：包括感染性、免疫性、肾性及癌性。

（2）红细胞破坏过多（溶血性贫血）

红细胞内在异常：包括红细胞膜缺陷（遗传性球形红细胞增多症）、酶缺陷（G-6-PD缺乏症）、血红蛋白合成缺陷（地中海贫血）。

红细胞外在因素：包括免疫性疾病（自身免疫性溶血性贫血）、非免疫性因素（药物、化学物质、感染等）、脾功能亢进等。

（3）失血性贫血

急性：创伤出血。

慢性：溃疡、钩虫病。

3. 细胞形态分类 见表11-12。

表11-12 贫血按细胞形态分类

	红细胞平均容积 MCV（fl）	红细胞平均血红蛋白量 MCH（pg）	红细胞平均血红蛋白浓度 MCHC（%）	常见疾病
大细胞性	>94	>32	32~38	巨细胞贫血
正细胞性	80~94	28~32	32~38	再生障碍性贫血、急性失血性贫血
单纯小细胞性	<80	<28	32~38	慢性贫血
小细胞低色素性	<80	<28	<32	缺铁性贫血、珠蛋白生成障碍、铁粒幼细胞性贫血

（三）治疗原则

1. 去除病因 治疗贫血的关键。

2. 一般治疗 加强护理，预防感染，改善饮食质量和搭配等。

3. 药物治疗 铁剂治疗缺铁性贫血，维生素B_{12}和叶酸治疗巨幼红细胞性贫血，"强化"免疫抑制（抗胸腺球蛋白、环孢素等）治疗再生障碍性贫血等。

4. **输红细胞** 当贫血引起心功能不全时，输红细胞是抢救措施。
5. **造血干细胞移植** 是目前根治严重遗传性溶血性贫血和再生障碍性贫血的有效方法。
6. **并发症治疗** 婴幼儿贫血易合并急、慢性感染，营养不良，消化功能紊乱等，应予积极治疗。

三、缺铁性贫血

缺铁性贫血是由于体内铁缺乏导致血红蛋白合成减少，临床上以小细胞低色素性贫血、血清铁蛋白减少和铁剂治疗有效为特点的贫血。

（一）病因（2012）

1. **摄入不足** 导致缺铁性贫血的主要原因。
2. **储备不足** 胎儿从母体获得铁最后3个月最多，早产、双胎容易发生缺铁。
3. **吸收障碍**
4. **丢失过多**
5. **生长因素** 婴儿生长很快铁容易不足。

（二）临床表现（2016）

1. **一般表现** 皮肤黏膜苍白、乏力、头晕。
2. **消化系统** 食欲缺乏、异食癖。
3. **神经系统** 精神萎靡、烦躁不安、精神不集中、记忆力减退、智力低下。
4. **心血管系统** 心率快、心脏扩大、心力衰竭。

（三）辅助检查

1. **外周血常规** 血红蛋白降低，MCV（<80fl）、(2011)，MCH（<26pg），MCHC（<0.31），白细胞、血小板正常，网织红细胞正常或轻度减少。
2. **骨髓象** 增生活跃，以中晚幼红为主。各期细胞小，胞质少，胞质成熟落后于胞核。
3. **血清铁蛋白** 减少。是体内铁的主要储存形式，反映缺铁的敏感指标（早期缺铁即能反映出来）(2001, 2002, 2015)。
4. 血清铁、铁蛋白降低，总铁结合力升高
5. **骨髓可染铁** 减少。反映体内储存铁的敏感而可靠的指标。

（四）诊断标准与鉴别诊断

根据病史特别是喂养史、临床表现和血常规特点，一般可做初步诊断。进一步做有关铁代谢的生化检查有确诊意义。必要时做骨髓检查。用铁剂治疗有效可以证实诊断（2015）。

鉴别诊断：地中海贫血、异常血红蛋白病、维生素B_6缺乏性贫血、铁粒幼红细胞性贫血等。

（五）治疗及预防

原则：去除病因及补充铁剂。

1. **一般治疗** 避免感染，合理饮食。去除病因。
2. **铁剂治疗** 铁剂是治疗缺铁性贫血的特效药。以口服二价铁盐制剂（2008）为主。每日铁元素需要量为4～6mg/kg。如同时服用维生素C（2008），可增加铁的吸收。不能口服者选择注射给药（注射不良反应较大）。

铁剂治疗有效表现：补铁剂12～24h后，精神症状减轻，食欲增加。网织红细胞2～3d后升高，5～7d达高峰，2～3周后下降至正常（2017）。1～2周后血红蛋白逐渐上升，3～4周后正常。应再继续服用铁剂6～8周以增加铁储存。

3. **输血** 贫血严重、合并感染或急性手术者适用。贫血越严重，每次输血量应越少。
4. **预防** 做好喂养指导；对早产儿、低出生体重儿宜2个月左右给予铁剂预防（2000, 2004）。

四、营养性巨幼细胞性贫血

(一) 病因

维生素 B_{12} 和（或）叶酸缺乏（2005，2011），如羊奶喂养、慢性腹泻等。

(二) 临床表现（2000，2001，2002，2005，2007A，2007B，2017）

一般表现：虚胖、毛发稀疏发黄、皮肤散在出血点、面色发黄、苍白、食欲缺乏、腹泻、呕吐、舌炎、肝脾大。

神经系统：烦躁易怒；维生素 B_{12} 缺乏有反应迟钝、表情呆滞、嗜睡、儿童发育倒退、共济失调、巴宾斯基征阳性等症状体征（2016）；叶酸缺乏无神经系统症状，但精神异常。

(三) 辅助检查

1. 外周血常规：呈大细胞性贫血。
2. 骨髓象：粒红系出现巨幼变。
3. 血叶酸和维生素 B_{12} 水平降低（2002，2007A）。

(四) 诊断与鉴别诊断

1. 诊断　根据临床表现、血象和骨髓象可诊断为巨幼红细胞性贫血。在此基础上，如精神神经症状明显，则考虑为维生素 B_{12} 缺乏所致。有条件时测定血清维生素 B_{12} 或叶酸水平可进一步协助确诊。

2. 鉴别诊断

（1）全血细胞减少：再生障碍性贫血、骨髓增生异常综合征、阵发性睡眠性血红蛋白尿、脾功能亢进等。

（2）病态造血：骨髓增生异常综合征、红白血病（M_6）等。

（3）神经系统疾病：婴儿期应与脑发育不全及其他有神经系统表现的遗传代谢病鉴别。较大儿童应与神经脱髓鞘疾病相鉴别。

(五) 治疗和预防

1. 一般治疗　注意营养，预防感染，及时添加辅食，去除病因。
2. 肌内注射维生素 B_{12}（2002，2007A，2008）
3. 叶酸治疗（2007A）
4. 对症治疗　镇静治疗、输血治疗等。
5. 预防

经典试题

1. 胚胎造血首先出现在
A. 肝脏
B. 胸腺
C. 卵黄囊
D. 骨髓
E. 淋巴结

2. 婴儿期"生理性贫血"发生在什么时间
A. 出生后15d至1个月
B. 出生后1~2个月
C. 出生后2~3个月
D. 出生后3~4个月
E. 出生后4~5个月

3. 1岁小儿营养性贫血时肝脾大多由于
A. 感染
B. 铁和维生素 B_{12} 缺乏
C. 营养不良
D. 心力衰竭
E. 骨髓外造血

4. 6个月以后婴儿容易发生营养性缺铁性贫血的主要原因是
A. 先天储铁不足
B. 铁摄入量不足
C. 生长发育快
D. 铁吸收障碍
E. 铁的丢失过多

5. 营养缺铁性贫血主要治疗原则是

A. 加强护理，给予铁剂
B. 预防感染，给予铁剂
C. 给予铁剂，必要时输血
D. 去除病因，给予铁剂
E. 给予铁剂同时给予维生素C治疗

6. 患儿，18个月。因长期腹泻入院。查体：患儿面色苍白，表情呆滞，皮肤散在出血点。化验：RBC $2.0×10^{12}$/L，Hb 90g/L，WBC $3.5×10^9$/L，血清铁14.32μmol/L（80μg/dl）。此患儿应诊断为

A. 营养性缺铁性贫血
B. 营养性巨幼细胞性贫血
C. 再生障碍性贫血
D. 营养性混合性贫血
E. 珠蛋白生成障碍性贫血

（7~9题共用题干）

男，15个月。单纯母乳喂养，不愿进辅食，其母不吃肉类鱼类食品，近1个月面色渐苍黄，目光呆滞，肝肋下2.5cm，脾未及，伸手时手有震颤，Hb 90g/L，RBC $2.05×10^{12}$/L。

7. 该患儿诊断最大可能是什么
A. 营养性缺铁性贫血
B. 混合性贫血
C. 营养性巨幼细胞性贫血
D. 再生障碍性贫血
E. 溶血性贫血

8. 要想确诊应做什么检查
A. MCV，MCH，MCHC
B. 血胆红素测定
C. 血清铁蛋白
D. 骨髓穿刺
E. 血清叶酸测定

9. 该患儿未查出病因前的最佳治疗方案是什么
A. 铁剂、维生素C及维生素B_{12}
B. 维生素B_{12}及叶酸
C. 泼尼松、维生素B_{12}、叶酸、铁剂
D. 给予瘦肉、蛋、肝类
E. 维生素B_{12}、镇静药、铁剂、维生素C

（10~12题共用备选答案）
A. 红细胞生成素减少
B. 先天储铁不足
C. 铁摄入量不足
D. RNA合成减少
E. DNA合成不足

10. 生理性贫血的主要原因是
11. 营养性缺铁性贫血的主要原因是
12. 营养性巨幼红细胞性贫血的主要发病机制是

参考答案：1. C 2. C 3. E 4. B 5. D 6. B 7. C 8. D 9. E 10. A 11. C 12. E

第15单元 神经系统疾病

重点提示

1. **热性惊厥** 6个月至5岁多见，发作前后小儿情况良好，镇静首选地西泮静脉注射。新生儿首选苯巴比妥。

2. **化脓性脑膜炎（化脑）病因** 大肠埃希菌、肺炎链球菌、流感嗜血杆菌等。

3. **化脑的表现及脑脊液检查** 表现为突起高热、易激惹、颅内压增高、布氏征、克氏征阳性等。确诊靠脑脊液检查（米汤样、细胞分类以白细胞为主、糖明显降低、蛋白质增高）。

4. **化脑的并发症** 硬脑膜下积液、脑室管膜炎和抗利尿激素异常分泌综合征。

5. **化脑的治疗** 多用第三代头孢菌素、硬脑膜下积液可穿刺抽液，脑室管膜炎行侧脑室引流。

考点串讲

一、小儿神经系统发育特点

正常小儿生理反射有两种，一种是<u>终身存在的反射</u>（浅反射及腱反射），另一种是<u>婴儿特有的，如觅食、吸吮、持握、拥抱、颈肢、交叉伸展、降落伞等反射</u>（2006）。小儿3~4个月前Kenig征可为（+），2岁以下Babinski征也可为（+）。

二、热性惊厥

小儿惊厥常见原因，6个月至5岁多见，6岁以上少见，有显著遗传倾向，惊厥发作前后小儿情况良好，惊厥多发生在病初体温骤升时（2016）。

（一）临床表现

1. 单纯型热性惊厥　惊厥发作为全身性，持续不超过15min，发作时体温在38.5℃以上，一次发热病程仅发作一次，发作前后神经系统无异常。

2. 复杂型热性惊厥　发作形式可为部分性，发作持续15min以上，一次发热病程发作2次或更多，发作前有神经系统异常。

（二）诊断与鉴别诊断

1. 诊断　诊断热性惊厥要慎重，并非所有伴有发热的惊厥都是热性惊厥。根据患儿发病年龄，疾病史，临床表现特点及必要的辅助检查可进行诊断。

2. 鉴别诊断

（1）感染性疾病伴发热时

①颅内感染：细菌、病毒、真菌、寄生虫等直接引起的脑膜炎、脑炎、脑膜脑炎、脑脓肿等。

②颅外感染：主要是感染中毒性脑病。多见于败血症、重症肺炎、细菌性痢疾、伤寒、百日咳等严重细菌感染的极期，与感染和细菌毒素导致急性脑水肿有关。

（2）非感染性疾病伴发热时

①颅内疾病：癫痫、颅内占位性病变、颅脑损伤和出血、先天性脑发育畸形等。

②颅外疾病：蒙被综合征、低钙血症、低镁血症等。

（三）高热惊厥的处理

1. 保持安静和呼吸道通畅，严重者给氧

2. 镇静　首选地西泮静脉注射（2008）；新生儿首选苯巴比妥。

3. 降温　物理降温、退热药，尽快找出病因，采用相应治疗。

三、化脓性脑膜炎

（一）病因

新生儿期：因为经过产道，以革兰阴性杆菌为主（大肠埃希菌、铜绿假单胞菌）。

婴幼儿：以肺炎链球菌、流感嗜血杆菌（2002）为主。

儿童时期：以脑膜炎双球菌、流感嗜血杆菌为主。

（二）临床表现

5岁以下多发，尤其是1岁以下。典型临床表现如下：

1. 感染中毒及急性脑功能障碍症状　发热（2012），进行性加重的意识障碍等。脑膜炎双球菌感染常有瘀点、瘀斑和休克。

2. 颅内压增高　年长儿持续头痛、频繁呕吐等；婴儿易激惹、烦躁、前囟饱满等；合并脑疝时呼吸节律不规则、血压增高等。

3. 脑膜刺激征　颈项强直最常见。婴儿常不明显。

年龄<3个月的婴幼儿和新生儿化脓性脑膜炎表现多不明显（2000），一般仅出现烦躁、哭声尖锐、眼神发直、双目凝视、打头、摇头、惊厥（2012）、脑膜刺激征不明显等表现。

（三）辅助检查

1. 脑脊液检查　是确诊本病的重要证据（2007B）。表现为：压力升高，外观浑浊甚至呈脓样（似米汤）；白细胞≥$1000×10^6$/L，或≤$250×10^6$/L，以中性粒细胞为主，糖含量明显降低，<1.1mmol/L，蛋白质增高>1000mg/L。

2. 血培养　寻找致病菌。

3. 皮肤瘀点、瘀斑涂片　是发现脑膜炎双球菌重要而简单的方法。
4. 外周血常规

（四）并发症

1. **硬脑膜下积液（2004，2005，2007A，2007B，2009，2016）**　婴幼儿多见，化脓性脑膜炎有效治疗 48～72h 后体温不降或降而复升；进行性前囟饱满、颅缝分离、头大、呕吐、惊厥、意识障碍；叩诊有破壶音。辅助检查：颅骨透照（2005）。诊断：积液≥2ml，蛋白定量≥0.4g/L。
2. **脑室管膜炎**　经过有效抗生素治疗症状仍无法改善，脑脊液无法正常化。确诊：主要依赖侧脑室穿刺，如脑室液细菌培养、涂片阳性，与腰穿脑脊液检查结果一致则确诊（2007B）。
3. **其他**　血管升压异常分泌综合征、脑积水及各种神经功能障碍。

（五）诊断及鉴别诊断

凡急性发热起病，伴有反复惊厥、意识障碍或颅内压增高表现者，均应注意本病，进一步依靠脑脊液检查确诊（2006）。对明显高颅压者，应先降颅压再进行腰穿，防止脑疝。化脓性脑膜炎儿腰穿禁忌证：颅内压明显增加者；严重心肺功能不全或休克及腰穿局部皮肤感染者。注意与以下疾病鉴别。

1. **病毒性脑炎**　全身中毒症状轻。脑脊液压力正常或轻度增高，外观清亮，细胞 0 至数百个，以淋巴细胞为主，糖含量正常，蛋白轻度升高或正常（2006）。细菌学（−）。
2. **结核性脑膜炎**　有结核接触史、PPD（+）等表现。脑脊液压力增高或明显增高，外观呈磨玻璃状，白细胞数多（50～500）×10^6/L，以单核细胞为主，糖和氯化物含量低，蛋白升高。薄膜涂片抗酸染色和结核菌培养可以确诊。
3. **隐球菌性脑膜炎**　临床和脑脊液表现与结核性脑膜炎相似。诊断有赖于脑脊液涂片墨汁染色找到致病菌。

（六）治疗

1. **抗生素治疗**　疑有化脑者进行腰穿后立即给予抗生素（2007B）。力求用药 24h 内杀灭致病菌，选用对病原菌敏感，且较高浓度通过血脑屏障药物。急性期静脉给药，做到用药早、足量、足疗程。目前多采用第三代头孢菌素（2012）。

（1）抗生素疗程：肺炎链球菌和流感嗜血杆菌，疗程 10～14d，脑膜炎球菌 7d，金黄色葡萄球菌和革兰阴性杆菌应 21d 以上。有并发症还应延长疗程。

（2）停药指征：临床症状消失；热退 1 周以上；脑脊液正常。

2. 肾上腺皮质激素
3. **对症处理**　硬脑膜下积液：穿刺（2007B）；脑室管膜炎：侧脑室引流。
4. 支持治疗

经典试题

1. 小儿出生时即具有一些先天性反射，不属于先天性反射的是
A．觅食
B．吸吮
C．握持
D．拥抱
E．触觉

2. 血培养阳性率甚高的化脓性脑膜炎多见于
A．婴幼儿
B．儿童
C．学龄前儿童
D．新生儿
E．所有的儿童

3. 化脓性脑膜炎的致病菌可通过多种途径进入脑膜，以下哪种途径最多见
A．呼吸道侵入
B．皮肤黏膜
C．新生儿脐部
D．消化道
E．腰骶部皮肤窦道使脑脊液与外界交通

4. 患儿，1 岁。高热剧烈呕吐 2d 入院，经腰穿脑脊液检查，确诊为"化脓性脑膜炎"。近

1d 昏睡，意识不清，颈强（+），反复抽搐，给予相应处理后，持续高热，并出现双瞳孔不等大，肢体张力增强，进一步紧急处理为

A. 给予退热，止惊
B. 配伍更有效抗生素
C. 给予地塞米松静脉滴注
D. 20%甘露醇脱水
E. 给予呋塞米脱水

（5～7题共用题干）

男婴，生后24d。近4d哭闹剧烈，拒乳，呕吐1d，抽搐3次入院。患儿生后无窒息史。查体：体温不升，反应差，消瘦，脐部见少量脓性分泌物，前囟膨满，双眼凝视，心肺正常，脑膜刺激征（−）。

5. 该患儿最可能的诊断是
A. 颅内出血
B. 新生儿缺氧缺血性脑病
C. 化脓性脑膜炎
D. 脑发育不全
E. 低钙惊厥

6. 该患儿最易出现的并发症是
A. 脑积水
B. 智力低下
C. 硬膜下积液
D. 低钙抽搐
E. 脑萎缩

7. 为了明确是否发生了并发症应首选
A. 腰穿，查脑脊液
B. 查瞳孔的大小，做对光反射
C. 叩头颅骨是否有"破壶"音
D. 做颅骨透照检查
E. 血生化检查

（8～9题共用题干）

男孩，5岁。发热，喷射性呕吐3d，伴剧烈头痛1d，全身性抽搐2次，每次约3min缓解，抽后嗜睡。查体：神志恍惚，面色灰白，体温38.8℃，末梢血检查：白细胞数明显升高，以中性粒细胞为主。

8. 若患儿拟诊化脑，最可能见到的体征为
A. 呼吸不规则，深昏迷，对光反射消失
B. 颈强，瞳孔不等大
C. 颈强，神经系统检查有异常
D. 跟膝，腱反射亢进
E. 四肢瘫软，肌张力低下

9. 为确定诊断为化脓性脑膜炎，最重要的检查是
A. 血常规，白细胞总数和分类
B. 腰穿做脑脊液，常规及生化
C. 腰穿做脑脊液，免疫球蛋白测定
D. 脑电图检查
E. 脑CT检查

参考答案：1. E 2. D 3. A 4. D 5. C 6. C 7. D 8. C 9. B

第16单元 内分泌系统疾病

重点提示

1. **先天性甲状腺功能减退症的典型症状** 毛发稀少、面部黏液水肿，眼距宽，鼻梁低，舌大而宽厚，常伸出口外，皮肤粗糙，智力低下，腹部膨隆，常有脐疝，躯干长而四肢短小。
2. **实验室检查** 新生儿筛查、血清 T_4、T_3 和 TSH 测定（T_4 降低，TSH 升高则确诊）。
3. **治疗** 首选甲状腺素。

考点串讲

先天性甲状腺功能减退症

（一）病因

1. <u>散发性先天性甲低</u> 多由于<u>自身甲状腺原因造成</u>。①甲状腺不发育、发育不全或异位，是先天甲低<u>最主要的原因（2003，2006）</u>；②甲状腺激素合成障碍；③TSH，TRH 缺乏；④甲状腺或靶器官反应性低下。

2. <u>地方性先天性甲低</u> <u>多因孕妇饮食缺碘造成（2007A，2007B）</u>。

（二）临床表现

主要临床特征包括智能落后（2016）、生长发育迟缓、生理功能低下等。

1. 新生儿期表现　常为过期儿，出生后出现腹胀、便秘、哭声低下、前囟大、后囟未闭、心音低钝、生理性黄疸时间延长、加深等表现。

2. 典型表现（出生后 6 个月出现）（2017）

（1）特殊面容和体态：毛发稀少，颈短，头大，面部黏液性水肿，眼距宽，鼻梁低，唇厚，舌大而宽厚，常伸出口外，皮肤粗糙，躯干长而四肢短小。

（2）神经系统症状：智力低下（最大的危害）（2007B），表情呆板，运动发育迟缓。

（3）生理功能低下：精神食欲差，腹部膨隆，常有脐疝，全身肌张力低，心音低钝等。

（三）辅助检查

1. 新生儿筛查　出生后 2～3d 的新生儿干血滴纸法检测 TSH 浓度（2005，2008），结果≥20MU/L，再检测血清 T_4 和 TSH 以确诊。

2. 血清 T_3，T_4，TSH 测定（2003，2006，2007B，2011，2014）　T_4 降低，TSH 升高则确诊（2000，2001，2002，2006）；T_3 在甲状腺功能减低时可能降低或正常。

3. 骨龄测定　患儿骨龄明显落后。

（四）诊断与鉴别诊断

根据临床症状和甲状腺功能测定，诊断并不困难，应与以下疾病鉴别。

1. 先天性巨结肠　有腹胀、脐疝等表现，但面容、反应及哭声正常（2015）。钡剂检查可以确诊。

2. 21-三体综合征　有特殊面容。但皮肤毛发正常。染色体核型分析可确诊。

3. 佝偻病　生长发育落后，但智力正常。血生化检查及 X 线检查可以区分。

（五）治疗

首选甲状腺素（2003）。

经典试题

1. 地方性甲状腺功能减低症的原因是
A. 孕妇饮食中缺乏碘
B. 孕妇患甲状腺炎
C. 孕妇血液中有抗体
D. 孕妇服用甲状腺素
E. 孕早期病毒感染

2. 无甲状腺组织的先天性甲状腺功能减低症出现症状的时间是
A. 出生时
B. 婴儿早期
C. 3～6 个月
D. 6～9 个月
E. 9～10 个月

3. 患儿，1 岁。不会走，不会叫爸爸、妈妈，查体：眼距宽，鼻梁宽平，唇厚，舌大反应差，皮肤粗糙，脐疝，下部量短，为确诊，应做下列哪项检查
A. X 线腕骨片
B. 染色体检查
C. 三氯化铁试验
D. GH 测定
E. T_3，T_4，TSH

参考答案：1. A　2. B　3. E

第12章 传染病、性传播疾病

=== 本章重点 ===

传染病学的重点在于研究各种传染病的临床表现、诊断依据、鉴别诊断、治疗方法和防治措施，以求达到防治结合的目的。

在执业医师考试中，传染病的出题不多，但仍是必考章节。

其中重点掌握的内容包括：①感染过程的5种表现，传染病的流行过程的基本条件和基本特征；②病毒性肝炎的病原学、临床表现、诊断、治疗和预防；③流行性出血热的临床表现和治疗；④流行性乙型脑炎与流行性脑脊髓膜炎的临床表现、鉴别诊断及治疗；⑤钩端螺旋体病的临床表现、病原治疗及赫氏反应的诊断和处理；⑥伤寒肠道的病变特点及肥达试验在伤寒诊断中的意义；⑦细菌性痢疾的诊断，中毒型菌痢的抢救治疗；⑧霍乱的临床表现、诊断和补液治疗；⑨典型间日疟的临床表现、治疗以及防止复发和预防的药物；⑩艾滋病的临床分期和各期主要表现，以及抗病毒治疗的主要药物种类，需要在理解的基础上熟练掌握，复习过程中建立与具体病例相结合的思维模式。

第1单元 传染病总论

=== 重点提示 ===

本单元出题重点集中在传染过程的表现，特别是显性感染、隐性感染，应重点掌握。其次是传染病流行过程中的基本环节和传染病的预防。

1. **感染过程的5种表现** 病原体被清除，隐性感染，显性感染，病原携带状态和潜伏感染。
2. **传染病的流行过程的3个基本条件** 传染源、传播途径和人群易感性。
3. **传染病的4种基本特征** 有病原体、传染源、有流行病特征、有感染后免疫。
4. **传染病的诊断** 主要根据流行病学资料、临床资料、实验室检查。

=== 考点串讲 ===

一、感染过程

1. 病原体被消灭或排出体外
2. 病原携带状态 包括带菌、带病毒及带虫状态。具有传染性。
3. 隐性感染（亚临床感染） 最常见的，只能通过免疫检测方能发现的一种感染过程（2000，2001，2003，2007，2008）。
4. 潜在性感染 相持状态，不出现临床症状，不排出病原体。
5. 显性感染 即传染病发作，比例最低，但是最易识别（2002，2005，2006）。

二、感染过程中病原体的作用

1. **病原体的毒力** 即病原体的侵袭力（2016）。
（1）外毒素：破伤风毒素、肉毒素、白喉毒素、霍乱毒素、葡萄球菌毒素。
（2）内毒素：菌体裂解后产生的脂多糖中类脂A。

2. 病原体的数量
3. 病原体的定位与扩散形式　包括直接扩散、血流扩散、淋巴管扩散。
4. 病原体的变异性

三、感染过程免疫应答作用

1. 非特异性免疫　天然屏障；吞噬作用；体液因子。
2. 特异性免疫　细胞免疫；体液免疫。

IgM：近期感染；IgG：恢复期出现；IgE：原虫、蠕虫感染。

四、流行过程基本条件

传染源、传播途径、人群易感性缺一不可（2003，2004，2007，2016）。

1. 传染源　病人（重要传染源）、病原携带者、受染动物。
2. 传播途径（2007）
（1）水与食物传播：细菌性痢疾、伤寒、霍乱、甲型病毒性肝炎。
（2）空气飞沫传播：流行性脑脊髓膜炎、猩红热、百日咳、流行性感冒、麻疹。
（3）吸血节肢动物：疟疾、斑疹伤寒。
（4）手、用具、玩具：即日常接触传播。
（5）血液、体液、血制品：乙型肝炎、丙型肝炎、艾滋病。
（6）土壤：破伤风、炭疽、钩虫、蛔虫。
3. 易感人群

五、影响流行过程的因素

六、传染病基本特征（2012）

七、诊断

1. 临床资料
2. 流行病学资料
3. 实验室检查

（1）一般性实验室检查：白细胞总数及中性粒细胞增多（细菌性传染病），白细胞总数减少且淋巴细胞比例增高（绝大多数病毒性传染病），白细胞总数偏低或正常（原虫病），嗜酸性粒细胞增多（蠕虫感染），嗜酸性粒细胞减少（伤寒、流行性脑脊髓膜炎）。
（2）病原学检查（2011）。
（3）分子生物学检测。
（4）免疫学检查。
（5）其他检查。

八、治疗与主要预防方法

（一）治疗

综合治疗：遵循治疗、护理与消毒、隔离并重，一般治疗、对症治疗与特效治疗并重的原则。

（二）预防

1. 管理传染源　甲类传染病，要求城市须在 6h 之内上报卫生防疫机构，农村不得超过 12h；乙类传染病要求城市须在 12h 内；农村不得超过 24h。

甲类：鼠疫、霍乱（2004，2007，2008）。
乙类：传染性非典型肺炎（严重急性呼吸综合征）、艾滋病、病毒性肝炎、脊髓灰质炎、人感染高致病性禽流感、人感染 H7N9 禽流感、麻疹、流行性出血热、狂犬病、流行性乙型脑炎、登革热、炭疽、细菌性和阿米巴性痢疾、肺结核、伤寒和副伤寒、流行性脑脊髓膜炎、百日咳、白喉、新生儿破伤风、猩红热、布鲁菌病、淋病、梅毒、钩端螺旋体病、血吸虫病、疟疾（2008，2013）。

丙类：流行性感冒（甲型H_1N_1流感）、流行性腮腺炎、风疹、急性出血性结膜炎、麻风病、流行性和地方性斑疹伤寒、黑热病、包虫病、丝虫病，除霍乱、细菌性和阿米巴性痢疾、伤寒和副伤寒以外的感染性腹泻病、手足口病。

2. 切断传播途径

3. 保护易感人群　有重点、有计划地预防接种，提高人群特异性免疫力。

经典试题

1. 病原体侵袭人体后，不出现或易出现不明显的临床表现，但通过免疫学检查可发现对入侵病原体产生了特异性免疫反应，应称为
A. 健康携带者
B. 潜在性感染
C. 隐性感染
D. 显性感染
E. 不典型病例

2. 传染病的诊断依据
A. 临床症状，体检及生化检查
B. 临床资料，流行病学资料、实验室检查
C. 临床资料，疫苗注射情况，实验室检查
D. 临床症状，流行病学资料，病原学检查
E. 流行病学的检查，病原学检查

3. 传染病的防治原则
A. 管理传染源，切断传播途径，保护易感人群
B. 切断社会因素和自然因素
C. 管理食物、水源、粪便、消灭蚊蝇
D. 管理水，管理饮食，卫生管理，灭蝇
E. 环境卫生管理，水源食物管理，灭蝇

4. 男性，20岁。无任何不良反应，体检时，发现血清HBsAg阳性，转氨酶等其他肝功能检查均正常
A. 既往感染过
B. 显性感染
C. 潜在性感染
D. 病原体携带
E. 重复感染

参考答案：1. C　2. B　3. A　4. D

第2单元　常见传染病

重点提示

本单元必考，其中病毒性肝炎、肾综合出血热、流行性乙型脑炎、钩端螺旋体病、伤寒、细菌性痢疾、霍乱、流行性脑脊髓膜炎为考试重点，其次为疟疾、日本血吸虫病、囊尾蚴病、艾滋病。本单元非常重要，为本章核心内容，题量非常大。各病流行病学、发病机制、临床表现、防治均需熟练掌握。

1. 粪-口途径传播见于甲型和戊型肝炎，血液传播是HBV，HDV，HCV的主要传播途径。HBV-DNA是直接反映HBV复制能力的指标，是HBV感染最直接、最特异和灵敏的指标。

2. 流行性出血热典型病例有5期，包括发热期、低血压休克期、少尿期、多尿期和恢复期。

3. HIV主要感染$CD4^+T$淋巴细胞。传播途径主要是性接触传播。

4. 猪是乙型脑炎病毒的主要传染源，三带喙库蚊是主要传播媒介。典型的临床经过为初期、极期和恢复期。病原学早期诊断为特异性抗体IgM阳性。

5. 痢疾主要传播途径是经消化道。基本病变特点是在结肠。治疗原则：抗感染（喹诺酮类药物），补液，抗休克，对症，加强支持。

6. 霍乱的发病主要是霍乱毒素的作用，严重腹泻造成严重脱水。治疗原则：按肠道传染病隔离，补液并纠正电解质紊乱，对症支持治疗。

7. 钩体病的病原体主要为钩端螺旋体，传染源主要为猪和野鼠，通过皮肤黏膜接触传染。临床分为流感伤寒型、黄疸出血型、肺出血型、肾衰竭型和脑膜脑炎型。治疗首选青霉素。

---- 考点串讲 ----

一、病毒性肝炎

（一）病原学

1. 甲型肝炎病毒　RNA 病毒。
2. 乙型肝炎病毒　DNA 病毒（2014），其外壳中有表面抗原，核心成分中有核心抗原和 e 抗原，分为 L 链和 s 链，L 链有 S, C, P, X 4 个开放读码区，其中 C 区的前 C 区最易出现变异（2007）。

（1）乙型肝炎表面抗原（HBsAg）和表面抗体（抗-HBs）：HBsAg 无感染性而有抗原性，能刺激机体产生抗-HBs。抗-HBs 对同型感染具有保护作用（2007）。前 S1 及前 S2 蛋白具有与 HBsAg 不同的抗原性，血清中出现前 S1、前 S2 抗原是 HBV 活动性复制的标志。前 S2 蛋白具有较 S 蛋白更强的免疫原性。

（2）乙型肝炎核心抗原[（HBcAg）2012]和核心抗体（抗-HBc）：血液中一般不能查到游离的 HBcAg（2002，2004，2006）。抗-HBc IgM 是近期感染的重要标志，对 HBV 感染无保护作用，血清中抗-HBcIgM 阳性表明体内有 HBV 复制，且有肝细胞损害；若抗-HBc IgG 阳性且滴度高，伴以抗-HBs 阳性，则为乙型肝炎恢复期；若抗-HBc IgG 呈低滴度，抗-HBc IgM 阴性，而抗-HBs 阳性，则是既往感染的标志。

（3）乙型肝炎 e 抗原（HBeAg）和 e 抗体（HBe）：HBeAg 阳性是病毒活动性复制的重要指标，传染性高（2000）。抗-HBe 在 HBeAg 消失后很短时间内即在血中出现，其出现表示病毒复制已减少，传染降低。

3. 丙型肝炎病毒（HCV）　是一种具有脂质外壳的 RNA 病毒，血清抗-HCV 在感染后平均 18 周阳转，至肝功能恢复正常时消退，而慢性病人抗-HCV 可持续多年。
4. 丁型肝炎病毒（HDV）　HDV 可与 HBV 同时或重叠感染。
5. 戊型肝炎病毒（HEV）　为 RNA 病毒。
6. 庚型肝炎病毒
7. 输血传播病毒

（二）流行病学

1. 传染源

（1）甲型肝炎的主要传染源是急性病人和隐性病人。唾液、胆汁及十二指肠液亦均有传染性。

（2）乙型肝炎的传染源是急、慢性病人的病毒携带者。病毒存在于病人的血液及各种体液中。凡血清 HBsAg（+）持续超过 6 个月以上者，称为慢性 HBsAg 携带者（2001），是最主要的传染源。HBsAg（+）的慢性病人和无症状携带者中凡伴有 HBeAg（+）、抗-HBcIgM（+）或 DNA 聚合酶活性升高、血清中 HBV-DNA（+）者均具有传染性。

（3）丙型肝炎的传染源是急、慢性病人和无症状病毒携带者。病毒存在于病人的血液及体液中。

（4）丁型肝炎的传染源是急、慢性病人和病毒携带者。HBsAg 携带者是 HDV 的保毒宿主和主要传染源。

（5）戊型肝炎的传染源是急性及亚临床型病人。隐性感染者多见于儿童（2003），成年人多表现为显性感染。

2. 传播途径

（1）粪、口途径传播：甲肝（2008，2009）、戊肝（2015）。饮水污染是戊肝暴发流行的主要传播方式（2011），水或食物传播特别是水生贝类动物是甲肝暴发流行的主要传播方式。

（2）体液传播：是乙肝、丙肝、丁肝、庚肝的主要传播途径。丙肝感染主要是通过输血而获得，占输血后肝炎中的 90%（2007，2009，2015）。
（3）社区获得性传播。
（4）母婴传播：乙肝、丙肝。
（5）性接触传播：乙肝、丙肝。
（6）医院内感染：甲肝、乙肝、丙肝、丁肝、戊肝均可以。

3. 易感性与免疫力　人类对各型肝炎普遍易感，各种年龄均可发病。
（1）甲型肝炎感染后机体可产生较稳固的免疫力。
（2）乙型肝炎多发生于婴幼儿及青少年。
（3）丙型肝炎未感染者均易感。

4. 流行特征
（1）散发性发病：甲肝、乙肝、丙肝、戊肝。
（2）流行暴发：常见甲肝、戊肝。
（3）季节分布：见于甲肝、戊肝。
（4）地理分布。

（三）临床分型及表现

1. 潜伏期　甲肝为 5~45d（平均 30d）；乙肝为 30~180d（平均 70d）；丙肝为 15~150d（平均 50d）；戊肝为 10~70d（平均 40d）。

2. 急性肝炎
（1）黄疸前期：发热、恶心、上腹部不适、腹胀。少数病例出现皮疹、关节痛，平均持续 5~7d。
（2）黄疸期：黄染，且逐日加深胃肠道症状及全身症状加重，持续 2~6 周。
（3）恢复期：黄疸消退、精神好转，本期持续 1~2 个月。
急性丙肝 50%可转为慢性肝炎。急性丁肝有两种表现形式：与 HBV 同时感染和在 HBV 感染的基础上重叠感染。

3. 慢性肝炎（2016）　见于乙、丙、丁三型。
（1）轻度慢性肝炎：急性肝炎病程达半年以上，乏力、食欲缺乏、腹胀、肝区痛、肝活检示轻度肝炎病理改变。
（2）中度慢性肝炎：有明显的肝炎症状，肝大质较硬，脾多增大，出现黄疸、蜘蛛痣、肝掌。肝功能长期明显异常、白蛋白降低，肝活检有轻型慢性活动性肝炎的表现。
（3）重度慢性肝炎：有早期肝硬化的肝活检病理表现及临床上代偿期肝硬化的表现。

4. 重型肝炎
（1）急性重型肝炎：暴发型肝炎。起病急，病情发展迅猛，病程短（一般不超过 10d）。高热，消化道症状严重，有神经、精神症状，体检有扑翼样震颤、肝脏迅速缩小。
（2）亚急性重型肝炎：起病 10d 以上者，病程较长。
（3）慢性重型肝炎：在慢性活动性肝炎或肝硬化的病程中病情恶化出现亚急性重型肝炎的临床表现，预后极差。

5. 淤胆型肝炎　类似急性黄疸型肝炎，皮肤瘙痒、肝大、大便色浅。

6. 特殊人群肝炎表现　儿童多为亚临床型，老年病人黄疸重且持久，孕妇病死率高。

（四）诊断

1. 流行病学资料

2. 临床诊断
（1）急性肝炎：起病急、食欲缺乏、厌油、腹胀、肝区痛。ALT 活力增高，病原学检测阳性（2001，2006，2011，2014）。

(2) 慢性肝炎
①轻度：病情较轻，症状不明显；或虽有症状、体征，但生化指标仅 1~2 项轻度异常者。
②中度：症状、体征、实验室检查居于轻度和重度之间者。
③重度：有肝病面容、肝掌、蜘蛛痣、肝脾大、ALT 持续升高、白蛋白减低、A/G 比例异常、白蛋白≤32g/L、胆红素＞85.5μmol/L、凝血酶原活动度 60%~40%（2000，2004）。
(3) 重型肝炎
①急性重型肝炎：严重的消化道症状，极度乏力，昏迷前驱症状，肝浊音界进行性缩小，黄疸急剧加深，肝功能明显异常，肝性脑病Ⅱ度以上，凝血酶原活动度低于 40%（2008）。
②亚急性重型肝炎：急性黄疸型肝炎病人凝血酶原活动度低于 40%，起病 10d 以上，具备以下指征之一者，可诊断为亚急性重型肝炎。a. 出现Ⅱ度以上肝性脑病症状；b. 数日内血清胆红素升至 171μmol/L 以上，酶胆分离，白/球蛋白比例倒置；c. 高度乏力及明显食欲缺乏或恶心、呕吐，重度腹胀或腹水，可有明显出血现象。
③慢性重型肝炎（2014）：临床表现同亚急性重型肝炎，但有慢性病史。
(4) 淤胆型肝炎：自觉症状较轻、肝大、皮肤瘙痒、白陶土样便、梗阻性黄疸，且黄疸持续 3 周以上并能除外其他肝内外梗阻性黄疸者，可诊断为急性淤胆型肝炎。
(5) 肝炎肝硬化：凡慢性肝炎病人具有肯定的门静脉高压证据，且可除外其他能引起门静脉高压的原因，可诊断为肝硬化。
①活动性肝硬化：ALT 升高，黄疸，白蛋白减低，肝脏质地变硬，脾进行性增大，且伴有门静脉高压症。
②静止性肝硬化：ALT 正常，无黄疸，肝质硬，脾大，伴门静脉高压征，血清白蛋白降低。
3. 病原学诊断依据
(1) 甲型肝炎：急性肝炎病人血清抗-HAV IgM 阳性为 HAV 近期感染。类风湿因子可以引起假阳性。
(2) 乙型肝炎：有以下任何一项阳性，可诊断为现症 HBV 感染：血清 HBsAg 阳性；血清 HBV-DNA 阳性或 HBV-DNA 聚合酶阳性（HBV-DNA 阳性表示 HBV 有活动性复制，传染性较大）（2008）；血清抗-HBcAg IgM 阳性；肝内 HBcAg 和（或）HBsAg 阳性，或 HBV-DNA 阳性。
急性与慢性乙型肝炎急性发作鉴别：HBsAg 滴度由高到低，消失后抗-HBs 阳转；急性期抗-HBc IgM 滴度高，抗-HBc IgG 阴性或低水平。
慢性乙型肝炎诊断：临床符合慢性肝炎，并有一种以上现症 HBV 感染标志阳性。
慢性 HBsAg 携带者诊断：无任何临床症状和体征，肝功能正常，HBsAg 持续阳性 6 个月以上者。
4. 丙型肝炎
(1) 急性丙型肝炎诊断：血清或肝内 HCV-RNA 阳性，或抗-HCV 阳性，但无其他型肝炎病毒的急性感染标志。
(2) 慢性丙型肝炎诊断：临床符合慢性肝炎，血清抗-HCV 阳性，或血清和（或）肝内 HCV-RNA 阳性。
5. 丁型肝炎
(1) 急性 HDV-HBV 同时感染：除急性 HBV 感染标志阳性外，血清抗-HDV IgM 阳性，抗-HDV IgG 低滴度阳性；或血清和（或）肝内 HDAg、HDV-RNA 阳性。
(2) HDV-HBV 重叠感染：慢性乙型肝炎病人或慢性 HBsAg 携带者，血清 HDV-RNA 和（或）HDAg 阳性，或抗-HD IgM 和抗-HD IgG 高滴度阳性，肝内 HDV-RNA 和（或）HDAg 阳性。
(3) 慢性丁型肝炎诊断：临床符合慢性肝炎，血清抗-HDV-IgG 持续高滴度，HDV-RNA 持续阳性，肝内 HDV-RNA 和（或）HDAg 阳性，且 HBV M 阳性。
6. 戊型肝炎 急性肝炎病人血清抗-HEV 阳转或滴度由低到高，或抗-HEV 阳性＞1∶20，或斑点杂交法或聚合酶链反应（PCR）检测血清和（或）粪便 HEV-RNA 阳性。

（五）慢性肝炎和重型肝炎的治疗

1. **轻度慢性肝炎** 对症治疗、抗病毒治疗（2011）。

（1）干扰素：慢性乙肝使用干扰素的指征为：①HBV 在活动性复制中；②肝炎处于活动期；③HBV-DNA 血浓度低；④抗-HBc IgM 阳性。慢性丙肝治疗，使用干扰素同时加用利巴韦林（2007）。

（2）核苷类似物（2017）：主要是通过抑制 HBV-DNA 反转录酶的活性及抑制共价闭合环 DNA 的合成而抑制 HBV-DNA 的合成。

2. **中度和重度慢性肝炎** 加强护肝治疗，定期给予人血清白蛋白和血浆。

3. **重型肝炎**

（1）支持疗法：卧床休息，昏迷者禁食蛋白质，给予足量的维生素、输入新鲜血浆、白蛋白或新鲜血，维持电解质和酸碱平衡。

（2）对症治疗：防治出血、肝性脑病、继发感染、急性肾功能不全等并发症。

（3）肝移植：晚期肝硬化及肝衰竭的病人可行肝移植。

（六）预防

乙型肝炎血源疫苗或基因工程乙肝疫苗：凡新生儿出生 24h 内都应接种（现采用 0、1、6 个月的接种顺序）（2007）。

二、肾综合征出血热

肾综合征出血热是一种病毒引起的自然疫源性急性传染病。

（一）病原学

肾综合征出血热病毒（EHFV）又称汉坦病毒。

（二）流行病学

1. **宿主动物与传染源** 主要是啮齿类，如黑线姬鼠、大林姬鼠、褐家鼠等，人不是主要传染源。

2. **传播途径（5 种）** ①呼吸道传播；②消化道传播；③接触传播；④母婴传播；⑤虫媒传播：革螨、恙螨。

3. **流行特征**

（1）地区性：主要分布在亚洲，其次是欧洲、非洲，美洲最少。

（2）季节性和周期性：全年散发，野鼠型发病高峰多在秋季，从 11 月到次年 1 月；家鼠型主要发生在春季和夏初，从 3 月到 5 月。

（3）人群分布：青壮年农民及工人多见。

4. **人群易感性** 普遍易感，隐性感染率 2.5%～4.3%。

（三）临床表现（2009）

潜伏期：4～46d，以 2 周多见。典型病人病程中有发热期、低血压休克期、少尿期、多尿期和恢复期的 5 期经过。

1. **发热期**

（1）起病急骤，以稽留热和弛张热多见，热程多数为 3～7d。

（2）三痛：全身酸痛、头痛、腰痛。

（3）毛细血管损害：充血、出血和渗出水肿征（2002）。

2. **低血压休克期** 发生于 4～6d，发热末期或热退时出现，持续 1～3d。

3. **少尿期** 发生于 5～8d，表现为尿毒症、酸中毒和水、电解质紊乱，高血容量综合征和肺水肿，出血现象加重。

4. **多尿期** 多出现在病程 9～10d。根据尿量和氮质血症情况可分为以下三期：①移行期；②多

（二）病理

伤寒的主要病理特征是全身单核-吞噬细胞系统的增生性反应（2016），以回肠末段的集合淋巴结和孤立淋巴结的病变最为显著。

（三）流行病学

1. 传染源　病人及带菌者，以病程第2～4周传染性最大。
2. 传播途径　病菌随病人或带菌者的粪便排出，污染水和食物，或经手及苍蝇、蟑螂等间接污染水和食物而传播。水源污染是传播本病的重要途径，常酿成流行。
3. 人群易感性　普遍易感，病后可获得持久性免疫力。
4. 流行特征　夏秋季多见，儿童及青壮年多见。

（四）临床表现

潜伏期：7～23d，一般10～14d。典型的临床经过可分为4期。

1. 初期　第1周，发热、全身不适、食欲缺乏、咽痛、咳嗽、出汗不明显。
2. 极期　第2～3周，并发症多出现在本期。①高热（2001）：稽留热为主要热型；②食欲缺乏，腹部不适、腹胀、便秘；③神经系统症状与病情轻重密切相关，精神恍惚、表情淡漠、呆滞、反应迟钝、听力减退、谵妄、昏迷、脑膜刺激征；④循环系统症状：常有相对缓脉（2001）或重脉；⑤肝脾大（2001），可出现黄疸或肝功能异常（ALT升高等）；⑥玫瑰疹，多见于胸腹（2007，2008）。
3. 缓解期　第3～4周，脾开始回缩。
4. 恢复期　第5周，体温恢常、食欲转好。

主要并发症：肠出血（最常见）、肠穿孔[最严重（2003，2004，2012）]、支气管炎或支气管肺炎、中毒性肝炎（2003）、中毒性心肌炎。

再燃：部分伤寒病人在病后2～3周体温开始下降，但尚未恢复正常时体温又再上升，持续5～7d后才回到正常，血培养可为阳性（2004）。

（五）诊断及确诊依据

根据流行病学有伤寒杆菌接触史，临床表现持续高热、相对缓脉、全身中毒症状、肝脾大、玫瑰疹，实验室检查示白细胞减少、中性粒细胞减少、嗜酸粒细胞减少或消失、肥达反应阳性可以诊断（2002，2006，2007，2017），确诊依据是检出伤寒沙门菌（2008，2014，2015）。

（六）病原治疗

喹诺酮类（首选）（2004）、氯霉素、头孢菌素类药物。

六、细菌性痢疾

（一）病原学

痢疾杆菌为本病病原体，分为4群和47个血清型。4群为：A群痢疾志贺菌、B群福氏志贺菌、C群鲍氏志贺菌、D群宋内志贺菌。我国是B群福氏志贺菌为主要菌群（2005），痢疾杆菌产生内毒素，是主要的致病因素。

（二）流行病学

1. 传染源　细菌性痢疾病人及带菌者。
2. 传播途径　消化道传播。
3. 人群易感性　普遍易感，易复发和重复感染。
4. 流行特征　夏秋季多发，儿童发病率高。

（三）临床表现

潜伏期：1～2d，痢疾志贺菌临床表现较重，宋内志贺菌临床表现较轻，福氏志贺菌易转为慢性。

1. 急性细菌性痢疾

（1）普通型：起病急、发热、腹痛、腹泻、里急后重、脓血便（2002，2003，2005，2006，2009，

2017)。

(2) 轻型：婴儿多见，多无全身中毒症状，不发热或低热，腹痛、腹泻较轻。

(3) 中毒型：儿童多见，起病急、发展快伴全身毒血症状（2009）。①休克型（周围循环衰竭型）：较常见，为感染性休克。②脑型（呼吸衰竭型）：严重时发生脑疝、呼吸衰竭。③混合型：最凶险、病死率高。

2. 慢性迁延型菌痢　病程超过2个月者。（2014）

(1) 慢性迁延型：长期腹痛、腹泻、黏液脓血便、贫血。

(2) 发作型。

(3) 慢性隐匿型：1年内有急性菌痢史，便培养有痢疾杆菌或肠镜有改变。

（四）诊断及确诊依据（2014）

1. 流行病学资料　夏秋季多发，有进食不洁食物或与菌痢病人接触史。

2. 临床表现　发热、腹痛、腹泻、里急后重及黏液脓血便；左下腹明显压痛。

3. 实验室检查

(1) 血常规：急性期白细胞总数减少，慢性期可有贫血。

(2) 粪便检查：①常规检查：外观黏液脓血便。镜检有大量脓细胞或白细胞及红细胞。如见吞噬细胞更有助于诊断。②病原学检查：确诊有赖于粪便培养出痢疾杆菌（2009）。

（五）病原治疗

1. 喹诺酮类药物　较理想的药物（2002，2009）。

2. 复方磺胺甲噁唑（复方新诺明）　有较好的疗效。

七、霍乱

霍乱弧菌感染所致，甲类传染病。

（一）病原学

霍乱弧菌能产生肠毒素、神经氨酸酶。血凝素及菌体裂解所释放的内毒素，其中霍乱肠毒素即为霍乱毒素，是主要的致病物质（2004）。

（二）流行病学

1. 传染源　病人和带菌者。轻型病人和无症状感染者作为传染源的意义更大。

2. 传播途径　接触传播和苍蝇媒介虫媒传播，以经水传播最为重要（2014）。

3. 人群易感性　普遍易感，病后可获一定的免疫力。

4. 流行特征　5~11月，流行高峰多在7~10月。

（三）病理生理

严重脱水，电解质紊乱，急性肾衰竭（2016）。

（四）临床表现

1. 泻吐期　以剧烈腹泻开始，继以呕吐（每次便量超过1000ml）。腹部隐痛、无里急后重。水样便、米泔水样、洗肉水样（2017）。镜检无脓细胞，无发热。持续1~2d（2001，2002，2008，2017）。

2. 脱水期

3. 反应期及恢复期　1/3病人出现反应性发热，儿童多见。

（五）诊断及确诊依据

诊断标准：（2000，2006，2007，2008，2012，2016）符合以下3项中1项者可诊断为霍乱。

1. 凡有吐泻症状，粪培养有霍乱弧菌生长者。

2. 流行区人群，凡有典型症状，但粪培养物霍乱弧菌生长者，经血清抗体测定效价呈4倍增长，亦可确诊为霍乱。

3. 在流行病学调查中，首次粪培养阳性前后各 5d 内，有腹泻症状者及接触史，可诊断为轻型霍乱。

（六）补液疗法及病原治疗

1. 补液疗法　补充液体和电解质是治疗霍乱的关键环节（2001，2007，2008），原则是早期、快速、足量、先盐后糖、先快后慢、适时补碱、补钾。补液总量为纠正脱水量和维持量。

（1）静脉补液输液的量和速度视病情轻重、脱水程度、血压脉搏、尿量及血浆比重等而定。

（2）口服补液：对轻、中型病人可给予口服补液。重症病人经静脉补液情况改善、血压回升、呕吐停止后也可改为口服补液。

2. 病原治疗　常用药物有诺氟沙星、环丙沙星、四环素及复方磺胺甲噁唑。

八、流行性脑脊髓膜炎

（一）病原学

脑膜炎球菌（2014）。

（二）流行病学

1. 传染源　带菌者和流脑病人是本病的传染源。
2. 传播途径　呼吸道传播。
3. 人群易感性　普遍易感。
4. 流行特征　3月、4月为高峰。

（三）临床分型及表现

潜伏期 2～3d。

1. 普通型（2016）　最常见。

（1）前驱期：低热、咽痛、咳嗽、鼻炎，持续 1～2d。

（2）败血症期：起病急、高热寒战、头痛、全身不适及精神萎靡等毒血症症状，皮肤黏膜瘀点或瘀斑（2006，2007，2008），持续 1～2d。

（3）脑膜炎期：剧烈头痛、频繁呕吐（2011）、烦躁不安、脑膜刺激征，可有谵妄、神志障碍、抽搐，2～5d。

（4）恢复期：可出现口唇疱疹。1～3 周可痊愈。

2. 暴发型

（1）休克型：高热、寒战或体温不升，严重中毒症状，精神萎靡，烦躁不安、意识障碍，皮肤大片瘀斑伴中央坏死，可有循环衰竭及休克。

（2）脑膜脑炎型：为脑实质损害，高热、昏迷抽搐，有脑水肿，可发生脑疝死亡。

（3）混合型：病情极严重，病死率高。

3. 轻型

（四）诊断依据（2004，2005，2015，2017）

1. 流行季节　冬春季，儿童多见。
2. 临床表现　突发高热、剧烈头痛、频繁呕吐，皮肤黏膜瘀点、瘀斑及脑膜刺激征。严重者出现败血症、脑实质损害、感染性休克、呼吸衰竭、循环衰竭。
3. 实验室检查　查白细胞总数及中性粒细胞明显增高，脑脊液检查显示颅内压升高及化脓性改变（2003，2006），细菌学检查阳性（2003，2004）。

（五）治疗

1. 病原治疗　尽早足量应用细菌敏感并能透过血-脑屏障的抗菌药物。

（1）青霉素（2001，2007）：目前仍为脑膜炎球菌高度敏感的杀菌药物。

（2）其他可应用磺胺、氯霉素或三代头孢菌素等治疗。

2. 暴发型治疗
(1) 尽早应用有效抗生素，如青霉素 G（2003）。
(2) 短期应用肾上腺皮质激素治疗（2003）。
(3) 休克型：纠正休克及防治 DIC。
(4) 脑膜脑炎型：甘露醇脱水及防治脑疝（2006），呼吸衰竭可适时应用人工呼吸机。

（六）预防
1. 管理传染源　早期发现病人，并就地隔离治疗，隔离至症状消失后 3d，密切接触者医学观察 7d。
2. 切断传播途径
3. 提高人群免疫力　菌苗预防注射，药物预防。

九、疟疾

（一）病原学
疟原虫的种类：间日疟原虫、卵形疟原虫、三日疟原虫和恶性疟原虫。

（二）流行病学
1. 传染源　疟疾病人和带疟原虫者。
2. 传播途径　按蚊，平原地区间日疟传播的主要媒介是中华按蚊（2006），山区传播以微小按蚊为主。
3. 人群易感性　普遍易感。
4. 流行特征　夏秋发病较多。热带和亚热带地区流行最严重。

（三）间日疟的临床表现
潜伏期：13～15d。典型表现是间日寒战、高热与大量出汗（2003）、汗出热退。反复发作可出现脾大、肝大、贫血。

（四）诊断（2016）
1. 流行病学资料
2. 临床表现　典型的间歇性定时寒战、高热发作（2012）、脾大、贫血（2017）。
3. 实验室检查　①血常规白细胞正常或减少，贫血。②疟原虫检查（2000），于寒战发作时取血片染色查疟原虫，或行厚片染色检查。如临床上高度疑似而多次血片检查阴性时，可行骨髓穿刺涂片染色检查疟原虫。

（五）治疗与预防
1. 主要控制发作的药物　奎宁、氯喹（首选）（2011）、甲氯喹。
2. 防止复发和传播的药物　伯氨喹（2002，2005，2007，2008，2011，2015）。
3. 预防的药物　乙胺嘧啶（2001）。

十、日本血吸虫病

人畜共患疾病。

（一）病原学
寄生于门静脉系统，主要在人体肠系膜下静脉内。人是终宿主，钉螺是必需的唯一中间宿主。

（二）流行病学
1. 传染源　受感染的人和动物。
2. 传播途径　必须具备以下 3 个条件：①粪便入水；②钉螺滋生；③接触疫水。
3. 易感人群　普遍易感，农民、渔民多见，5 岁以下儿童感染率低。

（三）临床表现（2017）

1. 急性血吸虫病　发热、过敏反应、腹部症状。
2. 慢性血吸虫病　①无症状病人。②有症状病人：以腹痛、腹泻为常见。
3. 晚期血吸虫病　巨脾型（最为常见）（2002）、腹水型、侏儒型。

（四）诊断

寄生虫学诊断、免疫学诊断。

（五）病原治疗与预防

1. 治疗　吡喹酮是治疗血吸虫病较理想的药物（2007，2016），对移行期童虫无杀虫作用。
慢性血吸虫病：成年人吡喹酮总剂量60mg/kg，儿童体重<30kg，总剂量70mg/kg。
急性血吸虫病：成年人吡喹酮总剂量120mg/kg（2002），儿童140mg/kg。
晚期血吸虫病：适当减少总剂量或延长疗程。
2. 预防
（1）控制传染源：在流行区每年对病人、病畜进行普查普治。
（2）切断传播途径：消灭钉螺是预防本病的关键，改变钉螺滋生环境，采用氯硝柳胺等药物杀灭钉螺。粪便须经无害处理后方可使用。保护水源，改善用水。
（3）保护易感人群：严禁在疫水中游泳、戏水。接触疫水时应穿着防护衣裤和使用防尾蚴剂等。

十一、囊尾蚴病

囊尾蚴病是猪肉绦虫的囊尾蚴寄生于人体所致。

（一）病原学

（二）流行病学

猪肉绦虫病人是囊虫病的唯一传染源（2007）。

（三）临床表现

潜伏期约3个月。

1. 脑囊虫病　脑实质型（最常见，以癫痫最为常见）（2001，2002，2005，2015）、脑室型、软脑膜型、脊髓型。
2. 皮下及肌肉囊虫病　皮下囊结节，与周围组织无粘连（2000）。
3. 眼囊虫病　多为单眼感染，最常寄生的部位在玻璃体和视网膜下。

（四）确诊依据

1. 疑似病例经血清免疫学检查，特异性抗体阳性，可临床诊断。
2. X线检查、CT和MRI检查可帮助做出脑囊虫病的临床诊断。
3. 皮下结节病理组织活检或脑手术病理组织检查证实者，可为确诊的依据。

（五）治疗

1. 病原治疗　阿苯达唑（首选）、吡喹酮。
2. 对症治疗
3. 注意事项　①必须住院治疗；②癫痫或颅内压增高者，需先降颅压治疗，必要时需外科实行临时性脑室引流减压术后方能进行药物治疗；③眼囊虫病禁止杀虫治疗，必须手术治疗（2000），服药前必须眼科检查有否眼囊虫病；④疑有囊虫致脑室孔堵塞者，故亦手术治疗；⑤有痴呆、幻觉和性格改变的晚期病人，疗效差，且易发生严重反应。

（六）预防

开展驱绦灭囊工作，加强粪便管理，提倡生猪圈养。

十二、艾滋病

(一) 病原学

人免疫缺陷病毒 (2011) 有两个型：HIV-1 和 HIV-2。HIV 既有嗜淋巴细胞性又有嗜神经性，主要感染 CD4T 淋巴细胞 (2006)，也能感染单核巨噬细胞、B 细胞和小神经胶质细胞、骨髓干细胞等 (2008，2012)。

(二) 流行病学

1. 传染源　病人和无症状病毒携带者。
2. 传播途径 (2007，2012)　性接触传染（主要）、血液及血制品传播、母婴传播 (2005)、其他。
3. 高危人群

(三) 临床分期及临床表现

本病潜伏期较长，一般认为 2～10 年可以发展为艾滋病。HIV 侵入人体后可分为四期。

1. Ⅰ期　发热、全身不适、头痛、厌食、肌痛、关节痛和淋巴结肿大、血液中可检出 HIV 及 P24 抗原。持续 3～14d 后自然消失。
2. Ⅱ期　没有任何症状，但血清中能检出 HIV 以及 HIV 核心和包膜蛋白的抗体，具有传染性。此阶段可持续 2～10 年或更长。
3. Ⅲ期　主要表现为除腹股沟淋巴结以外，全身其他部位两处或两处以上淋巴结肿大。其特点是淋巴结肿大直径在 1cm 以上，质地柔韧，无压痛，无粘连，能自由活动。活检为淋巴结反应性增生。一般持续肿大 3 个月以上。
4. Ⅳ期　5 种表现：①体质性疾病；②神经系统症状，出现头痛、癫痫、进行性痴呆、下肢瘫痪等；③严重的临床免疫缺陷，出现各种机会性病原体感染，绝大多数病人都会经历肺孢子虫感染 (2004，2013，2016)；④因免疫缺陷而继发肿瘤，如卡氏肉瘤 (2000)、非霍奇金淋巴瘤等；⑤免疫缺陷并发的其他疾病，如慢性淋巴性间质性肺炎等。

(四) 诊断

1. 临床诊断　高危人群存在下列情况两项或两项以上者，应考虑艾滋病的可能：①体重下降 10% 以上；②慢性咳嗽或腹泻 1 个月以上；③间歇或持续发热 1 个月以上；④全身淋巴结肿大；⑤反复出现疱疹或慢性播散性单纯疱疹感染；⑥口咽念珠菌感染。对可疑者应进一步做实验室确诊检查。
2. 实验室诊断

(1) T 淋巴细胞亚群检查：T 细胞绝对计数下降，$CD4^+$T 淋巴细胞计数也下降，$CD4^+/CD8^+$ <1.0。

(2) HIV-1 抗体检查。

(3) 抗原检查。

(4) 病毒检查。

(五) 抗病毒治疗与预防

1. 核苷类反转录酶抑制药　齐多夫定、双脱氧胞苷、双脱氧肌苷、拉米夫定。
2. 非核苷类反转录酶抑制药　奈非雷平。
3. 蛋白酶抑制药　沙奎那韦（常选一线用药）、英地那韦。
4. 联合治疗 (2007)　鉴于仅用一种抗病毒药物易诱发 HIV 的突变，并产生耐药性，因此目前主张联合用药。常用三联或者四联，以及三类药物的联合或 2 种核苷类抑制药和 1 种非核苷类抑制药的联合，2 种蛋白酶抑制药和 1 种核苷类抑制药以及 2 种核苷类抑制药和 1 种蛋白酶抑制药的联合等 (2009)。

经典试题

1. 慢性活动性肝炎确诊依据是
A. 病程超过半年
B. 肝功能异常
C. 血清球蛋白增高
D. 自身免疫抗体阳性
E. 肝穿组织可见碎屑状及桥状坏死

2. 急性重型肝炎防治肝性脑病措施中，哪项是不正确的
A. 高蛋白饮食
B. 口服乳果糖
C. 给予六合氨基酸
D. 脱水治疗
E. 给予左旋多巴治疗

3. 被乙型肝炎病人血液污染针头刺破皮肤后主要宜采取
A. 局部碘酒、乙醇消毒
B. 注射干扰素
C. 注射干扰素诱生剂
D. 注射胎盘球蛋白
E. 注射乙型肝炎免疫球蛋白（HBIG）

4. 肾综合征出血热早期休克的主要原因
A. 病毒血症
B. 血浆外渗
C. 心肌损害
D. 微血管痉挛
E. 电解质紊乱

5. 肾综合征出血热休克期，下列哪种药物不宜首先使用
A. 血管活性药物
B. 碳酸氢钠
C. 低分子右旋糖酐
D. 平衡盐
E. 高渗葡萄糖

6. 肾综合征出血热治疗原则"三早"是
A. 早诊断，早休息，早期就近治疗
B. 早发现，早诊断，早休息就近治疗
C. 早休息，早治疗，就近治疗
D. 早发现，早休息，早期就近治疗
E. 早治疗，早控制，早期就近治疗

7. 下列情况哪种不属于艾滋病4期内容
A. 急性感染
B. 前驱期
C. 无症状感染
D. 持续性全身淋巴结肿大综合征
E. 艾滋病

8. 妊娠6个月，重度乏力，食欲缺乏，腹胀15d，黄疸进行性加深，查体：皮肤、巩膜深度黄疸，肝界不缩小，移动浊音（+），凝血酶原时间29s（对照11s），最可能诊断
A. 急性重型肝炎
B. 亚急性重型肝炎
C. 淤胆型肝炎
D. 急性黄疸型肝炎
E. 妊娠急性脂肪肝

9. 亚急性重型肝炎病人，近2d出现上腹部不适，烧灼感，反酸，继而出现神志不清，躁动，扑翼样震颤（+），此时心率加快测血氨增高，最可能原因是
A. 静脉滴注氨基酸所致
B. 离子紊乱所致
C. 胃黏膜病，引起消化道出血，诱致肝性脑病
D. 药物引起精神异常
E. 继发感染，导致病情加重

10. 肾综合征出血热，少尿期，并高血容量，脉搏洪大，心率增快，明显呼吸困难，继而咯血，其原因是
A. 肺感染
B. 心力衰竭肺水肿
C. 支气管扩张
D. DIC
E. 尿毒症酸中毒

11. 男性，42岁，于1月初发病，头痛、发热、恶心呕吐，2d后来我门诊，此时可见颜面潮红，

咽部充血,腹肌紧张,全腹压痛,皮下淤血,自昨晚起无尿,其诊断何病更恰当
A. 病毒性肝炎
B. 急腹症
C. 肾综合征出血热
D. 过敏性疾病
E. 风湿症

12. 细菌性痢疾的病变部位主要是
A. 乙状结肠、直肠
B. 空肠
C. 回肠
D. 十二指肠
E. 盲肠

13. 霍乱吐泻"米泔水"样物质是因为泻吐物中
A. 含大量脱落上皮细胞
B. 含大量黏液
C. 含大量胃肠黏膜
D. 缺乏胆汁
E. 缺乏胃酸

14. 流脑的流行病学特点哪项是正确的
A. 人不是唯一的传染源
B. 人群带菌率超过10%提示有发生流行的可能
C. 流行期的带菌群以A群为主
D. 发病常无明显的季节性
E. 经消化道传播

15. 下列哪项不是暴发型流脑(休克型)的典型表现
A. 高热,中毒症状重
B. 迅速扩大的全身瘀点、瘀斑
C. 脑脊液"米汤样",糖、氯减少
D. 脑膜刺激征
E. 血培养脑膜炎双球菌阳性

16. 女孩,10岁。持续发热12d,体温在38~39℃每日腹泻3~4次,稀便,肝肋下1.0cm,脾肋下2.0cm,血常规白细胞5.0×10^9/L,肥达反应"O"1:160,"H"1:160,肝功检查:ALT80U(正常<40U),尿胆原阳性,尿胆素阴性,抗HBs阳性,最可能的诊断是
A. 病毒性的肝炎
B. 伤寒
C. 疟疾
D. 钩端螺旋体病
E. 粟粒型肺结核

17. 某女,突发寒战高热,伴腹痛,腹泻,腹泻十余次,粪便质少,为黏液脓血便,便细菌培养痢疾杆菌阳性,便常规,脓液(++),便红细胞6/HP,便白细胞满视野。该病人首选治疗
A. 先锋霉素
B. 红霉素
C. 诺氟沙星
D. 氯霉素
E. 利巴韦林

18. 男孩,5岁。突发高热4h,惊厥2次来院。病前可疑不洁饮食史。查体:T39.5℃,BP80/50mmHg,热病容,昏睡状,心音尚有力,双肺无异常,腹部稍胀,四肢凉。实验室检查:WBC19×10^9/L,N0.78。最可能的诊断是
A. 热性惊厥
B. 化脓性脑膜炎
C. 中毒型细菌性痢疾
D. 病毒性脑炎
E. 流行性脑脊髓膜炎

19. 9岁,学生。1月底因突起高热、剧烈头痛、恶心伴非喷射性呕吐1次入院。体检:神清,全身皮肤散在瘀点、瘀斑,颈项抵抗,心率120/min,两肺无异常,腹软无压痛。化验检查:血白细胞计数20×10^9/L,中性粒细胞0.89,淋巴细胞0.05,单核细胞0.06。最可能的诊断是
A. 伤寒
B. 流行性脑脊髓膜炎
C. 结核性脑膜炎
D. 流行性乙型脑炎
E. 病毒性脑炎

20. 男,24岁。8月5日畏寒发热起病,剧烈头痛,全身性肌肉痛,咳嗽,查体:体温39.5℃,血压10.9/6.6kPa,重病容,球结膜充血,巩膜轻度黄染,颈强(±),心肺(一),肝肋下1.5cm,脾未及,背区有叩击痛,腓肠肌压痛明显,克氏征(±),布氏征(一),实验室检查血常规:WBC5.4×10^9/L,N0.78,血细胞沉降率90mm/h,总胆红素27μmol/L,尿蛋白(+),脑脊液:蛋白定性(±),细胞计数4.4×10^6/L,单核0.52,淋巴细胞0.42,糖、氯化物正常,诊断应首先考虑
A. 败血症

B. 流行性感冒
C. 病毒性胸膜炎
D. 出血热
E. 钩端螺旋体病

21. 男性，21岁。下水道工人。因发热，全身酸痛，乏力5d于8月2日入院，查体：结膜充血，皮肤有出血疹。腹股沟淋巴结蚕豆大，伴有压痛，腓肠肌压痛（+），血常规 WBC13.2×10^9/L，N0.80，L0.20，钩端螺旋体凝集溶解试验阳性（1：400），应首选下列何种药物

A. 青霉素每次40万U肌内注射，每天120万～160万U
B. 青霉素每次80万U肌内注射，每天240万～320万U
C. 青霉素每次80万U加链霉素0.5g肌内注射，2/d
D. 复方磺胺甲噁唑1g，每天分2次口服
E. 螺旋霉素0.2g，每天4次口服

22. 间日疟病人经奎宁治疗3d，临床症状消失，2个月后又出现疟疾，并在血中查到疟原虫，此种情况应考虑

A. 疟疾再感染
B. 疟疾复发
C. 疟疾复燃
D. 不同疟原虫混合感染
E. 疟原虫重复感染

23. 女性，25岁。妊娠6周，因寒战、高热、大汗，在当地医院诊断为恶性疟疾，应选用哪种治疗方案

A. 氯喹口服
B. 奎宁口服
C. 氯喹+伯氨喹
D. 奎宁+伯氨喹
E. 乙胺嘧啶

24. 日本血吸虫病早期的病理变化主要由下列哪种因素引起

A. 虫卵
B. 毛蚴
C. 母胞蚴
D. 子胞蚴
E. 尾蚴

25. 男性，35岁。1个月前因捕鱼着凉，近月发热，体温38.5℃，腹泻稀便。查：无欲外观，周身可见荨麻疹，无黄疸，肝肋下1.0cm，脾肋下2.0cm，脾轻压痛。实验室白细胞15×10^9/L，嗜酸粒细胞0.004，其最可能的诊断是

A. 伤寒
B. 副伤寒
C. 阿米巴肝脓肿
D. 急性血吸虫病
E. 粟粒性结核

参考答案：1. E 2. A 3. E 4. B 5. A 6. D 7. B 8. B 9. C 10. B 11. C 12. A 13. D 14. C 15. C 16. B 17. C 18. C 19. B 20. E 21. A 22. C 23. A 24. A 25. D

第3单元 性传播疾病

重点提示

本单元题量较小，但常考。重点掌握尖锐湿疣、梅毒的病理、感染途径、临床表现及治疗，艾滋病的病理机制和临床表现。

1. 男性单纯性淋病主要为化脓性尿道炎，有脓性分泌物；女性急性淋病主要为淋菌性宫颈炎、尿道炎或膀胱炎；淋菌性肛门直肠炎可见肛门黏液脓性分泌物。

2. 一期梅毒表现为生殖器的硬下疳，为无痛性溃疡，3～4周自然消退，不留瘢痕或暗红色浅表性瘢痕、色素沉着；二期梅毒为梅毒疹，骨关节、眼、神经损害，以及多发性硬化性淋巴结炎；三期梅毒主要侵犯心血管及中枢神经系统等重要器官。

---考点串讲---

一、淋病

（一）病原体及其特点

淋病是一种常见性病，<u>发病率高，居首位（2001）</u>，由奈瑟淋球菌所致的泌尿生殖系统感染。

（二）传播途径

淋病主要是通过性交或其他性行为感染。淋病病人是感染源，<u>性接触是淋病的主要传播方式（2001）</u>，非性接触感染主要是接触病人含淋病双球菌的分泌物或污染的用具。产道感染可致新生儿结膜炎。

（三）临床表现

潜伏期平均3～5d。可致尿道炎、附睾炎、宫颈炎、前庭大腺炎等。

（四）诊断

1．有不洁性交史、性伴侣感染史、与淋病病人间接接触史或新生儿目前有淋病史。
2．有各种类型淋病的临床表现。
3．实验室检查证实。

（五）治疗

<u>使用头孢曲松钠（2015）</u>或大观霉素，妊娠期禁用喹诺酮类或四环素类药物。

（六）预防措施

在淋病高发地区，孕妇应于产前常规筛查淋菌，最好在妊娠早、中、晚期各做1次分泌物涂片镜检或淋菌培养，以便及早确诊并得到治疗。

二、梅毒

（一）病原体及其特点

<u>梅毒螺旋体（苍白螺旋体）（2011，2014，2016）</u>，为厌氧微生物，离开人体不易生存。①早期表现为黏膜损害；②晚期侵犯心血管、神经系统等重要器官；③患梅毒孕妇能通过胎盘将螺旋体传给胎儿引起晚期流产、早产、死产或分娩先天性梅毒儿。

（二）传播途径

1．**性接触传播** 95%以上。
2．**胎盘传播** 多发生在妊娠后4个月。
3．**产道感染** 新生儿的头部、肩部发生硬下疳，是区别胎盘传播的标志。
4．**非性接触传播**
5．**输血传播**
6．**间接接触传播**

（三）分期

（四）临床表现

1．获得性梅毒

（1）一期梅毒：早期梅毒，具有很强的传染性。主要症状为硬下疳，潜伏期2～4周，好发部位外生殖器。

（2）二期梅毒：梅毒螺旋体由淋巴结进入血液，引起皮肤、黏膜、骨骼、内脏、<u>心血管（2002）</u>及神经损害。

（3）三期梅毒（晚期梅毒）：特点是传染性很小，但对组织的破坏性很大，严重时可危及生命。

2．先天性梅毒 患儿年龄在2岁以下，属于早期先天梅毒，有传染性。超过2岁的属于晚期先天梅毒。

（1）早期先天梅毒：梅毒性鼻炎为最常见的早期症状，梅毒性先天疱疹（后天梅毒无此型表现）具有特征性。

（2）晚期先天梅毒：基质性角膜炎、郝秦森齿、神经性聋、马鞍鼻。

（五）实验室诊断依据

梅毒螺旋体检查、梅毒血清学检查、脑脊液检查。

（六）治疗与预防措施

首选青霉素（2015）疗法。常用药物有苄星青霉素、普鲁卡因青霉素等。治疗期间应避免性生活，同时性伴侣也应接受检查及治疗。

三、生殖道沙眼衣原体感染

（一）病原体及其特点

沙眼衣原体。沙眼衣原体有 18 个血清型，其中 8 个血清型与泌尿生殖道有关。D，E，F 型最常见，主要感染柱状上皮及移行上皮而不向深层侵犯。

（二）传播途径

主要经性接触传播。

（三）临床表现

宫颈管炎、子宫内膜炎（多见）、输卵管炎、盆腔炎等。

（四）诊断

病史（性接触史、配偶感染史等）、典型临床表现（女性以宫颈炎、子宫内膜炎为主）和免疫学诊断。

（五）治疗

1. 常用治疗方案　多西环素（2012）、阿奇霉素、红霉素。
2. 妊娠期病人　禁用多西环素，用红霉素、阿奇霉素。
3. 新生儿衣原体眼结膜炎　红霉素干糖浆粉剂。

四、生殖道病毒感染

（一）生殖器疱疹

1. 传染方式　性接触传播。
2. 临床特点　生殖器疱疹。
3. 诊断依据　不洁性交史或配偶感染史、临床表现、实验室检查（单纯疱疹病毒和细胞病变、检测病毒抗原、HSV-PCR 及 DNA 分子原位杂交）、组织病理特征。
4. 治疗　抗病毒治疗、局部治疗。

（二）巨细胞病毒感染

1. 对胎儿、新生儿的危害

（1）巨细胞病毒先天感染可致流产、死胎、死产及新生儿死亡。

（2）多数患儿出生后数小时至数周内死亡。

（3）存活新生儿中约 10%出现低体重、黄疸、紫癜、肝脾大、智力障碍、视网膜脉络膜炎、脑内钙化、小头症等。

（4）幸存者常有智力低下、听力丧失和迟发型中枢神经系统损害为主的远期后遗症。

（5）无症状者中有 5%～15%在出生后 2 年始出现发育异常。

2. 诊断依据　诊断依据为病原学和血清学检查。

（1）酶联免疫吸附试验检验孕妇血清巨细胞病毒 IgG 及 IgM 阳性。

（2）Giemsa 染色查巨大细胞包涵体：孕妇宫颈脱落细胞或尿液涂片行 Giemsa 染色后，在光镜下检测脱落细胞核内嗜酸性和嗜碱性颗粒，这种特异性细胞称为猫头鹰细胞，具有诊断价值。

（3）检测巨细胞病毒 DNA：分子杂交技术检测巨细胞病毒 DNA。

（4）PCR 扩增巨细胞病毒 DNA，短时间内可获满意结果。

五、尖锐湿疣

（一）病因

病原体为人乳头瘤病毒（2014，2016，2017），主要感染上皮，人是唯一宿主，引起尖锐湿疣的病毒主要是 HPV-6，HPV-11，HPV-16，HPV-18 型。

（二）传播途径

主要通过性行为传播，也可以通过间接途径传播。

（三）临床表现（2014，2017）

1. 潜伏期　1～8 个月，平均 3 个月。
2. 好发部位　外生殖器及肛门附近的皮肤湿润区。
3. 形态　易发生糜烂、渗液、易出血。
4. 症状　多无自觉症状。

（四）诊断

不洁性交史、配偶感染史或间接感染史、形态学表现、醋酸白试验或甲苯胺蓝试验阳性、皮损活检。

（五）治疗与预防（2002）

1. 治疗

（1）局部疗法：足叶草毒素酊、足叶草酯酊，孕妇禁用。

（2）物理疗法：二氧化碳激光治疗。

（3）手术治疗：单发或巨大尖锐湿疣。

（4）全身疗法：抗病毒药物。

2. 预防

（1）洁身自爱、避免婚外性行为。

（2）提倡使用避孕套。

（3）有了尖锐湿疣应及时治疗，性伴或配偶应同时去医院检查。

（4）病人的内裤、浴巾等应单独使用，并应注意消毒。

经典试题

1. 关于淋病的特点，错误的是
A．易侵袭黏膜
B．以性传播为主
C．是世界上发病率最高的性传播疾病
D．感染最早期表现为阴道炎
E．病原体为革兰阴性双球菌

2. 关于Ⅰ期梅毒叙述错误的是
A．有不洁性交史
B．可出现硬下疳
C．梅毒血清学阴性
D．有心血管梅毒
E．外阴表面溃疡，有浆液性渗出

3. 确诊为女性生殖器尖锐湿疣，不适宜的治疗是
A．50%三氯醋酸
B．冷冻
C．激光
D．口服红霉素
E．微波

参考答案：1. D　2. D　3. D

第13章 风湿免疫性疾病

本章重点

风湿免疫性疾病是医学内科学中的一系列疾病。随着医学事业的飞速发展，风湿免疫病学也得到了长足的进步。风湿免疫性疾病主要掌握各病种的主要临床表现，诊断后的治疗。执业医师考试中，风湿免疫性疾病部分每年均有出题，属于必考章节。其中重点掌握的内容包括：①风湿性疾病的概念、辅助检查及治疗；②系统性红斑狼疮的临床表现、诊断与鉴别诊断及治疗；③类风湿关节炎的临床表现、诊断与鉴别诊断及治疗；④脊柱关节炎的临床表现、影像学检查及诊断治疗。

第1单元 风湿性疾病概论

重点提示

本单元常考弥漫性结缔组织病所含的疾病，不同风湿病的病理特点，以及自身抗体的检查。了解风湿病的用药治疗。

1. 病理特点 风湿病的病理改变有炎症性反应及非炎症性病变，不同的疾病其病变出现在不同靶组织，如类风湿关节炎为滑膜炎；强直性脊柱炎为附着点炎。
2. 自身抗体的检测 包括抗核抗体、类风湿因子、抗中性粒细胞胞质抗体、抗磷脂抗体和抗角蛋白抗体谱。
3. 药物治疗 主要包括非甾体抗炎药、糖皮质激素、改变病情抗风湿药。

考点串讲

一、概念

风湿性疾病是泛指影响骨、关节及其周围软组织，如肌肉、滑囊等的一组疾病（2007）。

二、分类

1. 弥漫性结缔组织病（2012），如类风湿关节炎、红斑狼疮、硬皮病等（2000，2004）。
2. 脊柱关节病。
3. 退行性变。
4. 与代谢和内分泌相关的风湿病。
5. 与感染相关的风湿病。
6. 肿瘤相关的风湿病。
7. 神经血管疾病。
8. 骨与软骨病变。
9. 非关节性风湿病。
10. 其他。

三、病理特点

1. 炎症性反应及非炎症性病变。
2. 血管病变。

四、辅助检查

1. 一般性检查　常规血象、尿液、肝肾功能检查等。
2. 特异性检查　包括关节液、血清自身抗体和补体水平。

主要的自身抗体有：

(1) 抗核抗体。
(2) 类风湿因子。
(3) 抗中性粒细胞胞浆抗体。
(4) 抗磷脂抗体。
(5) 抗角蛋白抗体谱。

五、治疗

1. 药物治疗：非甾体抗炎药、糖皮质激素、抗风湿药（2009）。
2. 辅助性治疗。

经典试题

1. 风湿性疾病是指
A. 累及关节及周围软组织的一大类疾病
B. 过敏性疾病
C. 嗜酸粒细胞增多的一类疾病
D. 病毒感染的一类疾病
E. 血尿酸增高的一组疾病

2. 治疗风湿性疾病的药物，下列哪项是错误的
A. 布洛芬
B. 青霉胺
C. 环磷酰胺
D. 泼尼松
E. PGE（前列腺素）

（3~6题共用备选答案）
A. 颊部蝶形皮疹及蛋白尿
B. 腕、掌指、近指关节受累
C. 膝关节受累
D. 第1趾较剧烈疼痛
E. 大量龋齿提示

3. 干燥综合征（SS）是指
4. 系统性红斑狼疮（SLE）是指
5. 类风湿关节炎（RA）是指
6. 痛风是指

参考答案：1. A　2. E　3. E　4. A　5. B　6. D

第2单元　系统性红斑狼疮

重点提示

1. 临床表现　其中以颊部蝶形红斑最具特征性。
2. 免疫学检查　自身抗体IgG，抗血小板抗体、抗SSA抗体、抗磷脂抗体。
3. 诊断标准　目前普遍采用美国风湿病学会SLE分类标准的11项中，符合4项或4项以上者，在除外感染、肿瘤和其他结缔组织病后，可诊断SLE。

考点串讲

一、病因和发病机制

1. 病因
(1) 遗传：易感基因。
(2) 环境因素：阳光、药物等。
(3) 雌激素。

2. 发病机制
(1) 致病性自身抗体。

（2）致病性免疫复合物。
（3）T细胞和NK细胞功能失调。

二、临床表现（2012，2017）

1. 全身症状　发热（2011）、疲倦、乏力、体重下降等。
2. 皮肤和黏膜　皮疹，其中颊部蝶形红斑最具特征性。
3. 浆膜炎
4. 肌肉骨骼　对称性多关节痛是常见症状。X线片无关节骨破坏。
5. 肾　肾组织出现病理变化。
6. 心血管　心包炎、心肌损害、疣状心内膜炎等。
7. 肺　胸腔积液（2011），狼疮肺炎。
8. 神经系统　轻者偏头痛、性格改变、记忆力减退或认知障碍；重者为脑血管意外、昏迷、癫痫持续状态等。
9. 消化系统　食欲缺乏、腹痛、呕吐、腹水等。
10. 血液系统　活动性SLE中血红蛋白下降、白细胞和血小板减少。
11. 抗磷脂抗体综合征　动脉和静脉血栓形成、习惯性流产、血小板减少等。
12. 干燥综合征　涎腺和泪腺功能不全。
13. 眼　眼底出血、视盘水肿等。

三、免疫学检查

1. 抗核抗体谱
（1）抗核抗体：特异性低，不能鉴别其他病。
（2）抗双链DNA抗体：标记抗体之一，多出现在SLE的活动期，抗体含量与疾病的活动性密切相关（2005，2008，2014）。
（3）抗ENA（可提取核抗原）抗体谱：①抗Sm抗体，诊断SLE的标记抗体之一，与病情的活动性不相关（2000，2011）；②抗RNP抗体，对SLE的诊断特异性不高，与SLE的雷诺现象和肌炎相关；③抗SSA抗体；④抗SSB抗体；⑤抗RRNP抗体，代表SLE的活动。
2. 抗磷脂抗体
3. 抗组织细胞抗体
4. 其他

四、诊断与鉴别诊断

1. 诊断（2000，2001，2002，2004，2007，2008）　1982年美国风湿病学会（ARA）修订的SLE分类诊断标准。
（1）蝶形红斑：颧部遍及扁平或高出皮肤的固定性红斑，常不累及鼻唇沟部位。
（2）盘状红斑：隆起的红斑上覆有角质性鳞屑和毛囊栓塞，旧病灶可有萎缩性瘢痕。
（3）光过敏：日光照射引起皮肤过敏。
（4）口腔或鼻咽部无痛性溃疡（2011）。
（5）非侵蚀性关节炎：有2个或2个以上关节肿痛或积液（2011）。
（6）胸膜炎或心包炎。
（7）肾脏病变：蛋白尿>0.5g/d或（+++），细胞管型。
（8）神经系统异常：昏迷、抽搐或其他神经、精神症状，非药物或代谢紊乱等所致。
（9）血液学异常：溶血性贫血、白细胞减少（<4×10^9/L）、淋巴细胞减少（<1.5×10^9/L）、血小板减少（<100×10^9/L）。

（10）免疫学异常：LE 细胞阳性，或抗 dsDNA 抗体阳性，或抗 Sm 抗体阳性，或抗梅毒血清试验假阳性。

（11）抗核抗体阳性。

以上 11 项中有 4 项或 4 项以上符合者可诊断为 SLE。

2. 鉴别诊断　应与类风湿关节炎、各种皮炎、精神病、原发性肾小球肾炎等鉴别。

五、治疗

1. 糖皮质激素　主要应用泼尼松或甲泼尼龙（2001）。

2. 免疫抑制药　环磷酰胺或硫唑嘌呤等。作用是控制 SLE 的活动，减少 SLE 的暴发及减少激素的需要量（2001）。

3. 静脉注射大剂量免疫球蛋白

4. 控制并发症及对症治疗

5. 一般治疗

6. 血浆置换

7. 人造血干细胞移植

8. 生物制剂

经典试题

1. SLE 病人最典型的面部表现
A. 痤疮
B. 湿疹
C. 蝶形红斑
D. 色素沉着
E. 紫癜

2. 关于 SLE 关节病变，哪项是错误的
A. 关节肿痛
B. 呈多关节对称性损害
C. 近端指间关节多受累
D. 关节软骨破坏，关节畸形
E. 大关节很少受累

3. 免疫病理检查几乎所有 SLE 病人均可出现病变的脏器是
A. 心脏
B. 肾
C. 肺
D. 肝
E. 胰腺

4. 下列哪项不符合 SLE 的血液系统改变
A. 白细胞减少
B. 血小板减少
C. 自身免疫性溶血性贫血
D. 正色素细胞性贫血
E. 类白血病样改变

5. 关于 SLE 病人妊娠问题，哪项不正确
A. 易发生流产、早产
B. 应病情稳定，心肾功能正常，方可妊娠
C. 可出现新生儿狼疮
D. 妊娠时可使 SLE 病情恶化
E. 妊娠头 3 个月内可应用免疫抑制药

（6~9 题共用备选答案）
A. 抗核抗体
B. 抗 Sm 抗体
C. 抗双链 DNA 抗体
D. 抗磷脂抗体
E. 类风湿因子

6. 特异性高，但与 SLE 活动性无关的是
7. 特异性高，效价随 SLE 病情缓解而下降的是
8. 哪种抗体阳性的 SLE 病人易形成动、静脉血栓
9. 是 SLE 的标准筛选试验，但特异性低的是

参考答案：1. C　2. D　3. B　4. E　5. E　6. B　7. C　8. D　9. A

第3单元 类风湿关节炎

═══ 重点提示 ═══

本单元题量较大，常考点较多，考生要重点记忆临床表现以及治疗。
1. 类风湿关节炎临床表现　晨僵，晨起关节僵硬或全身发紧现象，活动一段时间后症状可缓解。受累关节多为双侧性、对称性。
2. 类风湿关节炎基本病理改变是滑膜炎。
3. 类风湿关节炎治疗　类风湿关节炎目前尚无特效疗法。治疗目的在于控制炎症，减轻症状，延缓病情进展，保持关节功能和防止畸形。

═══ 考点串讲 ═══

（一）病因和发病机制
其基本的病理变化是关节滑膜的慢性炎症，病因尚不清楚，可能与下列因素有关：
1. 自身免疫反应。
2. 感染。
3. 遗传因素。

（二）临床表现
症状和体征　①关节疼痛（2011）、梭形肿胀，肌肉萎缩。②晨僵，即晨起关节僵硬或全身发紧，活动后缓解。③多关节受累，多为双侧性、对称性，掌指关节和近侧指间关节常见（2011）。④关节活动受限或畸形，晚期出现手指的鹅颈畸形、掌指关节尺偏畸形、膝内翻、外翻畸形。⑤关节外表现：低热、乏力、肌肉酸痛、皮下结节、眼部病变、血管炎、肺部病变。

（三）影像学检查
1. 实验室检查　①血红蛋白减少，白细胞正常或降低，淋巴细胞增加，血沉加快，C反应蛋白增高；②类风湿因子阳性；③血清 IgG，IgA，IgM 增高；④关节液浑浊，黏稠度降低等。
2. X 线表现　早期关节周围软组织肿大，骨质疏松，晚期关节间隙消失，出现骨性强直。

（四）诊断标准与鉴别诊断（2015）
结合症状、体征及实验室检查、X线片检查，做出明确诊断；并与其他疾病鉴别。

（五）治疗
1. 非药物治疗　营养、休息、康复锻炼。
2. 药物治疗　非甾体类药、抗疟药、激素。
3. 手术治疗　早期可做受累关节滑膜切除术，晚期可行关节成形术或人工关节置换术。

═══ 经典试题 ═══

1. 类风湿关节炎常见的关节表现是
A. 对称性近端指间、掌指和腕关节持续性肿痛
B. 膝、髋和踝关节非对称，持续肿痛
C. 膝关节单侧或双侧肿痛，休息后好转
D. 单侧第1跖趾关节剧烈肿痛
E. 胸锁关节肿痛
2. 除有关节肿痛外，对类风湿关节炎诊断最有意义的表现

A. 足跟、足掌部位痛
B. 关节隆起部与受压部皮下出现无痛性结节
C. 弥漫性肺间质病变
D. 胸腔积液（糖含量正常）
E. 小腿痛性皮下结节
3. 类风湿关节炎（RA）病人中可以查到类风湿因子（RF），因此 RF
A. 是诊断 RA 的必备条件
B. 一旦出现，将不会发生改变

C. 可随疾病的变化而变化
D. 正常人不会出现
E. 在其他自身免疫病中不会出现
4. 早期类风湿关节炎，除药物治疗外，还应选择

A. 截骨术
B. 关节清理术
C. 关节成形术
D. 滑膜切除术
E. 钻孔减压术

参考答案：1. A 2. B 3. C 4. D

第4单元　脊柱关节炎

重点提示

本单元不常考查，考生需掌握脊柱关节炎的临床表现与辅助检查，常与其他疾病鉴别诊断考查。

1. **脊柱关节炎**　是一组以脊柱、关节和韧带炎症为主要特征的疾病的总称；特点为：①最常累及骶髂关节炎；②血清类风湿因子阴性；③与 HLA-B$_{27}$ 有关；④非对称的单个下肢关节炎；⑤附着点炎。

2. **强直性脊柱炎临床表现**　早期患者感到双侧骶髂关节及下腰部疼痛，腰部僵硬不能久坐，骶髂关节处有深压痛。晚期脊柱僵硬可致躯干和髋关节屈曲，最终发生驼背畸形。

考点串讲

（一）总论

是一组以脊柱、关节和韧带炎症为主要特征的疾病的总称，主要包括强直性脊柱炎、银屑病关节炎、反应性关节炎、炎性肠病关节炎、孤立性急性前葡萄膜炎及未分化脊柱关节炎。共同特点：与 HLA-B$_{27}$ 相关、类风湿因子阴性、骶髂关节炎和脊柱炎、寡关节炎、附着点炎、家族聚集性、有关节外表现（2016）。本节对强直性脊柱炎（AS）进行详细介绍。

（二）发病机制

尚不完全明确。HLA-B$_{27}$ 基因与本病发病高度相关，约90%的 AS 病人 HLA-B$_{27}$ 阳性，另外，某些肠道病原菌，如沙门菌、志贺菌及泌尿生殖道沙眼衣原体感染也与本病发病有关。推测这些病原体激发了机体的炎症应答和免疫应答，造成组织损伤而引起疾病。

（三）临床表现（2017）

1. 好发于16～30岁的青壮年，男性占90%，有明显家族遗传史（2007）。

2. 早期双侧骶髂关节及下腰部疼痛，深压痛，腰部僵直，病人常弯腰屈胸；晨起脊柱僵硬，稍活动后减轻；病变逐渐向上发展，以致颈部、胸廓扩张活动受限，可有束带状胸痛。

3. 晚期躯干和髋关节屈曲，驼背畸形，胸椎后凸，头部前伸畸形。

（四）影像学检查

放射学骶髂关节炎是诊断的关键（2016），因此提高其敏感性和可靠性均甚重要。

1. **常规 X 线片**　经济简便，应用最广。临床常规照骨盆正位像，除观察骶髂关节外，还便于了解髋关节、坐骨、耻骨联合等部位病变，腰椎是脊柱最早受累部位，除观察有无韧带钙化、脊柱"竹节样"变、椎体方形变以及椎小关节和脊柱生理曲度改变等外，尚可除外其他疾病。

2. **骶髂关节 CT 检查**　CT 分辨力高，层面无干扰，能发现骶髂关节轻微的变化，有利于早期诊断。对常规 X 线片难以确诊的病例，有利于明确诊断。

3. **骶髂关节 MRI 检查**　MRI 检查能显示软骨变化，能比 CT 更早期发现骶髂关节炎。借助造影剂进行动态检查，还可以估计其活动程度，有利于疗效评价和预后判定。

（五）诊断与鉴别诊断

由症状、体征可做出初步判断，结合 X 线等检查明确诊断。需与其他疾病相鉴别。

（六）治疗

目的是解除疼痛，防止畸形和改善功能。早期给予非甾体抗炎药，鼓励病人进行脊柱功能锻炼；严重者行胸椎、腰椎截骨矫形；关节强直者行全关节置换术。

经 典 试 题

1. 青年男性病人，腰痛、腰僵硬，逐渐出现驼背，X 线片见骶髂关节模糊，间隙消失，可能诊断是
A. 慢性腰扭伤
B. 腰肌劳损
C. 腰椎结核
D. 腰椎间盘突出症
E. 强直性脊柱炎

2. 男性，25 岁。腰背痛，并向臀部放射。检查见腰背僵硬，神经系统无异常，X 线片显示脊柱呈"竹节"样改变，骶髂关节间隙变窄，实验室检查：血红蛋白减低、血细胞沉降率快，HLA-B$_{27}$ 阳性。其诊断是
A. 风湿性关节炎
B. 类风湿关节炎
C. 脊柱结核
D. 强直性脊柱炎
E. 腰椎间盘突出症

（3～4 题共用备选答案）
A. 脊椎呈"竹节"样
B. 骨膜反应呈三角形
C. 骨端膨胀呈肥皂泡样
D. 长管骨干骺区有骨性疣状突起
E. 有死骨形成并有包壳

请指出下列疾病的特征性 X 线片变化
3. 强直性脊柱炎
4. 骨巨细胞瘤

参考答案：1. E 2. D 3. A 4. C

第二部分

基础医学综合

第14章 药 理 学

本章重点

药理学的考点较为分散。需重点掌握的有：①药物的不良反应；②药物的吸收、消除；③新斯的明、阿托品、肾上腺素、多巴胺、苯二氮䓬类、左旋多巴、氯丙嗪、吗啡、阿司匹林的药理作用及临床应用；④利多卡因、普萘洛尔、地高辛、卡托普利、硝酸甘油、呋塞米、氢氯噻嗪、螺内酯、雷尼替丁、奥美拉唑的药理作用及临床应用；⑤糖皮质激素、胰岛素、磺酰脲类的药理作用及临床应用；⑥青霉素G、头孢菌素类、喹诺酮类、抗结核药的药理作用及临床应用。上述代表药物应重点记忆，对于其他相关药物可与以上代表药区别记忆。

第1单元 药 效 学

重点提示

1. **不良反应** 药物在治疗剂量时引起的、与防治目的无关的作用，与药物的选择性低有关。
2. **治疗指数** 指半数致死量（LD_{50}）/半数有效量（ED_{50}），用以表示药物的安全性。
3. **药物与受体** 完全激动药有较强亲和力、较强内在活性，部分激动药有较强亲和力，内在活性不强。拮抗药能与受体结合，具有较强的亲和力而无内在活性。

考点串讲

一、不良反应

1. **不良反应** 由于选择性低，药理效应涉及多个器官，当某一效应作为治疗目的时，其他效应就成为不良反应（2000，2002，2005，2007）。
2. **毒性反应** 毒性反应是指在剂量过大或药物在体内蓄积过多时发生的危害性反应，一般比较严重。毒性反应一般是可以预知的，应该避免发生（2008）。
3. **后遗效应** 是指停药后血药浓度已降至阈浓度以下时仍残存的药理效应。
4. **停药反应** 是指突然停药后原有疾病加剧的药理效应，又称回跃反应。
5. **变态反应** 是一类免疫反应。非肽类药物作为半抗原与机体蛋白结合为抗原后，经过接触10 d左右的敏感化过程而发生的反应，也称过敏反应。常见于过敏体质病人。反应性质与药物原有效应无关，用药理性拮抗药解救无效。
6. **特异质反应** 少数特异体质病人对某些药物反应特别敏感，反应性质也可能与常人不同，但与药物固有的药理作用基本一致，反应严重程度与剂量成比例，药理性拮抗药救治可能有效。这种反应不是免疫反应，故不需预先敏化过程。

二、药物剂量与效应的关系

1. **半数有效量** 即能引起50%的实验动物出现阳性反应时的药物剂量，如效应为死亡，则称为半数致死量（LD_{50}）。
2. **治疗指数** LD_{50}/ED_{50}的比值称为治疗指数，用以表示药物的安全性。治疗指数大的药物相对治疗指数小的药物安全（2007）。

三、药物与受体

1. **激动药** 为既有亲和力又有内在活性的药物，它们能与受体结合并激动受体而产生效应。分为完全激动药和部分激动药。完全激动药具有较强亲和力和较强内在活性；部分激动药具有较强亲和力，但内在活性不强。

2. **拮抗药** 能与受体结合，具有较强亲和力而无内在活性的药物。

==== 经典试题 ====

1. 药物出现不良反应的主要原因是
A．药物剂量过大
B．药物的选择性低
C．病人对药物过敏
D．药物代谢得慢
E．药物排泄得慢

2. 下列哪个参数最能表示药物的安全性
A．最小有效量
B．极量
C．半数致死量
D．半数有效量
E．治疗指数

3. 下列5种药物中，治疗指数最大的是
A．LD_{50}=200mg，ED_{50}=100mg
B．LD_{50}=100mg，ED_{50}=50mg
C．LD_{50}=500mg，ED_{50}=250mg
D．LD_{50}=50mg，ED_{50}=10mg
E．LD_{50}=100mg，ED_{50}=25mg

参考答案：1．B 2．E 3．D

第2单元 药 动 学

==== 重点提示 ====

1. **首关消除** 指口服给药后，经胃肠道吸收的药物，通过肠黏膜及肝脏时被灭活代谢，使进入体循环的药量减少。舌下给药和肛门给药可在很大程度上避免首关消除。

2. **药物消除** 一级消除动力学为恒比消除。零级动力学消除为恒量消除。

==== 考点串讲 ====

一、吸收

首关消除：从胃肠道吸入门静脉系统的药物在到达全身血液循环前必须先通过肝，如果肝对其代谢能力很强或由胆汁排泄的量大，则使进入全身血液循环的有效药量明显减少，这种作用称为首关消除（2002，2005）。

二、分布

1. **血-脑脊液屏障** 脑组织内的毛细血管内皮细胞紧密相连，内皮细胞之间无间隙，且毛细血管外表面几乎均为星形胶质细胞包围，这种特殊结构形成了血液与脑脊液之间的屏障。

2. **胎盘屏障** 胎盘绒毛与子宫血窦之间的屏障称为胎盘屏障。

三、体内药量变化的时间过程

生物利用度：血管外给药时，进入血液的药物占其总量的比例。

四、药物消除动力学

1. **一级消除动力学** 是体内药物在单位时间内消除的药物百分率不变，也就是单位时间内消除的药物量与血浆药物浓度成正比，也被称为线性动力学过程（2002，2003，2004，2007）。

2. **零级消除动力学** 零级消除动力学是药物在体内以恒定的速率消除，即不论血浆药物浓度高低，单位时间内消除的药物量不变，故又称非线性动力学过程。

经典试题

1. 发生首关消除的给药途径是
   A. 舌下给药
   B. 吸入给药
   C. 静脉给药
   D. 皮下给药
   E. 口服给药
2. 某药的消除符合一级动力学，其 $t_{1/2}$ 为 4h，在定时定量给药后，需经多少小时才能达到稳态血药浓度
   A. 约 10h
   B. 约 20h
   C. 约 30h
   D. 约 40h
   E. 约 50h

参考答案：1. E 2. B

第 3 单元 胆碱受体激动药

重点提示

毛果芸香碱对眼的作用：缩瞳、降低眼内压、调节痉挛（适合看近物）。

考点串讲

一、乙酰胆碱

药理作用：乙酰胆碱作用于 M 受体引起的各系统的反应。表现为心脏抑制、血管扩张、腺体分泌增加、胃肠平滑肌收缩、支气管平滑肌收缩、瞳孔缩小（虹膜内有两种平滑肌，分别有 M 胆碱能控制环状肌缩瞳，α 受体肾上腺素能控制开大肌扩瞳）。

二、毛果芸香碱

药理作用及临床应用：①眼：兴奋瞳孔括约肌，表现为缩瞳；通过缩瞳作用使虹膜向中心内拉动，虹膜根部变薄，前房角间隙扩大，房水易进入巩膜静脉窦，降低眼内压；环状肌向瞳孔中心方向收缩，造成悬韧带放松，调节痉挛，晶状体变凸，屈光度增加，适合看近物。临床用于青光眼和虹膜炎。②腺体：汗腺、涎腺分泌增加。

经典试题

毛果芸香碱滴眼可引起
A. 缩瞳，升高眼内压，调节痉挛
B. 缩瞳，降低眼内压，调节麻痹
C. 扩瞳，降低眼内压，调节麻痹
D. 扩瞳，升高眼内压，调节痉挛
E. 缩瞳，降低眼内压，调节痉挛

参考答案：E

第 4 单元 抗胆碱酯酶药和胆碱酯酶复活药

重点提示

新斯的明的临床应用：重症肌无力，术后腹气胀和尿潴留，阵发性室上性心动过速，竞争性神经肌肉阻滞药物过量中毒。

考点串讲

一、易逆性抗胆碱酯酶药

1. 作用机制及药理作用　可兴奋 M，N 胆碱受体，其对腺体、眼、心血管及支气管平滑肌作用弱，对骨骼肌及胃肠平滑肌兴奋作用强。

2. 新斯的明的临床应用　可用于治疗重症肌无力，减轻由手术或其他原因引起的腹气胀及尿潴留，此外用于阵发性室上性心动过速和对抗竞争性神经肌肉阻滞药物过量时的不良反应。

二、难逆性胆碱酯酶药

1. 毒理作用机制　有机磷酸酯类可与AChE牢固结合，从而抑制该酶的活性。
2. 急性中毒
（1）M症状：①眼。瞳孔缩小，视物模糊。②腺体。流涎，出汗，口吐白沫，皮肤湿冷。③呼吸困难，肺湿啰音。④心血管。心动过缓，血压下降。⑤胃肠道。恶心呕吐，腹痛腹泻。⑥泌尿。尿失禁。
（2）N症状：肌肉震颤、无力；心动过速，血压上升；CNS症状：先兴奋（不安、失眠、谵妄），后抑制（昏迷、呼吸抑制、循环衰竭）。

三、胆碱酯酶复活药

碘解磷定的药理作用和临床应用：碘解磷定、氯解磷定结合磷酰化的AChE，使AChE游离出来，恢复水解ACh的活性。临床主要用于有机磷中毒的解救（2011）。

第5单元　M胆碱受体阻断药

== 重点提示 ==

1. 阿托品对眼的药理作用　扩瞳，升高眼内压，调节麻痹。
2. 阿托品临床应用　①各种内脏绞痛；②麻醉前给药；③虹膜睫状体炎；④房室传导阻滞和心律失常；⑤抗休克及有机磷中毒的解救。

== 考点串讲 ==

阿托品

1. 药理作用　①腺体：抑制腺体分泌，对涎腺与汗腺的作用最敏感；②眼：使瞳孔括约肌和睫状肌松弛，出现扩瞳、眼内压升高和调节麻痹，适合看远物（2007）；③平滑肌：松弛内脏平滑肌；④心脏：加快心率，可拮抗迷走神经过度兴奋所致的房室传导阻滞和心律失常；⑤血管与血压：治疗量阿托品单独使用时对血管与血压无显著影响，大剂量的阿托品可引起皮肤血管扩张，出现潮红、温热等症状；⑥中枢神经系统：治疗剂量的阿托品可轻度兴奋延髓及其高级中枢而引起弱的迷走神经兴奋。

2. 临床应用　用于全身麻醉前给药以减少腺体分泌。治疗虹膜睫状体炎、验光配镜，各种内脏绞痛（2016），房室传导阻滞和心律失常，抗休克，解救有机磷中毒。持续大剂量可见中枢由兴奋转为抑制。

3. 不良反应（2017）及中毒　口干、视物模糊、心率加快、瞳孔扩大及皮肤潮红等。青光眼及前列腺肥大者禁用。"阿托品化"指征：瞳孔较前扩大，颜面潮红，皮肤黏膜干燥，轻度躁动不安，心率加快（100～120/min）。

== 经典试题 ==

1. 阿托品禁用于
A. 胃痉挛
B. 虹膜睫状体炎
C. 青光眼
D. 胆绞痛
E. 缓慢型心律失常
2. 阿托品用于治疗
A. 心源性休克
B. 过敏性休克
C. 失血性休克

D. 感染中毒性休克　　　　　　　　　E. 神经源性休克

参考答案：1. C　2. D

第6单元　肾上腺素受体激动药

重点提示

1. 肾上腺素药理作用　①激动 β_1 受体，兴奋心脏；②收缩血管；③升高血压；④解除支气管痉挛；⑤增强代谢。
2. 肾上腺素临床应用　心搏骤停、过敏性休克、支气管哮喘等。
3. 多巴胺药理作用　小剂量时舒张肾血管；大剂量时收缩血管、兴奋心脏。

考点串讲

一、去甲肾上腺素

1. 药理作用　血管：激动 α_1 受体，小动脉和小静脉收缩。心脏：激动 β_1 受体，离体情况下，心脏自律性增高、传导加速、心率加快、收缩力增强、心排血量增加、心肌耗氧量增加。整体情况下，心率减慢。

2. 临床应用

(1) 休克：目前去甲肾上腺素类血管收缩药在休克治疗中已不占主要地位，仅限于某些休克类型如早期神经性休克及药物中毒引起的低血压等，用去甲肾上腺素静脉滴注，使收缩压维持在 12kPa 左右，以保证心、脑等重要器官的血液供应。休克的关键是微循环血液灌注不足和有效血容量下降，故其治疗关键则是改善微循环和补充血容量。

(2) 上消化道出血：取本品 1～3mg，适当稀释后口服，在食管或胃内因局部作用收缩黏膜血管，产生止血效果。

3. 不良反应及禁忌证　过量引起肾血管剧烈收缩，可致肾损伤，产生少尿、尿闭和急性肾衰竭。药液外渗，注射部位局部血管剧烈收缩，皮肤苍白、发凉，甚至缺血坏死。高血压、动脉硬化症、器质性心脏病及少尿、严重微循环障碍病人禁用。

二、肾上腺素

1. 药理作用　①心脏：激动 β_1 受体，兴奋心肌的自律性、兴奋性、传导性和收缩性，传导加速、收缩加强、心排血量增加。②血管：主要作用于小动脉和毛细血管前括约肌，产生强大的血管收缩作用。③血压：小剂量时，心肌收缩力加强、心率加快、心排血量增加使收缩压升高；大剂量时，兴奋心脏，皮肤、黏膜、肾和肠黏膜血管强烈收缩。④平滑肌：解痉，散大瞳孔。⑤代谢：增强代谢（2000，2005，2008）。

2. 临床应用　心搏骤停；过敏性休克；支气管哮喘；局部应用时，延缓局麻药吸收，减少局麻药吸收中毒的发生。治疗青光眼。

三、多巴胺

1. 药理作用　①血管和血压：治疗剂量使皮肤黏膜血管收缩，血压升高。大剂量显著收缩血管和兴奋心脏。②心脏：正性肌力作用。③肾：肾血管扩张（2011），肾血流和肾小球滤过率增加（2001，2006）。

2. 临床应用　临床主要用于各种休克，也可与利尿药合并应用于急性肾衰竭，尚可用于急性心功能不全。

不良反应偶见恶心、呕吐。如剂量过大或滴注太快可出现心动过速、心律失常和肾功能下降。

四、异丙肾上腺素

1. 药理作用　①心脏：正性肌力；②血管：舒张血管；③血压：收缩压升高，舒张压下降和脉压明显增大；④支气管：舒张支气管平滑肌；⑤代谢：加强代谢（2000）。

2. 临床应用　心搏骤停，房室传导阻滞，支气管气喘，感染中毒性休克。

经典试题
---

1. 治疗严重房室传导阻滞宜选用
　A．肾上腺素
　B．去甲肾上腺素
　C．异丙肾上腺素
　D．阿托品
　E．氨茶碱

2. 青霉素类引起的过敏性休克首选
　A．去甲肾上腺素
　B．异丙肾上腺素
　C．肾上腺素
　D．多巴胺
　E．麻黄碱

3. 多巴胺舒张肾血管是由于
　A．激动β受体
　B．阻断α受体
　C．激动M胆碱受体
　D．激动多巴胺受体（D）
　E．使组胺释放

4. 休克和急性肾衰竭最好选用
　A．多巴胺
　B．多巴酚丁胺

　C．肾上腺素
　D．间羟胺
　E．阿托品

5. 女，25岁。因心脏手术，麻醉药过量，病人出现呼吸、心跳停止，此时除进行人工呼吸及心脏按压外，应采取哪项急救措施
　A．静脉注射毛花苷C
　B．静脉滴注去甲肾上腺素
　C．阿托品心内注射
　D．肾上腺素心内注射
　E．异丙肾上腺素静脉注射

（6～8题共用备选答案）
　A．α受体
　B．$β_1$受体
　C．$β_2$受体
　D．M受体
　E．N_2受体

6. 激动时引起支气管平滑肌松弛的是
7. 激动时使血管平滑肌收缩的是
8. 激动时使骨骼肌收缩的是

参考答案：1．C　2．C　3．D　4．A　5．D　6．C　7．A　8．E

第7单元　肾上腺素受体阻断药

重点提示
---

1. β受体阻断药的药理作用　①心血管：心率↓，心收缩力↓，输出量↓，耗氧量↓；②支气管：平滑肌收缩，呼吸阻力↑；③代谢：抑制脂肪分解，对抗肾上腺素引起的高血糖反应；④内在拟交感活性和膜稳定作用。

2. 禁忌证　严重左心室心功能不全、支气管哮喘、窦性心动过缓、重度房室传导阻滞者禁用β受体阻断药。

考点串讲

一、α肾上腺素受体阻断药

1. 酚妥拉明的药理作用　①血管：舒张血管，血压下降；②心脏：心肌收缩力增强，心率加快，心排血量增加；③其他：胃肠平滑肌兴奋，胃酸分泌增加，涎腺、汗腺分泌增加。

2. 酚妥拉明的临床应用　临床应用于治疗外周血管痉挛性疾病，鉴别诊断肾上腺嗜铬细胞瘤，

抗休克，急性心肌梗死及充血性心脏病导致的心力衰竭。

二、β肾上腺素受体阻断药

1. 药理作用

（1）β受体阻断作用：①心血管系统。阻断心脏 $β_1$ 受体，可使心率减慢，心肌收缩力减弱，心排血量减少，心肌耗氧量下降。阻断血管 $β_2$ 受体，加上心脏功能受到抑制，反射性地兴奋交感神经引起血管收缩和外周阻力增加。②支气管平滑肌收缩，呼吸道阻力增加。③代谢：引起脂肪分解，与α受体阻滞药合用时则可拮抗肾上腺素的升高血糖的作用。④肾素：抑制肾素分泌。

（2）内在拟交感活性：有些β肾上腺素受体阻滞药与β受体结合后除能阻断受体外，对β受体具有部分激动作用。

（3）膜稳定作用。

2. 临床应用　心绞痛、心律失常、高血压病、青光眼、甲状腺功能亢进，防治偏头痛，减轻肌肉震颤和戒酒症状。

3. 不良反应及禁忌证　心血管反应抑制心脏功能；诱发或加剧支气管哮喘；反跳现象，长期用药突然停药时，可引起原来病情加重；加重外周血管痉挛；偶可出现疲乏、失眠、抑郁症状。禁用于严重左心室心功能不全、窦性心动过缓、重度房室传导阻滞和支气管哮喘的病人。心肌梗死病人及肝功能不全者慎用。

4. 代表药物

（1）非选择性β受体阻断药：普萘洛尔、纳多洛尔、噻吗洛尔、吲哚洛尔。

（2）选择性β受体阻断药：阿替洛尔和美托洛尔。

=== 经典试题 ===

1. 能翻转肾上腺素升压作用的药物是
A. M受体阻断药
B. N受体阻断药
C. β受体阻断药
D. α受体阻断药
E. H_1 受体阻断药

2. 下列β受体阻断药中哪个兼有α受体阻断作用
A. 普萘洛尔
B. 美托洛尔
C. 拉贝洛尔
D. 噻吗洛尔
E. 吲哚洛尔

参考答案：1. D　2. C

第8单元　局部麻醉药

=== 重点提示 ===

普鲁卡因穿透力弱，不能用于表面麻醉。丁卡因对黏膜的穿透力强，毒性大，不能用于浸润麻醉。利多卡因可用于各种麻醉。

=== 考点串讲 ===

一、局麻作用及作用机制

1. 局麻作用　局麻药是一类以适当浓度，局部应用于人体皮肤和黏膜等组织后，通过可逆性阻断钠通道，使局部组织或相应神经支配的区域产生暂时性和可逆性的感觉丧失的药物。

2. 作用机制　阻断血压门控钠通道。

二、常用局麻药

1. 普鲁卡因的临床应用　浸润麻醉，腰麻，硬膜外麻醉。
2. 利多卡因的临床应用　可用于各种麻醉，有全能麻醉药之称。
3. 丁卡因的临床应用　常用于黏膜表面麻醉，也用于传导麻醉、腰麻和硬膜外麻醉。不用于浸润麻醉（2004，2006）。

=== 经典试题 ===

1. 普鲁卡因不宜用于哪种麻醉
A. 表面麻醉
B. 浸润麻醉
C. 传导麻醉
D. 硬膜外麻醉
E. 蛛网膜下腔麻醉

2. 毒性最大的局麻药是
A. 普鲁卡因
B. 利多卡因
C. 丁卡因
D. 布比卡因
E. 依替卡因

参考答案：1. A　2. C

第9单元　镇静催眠药

=== 重点提示 ===

重点掌握苯二氮䓬类药物的药理作用，熟知其作用机制。

=== 考点串讲 ===

一、苯二氮䓬类药理作用及临床应用

抗焦虑作用（焦虑症）；镇静、催眠作用（延长睡眠）；抗惊厥、抗癫痫作用（辅助治疗破伤风、子痫、高热惊厥、癫痫持续状态）；中枢性肌肉松弛作用（2004）。

二、作用机制

苯二氮䓬类通过促进GABA与GABA受体结合易化GABA功能，发挥其镇静、催眠、抗焦虑、中枢性肌松和抗惊厥作用（2000）。

=== 经典试题 ===

1. 苯二氮䓬类药物的作用机制是
A. 直接和GABA受体结合，增加GABA神经元的功能
B. 与苯二氮䓬受体结合，生成新的抑制性蛋白起作用
C. 不通过受体，直接抑制中枢神经系统的功能
D. 与其受体结合后促进GABA与相应受体结合，增加Cl⁻通道开放频率
E. 与其受体结合后促进GABA与相应受体结合，增加Cl⁻通道开放的时间

2. 地西泮抗焦虑的主要作用部位是
A. 边缘系统
B. 大脑皮质
C. 黑质纹状体
D. 下丘脑
E. 脑干网状结构

3. 关于地西泮的叙述，哪项是错误的
A. 肌内注射吸收慢而不规则
B. 口服治疗量对Ⅱ呼吸和循环影响小
C. 较大剂量易引起全身麻醉
D. 可用于治疗癫痫持续状态
E. 其代谢产物也有生物活性

参考答案：1. D　2. A　3. C

第10单元 抗癫痫药和抗惊厥药

重点提示

1. 苯妥英钠为癫痫病大发作和局限性发作的首选药；对小发作无效。
2. 卡马西平为大发作和单纯局限性发作的首选药之一。
3. 乙琥胺治疗失神性发作。
4. 丙戊酸钠为大发作合并小发作的首选药。

考点串讲

一、苯妥英钠

1. **药理作用（2000）** 苯妥英钠对各种组织的可兴奋膜，包括神经元和心肌细胞膜有稳定作用，降低其兴奋性。因此，对高频异常放电的神经元的 Na^+ 通道阻滞作用明显，抑制其高频反复放电，而对正常的低频放电并无明显影响。

2. **临床应用** 本品是治疗癫痫大发作和局限性发作的首选药物，但对小发作（失神发作）无效，有时甚至使病情恶化。治疗三叉神经痛和舌咽神经痛等中枢疼痛综合征。抗心律失常（2000）。

二、卡马西平

药理作用及临床应用：是治疗单纯局限性发作和大发作的首选药物之一，同时还有抗复合性局限性发作和小发作作用。对癫痫并发的精神症状亦有效。作用机制类似苯妥英钠，治疗浓度时能阻滞 Na^+ 通道，抑制癫痫灶及其周围神经元放电。

三、苯巴比妥、扑米酮

临床应用：苯巴比妥治疗癫痫大发作。扑米酮治疗癫痫大发作及单纯和复合局限性发作。

四、乙琥胺（2012）

1. **临床应用** 治疗失神性发作。
2. **不良反应** 胃肠反应，中枢神经系统反应，过敏反应，再生障碍性贫血（2004）。

五、丙戊酸钠

1. **临床应用** 大发作合并小发作时的首选药物，对其他药物未能控制的顽固性癫痫可能有效。
2. **不良反应** 常见一过性消化系统症状，胃肠反应，中枢神经系统、肝功能受影响。

六、硫酸镁

1. **药理作用** 注射硫酸镁能抑制中枢及外周神经系统，使骨骼肌、心肌、血管平滑肌松弛，从而发挥肌松作用和降压作用。
2. **临床应用** 临床上主要用于缓解子痫、破伤风等惊厥，也常用于高血压危象。

经典试题

1. 控制癫痫复杂部分发作最有效的药物是
A. 苯巴比妥
B. 卡马西平
C. 丙戊酸钠
D. 硝西泮
E. 苯妥英钠

2. 对癫痫小发作疗效最好的药物是
A. 乙琥胺
B. 卡马西平
C. 丙戊酸钠
D. 地西泮
E. 扑米酮

3. 治疗癫痫持续状态的首选药物是
A．苯妥英钠
B．苯巴比妥钠
C．硫喷妥钠
D．地西泮
E．水合氯醛

参考答案：1. B 2. A 3. D

第11单元　抗帕金森病药

重点提示

1. **左旋多巴**　是多巴胺的前体，通过血-脑脊液屏障后，能补充纹状体中多巴胺的不足而发挥治疗帕金森病的作用。

2. **卡比多巴**　抑制左旋多巴在外周脱羧生成多巴胺，既增加左旋多巴的作用又减少其不良反应。

考点串讲

一、左旋多巴

1. **体内过程**　口服左旋多巴在小肠主动转运吸收，入血后大部分被外周组织中的多巴脱羧酶脱羧而形成多巴胺，少于1%的多巴胺进入中枢，一小部分转化为NA，另一部分作用于多巴胺受体，发挥作用后再通过突触前再摄取机制返回神经末梢外，其余部分最终代谢为HVA。

2. **药理作用及临床应用**　治疗各种类型的帕金森病病人，不论年龄、性别和病程长短均适用，但对吩噻嗪类等抗精神病药所引起的帕金森综合征无效。治疗肝性脑病。

3. **不良反应**

（1）早期反应：①胃肠道反应。治疗早期，约80%病人出现厌食、恶心、呕吐。②心血管反应。治疗初期30%病人出现直立性低血压，还有些病人出现心律失常。

（2）长期反应：①运动过多症。②症状波动：服药3～5年后，有40%～80%的病人出现症状快速波动，重则出现"开-关反应"（on-off response）。"开"时活动正常或接近正常，而"关"时突然出现严重的帕金森病症状。

二、卡比多巴

药理作用及临床应用：既可增强左旋多巴抗震颤麻痹作用，又可减少左旋多巴在外周组织中的不良反应，单独使用卡比多巴无治疗作用。

三、苯海索

药理作用及临床应用：中枢抗胆碱作用较强，外周较弱，治疗各种类型的帕金森病，用药后能改善肌强直和运动障碍，对震颤麻痹亦有一定疗效。

经典试题

左旋多巴抗帕金森病的作用机制是
A．在外周脱羧变成多巴胺起作用
B．促进脑内多巴胺能神经释放递质起作用
C．进入脑后脱羧生成多巴胺起作用
D．在脑内直接激动多巴胺受体
E．在脑内抑制多巴胺再摄取

参考答案：C

第12单元 抗精神失常药

重点提示

1. 氯丙嗪药理作用　抗精神病、镇吐、降低体温、降低血压、增加催乳素的分泌等。
2. 氯丙嗪不良反应　帕金森综合征（锥体外系反应）、口干、乏力、低血压休克等。
3. 丙米嗪临床应用　治疗焦虑症、抑郁症、遗尿症等。
4. 碳酸锂不良反应　恶心、呕吐、精神紊乱、反射亢进、发音困难、昏迷与死亡等。

考点串讲

一、氯丙嗪

1. 药理作用

（1）对中枢神经系统的作用：①抗精神病作用：氯丙嗪对中枢神经系统有较强的抑制作用，能显著控制活动状态和躁狂状态而又不损伤感觉能力。②镇吐作用：小剂量时阻断了延髓第四脑室底部的催吐化学感受区的 D_2 受体；大剂量的氯丙嗪直接抑制呕吐中枢。③对体温调节的作用：氯丙嗪对下丘脑体温调节中枢有很强的抑制作用，与解热镇痛药不同，氯丙嗪不但降低发热机体的体温，也能降低正常体温。

（2）对自主神经系统的作用：氯丙嗪能阻断肾上腺素α受体和M胆碱受体。阻断α受体可致血管扩张、血压下降；阻断M胆碱受体作用较弱，引起口干、便秘、视物模糊。

（3）对内分泌系统的影响：氯丙嗪能阻断 D_2 亚型受体，增加催乳素的分泌，抑制促性腺激素和糖皮质激素的分泌。氯丙嗪也可抑制垂体生长激素的分泌，可试用于巨人症的治疗（2001，2002，2005）。

2. 临床应用（2016）

（1）首要适应证：精神分裂症、偏执性精神障碍、儿童期精神障碍、某些退行性病变伴发精神障碍。

（2）次要适应证：躁狂适应证、脑器质性精神障碍、躯体疾病伴发精神障碍、心因性精神障碍、人格障碍、癫痫病人躁动、冲动和攻击行为，焦虑症及躯体依赖症状群等。

（3）镇吐、止呕，低温麻醉和人工冬眠（2000，2014）。

3. 不良反应（锥体外系反应）　帕金森综合征：表现为肌张力增高、面容呆板、动作迟缓、肌肉震颤、流涎等。静坐不能：病人表现坐立不安、反复徘徊。急性肌张力障碍：多出现在用药后第1～5天。由于舌、面、颈及背部肌肉痉挛，病人可出现强迫性张口、伸舌、斜颈、呼吸运动障碍及吞咽困难。以上3种反应是由于氯丙嗪阻断了黑质-纹状体通路的 D_2 样受体，使纹状体中的DA功能减弱、ACh的功能相对增强所致。恶性综合征：药源性帕金森综合征和自主神经功能紊乱。口干、乏力、淡漠、嗜睡，急性黄疸、肝损害、低血压休克（2006）。

二、丙米嗪

1. 药理作用　缓解抑郁情绪、改善心境，具有镇静、抗焦虑作用。
2. 临床应用　对抑郁症、焦虑症、强迫障碍、慢性疼痛、对遗尿症、注意障碍具有一定疗效（2007）。

三、碳酸锂

1. 药理作用　在治疗浓度抑制去极化及 Ca^{2+} 依赖的 NE 和 DA 从神经末梢释放，而不影响或促进 5-HT 的释放。摄取突触间隙中的儿茶酚胺，并增加其灭活。抑制腺苷酸环化酶和磷脂酶C所介导的反应。影响 Na^+，Ca^{2+}，Mg^{2+} 的分布，影响葡萄糖的代谢。

2. 不良反应　锂盐不良反应较多，安全范围较窄。轻度的毒性症状包括恶心、呕吐、腹痛、腹泻和细微震颤；较严重的毒性反应涉及神经系统，包括精神紊乱、反射亢进、明显震颤、发音困难、惊厥、直至昏迷与死亡（2002，2004）。

四、氯氮平

1. 药理作用　具有抗胆碱作用、抗组胺作用、抗α肾上腺素能作用。

2. 临床应用　对其他抗精神病药无效的精神分裂症的阴性和阳性都有治疗作用。主要作用于其他抗精神病药无效或锥体外系反应过强的病人。也可用于长期给予氯丙嗪等抗精神病药物引起的迟发运动障碍。

经典试题

1. 氯丙嗪治疗精神分裂症时最常见的不良反应是
   A. 直立性低血压（体位性低血压）
   B. 过敏反应
   C. 内分泌障碍
   D. 锥体外系反应
   E. 消化系统症状

2. 关于氯丙嗪的应用，哪项是错误的
   A. 人工冬眠疗法
   B. 精神分裂症
   C. 药物引起的呕吐
   D. 晕动病引起的呕吐
   E. 躁狂症

3. 长期应用氯丙嗪的病人停药后可出现
   A. 帕金森综合征
   B. 静坐不能
   C. 迟发性运动障碍
   D. 急性肌张力障碍
   E. 体位性低血压

4. 氯丙嗪引起的血压下降不能用哪种药纠正
   A. 甲氧明
   B. 肾上腺素
   C. 去氧肾上腺素
   D. 去甲肾上腺素
   E. 间羟胺

5. 氯丙嗪抗精神病的作用机制是阻断
   A. 中枢α肾上腺素能受体
   B. 中枢β肾上腺素能受体
   C. 中脑-边缘系和中脑-皮质通路 D_2 受体
   D. 黑质-纹状体通路中的 $5-HT_1$ 受体
   E. 结节-漏斗通路的 D_2 受体

6. 丙米嗪抗抑郁症的机制是
   A. 促进脑内 NA 和 5-HT 释放
   B. 抑制脑内 NA 和 5-HT 释放
   C. 促进脑内 NA 和 5-HT 再摄取
   D. 抑制脑内 NA 和 5-HT 再摄取
   E. 激活脑内 D_2 受体

参考答案：1. D　2. D　3. C　4. B　5. C　6. D

第13单元　镇痛药

重点提示

吗啡不良反应：便秘，呼吸抑制，排尿困难，耐受性和药物依赖性，过量时可致昏迷、深度呼吸抑制、瞳孔极度缩小（用纳洛酮解救）等。

考点串讲

一、吗啡

1. 药理作用

（1）中枢神经系统：镇痛作用；镇静、致欣快作用；抑制呼吸；镇咳；瞳孔极度缩小；改变体温调定点；兴奋脑干化学感受触发区，引起恶心和呕吐；抑制下丘脑释放促性腺激素释放激素（GnRH）和促肾上腺皮质激素释放因子（CRF）。

（2）平滑肌：升高胃肠道平滑肌张力，减少其蠕动；治疗量吗啡引起胆道奥狄括约肌痉挛性收缩，上腹不适甚至胆绞痛；降低子宫张力可延长产妇分娩时程；提高输尿管平滑肌及膀胱括约肌张力，可引起尿潴留；治疗量对支气管平滑肌兴奋作用不明显，但大剂量可引起支气管收缩，诱发或加重哮喘。

（3）心血管系统：吗啡对心率及节律均无明显影响，能扩张血管，降低外周阻力，可发生直立性低血压。吗啡类药物能模拟缺血性预适应（IPC），对心肌缺血性损伤有保护作用。

（4）其他：吗啡对免疫系统有抑制作用，包括抑制淋巴细胞增殖，减少细胞因子的分泌，减弱自然杀伤细胞（NKC）的细胞毒作用。也可抑制人类免疫缺陷病毒（HIV）蛋白诱导的免疫反应。此外，吗啡可扩张皮肤血管，使脸颊、颈项和胸前皮肤发红，与促组胺释放有关。

2. 作用机制　内源性阿片肽由特定的神经释放后可激动感觉神经突触前、后膜上的阿片受体，通过 G-蛋白耦联机制，抑制腺苷酸环化酶、促进 K^+ 外流、减少 Ca^{2+} 内流，使突触前膜递质释放减少、突触后膜超极化，最终减弱或阻滞痛觉信号的传递，产生镇痛作用。吗啡的镇痛作用是通过激动脊髓胶质区、丘脑内侧、脑室及导水管周围灰质等部位的阿片受体，主要是 μ 受体，模拟内源性阿片肽对痛觉的调制功能而产生镇痛作用的。其缓解疼痛所引起的不愉快、焦虑等情绪和致欣快的药理作用则与其通过激活中脑边缘系统和蓝斑的阿片受体而影响多巴胺能神经功能有关（2008）。

3. 临床应用　镇痛，急性肺水肿，止咳，止泻，复合麻醉（2005，2017）。

4. 不良反应　治疗量吗啡可引起眩晕、恶心、呕吐、便秘、呼吸抑制（2016）、尿少、排尿困难（老年多见）、胆道压力升高甚至胆绞痛、直立性低血压（低血容量者易发生）等。偶见烦躁不安等情绪改变。

长期反复应用阿片类药物易产生耐受性和药物依赖性。前者是指长期用药后中枢神经系统对其敏感性降低，需要增加剂量才能达到原来的药效。后者是指当本类药物被人们反复使用后，使用者将对它们产生瘾癖的特性。

吗啡过量可引起急性中毒，主要表现为昏迷、深度呼吸抑制以及瞳孔极度缩小。常伴有血压下降、严重缺氧以及尿潴留。其中呼吸麻痹是致死的主要原因。

二、哌替啶

1. 药理作用（2017）　哌替啶主要激动 μ 型阿片受体，药理作用与吗啡基本相同，镇痛作用弱于吗啡。本品也能兴奋平滑肌，提高平滑肌和括约肌的张力，但因作用时间短，较少引起便秘和尿潴留。大剂量哌替啶也可引起支气管平滑肌收缩。本品有轻微兴奋子宫作用，但对妊娠末期子宫正常收缩无影响。

2. 临床应用　用于急性剧烈疼痛，与氯丙嗪、异丙嗪组成冬眠合剂。也用于麻醉前给药（2017）。

3. 不良反应　哌替啶治疗量可致眩晕、出汗、口干、恶心、呕吐、心悸和直立性低血压等。剂量过大可明显抑制呼吸，偶可致震颤、肌肉痉挛、反射亢进甚至惊厥，久用产生耐受性和依赖性。

三、纳洛酮

1. 药理作用　对各型阿片受体均有竞争性拮抗作用，作用强度依次为：μ＞κ＞δ 受体。

2. 临床应用

（1）阿片类药物急性中毒：首选用于已知或疑为阿片类药物过量引起的呼吸抑制和昏迷等。亦能解除喷他佐辛引起的焦虑、幻觉等精神症状。促进阿片类药物依赖者的戒断症状。

（2）解除阿片类药物麻醉的术后呼吸抑制及其他中枢抑制症状。

（3）阿片类药物成瘾者的鉴别诊断。

（4）试用于急性乙醇中毒、休克、脊髓损伤、卒中及脑外伤的救治。

（5）研究疼痛与镇痛的重要工具药。

经典试题

1. 吗啡不用于慢性钝痛是因为
A. 治疗量就能抑制呼吸
B. 对钝痛的效果欠佳
C. 连续多次应用易成瘾
D. 引起直立性低血压
E. 引起便秘和尿潴留

2. 吗啡主要用于
A. 分娩镇痛
B. 胃肠绞痛
C. 肾绞痛
D. 慢性钝痛
E. 急性锐痛

3. 吗啡的适应证是
A. 分娩镇痛
B. 支气管哮喘
C. 心源性哮喘
D. 颅脑外伤止痛
E. 感染性腹泻

4. 癌痛治疗三阶梯方法中哪项是错误的
A. 根据癌痛程度选药
B. 用药剂量要个体化
C. 要按时，而不按需（只在痛时）给药
D. 对轻度疼痛选用镇痛解热药
E. 不宜用强阿片药物，以免成瘾

5. 吗啡对中枢神经系统的作用是
A. 镇痛、镇静、催眠、呼吸抑制、止吐
B. 镇痛、镇静、镇咳、缩瞳、止吐
C. 镇痛、镇静、镇咳、呼吸兴奋
D. 镇痛、镇静、止吐、呼吸抑制
E. 镇痛、镇静、扩瞳、呼吸抑制

6. 下列叙述中，错误的是
A. 可待因的镇咳作用比吗啡强
B. 等效镇痛剂量的哌替啶对呼吸的抑制程度与吗啡相等
C. 喷他佐辛久用不易成瘾
D. 吗啡是阿片受体的激动药
E. 吗啡和哌替啶都能用于心源性哮喘

参考答案：1. C 2. E 3. C 4. E 5. B 6. A

第14单元 解热镇痛消炎药

重点提示

1. 阿司匹林 低浓度抑制环氧酶，产生抗凝作用；可用于防治冠脉血栓形成和脑血栓。
2. 对乙酰氨基酚 抑制中枢 PG 合成。
3. 布洛芬 抑制环氧酶，主要用于风湿性及类风湿关节炎等治疗。

考点串讲

一、阿司匹林

1. 药理作用

（1）解热镇痛及抗炎抗风湿：有较强的解热、镇痛作用。用于头痛、牙痛、肌肉痛、痛经及感冒发热等，能减轻炎症引起的红、肿、热、痛等症状，迅速缓解风湿性关节炎的症状。

（2）影响血栓形成：低浓度阿司匹林能使 PG 合成酶（COX）活性中心的丝氨酸乙酰化失活，不可逆地抑制血小板环氧酶（2011），减少血小板中血栓素 A_2（TXA_2）的生成，而影响血小板的聚集及抗血栓形成，达到抗凝作用。高浓度阿司匹林能直接抑制血管壁中 PG 合成酶，减少了前列环素（PGI_2）合成。PGI_2 是 TXA_2 的生理对抗药，它的合成减少可能促进血栓形成。

（3）预防白内障，长期小剂量应用可降低结肠癌的发病率。

2. 临床应用 用于感冒发热及头痛、牙痛、肌肉痛、神经痛、痛经和术后伤口痛等慢性钝痛；治疗类风湿关节炎；防治冠状动脉血栓形成和脑血栓。

3. 不良反应

（1）胃肠道反应：最为常见，口服可直接刺激胃黏膜，引起上腹不适、恶心、呕吐。血浓度高则刺激延髓催吐化学感应区（CTZ），也可致恶心及呕吐。较大剂量口服（抗风湿治疗）可引起胃溃疡及无痛性胃出血，原有溃疡病者，症状加重。

（2）加重出血倾向：阿司匹林能不可逆抑制环氧酶，对血小板合成血栓素 A_2 有强大而持久的抑制作用。对前列环素的合成抑制弱而短暂。结果血液中 TXA_2/PGI_2 比率下降，血小板凝集受到抑制，使血液不易凝固，出血时间延长。大剂量阿司匹林可以抑制凝血酶原的形成，引起凝血障碍，加重出血倾向。

（3）水杨酸反应：阿司匹林剂量过大（5g/d）时，可出现头痛、眩晕、恶心、呕吐、耳鸣、视力、听力减退，总称为水杨酸反应，是水杨酸类中毒的表现，严重者可出现过度呼吸、高热、脱水、酸碱平衡失调，甚至精神错乱。

（4）过敏反应：少数病人可出现荨麻疹、血管神经性水肿和过敏性休克。某些哮喘病人服用阿司匹林或其他解热镇痛药后可诱发哮喘，称为"阿司匹林哮喘"。

（5）瑞夷综合征：在儿童感染病毒性疾病如流感、水痘、麻疹、流行性腮腺炎等使用阿司匹林退热时，偶可引起急性肝脂肪变性-脑病综合征（瑞夷综合征），以肝衰竭合并脑病为突出表现。

二、对乙酰氨基酚

1. 药理作用　抑制中枢 PG 合成（2000，2001）。
2. 临床应用　用于感冒发热、神经痛、肌肉痛。
3. 不良反应　治疗量可见过敏反应，大剂量可见头晕、兴奋和定向障碍，过量可致急性中毒。

三、布洛芬

1. 药理作用　是有效的环氧酶抑制药，具有抗感染、解热及镇痛作用。
2. 临床应用　用于治疗风湿性及类风湿关节炎，也可用于一般解热镇痛。

=== 经典试题 ===

1. 解热镇痛抗炎药的作用机制是
A. 直接抑制中枢神经系统
B. 直接抑制 PG 的生物效应
C. 抑制 PG 的生物合成
D. 减少 PG 的分解代谢
E. 减少缓激肽分解代谢

2. 小量阿司匹林预防血栓形成的机制是
A. 抑制磷脂酶
B. 抑制 TXA_2 的合成
C. 减少 PGI_2 的合成
D. 抑制凝血酶原
E. 减少花生四烯酸的合成

参考答案：1. C　2. B

第 15 单元　钙拮抗药

=== 重点提示 ===

1. 钙拮抗药分类　苯烷胺类如维拉帕米、二氢吡啶类如硝苯地平，苯硫䓬类如地尔硫䓬，二苯哌嗪类如氟桂利嗪等。

2. 硝苯地平　用于心绞痛、高血压等，维拉帕米为阵发性室上性心动过速首选药，尼莫地平主要用于高血压和冠心病伴有脑血管病的病人。

考点串讲

一、钙拮抗药的分类及代表药

1. **选择性钙拮抗药** 苯烷胺类：维拉帕米、戈洛帕米；二氢吡啶类：硝苯地平、尼卡地平、尼莫地平；苯硫䓬类：地尔硫䓬（2013）。

2. **非选择性钙拮抗药** 二苯哌嗪类：氟桂利嗪、桂利嗪；普尼拉明类：普尼拉明；其他类：哌克昔林。

二、硝苯地平

1. **药理作用** 对心脏的作用：负性肌力、负性频率、负性传导；对平滑肌作用：舒张血管平滑肌，舒张气管平滑肌；抑制血小板聚集，降低红细胞内钙含量，降低循环阻力；抗动脉粥样硬化作用；对缺血心肌的保护作用（2007）。

2. **临床应用** 用于心绞痛、高血压、心律失常、脑血管疾病、预防动脉粥样硬化。

三、维拉帕米

1. **药理作用** 具有一定的负性肌力、负性频率和负性传导的作用，并可引起冠状动脉和外周血管扩张。

2. **临床应用** 主要用于治疗室上性和房室结折返引起的心律失常效果好，对急性心肌梗死、心肌缺血及洋地黄中毒引起的室性期前收缩有效。为阵发性室上性心动过速首选药。

四、尼莫地平

临床应用：主要用于高血压和冠心病伴有脑血管病的病人，并可预防由蛛网膜下腔出血引起的脑血管痉挛及脑栓塞。

经典试题

1. 对脑血管扩张作用最强的药物是
A. 硝苯地平
B. 尼莫地平
C. 非洛地平
D. 尼索地平
E. 尼群地平

2. 对心肌收缩力抑制作用最强的钙离子通道阻滞药是
A. 尼莫地平
B. 尼群地平
C. 硝苯地平
D. 地尔硫䓬
E. 维拉帕米

参考答案：1. B 2. E

第16单元 抗心律失常药

重点提示

1. **抗心律失常药的分类** ①Ⅰ类钠通道阻滞药：Ⅰa类如奎尼丁，Ⅰb类如利多卡因，Ⅰc类如普罗帕酮；②Ⅱ类β受体阻滞药：普萘洛尔；③Ⅲ类选择性延长复极药：胺碘酮；④Ⅳ类钙拮抗药：维拉帕米和地尔硫䓬。

2. **利多卡因** 是心肌梗死病人的室性心律失常的首选药。

3. **普萘洛尔** 主要用于室上性快速型心律失常。

4. **胺碘酮** 为广谱抗心律失常药，机制为抑制多种钾电流，延长 APD 和 ERP，对动作电位幅度和除极速率影响小。

考点串讲

一、抗心律失常药的分类

(一) Ⅰ类钠通道阻滞药

1. 作用机制

(1) Ⅰa类：复活时间常数1~10s，适度阻滞钠通道，降低动作电位0相上升速率，不同程度抑制心肌细胞膜对K^+、Ca^{2+}通透性，延长复极过程，且以延长ERP更为显著。

(2) Ⅰb类：复活时间常数<1s，轻度阻滞钠通道，轻度降低动作电位0相上升速率，降低自律性，缩短或不影响APD。

(3) Ⅰc类：复活时间常数>10s，明显阻滞钠通道，显著降低动作电位0相上升速率和幅度，减慢传导性的作用最为明显。

2. 代表药物　奎尼丁、普鲁卡因胺、丙吡胺、利多卡因。

3. 临床作用　各种快速型心律失常。

4. 不良反应　胃肠反应：恶心、呕吐、腹痛、腹泻及食欲缺乏；中枢神经系统反应：耳鸣、听力丧失、视觉障碍、晕厥、谵妄等，总称为金鸡纳反应。

(二) Ⅱ类肾上腺素受体阻滞药

1. 作用机制　阻断心脏β受体，抑制交感神经兴奋所致的起搏电流、钠电流和L-型钙电流增加，表现为减慢4相舒张期除极速率而降低自律性，降低动作电位0相上升速率而减慢传导性。

2. 药理作用　抗心肌缺血，改善心肌病变，防止严重的心律失常及猝死。

3. 代表药物　普萘洛尔。

(三) Ⅲ类选择性延长复极的药物

1. 作用机制　抑制多种钾电流，延长APD和ERP，对动作电位幅度和除极速率影响小（2005，2013）。

2. 临床应用　各种室上性和室性心律失常以及预激综合征。

3. 代表药物　胺碘酮、索他洛尔、溴苄铵。

(四) Ⅳ类钙拮抗药

1. 作用机制　抑制L-型钙电流，降低窦房结自律性，减慢房室结传导性。

2. 代表药物　维拉帕米、地尔硫䓬。

二、利多卡因

1. 药理作用　降低自律性、改善传导、缩短APD和相对延长ERP（2007）。

2. 临床应用　利多卡因的心脏毒性低，主要用于室性心律失常，如心脏手术、心导管术、急性心肌梗死或强心苷中毒所致的室性心动过速或心室纤颤。为急性心肌梗死病人的室性期前收缩、室性心动过速及心室颤动的首选药（2007）。

三、普萘洛尔

1. 药理作用　能降低窦房结、心房和浦肯野纤维自律性，在运动及情绪激动时作用明显。本药能减少儿茶酚胺所致的迟后除极发生，减慢房室结传导，延长房室结有效不应期。

2. 临床应用　主要用于室上性心律失常，对于交感神经兴奋性过高、甲状腺功能亢进及嗜铬细胞瘤等引起的窦性心动过速效果良好。与强心苷或地尔硫䓬合用，控制心房扑动、心房纤颤（2016）及阵发性室上性心动过速时的室性频率过快效果较好。心肌梗死病人应用本品，可减少心律失常的发生，缩小心肌梗死范围，降低病死率。普萘洛尔还可用于运动或情绪变动所引发的室性心律失常，减少肥厚型心肌病所致的心律失常。

四、胺碘酮

1. 药理作用　可明显地阻滞复极过程，阻断钠、钾、钙通道，阻断 α 及 β 受体。
①降低自律性；②减慢传导；③延长不应期。

2. 临床应用　广谱抗心律失常药，可用于各种室性及室上性心律失常。由于其不良反应，仅用于顽固性心律失常。

五、维拉帕米

临床应用：治疗室上性和房室结折返引起的心律失常效果好，特别是房室交界性心律失常，对心房颤动、心房扑动也有效，为阵发性室上性心动过速首选药。对急性心肌梗死、心肌缺血及强心苷中毒引起的室性期前收缩有效。

经典试题

1. 抗心律失常谱广且 $t_{1/2}$ 长的药物是
A. 奎尼丁
B. 普萘洛尔
C. 胺碘酮
D. 普罗帕酮
E. 普鲁卡因胺

2. 哪种药物对心房纤颤无效
A. 奎尼丁
B. 地高辛
C. 普萘洛尔
D. 胺碘酮
E. 利多卡因

3. 关于普萘洛尔，抗心律失常的机制，哪项是错误的
A. 阻断心肌 β 受体
B. 降低窦房结的自律性
C. 降低浦氏纤维的自律性
D. 治疗量能延长浦氏纤维的有效不应期
E. 延长房室结的有效不应期

4. 胺碘酮的作用是
A. 阻滞 Na^+ 通道
B. 促 K^+ 外流
C. 阻滞 Ca^{2+} 通道
D. 延长动作电位时程
E. 阻滞 β 受体

5. 利多卡因对哪种心律失常无效
A. 心室颤动
B. 室性期前收缩
C. 室上性心动过速
D. 强心苷引起的室性心律失常
E. 心肌梗死所致的室性期前收缩

6. 治疗急性心肌梗死引起的室性心动过速的首选药是
A. 奎尼丁
B. 普鲁卡因胺
C. 普萘洛尔
D. 利多卡因
E. 维拉帕米

参考答案：1. C　2. E　3. D　4. D　5. C　6. D

第17单元　治疗充血性心力衰竭的药物

重点提示

1. 抗心衰药物分类　β 受体阻断药、ACE 抑制药、利尿药、强心苷类。
2. 强心苷　中毒时出现室性心动过速或心室颤动，胃肠道反应等。
3. ACE 抑制药抗心力衰竭的作用机制　扩张血管，降低心脏前后负荷；扩张冠脉，改善心功能；抑制心肌肥厚与逆转病理性重构；醛固酮释放减少，减轻水钠潴留等。

考点串讲

一、β 肾上腺素受体阻断药

卡维地洛/美托洛尔的药理作用和作用机制。

1. 拮抗交感活性　阻断心脏β受体、拮抗过量儿茶酚胺对心脏的毒性作用，防止过量儿茶酚胺所致的大量Ca^{2+}内流，并减轻由此导致的大量能量消耗与线粒体损伤，避免心肌细胞坏死；改善心肌重构；减少肾素释放，抑制RAAS，防止高浓度AngⅡ对心脏的损害；上调心肌原受体的数量，恢复其信号转导能力，改善β受体对儿茶酚胺的敏感性。卡维地洛兼有阻断$α_1$受体、抗氧化等作用。

2. 抗心律失常与抗心肌缺血作用　β受体阻断药具有明显的抗心肌缺血及抗心律失常作用，后者也是其降低CHF病死率和猝死的重要机制。

二、血管紧张素转化酶抑制药

抗心力衰竭的作用机制：抑制Angiotensin Ⅱ的生成→导致交感兴奋降低，血管平滑肌舒张；Aldosterone分泌降低，水钠潴留减少；缓激肽生成增加，血管舒张→降低前后负荷。治疗高血压：肾血管性高血压因其肾素水平高，ACE抑制药特别有效，对心、肾、脑等器官有保护作用，且能减轻心肌肥厚，阻止或逆转心血管病理性重构。对伴有心力衰竭或糖尿病、肾病的高血压病人，ACE抑制药为首选药（2003）。

三、利尿药

呋塞米的药理作用和临床应用。

利尿药促进Na^+、H_2O的排泄，减少血容量，降低心脏前负荷，改善心功能；降低静脉压，消除或缓解静脉淤血及其所引发的肺水肿和外周水肿。对CHF伴有水肿或有明显淤血者尤为适用。

对轻度CHF，单独应用噻嗪类利尿药多能收到良好疗效；对中、重度CHF或单用噻嗪类疗效不佳者，可用襻利尿药或噻嗪类与留钾利尿药合用；对严重CHF及慢性CHF急性发作、急性肺水肿或全身水肿者，噻嗪类药物常无效，宜静脉注射呋塞米。

四、强心苷类

1. 地高辛的药理作用及作用机制

（1）对心脏的作用：①正性肌力作用。②减慢心率作用。③对传导组织和心肌电生理特性的影响：强心苷可因兴奋迷走神经，使心房的传导速度加快；强心苷缩短心房的有效不应期则是其治疗心房扑动时转为心房颤动的原因，减慢房室传导。强心苷中毒时出现室性心动过速或心室颤动（2000）。

（2）对神经和内分泌系统的作用：兴奋延髓极后区催吐化学感受区而引起呕吐，还可兴奋交感神经中枢，兴奋脑干副交感神经中枢。

（3）利尿作用：主要是心功能改善后增加了肾血流量和肾小球的滤过功能。此外，强心苷可直接抑制肾小管Na^+-K^+-ATP酶，减少肾小管对Na^+的重吸收，促进钠和水排出，发挥利尿作用。

（4）对血管的作用：收缩血管平滑肌，外周阻力上升。

2. 临床应用　治疗慢性心功能不全、心房颤动、心房扑动和阵发性室上性心动过速。

3. 不良反应

（1）心脏反应：①快速型心律失常；②房室传导阻滞；③窦性心动过速。

（2）胃肠道反应：厌食、恶心、呕吐及腹泻等。剧烈呕吐可导致失钾而加重强心苷中毒。

（3）中枢神经系统反应：有眩晕、头痛、失眠、疲倦和谵妄等症状及视觉障碍。

―― 经典试题 ――

1. 哪种药物能防止和逆转慢性心功能不全的心室肥厚并能降低病死率
A. 地高辛
B. 米力农
C. 氢氯噻嗪
D. 硝普钠
E. 卡托普利

2. 能扩张小动脉，小静脉，作用强大而短暂，可用于治疗慢性心功能不全急性发作的扩血管药是

A．硝酸甘油
B．肼屈嗪
C．硝普钠
D．硝苯地平
E．哌唑嗪

A．高血压引起
B．先天性心脏病引起的
C．风湿性心脏病瓣膜病引起的
D．肺源性心脏病引起的
E．缩窄性心包炎引起的

3．强心苷对哪种心力衰竭无效

参考答案：1．E 2．C 3．E

第18单元　抗心绞痛药物

重点提示

1．硝酸甘油抗心绞痛机制　①硝酸甘油释放NO可扩张血管，降低心肌耗氧量；②增加心内膜供血，保护缺血的心肌细胞。

2．普萘洛尔　不宜用于变异型心绞痛，而钙拮抗药是变异型心绞痛的首选。

考点串讲

一、硝酸甘油

1．药理作用　硝酸甘油的作用是松弛平滑肌，对血管平滑肌的作用最显著。降低心肌耗氧量；扩张冠状动脉（2017）；降低左心室充盈压，增加心内膜供血，改善左心室顺应性；保护缺血的心肌细胞减轻缺血损伤（2004）。

2．作用机制　硝酸甘油作为一氧化氮（NO）供体，在平滑肌细胞内经谷胱甘肽转移酶的催化释放出NO（2012）。NO的受体是可溶性鸟苷酸环化酶活性中心的Fe^{2+}，二者结合后可激活鸟苷酸环化酶，增加细胞内第二信使cGMP的含量，进而激活cGMP依赖性蛋白激酶，减少细胞内Ca^{2+}释放和外Ca^{2+}内流，细胞内Ca^{2+}减少使肌球蛋白轻链去磷酸化而松弛血管平滑肌。

二、β肾上腺素受体阻断药

1．药理作用　降低心肌耗氧量，改善心肌缺血区供血（2001）。

2．临床应用　用于对硝酸酯类不敏感或疗效差的稳定型心绞痛，可使发作次数减少，对伴有心律失常及高血压者尤为适用。对冠状动脉痉挛诱发的变异型心绞痛不宜应用，因其β受体被阻断，α受体相对占优势，易致冠状动脉收缩。对心肌梗死也有效，能缩小梗死区范围，但因抑制心肌收缩力，故应慎用。

三、钙拮抗药

1．抗心绞痛作用　①降低心肌耗氧量：钙通道阻滞药能使心肌收缩力减弱，心率减慢，血管平滑肌松弛，血压下降，心脏负荷减轻，从而使心肌耗氧减少。②舒张冠状血管：本类药物对冠脉中较大的输送血管及小阻力血管有扩张作用，特别是对处于痉挛状态的血管有显著的解除痉挛作用，从而增加缺血区的血液灌注。此外还可增加侧支循环，改善缺血区的供血和供氧。③保护缺血心肌细胞：Ca^{2+}通道阻滞药通过抑制外钙内流，减轻缺血心肌细胞的Ca^{2+}超负荷而保护心肌细胞，对急性心肌梗死者，能缩小梗死范围。④不稳定型心绞痛与血小板黏附和聚集、冠状动脉血流减少有关，多数急性心肌梗死也是由动脉粥样硬化斑块破裂，局部形成血栓突然阻塞冠状动脉所致。钙通道阻滞药阻滞Ca^{2+}内流，降低血小板内Ca^{2+}浓度，抑制血小板聚集。

2．临床应用　①心肌缺血伴支气管哮喘者；②变异型心绞痛是最佳适应证（2017）；③钙通道阻滞药抑制心肌作用较弱；④心肌缺血伴外周血管痉挛性疾病病人禁用β受体拮抗药，而钙通道阻滞药因扩张外周血管恰好适用于此类病人的治疗。

=== 经典试题 ===

1. 关于普萘洛尔抗心绞痛方面，哪项是错误的
A. 对变异性心绞痛效果好
B. 与硝酸甘油合用效果好
C. 对兼有高血压的效果好
D. 久用后不宜突然停药
E. 对稳定型和不稳定型都有效

2. 关于硝酸甘油，哪一项是错误的
A. 使细胞内 cGMP 增加，松弛平滑肌
B. 使细胞内 cAMP 增加，松弛平滑肌
C. 降低左室舒张末期压力
D. 大剂量能加快心率
E. 反复用药能产生耐受性

参考答案： 1. A 2. B

第 19 单元　抗动脉粥样硬化药

=== 重点提示 ===

HMG-CoA 还原酶抑制药可使胆固醇合成受阻，降低其浓度。代表药是他汀类。

=== 考点串讲 ===

一、HMG-CoA 还原酶抑制药

1. **药理作用**　体内 Ch（胆固醇）主要由肝合成，在 Ch 合成过程中 HMG-CoA 还原酶使 HMG-CoA 转换为中间产物 MVA。他汀类与 HMG-CoA 的化学结构相似，且和 HMG-CoA 还原酶的亲和力高出 HMG-CoA 数千倍，对该酶发生竞争性的抑制作用，使 Ch 合成受阻，除使血浆 Ch 浓度降低外，还通过负反馈调节导致肝细胞表面 LDL 受体代偿性增加或活性增强，使血浆 LDL 降低，继而导致 VLDL 代谢加快，再加肝合成及释放 VLDL 减少，也导致 VLDL 及 TG 相应下降（2006）。

2. **临床作用**　主要用于杂合子家族性和非家族性Ⅱa、Ⅱb 和Ⅲ型高脂蛋白血症，也可用于 2 型糖尿病和肾病综合征引起的高胆固醇血症。

3. **不良反应**　大剂量应用时病人偶可出现胃肠反应、肌肉痛、皮肤潮红、头痛等暂时性反应。

二、贝特类药物

药理作用及调节血脂机制：
1. 抑制乙酰辅酶 A 羧化酶，减少脂肪酸从脂肪组织进入肝合成 TG 及 VLDL。
2. 增强 LDL 活化，加速 CM 和 VLDL 的分解代谢。
3. 增加 HDL 的合成，减慢 HDL 的清除，促进胆固醇逆化转运。
4. 促进 LDL 颗粒的清除。

用于原发性高 TG 血症，对Ⅲ型高脂蛋白血症和混合型高脂蛋白血症有较好的疗效，亦可用于 2 型糖尿病的高脂蛋白血症。

三、胆汁酸结合树脂

考来烯胺的药理作用：考来烯胺在肠道通过离子交换与胆汁酸结合后发生下列作用：①被结合的胆汁酸失去活性，减少食物中脂类（包括胆固醇）的吸收；②阻滞胆汁酸在肠道的重吸收；③由于大量胆汁酸丢失，肝内胆固醇经 7α-羟化酶的作用转化为胆汁酸；④由于肝细胞中胆固醇的减少，导致肝细胞表面 LDL-Ch 受体进入肝细胞，使血浆 TC 和 LDL-Ch 受体增加或活性增强；⑤LDL-Ch 经受体进入肝细胞，使血浆 LDL-Ch 水平降低；⑥此过程中的 HMG-CoA 还原酶可有继发活性增加，但不能补偿胆固醇的减少，若与他汀类合用，有协同作用。

经典试题

通过抗氧化作用而发挥抗动脉粥样硬化用的药物是
A. 考来烯胺
B. 洛伐他汀
C. 烟酸
D. 非诺贝特
E. 普罗布考

参考答案：E

第20单元 抗高血压药

重点提示

1. 中效能利尿药降压常用氢氯噻嗪。
2. 高血压伴有心绞痛、偏头痛、焦虑症等选用β受体阻滞药较为合适。
3. 血管紧张素转化酶抑制药能舒张血管，降低血压，减少醛固酮分泌，抑制缓激肽降解。
4. 氯沙坦是 AT_1 受体拮抗药。
5. 钙拮抗药的主要不良反应有头痛、眩晕、便秘、心悸等。

考点串讲

一、利尿药

药理作用、作用机制和临床应用

（1）高效能利尿药：主要作用于肾脏髓襻升支粗段髓质部和皮质部，利尿作用强大，如呋塞米、依他尼酸、布美他尼等（2001）。

（2）中效能利尿药：主要作用于远曲小管近端，利尿效能中等，如噻嗪类等。

（3）低效能利尿药：主要作用于远曲小管和集合管，利尿作用弱于上述两类。如螺内酯（2015）、氨苯蝶啶、阿米洛利等以及作用于近曲小管的碳酸酐酶抑制药，如乙酰唑胺等。

二、钙拮抗药

1. 药理作用 对轻、中、重度高血压均有降压作用，亦适用于合并有心绞痛或肾疾病、糖尿病、哮喘、高脂血症及恶性高血压病人。目前多推荐使用缓释片剂，以减轻迅速降压造成的反射性交感活性增加。

2. 不良反应 反射性交感兴奋、RAAS激活、头痛、眩晕、心悸、踝部水肿等。

三、β肾上腺素受体阻断药

抗高血压的作用及作用机制：非选择性β受体阻滞药，对 $β_1$ 和 $β_2$ 受体具有相同的亲和力，缺乏内在拟交感活性。可通过多种机制产生降压作用，即减少心排血量、抑制肾素释放、在不同水平抑制交感神经系统活性（中枢部位、压力感受性反射及外周神经水平）和增加前列环素的合成等。

用于各种程度的原发性高血压。可作为抗高血压的首选药单独应用，也可与其他抗高血压药合用。对心排血量及肾素活性偏高者疗效较好，高血压伴有心绞痛、偏头痛、焦虑症等选用β受体阻滞药较为合适。

四、血管紧张素转化酶抑制药

1. 药理作用及作用机制 具有轻至中等强度的降压作用，可降低外周血管阻力，增加肾血流量，不伴反射性心率加快。其降压机制如下：抑制ACE（2007，2016），使 AngⅠ 转变为 AngⅡ 减少，从而产生血管舒张；同时减少醛固酮分泌，以利于排钠；特异性肾血管扩张亦加强排钠作用；由于抑制缓激肽的水解，使缓激肽增多；卡托普利亦可抑制交感神经系统活性。

2. **临床应用** 适用于各型高血压。目前为抗高血压治疗的一线药物之一。本品尤其适用于合并有糖尿病及胰岛素抵抗、左心室肥厚、心力衰竭、急性心肌梗死的高血压病人，可明显改善生活质量且无耐受性，连续用药一年以上疗效不会下降，而且停药不反跳。卡托普利与利尿药及β受体阻滞药合用于重性或顽固性高血压疗效较好。

3. **不良反应** 首剂低血压、咳嗽、高血钾、低血糖、肾功能损坏、胎儿畸形和血管神经性水肿等（2001）。

五、血管紧张素Ⅱ受体阻断药

氯沙坦

氯沙坦属于 AT_1 受体拮抗药，在受体水平阻断 RAS，与 ACEI 比较，具有作用专一的特点。AT_1 受体被阻滞后，AngⅡ收缩血管与刺激肾上腺释放醛固酮的作用受到抑制（2002），导致血压降低，有与 ACEI 相似的抗高血压作用。又能通过减轻心脏的后负荷，治疗充血性心力衰竭。其阻滞 AngⅡ的促心血管细胞增殖肥大作用，能防治心血管的重构。

=====经典试题=====

1. 利尿药初期降压机制可能是
A. 降低血管对缩血管药的反应性
B. 增加血管对扩血管药的反应性
C. 降低动脉壁细胞的 Na^+ 含量
D. 排钠利尿，降低胞外液及血容量
E. 诱导动脉壁产生扩血管物质

2. 卡托普利常见的不良反应是
A. 直立性低血压
B. 刺激性干咳
C. 多毛
D. 阳萎
E. 反射性心率加快

3. 抗高血压药最合理的联合是
A. 氢氯噻嗪+硝苯地平+普萘洛尔
B. 氢氯噻嗪+拉贝洛尔+普萘洛尔
C. 肼屈嗪+地尔硫䓬+普萘洛尔
D. 肼屈嗪+哌唑嗪+普萘洛尔
E. 硝苯地平+哌唑嗪+可乐定

4. 高血压伴有心绞痛的病人宜选用
A. 卡托普利
B. 硝苯地平
C. 利血平
D. 氢氯噻嗪
E. 普萘洛尔

参考答案：1. D 2. B 3. A 4. E

第21单元 利 尿 药

=====重点提示=====

1. **氢氯噻嗪利尿机制** 抑制远曲小管近端 Na^+-Cl^- 共转运子，抑制 NaCl 的重吸收。
不良反应：①电解质紊乱，如低钾血症、低钠血症、低镁血症等；②高尿酸血症；③代谢变化：高血糖、高脂血症；④过敏反应。

2. **襻利尿药、噻嗪类利尿药** 均为排钾利尿药。螺内酯为保钾利尿药。

=====考点串讲=====

一、襻利尿药

1. **药理作用** 利尿作用的分子机制是特异性地抑制分布在髓襻升支管腔膜侧的 Na^+-K^+-$2Cl^-$ 共转运子，因而抑制 NaCl 的重吸收，降低肾的稀释与浓缩功能，排出大量接近于等渗的尿液（2001）。同时由于 K^+ 重吸收减少，也可以降低由于 K^+ 的再循环导致的管腔正电位。而管腔膜正电位降低，减小了 Ca^{2+}，Mg^{2+} 重吸收的驱动力，使它们的排泄也增加。

2. 临床应用
(1) 急性肺水肿和脑水肿。
(2) 可治疗心、肝、肾性水肿等各类水肿。主要用于其他利尿药无效的严重水肿病人。
(3) 急慢性肾衰竭。
(4) 高钙血症。
(5) 加速某些毒物的排泄。

3. 不良反应　水与电解质紊乱、耳毒性、高尿酸血症。

二、噻嗪类

1. 噻嗪类药物的药理作用　①利尿作用：抑制远曲小管近端 Na^+-Cl^-共转运子，抑制 NaCl 的重吸收（2016）。本类药物还促进远曲小管由 PTH 调节的 Ca^{2+} 重吸收过程，而减少尿 Ca^{2+} 含量，减少 Ca^{2+} 在管腔中的沉积。②抗利尿作用：能明显减少尿崩症病人的尿量及口渴症状，主要因排 Na^+ 使血浆渗透压降低而减轻口渴感。③降压作用：用药早期通过利尿、血容量减少而降压，长期用药则通过扩张外周血管而产生降压作用。

2. 临床应用
(1) 水肿：可用于各种原因引起的水肿。
(2) 高血压病：本类药物是治疗高血压的基础药物之一，多与其他降压药合用，可减少后者的剂量，减少不良反应。
(3) 其他：可用于肾性尿崩症及加压素无效的垂体性尿崩症。也可用于高尿钙伴有肾结石者，以抑制高尿钙引起的肾结石的形成。

3. 不良反应　①电解质紊乱：如低血钾、低血钠、低血镁、低氯性碱血症等，合用留钾利尿药可防治。高尿酸血症痛风者慎用。②代谢变化：可导致高血糖、高脂血症。③过敏反应：本类药物为磺胺类药物，与磺胺类有交叉过敏反应。可见皮疹、皮炎（包括光敏性皮炎）等，偶见严重的过敏反应，如溶血性贫血、血小板减少、坏死性胰腺炎等。

三、保钾利尿类药物

1. 螺内酯的药理作用　醛固酮的竞争性拮抗药。醛固酮从肾上腺皮质释放后，进入远曲小管细胞，并与胞质内盐皮质激素的胞质受体结合成醛固酮-受体复合物，然后转位进入胞核诱导特异 DNA 的转录、翻译，产生醛固酮诱导蛋白，进而调控 Na^+-K^+ 转运。螺内酯结合到胞质中的盐皮质激素受体，阻止醛固酮-受体复合物的核转位，而产生拮抗醛固酮的作用。

2. 临床应用　与醛固酮升高有关的顽固性水肿、充血性心力衰竭。

3. 不良反应　其不良反应较轻，少数病人可引起头痛、困倦与精神错乱等。久用可引起高血钾，此外，还有性激素样不良反应，可引起男子乳房女性化和性功能障碍、妇女多毛症等（2000）。

四、碳酸酐酶抑制药

1. 乙酰唑胺的药理作用　乙酰唑胺通过抑制碳酸酐酶的活性而抑制 HCO_3^- 的重吸收，治疗量时乙酰唑胺抑制近曲小管约 85% 的 HCO_3^- 重吸收。由于 Na^+ 在近曲小管可与 HCO_3^- 结合排出，近曲小管 Na^+ 重吸收会减少，水的重吸收减少。但集合管 Na^+ 重吸收会大大增加，使 K^+ 的分泌相应增多（Na^+-K^+ 交换增多）。因而碳酸酐酶抑制药主要造成尿中 HCO_3^-、K^+ 和水的排出增多。

2. 临床应用　用于治疗青光眼、急性高山症、碱化尿液、纠正代谢性碱中毒。

3. 不良反应　过敏、代谢性酸中毒、尿结石和失钾等。

五、渗透性利尿药

甘露醇的药理作用及临床应用：脱水作用：治疗脑水肿、降低颅内压安全而有效的首选药物（2004）。也可用于青光眼急性发作和病人术前应用以降低眼内压。利尿作用：静脉注射甘露醇后，血浆渗透压升高,血容量增加,血液黏滞度降低,并通过稀释血液而增加循环血容量及肾小球滤过率。该药在肾小球滤过后不易被重吸收,使水在近曲小管和髓襻升支的重吸收减少。以上作用导致肾排水增加。由于排尿速率的增加,减少了尿液与肾小管上皮细胞接触的时间,使电解质的重吸收也减少。如抑制髓襻升支对 Na^+ 的重吸收,可以降低髓质高渗区的渗透压,进而抑制集合管对水的重吸收。

=== 经典试题 ===

1. 长期应用易使血钾升高的药物
A. 呋塞米
B. 布美他尼
C. 依他尼酸
D. 螺内酯
E. 氢氯噻嗪

2. 关于呋塞米,哪一项是错误的
A. 利尿作用强,同时能增加肾血流量
B. 也可用于治疗高血压危象
C. 利尿作用机制是抑制髓襻升支髓质段的 Na^+、Cl^- 共同转运
D. 不应当与氨基糖苷类抗生素同时应用
E. 可用于治疗急性肾衰竭

3. 最易引起电解质紊乱的药物是
A. 氢氯噻嗪
B. 螺内酯
C. 呋塞米
D. 氨苯蝶啶
E. 乙酰唑胺

4. 下列关于甘露醇的叙述不正确的是
A. 脱水须静脉给药
B. 体内不被代谢
C. 不易通过毛细血管
D. 提高血浆渗透压
E. 易被肾小管重吸收

参考答案: 1. D 2. C 3. E 4. C

第22单元 作用于血液及造血器官的药物

=== 重点提示 ===

1. 肝素在体内、外均有迅速、强大的抗凝作用,其机制为强化或激活抗凝血酶Ⅲ作用。
2. 香豆素类对抗维生素 K 的作用,阻断凝血因子Ⅱ、Ⅶ、Ⅸ、Ⅹ的合成。
3. 阿司匹林小剂量抑制血栓的生成,大剂量可能促进血栓的生成。
4. 纤溶蛋白溶解药,如链激酶。
5. 右旋糖酐的药理作用。分子量较大,可提高胶体渗透压,扩充血容量。

=== 考点串讲 ===

一、肝素

1. 药理作用 体内、体外肝素均有强大的抗凝作用。静脉注射后,抗凝作用立即发生,可使多种凝血因子灭活。AT-Ⅲ与凝血酶通过精氨酸—丝氨酸肽键相结合,形成 AT-Ⅲ-凝血酶复合物而使酶灭活(2001,2004)。肝素可加速这一反应达千倍以上。除抗凝作用外,肝素还具有:①使血管内皮释放脂蛋白酯酶,水解血中乳糜微粒和 VLDL 发挥调血脂作用;②抑制炎症介质活性和炎症细胞活动,呈现抗炎作用;③抑制血管平滑肌细胞增生,抗血管内膜增生等作用;④抑制血小板聚集,这可能是继发于抑制凝血酶的结果(凝血酶促进血小板聚集)。

2. 临床应用 主要用于防治血栓形成和栓塞;各种原因引起的 DIC;防治心肌梗死、脑梗死、心血管手术及外周静脉术后血栓形成;体外抗凝。

二、香豆素类抗凝药物(2017)

1. 药理作用 抑制维生素 K 在肝由环氧化物向氢醌型转化,从而阻止维生素 K 的反复利用。

维生素 K 是 γ-羧化酶的辅酶,其循环受阻则影响含有谷氨酸残基的凝血因子Ⅱ,Ⅶ,Ⅸ,Ⅹ的前体、抗凝血蛋白 C 和抗凝血蛋白 S 的 γ-羧化作用,使这些因子停留于无凝血活性的前体阶段,从而影响凝血过程。

2. 药物相互作用　食物中维生素 K 缺乏或应用广谱抗生素抑制肠道细菌,使体内维生素 K 含量降低,可使本类药物作用加强。阿司匹林等血小板抑制药可与本类药物发生协同作用。水合氯醛、羟基保泰松、甲苯磺丁脲、奎尼丁等可因置换血浆蛋白,水杨酸盐、丙米嗪、甲硝唑、西咪替丁等因抑制肝药酶使药物作用加强。巴比妥类、苯妥英钠因诱导肝药酶,口服避孕药因增加凝血作用可使本类药物作用减弱(2002)。

三、抗血小板药

1. 阿司匹林的作用和作用机制　低浓度阿司匹林能使 PG 合成酶(COX)活性中心的丝氨酸乙酰化失活,不可逆地抑制血小板环氧酶,减少血小板中血栓素 A_2(TXA_2)的生成,而影响血小板的聚集及抗血栓形成,达到抗凝作用。高浓度阿司匹林能直接抑制血管壁中 PG 合成酶,减少了前列环素(PGI_2)的合成。PGI_2 是 TXA_2 的生理对抗药,它的合成减少可能促进血栓形成。

2. 临床应用　每天口服 50~75mg 的阿司匹林就能引起最大的抗血小板作用。

3. 双嘧达莫的作用机制和临床应用　双嘧达莫能抑制磷酸二酯酶,也能抑制腺苷摄取,激活血小板腺苷环化酶使 cAMP 浓度增高。单独应用较弱,与华法林合用防治心脏瓣膜置换术术后血栓形成。

四、纤维蛋白溶解药

1. 链激酶的作用　链激酶是 C 组 β 溶血性链球菌产生的一种分子量为 47kD 的蛋白质,能与纤溶酶原结合,形成 SK 纤溶酶原复合物,促使纤溶酶原转变成纤溶酶,溶解纤维蛋白(2006,2012)。

2. 临床应用　静脉或冠脉内注射可使急性心肌梗死面积减少,梗死血管重建血流。对深静脉血栓、肺栓塞、眼底血管栓塞均有疗效。但须早期用药,血栓形成不超过 6h 疗效最佳。

五、促凝血药

1. 维生素 K 的临床应用　主要用于梗阻性黄疸、胆瘘、慢性腹泻、早产儿、新生儿出血等病人及香豆素类、水杨酸类药物或其他原因导致凝血酶原过低而引起的出血者,亦可用于预防长期应用广谱抗菌药继发的维生素 K 缺乏症。

2. 不良反应　静脉注射太快可产生潮红、呼吸困难、胸痛、虚脱,较大剂量维生素 K_3 对新生儿、早产儿可发生溶血及高铁血红蛋白症,在葡萄糖-6-磷酸脱氢酶缺乏病人也可诱发溶血。

六、抗贫血药

1. 铁剂的临床应用　治疗失血过多或需铁增加所致的缺铁性贫血,疗效极佳。

2. 叶酸、维生素 B_{12} 的药理作用　当叶酸缺乏时,上述代谢障碍,其中最明显的是 dTMP 合成受阻,导致 DNA 合成障碍,细胞有丝分裂减少。由于对 RNA 和蛋白质合成影响较少,使血细胞 RNA:DNA 比率增高,出现巨幼红细胞性贫血;当维生素 B_{12} 缺乏时,叶酸代谢循环受阻,导致叶酸缺乏症。当缺乏维生素 B_{12} 时,甲基丙二酰辅酶 A 蓄积,结果合成了异常脂肪酸,并进入中枢神经系统。

3. 叶酸、维生素 B_{12} 的临床应用　叶酸用于治疗各种巨幼红细胞性贫血。维生素 B_{12} 主要用于恶性贫血和巨幼红细胞性贫血。

七、血容量扩充药

1. 右旋糖酐的药理作用　右旋糖酐分子量较大,能提高血浆胶体渗透压,从而扩充血容量,维持血压。

2. 临床应用 主要用于低血容量性休克，包括急性失血、创伤和烧伤性休克。

经典试题

1. 肝素的抗凝血作用机制是
A. 抑制凝血因子的合成
B. 直接灭活各种凝血因子
C. 加速抗凝血酶Ⅲ灭活各种凝血因子的作用
D. 激活纤溶酶
E. 抑制血小板聚集

2. 双香豆素的抗凝血机制是
A. 能对抗凝血因子Ⅱa，Ⅶa，Ⅸa，Ⅹa的作用
B. 影响凝血因子Ⅱ，Ⅶ，Ⅸ，Ⅹ的合成
C. 加速ATⅢ对凝血因子的灭活作用
D. 激活纤溶酶
E. 抑制血小板的聚集反应

3. 哪种药物对抗肝素过量的自发性出血最有效
A. 维生素K
B. 维生素C
C. 垂体后叶素
D. 鱼精蛋白
E. 右旋糖酐

4. 治疗急性血栓栓塞性疾病最好选
A. 肝素
B. 华法林
C. 尿激酶
D. 右旋糖酐
E. 双香豆素

参考答案： 1. C 2. B 3. D 4. C

第23单元 组胺受体阻断药

重点提示

1. 氯苯那敏 H_1受体阻断药。可对抗组胺引起的毛细血管通透性增加。用于皮肤黏膜变态反应性疾病，止吐及防治晕动症，不良反应为镇静嗜睡等。

2. 雷尼替丁 H_2受体阻断药。抑制组胺引起的胃酸分泌，用于消化性溃疡。

考点串讲

一、H_1受体阻断药

（一）氯苯那敏的药理作用、临床应用及不良反应

1. 药理作用 本药为第一代抗组胺药。有较强的竞争性阻断变态反应靶细胞上组胺H_1受体的作用。有一定的中枢抑制作用和抗胆碱作用。

2. 临床应用 皮肤黏膜变态反应性疾病如荨麻疹、过敏性鼻炎等疗效较好。

3. 不良反应
（1）中枢神经系统反应：多见镇静、嗜睡、乏力等中枢抑制现象。
（2）消化道反应：口干、厌食、便秘或腹泻等。

（二）氯雷他定的药理作用、临床应用及不良反应

1. 药理作用 本药为第二代抗组胺药。对抗组胺引起的支气管、胃肠道平滑肌的收缩作用。中枢抑制作用不明显。

2. 临床应用 用于缓解过敏性鼻炎有关的症状。也适用于缓解慢性荨麻疹、瘙痒性皮肤病及其他过敏性皮肤病的症状体征。

3. 不良反应 在推荐剂量下未见明显的镇静作用。常见有乏力、嗜睡、口干、厌食、便秘、腹泻、胃炎或皮疹等。

二、H_2受体阻断药

1. 雷尼替丁的药理作用 H_2受体阻滞药通过阻断壁细胞上的H_2受体，抑制基础胃酸分泌和

夜间胃酸分泌，对胃泌素及 M 受体激动药引起的胃酸分泌也有抑制作用（2008）。

2. 临床应用　抗消化性溃疡。

经典试题
---

1. 对雷尼替丁，哪一项是错误的
A. 可用于治疗皮肤黏膜过敏症
B. 是 H_2 受体阻断药
C. 可用于治疗胃和十二指肠溃疡
D. 对反流性胃炎也有效
E. 长期用药不引起性激素失调

2. 关于雷尼替丁，哪一项是错误的
A. 是 H_2 受体阻断药
B. 抑制胃酸分泌作用比西咪替丁强
C. 也能中和胃酸，减轻对溃疡面的刺激
D. 肝功不良者 $t_{1/2}$ 明显延长
E. 对基础胃酸和夜间胃酸分泌都抑制

参考答案：1. A　2. C

第 24 单元　作用于呼吸系统的药物

重点提示
---

1. 糖皮质激素临床应用　严重感染或炎症、自身免疫性疾病、器官移植排异反应、过敏性疾病、抗休克、血液病（再障等）、局部应用、替代治疗等。
2. 氨茶碱　可松弛支气管平滑肌，可用于哮喘、慢性阻塞性肺病等治疗。
3. 色甘酸钠　稳定肥大细胞，可预防支气管哮喘的发作。

考点串讲

一、抗炎平喘药

糖皮质激素类药物

1. 药理作用　抗感染、免疫抑制与抗过敏作用、抗休克、其他（刺激造血等）。
2. 临床应用　严重感染或炎症（严重急性感染与抗生素联用、渗出为主的结核病早期、抗感染治疗预防后遗症）、自身免疫性疾病、器官移植排异反应、过敏性疾病、抗休克、血液病（再生障碍性贫血等）、局部应用、替代治疗等。

二、支气管扩张药

1. 沙丁胺醇、特布他林的药理作用和临床应用　对 β_2 受体作用强于 β_1 受体，扩支气管作用强；抑制组胺等过敏介质释放，防止痉挛。临床用于防止喘息急性支气管炎、支气管哮喘及肺气肿的支气管痉挛（2001）。
2. 茶碱类的药理作用、作用机制及临床应用　抑制磷酸二酯酶（PDE）；阻断腺苷受体；增加内源性儿茶酚胺的释放；干扰气道平滑肌的钙离子转运；茶碱类在较低的血浆浓度时具有免疫调节作用与抗感染作用；茶碱类能增加膈肌收缩力，减轻膈肌疲劳，该作用有利于慢性阻塞性肺病的治疗；促进纤毛运动，加速黏膜纤毛的清除速度，有助于哮喘急性发作时的治疗（2007）。

三、抗过敏平喘药

1. 色甘酸钠的药理作用　抑制肺肥大细胞对各种刺激，包括 IgE 与抗原结合所引起脱颗粒作用，抑制颗粒中组胺及其他内容物的释放。
2. 临床应用　主要用于支气管哮喘的预防性治疗。也可用于过敏性鼻炎、溃疡性结肠炎及其他胃肠道过敏性疾病（2003，2004）。

经典试题

1. 急性哮喘发作首选
A. 色甘酸钠吸入
B. 氨茶碱口服
C. 沙丁胺醇吸入
D. 麻黄碱口服
E. 倍氯米松口服
2. 色甘酸钠的作用机制是
A. 能对抗胆碱等过敏介质的作用
B. 直接松弛支气管平滑肌
C. 抑制肥大细胞脱颗粒反应
D. 促进儿茶酚胺释放
E. 阻断 M 受体
3. 氨茶碱的主要平喘机制为
A. 直接舒张支气管
B. 抑制磷酸二酯酶
C. 激活鸟苷酸环化酶
D. 抑制腺苷酸环化酶
E. 促进肾上腺素的释放
4. 关于平喘药的叙述哪一项是错误的
A. 肾上腺素也能收缩支气管黏膜的血管，有助于平喘
B. 沙丁胺醇是 β_2 受体激动药
C. 异丙肾上腺素主要缺点是心率加快
D. 阿托品可用于哮喘发作
E. 色甘酸钠只能预防哮喘发作

参考答案： 1. C 2. C 3. B 4. D

第 25 单元 作用于消化系统的药物

重点提示

奥美拉唑：质子泵抑制药，抑酸作用强大。用于胃十二指肠溃疡，反流性食管炎。

考点串讲

抗消化性溃疡药

1. **奥美拉唑的药理作用** H^+-K^+-ATP 酶抑制药具有强力抑酸作用，由含有苯咪唑与嘧啶环组成的核心，pKa 约为 4。进入壁细胞分泌小管的酸性环境中转化为嗜硫的环化次磺酰胺类化合物，与 H^+-K^+-ATP 酶的 α 亚单位的第五和第六节段上半胱氨酸的巯基结合，使酶失去活性，抑制 H^+ 的分泌。

2. **临床应用** 用于胃、十二指肠溃疡，反流性食管炎，卓-艾综合征（2013，2014，2015）。

3. **不良反应** 主要有头痛、头晕、口干、恶心、腹胀、失眠，偶有皮疹、外周神经炎、血清转氨酶或胆红素增高等。

经典试题

1. 奥美拉唑抑制胃酸分泌的机制是
A. 阻断 H_2 受体
B. 抑制胃壁细胞 H^+ 泵的功能
C. 阻断 M 受体
D. 阻断胃泌素受体
E. 直接抑制胃酸分泌
2. 抑制胃酸分泌作用最强的是
A. 西咪替丁
B. 雷尼替丁
C. 奥美拉唑
D. 哌仑西平
E. 丙谷胺

参考答案： 1. B 2. C

第26单元 肾上腺皮质激素类药物

重点提示

1. 糖皮质激素临床应用　严重感染或炎症，自身免疫性疾病，抗休克治疗，血液病等。
2. 糖皮质激素主要不良反应　①长期大量应用：医源性肾上腺皮质功能亢进症，诱发和加重感染和（或）溃疡，心血管系统并发症，肌萎缩、骨质疏松、伤口愈合延迟等；②停药反应：医源性肾上腺皮质功能不全，反跳现象。

考点串讲

糖皮质激素

（一）药理作用

1. 对代谢的影响　①糖代谢：升高血糖；②蛋白质代谢：负氮平衡；③脂质代谢：向心性肥胖；④核酸代谢：诱导合成特殊 mRNA；⑤水和电解质代谢：较弱保钠排钾排水。
2. 允许作用　如儿茶酚胺。
3. 抗感染作用　糖皮质激素具有强大的抗炎作用，能抑制多种原因造成的炎症反应，如物理性、化学性、免疫性、感染性及无菌性（如缺血性组织损伤）炎症。
4. 免疫抑制与抗过敏作用
5. 抗休克作用（2015）　常用于严重休克，特别是感染中毒性休克的治疗。
6. 其他作用　①退热作用；②刺激骨髓造血（2016）；③提高中枢神经系统兴奋性；④长期大量应用本药可出现骨质疏松。

（二）临床应用（2017）

1. 严重感染或炎症　①严重急性感染，主要用于中毒性感染或同时伴有休克者；②抗感染治疗及防止某些炎症的后遗症。
2. 自身免疫性疾病、器官移植排异反应和过敏性疾病　①自身免疫性疾病：如严重风湿热、风湿性心肌炎、风湿性及类风湿关节炎、全身性红斑狼疮、自身免疫性贫血和肾病综合征等，应用糖皮质激素后可缓解症状；②过敏性疾病：如荨麻疹、血管神经性水肿、支气管哮喘和过敏性休克等；③器官移植排异反应：对异体器官移植手术后所产生的免疫性排异反应，也可使用糖皮质激素预防。
3. 抗休克治疗　对感染中毒性休克，在有效的抗菌药物治疗下，可以早、短时间突击使用大剂量糖皮质激素；待微循环改善、脱离休克状态时停用。对过敏性休克，糖皮质激素为次选药，可与首选药肾上腺素合用。
4. 血液病　多用于治疗儿童急性淋巴细胞性白血病，目前采取与抗肿瘤药物联合的多药并用方案。
5. 局部应用　对湿疹、肛门瘙痒、接触性皮炎、牛皮癣等都有疗效。
6. 替代疗法　用于急、慢性肾上腺皮质功能不全者，脑垂体前叶功能减退及肾上腺次全切除术后。

（三）不良反应

1. 不良反应　①消化系统并发症：溃疡；②诱发或加重感染；③医源性肾上腺皮质功能亢进；④心血管系统并发症：高血压和动脉粥样硬化；⑤骨质疏松、肌肉萎缩、伤口愈合迟缓等：与糖皮质激素促蛋白质分解、抑制其合成及增加钙、磷排泄有关（2001）；⑥其他：有癫痫或精神病史者禁用或慎用。

2. 停药反应
(1) 医源性肾上腺皮质功能不全：多数病人可无表现。
(2) 反跳现象：其发生原因可能是病人对激素产生了依赖性或病情尚未完全控制，突然停药或减量过快而致原病复发或恶化。

(四) 代表药物
1. 短效糖皮质激素　氢化可的松、可的松。
2. 中效糖皮质激素　泼尼松、泼尼松龙、甲泼尼松、曲安西龙。
3. 长效糖皮质激素　倍他米松、地塞米松。

=== 经典试题 ===

1. 糖皮质激素不具有哪种药理作用
A. 快速强大的抗炎作用
B. 抑制细胞免疫和体液免疫
C. 提高机体对细菌内毒素的耐受力
D. 提高机体对细菌外毒素的耐受力
E. 增加血中白细胞数量，但却抑制其功能
2. 长期大量应用糖皮质激素可引起哪种不良反应
A. 高血钾
B. 低血压
C. 低血糖
D. 高血钙
E. 水钠潴留

参考答案：1. D　2. E

第27单元　甲状腺激素及抗甲状腺药物

=== 重点提示 ===

1. 硫脲类治疗甲亢机制　①抑制甲状腺激素合成；②抑制外周组织的 T_4 转化为 T_3；③免疫抑制作用。
2. 硫脲类的不良反应　过敏反应（最常见）、粒细胞缺乏症（最严重）、甲状腺肿及甲状腺功能减退等。

=== 考点串讲 ===

抗甲状腺药

1. 硫脲类药物的药理作用　①抑制甲状腺激素的合成；②抑制外周组织的 T_4 转化为 T_3；③免疫抑制作用。
2. 硫脲类药物的临床应用　甲状腺功能亢进的内科治疗：适用于轻症和不宜手术或放射性碘治疗者。甲状腺手术前准备：为减少甲状腺次全切除手术病人在麻醉和手术后的合并症及甲状腺危象，在术前应先服用硫脲类药物，使甲状腺功能恢复或接近正常。甲状腺危象的治疗：给大剂量碘剂以抑制甲状腺激素释放并立即应用硫脲类阻止甲状腺素合成。
3. 硫脲类药物的不良反应　①过敏反应：最常见，皮肤瘙痒、药疹，少数伴有发热。②消化道反应：有厌食、呕吐、腹痛、腹泻等，罕见黄疸性肝炎。③粒细胞缺乏症：为最严重不良反应（2002），老年人较易发生，应定期检查血常规。④甲状腺肿及甲状腺功能减退：长期用药后，可使血清甲状腺激素水平显著下降。反馈性增加 TSH 分泌而引起腺体代偿性增生、腺体增大、充血，甲状腺功能减退。⑤该类药物易通过胎盘和进入乳汁，妊娠时慎用或不用，哺乳妇女禁用；结节性甲状腺肿合并甲状腺功能亢进及甲状腺癌病人禁用。
4. 碘及碘化物药理作用　小剂量的碘是合成甲状腺激素的原料，可预防单纯性甲状腺肿。大剂量碘有抗甲状腺作用。主要是抑制甲状腺激素的释放，还能拮抗 TSH 促进激素释放作用。

5. **碘及碘化物临床应用** 大剂量碘的应用：①甲状腺功能亢进的手术前准备，一般在术前2周给予复方碘溶液，因为大剂量碘能抑制TSH使腺体增生的作用，能使腺体缩小变韧、血管减少、利于手术进行及减少出血；②甲状腺危象的治疗，可将碘化物加到10%葡萄糖溶液中静脉滴注，也可服用复方碘溶液，其抗甲状腺作用发生迅速，并在2周内逐渐停服，需同时配合服用硫脲类药物。

6. **碘及碘化物不良反应** ①一般不良反应：咽喉不适、口内金属味、呼吸道刺激、鼻窦炎和眼结膜炎症状及唾液分泌增多、涎腺肿大等。②过敏反应：于用药后立即或几小时内发生，表现为发热、皮疹、皮炎，也可有血管神经性水肿，严重者有喉头水肿、可致窒息。一般停药可消退、加服食盐和增加饮水量可促进碘排泄。③诱发甲状腺功能紊乱：长期或过量服用碘剂可能诱发甲状腺功能亢进，已经用硫脲类控制了症状的甲状腺功能亢进病人也可因服用少量碘而复发。另一方面，碘剂也可能诱发甲状腺功能减退和甲状腺肿，原有甲状腺炎者不易发生。

=== 经典试题 ===

甲状腺激素不具哪项药理作用
A. 维持生长发育
B. 增强心脏对儿茶酚胺的敏感性
C. 维持血液系统功能正常
D. 维持神经系统功能
E. 促进代谢

参考答案：C

第28单元 胰岛素及口服降血糖药

=== 重点提示 ===

1. **胰岛素** 可降低血糖，促进蛋白质、脂肪的合成。用于1型糖尿病和重度2型糖尿病，各种糖尿病病人应激时，糖尿病严重并发症，细胞内缺钾者。

2. **磺酰脲类降糖机制** ①促进B细胞释放胰岛素；②增加胰岛素受体数和亲和力，增强组织敏感性；③促进葡萄糖的利用以及糖原和脂肪的分解。因此对胰岛功能尚存的2型糖尿病患者有效。

=== 考点串讲 ===

一、胰岛素

1. **胰岛素的药理作用** 促进脂肪合成，减少游离脂肪酸和酮体的生成，增加脂肪酸和葡萄糖的转运，使其利用增加。促进糖原的合成和储存，加速葡萄糖的氧化和酵解，并抑制糖原分解和异生而降低血糖。增加氨基酸的转运和核酸、蛋白质的合成，抑制蛋白质的分解。加快心率，加强心肌收缩力和减少肾血流，在伴发相应疾病时应予充分注意。

2. **作用机制** 胰岛素属多肽类激素，分子较大，一般认为它不易进入靶细胞而只作用于膜受体，通过第二信使而产生生物效应。

3. **临床应用** 用普通胰岛素制剂仍是治疗1型糖尿病的最重要药物，对胰岛素缺乏的各型糖尿病均有效。主要用于下列情况：①1型糖尿病；②2型糖尿病经饮食控制或用口服降血糖药未能控制者；③发生各种急性或严重并发症的糖尿病，如酮症酸中毒及非酮症性高渗性昏迷；④合并重度感染、消耗性疾病、高热、妊娠、创伤以及手术的各型糖尿病；⑤细胞内缺钾者，胰岛素与葡萄糖同用可促使钾内流。

二、口服降血糖药

（一）胰岛素增敏剂罗格列酮的药理作用及临床应用

1. **药理作用** 改善胰岛素抵抗、降低高血糖。能改善脂肪代谢紊乱，罗格列酮能显著降低2

型糖尿病病人的三酰甘油，增加总胆固醇和 HDL-C 的水平。对 2 型糖尿病血管并发症的防治作用包括：可抑制血小板聚集、炎症反应和内皮细胞的增生，抗动脉粥样硬化。还可延缓蛋白尿的发生，使肾小球的病理改变明显减轻。改善胰岛 B 细胞功能：罗格列酮可增加胰腺胰岛的面积、密度和胰岛中胰岛素含量而对胰岛素的分泌无影响，通过减少细胞死亡来阻止胰岛 B 细胞的衰退。

2. 临床应用　主要用于治疗胰岛素抵抗和 2 型糖尿病。

（二）磺酰脲类的药理作用及临床应用

1. 磺酰脲类的药理作用　降血糖作用机制：①刺激胰岛 B 细胞释放胰岛素；②降低血清糖原水平；③增加胰岛素与靶组织的结合能力。对水排泄的影响可用于尿崩症（2006）。对凝血功能的影响：这是第三代磺酰脲类的特点，能使血小板黏附力减弱，刺激纤溶酶原的合成。

2. 临床应用　用于胰岛功能尚存的 2 型糖尿病且单用饮食控制无效者，尿崩症（2003）。

（三）双胍类的药理作用及临床应用

1. 药理作用　可明显降低糖尿病病人的血糖，但对正常人血糖无明显影响。

2. 临床应用　主要用于轻症糖尿病病人，尤适用于肥胖及单用饮食控制无效者。

（四）α 葡萄糖苷酶抑制药阿卡波糖的药理作用及临床应用

1. 药理作用　减慢糖类水解及产生葡萄糖的速度并延缓葡萄糖的吸收，降低血糖。

2. 临床应用　单独应用或与其他降糖药合用，可降低病人的餐后血糖。也有报道认为可降低空腹血糖及糖化血红蛋白。可用于 2 型糖尿病的治疗。

=== 经典试题 ===

1. 甲苯磺丁脲降血糖作用的主要机制是
A. 增强胰岛素的作用
B. 促进葡萄糖分解
C. 刺激胰岛 B 细胞释放胰岛素
D. 使细胞内 cAMP 减少
E. 抑制胰高血糖素作用

2. 关于胰岛素的作用下列哪项是错的
A. 促进脂肪合成，抑制脂肪分解
B. 抑制蛋白质合成，抑制氨基酸进入细胞
C. 促进葡萄糖利用，抑制糖原分解和产生
D. 促进钾进入细胞，降低血钾
E. 促进蛋白质合成及氨基酸转运

3. 下述不良反应哪项是胰岛素不具有的
A. 过敏
B. 低血糖
C. 急性耐受性
D. 慢性耐受性
E. 肝损伤

参考答案：1. C　2. B　3. E

第 29 单元　β 内酰胺类抗生素

=== 重点提示 ===

1. 青霉素 G 的抗菌谱　①大多数 G⁺球菌；②G⁺杆菌；③G⁻球菌；④少数 G⁻杆菌；⑤螺旋体、放线杆菌。敏感性 G⁺球菌和杆菌、G⁻球菌及螺旋体所致感染的首选药。

2. 青霉素不良反应　过敏性休克最严重，赫氏反应。

3. 头孢菌素类特点　药物随着代数的增加，抗革兰阳性菌作用越来越弱，对革兰阴性菌的作用越来越强；抗菌谱越来越广。

=== 考点串讲 ===

一、青霉素类

（一）青霉素 G 的抗菌作用、临床应用及不良反应

1. 青霉素 G 的抗菌作用　青霉素 G 的抗菌作用很强，在细菌繁殖期低浓度抑菌，较高浓度即

可杀菌。对大多数 G⁺球菌、G⁺杆菌、G⁻球菌、少数 G⁻杆菌有高度抗菌活性；对大多数 G⁻杆菌作用较弱（2007），对肠球菌不敏感，对真菌、原虫、立克次体、病毒等无作用（2000，2013）。金黄色葡萄球菌、淋病奈瑟菌、肺炎球菌、脑膜炎奈瑟菌等对本药极易产生耐药性。

2. 临床应用　本药肌内注射或静脉滴注为治疗敏感的 G⁺球菌和杆菌、G⁻球菌及螺旋体所致感染的首选药。

3. 不良反应

（1）变态反应：为青霉素类最常见的不良反应，在各种药物中居首位（2016）。各种类型的变态反应都可出现，以皮肤过敏和血清病样反应较多见，但多不严重，停药后可消失。最严重的是过敏性休克。

（2）赫氏反应：应用青霉素 G 治疗梅毒、钩端螺旋体、雅司、鼠咬热或炭疽等感染时，可有症状加剧现象。

（二）氨苄西林、阿莫西林的抗菌作用及临床应用

共同特点是耐酸、可口服，对 G⁺和 G⁻都有杀菌作用，疗效与青霉素 G 相当，但因不耐酶而对耐药金黄色葡萄球菌感染无效，包括氨苄西林、阿莫西林等。对 G⁻杆菌有较强的抗菌作用，与青霉素 G 有交叉过敏反应。

二、头孢菌素类药物

各代产品的特点及临床应用

1. 第一代头孢菌素对 G⁺菌抗菌作用较二、三代强，但对 G⁻菌的作用差。可被细菌产生的 β-内酰胺酶所破坏。主要用于治疗敏感菌所致呼吸道和尿路感染、皮肤及软组织感染。

2. 第二代头孢菌素对 G⁺菌作用略逊于第一代，对 G⁻菌有明显作用，对厌氧菌有一定作用，但对铜绿假单胞菌无效。对多种 β-内酰胺酶比较稳定。可用于治疗敏感菌所致肺炎、胆道感染、菌血症、尿路感染和其他组织器官感染等。

3. 第三代头孢菌素对 G⁺菌的作用不及第一、二代，对 G⁻菌包括肠杆菌类、铜绿假单胞菌及厌氧菌有较强的作用。对 β-内酰胺酶有较高的稳定性。可用于危及生命的败血症、脑膜炎、肺炎、骨髓炎及尿路严重感染的治疗，能有效控制严重的铜绿假单胞菌感染（2016）。

4. 第四代头孢菌素对 G⁺菌、G⁻菌均有高效，对 β-内酰胺酶高度稳定，可用于治疗对第三代头孢菌素耐药的细菌感染。

经典试题

1. 青霉素 G 最适于治疗
   A. 伤寒，副伤寒
   B. 肺炎杆菌性肺炎
   C. 布氏杆菌病
   D. 溶血性链球菌感染
   E. 细菌性痢疾

2. 关于 β-内酰类抗生素抗菌作用机制的描述哪项是错误的
   A. 抑制菌细胞壁黏肽合成酶
   B. 触发细菌的自溶酶活性
   C. 抑制细菌的自溶酶活性
   D. 阻碍菌细胞壁黏肽合成
   E. 菌体膨胀变形

3. 哪项不是对 β-内酰胺类抗生素产生耐药的原因
   A. 细菌产生 β-内酰胺酶
   B. PBPs 与抗生素亲和力降低
   C. PBPs 数量减少
   D. 菌细胞壁或外膜的通透性发生改变
   E. 细菌缺少自溶酶

4. 抗铜绿假单胞菌作用最强的头孢菌素是
   A. 头孢氨苄
   B. 头孢他啶
   C. 头孢孟多
   D. 头孢噻吩
   E. 头孢哌酮

5. 对第三代头孢菌素特点的叙述哪项是错误的
   A. 抗革兰阳性菌作用强于第一、二代

B. 对铜绿假单胞菌及厌氧菌有效
C. 对β-内酰胺酶比较稳定
D. 脑脊液中可渗入一定量
E. 对肾脏基本无毒性
6. 肾功能不良的病人禁用

A. 青霉素G
B. 耐酶青霉素类
C. 广谱青霉素
D. 第一代头孢菌素
E. 第三代头孢菌素

参考答案： 1. D 2. C 3. C 4. B 5. C 6. D

第30单元　大环内酯类及林可霉素类抗生素

重点提示

红霉素的临床应用：治疗耐青霉素的金黄色葡萄球菌感染和对青霉素过敏者以及敏感菌（如军团菌）所致的各种感染，也用于肺炎支原体、肺炎衣原体等的感染。

考点串讲

一、红霉素

1. **抗菌作用**　主要是抑制细菌蛋白质合成。其机制为不可逆地结合到细菌核糖体50S亚基的靶位上，14元大环内酯类阻断肽酰基t-RNA移位，而16元大环内酯类抑制肽酰基的转移反应，选择性抑制细菌蛋白质合成（2000）。

2. **临床作用**　临床常用于治疗耐青霉素的金黄色葡萄球菌感染和对青霉素过敏者，还用于上述敏感菌所致的各种感染，也能用于厌氧菌引起的口腔感染和肺炎支原体、肺炎衣原体、溶脲脲原体等非典型病原体所致的呼吸系统、泌尿生殖系统感染（2005，2006，2008）。

二、林可霉素

1. **林可霉素、克林霉素的抗菌作用**　两药的抗菌谱与红霉素类似，最主要特点是对各类厌氧菌有强大抗菌作用。对革兰阳性需氧菌有显著活性，对部分需氧革兰阴性球菌、人型支原体和沙眼衣原体也有抑制作用。作用机制与大环内酯类相同，能不可逆性结合到细菌核糖体50S亚基上，抑制细菌蛋白质合成。易与革兰阳性菌的核糖体形成复合物，而难与革兰阴性杆菌的核糖体结合。

2. **临床应用**　主要用于厌氧菌，包括脆弱类杆菌、产气荚膜梭菌、放线杆菌等引起的口腔、腹腔和妇科感染。治疗需氧革兰阳性球菌引起的呼吸道、骨及软组织、胆道感染及败血症、心内膜炎等。对金黄色葡萄球菌引起的骨髓炎为首选药（2000）。

经典试题

1. 大环内酯类对下述哪类细菌无效
A. G⁺菌
B. G⁻球菌
C. 大肠埃希菌，变形杆菌
D. 军团菌
E. 衣原体，支原体

2. 肺部支原体感染
A. 阿莫西林
B. 红霉素
C. 头孢曲松
D. 林可霉素
E. 万古霉素

3. 红霉素最主要的临床用途
A. 耐青霉素G的金葡菌感染
B. 脑膜炎双球菌引起的流脑
C. 淋球菌引起的淋病
D. 梅毒螺旋体引起的梅毒
E. 布氏杆菌病

参考答案： 1. C 2. B 3. A

第31单元 氨基糖苷类抗生素

重点提示

1. 氨基糖苷类抗菌谱　对各种需氧 G^- 杆菌有强大抗菌活性。不良反应为耳毒性、肾毒性、神经肌肉麻痹和过敏反应。

2. 庆大霉素　对沙雷菌属作用强，是氨基糖苷类中的首选药。妥布霉素适合治疗铜绿假单胞菌所致的感染。阿米卡星对一些氨基糖苷类耐药菌感染仍有效。

考点串讲

一、氨基糖苷类抗生素的共性

1. 抗菌作用及作用机制　氨基糖苷类抗生素对各种需氧革兰阴性杆菌具有强大抗菌活性，抗菌机制主要是抑制细菌蛋白质合成，包括细菌蛋白质的合成过程的三个阶段，即起始阶段、延长阶段和终止阶段。还能破坏细菌胞质膜的完整性（2000）。

2. 不良反应　耳毒性、肾毒性、神经肌肉麻痹和过敏反应（2002）。

二、常用氨基糖苷类（2017）

1. 庆大霉素临床应用　治疗各种革兰阴性杆菌感染的主要抗菌药，尤其对沙雷菌属作用更强，为氨基糖苷类中的首选药，可与青霉素或其他抗生素合用，协同治疗严重的肺炎球菌、铜绿假单胞菌、肠球菌、葡萄球菌或草绿色链球菌感染，亦可用于术前预防和术后感染，还可局部用于皮肤、黏膜表面感染及眼、耳、鼻部感染。

2. 妥布霉素的临床应用　与庆大霉素相似，抗铜绿假单胞菌仍有效（2003，2004），对其他革兰阴性菌的作用弱于庆大霉素，对金黄色葡萄球菌的作用与庆大霉素相似，临床主要用于治疗敏感菌引起的败血症、下呼吸道感染、严重的神经系统感染、腹腔内感染、皮肤和软组织感染、尿路感染等。

3. 阿米卡星的临床应用　对革兰阴性杆菌和金黄色葡萄球菌均有强大的抗菌作用。本品突出的特点是具有较好的耐酶性能，对细菌所产生的钝化酶稳定，因此对耐药菌株仍有较强的抗菌作用，对铜绿假单胞菌有效，临床主要用于其他氨基糖苷类产生耐药性的菌株所致的严重感染。

经典试题

1. 下列哪项不是氨基糖苷类抗生素的共同特点
A. 由氨基糖分子和非糖部分的苷元结合而成
B. 水溶性好，性质稳定
C. 对 G^+ 菌具有高度抗菌活性
D. 对 G^- 需氧杆菌具有高度抗菌活性
E. 与核蛋白体 30S 亚基结合，抑制蛋白质合成的杀菌剂

2. 耳、肾毒性最大的氨基糖苷类抗生素是
A. 卡那霉素
B. 庆大霉素
C. 西索米星
D. 奈替米星
E. 新霉素

3. 首选链霉素的疾病是
A. 鼠疫
B. 布氏杆菌病
C. 草绿色链球菌性心内膜炎
D. 浸润性肺结核
E. 立克次体病

4. 氨基糖苷类药物在体内分布浓度较高的部位是
A. 细胞内液
B. 血液
C. 耳蜗内淋巴液
D. 脑脊液
E. 结核病灶的空洞中

参考答案：1. C　2. E　3. A　4. C

第32单元 四环素类及氯霉素

=== 重点提示 ===

1. 四环素类 立克次体感染的首选药。不良反应有牙齿黄染、抑制婴儿骨骼发育。
2. 氯霉素不良反应 再障、灰婴综合征等。

=== 考点串讲 ===

一、四环素类

1. 四环素抗菌作用及临床应用 对革兰阳性菌的抑制作用强于阴性菌，但是对革兰阳性菌的作用不如青霉素类和头孢菌素类，对革兰阴性菌的作用不如氨基糖苷类及氯霉素类。对立克次体感染，首选四环素类药物（2003，2012）。

2. 四环素不良反应 主要是对骨骼和牙齿生长的影响，四环素类药物与新形成的骨骼和牙齿中沉积的钙离子结合，造成恒齿永久性棕色色素沉着（俗称牙齿黄染），牙釉质发育不全，还可抑制婴儿骨骼发育。

3. 多西环素抗菌作用及临床应用 抗菌谱与四环素相同，抗菌活性比四环素强。临床适应证见前述四环素，是四环素类药物中的首选药。此外，特别适合肾外感染伴肾衰竭者以及胆道系统感染。

4. 多西环素不良反应 常见不良反应有胃肠道刺激症状。

5. 米诺环素的抗菌作用及临床应用 本类药物中米诺环素的抗菌活性最强。药物的脂溶性高于多西环素，组织穿透力强，分布广泛。抗菌谱与四环素相似。除四环素类共有的不良反应外，米诺环素还有产生独特的前庭反应的不良反应。

二、氯霉素

1. 抗菌作用 对革兰阴性菌的抑制作用强于革兰阳性菌，一般为抑菌药；但是对流感嗜血杆菌、脑膜炎奈瑟菌、肺炎链球菌为杀菌药。

2. 临床应用 耐药菌诱发的严重感染、伤寒、立克次体感染。

3. 不良反应 血液系统毒性：①可逆性血细胞减少；②再生障碍性贫血。灰婴综合征：早产儿和新生儿肝脏的葡萄糖醛酸基转移酶缺乏，肾排泄功能不完善，对氯霉素解毒能力差。大剂量使用氯霉素可致早产儿和新生儿药物中毒。

=== 经典试题 ===

立克次体感染宜选
A. 链霉素
B. 四环素
C. 磺胺嘧啶
D. 阿奇霉素
E. 多黏菌素

参考答案：B

第33单元 人工合成的抗菌药

=== 重点提示 ===

1. 喹诺酮 抗菌谱广，作用机制为抑制细菌 DNA 回旋酶等。
2. 磺胺类的抑菌机制 与 PABA 的结构相似，可与 PABA 竞争二氢叶酸合成酶，阻止细菌二氢叶酸的合成。

考点串讲

一、喹诺酮类

1. 第三代喹诺酮类药物的抗菌作用　广谱抗菌药。
2. 作用机制　DNA回旋酶：是喹诺酮类抗革兰阴性菌的重要靶点。拓扑异构酶Ⅳ：是喹诺酮类抗革兰阳性菌的重要靶点。拓扑异构酶Ⅳ具有解环链活性，在DNA复制过程中，负责将环链的子代DNA解环链（2001，2002）。
3. 临床应用　泌尿生殖道感染；呼吸系统感染；肠道感染与伤寒。
4. 不良反应　不良反应较少，少见胃肠道反应、中枢神经系统毒性、皮肤反应及光敏反应（2000）。

二、磺胺类药物

1. 作用机制　磺胺药是抑菌药，它通过干扰细菌的叶酸代谢而抑制细菌的生长繁殖。与人和哺乳动物细胞不同，对磺胺药敏感的细菌不能直接利用周围环境中的叶酸，只能利用对氨苯甲酸（PABA）和二氢蝶啶，在细菌体内经二氢叶酸合成酶的催化合成二氢叶酸，再经二氢叶酸还原酶的作用形成四氢叶酸。四氢叶酸的活化型是一碳单位的传递体，在嘌呤和嘧啶核苷酸形成过程中起着重要的传递作用。磺胺药的结构和PABA相似，因而可与PABA竞争二氢叶酸合成酶，阻碍二氢叶酸的合成，从而影响核酸的生成，抑制细菌生长繁殖。
2. 抗菌作用
  （1）抗菌谱广，对金黄色葡萄球菌、溶血性链球菌、脑膜炎球菌、志贺菌属、大肠埃希菌、伤寒杆菌、产气杆菌及变形杆菌等有良好抗菌活性，此外对少数真菌、衣原体、原虫（疟原虫和弓形虫也有效）。
  （2）细菌对各种磺胺药间有交叉耐药性。
  （3）磺胺药中有可供局部应用、肠道不易吸收及口服易吸收者，后者吸收完全血药浓度高，组织分布广。
3. 不良反应　该药不良反应较多，常见有恶心、呕吐、皮疹、发热、溶血性贫血、粒细胞减少、肝损害、肾损害等。

三、其他类

1. 甲氧苄啶的作用机制及临床应用　是细菌二氢叶酸还原酶抑制药，抗菌谱与磺胺甲噁唑（SMZ）相似，属抑菌药；抗菌活性比SMZ强数十倍，与磺胺药或某些抗生素合用有增效作用。对人体毒性小。但是，对某些敏感的病人可引起叶酸缺乏症，导致巨幼红细胞性贫血、白细胞减少及血小板减少等。
2. 甲硝唑的抗菌作用、作用机制及临床应用　分子中的硝基在细胞内无氧环境中被还原成氨基，从而抑制病原体DNA合成，发挥抗厌氧菌作用，对脆弱类杆菌尤为敏感。对滴虫、阿米巴滋养体以及破伤风梭菌具有很强的杀灭作用。甲硝唑对需氧菌或兼性需氧菌无效。临床主要用于治疗厌氧菌引起的口腔、腹腔、女性生殖器、下呼吸道、骨和关节等部位的感染。对幽门螺杆菌感染以及四环素耐药艰难梭菌所致的假膜性肠炎有特殊疗效。是治疗阿米巴病、滴虫病和破伤风的首选药物。

经典试题

1. 喹诺酮类抗菌药抑制
A. 细菌二氢叶酸合成酶
B. 细菌二氢叶酸还原酶
C. 细菌RNA多聚酶
D. 细胞依赖于DNA的RNA多聚酶
E. 细菌DNA螺旋酶

2. 磺胺药抗菌机制是
A. 抑制DNA螺旋酶

B. 抑制二氢叶酸还原酶
C. 抑制二氢叶酸合酶
D. 改变膜通透性
E. 抑制分枝菌酸合成
3. 下列哪一种喹诺酮类药是泌尿系统感染的首选药

A. 诺氟沙星
B. 环丙沙星
C. 依诺沙星
D. 培氟沙星
E. 吡哌酸

参考答案：1. E 2. C 3. B

第34单元　抗真菌药和抗病毒药

=== 重点提示 ===

1. 氟康唑　是治疗艾滋病病人隐球菌性脑膜炎的首选药。
2. 利巴韦林　抑制病毒DNA多聚酶，阻碍病毒生物合成。

=== 考点串讲 ===

一、抗真菌药

氟康唑的药理作用及临床应用：具有广谱抗真菌包括隐球菌属、念珠菌属和球孢子菌属等作用。是治疗艾滋病病人隐球菌性脑膜炎的首选药，不良反应发生率低（2006）。

二、抗病毒药

利巴韦林的药理作用及临床应用。

1. 对正常细胞几乎无影响，而在被感染的细胞内在病毒腺苷激酶和细胞激酶的催化下，转化为三磷酸无环鸟苷，对病毒DNA多聚酶呈强大的抑制作用，阻滞病毒DNA的合成。
2. 阻碍病毒穿入和脱壳。
3. 阻碍病毒生物合成。
4. 增强宿主抗病毒能力。

=== 经典试题 ===

1. 不良反应最小，可进入脑脊液的咪唑类抗真菌药是
A. 克霉唑
B. 咪康唑
C. 酮康唑
D. 氟康唑
E. 氟胞嘧啶

2. 毒性大，仅局部应用的抗病毒药是
A. 金刚烷胺
B. 利巴韦林
C. 阿昔洛韦
D. 阿糖胞苷
E. 碘苷

参考答案：1. D 2. E

第35单元　抗结核药

=== 重点提示 ===

1. 异烟肼不良反应有周围神经炎、肝毒性。
2. 利福平还可治疗麻风病，不良反应有肝毒性、"流感综合征"等。

考点串讲

一、异烟肼

1. **临床应用** 对各种类型的结核病病人均为首选药物。对早期轻症肺结核或预防用药时可单独使用，规范化治疗时必须联合使用其他抗结核病药，以防止或延缓耐药性的产生。

2. **不良反应** 常见神经系统反应为周围神经炎，同时还具有肝毒性（2001）。

二、利福平

1. **临床作用** 利福平与其他抗结核药联合使用可治疗各种类型的结核病，包括初治及复发病人。与异烟肼合用治疗初发病人可降低结核性脑膜炎的病死率和后遗症的发生；与乙胺丁醇及吡嗪酰胺合用对复治病人能产生良好的治疗效果。也可治疗麻风病和耐药金黄色葡萄球菌及其他敏感细菌所致感染（2007）。因利福平在胆汁中浓度较高，也可用于重症胆道感染。

2. **不良反应及药物相互作用** ①胃肠道反应：常见恶心、呕吐、腹痛、腹泻，一般不严重。②肝毒性：长期大量使用利福平可出现黄疸、肝大、肝功能减退等症状，严重时可致死亡。此种不良反应在慢性肝病病人、乙醇中毒病人、老年病人或使用异烟肼者发生率明显增加，其机制尚不清楚。故用药期间应定期复查肝功能，严重肝病、胆道阻塞病人禁用。③"流感综合征"：剂量间隔使用时可诱发发热、寒战、头痛、肌肉酸痛及药物相互作用。

利福平是肝药酶诱导剂，可加速自身及许多药物的代谢，如洋地黄毒苷、奎尼丁、普萘洛尔、维拉帕米、巴比妥类药物、口服抗凝血药、氯贝丁酯、美沙酮及磺酰脲类口服降血糖药、口服避孕药、糖皮质激素和茶碱等。利福平与这些药物合用注意调整剂量。

三、乙胺丁醇

1. **药理作用** 乙胺丁醇对繁殖期结核杆菌有较强的抑制作用。其作用机制为与二价金属离子如 Mg^{2+} 络合，阻止菌体内亚精胺与 Mg^{2+} 结合，干扰细菌 RNA 的合成，起到抑制结核杆菌的作用。

2. **临床应用** 用于各型肺结核和肺外结核。

四、吡嗪酰胺

1. **药理作用** 该品只对结核杆菌有杀灭作用，对其他细菌无抗菌活性。大部分在肝水解成吡嗪酸，并氢化成为 5-氢吡嗪酸，少部分原型药通过肾小球滤过由尿排出。吡嗪酰胺在酸性环境下对结核杆菌有较强的抑制和杀灭作用。吡嗪酰胺单独使用易产生耐药性，与其他抗结核病药无交叉耐药性。

2. **临床应用** 与其他抗结核药联合用于经一线抗结核药（如链霉素、异烟肼、利福平及乙胺丁醇）治疗无效的结核病。该品以往作为二线药，常用于其他抗结核药物治疗失败的复治病人。

经典试题

1. 各类型的结核病首选药是
A. 链霉素
B. 利福平
C. 异烟肼
D. 乙胺丁醇
E. 吡嗪酰胺

2. 抗结核作用强，且对金黄色葡萄球菌有效的药物是
A. 利福平
B. 对氨水杨酸
C. 吡嗪酰胺
D. 链霉素
E. 乙胺丁醇

参考答案： 1. C 2. A

第36单元 抗疟药

=== 重点提示 ===

1. 氯喹、青蒿素对红细胞内期裂殖体有杀灭作用，是用于控制症状的抗疟药。
2. 伯氨喹只能杀灭红细胞外期子孢子和疟原虫的配子体，是控制复发和传播的抗疟药。
3. 乙胺嘧啶是病因性预防的抗疟药。

=== 考点串讲 ===

一、主要用于控制症状的抗疟药

1. **氯喹** ①抗疟作用：氯喹对间日疟原虫和三日疟原虫以及敏感的恶性疟原虫的红细胞内期裂殖体有杀灭作用，能迅速有效地控制疟疾的临床发作（2013）。其特点是起效快、疗效高、作用持久。②抗肠道外阿米巴病作用：氯喹能杀灭阿米巴滋养体。由于它在肝中的浓度高，可用于治疗阿米巴肝脓肿。③免疫抑制作用：大剂量氯喹能抑制免疫反应，偶尔用于类风湿关节炎、系统性红斑狼疮等免疫功能紊乱性疾病。

2. **青蒿素** 青蒿素对各种疟原虫红细胞内期裂殖体有快速的杀灭作用，对红细胞外期疟原虫无效。主要用于治疗对耐氯喹或多药耐药的恶性疟。可透过血脑屏障，对脑性疟的抢救有较好效果。

二、主要用于控制复发和传播的抗疟药

1. **伯氨喹的作用机制** 其损伤线粒体以及代谢产物6-羟衍生物促进氧自由基生成或阻碍疟原虫电子传递而发挥作用。

2. **临床应用** 对间日疟红细胞外期子孢子有较强的杀灭作用，是防治间日疟复发的主要药物（2013）。与红细胞内期抗疟药合用，能根治良性疟，减少耐药性的产生。能杀灭各种疟原虫的配子体，阻止各型疟疾传播。对红细胞内期无效。

3. **不良反应** 毒性较大是此药的一大缺点，但目前尚无适当的药物可以取代之。治疗量不良反应较少，可引起头晕、恶心、呕吐、腹痛等，停药后可恢复。

三、主要用于病因性预防的抗疟药

乙胺嘧啶与磺胺可协同阻止叶酸合成，对耐氯喹的恶性疟使用青蒿素与甲氟喹或咯萘啶联合治疗。

第37单元 抗恶性肿瘤药

=== 重点提示 ===

1. 抗肿瘤药的分类 ①干扰核酸合成；②破坏DNA的结构与功能；③嵌入DNA干扰转录RNA；④干扰蛋白质合成。
2. 羟基脲 用于治疗慢性粒细胞白血病。
3. 环磷酰胺 抗瘤谱广，大剂量可引起出血性膀胱炎。

=== 考点串讲 ===

一、抗肿瘤药的分类

1. **干扰核酸合成** 药物分别在不同环节阻止DNA的生物合成，属于抗代谢药物。根据药物主要干扰的生化步骤或所抑制的靶酶的不同，可进一步分为：①二氢叶酸还原酶抑制药，如甲氨蝶

呤等；②胸苷酸合成酶抑制药，如氟尿嘧啶等；③嘌呤核苷酸互变抑制药，如巯嘌呤等；④核苷酸还原酶抑制药，如羟基脲等；⑤DNA 多聚酶抑制药，如阿糖胞苷等。

2. 破坏 DNA 结构和功能　药物分别破坏 DNA 结构或抑制拓扑异构酶活性，影响 DNA 的复制和修复功能。①DNA 交联剂，如氮芥、环磷酰胺（2017）等烷化剂；②破坏 DNA 的铂类配合物，如顺铂；③破坏 DNA 的抗生素，如丝裂霉素和博来霉素；④拓扑异构酶抑制药，如喜树碱类和鬼臼毒素衍生物。

3. 嵌入 DNA 干扰转录 RNA　药物可嵌入 DNA 碱基对之间，干扰转录过程，阻止 mRNA 的形成，属于 DNA 嵌入剂。如多柔比星等蒽环类抗生素和放线菌素 D。

4. 干扰蛋白质合成　药物可干扰微管蛋白聚合功能、干扰核蛋白体的功能或影响氨基酸的供应。①微管蛋白活性抑制药，如长春碱类和紫杉醇类等；②干扰核蛋白体功能的药物，如三尖杉生物碱类；③影响氨基酸供应的药物，如 L-门冬酰胺酶。

二、常用药物

1. 环磷酰胺临床应用　恶性淋巴瘤、成年人尤其儿童急性淋巴细胞性白血病、儿童神经母细胞瘤及尤因肉瘤。肺癌、慢性淋巴细胞性白血病、多发性骨髓瘤。乳腺癌、卵巢癌、胸腺及睾丸肿瘤等。用于宫颈癌、头颈部癌、结肠癌、前列腺癌及肉瘤的术后化疗。

2. 氟尿嘧啶的临床应用　为抗嘧啶类抗代谢药，在体内可有效影响 DNA 的合成，导致细胞损伤和死亡，还作用于 RNA，为细胞周期特异性药物。对增殖细胞各项均有杀伤作用。临床可用于消化系统、生殖系统的癌症及肺癌、皮肤癌、头颈部癌症等。氟尿嘧啶的不良反应有白细胞及血小板减少、胃肠反应、脱发、皮肤色素沉着、皮炎及注射局部刺激等。本品毒性较大，治疗量与中毒量接近，使用不当可致严重中毒反应。体弱、白细胞减少或不久前做过放疗的病人忌用或慎用。如每日腹泻 5 次以上或便血、白细胞降至 $3×10^9$/L 以下，血小板降至 $80×10^9$/L 以下及血象急剧下降、出现神经症状或色素沉着明显时应立即停药。

3. 甲氨蝶呤临床应用　用于儿童急性白血病和绒毛膜上皮癌。甲酰四氢叶酸能拮抗 MTX 治疗中的毒性反应，现主张先用很大剂量 MTX（15～25g/m²），以后再用甲酰四氢叶酸作为救援剂，以保护骨髓正常细胞，对成骨肉瘤等有良效。

4. 巯嘌呤临床应用　本品为抗嘌呤类抗肿瘤类药物，对白血病和绒毛膜上皮癌有良好疗效。

5. 羟基脲临床应用　对慢性粒细胞白血病有确效，也可用于急性变者。对转移性黑色素瘤也有暂时缓解作用。用药后可使瘤细胞集中于 G_1 期，故常作为同步化药物以提高肿瘤对化疗或放疗的敏感性。

6. 多柔比星临床应用　主要用于对常用抗肿瘤药耐药的急性淋巴细胞白血病或粒细胞白血病、恶性淋巴肉瘤、乳腺癌、卵巢癌、小细胞肺癌、胃癌、肝癌及膀胱癌等。

经典试题

1. 环磷酰胺在体内转化为活性最强的代谢物是
A. 卡莫司汀
B. 磷酰胺氮芥
C. 酰磷酰胺
D. 丙烯醛
E. 异环磷酰胺

2. 最容易引起出血性膀胱炎的抗癌药是
A. 氟尿嘧啶
B. 环磷酰胺
C. 博来霉素
D. 双柔比星
E. 紫杉

参考答案：1. B　2. B

第15章 生 理 学

本章重点

生理学部分为基础知识，常考点有：①跨膜转运类型的鉴别、静息电位和动作电位产生的机制及特点；②血液的组成、血细胞及其功能、血液凝固和抗凝、血型；③心脏的泵血功能和心肌电生理；④肺通气；⑤胃和小肠的消化功能；⑥能量代谢的相关定义以及体温调定点学说；⑦肾小球的滤过、肾小管的重吸收及尿生成的调节；⑧甲状腺激素、甲状旁腺激素、降钙素、肾上腺糖皮质激素的生物学作用及其分泌调节等。

第1单元 细胞的基本功能

重点提示

1. **细胞膜的物质转运** 单纯扩散、易化扩散、主动转运、出胞和入胞。掌握其各自的特点。
2. **静息电位产生机制** 主要由钾离子外流形成。动作电位主要由钠离子内流形成。
3. **骨骼肌神经-肌接头处的兴奋传递** 终板电位、递质为乙酰胆碱。
4. **骨骼肌的兴奋-收缩耦联** 结构基础是三联管，耦联因子是钙离子。

考点串讲

一、细胞膜的物质转运功能

（一）单纯扩散

1. 特点 ①脂溶性物质通过细胞膜的主要方式；②由细胞膜高浓度侧向低浓度侧扩散；③不需要能量。
2. 举例 氧和二氧化碳等气体分子的扩散过程。

（二）易化扩散

1. 特点 ①带电离子和分子量较大的水溶性物质；②顺浓度差或电位梯度转运；③需要特殊的蛋白分子协助（通道、载体）；④被动转运，不需要能量。
2. 举例 ①通道转运：Na^+、K^+、Ca^{2+}、Cl^-等离子（2007）。②载体转运：葡萄糖和某些氨基酸。

（三）主动转运

1. 特点 ①由细胞膜低浓度侧向高浓度侧转运；②需要一种有ATP酶性质的膜蛋白；③是一种耗能过程；④是人体最重要的物质转运形式。
2. 举例 钠-钾泵的作用，每分解1个ATP分子，可以使3个Na^+移出细胞外，2个K^+移入细胞内。

（四）出胞和入胞

1. 特点 ①大分子物质或固态、液态的物质团块；②出胞主要是通过分泌囊泡，入胞是与细胞膜形成吞噬泡或吞饮泡的方式进入细胞。
2. 举例 出胞如内分泌腺细胞分泌激素的过程及神经细胞轴突末梢分泌神经递质（2008）。入胞如病毒、细菌、异物、大分子营养物质被细胞吞入的过程。

二、细胞的兴奋性和生物电现象

（一）静息电位和动作电位及其产生机制

1. 静息电位

（1）定义：细胞未受刺激时存在于细胞膜内外两侧的电位差。

（2）高等哺乳动物神经及骨骼肌细胞的静息电位为 $-70\sim-90mV$。

（3）静息电位主要取决于K^+平衡电位，胞膜对哪种离子的通透性高，就更接近该种离子的平衡电位（2006，2011）。

2. 动作电位

（1）定义：在静息电位的基础上，细胞兴奋时细胞膜内外电位差的一过性的变化过程。（注意：动作电位是一个动态变化的过程）

（2）波形特点：包括锋电位、负后电位、正后电位、超射值。

（3）全或无现象：同一细胞上动作电位的大小不随刺激强度和传导距离而改变。

（4）动作电位的锋电位主要取决于Na^+平衡电位，钠离子内向电流形成动作电位升支（2001）。

（二）兴奋性与兴奋的引起，阈值、阈电位和动作电位的关系

1. 兴奋性　可兴奋细胞对外界刺激发生反应产生动作电位的能力。

2. 可兴奋组织　只需要接受较小的刺激，就能表现出某种形式的反应的组织。一般认为神经细胞、肌细胞和腺体细胞都属于可兴奋细胞。

3. 兴奋　刺激引起可兴奋组织的某种反应的过程。刺激引起兴奋的条件：一定的刺激、持续时间和强度—时间变化率。

4. 生物电现象的基础　Na^+泵作用引起的膜内高K^+，膜外高Na^+。静息电位和动作电位产生的直接原因：K^+通道和Na^+通道的易化扩散作用。

5. 阈电位　刺激引起的细胞膜发生动作电位所需要达到的一个临界膜电位（2011）。

6. 阈值　能够引起动作电位的刺激的强度，是衡量组织兴奋性变低的指标之一。

7. 阈值、阈电位和动作电位的关系　超过阈强度的刺激—细胞膜去极—膜电位达到阈电位—Na^+通道大量开放—产生动作电位。

8. 局部电位　由少量钠通道激活而产生的去极化膜电位波动属于局部电位或局部反应。具有以下特征：等级性电位，衰减性传导，没有不应期、反应可以叠加总和。

（三）兴奋在同一细胞上传导的机制和特点

1. 特征　动作电位沿细胞膜向周围传播，使整个细胞膜都经历一次与刺激部位同样的跨膜离子移动。

2. 机制　某一小段细胞膜发生动作电位后，造成了膜两侧的电位差，发生电荷移动（局部电流），运动方向为膜外正电荷由未兴奋段向已兴奋段，膜内正电荷由已兴奋段向未兴奋段。

3. 特点　①局部电流引起的传导不会发生"阻滞"现象。②神经细胞的局部电流可以通过"郎飞结"进行"跳跃式传导"。

三、骨骼肌的收缩功能

1. 骨骼肌神经-肌接头处的兴奋传递

（1）传递发生在运动神经轴突末梢和骨骼肌细胞"终板膜"之间。

（2）传递介质：神经细胞轴突末梢分泌的乙酰胆碱。

（3）传递过程：动作电位传导至轴突末梢—Ca^{2+}（2012）通道大量开放—Ca^{2+}大量内流—轴突末梢分泌乙酰胆碱—引发一次终板电位。

（4）特点：终板电位不是动作电位，不表现"全或无"特性。突触前膜释放的乙酰胆碱能迅速

被接头间隙和接头后膜上的胆碱酯酶分解（2003），成为乙酸和胆碱，从而抑制了神经—骨骼肌接头的传导。

（5）影响因素：凡能影响递质代谢的因素，都能影响其兴奋传递。如细胞外液Ca^{2+}浓度降低或Mg^{2+}浓度增高，可减少ACh释放量，影响兴奋传递。其他还有筒箭毒碱、有机磷农药和新斯的明等。

2. 骨骼肌的兴奋-收缩偶联

（1）定义：以细胞膜的电变化为特征的兴奋过程和以肌纤维机械变化为基础的收缩之间，存在某种中介性过程把两者联系起来，这一过程称为"骨骼肌的兴奋-收缩偶联"。

（2）主要步骤：①肌细胞兴奋；②三联结构处的信息传递；③肌浆网Ca^{2+}的释放与再聚积。

经典试题

1. 葡萄糖顺浓度梯度跨膜转运依赖于细胞膜上的
A. 脂质双分子
B. 紧密连接
C. 通道蛋白
D. 载体蛋白
E. 钠泵

2. Na^+由细胞外液进入细胞的通道是
A. 电压门控通道
B. 化学门控通道
C. 电压门控通道或化学门控通道
D. 载体蛋白
E. 缝隙连接

3. 影响神经纤维动作电位幅度的主要因素是
A. 刺激强度
B. 刺激时间
C. 阈电位水平
D. 神经纤维直径
E. 细胞内、外的Na^+浓度

4. 有关静息电位的叙述，哪项是错误的
A. 由K^+外流所致
B. 膜内电位较膜外为负
C. 各种细胞的静息电位数值是不相同的
D. 是指细胞安静时，膜内外电位差
E. 是指细胞安静时，膜外的电位

5. 有关兴奋在同一细胞内传导的叙述，哪项是错误的
A. 是由局部电流引起的逐步兴奋过程
B. 和兴奋细胞兴奋传导机制基本相同
C. 有髓神经纤维传导方式为跳跃式
D. 局部电流强度数倍于阈强度
E. 呈电紧张性扩布

6. 关于骨骼肌兴奋-收缩偶联，哪项是错误的
A. 电兴奋通过横管系统传向肌细胞深处
B. 横管膜产生动作电位
C. 终末池中Ca^{2+}逆浓度差转运
D. Ca^{2+}进入肌质与肌钙蛋白结合
E. 兴奋-收缩偶联的结构基础为三联管

参考答案：1. D 2. C 3. E 4. E 5. E 6. C

第2单元 血 液

重点提示

1. **血液组成与特性** 细胞外液是细胞的生存环境，称为内环境。血液由血浆和血细胞两部分组成。血细胞比容是指血细胞在血液中所占的容积百分比。

2. **血细胞** 红细胞具有可塑变形性、悬浮稳定性和渗透性。白细胞主要包括粒细胞、单核细胞和淋巴细胞等。血小板主要参与止血和促进凝血以及维持血管内皮的完整性。

3. **抗凝** 血液中重要的抗凝物质是抗凝血酶Ⅲ和肝素。

4. **血型** 是指血细胞膜上特异抗原的类型。输血原则为最好采用同型输血，即使在ABO血型相同的人之间进行输血，输血前也必须进行交叉配血试验。

考点串讲

一、血液的组成与特性

(一) 内环境与稳态

1. 内环境

(1) 定义：细胞外液是细胞生存和活动的液体环境，称为机体的内环境。

(2) 组成：细胞外液约占体重的 20%，其中约 3/4 为组织液，分布在全身的各种组织间隙中，是血液与细胞进行物质交换的场所。细胞外液的 1/4 为血浆，分布于心血管系统，血浆与血细胞共同构成血液，在全身循环流动。

2. 稳态　内环境的各种物理、化学性质是保持相对稳定（动态平衡）的，称为内环境的稳态。

(二) 血量、血液的组成、血细胞比容

1. 血量

(1) 定义：人体内血浆和血细胞量的总和即全身血液的总量，称为血量。

(2) 正常值：正常人的血液总量占体重的 7%～8%，相当于每千克体重有 70～80ml。一次失血不超过全血量的 10%对生命活动无明显影响，超过 20%则有严重影响。

2. 血液的组成

(1) 液体成分（血浆）50%～60%，主要成分是水、低分子物质、蛋白质和 O_2、CO_2 等。

(2) 有形成分（血细胞）40%～50%，包括红细胞、白细胞和血小板。

3. 血细胞比容

(1) 定义：血细胞在血中所占的容积比。

(2) 正常值：成年男性 0.40～0.50，成年女性 0.37～0.48，新生儿 0.55。

(三) 血液的理化特性

1. 比重　血浆比重 1.025～1.030，与血浆蛋白浓度成正比。

2. 黏滞性　血浆黏滞性为 1.6～2.4，与血浆蛋白含量成正比。

3. 血浆渗透压

(1) 概念：渗透压指的是溶质分子通过半透膜的一种吸水力量，其大小取决于溶质颗粒数目的多少，而与溶质的分子量、半径等特性无关。由于血浆中晶体溶质数目远远大于胶体数目，所以血浆渗透压主要由晶体渗透压构成。血浆胶体渗透压主要由蛋白质分子构成，其中，<u>血浆白蛋白分子量较小，数目较多（白蛋白＞球蛋白＞纤维蛋白原），决定血浆胶体渗透压的大小（2000，2001，2006）</u>。

(2) 渗透压的作用：晶体渗透压——维持细胞内外水平衡；胶体渗透压——维持血管内外水平衡和维持正常血容量。

4. 血浆的 pH　<u>血浆 pH 主要取决于 $NaHCO_3/H_2CO_3$ 比值（2008）</u>。正常值是 7.35～7.45。

二、血细胞及其功能

(一) 红细胞生理

1. 数量　血液中数量最多的血细胞。男性（4.0～5.5）×10^{12}/L，女性（3.5～5.0）×10^{12}/L。

2. 红细胞的形态　红细胞呈双凹圆盘形，直径为 7～8μm，无细胞核。

3. 红细胞的悬浮稳定性　血细胞沉降率越快，悬浮稳定性越差，二者呈反变关系。增加血细胞沉降率的主要原因：红细胞叠连的形成。影响红细胞叠连的因素不在红细胞本身而在血浆。

4. 红细胞的渗透脆性　是指红细胞在低渗溶液中发生膨胀破裂的一种特性。渗透脆性越大，细胞膜抗破裂的能力越低。正常红细胞呈双凹圆盘状，在 0.42%～0.35% NaCl 溶液中开始破裂，而球状红细胞渗透脆性增加，在 0.64% NaCl 溶液中开始破裂。

5. 造血原料和辅助因子　①原料：蛋白质和铁。②促成熟因子：维生素 B_{12}、叶酸、内因

子。③调节因子，促红细胞生成素和雄激素加速红细胞生成。另外，红细胞生成还要造血微循环调节。

6. 红细胞生成的调节
（1）红细胞生成素（EPO）：是机体红细胞生成的主要调节物。肾是产生 EPO 的主要部位，贫血、缺氧或肾血流减少，均可促进 EPO 的合成与分泌。
（2）性激素：雄激素主要通过刺激 EPO 的产生而促进红细胞生成。雌激素可降低红系祖细胞对 EPO 的反应，抑制红细胞的生成。
（3）其他：甲状腺激素、糖皮质激素和生长激素等间接影响红细胞生成。转化生长因子 β、干扰素 γ 和肿瘤坏死因子等对红细胞的生成起负性调节作用。

（二）白细胞生理

1. 总数 正常成年人为：$(4\sim10)\times10^9/L$。
2. 各类白细胞比 中性粒细胞 0.50～0.70，嗜酸性粒细胞 0.005～0.05，嗜碱性粒细胞 0～0.01，单核细胞占 0.03～0.08，淋巴细胞占 0.20～0.40。
3. 白细胞的生理特性和功能 根据形态特征，可分为粒细胞、淋巴细胞和单核细胞三类。
（1）粒细胞：分为中性粒细胞（非特异性细胞免疫）、嗜酸性粒细胞（速发型过敏反应和寄生虫感染时升高）、嗜碱性粒细胞（参与超敏反应）。
（2）单核细胞：单核-巨噬细胞具有吞噬病原体功能吞噬和清理功能、吞噬抗原传递免疫信息功能，还参与杀菌、免疫和抗肿瘤作用。
（3）淋巴细胞：是人体主要免疫活性细胞，分为 B 及 T 淋巴细胞。B 淋巴细胞参与体液免疫，T 淋巴细胞参与细胞免疫。

（三）血小板生理

巨核细胞裂解脱落下来的具有生物活性的小块物质，正常成年人血小板数量是 $(100\sim300)\times10^9/L$。生理功能如下。

1. 维护血管壁完整性的功能
2. 参与生理止血功能
（1）血小板黏附、聚集功能：形成松软止血栓，防止出血。
（2）血小板的分泌功能：分泌 ADP 及 5-羟色胺、儿茶酚胺等活性物质，ADP 是引起血小板聚集最重要的物质，其过程不可逆，5-羟色胺等使小动脉收缩，有助于止血。
（3）促进血液凝固，形成牢固止血栓。

三、血液凝固、抗凝和纤溶

（一）血液凝固的基本步骤

1. 基本过程 ①凝血酶原激活复合物的形成（Xa，Ca^{2+}，V，PF_3）。②凝血酶原变成凝血酶。③纤维蛋白原降解为纤维蛋白。其中，因子 X 的激活可通过两个途径实现：内源性激活途径和外源性激活途径。
2. 凝血因子的特点
（1）除因子Ⅳ（Ca^{2+}）和血小板磷脂外，其余凝血因子都是蛋白质。
（2）血液中因子Ⅱ，Ⅶ，Ⅸ，Ⅹ，Ⅺ，Ⅻ等通常以无活性酶原存在。
（3）Ⅶ因子以无活性形式存在于血液中，必须Ⅲ因子（组织因子）存在时才能起作用。
（4）部分凝血因子在肝内合成，且需维生素 K 参与，所以肝脏病变维生素 K 缺乏常导致凝血异常。
（5）因子Ⅷ为抗血友病因子（2011），缺乏时凝血缓慢。
3. 内、外源性凝血途径的不同点 见表 15-1。

表 15-1　内、外源性凝血途径的不同点

	始动因子	参与反应步骤	产生凝血速度	发生条件
内源性凝血	胶原纤维等激活因子Ⅻ	较多	较慢	血管损伤或试管内凝血
外源性凝血	组织损伤产生因子Ⅲ（2003）	较少	较快	组织损伤

4. 机体组织损伤时的凝血　为内源性和外源性凝血途径共同起作用，且相互促进。

（二）主要抗凝物质的作用，纤维蛋白溶解系统及其功能

1. 血浆中最重要的抗凝物质是抗凝血酶Ⅲ和肝素。
2. 肝素通过增强抗凝血酶Ⅲ活性而发挥作用。
3. 纤维蛋白溶解系统。（+）：促进作用；（－）：抑制作用。
4. 正常情况下，血流在血管内不凝固的原因为：①血流速度快；②血管内膜光滑完整；③血浆中存在天然抗凝物质和纤维蛋白溶解系统。

四、血型

（一）血型与红细胞凝集反应

1. 血型　是指血细胞膜上特异性抗原的类型（2001）。与临床关系最密切的主要是 ABO 血型系统和 Rh 血型系统。
2. 细胞凝集反应　血型不相容的 2 种血液滴加在玻片上并使之混合在一起，红细胞凝集成簇称为红细胞凝集。

（二）ABO 血型系统和 Rh 血型系统

1. ABO 血型系统　①抗原和抗体：血型抗原是镶嵌于红细胞膜上的糖蛋白或糖脂上所含的糖链，抗体有天然抗体和免疫性抗体两类，天然抗体主要为 IgM，分子量大；免疫性抗体属于 IgG 抗体，分子量小，可通过胎盘。②血型种类：ABO 血型系统中有两种抗原，分别称为 A 抗原和 B 抗原，均存在于红细胞膜的外表面，在血浆中存在两种相应的抗体即抗 A 抗体和抗 B 抗体。根据红细胞上所含抗原种类将人类血型分型：见表 15-2。

表 15-2　根据红细胞所含抗原种类的血型分类

	A 型	B 型	AB 型	O 型
红细胞上的凝集原（抗原）	A	B	A 和 B	H 抗原
血清中的凝集素（抗体）	抗 B	抗 A	无	抗 A 和抗 B（2007）

2. Rh 血型系统　①大多数中国人为 Rh 阳性血；②血清中不存在天然抗体，抗体需经免疫应答反应产生，主要为 IgG，可以通过胎盘；③Rh 阴性的母亲第二次妊娠时（第一胎为阳性时）可使 Rh 阳性胎儿发生严重溶血。

（三）输血原则

1. 输同型血，输血前做交叉配血试验。
2. 交叉配血试验（2003），受血者的红细胞与供血者的血清，供血者的红细胞与受血者的血清分别加在一起，观察有无凝集现象。前者为交叉配血的次侧，后者为交互配血的主侧，因为主要应防止供者的红细胞上的抗原被受者血清抗体凝集。

── 经 典 试 题 ──

1. 下列哪项不是血浆蛋白的主要功能
A. 运输物质
B. 参与机体的免疫
C. 缓冲pH
D. 参与生理止血
E. 维持血浆晶体渗透压

2. 当红细胞渗透脆性增大时
A. 红细胞不易破裂
B. 对高渗盐溶液抵抗力增大
C. 对高渗盐溶液抵抗力减小
D. 对低渗盐溶液抵抗力减小
E. 对低渗盐溶液抵抗力增大
3. 下列细胞中吞噬能力最强的是
A. 单核巨噬细胞
B. 淋巴细胞
C. 中性粒细胞
D. 嗜酸性粒细胞
E. 嗜碱性粒细胞
4. 对于血小板的聚集起重要作用的物质是
A. 纤维蛋白质
B. 凝血酶
C. Ca^{2+}
D. ADP与血栓素A_2
E. 花生四烯酸
5. 血液凝固的内源性与外源性途径的最主要差别在于
A. 因子X的激活过程
B. 凝血酶激活过程
C. 凝血速度快慢
D. 纤维蛋白形成过程
E. 是否有血小板的参与
6. 输血时主要考虑
A. 给血者红细胞不被受血者红细胞所凝集
B. 给血者血浆不被受血者血浆所凝集
C. 给血者红细胞不被受血者血清凝集
D. 给血者血浆不使受血者红细胞凝集
E. 受血者红细胞不与其血浆发生凝集

参考答案：1. E 2. D 3. A 4. D 5. A 6. C

第3单元 血液循环

重点提示

1. **心脏的泵血功能** 心动周期是指心脏每舒缩一次所构成的机械活动周期；心脏泵血的过程分为心室收缩期和心室舒张期。每搏输出量是指一侧心室一次收缩射入动脉的血量；每分输出量是由一侧心室每分钟输出的血量；射血分数是指搏出量占心室舒张末期容积的百分比；心脏指数指每平方米体表面积的心排血量。

2. **心肌的生物电现象** 具有兴奋性、自律性和传导性。心肌有效不应期长，因此不会产生强直收缩。

3. **动脉血压影响因素** 每搏输出量、心率、外周阻力、主动脉和大动脉的顺应性及循环血量和血管系统容量的比例。

4. **冠脉血流特点** 血压高，血流量大，摄氧率高。舒张期越长，血流量越大。

考点串讲

一、心脏的泵血功能

（一）心动周期的概念、心脏泵血的过程和机制

1. **概念** 心脏一次收缩和舒张构成一个机械活动周期称为心动周期。心率是用来描述心动周期的专业术语，指每分钟心搏次数。由于心室在心脏泵血活动中起主要作用，所以心动周期通常是指心室活动周期。

2. **心率与心动周期的关系** 心动周期时程的长短与心率有关，心率增大，心动周期缩短，收缩期和舒张期都缩短，但舒张期缩短的比例较大，心肌工作的时间相对延长，故心率过快将影响心脏泵血功能。

3. **心脏泵血过程（以心室为例）**
（1）心房收缩期：使心室继续充盈。
（2）等容收缩期：室内压上升速度最快（2003，2006）。

（3）快速射血期：室内压最高。
（4）减慢射血期：室内压低于主动脉压。
（5）等容舒张期：室内压下降速度最快，心室内压最低（2007）。
（6）快速充盈期：心室容积快速增大（2007），室内压小于房内压。
（7）减慢充盈期：室内压开始上升。

（二）心脏泵血功能的评价

每搏输出量、每分输出量、射血分数、心脏指数、心脏做功、心力储备。

1. **每搏输出量**　一侧心室每次收缩所输出的血量，称为每搏输出量，人体安静状态下为60～80ml。

2. **每分输出量**　每分输出量=每搏输出量×心率，即每分钟由一侧心室输出的血量（2000，2001，2005），中等身材成年人，空腹和安静下的心排血量为5～6L。

3. **射血分数**　每搏输出量与心室舒张末期容积的百分比称为射血分数，人体安静时的射血分数为0.55～0.65。

4. **心脏指数**　以单位体表面积（m²）计算的心排血量（2004，2005）。正常3.0～3.5L/（min·m²）。

5. **每搏做功和每分做功**　心室一次收缩所做的功，称为每搏做功（搏功）。每搏做功=（射血期左心室内压－左心室舒张末期压）×搏出量。
每分做功（分功）指心室每分钟做的功。每分做功=每搏做功×心率。

6. **心力储备**　又称心脏泵血功能的储备。指心脏在神经和体液因素调节下，适应机体代谢的需要而增加心排血量的能力。健康成年人安静时排血量为4.5～5L，剧烈运动时最大心排血量25～35L，即心力储备为20～30L。心力储备包括心率储备和每搏输出量储备。

（三）心脏泵血功能的调节

1. **前负荷对搏出量的影响**　通过异长自身调节的方式调节心排血量，增加左心室的前负荷，可使每搏输出量增加。

2. **后负荷对搏出量的影响**　后负荷增高时，射血期缩短，每搏输出量减少。但随后将通过异长和等长调节机制维持适当的心排血量。

3. **心肌收缩能力对搏出量的影响**
（1）通过改变心肌变力状态从而调节每搏输出量的方式称为等长自身调节。
（2）影响心肌收缩能力的因素：儿茶酚胺、强心药、Ca^{2+}等加强心肌收缩力；乙酰胆碱、缺氧、酸中毒、心力衰竭等降低心肌收缩力。

4. **心率对心排血量的影响**
（1）心率在40～180/min变化时，每分输出量与心率成正比。
（2）心率超过180/min时，每分输出量与心率成反比。
（3）心率低于40/min时，也使心排血量减少。

二、心肌的生物电现象和生理特性

（一）工作细胞和自律细胞的跨膜电位及其形成机制

1. 工作细胞
（1）包括心房肌、心室肌细胞，为快反应细胞，具有兴奋性、传导性、收缩性、无自律性。
（2）跨膜电位及其形成机制
①静息电位——K^+外流的平衡电位。
②动作电位——复极化复杂，持续时间较长。
0期（除极）——Na^+内流接近Na^+平衡电位（2007），构成动作电位的上升支。
1期（快速复极初期）——K^+外流所致。

2期（平台期）——Ca^{2+}，Na^+内流与K^+外流处于平衡。平台期是心室肌细胞动作电位持续时间很长的主要原因，也是心肌细胞区别于神经细胞和骨骼肌细胞动作电位的主要特征。

3期（快速复极末期）——Ca^{2+}内流停止，K⁺外流增多所致（2007）。

4期（静息期）——工作细胞3期复极完毕，膜电位基本上稳定在静息电位水平，细胞内外离子浓度维持主要依靠Na^+-K^+泵的转运。

2. 自律细胞（构成特殊传导系统）

（1）特点：具有兴奋性、传导性、自律性（除结区），但无收缩性。

（2）跨膜电位及形成机制特点：自律细胞无静息期，复极到3期末后开始自动除极，3期末电位称为最大复极电位。

（3）心室肌细胞与窦房结起搏细胞跨膜电位的不同点：见表15-3。

表15-3 心室肌细胞与窦房结起搏细胞跨膜电位的不同点

	静息电位/最大舒张电位值	阈电位	0期去极化速度	0期结束时膜电位值	去极幅度	4期膜电位	膜电位分期
心室肌细胞	静息电位值-90mV	-70mV	迅速	+30mV（反极化）	大（120mV）	稳定	0，1，2，3，4共5个时期
窦房结细胞	最大舒张电位-70mV	-40mV	缓慢	0mV（不出现反极化）	小（70mV）	不稳定，可自动去极化	0，3，4共3期，无平台期

（二）心肌的兴奋性、自动节律性、传导性和收缩性

1. 兴奋性

（1）周期变化：有效不应期→相对不应期→超常期，特点是有效不应期较长（2001，2012），相当于整个收缩期和舒张早期（2006），因此心肌不会出现强直收缩（2002，2005，2008，2011）。

（2）影响兴奋性的因素：引起0期除极的离子通道的状态、阈电位与静息电位的距离等。另外，血钾浓度也是影响心肌兴奋性的重要因素。

（3）期前收缩和代偿间歇：心室肌在有效不应期终结之后、下次窦房结兴奋到达之前，受到人工的或潜在起搏点的异常刺激，可产生一次期前兴奋，引起期前收缩。由于期前兴奋有自己的不应期，因此期前收缩后出现较长的心室舒张期，这称为代偿间歇。

2. 心肌自动节律性

（1）自律细胞的跨膜电位及形成机制：①窦房结细胞是一种慢反应自律细胞，钙内流是主要原因；②浦肯野细胞属快反应自律细胞，产生原因钠内流增多。

（2）心脏传导系统各部位的自律性：在正常情况下窦房结的自律性最高，房室交界次之，心室内传导组织最低。

（3）自律性的影响因素：①4期自动复极速度；②最大舒张电位水平；③阈电位水平。

3. 传导性　心肌细胞传导兴奋的能力，称为传导性。

兴奋在心脏内的传导途径简示：窦房结→结间束→房室交界→房室束及左、右束支→浦肯野纤维→心房肌。

兴奋在房室交界处的传导速度极慢称为房-室延搁。其生理意义：使心房与心室的收缩不在同一时间进行，有利于充盈和射血。

4. 收缩性

（1）心肌收缩的特点：同步收缩、不发生强直收缩、对细胞外Ca^{2+}的依赖。

（2）影响因素：影响搏出量的因素（前负荷、后负荷、心肌收缩力），以及细胞外Ca^{2+}浓度等。

（三）正常心电图的波形及生理意义

P波——左右两心房的除极。历时0.08～0.11s，幅度不超过0.25mV。

QRS——左右两心室的除极。历时 0.06～0.10s，代表兴奋在心室肌传播所需要的时间。
T 波——两心室复极化。历时 0.05～0.25s，幅度 0.1～0.8mV。
P-R 间期——房室传导时间。一般为 0.12～0.20s。
Q-T 间期——从 QRS 波开始到 T 波结束，反映心室肌除极和复极的总时间。
ST 段——从 QRS 波结束到 T 波开始，反映心室各部分都处于除极状态的平台期。

三、血管生理

（一）动脉血压的形成、正常值和影响因素

1. *血压*　血管内流动的血液对单位面积血管壁的侧压力，一般所说的动脉血压指主动脉压，通常用在上臂测得的肱动脉压代表。
2. *动脉血压的形成*
（1）前提条件：心血管系统血液充盈。
（2）基本因素：心脏射血和外周阻力。
3. *影响动脉血压的因素*
（1）每搏输出量：主要影响收缩压。
（2）心率：主要影响舒张压。
（3）外周阻力：主要影响舒张压（影响舒张压的最重要因素）。
（4）主动脉和大动脉的弹性贮器作用：减小脉压。
（5）循环血量和血管系统容量的比例：影响平均充盈压。

（二）中心静脉压及影响静脉回流的因素

1. *中心静脉压*　指胸腔内大静脉或右心房的压力。正常值为：0.49～1.18kPa（5～12cmH$_2$O），它的高低取决于心脏射血能力和静脉回心血量的多少。中心静脉压升高多见于输液过多过快或心脏射血功能不全。
2. *静脉回心血量及其影响因素*　静脉回心血量在单位时间内等于心排血量，其取决于外周静脉压与中心静脉压之差，以及静脉血流阻力。影响因素有以下几方面。
（1）静脉回流的动力是静脉两端的压力差，即外周静脉压与中心静脉压之差，压力差的形成主要取决于心脏的收缩力，但也受呼吸运动、体位、肌肉收缩等的影响。
（2）骨骼肌的挤压作用作为肌肉泵促进静脉回流。
（3）呼吸运动通过影响胸内压而影响静脉回流。
（4）人体由卧位转为立位时，回心血量减少。

（三）微循环的组成及作用

1. *定义*　微循环是指循环系统中微动脉和微静脉之间的血液循环，最根本的功能是血液与组织细胞进行物质交换的场所。
2. *微循环 3 条途径及其作用*
（1）迂回通路（营养通路）。①组成：血液从微动脉→后微动脉→毛细血管前括约肌→真毛细血管→微静脉的通路；②作用：是血液与组织细胞进行物质交换的主要场所。
（2）直捷通路。①组成：血液从微动脉→后微动脉→通血毛细血管→微静脉的通路；②作用：促进血液迅速回流。此通路骨骼肌中多见。
（3）动-静脉短路。①组成：血液从微动脉→动-静脉吻合支→微静脉的通路；②作用：调节体温。此途径皮肤分布较多。

（四）组织液的生成及其影响因素

1. *组织液的生成*　组织液是血浆滤过毛细血管壁而形成的。
2. *影响组织液生成的因素*　①<u>毛细血管血压（2003）</u>：正比；②<u>血浆胶体渗透压：反比（2017）</u>；

③淋巴液回流：回流受阻，引起水肿；④毛细血管通透性：通透性增高，血浆蛋白滤过血管，组织液渗透压升高，组织液生成增多。

四、心血管活动调节

1. 神经调节　心交感神经、心迷走神经、交感缩血管神经的功能。

（1）心交感神经及其作用：节前神经元起源于脊髓胸段 $T_1\sim T_5$ 侧角神经元，末梢释放递质是乙酰胆碱，节后神经元末梢释放的递质为去甲肾上腺素。作用是使心率增快、心缩力增强，房室传导加快（2003，2017）。

（2）心迷走神经及其作用：节前神经元起源于延髓的迷走神经背核和疑核，节前和节后神经末梢递质均为乙酰胆碱，作用是使心率减慢、心缩力减弱，房室传导速度减慢（2017）。

（3）交感缩血管神经：缩血管神经纤维都是交感神经纤维，其节前神经元位于脊髓胸、腰段的中间外侧柱内，为胆碱能神经元；节后神经元位于椎旁和椎前神经节内，末梢释放的递质为去甲肾上腺素。α肾上腺素能受体使血管平滑肌收缩；β肾上腺素能受体导致血管平滑肌舒张，去甲肾上腺素与α肾上腺素能受体结合的能力较与β受体结合的能力强，故缩血管纤维兴奋时引起缩血管效应（2016）。

2. 心血管反射　颈动脉窦和主动脉弓压力感受性反射。

（1）基本过程（2000，2001，2008）：动脉血压升高→刺激颈动脉窦和主动脉弓压力感受器→经窦神经（舌咽神经）和迷走神经将冲动传向中枢→通过心血管中枢的整合作用→导致心迷走神经兴奋、心交感抑制、交感缩血管纤维抑制→心排血量下降、外周阻力降低，从而使血压恢复正常。

（2）特点：①压力感受器对波动性血压敏感。不是直接感受血压变化，而是感受血管壁的机械牵张程度。②窦内压在正常平均动脉压（100mmHg 左右）上/下变动时，压力感受性反射最敏感。③减压反射对血压变化及时纠正，在正常血压维持中发挥重要作用。

3. 体液调节　肾素-血管紧张素系统、肾上腺素和去甲肾上腺素、血管内皮产生的血管活性物质的功能。

（1）肾素-血管紧张素-醛固酮系统：血管紧张素Ⅱ的作用：①使全身微动脉、静脉收缩（2005），血压升高，回心血量增多；②增加交感缩血管纤维递质释放量；③使交感缩血管中枢紧张；④刺激肾上腺合成和释放醛固酮；⑤引起或增强渴觉、导致饮水行为。

（2）肾上腺素和去甲肾上腺素：去甲肾上腺素或肾上腺素与心肌细胞上的 β_1 受体结合产生正性变力、变时、变传作用，与血管平滑肌上的α受体结合使血管收缩。肾上腺素能与血管平滑肌上的 β_2 受体结合引起血管舒张。

（3）血管内皮产生的血管活性物质的功能

①血管内皮生成的舒血管物质：主要有 NO 和前列环素。NO 可激活血管平滑肌内的可溶性鸟苷酸环化酶，升高 cGMP 浓度，降低游离 Ca^{2+} 浓度，使血管舒张。血管内的搏动性血流对内皮产生的切应力可使内皮释放 PGI_2，引起血管舒张。

②血管内皮生成的缩血管物质：主要有内皮素（ET），ET 是内皮细胞合成和释放的由21个氨基酸残基构成的多肽，具有强烈而持久的缩血管效应和促细胞增殖与肥大的效应，并参与心血管细胞的凋亡、分化、表型转化等多种病理过程。

五、器官循环——冠脉循环

（一）特点

1. 血压高、流速快、血流量大、摄氧率高。
2. 心肌节律性舒缩活动对冠脉血流量影响很大。

（二）调节

主要受心肌本身代谢水平的影响。

经典试题

1. 心动周期中左心室容积最大的时期是
A. 快速射血期末
B. 快速充盈期末
C. 减慢射血期末
D. 减慢充盈期末
E. 房缩期末

2. 可引起射血分数增大的因素是
A. 心室舒张末期容积增大
B. 动脉血压升高
C. 心率减慢
D. 心肌收缩能力增强
E. 快速射血相缩短

3. 心肌的等长调节通过改变下列哪个因素调节心脏的泵血功能
A. 肌小节初长
B. 肌钙蛋白活性
C. 肌质游离Ca^{2+}
D. 心肌收缩能力
E. 横桥ATP酶活性

4. 下列能使心排血量增加的因素是
A. 心迷走中枢紧张性增高
B. 心交感中枢紧张性增高
C. 静脉回心血量减少
D. 心室舒张末期容积减小
E. 颈动脉窦内压力增高

5. 心室肌细胞动作电位的0期除极是由何种通道开放
A. Na^+通道
B. Cl^-通道
C. Ca^{2+}通道
D. K^+通道
E. Mg^{2+}通道

6. 与心室肌相比,浦肯野细胞动作电位的主要特征是
A. 平台期时程长
B. 幅值大
C. 4期膜电位稳定
D. 4期自动除极
E. 0期除极速度快

7. 去甲肾上腺素使浦肯野细胞自律性增高是通过
A. 最大复极电位降低
B. 阈电位水平下降
C. I_f电流增强
D. 膜对Ca^{2+}通透性增高
E. I_k电流增大

8. 中心静脉压的高低取决于下列哪项因素
A. 血管容量和血量
B. 动脉血压和静脉血压之差
C. 心脏射血能力和静脉回心血量
D. 心脏射血能力和外周阻力
E. 外周静脉压

9. 对动脉血压波动性变化比较敏感的感受器位于
A. 颈动脉窦
B. 主动脉弓
C. 颈动脉体
D. 主动脉体
E. 心肺感受器

10. 颈动脉体最敏感的刺激是血液中的
A. CO_2分压下降
B. 动脉血O_2含量
C. 感受器所处环境的PO_2
D. 高氧
E. H^+浓度降低

参考答案:1. E 2. D 3. D 4. B 5. A 6. D 7. C 8. C 9. A 10. C

第4单元 呼 吸

重点提示

本单元须全面熟练掌握。特别是肺通气,一些肺容积单位的数值也应详细记忆。

呼吸运动的调节:CO_2是调节呼吸的最重要的生理性体液因素,动脉血H^+可通过外周化学感受器(主要)和中枢化学感受器2条途径来兴奋呼吸中枢,低氧对呼吸的刺激作用完全是通过外周化学感受器完成的。

考点串讲

一、肺通气

1. **外呼吸** 外部气体在肺部的气体交换,包括肺通气和肺换气。
2. **内呼吸** 在细胞内的利用和排出。
3. **呼吸过程** 包括外呼吸即肺呼吸、气体在血液中的运输、内呼吸即组织呼吸(2012)。

(一)肺通气原理

1. 肺通气的动力

(1)呼吸运动

动力(2000,2001,2004,2005,2012):吸气肌(膈肌占4/5)收缩,胸腔扩大→胸腔容积扩大→肺容积扩大→肺内压下降→气体入肺→吸气肌舒张→胸腔及肺容积缩小→肺内压上升→呼气。

平静呼吸时:吸气主动,呼气被动。

用力呼吸时:吸气主动,呼气主动。

呼吸相关肌肉:引起呼吸运动的肌肉为呼吸肌。使胸廓扩大产生吸气动作的肌肉为吸气肌,主要有膈肌和肋间外肌(2011);使胸廓缩小产生呼气动作的肌肉是呼气肌,主要有肋间内肌和腹壁肌(2008)。此外,还有一些辅助呼吸肌,如斜角肌、胸锁乳突肌和胸背部的其他肌肉等,这些肌肉只在用力呼吸时才参与呼吸运动。

(2)胸膜腔和胸膜腔内压

胸膜腔密闭性:二层胸膜间液体分子的内聚力。两块玻璃板之间加一点水,可滑动,但不能分开。平静呼气末或吸气末,胸膜腔内压=肺内压-肺弹性回缩压=0-肺回缩(-4mmHg)。平静呼气末肺内压为0。

2. 肺通气的阻力

(1)弹性阻力:肺和胸廓弹性阻力(平静呼吸时的主要阻力占总通气阻力的70%)。

肺的弹性阻力来自肺组织本身的弹性回缩力和肺泡内液-气界面的表面张力所产生的回缩力。胸廓的弹性阻力来自胸廓的弹性成分。

(2)非弹性阻力:约占总通气阻力的30%,包括气道阻力、惯性阻力和黏滞阻力,其中以气道阻力为主。

气道阻力:气体流经呼吸道时气体分子间和气体分子与气道壁之间的摩擦,是非弹性阻力的主要成分,占80%~90%。

非弹性阻力是在气体流动时产生的,并随流速加快而增加,故为动态阻力。

(二)基本肺容积和肺容量

1. 基本肺容积

(1)潮气量:每次呼吸时吸入或呼出的气量为潮气量。平静呼吸时,潮气量为400~600ml,一般以500ml计算。

(2)补吸气量或吸气储备量:平静吸气末,再尽力吸气所能吸入的气量为补吸气量,正常成年人为1500~2000ml。

(3)补呼气量或呼气储备量:平静呼气末,再尽力呼气所能呼出的气量为补呼气量,正常成年人为900~1200ml。

(4)余气量或残气量(2012):最大呼气末尚存留于肺中不能再呼出的气量为余气量,正常成年人为1000~1500ml。

2. 肺容量

(1)深吸气量:从平静呼气末做最大吸气时所能吸入的气量。深吸气量=潮气量+补吸气量。

(2) 功能余气量：平静呼气末尚存留于肺内的气量为功能余气量。功能余气量＝余气量＋补呼气量。

(3) 肺活量和时间肺活量：最大吸气后，从肺内所能呼出的最大气体量为肺活量。肺活量＝潮气量＋补吸气量＋补呼气量。正常成年男性为3500ml，女性为2500ml。

时间肺活量是指一次最大吸气后，尽力尽快呼气时，计算1s，2s，3s内的用力呼气量，并计算其所占肺活量的百分数。正常人在第1s，2s，3s分别为80%，96%，99%，时间肺活量反映了肺组织的弹性状态和气道的通畅程度（2006，2007，2008）。是评价肺通气功能的可靠指标。

(4) 肺总量：肺所能容纳的最大气量为肺总量。肺总量＝肺活量＋余气量。成年男性平均为5000ml，女性为3500ml（2012）。

(5) 呼吸频率：人每分钟的呼吸次数，人正常呼吸的频率是12～18/min。

(三) 肺通气量与肺泡通气量

1. **肺通气量** 单位时间内出入肺的气体量。

(1) 每分通气量：是指每分钟进或出肺的气体总量，等于呼吸频率乘潮气量。平静呼吸时，每分通气量6～9L。

(2) 最大通气量：尽力做深快呼吸时，每分钟所能吸入或呼出的最大气量。

(3) 通气贮量百分比＝[（最大通气量－每分平静通气量）/ 最大通气量]×100%，正常值等于或大于93%。

2. **肺泡通气量** 是每分钟吸入肺泡的新鲜空气量，等于（潮气量－无效腔气量）×呼吸频率。

二、肺换气和组织换气

(一) 肺换气和组织换气的过程

氧气的交换过程：肺泡（104mmHg）→血液（40mmHg）。

二氧化碳的交换过程：血液（46mmHg）→肺泡（40mmHg）。

(二) 影响因素

1. **呼吸膜的厚度** 即肺泡-毛细血管膜的厚度，气体扩散速率与呼吸膜厚度成反比。
2. **呼吸膜的面积** 气体扩散速率与扩散面积成正比。
3. **通气/血流比值的影响** 通气/血流比值是指每分钟肺泡通气量（VA）和每分肺血流量（Q）之间的比值（VA/Q），只有适宜的VA/Q，才能实现适宜的气体交换，这是因为肺部的气体交换依赖于两个泵协调配合的工作。一个是气泵，使肺泡通气，肺泡气得以不断更新，提供O_2，排出CO_2；一个是血泵，向肺循环泵入相应的血流量，及时带走摄取的O_2，带来机体产生的CO_2。如果VA/Q比值增大，就意味着通气过剩，血流不足，部分肺泡未能与血液气充分交换，致使肺泡无效腔增大。反之，VA/Q下降，则意味着通气不足，血流过剩，部分血液流经通气不良的肺泡，混合静脉血中的气体未得到充分更新，未能成为动脉血就流回了心脏，犹如发生了动-静脉短路。由此可见，VA/Q增大，肺泡无效腔增加；VA/Q减小，发生功能性动-静脉短路，两者都妨碍了有效的气体交换，可导致血液缺O_2或CO_2潴留，但主要是血液缺O_2。

三、气体在血液中的运输

包括物理溶解和化学结合两种方式。其中化学结合的运输方式占绝大多数，物理溶解量虽小，但是非常重要。因为气体只有首先物理溶解后才能发生化学结合。

(一) 氧和二氧化碳的运输

1. **氧的运输方式** 主要以氧合血红蛋白（HbO_2）的形式运输。

(1) 肺内：氧分压高（2001），O_2易与血红蛋白结合。

(2) 组织：氧分压低，易于氧合血红蛋白释放O_2。

(3) P_{50}：50%的血红蛋白和氧气结合时氧的分压数。P_{50}数越大，说明氧和血红蛋白不容易结合，反之，说明容易结合。

2. 二氧化碳的运输　化学结合的形式运输，主要包括 HCO_3^-（88%）和氨基甲酰血红蛋白方式（7%）。

（二）血氧饱和度、氧离曲线及其影响因素

1. 血氧饱和度　Hb 氧含量和 Hb 氧容量的比。
（1）血液中 Hb 含量达 5g/100ml 以上时，出现发绀。表示机体缺氧。
（2）严重贫血或 CO 中毒，机体有缺氧，但并不出现发绀。
2. 氧离曲线　①上段：反映 Hb 和 O_2 结合的部分；②中段：反映 HbO_2 释放 O_2 的部分；③下段：反映血液中的 O_2 储备。
3. 影响氧离曲线的因素
（1）pH 和 CO_2 的影响：pH 降低，CO_2 升高，Hb 对 O_2 亲和力降低，P_{50} 增大，曲线右移（2016）。反之，Hb 对 O_2 亲和力升高，P_{50} 减小，曲线左移。
（2）温度的影响：温度升高，曲线右移，反之左移。
（3）2,3-二磷酸甘油酸（2,3-DPG）：2,3-DPG 升高，氧离曲线右移，反之，左移。

四、呼吸运动的调节

化学因素对呼吸的调节也是一种呼吸的反射性调节，化学因素是指动脉血、组织液或脑脊液中的 CO_2，O_2，H^+。机体通过呼吸调节血液中的水平，动脉血中 CO_2，O_2，H^+ 水平的变化又通过化学感受器调节呼吸，如此形成的控制环维持着内环境这些因素的相对稳定。

1. 化学感受器
（1）中枢化学感受器：延髓腹外侧，生理性刺激是脑脊液和局部细胞外液中的 H^+。
（2）外周化学感受器：颈动脉体，主动脉体（2014）。生理性刺激时动脉血中的 PO_2 降低、PCO_2 或者 H^+ 浓度升高。
2. PCO_2、$[H^+]$ 和低氧的作用
（1）PCO_2 的影响：CO_2 是调节呼吸的最重要的生理性体液因子。一是通过刺激中枢化学感受器（2002）再兴奋呼吸中枢；二是刺激外周感受器，冲动经窦神经和迷走神经传入延髓呼吸有关核团，反射性地使呼吸加深、加快，增加肺通气。
（2）$[H^+]$ 的影响：脑脊液中的 H^+ 是中枢化学感受器的最有效刺激。
（3）低氧的影响：低氧对呼吸的刺激作用完全是通过外周化学感受器完成的（2001，2005，2007）。

经典试题

1. 肺的静态顺应性越大，表示
A. 肺的弹性阻力大，肺扩张程度小
B. 肺的弹性阻力小，肺扩张程度小
C. 肺的非弹性阻力大，肺扩张程度大
D. 肺的弹性阻力小，肺扩张程度大
E. 肺的非弹性阻力与肺扩张程度无变化

2. 下列关于肺泡表面活性物质生理作用的叙述，哪一项是错误的
A. 稳定肺泡内压
B. 降低肺泡表面张力
C. 增加肺的回缩力
D. 维持肺泡于适当的扩张状态
E. 阻止肺毛细血管内水分滤入肺泡

3. 决定每分钟肺泡通气量的因素是
A. 残气量的多少
B. 潮气量的大小
C. 肺活量
D. 呼吸频率，潮气量与无效腔的大小
E. 呼吸频率与无效腔的大小

4. 血中 H^+ 浓度升高引起呼吸加深加快因为
A. 直接刺激中枢的呼吸神经元
B. 刺激中枢化学感受器
C. 刺激颈动脉体和主动脉体感受器
D. 刺激颈动脉窦和主动脉弓感受器
E. 刺激心肺感受器

5. 肺通气、血流比值反映了肺部气体交换时的

匹配情况。通气、血流比值增大表明
A．肺内气体交换障碍
B．解剖无效腔增大
C．解剖性动-静脉短路
D．功能性动-静脉短路
E．肺泡无效腔增大
（6～7题共用备选答案）

A．潮气量
B．肺活量
C．用力呼气量
D．通气/血流比值
E．肺扩散容量
6．测定肺通气效率最好的指标是
7．测定肺换气效率最好的指标是

参考答案：1. D 2. C 3. D 4. C 5. E 6. C 7. D

第5单元　消化与吸收

=====重点提示=====

1．**胃液作用**　盐酸激活胃蛋白酶原，胃蛋白酶原转化为胃蛋白酶后水解蛋白质；黏液和碳酸氢根离子构成黏液-碳酸氢盐屏障来保护胃黏膜；内因子则促进回肠上皮细胞吸收维生素 B_{12}。

2．**抑制胃排空因素**　肠胃反射、肠抑胃素（促胰液素等）、小肠内因素。

3．**小肠内消化**　胰液含多种酶类，是重要的消化液。胆汁中主要是胆盐的作用，利于脂肪的消化和脂溶性维生素的吸收。

=====考点串讲=====

一、胃肠神经体液调节的一般规律

（一）胃肠的神经支配及其作用

消化系统受自主神经系统和肠内神经系统的双重支配，交感神经释放去甲肾上腺素对胃肠运动和分泌起抑制作用，副交感神经通过迷走神经和盆神经支配肠胃，释放乙酰胆碱和多肽，调节胃肠功能。

（二）胃肠激素及其作用

1．**概念**　在胃肠道的黏膜内存在数十种内分泌细胞，它们分泌的激素统称为胃肠激素。胃肠激素的化学成分为多肽，可作为循环激素起作用，也可作为旁分泌物在局部起作用或分泌入肠腔发挥作用，故胃肠道是体内最大的内分泌器官。

2．胃肠激素的生理作用

（1）调节消化腺的分泌和消化道的运动。

（2）调节其他激素的释放，如抑胃肽刺激胰岛素分泌。

（3）营养作用，如胃泌素促进胃黏膜细胞增生。

3．**脑-肠肽**　指中枢神经系统和胃肠道内双重分布的多肽，如胃泌素、胆囊收缩素、生长抑素等多肽。

二、口腔内消化

（一）唾液的性质、成分和作用

1．**性质**　中性、低渗。

2．**成分**　主要有机物为黏蛋白、球蛋白、唾液淀粉酶、<u>溶菌酶（2006）</u>等；主要无机物为 Na^+，K^+，HCO_3^-，Cl^- 和一些气体分子。

3．**作用**　①湿润口腔和食物，便于说话和吞咽；②溶解食物并不断移走味蕾上的食物微粒，从而能不断尝到食物的味道；③清洁和保护口腔；④抗菌作用；⑤消化作用。

（二）唾液分泌的调节
完全是神经反射调节，包括条件反射和非条件反射。
1. 条件反射　食物的外观、气味、进食环境乃至语言文字描述都能形成条件反射。
2. 非条件反射　食物的机械的、化学的、温度的刺激。

三、胃内消化
（一）胃液的性质、成分和作用
1. 性质　纯净的胃液是一种无色透明的酸性液体，pH 为 0.9～1.5。
2. 成分　胃液所含的重要成分有除水外，主要有盐酸、胃蛋白酶原、黏液和"内因子"。
3. 作用

（1）盐酸（2008，2014）：①激活胃蛋白酶原，使之转变为有活性的胃蛋白酶，并为胃蛋白酶提供适宜的酸性环境；②可抑制和杀死随食物进入胃内的细菌；③盐酸进入小肠后能促进胰液、胆汁和小肠液的分泌；④分解食物中的结缔组织和肌纤维，使食物中的蛋白质变性，易被消化；⑤与钙和铁结合，形成可溶性盐，促进其吸收。

（2）胃蛋白酶原：胃蛋白酶能水解蛋白质，主要产物是胨，还含少量多肽和氨基酸。

（3）黏液：具有润滑作用，可减少粗糙的食物对胃黏膜的机械损伤。

（4）内因子：促进回肠上皮吸收维生素 B_{12}（2007，2012）。

（二）胃液分泌的调节
1. 刺激胃液分泌的因素　食物是引起胃液分泌的生理性刺激物，分为 3 个时期：头期、胃期和肠期。

（1）头期：食物刺激了口腔、咽、食管的化学和机械感受器而引起的条件和非条件反射性分泌。迷走副交感纤维是这些反射的传出神经。头期分泌的胃液特点：分泌的量多，酸度高，胃蛋白酶的含量高，因而消化力强（2002）。

（2）胃期：其机制主要是①食物对胃的扩张刺激通过迷走-迷走神经长反射，壁内神经丛的短反射，以及通过壁内神经丛等途径引起胃腺分泌；②食物的化学成分（主要是蛋白质的消化产物）直接作用于"G"细胞，引起胃泌素释放。胃期分泌胃液的特点：分泌量占整个消化期的 60%，酸度也高，但消化力比头期弱。

（3）肠期：食糜的机械性和化学性刺激作用于小肠"G"细胞引起胃液分泌。肠期分泌的胃液特点：分泌量少，酶原含量也少。

2. 抑制胃液分泌的因素　盐酸（2006）、脂肪和高渗溶液是胃肠道内抑制胃液分泌的 3 个重要因素。

（三）胃的运动
胃的运动包括：胃的容受性舒张和蠕动，胃排空及其控制。

1. 容受性舒张（2014）　是由神经反射引起的，传入传出神经都为迷走神经，但传出纤维的递质不是 ACh 而是多肽或者 NO。

2. 蠕动　平滑肌顺序收缩而完成的一种向前推进的波形运动。蠕动由动作电位引起，但受基本电节律控制。

3. 胃排空

（1）定义：食物由胃排入十二指肠的过程称为胃排空。

（2）机制：胃的排空取决于幽门两侧的压力差（直接动力），胃运动产生的胃内压增高是胃排空的动力（原始动力）。

（3）影响胃排空的因素

促进因素：①胃内食物容量；②胃泌素其实际作用是延缓排空而非促进。

抑制因素：①肠胃反射（2012）；②肠抑胃素：促胰液素（2011），抑胃肽，胆囊收缩素等。小肠内因素起负反馈调节作用。

四、小肠内消化（2013）

（一）胰液和胆汁的性质、成分及作用

1. **胰液** 胰液由无机物和有机物组成。无机成分中最重要的是胰腺小导管的上皮细胞分泌的碳酸氢盐，碳酸氢盐的主要作用是中和进入十二指肠的胃酸，使肠黏膜免受胃酸的侵蚀，并为小肠内多种消化酶的活动提供最适宜的 pH 环境（pH 7～8）。

胰液中的有机物主要是胰淀粉酶、胰脂肪酶、胰蛋白酶原和糜蛋白酶原。胰脂肪酶可分解三酰甘油。胰蛋白酶和糜蛋白酶都能分解蛋白质为胨，糜蛋白酶还有较强的凝乳作用。

2. **胆汁** 苦味的有色液汁。由肝直接分泌的肝胆汁呈金黄色或橘棕色，胆囊胆汁则颜色变深。肝胆汁呈弱碱性，胆囊胆汁呈弱酸性。

胆汁除水分外，还有胆色素、胆盐、胆固醇、卵磷脂、脂肪酸、无机盐等成分。胆汁中没有消化酶，<u>胆汁的作用主要是胆盐的作用（2003，2005）</u>。胆盐、胆固醇和卵磷脂等均有利于脂肪的消化；并能促进脂溶性维生素（A，D，E，K）的吸收。

（二）小肠的运动形式，回盲括约肌的功能

1. 紧张性收缩是小肠其他运动形式的基础。
2. 分节运动使食糜与消化液充分混合，并增加食糜与肠壁的接触，为消化和吸收创造有利条件。此外，分节运动还能挤压肠壁，有助于血液和淋巴的回流。
3. 小肠的蠕动使分节运动作用后的食糜向前推进，到达一个新肠段，再开始分节运动。
4. 回盲括约肌的主要功能是防止回肠内容物过快地进入大肠，因而有利于小肠内容物的充分消化和吸收。

五、大肠的功能

排便反射

1. 粪便入直肠时，刺激直肠壁内的感受器，通过神经反射引起便意。

条件许可，冲动通过盆神经的传出纤维（副交感纤维）传出，引起降结肠、乙状结肠和直肠收缩，肛门内括约肌舒张，肛门外括约肌舒张，引起排便。此外，支配腹肌和膈肌的神经兴奋，腹肌和膈肌收缩，腹内压增加，促进排便。

如条件不许可，大脑皮质发出冲动，下行抑制脊髓腰骶部初级中枢的活动，抑制冲动沿腹下神经传出纤维（交感纤维）传出，使肛门括约肌紧张性增加，乙状结肠舒张，排便反射则被抑制。

2. 如果排便反射经常被抑制，就逐渐使直肠对粪便的压力刺激失去正常的敏感性。这是产生便秘的最普通的原因之一。
3. 当直肠黏膜由于炎症而敏感性增高时，肠内仅少量粪便、黏液就可以引起便意和排便反射，导致"里急后重"，常见于痢疾或肠炎时。

六、吸收

小肠的吸收功能

1. **吸收的条件和方式** 包括简单扩散、易化扩散、主动转运、入胞和出胞转运等。
2. **食物中主要成分的吸收** ①水：由于渗透压梯度而被动吸收；②钠：通过小肠黏膜细胞上的钠泵的作用而被主动吸收；③<u>铁：吸收部位为十二指肠和空肠，通过转铁蛋白的转运被吸收（2012）</u>；④糖：通过钠泵产生的能量吸收，为继发性主动转运；⑤氨基酸：为主动吸收；⑥脂肪：通过与胆盐形成"微胶粒"进行转运。

=== 经典试题 ===

1. 人唾液中含有的消化酶是　　　　　　　　A. 脂肪酶和蛋白酶

B. 脂肪酶和肽酶
C. 淀粉酶和溶菌酶
D. 淀粉酶和寡糖酶
E. 脂肪酶和溶菌酶
2. 胃肠平滑肌收缩的幅度主要取决于
A. 动作电位的幅度
B. 动作电位的频率
C. 基本电节律的幅度
D. 基本电节律的频率
E. 静息电位的幅度
3. 促胃液素的生理作用,不包括
A. 刺激胃酸的分泌
B. 促进胃运动
C. 刺激胰酶分泌
D. 促进唾液分泌
E. 促进胆汁分泌
4. 抑制胃液分泌的重要因素
A. 蛋白质
B. 脂肪
C. 低张溶液
D. 促胰液素
E. 糖类
5. 促使胰液中各种酶分泌的重要体液因素是
A. 促胃液素
B. 促胰液素
C. 胆盐
D. HCl
E. 缩胆囊素
6. 萎缩性胃炎病人壁细胞大量减少,胃酸缺乏,但促胃液素水平增高,该病人促胃液素分泌增多的原因是
A. 迷走神经兴奋
B. 交感神经兴奋
C. 促胰液素分泌减少
D. 胃酸对G细胞的抑制减弱
E. 肠-胃反射减弱
7. 动物实验显示,口服葡萄糖比静脉注射相同剂量葡萄糖引起的胰岛素分泌更多,这是由于口服可引起哪种刺激胰岛素分泌的胃肠激素释放
A. 促胃液素
B. 抑胃肽
C. 缩胆囊素
D. 胰高血糖素
E. 促胰液素

(8~10题共用备选答案)
A. 胃壁细胞
B. 胃主细胞
C. 小肠的上部S细胞
D. 胃肠黏液细胞
E. 胃窦黏膜G细胞
8. 产生内因子的细胞是
9. 分泌胃液中 H^+ 的细胞是
10. 产生促胰液素的细胞是

参考答案:1. C 2. B 3. D 4. B 5. E 6. D 7. B 8. A 9. A 10. C

第6单元 能量代谢和体温

=== 重点提示 ===

1. **影响能量代谢的因素** 肌肉活动、精神活动、食物的特殊动力作用及环境温度。基础代谢率甲状腺功能亢进时升高,甲减时降低。

2. **产热** 安静时来自肝,运动时来自骨骼肌。散热方式主要有辐射、传导和对流、蒸发散热。当环境温度等于或者高于皮肤温度时,蒸发散热是机体唯一的散热方式。

3. **体温调节中枢** 视前区-下丘脑前部。

=== 考点串讲 ===

一、能量代谢

(一)影响能量代谢的因素

生理学中通常将生物体内物质代谢过程中伴随发生的能量的释放、转移、储存和利用称为能量代谢。其影响因素有以下几方面。

1. **肌肉活动** 对能量代谢的影响最大。
2. **环境温度** 在20~30℃的环境中能量代谢最为稳定，过高或过低均能增加能量代谢。
3. **食物的特殊动力作用（2003）** 机体在进食后一段时间内（1~8 h）产生"额外"热量的现象，称食物的特殊动力作用。
4. **精神活动** 精神紧张时可使不随意肌紧张加强，交感神经兴奋和某些激素分泌（如甲状腺激素）增加，产热增多。

（二）基础代谢率

基础状态下（空腹、清醒静卧、环境温度20~30℃、精神安宁）（2006）的能量代谢称为基础代谢。单位时间的基础代谢称为基础代谢率（BMR），正常值为±15%。在甲状腺功能亢进或甲状腺功能减退时则升高或降低（2004）。

二、体温

（一）体温的概念及其正常变动

1. **概念** 体温是指身体内部或深部的平均温度。临床上常用腋窝、口腔或直肠的温度代表体温。其中直肠温度最高，口腔温度最低。
2. **范围** 体温的生理波动：波动范围<1℃。

（二）体热平衡

产热和散热。

1. **产热** 安静时机体的产热主要来自内脏器官（尤其是肝），约占总热量的56%；劳动或运动时的主要产热器官是骨骼肌（2012），约占总产热量的90%；进食、环境温度和精神活动等均可影响产热。
2. **散热** 主要部位是皮肤，其次是肺、肾等。机体散热的方式有以下几种。

（1）辐射：即机体以热射线的形式向外界散热。散热量与皮肤温度和周围环境的温差（2008）以及人体的有效散热面积成正比。

（2）传导：指机体的热量直接传给与它接触的较冷物体。临床上用冰袋、冰帽等为高热病人降温即利用此原理。

（3）对流散热：指通过气体来交换热量。

上述3种方式散热的条件是皮肤温度高于环境温度。

（4）蒸发（2017）：包括不感蒸发和发汗，不感蒸发是指皮肤有水分渗出而在未变成液滴之前即已蒸发，或从呼吸道呼出，机体常常感受不到。发汗（可感蒸发）：汗腺分泌汗液而散热。是环境温度高于或接近皮肤温度时，机体唯一的散热形式。临床上对高热病人用酒精或温水擦浴，就是利用酒精或温水的蒸发速度快来促进散热，从而降温。

（三）体温调节

1. **温度感受器** 包括外周和中枢温度感受器，前者分布在皮肤和内脏，对寒冷刺激较敏感。中枢温度感受器分布在脊髓、延髓、脑干网状结构及下丘脑，对温热刺激较敏感。
2. **体温调节中枢与调定点学说** 体温调节的基本中枢位于视前区-下丘脑（2007）前部，此处起着调定点的作用。当体温低于该值时冷敏神经元兴奋，一方面通过使骨骼肌的紧张性增加（如寒战）和非寒战产热等作用使产热过程增强；另一方面使皮下血管收缩，以减少散热。反之，热敏神经元兴奋使产热减少，皮下血管舒张、发汗等一系列散热活动加强。
3. **调节机制** 机体的体温通过自主性体温调节使体温维持相对稳定是依靠负反馈控制系统实现的。下丘脑的体温调节中枢是控制部分，它发出的传出信息控制受控系统的活动，体温总是因内、外环境因素的变化而受到干扰，这些干扰通过温度检测装置，将干扰信息反馈至体温调节中枢。经过中枢的整合，再调整受控系统的活动，建立起当时条件下的体热平衡，使体温保持相对稳定。

经典试题

1. 呼吸商最小的食物是
A. 糖
B. 蛋白质
C. 脂肪
D. 维生素
E. 无机盐

2. 下列有关基础代谢中的叙述哪一项是错误的
A. 在基础状态下测定
B. 儿童高于成年人
C. 反映人体最低的能量代谢水平
D. 临床常用相对值表示
E. 正常平均值相差±10%~±15%属于正常

3. 由于存在食物的特殊动力效应，进食时应注意
A. 增加蛋白质的摄入量
B. 适当增加能量摄入总量
C. 调整各种营养成分的摄入比例
D. 适当减少能量摄入总量
E. 细嚼慢咽，以减少这种特殊动力效应

4. 关于体温生理变动的叙述，下列哪项是正确的
A. 变动范围无规律
B. 昼夜变动值>2℃
C. 午后体温比清晨低
D. 女子排卵后，体温下降
E. 肌肉活动使体温增高

5. 肺炎高热病人，经抗生素治疗后，体温降至正常，关于此时病人体温调节过程的变化，下列哪项叙述是错误的
A. 产热中枢抑制
B. 散热中枢兴奋
C. 调定点恢复正常水平
D. 皮肤血管扩张
E. 发热条件下的体温调节功能障碍恢复正常

（6~7题共用备选答案）
A. 辐射
B. 传导
C. 对流
D. 蒸发
E. 不感蒸发

6. 常温安静状态下，机体散热的主要方式是
7. 环境温度高于皮肤温度时机体散热的方式是

参考答案：1. C 2. C 3. B 4. E 5. E 6. A 7. D

第7单元　尿的生成和排出

重点提示

1. 肾小球滤过率　指单位时间内（每分钟）两肾生成的超滤液量，正常成人安静时为125ml/min；滤过分数是指肾小球滤过率和每分钟肾血浆流量的比值，正常为19%。

2. 影响肾小球滤过的因素　有效滤过压、滤过膜的面积和通透性、肾血浆流量。

3. 肾小管与集合管的转运功能　近球小管是重吸收的最主要部位，葡萄糖和氨基酸100%在近球小管重吸收。

4. 尿生成的调节　肾交感神经、血管升压素和肾素-血管紧张素-醛固酮系统的调节。小管液中溶质的浓度由渗透性利尿作用来调节。

考点串讲

一、肾小球的滤过功能

（一）肾小球的滤过率和滤过分数

1. 肾小球滤过率
（1）定义：单位时间内（每分钟）两肾生成的超滤液量称为肾小球滤过率（GFR）。
（2）正常值：体表面积为1.73L的个体，其肾小球滤过率为125ml/min左右。

2. 肾小球滤过分数
（1）定义：肾小球滤过率和肾血浆流量的比值称为滤过分数。

(2) 正常值：正常人血浆流量为 660ml/min，则滤过分数为：125/660×100%＝19%。

(二) 肾小球滤过作用及其影响因素

1. 肾小球毛细血管血压　动脉血压变动于 10.7/24kPa（80～180mmHg）范围内时，肾小球毛细血管血压可保持稳定，从而使肾小球滤过率基本保持不变。但当动脉血压降到 10.7kPa（80mmHg）以下时，肾小球毛细血管血压将相应下降，于是有效滤过压降低，肾小球滤过率也减少。当动脉血压下降到 5.3～6.7kPa（40～50mmHg）或以下时，肾小球滤过率将下降到零，尿生成停止。

2. 囊内压　在正常情况下，肾小囊内压不会有较大波动。肾盂或输尿管结石、肿瘤压迫或其他原因引起尿路阻塞时，都可使肾盂内压显著升高，囊内压也随之升高，致使有效滤过压降低，肾小球滤过率减少。

3. 血浆胶体渗透压　血浆胶体渗透压在正常情况下比较稳定，因此对有效滤过压和滤过率影响不大。当全身血浆蛋白的浓度明显降低时，血浆胶体渗透压将降低，此时有效滤过压将升高，肾小球滤过率也随之增加。例如由静脉快速滴注大量生理盐水使血液稀释时，肾小球滤过率将增加，其原因之一可能是血浆胶体渗透压降低（2003）。

4. 肾血浆流量　肾血浆流量主要是影响滤过平衡的位置来影响肾小球滤过率。如果肾血浆流量加大，肾小球滤过率增加。肾血浆流量减少时，肾小球滤过率减少。在严重缺氧、中毒性休克等病理情况下，由于交感神经兴奋，肾血流量和肾血浆流量将显著减少，肾小球滤过率也因而显著减少。

5. 滤过膜的通透性　通透性越好，滤过率越大。

6. 滤过膜的面积　与肾小球滤过成正比。

二、肾小管与集合管的转运功能

(一) 对 Na^+，Cl^-，H_2O，HCO_3^-，葡萄糖和氨基酸的重吸收（2003，2008）

1. 小管液中约 67% 的 Na^+，Cl^- 与水在近球小管被重吸收（2007）。

2. 其中 Na^+ 主要为主动重吸收，Cl^- 为被动吸收。水随小管液中 NaCl 等溶质吸收后所形成的管内外渗透压差而被动重吸收，其吸收量不受神经、激素调节，与体内是否缺水无关。

3. HCO_3^- 是以 CO_2 形式重吸收。

4. 葡萄糖和氨基酸的重吸收机制为与 Na^+ 的同向继发性主动转运。葡萄糖的重吸收部位限于近球小管。肾小管对葡萄糖的重吸收能力有限，尿中开始出现葡萄糖时的血糖浓度，称肾糖阈。

(二) 对 H^+，NH_3 和 NH_4^+ 的分泌

1. H^+ 的分泌　通过 Na^+-H^+ 交换进行分泌（2007），同时促进管腔中的 HCO_3^- 重吸收入血。在远曲小管和集合存在 Na^+-H^+ 和 Na^+-K^+ 交换的竞争，因此，机体酸中毒时会引起血 K^+ 升高，同样，高血钾可以引起血浆酸度升高。

2. NH_3 的分泌　肾分泌的氨主要由谷氨酰胺脱氨而来。NH_3 有利于 H^+ 分泌，同时促进 Na^+ 和 HCO_3^- 的重吸收。

3. NH_4^+ 的分泌　分泌部位：除髓襻细段外的其他肾小管+集合管。分泌方式：单纯扩散。

三、尿生成的调节

(一) 小管液中溶质的浓度

肾小管中溶质浓度是影响肾小管和集合管重吸收的重要因素。糖尿病病人血糖升高，超过肾糖阈时小管内糖浓度增高，妨碍水分重吸收，形成多尿（2000，2001），称为渗透性利尿，甘露醇利尿原理也是如此。

(二) 神经和体液调节

1. 肾交感神经的作用　肾交感神经兴奋可通过下列作用影响尿生成。

(1) 使入球小动脉和出球小动脉同时收缩，但前者收缩比后者更明显，因此，肾小球毛细血管

的血浆流量减少，肾小球毛细血管血压下降，肾小球的有效滤过压下降，肾小球滤过率降低。

（2）刺激球旁器中的球旁细胞释放肾素，导致循环血中的血管紧张素Ⅱ和醛固酮含量增加，增加肾小管对 NaCl 和水的重吸收。

（3）增加近球小管和髓襻上皮细胞对 Na^+，Cl^- 和水的重吸收。肾交感神经兴奋时其末梢释放去甲肾上腺素，作用于近球小管和髓襻细胞膜上的肾上腺素能受体，可增加 Na^+，Cl^- 和水的重吸收。

2. 血管升压素　抗利尿激素主要是感受渗透压的变化。<u>抗利尿激素是调节尿量的重要激素（2008）</u>，能增加远曲小管和集合管对水的通透性，使尿量减少。<u>大量饮水后，血浆晶体渗透压降低，抗利尿激素分泌减少，尿量增多，称为水利尿（2008）</u>。下丘脑病变导致抗利尿激素合成，释放障碍时，出现尿崩症。

3. 肾素-血管紧张素-醛固酮系统　循环血量减少分别通过兴奋入球小动脉牵张感受器、致密斑感受器、交感神经，使近球细胞肾素分泌增加，进而导致血管紧张素含量增加，刺激醛固酮分泌。醛固酮发挥保钠排钾的作用。

四、血浆清除率

1. 血浆清除率定义　清除率指肾在单位时间内完全清除血浆中所含某种物质的血浆毫升数。计算方法及计算某种物质 X 的清除率 Cx，需要测定3个数值：①尿中该物质的浓度，用 Ux 表示，单位为 mg/100ml；②每分钟尿量，用 V 表示，单位为 ml/min；③血浆中该物质的浓度，用 Px 表示，单位为 mg/100ml。因为尿中的物质均来自血浆（滤过或分泌），所以 Ux×V=Px×Cx。

2. 临床应用　测定清除率可了解肾的功能，还可测定肾小球滤过率、肾血流量，并可推测肾小管转运功能。

五、尿的排放

1. 排尿反射　排尿活动是一种反射活动。当膀胱内尿量充盈到一定程度时（400~500ml），内压越过一定高度，膀胱壁的牵张感受器受到刺激而兴奋。冲动沿盆神经传入，到达骨髓的初级排尿反射中枢；同时，冲动也到达脑干和大脑皮质的高位排尿反射中枢，并产生尿意。

2. 正常和异常尿量，低渗尿和高渗尿的概念
   （1）正常尿量：一般健康成年人平均每天的尿量为 1500ml。
   （2）异常尿量：24h 尿量超过 2500ml，称为多尿；24h 尿量少于 400ml 或每小时尿量少于 17ml，称为少尿；24h 尿量少于 100ml 或 12h 内无尿，称为无尿或尿闭。
   （3）低渗尿：当饮水过多时，尿渗透压小于血浆渗透压。
   （4）高渗尿：当机体缺水时，尿渗透压大于血浆渗透压。

经典试题

1. 近端小管对葡萄糖重吸收的关键途径是
A. 基侧膜上的 Na^+ 泵
B. 管腔膜上的同向转运
C. 管腔膜上的逆向转运
D. 管腔膜上的电中性转运
E. 管腔膜上的生电性转运

2. 肾小管对 H^+ 分泌增加不引起
A. Na^+ 吸收增加
B. HCO_3^- 吸收增加
C. NH_3 分泌增加
D. K^+ 分泌增加
E. 水排出增加

3. 肾髓质高渗梯度建立的主要动力是
A. 近端小管对 NaCl 的主动重吸收
B. 髓襻升支粗段对 NaCl 的主动重吸收
C. 远端小管，集合管对 NaCl 的主动重吸收
D. 髓襻升支粗段对尿素的主动重吸收
E. 远端小管，集合管对尿素的主动重吸收

4. 致密斑感受器直接感受下列哪项变化
A. 肾小球滤过率
B. 流经致密斑的钠量
C. 循环血量

D. 动脉血压
E. K⁺

5. 血管升压素对肾的主要作用是
A. 提高远曲小管和集合管对水的通透性
B. 增强髓襻升支粗段对 NaCl 的重吸收
C. 提高内髓部集合管对尿素的通透性
D. 促进近端小管对水重吸收
E. 保 Na⁺ 排 K⁺，保水

6. 代谢性酸中毒常伴有高血钾是由于肾小管
A. H⁺-Na⁺ 交换减弱
B. H⁺-K⁺ 交换增强
C. K⁺-Na⁺ 交换减弱
D. K⁺ 重吸收增加
E. NH₄⁺-K⁺ 交换减弱

7. 某病人服用对髓襻升支粗段 NaCl 主动重吸收有抑制作用的呋塞米后，尿量增多，尿渗透压下降，该病人排低渗尿的原因是远曲小管和集合管
A. 对 Na⁺ 主动重吸收减少
B. 对 Cl⁻ 主动重吸收减少
C. 对水的通透性降低

D. 管腔外渗透压梯度降低
E. 管腔内溶质浓度增加

8. 已知碘锐特在流经肾循环后可被完全清除，给某人静脉注射碘锐特后，肾每分钟可将 660ml 血浆中碘锐特完全清除，该数值等于
A. 肾小球滤过率
B. 肾血流量
C. 肾血浆流量
D. 肾小管分泌率
E. 肾小管重吸收率

（9~11 题共用备选答案）
A. 血管升压素
B. 醛固酮
C. 肾上腺素
D. 血管紧张素Ⅱ
E. 肾素

9. 调节远曲小管、集合管对水重吸收的主要因素是
10. 调节远曲小管、集合管对 Na⁺ 重吸收的主要因素是
11. 可刺激醛固酮分泌的主要因素是

参考答案：1. B 2. D 3. B 4. B 5. A 6. C 7. E 8. C 9. A 10. B 11. D

第8单元　神经系统的功能

重点提示

1. 兴奋性突触后电位　主要是 Na⁺ 内流，产生兴奋作用；抑制性突触后电位主要是 Cl⁻ 内流，产生抑制作用。

2. 感觉的特异投射系统　是点对点投射，引起特定感觉；非特异投射系统是广泛投射，主要功能是维持大脑兴奋或觉醒状态。

3. 内脏痛特点　缓慢、持续、定位不精确，对刺激的分辨能力差等。

4. 正常脑电波意义　α 波在清醒并闭眼时出现；β 波在紧张活动状态出现；θ 波在成年人困倦时出现；δ 波在成年人深睡时出现。

5. 骨骼肌牵张反射的感受器　是肌梭，效应器是梭外肌。肌紧张维持躯体姿势。

6. 延髓　是生命中枢，中脑是瞳孔对光反射的中枢，下丘脑参与对体温和水平衡的调节。

考点串讲

一、突触传递

（一）经典突触的传递过程、兴奋性突触后电位与抑制性突触后电位及其产生的原理

突触传递类似神经肌肉接头处的信息传递，是一种"电-化学-电"的过程；是突触前膜释放兴奋性或抑制性递质引起突触后膜产生兴奋性突触后电位（EPSP）或抑制性突触后电位（IPSP）的过程。

1. EPSP　是突触前膜释放兴奋性递质，作用突触后膜上的受体，引起细胞膜对 Na⁺，K⁺ 等离

子的通透性增加（主要是 Na^+），导致 Na^+ 内流，出现局部除极电位。

2. IPSP 是突触前膜释放抑制性递质（抑制性中间神经元释放的递质），导致突触后膜主要对 Cl^- 通透性增加，Cl^- 内流产生局部超极化电位（2000）。

3. 特点 ①突触前膜释放递质是 Ca^{2+} 内流引发的（2000）；②递质是以囊泡的形式以出胞作用的方式释放出来的；③EPSP 和 IPSP 都是局部电位，而不是动作电位；④EPSP 和 IPSP 都是突触后膜离子通透性变化所致，与突触前膜无关。

（二）中枢兴奋传播的特征

1. 单向传递 因为只有突触前膜能释放递质，突触后膜有受体。
2. 突触延搁 递质经释放、扩散才能作用于受体。
3. 总和 神经元聚合式联系是产生空间总和的结构基础。
4. 兴奋节律的改变 指传入神经的冲动频率与传出神经的冲动频率不同。因为传出神经元的频率受传入、中枢、传出自身状态三方面综合影响。
5. 后发放 原因：神经元之间的环路联系及中间神经元的作用。
6. 对内环境变化敏感和易疲劳性 反射弧中突触是最易出现疲劳的部位。

（三）外周神经递质和受体

1. 外周神经递质 主要有乙酰胆碱、去甲肾上腺素、嘌呤类或肽类。乙酰胆碱受体包括 M 与 N 两种受体；去甲肾上腺素包括 α 受体和 β 受体。

2. 不同受体对应的阻滞药

α 受体——酚妥拉明

β 受体——普萘洛尔

M 受体——阿托品

N_2 受体——箭毒

N_1 受体——六烃季铵

二、神经反射

（一）反射与反射弧

1. 反射 是指在中枢神经系统参与下，机体对内外环境刺激的规律性应答。
2. 反射弧 是反射的结构基础，包括感受器、传入神经、神经中枢、传出神经和效应器。
3. 反射过程 感受器感受刺激，产生兴奋→经传入神经传导→到神经中枢，通过神经中枢对传来的兴奋进行分析综合后，下达指令→通过传出神经传导→效应器。

（二）非条件反射和条件反射

1. 非条件反射 是指在出生后无须训练就具有的反射，如防御反射、食物反射、性反射。属于初级反射。
2. 条件反射 是指在出生以后通过训练而形成的反射（2002，2005）。属于高级反射。

（三）反射活动的反馈调节

1. 负反馈

（1）定义：反馈信息与控制信息的作用方向相反，因而可以纠正控制信息的效应。

（2）意义：负反馈调节的主要意义在于维持机体内环境的稳态。在负反馈情况时，反馈控制系统平时处于稳定状态。

2. 正反馈

（1）定义：反馈信息不是制约控制部分的活动，而是促进与加强控制部分的活动。

（2）意义：正反馈的意义在于使生理过程不断加强，直至最终完成生理功能。在正反馈情况时，反馈控制系统处于再生状态。生命活动中常见的正反馈有：排便、排尿、射精、分娩、血液凝固等。

三、神经系统的感觉分析功能

（一）感觉的特异投射系统和非特异投射系统

见表 15-4。

1. 丘脑 是感觉传导的换元接替站，包括三类核团：感觉接替核、联络核、髓板内核群。
2. 感觉投射系统

表 15-4 感觉的特异投射系统和非特异投射系统

	投射部位	丘脑核团	投射特点	功能
特异性投射系统	皮质特定感觉区	感觉接替核、联络核	点对点投射	引起特定感觉
非特异性投射系统	弥散投射广泛皮质	髓板内核群	广泛投射	维持大脑皮质兴奋或觉醒状态（2000，2001）

3. 大脑皮质的感觉分析功能 躯体感觉在大脑皮质的投射区主要在中央后回。其投射特点有：①躯体感觉的投射是交叉的；②身体各部的传入冲动在皮质上的定位恰似倒立人体的投影；③投射区的大小与躯体感觉的灵敏度有关。

（二）内脏痛与牵涉痛

1. 内脏痛的特点

（1）缓慢、持续、定位不精确，对刺激的分辨能力差（2000，2008）。

（2）引起内脏痛的刺激与皮肤痛不同。

（3）主要由交感传入纤维传入，但食管、支气管痛觉由迷走神经传入，盆腔脏器由盆神经传入，而腹膜、胸膜受刺激时，体腔壁痛则由躯体神经传入。

2. 牵涉痛 内脏疾病往往引起体表某一特定部位疼痛或痛觉过敏，这种现象称为牵涉痛。

3. 引起痛觉的物质 包括：K^+，H^+，5-羟色胺、组胺、缓激肽、前列腺素等。

四、脑电活动

正常脑电图的波形及其意义如下。

按频率快慢将脑电图分为四种波形：β 波＞α 波＞θ 波＞δ 波。这 4 种波形分别对应人体 4 种精神状态：①紧张活动状态（β 波）；②清醒、安静并闭眼（α 波）（2002，2007，2008）；③困倦（θ 波）；④慢波睡眠、极度疲劳、麻醉状态（δ 波）。

五、神经系统对姿势和躯体运动的调节

（一）骨骼肌牵张反射

有神经支配的骨骼肌，如受到外力牵拉使其伸长时，能引起受牵拉肌肉的收缩，这种现象称为牵张反射。感受器为肌梭，效应器为梭外肌（2006）。

1. 牵张反射的基本过程 当肌肉被牵拉导致梭内、外肌被拉长时，引起肌梭兴奋，通过Ⅰ类、Ⅱ类纤维将信息传入脊髓，使脊髓前角运动神经元兴奋，通过 α 纤维和 γ 纤维导致梭内、外肌收缩（2006）。其中 α 运动神经兴奋使梭外肌收缩以对抗牵张，γ 运动神经元兴奋引起梭内肌收缩以维持肌梭兴奋的传入，保证牵张反射的强度。

2. 牵张反射有两种类型 腱反射和肌紧张。

（1）腱反射是指快速牵拉肌腱时发生的牵张反射，主要是快肌纤维收缩。腱反射为单突触反射。

（2）肌紧张是指缓慢持续牵拉肌腱时发生的牵张反射，表现为受牵拉的肌肉能发生紧张性收缩，阻止被拉长（2003）。肌紧张是维持躯体姿势的最基本的反射活动，是姿势反射的基础（2001）。肌紧张主要是慢肌纤维收缩，是多突触反射。

（二）低位脑干对肌紧张的调节
1. 网状结构
(1) 抑制区：抑制肌紧张和肌运动。
(2) 易化区：加强肌紧张和肌运动。
2. 去大脑僵直　切断中脑上、下丘之间的脑干。
(1) 表现：肌紧张亢进。
(2) 原因：抑制区活动减少，易化区活动加强。

（三）小脑的主要功能
1. 前庭小脑
(1) 功能：控制躯体平衡和眼球活动。
(2) 损伤表现：步基宽，站立不稳，步态蹒跚、位置性眼颤等。
2. 脊髓小脑
(1) 功能：调节进行过程中的运动。
(2) 损伤表现：动作不准确，随意运动的力量、方向和限度发生紊乱。
3. 皮质小脑
(1) 功能：参与随意运动的设计和程序编制。
(2) 损伤表现：不出现明显运动缺陷。

（四）基底神经节的运动调节功能
1. 组成　纹状体（尾核、壳核和苍白球）、丘脑底核、中脑黑质。
2. 功能　调节随意运动。
3. 损伤表现　随意运动减少，肌张力增高，舞蹈症（2015）。
4. 典型疾病　帕金森综合征（2017）。

六、神经系统对内脏活动的调节
（一）交感和副交感神经系统的功能
见表15-5。

表15-5　交感和副交感神经系统的功能

器官	交感神经	副交感神经
循环系统	心跳加快加强，皮肤及内脏血管收缩，血压升高	心跳减慢减弱，血压降低
呼吸系统	呼吸道平滑肌舒张	呼吸道平滑肌收缩
消化系统	胃肠平滑肌的活动减弱　括约肌收缩	加强胃肠平滑肌的活动　括约肌舒张
眼	瞳孔扩大	瞳孔缩小
汗腺	分泌增加	不受副交感神经支配
代谢，内分泌	糖原分解，肾上腺髓质分泌增加	胰岛素分泌增加，糖原合成增加

（二）脊髓、低位脑干和下丘脑对内脏活动的调节
1. 脊髓
(1) 功能：完成一些基本的内脏反射，反射受高位中枢控制。
(2) 损伤表现：某些生理功能的调节缺陷。
2. 低位脑干
(1) 功能：支配头面部的所有腺体、心、支气管、喉、食管、胃、胰腺、肝等。调节脊髓自主

神经功能。调节很多基本生命功能，如呼吸、循环。
(2) 损伤表现：循环、呼吸停滞等。

七、脑的高级功能

(一) 大脑皮质的语言中枢

皮质的一定区域的损伤，可引起下列各种语言活动功能障碍。
(1) 运动失语症：仅不能表达（2016）。
(2) 失写症：仅不会写字。
(3) 感觉失语症：仅听不懂别人的谈话。
(4) 失读症：仅看不懂文字的含义。

(二) 大脑皮质功能的一侧优势

人类两侧大脑半球的功能是不对等的。在主要使用右手的成年人，语言活动主要由左侧大脑皮质管理，左侧皮质在语言活动上占优势，故称为优势半球。

经 典 试 题

---

1. 神经元兴奋时，首先产生动作电位的部位是
A. 胞体
B. 树突
C. 轴突
D. 轴突始段
E. 树突始段

2. 神经元之间除了经典突触联系外，还存在电突触，其结构基础是
A. 缝隙连接
B. 曲张体
C. 混合性突触
D. 交互性突触
E. 串联性突触

3. 兴奋性突触后电位是突触后膜对哪种离子的通透性增加引起的
A. K^+ 和 Ca^{2+}
B. Na^+ 和 K^+，尤其是 K^+
C. Na^+ 和 K^+，尤其是 Na^+
D. Na^+ 和 Ca^{2+}
E. Cl^-

4. 丘脑的特异性投射系统的主要作用是
A. 协调肌紧张
B. 维持觉醒
C. 调节内脏功能
D. 引起特定感觉
E. 引起牵涉痛

5. 反射时间的长短主要取决于
A. 刺激的性质
B. 刺激的强度
C. 感受器的敏感度
D. 神经的传导速度
E. 反射中枢突触的多少

6. 当一伸肌被过度牵拉时，张力会突然降低，其原因是
A. 疲劳
B. 负反馈
C. 回返性抑制
D. 腱器官兴奋
E. 肌梭敏感性降低

7. 副交感神经兴奋可引起
A. 瞳孔扩大
B. 糖原分解
C. 胃肠运动增强
D. 骨骼肌血管舒张
E. 竖毛肌收缩

8. 下列哪项不属于小脑的功能
A. 调节内脏活动
B. 维持身体平衡
C. 维持姿势
D. 协调随意运动
E. 协调肌紧张

9. 某病人因外伤引起脊髓半离断，其感觉障碍表现为
A. 离断侧深感觉障碍，对侧浅感觉障碍
B. 离断侧浅感觉障碍，对侧深感觉障碍
C. 离断侧深感觉、浅感觉均障碍
D. 离断侧深感觉障碍，对侧浅感觉正常
E. 离断侧浅感觉障碍，对侧深感觉正常

(10~13题共用备选答案)
A. 肾上腺素
B. 去甲肾上腺素
C. 乙酰胆碱
D. 多巴胺
E. 5-羟色胺

10. 交感和副交感神经节前纤维释放的递质是
11. 支配汗腺的交感神经节后纤维末梢释放的递质是
12. 交感舒血管纤维末梢释放的递质是
13. 交感缩血管纤维末梢释放的递质是

参考答案：1. C 2. A 3. C 4. D 5. E 6. D 7. C 8. A 9. A 10. C 11. C 12. C 13. B

第9单元 内 分 泌

重点提示

1. 下丘脑与垂体之间的功能通过下丘脑-垂体束发生联系。下丘脑调节肽有9种，需熟知。
2. 腺垂体激素包括促甲状腺激素、促卵泡激素和黄体生成素、促肾上腺皮质激素、生长激素。
3. 与钙、磷代谢调节有关的激素包括甲状旁腺激素（升高血钙和降低血磷）、降钙素（降低血钙和血磷）、维生素D₃（升高血钙和血磷）。
4. 肾上腺糖皮质激素主要作用为促进分解代谢，保钠排钾，提高血管对儿茶酚胺的敏感性（允许作用），使红细胞、血小板和中性粒细胞数量增加，抗休克、抗感染，参与应激反应等。

考点串讲

一、下丘脑的内分泌功能

（一）下丘脑与垂体之间的功能联系

1. 下丘脑-垂体束　联系下丘脑和神经垂体（2002，2005）。
2. 垂体门脉系统　这是下丘脑与腺垂体功能联系的基础，包括两重毛细血管网，第一级在正中隆起——垂体柄处，第二级在垂体前叶，下丘脑肽类激素通过门脉系统调节腺垂体促激素的释放，而垂体促激素通过门脉系统发挥反馈性调制作用。

（二）下丘脑调节肽

下丘脑促垂体区的肽能神经元能合成并分泌一些调节腺垂体活动的肽类激素，称为下丘脑调节肽。下丘脑调节肽包括9种，分别是<u>促甲状腺激素释放激素（TRH）、促性腺激素释放激素（GnRH）、生长激素释放抑制激素即生长抑素（GHRIH）、生长激素释放激素（GHRH）、促肾上腺皮质激素释放激素（CRH）、促黑素细胞激素释放因子（MRF）、促黑素细胞激素释放抑制因子（MIF）、催乳素释放因子（PRF）、催乳素释放抑制因子（PIF）</u>等（2003）。

二、垂体的内分泌功能

（一）腺垂体和神经垂体激素

1. 在腺垂体分泌的激素中，促甲状腺激素、促肾上腺皮质激素、促卵泡激素与黄体生成素均有各自的靶腺，分别形成：①下丘脑-垂体-甲状腺轴；②下丘脑-垂体-肾上腺皮质轴；③下丘脑-垂体-性腺轴。腺垂体的这些激素没有靶腺，是通过促进靶腺分泌激素而发挥作用，所以也把这些激素统称为"促激素"。生长激素、催乳素与促黑（素细胞）激素没有靶腺，分别调节机体生长、乳腺发育与泌乳以及黑色素代谢等活动。
2. 神经垂体不含腺细胞，其自身不能合成激素。神经垂体激素实际是由下丘脑视上核和室旁核等部位的大细胞神经元合成的。大细胞神经元轴突向下投射到神经垂体，形成下丘脑-垂体束。

视上核和室旁核合成的血管升压素和缩宫素,经轴浆运输到神经垂体的末梢并储存。

(二) 生长激素的生物学作用及其分泌调节

1. 作用　①促生长作用:幼年时缺乏患侏儒症、过多患巨人症,成年时生长素过多患肢端肥大症。②对代谢的作用:加速蛋白质的合成,促进脂肪分解。生理水平生长素加强葡萄糖的利用,过量生长素则抑制葡萄糖的利用。

2. 分泌的调节　受下丘脑 GHRH 与生长抑素的双重调节,而代谢因素、睡眠则间接影响其分泌。例如慢波睡眠、低血糖、血氨基酸增多、脂肪酸增多均可引起生长素分泌增加。

三、甲状腺激素

(一) 生物学作用

1. 对生长发育的作用　影响长骨和中枢神经的发育(2000,2001),婴幼儿缺乏甲状腺激素患呆小病(2007)。

2. 对机体代谢的影响

(1) 提高基础代谢率,增加产热量。

(2) 对三大营养物质的代谢既有合成作用又有分解作用,剂量大时主要表现出分解作用。甲状腺功能低下时蛋白质合成水平低下会出现黏液性水肿。

(3) 提高中枢神经系统及交感神经兴奋性,故甲状腺功能亢进病人表现为易激动、烦躁不安、多言等症状。

3. 对心血管系统的作用　使心率增快,心缩力增强。

(二) 分泌调节

1. 下丘脑-腺垂体-甲状腺轴的作用　①下丘脑对腺垂体的调节:下丘脑分泌的 TRH 对腺垂体起经常的调节作用,可促进腺垂体合成和释放促甲状腺激素(TSH);而下丘脑分泌的生长抑素则抑制 TSH 的合成和释放。②腺垂体对甲状腺的调节:TSH 是促进 T_3 与 T_4 合成、分泌最主要的激素。③甲状腺激素的负反馈调节:血中 T_3 与 T_4 浓度升高,可引起 TSH 合成、分泌减少。

2. 甲状腺自身调节　摄入碘量高抑制甲状腺激素释放,摄入碘量少则代偿性甲状腺激素释放增多,长期缺碘发生地方性甲状腺肿(2012)。

3. 神经系统的调节　交感神经促进 T_3 及 T_4 合成和释放,副交感神经抑制 T_3 及 T_4 合成和释放。

四、与钙、磷代谢调节有关的激素

(一) 甲状旁腺激素的生物学作用及其分泌调节

1. 作用　维持血钙浓度稳定于正常水平,作用的靶器官主要是骨骼和肾脏(2008)。

2. 调节　甲状旁腺激素的分泌主要受血离子态钙浓度的调节(2004,2017)。

(二) 降钙素的生物学作用及其分泌调节

1. 作用　主要是促进成骨细胞活动,使骨盐沉着于类骨质,并抑制胃肠道和肾小管吸收钙离子,使血钙浓度降低。减少肾小管对钙、磷、镁、钠及氯等离子的重吸收,导致这些离子从尿中排出的量增多。

2. 调节

(1) 血钙水平的调节:CT 的分泌主要受血钙水平调节。血钙浓度增加时,CT 分泌增多。

(2) 其他调节:进食可刺激 CT 分泌,血 Mg^{2+} 浓度升高也可刺激 CT 分泌。

(三) 维生素 D_3 的生物学作用及其分泌调节

1. 作用　升高血钙和血磷。①促进小肠黏膜对钙、磷的吸收。②增强溶骨;促进骨钙沉积和骨的形成;协同 PTH 升高血钙。③促进肾小管重吸收钙、磷。

2. 维生素 D_3 的分泌调节 维生素 D、血钙和血磷水平降低时，1,25-$(OH)_2D_3$ 的转化增加。PTH 通过刺激肾内 1α-转化酶活性促进维生素 D 活化。1,25-$(OH)_2D_3$ 的生成也受雌激素等激素水平的影响。

五、肾上腺糖皮质激素

（一）生物学作用

1. 三类激素 球状带——盐皮质激素（醛固酮）；束状带——糖皮质激素（皮质醇）；网状带——性激素（雄激素、雌激素）。

这三类激素属于类固醇激素，合成场所在线粒体，原料为胆固醇。皮质激素与细胞核内受体结合影响基因表达，从而发挥调节作用。

2. 糖皮质激素的作用（2006）

（1）对物质代谢的影响：糖皮质激素是促进分解代谢的激素，促进糖异生，升高血糖促进蛋白质分解。有抗胰岛素作用使血糖升高，对脂肪的作用存在部位差异。

（2）对水盐代谢的影响：对水的排出有促进作用，有较弱的贮钠排钾作用。

（3）在应激中发挥作用。

（4）维持血管对儿茶酚胺的敏感性——允许作用。

（5）使红细胞、血小板、中性粒细胞在血液中的数目增加，使淋巴细胞、嗜酸粒细胞减少。

（6）其他：抗休克、抗感染、抗过敏、抗毒、提高中枢神经兴奋性等。

（二）分泌调节

受下丘脑-腺垂体-肾上腺皮质轴的调节，存在靶腺激素的长反馈，ACTH 对 CRH 分泌的短反馈调节。

六、胰岛素

（一）生物学作用（2007）

1. 对糖代谢 加速葡萄糖的摄取、储存和利用，降低血糖浓度。
2. 对脂肪代谢 促进脂肪的合成，抑制脂肪的分解。
3. 对蛋白质代谢 促进蛋白质的合成和储存，抑制蛋白质分解。

（二）分泌调节

1. 血糖的作用 血糖浓度是调节胰岛素分泌的最重要因素，血糖升高刺激 B 细胞释放胰岛素。
2. 氨基酸和脂肪的作用 多种血氨基酸能增加刺激胰岛素分泌，其中以赖氨酸、精氨酸、亮氨酸作用最强。脂肪酸有较弱的刺激胰岛素分泌的作用。
3. 激素的作用 ①胃泌素、促胰液素、胆囊收缩素、抑胃肽等胃肠激素能促进胰岛素分泌，这是口服比静脉注射葡萄糖更易引进胰岛素分泌的原因；②生长素、雌激素、孕酮促进胰岛素分泌，而肾上腺素抑制胰岛素分泌；③胰高血糖素可通过对胰岛 B 细胞的直接作用和升高血糖的间接作用，引起胰岛素分泌。
4. 神经调节 刺激迷走神经，促进胰岛素的分泌；交感神经兴奋时，抑制胰岛素分泌。

=== 经典试题 ===

1. 实现下丘脑与神经垂体之间的功能联系，依靠
A. 垂体门脉系统
B. 下丘脑促垂体区
C. 下丘脑-垂体束
D. 正中隆起
E. 下丘脑调节肽

2. 甲状腺激素对下列哪个器官的发育最为重要
A. 肝和肾
B. 肾和心
C. 骨和脑
D. 肝和脑

E. 心和脑
3. 刺激胰岛素分泌的最主要因素是
   A. 胃泌素释放
   B. 迷走神经兴奋
   C. 血糖浓度升高
   D. 血氨基酸浓度升高
   E. 胰高血糖素释放
4. 长期使用糖皮质激素治疗，停药时应注意
   A. 检查病人血细胞
   B. 检查胃黏膜有无损伤
   C. 补充蛋白质
   D. 逐渐减量停药
   E. 避免各种伤害性刺激
5. 关于肾上腺髓质的叙述，下列哪项是错误的
   A. 受交感神经节前纤维支配
   B. 节前神经末梢释放乙酰胆碱
   C. 神经递质作用于嗜铬细胞上的N型受体
   D. 释放去甲肾上腺素为主
   E. 在应激反应时激素释放增加
6. 病人出现向心性肥胖的特殊体型，提示
   A. 甲状腺激素分泌过多
   B. 生长素分泌过多
   C. 肾上腺素分泌过多
   D. 肾上腺糖皮质激素分泌过多
   E. 胰岛素分泌不足

（7～9题共用备选答案）
   A. 下丘脑
   B. 腺垂体
   C. 卵巢
   D. 子宫
   E. 胎盘
7. 黄体生成素来源于
8. 促性腺激素释放激素来源于
9. 绒促性素来源于

参考答案：1. C 2. C 3. C 4. D 5. D 6. D 7. B 8. A 9. E

第10单元 生　殖

重点提示

重点在睾酮、雌激素和孕激素的生理功能。对卵巢周期的激素调节要熟知。

考点串讲

一、男性生殖

睾酮的生理作用及其分泌调节如下。

1. 生理作用（2004，2007）　①促进睾丸曲细精管的发育和精子的成熟；②促进男性附属性器官的发育，并维持其功能；③促进蛋白质合成，促进骨骼生长与钙磷沉积；④促进红细胞生成。
2. 分泌调节　受垂体分泌的FSH的调节。

二、女性生殖

（一）雌激素、孕激素的生理作用（2014）

1. 雌激素　①促进女性副性器官的发育和副性征的出现；②使阴道上皮细胞角化，细胞内糖原增加，阴道呈酸性，增强阴道抗菌能力；③促进输卵管的运动，以利于胚泡向子宫腔运行；④促进子宫生长发育，使子宫内呈增殖期改变；⑤刺激乳腺导管和结缔组织增生，促进乳腺发育；⑥促进水、钠潴留，促进蛋白质的合成，加速骨的生长及骨骺软骨的愈合。
2. 孕激素　①使子宫内膜出现分泌期变化；②促进乳腺腺泡和导管发育，在妊娠期为泌乳准备条件；③产热作用，使基础体温于排卵后升高0.5℃（2016）；④抑制子宫、输卵管、血管、消化道平滑肌的收缩。

（二）卵巢和子宫内膜周期性变化的激素调节

1. 卵巢周期　从青春期开始到绝经前，卵巢在形态上、功能上发生周期性变化，称卵巢周期。
（1）卵泡期：指月经开始至排卵的阶段，约14d。雌激素、孕激素水平均处于低水平，一方面

造成子宫内膜因缺乏足够的雌激素、孕激素而坏死、脱落出血,即月经来潮。另一方面,也解除了对腺垂体卵泡刺激素(FSH)、黄体生成素(LH)分泌的反馈抑制,FSH与LH分泌增多,使卵泡逐渐发育成熟,并分泌雌激素,造成子宫内膜增生变厚进入增生期。当卵泡发育成熟时,雌激素的分泌达顶峰,作用于下丘脑产生正反馈,触发LH的分泌高峰而导致排卵。

(2)黄体期:在LH和FSH作用下,排卵后的残余卵泡发育成黄体,并分泌大量孕激素和雌激素,一方面使子宫内膜进一步增生,并出现分泌期变化,进入分泌期;另一方面反馈抑制LH与FSH的分泌,使之减少。若不受孕,黄体只有12~15 d的寿命。黄体的退化,孕激素、雌激素分泌减少,子宫内膜再次坏死、出血,进入下一个月经周期的月经期。

2. 子宫周期　包括坏死剥落(月经期)、增生修复(增殖期)和腺体分泌(分泌期)3个时期。卵巢的周期性变化是其形成的基础。

经 典 试 题

1. 睾酮主要由哪种细胞分泌
A. 睾丸生精细胞
B. 睾丸支持细胞
C. 睾丸间质细胞
D. 曲细精管上皮细胞
E. 精原细胞

2. 在月经周期中,形成雌激素分泌第二个高峰的直接原因是
A. 卵泡刺激素分泌增加
B. 黄体生成素分泌增加
C. 雌激素的正反馈作用
D. 雌激素的负反馈作用减弱
E. 孕激素的正反馈作用

3. 在排卵前1d血液中出现黄体生成素高峰,若事先用抗雌激素血清处理动物,则黄体生成素高峰消失。表明黄体生成素高峰是由下列哪种激素高峰诱导的
A. 雌激素
B. 孕激素
C. 卵泡刺激素
D. 肾上腺皮质激素
E. 促肾上腺皮质激素

参考答案:1. C　2. B　3. A

第16章 病 理 学

══ 本章重点 ══

在执业医师考试中，病理学各单元的考查内容相对比较分散，属于必考章节。重点掌握的内容包括：①萎缩、肥大、增生、化生、变性和坏死的概念和类型，肉芽组织的结构和功能；②淤血的病理变化和对机体的影响，血栓的概念和结局，梗死的类型和病理变化；③炎症的基本病理变化，炎细胞的种类和功能，炎症介质主要作用，急性炎症的类型，慢性炎症的病理变化；④肿瘤的概念、异型性、扩散和转移，良、恶性肿瘤的区别，癌与肉瘤的区别，癌前病变、非典型增生、上皮内瘤变和原位癌概念，常见的良、恶性上皮组织肿瘤和间叶组织肿瘤；⑤动脉粥样硬化的血管和重要器官的病理变化，高血压的基本病理变化，风湿性心脏病的基本病理变化，心瓣膜病的类型；⑥慢性支气管炎的病理变化、临床病理联系，肺气肿的病理类型，大叶性肺炎和小叶性肺炎的区别，肺癌的病理类型；⑦消化性溃疡的病理变化，病毒性肝炎的基本病理变化、病理类型和病变特点，门脉性肝硬化的临床病理联系；⑧肾小球肾炎的各型病理变化，慢性肾盂肾炎的病理变化；⑨单纯性甲状腺肿、糖尿病的病理变化；⑩乳腺癌、子宫颈癌的组织学类型，葡萄胎、侵袭性葡萄胎和绒毛膜癌的病理区别；⑪原发性和继发性肺结核的病理变化，菌痢的病理变化，流行性脑脊髓膜炎和流行性乙型脑炎的病理区别；⑫艾滋病、梅毒的病理变化。

第1单元 细胞、组织的适应、损伤和修复

═══ 重点提示 ═══

1. 适应性改变　萎缩；肥大；化生。
2. 可逆性损伤　包括细胞水肿、脂肪沉积、玻璃样变、淀粉样变。
3. 凋亡与坏死的主要区别　①起因；②范围；③细胞膜；④凋亡小体；⑤基因组 DNA 电泳图谱；⑥调节过程；⑦炎症反应。
4. 修复　肉芽组织主要由纤维母细胞和新生的毛细血管组成。常有大量渗出液及炎性细胞，主要是巨噬细胞、中性粒细胞。肉芽组织最后变为瘢痕组织。

═══ 考点串讲 ═══

一、适应性改变

（一）萎缩的概念及类型

已发育正常的细胞、组织或器官的体积缩小称为萎缩（2002），根据病因分为生理性萎缩和病理性萎缩两大类。如心、脑动脉粥样硬化时，斑块使血管腔变小，引起心、脑等器官萎缩（2004）。生理性萎缩如成年人胸腺萎缩、更年期后的性腺萎缩。病理性萎缩分为营养不良性萎缩、压迫性萎缩、失用性萎缩、去神经性萎缩、内分泌性萎缩。

（二）肥大、增生及化生

1. 肥大　由于功能增加，合成代谢旺盛，使细胞、组织或器官体积增大，称为肥大。
2. 增生　实质细胞数量增多而引起组织、器官的体积增大称为增生。
3. 化生　一种分化成熟的细胞类型因受刺激因素的作用被另一种分化成熟的细胞类型所取代

的过程（2008，2011）。其类型如下。

（1）鳞状上皮化生：支气管柱状上皮因慢性炎症刺激化生为鳞状上皮（2000）。

（2）肠上皮化生。

（3）结缔组织和支持组织化生：一种间叶组织化生为另一种间叶组织，如结缔组织可化生为骨、软骨等组织（2001）。

二、损伤

（一）可逆性损伤

可逆性损伤（也称"变性"）是指细胞或细胞间质受损伤后，由于代谢障碍，使细胞内或细胞间质内出现异常物质或正常物质异常蓄积的现象，通常伴有细胞功能低下。

1. 细胞水肿　电镜下观察，实为肿胀的线粒体和扩张的内质网，也称细胞的水变性（2002，2003，2005）。病毒性肝炎时，肝细胞重度水肿，整个细胞变圆如气球，故称气球样变（2002，2003）。

2. 脂肪沉积

（1）正常情况下，除脂肪细胞外，其他细胞内一般不见或仅见少量脂滴，如出现脂滴或脂滴明显增多，称脂肪沉积（脂肪变性）。脂肪沉积常见于肝，也可见于心、肾等器官（2002，2006）。

（2）慢性乙醇中毒或缺氧引起心肌脂肪变，常累及左心室内膜下和乳头肌部位。脂肪变心肌呈黄色，与正常心肌的暗红色相间，形成黄红色斑纹，称为虎斑心（2002）。

（3）肝细胞脂肪变性时，肝细胞内出现大小不等的空泡，脂滴可被苏丹Ⅲ染成橘红色（2000）。肝淤血时，小叶中央区缺氧较重，该处肝细胞常发生脂肪变性（2006，2008）。

3. 玻璃样变性　在细胞或间质内出现半透明均质、红染、无结构物质称玻璃样变性，又称透明变性（2007）。玻璃样变性的类型分为如下几种。

（1）结缔组织玻璃样变：常见于纤维瘢痕组织、纤维化的肾小球以及动脉粥样硬化的纤维性斑块等。病变处纤维细胞明显减少，胶原纤维增粗且互相溶合呈半透明均质状，质地坚韧（2003，2008）。

（2）血管壁玻璃样变：常见于高血压病时的肾、脑、脾和视网膜的细动脉。细动脉持续痉挛，内膜通透性增高，在内皮细胞下凝固成无结构的均匀红染物质，导致血管壁增厚、管腔狭窄甚至闭塞，使组织器官缺血（2008）。

（3）细胞内玻璃样变：多种原因引起细胞质内出现大小不等、圆球形，均质红染的物质。慢性肾小球肾炎时，肾小管上皮细胞的胞质内融合成玻璃样小滴；病毒性肝炎时，肝细胞胞质内出现圆形、红染的玻璃样小滴，亦称嗜酸性小滴（2001，2006）。

4. 淀粉样变　原发性全身性淀粉样变主要来源于血清α-免疫球蛋白轻链（2008）。

（二）不可逆性损伤——细胞死亡的类型、概念及病理变化

细胞发生致死性代谢、结构和功能障碍可引起细胞不可逆性损伤，即细胞死亡。主要有两种类型：一是凋亡，二是坏死。

1. 坏死是以酶溶性变化为特点的活体内局部组织细胞的死亡（2007）。细胞核的变化是细胞坏死的主要形态学标志（2003）。

2. 坏死通常分为凝固性坏死、液化性坏死和纤维素样坏死3个基本类型，此外还有干酪样坏死、脂肪坏死、坏疽等一些特殊类型。

（1）凝固性坏死最常见，多见于心、肝、肾、脾等实质器官（2007）。

（2）液化性坏死见于细菌或某些真菌感染引起的脓肿、缺血缺氧引起的脑软化以及溶解性坏死等。

（3）纤维素样坏死见于某些变态反应性疾病，如新月体性肾小球肾炎以及急进型高血压等。

（4）坏疽是指局部组织大块坏死并继发腐败菌感染（2007，2014）。

干性坏疽，常见于动脉阻塞但静脉回流尚通畅的四肢末端。坏死区干燥、皱、缩、呈黑色，与正常组织界限清楚（2000，2007）。

湿性坏疽多发生于与外界相通的内脏，如肺、肠、子宫、阑尾、胆囊等（2003，2005）。气性坏疽系深达肌肉的开放性创伤，合并厌氧菌感染。坏死区按之有捻发感。

三、修复

（一）再生的概念

组织和细胞损伤后，由周围健康的同种细胞进行增生，以实现修复的过程称为再生（2005，2012）。

（二）各种细胞的再生能力

根据再生能力的强弱分为三类：不稳定细胞、稳定细胞和永久性细胞。

1. **不稳定细胞**　这类细胞再生能力很强，如表皮细胞，呼吸、消化及生殖道的黏膜上皮，淋巴、造血细胞、间质细胞等（2004，2007）。

2. **稳定细胞**　有较强的再生能力，生理情况下处于细胞增生周期的静止期，一旦受到损伤，则迅速增生，进行修复。这类细胞包括各种腺器官的实质细胞以及原始间叶细胞（2012）。

3. **永久性细胞**　这类细胞再生能力缺乏或极微弱，包括神经细胞、骨骼肌及心肌细胞。

（三）肉芽组织的结构和功能

1. **肉芽组织的结构**　肉芽组织主要由纤维母细胞和新生的毛细血管组成（2002，2005）。常有大量渗出液及炎性细胞，主要是巨噬细胞、中性粒细胞（2000，2002，2007）。肉芽组织最后变为瘢痕组织（2006）。

2. **功能**　①抗感染及保护创面；②填补伤口及其他组织缺损；③机化或包裹血凝块和坏死组织（2011）。

（四）创伤愈合

创伤愈合是指机体遭受外力作用，皮肤等组织出现离断或缺损后的愈复过程。

（五）骨折愈合

骨折愈合的基本过程：血肿形成→纤维性骨痂形成→骨性骨痂形成→骨痂改建或再塑。

经典试题

1. 慢性萎缩性胃炎时，胃上皮常发生
A. 鳞状上皮化
B. 肠上皮化生
C. 结缔组织化生
D. 假黏液腺化生
E. 骨化生

2. 关于细胞水肿下列叙述中哪项是不正确
A. 细胞膜受损钠泵功能障碍所致
B. 胞质疏松并透明
C. 胞核淡染或稍大
D. 属于可恢复性病变
E. 继续发展，可形成玻璃样变

3. 下列哪种器官最易发生脂肪变性
A. 心
B. 肺
C. 肝
D. 脾
E. 肾

4. 湿性坏疽的叙述，下列哪项是不正确的
A. 常见于肺、肠和子宫等内脏器官
B. 坏死组织与周围组织分界不清
C. 由于动脉阻塞，静脉回流正常引起
D. 坏死组织内有大量腐败菌繁殖
E. 全身中毒症状重

5. 下列哪一项不属于化生
A. 慢性萎缩性胃炎时胃黏膜内出现肠上皮
B. 食管黏膜内出现灶状胃黏膜组织
C. 骨化性肌炎时大量成纤维细胞增生可见骨组织
D. 慢性膀胱炎时可见移行上皮变为鳞状上皮
E. 胆石症时胆囊黏膜出现鳞状上皮

6. 良性高血压病病人，长期不愈，该病人全身血管出现的主要病变是
A. 大动脉硬化
B. 中等动脉硬化
C. 小动脉黏液样变
D. 细动脉玻璃样变

E. 细动脉脂质沉积

7. 有一病人经常胃痛，钡透发现幽门区域一约1.5cm 的缺损，临床诊断为慢性胃溃疡，溃疡处镜下可能见到

A. 病变区有肉芽组织长入
B. 病变区有钙化
C. 病变区有骨化
D. 病变区有平滑肌增生
E. 病变区有血管增生

(8~13题共用备选答案)

A. 干酪样坏死
B. 脂肪坏死
C. 坏疽
D. 纤维素样坏死
E. 液化性坏死

8. 急性胰腺炎
9. 淋巴结结核
10. 产后子宫内膜炎
11. 乙型脑炎
12. 恶性高血压病细小动脉
13. 典型结核结节中心可见

参考答案：1. B 2. E 3. C 4. C 5. B 6. D 7. A 8. B 9. A 10. C 11. E 12. D 13. A

第 2 单元　局部血液循环障碍

重点提示

1. 充血是指器官或局部组织血管内血液含量的增多。淤血是器官或局部组织静脉血流回流受阻，血液淤积于小静脉和毛细血管内，是疾病的基本病理过程之一。

2. 梗死是器官或局部组织因血管阻塞、血流停止导致缺氧而发生的坏死。梗死的类型分为贫血性梗死、出血性梗死和败血性梗死。

考点串讲

一、充血和淤血

（一）充血概念和类型

1. 概念　充血指器官或局部组织血管内血液含量的增多（2002）。

2. 类型　可分为动脉性充血和静脉性充血两类。①动脉性充血包括生理性充血及病理性充血，后者如炎症性充血及减压后充血等（2007）；②静脉性充血又称被动性充血，简称淤血。

（二）淤血的概念、原因、病理变化和对机体的影响

1. 概念　指器官或局部组织静脉血流回流受阻，血液淤积于小静脉和毛细血管内，又称静脉性充血。

2. 淤血的原因　①静脉受压；②静脉管腔阻塞；③心力衰竭。

3. 淤血的病理变化

(1) 肉眼：淤血的器官和组织体积增大，呈暗红色。

(2) 光镜下：小静脉和毛细血管扩张充盈，可见出血、间质水肿。

4. 淤血对机体的影响（2004）

(1) 肺淤血：多为左心衰竭引起。肉眼表现为肺肿胀、色暗红或呈棕褐色，质地变硬（2001）。肺水肿、肺出血可见心力衰竭细胞，即吞噬有含铁血黄素的巨噬细胞（2008）。

(2) 肝淤血：主要见于右心衰竭。肉眼肝体积增大，切面为红、黄相间，呈花纹状，故称槟榔肝。光镜下可见肝静脉、中央静脉和肝窦扩张淤血（2013）。

①淤血性出血、组织水肿；②脏器实质细胞的萎缩、变性和坏死；③脏器硬化；④侧支循环的建立。

二、血栓形成

(一) 概念

在活体的心脏或血管腔内，血液发生凝固或血液中某些有形成分互相凝集形成固体质块的过程称为血栓形成（2015）。所形成的固体质块为血栓。

(二) 血栓形成条件（2001，2002）

1. 心血管内膜损伤。
2. 血流缓慢或涡流。
3. 血液凝固性增高。

(三) 血栓的类型（2002，2008）

1. 白色血栓由血小板和纤维素构成，见于血栓的头部以及心瓣膜血栓（2004，2012）。
2. 混合血栓由血小板小梁和纤维素构成的梁，见于血栓的体部。
3. 红色血栓是血液按其组成成分凝固，见于血栓的尾部。
4. 透明血栓只有在显微镜下才能见到，由纤维素构成，常见于弥散性血管内凝血（DIC）。发生于微动脉、毛细血管和微静脉内（2007）。

(四) 血栓的结局（2006，2016）

软化、机化（2012）、钙化、脱落。

(五) 血栓对机体的影响

阻塞血管、栓塞、形成瓣膜病、出血或休克。

三、栓塞

(一) 栓子的概念

在循环血液中出现的不溶于血液的异常物质沿血流运行阻塞相应血管的过程称为栓塞（2005），阻塞血管的异常物质称为栓子（2007）。

(二) 栓子运行途径

1. 来源于右心或体静脉的栓子阻塞肺动脉及其分支。
2. 来源于左心或主动脉的栓子阻塞体动脉分支。
3. 来源于肝外门静脉的栓子阻塞肝内门静脉及其分支。
4. 交叉性栓塞。
5. 逆行性栓塞。

(三) 栓塞的类型及概念

1. 血栓栓塞　由血栓或血栓的一部分脱落引起的栓塞。
2. 脂肪栓塞　循环血流中出现脂肪滴阻塞小血管。
3. 气体栓塞　大量空气迅速进入血循环或原溶于血液内的气体迅速游离，形成气泡阻塞心血管。
4. 羊水栓塞　在分娩过程中，羊膜破裂、早破或胎盘早期剥离，又逢胎儿阻塞产道时，由于子宫强烈收缩，宫内压增高，可将羊水压入子宫壁破裂的静脉窦内，经血循环进入肺动脉分支、小动脉及毛细血管内引起羊水栓塞。

(四) 栓塞对机体的影响

1. 血栓栓塞　肺动脉及其分支血栓栓塞，栓子90%左右来源于下肢深静脉或盆腔的静脉（2000）。体积巨大的血栓栓子突然阻塞肺动脉主干及其主要分支，可引起急性右心衰竭，同时引起肺动脉、冠状动脉和支气管动脉痉挛，进一步影响心肺功能而引起猝死（2000，2001）。体循环的动脉栓塞，栓子主要来源于左心房和左心室的附壁血栓及动脉粥样硬化处的血栓。

2. **脂肪栓塞** 常见于长骨的骨折或脂肪组织严重创伤，表现为微循环血管腔内有多数脂肪滴，可通过苏丹Ⅲ染色证明（2002）。

3. **气体栓塞** 多量空气迅速进入血循环或原已溶解于血液内的气体迅速游离，均可形成气体栓塞。常见于潜水员病和其他减压病以及心脏大血管手术（2002）。

4. **羊水栓塞** 由于羊水中含有促凝血物质可引起DIC，病人表现为猝死、休克、昏迷或出血（2001）。

5. **其他栓塞** 肿瘤细胞栓塞可引起肿瘤转移。细菌团栓塞引起多发性栓塞性小脓肿。

四、梗死

（一）概念

器官或局部组织由于血流阻断，又不能建立有效的侧支循环导致缺氧而发生的坏死，称为梗死。

（二）形成的原因和条件

1. 血管阻塞是梗死发生的主要原因。
2. 血管受压闭塞。
3. 动脉痉挛。
4. 未能建立有效的侧支循环。
5. 局部组织对缺血的耐受性和全身血液循环状态。

（三）梗死的类型和病理变化

1. **贫血性梗死** 发生于组织结构较致密、侧支循环不充分的实质器官，如脾、肾、心肌和脑组织（2014）。梗死灶呈灰白色（2005）。
2. **出血性梗死** 常见于肺、肠等具有双重血液循环的器官，梗死灶内有大量的出血（2001，2005）。
3. 败血性梗死

─── 经 典 试 题 ───

1. 关于严重肺淤血的叙述，下列哪项是错误的
A. 肺泡腔内有水肿液
B. 可见心力衰竭细胞
C. 可发生漏出性出血
D. 肺泡壁毛细血管扩张充血
E. 肺泡腔内见有白细胞和纤维蛋白

2. 槟榔肝镜下的显著病变是
A. 肝小叶中央结构破坏
B. 中央静脉及血窦扩张充血和肝细胞萎缩及脂肪变性
C. 肝细胞脂肪变性
D. 肝细胞萎缩
E. 小叶中央静脉扩张充血

3. 有关血栓形成，下列哪项是不正确的
A. 下肢血栓多于上肢血栓
B. 静脉血栓多于动脉血栓
C. 静脉内多为混合血栓
D. 心脏内多为红色血栓
E. 毛细血管内多为纤维素血栓

4. 下列哪种因素与血栓形成无关
A. 血小板数量增多
B. 心血管内膜损伤
C. 血流缓慢
D. 癌细胞崩解产物
E. 纤维蛋白溶解酶增多

5. 下列哪种情况不易发生气体栓塞
A. 颈部外伤和手术
B. 胸部外伤和手术
C. 锁骨下静脉外伤
D. 胎盘早期剥离
E. 大隐静脉插管输液

6. 易发生贫血性梗死的器官是
A. 心、脑、肠
B. 肾、肠、脑
C. 心、脾、肾
D. 脾、心、肺
E. 肾、心、肺

7. 有一病人患风湿性心脏病，二尖瓣狭窄合并

关闭不全 5 年。如果对该病人做肺活检,在光镜下可能出现下列哪项病变
A. 肺泡壁毛细血管扩张充血
B. 肺泡腔内有红细胞
C. 肺泡腔内有心力衰竭细胞
D. 肺泡腔内有蛋白性液体
E. 以上各项病变都可出现
8. 女性病人 56 岁,因车祸右膝关节严重损伤,5d 后在手术过程中,病人突然呼吸困难,血压下降,经积极抢救无效,病人呼吸心跳停止死亡。尸检发现右侧胭静脉及深部大隐静脉内有残留血栓,试分析死因是
A. 肺动脉血栓栓塞
B. 急性心肌梗死
C. 麻醉意外
D. 大叶性肺炎
E. 败血症

参考答案:1. E 2. B 3. D 4. E 5. E 6. C 7. E 8. A

第 3 单元 炎 症

重点提示

1. 急性炎症的类型和病理变化 浆液性炎;纤维素性炎;化脓性炎;出血性炎。

2. 纤维素性炎 以纤维蛋白原渗出为主,继而形成纤维蛋白、纤维素。假膜性炎是发生在黏膜的纤维素性炎,渗出的纤维素、坏死组织和嗜中性粒细胞共同形成假膜。脓肿是局性化脓性炎症,主要特征是组织溶解坏死,形成充满脓液的腔。

3. 慢性炎性肉芽肿 是炎症局部巨噬细胞增生形成境界清楚的结节,是特殊的慢性炎症,常见病因为结核杆菌、麻风杆菌、梅毒螺旋体、血吸虫感染。

考点串讲

一、概述

(一)概念

炎症是指具有血管系统的活体组织对各种损伤因子的刺激所发生的一种以防御反应为主的基本病理过程(2008)。局部的血管反应是炎症过程的主要特征和防御反应的中心环节。

(二)原因

生物性因子(细菌、病毒)、物理、化学因子等。

(三)炎症的基本病理变化

1. 变质 炎症局部组织所发生的变性和坏死称为变质。变质既可发生在实质细胞,也可见于间质细胞(2005,2011)。

2. 渗出(2011) 血管内的液体和细胞成分通过血管壁进入组织间质、体腔、黏膜表面和体表。

3. 增生(2011) 包括实质细胞增生和间质细胞的增生。间质细胞的增生包括巨噬细胞、血管内皮细胞和成纤维细胞,成纤维细胞增生可产生大量胶原纤维。

(四)炎症的局部表现和全身反应

1. 炎症的局部表现 红——血管扩张,炎性充血(2000);肿——充血、淤血、水肿;热——动脉性充血,血量升高,代谢加强——产热增多;痛——神经末梢压迫、牵拉和刺激(2000);功能障碍——损伤、代谢异常、炎性渗出物、疼痛等综合造成。

2. 炎症的全身反应 ①发热。②白细胞增多:急性化脓性炎时——中性粒细胞增多;慢性炎症和病毒性炎症时——淋巴细胞增多(2007);过敏性炎症和寄生虫性炎症时——嗜酸性粒细胞增多(2004)。③单核巨噬细胞系统功能加强。④免疫系统活跃。⑤实质脏器出现变性坏死。

(五) 炎症的结局

痊愈、迁延为慢性炎症、蔓延扩散。

二、急性炎症

(一) 渗出

血管反应实质是组织局部血液循环障碍，是炎症发生的中心环节。渗出的成分也不同，一般是先液体后有形成分。

(二) 炎症细胞的种类和主要功能

白细胞的渗出是炎症反应最重要的特征。

中性粒细胞和单核细胞常见于炎症早期、急性炎症和化脓性炎症（2011）；构成炎症反应的主要防御环节。

嗜酸性粒细胞主要见于寄生虫感染和过敏性炎症（2004）。

(三) 炎症介质的概念和主要作用

急性炎症的炎症反应主要是通过一系列化学因子的作用实现的。这些化学因子称为化学介质或炎症介质。

炎症介质在炎症中的主要作用包括：①血管扩张；②血管通透性升高，如组胺、缓激肽、C3a、C5a、LTC4、LTD4、LTE4、PAF、活性氧代谢产物、P物质（2000）；③趋化作用；④发热；⑤疼痛；⑥组织损伤。

(四) 急性炎症的类型和病理变化

1. **浆液性炎** 浆液性炎以浆液性渗出为其特征，渗出物以血浆成分为主，常发生于黏膜、浆膜和疏松结缔组织（2001）。

2. **纤维素性炎** 纤维素性炎以纤维蛋白原渗出为主，继而形成纤维素。纤维素性炎易发生于黏膜、浆膜和肺组织。发生于黏膜者渗出的纤维蛋白、坏死组织和中性粒细胞共同形成假膜（2017），又称假膜性炎（2001，2002，2003，2005）。

浆膜的纤维素性炎（如"绒毛心"）可引起体腔纤维素性粘连，随后纤维素机化而发生纤维性粘连（2005）。

3. **化脓性炎** 化脓性炎以中性粒细胞渗出为主，并有不同程度的组织坏死和脓液形成为其特点。化脓性炎多由化脓菌感染所致。依病因和发生部位的不同可分为表面化脓和积脓、蜂窝织炎和脓肿（2001，2012）。

急性蜂窝织炎的致病菌主要是溶血性链球菌（2012），其次为金黄色葡萄球菌，亦可为厌氧性细菌（2000，2001）。

溶血性链球菌引起的急性蜂窝织炎，由于链激酶和透明质酸酶的作用，病变扩展迅速，有时能引起败血症（2000）。

在皮肤或黏膜的化脓性炎时，由于皮肤或黏膜坏死、崩解脱落，可形成局部缺陷，即溃疡。深部脓肿如向体表或自然管道穿破，可形成窦道或瘘管。窦道是指只有一个开口的病理性盲管，瘘管是指连接于体外与有腔器官之间或两个有腔器官之间的、有两个以上开口的病理性管道（2008）。

4. **出血性炎** 出血性炎症灶的血管损伤严重，渗出物中含大量红细胞，常见于流行性出血热、钩端螺旋体病和鼠疫等。

三、慢性炎症

(一) 一般慢性炎症的病理变化和特点

1. 炎症灶内浸润细胞主要是淋巴细胞、浆细胞和单核细胞。
2. 常有较明显的纤维结缔组织、血管和上皮细胞、腺体及实质细胞的增生。

3. 单核巨噬细胞系统的激活是慢性炎症的另一重要特点。

（二）慢性肉芽肿性炎的概念、病因和病变特点

1. 慢性肉芽肿性炎的概念、病因（2017） 肉芽肿是由巨噬细胞及其演化的细胞，呈局限性浸润和增生所形成的境界清楚的结节状病灶（2001，2005）。肉芽肿性炎是一种以肉芽肿形成为其特点的特殊性增生性炎症（2000）。

2. 肉芽肿性炎的病变特点 常呈慢性经过。以结核结节为例，中心常为干酪样坏死，周围为放射状排列的上皮样细胞，并可见郎汉斯（Langhans）巨细胞。

=== 经典试题 ===

1. 炎症的变质是指病灶局部实质细胞发生
   A. 增生和变性
   B. 萎缩和坏死
   C. 增生和坏死
   D. 变性和坏死
   E. 萎缩和变性

2. 下列哪项不属于渗出性炎
   A. 出血性炎
   B. 卡他性炎
   C. 肉芽肿性炎
   D. 化脓性炎
   E. 浆液性炎

3. 发生急性炎症的组织内浸润细胞主要是
   A. 淋巴细胞
   B. 浆细胞
   C. 巨噬细胞
   D. 中性粒细胞
   E. 嗜酸粒细胞

4. 感染性肉芽肿的特征性细胞成分是
   A. 嗜酸粒细胞及浆细胞
   B. 淋巴细胞及巨噬细胞
   C. 单核巨噬细胞及中性粒细胞
   D. 多核巨细胞及类上皮细胞
   E. 异物巨细胞及淋巴细胞

5. 既能使血管壁通透性升高，又对白细胞有趋化作用的炎症介质是
   A. C5a
   B. 组胺
   C. IL-8
   D. C3a
   E. P物质

6. 病人，2d前突然感冒发热寒战，呼吸困难，今天咳嗽，痰为红色带铁锈样外观，叩诊肺有一大叶实变，该病人病变性质可能为
   A. 化脓性炎
   B. 浆液性炎
   C. 出血性炎
   D. 纤维素性炎
   E. 肺脓肿

（7～11题共用备选答案）
   A. 具有两端开口的病理性通道
   B. 只有一端开口的盲管
   C. 表面或黏膜上皮坏死脱落形成较深缺损
   D. 单个毛囊发生的化脓性炎
   E. 多个毛囊发生的化脓性炎

7. 溃疡
8. 窦道
9. 疖肿
10. 痈肿
11. 瘘管

参考答案：1. D 2. C 3. D 4. D 5. A 6. D 7. C 8. B 9. D 10. E 11. A

第4单元 肿 瘤

=== 重点提示 ===

1. 肿瘤的命名与分类 ①良性肿瘤在其来源组织名称后加一"瘤"字。②恶性肿瘤一般亦可根据组织来源命名，来源于上皮组织的统称为"癌"，如鳞状细胞癌、腺癌。来源于间叶组织的称为肉瘤，如平滑肌肉瘤、纤维肉瘤。

2. 癌与肉瘤的区别 ①组织来源：前者为上皮组织，后者为间叶组织；②发病人群：前

者成年人多见，后者青少年多见；③组织学特点：前者实质与间质分界清楚，后者实质与间质分界不清；④转移：前者多经淋巴道转移，后者多经血道转移。

= 考点串讲 =

一、概述

（一）概念

肿瘤是机体在各种致瘤因素作用下，局部组织的细胞在基因水平上失去对其生长的调控，导致克隆性异常增生而形成的新生物（2006）。

（二）组织结构

1. 肿瘤的实质　肿瘤实质是肿瘤细胞的总称，是肿瘤的主要成分。
2. 肿瘤的间质　肿瘤的间质成分不具特异性，起着支持和营养肿瘤实质的作用。

二、生物学行为（2015）

（一）异型性

异型性是肿瘤异常分化在形态上的表现。异型性小，说明分化程度高（2001）。区别异型性的大小是诊断肿瘤，确定其良、恶性的主要组织学依据。良性肿瘤细胞的异型性不明显，一般与其来源组织相似。恶性肿瘤常具有明显的异型性（2008）。

（二）生长

浸润性生长为大多数恶性肿瘤的生长方式。

（三）扩散和转移

1. 肿瘤的扩散　是恶性肿瘤的主要特征。
（1）直接蔓延。
（2）转移。①淋巴道转移：上皮组织的恶性肿瘤多经淋巴道转移。②血道转移：各种恶性肿瘤均可发生，尤多见于肉瘤、肾癌、肝癌、甲状腺滤泡性癌及绒毛膜癌。③种植性转移：常见于腹腔器官的癌瘤。
2. 恶性肿瘤的浸润和转移机制　①局部浸润；②血行播散。

（四）良、恶性肿瘤的区别

区别良性肿瘤与恶性肿瘤对肿瘤的诊断与治疗具有重要意义（2005，2007）。

1. 组织分化程度
2. 核分裂象
3. 生长速度
4. 生长方式
5. 继发改变
6. 转移
7. 复发
8. 对机体影响

（五）交界性肿瘤的概念

有一类肿瘤，其生物学行为介于良、恶性之间，病理诊断上无确切规范，这种肿瘤称交界性肿瘤。

（六）肿瘤对机体的影响

良性肿瘤对机体影响小，主要表现局部压迫和阻塞症状；恶性肿瘤对机体影响大，病死率高。

三、肿瘤的命名与分类

（一）肿瘤的命名原则

肿瘤的命名一般根据其组织发生即组织来源（分化方向）和生物学行为来命名。

1. 良性肿瘤在其来源组织名称后加一"瘤"字。
2. 恶性肿瘤一般亦可根据组织来源命名，来源于上皮组织的统称为"癌"，如鳞状细胞癌、腺癌。来源于间叶组织的称为肉瘤，如平滑肌肉瘤、纤维肉瘤（2003）。

有些来源于幼稚组织和神经组织的恶性肿瘤称为母细胞瘤，如神经母细胞瘤、髓母细胞瘤等（2012），但肌母细胞瘤、软骨母细胞瘤和骨母细胞瘤为良性（2004）。

有些恶性肿瘤由于成分复杂或由于习惯沿袭，在肿瘤的名称前加恶性，如恶性畸胎瘤、恶性脑膜瘤、恶性神经鞘瘤等（2007）。

（二）癌前病变、非典型增生、上皮内瘤变、原位癌和早期浸润癌的概念

1. 癌前病变　癌前病变是指某些具有癌变的潜在可能性的病变（2001）。常见的癌前病变有（2008）如下情况：①大肠腺瘤；②乳腺纤维囊性病；③慢性胃炎与肠上皮化生；④慢性溃疡性结肠炎；⑤皮肤慢性溃疡；⑥黏膜白斑。

2. 非典型增生　非典型增生是上皮细胞异乎常态的增生，形态呈一定程度的异型性，但不足以诊断为癌，多发生于皮肤或黏膜表面的鳞状上皮，也可发生于腺上皮。

3. 上皮内瘤变　用来描述上皮从非典型增生到原位癌这一连续的过程，将轻度非典型增生称为上皮内瘤变Ⅰ级，中度非典型增生称为上皮内瘤变Ⅱ级，重度非典型增生和原位癌称为上皮内瘤变Ⅲ级。

4. 原位癌　原位癌指黏膜鳞状上皮层内或皮肤表皮内的重度非典型增生几乎累及或累及上皮的全层，但尚未侵破基底膜而向下浸润生长者称为原位癌。

5. 早期浸润癌　一般由原位癌发展而来，部分癌组织突破上皮基底膜向下浸润，在固有膜内形成癌巢。

（三）癌与肉瘤的区别

1. 来源　癌的组织来源为上皮组织；肉瘤的组织来源为间叶组织（2000，2001，2004，2005，2007）。
2. 发病率　癌较常见，约为肉瘤的9倍。
3. 大体特点　癌质较硬、色灰白、较干燥；肉瘤质软、色灰红、湿润、鱼肉状。
4. 组织学特点　癌多形成癌巢，实质与间质分界清楚，纤维组织有增生；肉瘤细胞多弥漫分布，实质与间质分界不清，间质内血管丰富，纤维组织少。
5. 网状纤维　癌细胞间多无网状纤维；肉瘤细胞间多有网状纤维。
6. 免疫组织化学　癌细胞表达上皮标记（如细胞角蛋白）；肉瘤细胞表达间叶标记（如波形蛋白）。
7. 转移　癌多经淋巴道转移；肉瘤多经血道转移。

四、常见的上皮性肿瘤

（一）上皮组织良性肿瘤

1. 乳头状瘤（2012）
2. 腺瘤　浆液性乳头状囊腺瘤，腺上皮向囊腔内呈乳头状增生，并分泌浆液，所以称为浆液性乳头状囊腺瘤（2007）。

（二）上皮组织恶性肿瘤

1. 鳞状细胞癌　常发生于原有鳞状上皮覆盖部位，如皮肤、口腔、唇、子宫颈、阴道、食管、阴茎等，也可发生于鳞状上皮化生的部位如支气管、胆囊、肾盂等处，正常时虽不由鳞状上皮覆盖，

但可通过鳞状化生而发生鳞状细胞癌（2003）。分化好的鳞状细胞癌可在镜下观察，层状角化物称为"癌珠"（2011），分化较差的鳞癌无角化珠形成，甚至也无细胞间桥，瘤细胞呈明显的异型性并见较多的核分裂象（2001，2002，2006）。

2. 基底细胞癌　本癌对放射治疗敏感，临床呈低度恶性经过。

3. 移行上皮癌

4. 腺上皮癌　黏液癌镜下可见有时黏液聚集于癌细胞内，将核挤向一侧，使该细胞呈印戒状，称为印戒细胞癌。

五、常见的非上皮性肿瘤

（一）良性间叶组织肿瘤

常见的类型有以下几种。

1. 纤维瘤
2. 脂肪瘤
3. 脉管瘤
4. 平滑肌瘤
5. 软骨瘤

（二）恶性间叶组织肿瘤

1. 纤维肉瘤
2. 恶性纤维组织细胞瘤
3. 脂肪肉瘤
4. 横纹肌肉瘤
5. 平滑肌肉瘤
6. 血管肉瘤
7. 骨肉瘤（2012）　X线可见特征性的Codman三角和日光放射状影像。
8. 软骨肉瘤

（三）其他类型肿瘤

1. 神经外胚叶源性肿瘤
2. 多种组织构成的恶性肿瘤　常见的有畸胎瘤、肾胚胎瘤、癌肉瘤。

（1）畸胎瘤：根据组织分化成熟程度不同可分为良性畸胎瘤和恶性畸胎瘤。恶性畸胎瘤多为实性，在睾丸比卵巢多见。容易发生转移，可转移到盆腔及远处器官（2002，2005，2014）。

（2）肾胚胎瘤：又称为肾母细胞瘤。

（3）癌肉瘤。

六、病因学和发病学

肿瘤在本质上是基因病。

（一）肿瘤发生的分子生物学基础

1. 原癌基因、癌基因及其产物　原癌基因是具有潜在的转化细胞能力的基因，可被多种因素激活。

2. 肿瘤抑制基因　肿瘤抑制基因的产物能抑制细胞的生长，常见的肿瘤抑制基因有 *Rb* 基因、*P53* 基因、神经纤维瘤病-1基因（*NF*-1）、结肠腺瘤性息肉基因（*DCC*）和 Wilms 瘤基因（*WT*-1）等（2004）。

3. 凋亡调节基因和DNA修复调节基因
4. 端粒和肿瘤
5. 多步癌变的分子基础

（二）常见的化学、物理和生物性致癌因素

1. 化学致癌因素　①间接作用的化学致癌物：多环芳烃，芳香胺类与氨基偶氮染料，亚硝胺类，真菌毒素（2000）；②直接作用的化学致癌物。
2. 物理致癌因素
3. 病毒和细菌致癌　①RNA致瘤病毒；②DNA致瘤病毒。

（三）影响肿瘤发生、发展的内在因素

1. 遗传因素
2. 宿主对肿瘤的反应——肿瘤免疫
3. 其他与肿瘤发病有关的因素　①内分泌因素；②性别和年龄因素；③种族和地理因素。

=== 经典试题 ===

1. 交界性肿瘤是
   A. 混合性肿瘤
   B. 癌前病变
   C. 良性瘤局部恶性变
   D. 分化好的恶性瘤
   E. 性质介于良恶性肿瘤之间
2. 下列哪项是恶性肿瘤细胞的最主要形态特点
   A. 核大
   B. 多核或异型核
   C. 核仁大
   D. 核染色浓染
   E. 病理性核分裂象
3. 诊断肉瘤的主要形态依据
   A. 包膜消失
   B. 浸润生长
   C. 瘤细胞异型性明显
   D. 瘤细胞弥漫分布与间质分界不清
   E. 血行转移
4. 锁骨上淋巴结转移癌的原发部位最常见于
   A. 甲状腺
   B. 食管
   C. 乳腺
   D. 胃
   E. 肝
5. 下列哪种为高分化鳞癌的病理形态特点
   A. 鳞状上皮呈乳头状生长
   B. 癌细胞分化形态仍保留鳞状上皮等征
   C. 形成大小不一的鳞状细胞癌
   D. 癌巢细胞间可见间桥并见角化珠形
   E. 癌细胞突破基底膜
6. 原位癌的概念是
   A. 镜下才见到的微小癌
   B. 没有转移的早期癌
   C. 上皮组织轻度不典型增生，并累及全层1/3
   D. 上皮组织中度不典型增生，并累及全层2/3
   E. 不典型增生的细胞，累及全层但未突破基底膜
7. 下列不属于抑癌基因的是
   A. *p53*
   B. *p16*
   C. *Abl*
   D. *Apc*
   E. *BRCA-2*
8. 卵巢囊性肿物，切面见有毛发和皮脂样物，镜下见皮肤鳞状上皮，皮下有毛囊和皮脂腺，另外还见到支气管柱状上皮，纤维脂肪组织以及少量甲状腺组织，此瘤可诊断为
   A. 恶性畸胎瘤
   B. 良性畸胎瘤
   C. 错构瘤
   D. 毛发瘤
   E. 纤维脂肪瘤

参考答案：1. E　2. E　3. D　4. D　5. D　6. E　7. C　8. B

第5单元　心血管系统疾病

=== 重点提示 ===

1. 动脉粥样硬化的基本病理变化　脂纹形成，纤维斑块形成，粥样斑块形成。继发性改

变有：斑块内出血、斑块破裂、血栓形成、钙化、动脉瘤形成、血管腔狭窄。

2. 心瓣膜病

（1）二尖瓣狭窄：听诊舒张期隆隆样杂音，X线示"梨形心"。

（2）二尖瓣关闭不全：听诊收缩期吹风样杂音，X线显示左心室肥大，呈"球形心"。

（3）主动脉狭窄：听诊粗糙、喷射性收缩期杂音，X线显示心脏呈"靴形"。

（4）主动脉瓣关闭不全：听诊舒张期吹风样杂音，患者出现颈动脉搏动、水冲脉、血管枪击音及毛细血管搏动征。

= 考点串讲 =

一、动脉粥样硬化

（一）血管的病理变化

动脉粥样硬化血管病变主要发生在大、中动脉。

1. 脂斑脂纹期　动脉内膜面出现淡黄色针头大小的斑点或长短不一的条纹。镜下见脂斑脂纹由大量泡沫细胞聚积而成。泡沫细胞是局部浸润的巨噬细胞及移入的平滑肌细胞吞噬脂质后形成的（2004）。

2. 纤维斑块期　脂质在内膜中沉积增多，刺激病灶周围和表面的纤维组织增生，并发生玻璃样变，逐渐形成向内膜表面隆起的斑块（2006）。

3. 粥样斑块期　斑块深层组织坏死、崩解，并与病灶内脂质混合，形成粥样物质。

4. 粥样斑块的继发性改变　①斑块内出血；②溃疡形成；③血栓形成；④钙化。

（二）心脏、肾和脑的病理变化

1. 冠状动脉粥样硬化及冠心病

（1）冠状动脉粥样硬化最常发生于左冠状动脉的前降支（2001，2008）。

（2）冠心病是指冠状动脉疾病引起的心肌供血不足。分为以下类型：①心绞痛；②心肌梗死，最常见部位是左前降支供血区：左心室前壁、心尖部、室间隔前2/3及前内乳头肌，占全部心肌梗死的50%（2003）；③心肌纤维化。

2. 脑动脉粥样硬化　病变以大脑中动脉及基底动脉环最严重。

3. 肾动脉粥样硬化　最常累及动脉开口处及主干近侧端。

二、原发性高血压

（一）良性高血压血管的病理变化

原发性高血压血管的病理变化主要包括以下三方面内容（2016）。

1. 细动脉硬化　是高血压病血管病变的主要特征，表现为细动脉的玻璃样变（2017），最具诊断意义的肾的入球动脉和视网膜动脉的玻璃样变（2002，2007）。

2. 肌型小动脉硬化　小动脉内膜胶原纤维及弹力纤维增生，内弹力膜分裂。

3. 弹力肌型及弹力型动脉硬化

（二）良性高血压心脏、肾和脑的病理变化（缓进型高血压）

1. 心脏　血压长期升高，左心室因负荷增加而代偿性肥大，早期心腔无明显扩张，晚期失代偿，出现肌源性扩张而致左心衰竭。

2. 肾　肾小球入球动脉硬化，管腔狭窄，相对正常的肾单位代偿性肥大；两侧肾对称性缩小，重量减轻，表面有弥漫分布的细小颗粒，称为原发性颗粒状固缩肾。晚期可出现肾衰竭，严重者可致尿毒症。

3. 脑　①脑软化常为小灶性、多发性，最后由胶质细胞增生修复；②脑出血是晚期高血压最严重的并发症（2000）；出血多发生在内囊和基底节区域（2003）；③脑水肿。

三、风湿性心脏病

(一) 基本病理变化

1. 变质渗出期
2. 增生期 又称肉芽肿期。特征性病变时形成风湿小体（Aschoff 小体），属肉芽肿性病变（2001）。镜下可见风湿小体的中央为纤维素样坏死；周围是增生的组织细胞，即 Aschoff 细胞、成纤维细胞和少量浸润的炎细胞。风湿小体是风湿病的特征性病变，具有诊断意义。
3. 纤维化期 又称愈合期。

(二) 心脏的病理变化

1. 风湿性心内膜炎 风湿性心脏病中最常见的病变。主要累及心瓣膜，以二尖瓣最常见。
2. 风湿性心肌炎 主要累及心肌间质小血管旁的结缔组织，表现为典型的风湿性肉芽肿，可导致心功能不全（2004）。
3. 风湿性心外膜炎

四、亚急性感染性心内膜炎

(一) 病因

主要由细菌引起，最常见的病原菌为草绿色链球菌；肠球菌、革兰阴性菌、真菌亦可引发本病。

(二) 心脏及血管的病理变化

1. 常发生在已有病变的瓣膜上。
2. 血管细菌毒素和赘生物脱落形成的栓子可引起动脉性栓塞和血管炎。
3. 肾炎赘生物脱落引起局灶性肾小球肾炎或因抗原抗体复合物沉积于基底膜引起弥漫性肾小球肾炎。
4. 败血症细菌和毒素的长期作用，导致病人出现败血症。

五、心瓣膜病

(一) 病因

心瓣膜病是指心瓣膜受到各种致病因素损伤后或先天性发育异常所造成的器质性病变，表现为瓣膜口狭窄和（或）关闭不全。最后常导致心功能不全，引起全身血液循环障碍。

(二) 心瓣膜病的类型和病理变化

1. 二尖瓣狭窄 大多由风湿性心内膜炎所致。
（1）血流动力学和心脏变化：早期，左心房发生代偿性扩张和肥大（2006）。
后期，左心房代偿失调，心房收缩力减弱而呈高度扩张（肌源性扩张）。
（2）二尖瓣口狭窄时，左心室内流入血量减少，心室腔一般无明显变化。当狭窄非常严重时，左心室可出现轻度缩小（2000）。
2. 二尖瓣关闭不全
3. 主动脉瓣关闭不全
4. 主动脉瓣狭窄

(三) 心瓣膜病对机体的影响

1. 二尖瓣狭窄 颈静脉怒张、肝大淤血、下肢水肿及浆膜腔积液等心力衰竭症状。
2. 二尖瓣关闭不全 左心室代偿性肥大；最终引起右心室、右心房代偿性肥大，右心衰竭和大循环淤血。
3. 主动脉狭窄 主动脉狭窄后左心房排血受阻，左心室发生代偿性肥大，室壁增厚，向心性肥大。后期左心代偿失调，出现左心衰竭，进而引起肺淤血、右心衰竭和大循环淤血。

4. 主动脉关闭不全　左心室代偿性肥大，久而久之，相继发生左心衰竭、肺淤血、肺动脉高压，进而引起右心肥大，大循环瘀血。

经典试题

1. 关于高血压病脑出血下列哪项是不确切的
   A. 以基底节内囊部多见
   B. 内囊处豆纹动脉与大脑中动脉呈直角分支，受血压冲击易破裂
   C. 小动脉痉挛，可引起漏出性出血
   D. 脑出血原因是内囊区小动脉痉挛引起
   E. 微动脉瘤破裂
2. 下列哪项是恶性高血压病的肾特征性病变
   A. 肾小球纤维化
   B. 肾细小动脉壁纤维蛋白样坏死
   C. 肾小叶间动脉内膜增厚
   D. 肾小球毛细血管内血栓形成
   E. 肾小管上皮变性
3. 关于动脉粥样硬化的叙述下列哪项是错误的
   A. 病变多位于主动脉各分支开口处
   B. 可引起夹层动脉瘤
   C. 胸主动脉病变最重
   D. 病变可继发钙化、出血
   E. 可继发血栓形成
4. 活动性风湿性心脏病时，Aschoff 小体常见部位是
   A. 心内膜下
   B. 心外膜内
   C. 心瓣膜内
   D. 心肌间质
   E. 心肌传导系统
5. 慢性风湿性心脏瓣膜病变的表现，下列哪一项是不正确的
   A. 瓣膜增厚变硬
   B. 瓣膜短缩
   C. 瓣叶间粘连
   D. 腱索增粗变短
   E. 瓣膜断裂，穿孔
6. 亚急性感染性心内膜炎的赘生物有以下特点，应除外的是
   A. 易发生在有病变的瓣膜上
   B. 赘生物呈息肉状或菜花状
   C. 质松脆、易脱落
   D. 脱落后易引起败血性梗死
   E. 根部见肉芽组织增生

参考答案：1. D　2. B　3. C　4. D　5. E　6. D

第6单元　呼吸系统疾病

重点提示

1. 慢性支气管炎的病理变化　①黏膜上皮纤毛粘连、倒伏、脱落，上皮细胞空泡变性、坏死，杯状细胞增生并鳞状上皮化生；②黏膜下腺体增生肥大和浆液性上皮黏液腺化生；③管壁充血水肿，淋巴细胞、浆细胞浸润；④管壁平滑肌断裂、萎缩，软骨变性、萎缩或骨化。

2. 小叶性肺炎病理变化　化脓菌感染，病变起于细支气管，向周围或末梢组织扩展，形成以肺小叶为单位，灶性散在的急性化脓性炎症，主要发生在小儿和年老体弱者。

考点串讲

一、慢性支气管炎

1. 概念及病理变化　慢性支气管炎是指发生于支气管黏膜及其周围组织的慢性非特异性炎性疾病。

（1）炎性渗出和黏液分泌增多，使黏膜上皮的纤毛发生粘连、倒伏，甚至脱失。上皮细胞发生程度不等的变性、坏死，上皮再生时可发生鳞状上皮化生。

（2）黏液腺泡增生、肥大，浆液腺泡黏液化。

（3）黏膜层及黏膜下层充血水肿，淋巴细胞、浆细胞及中性粒细胞浸润。

E．肺门淋巴结矽结节形成最早
6．中央型肺癌的特点不包括下列哪项
A．起源于段以上支气管
B．位于肺门部
C．较易被纤维支气管镜发现
D．多属于细支气管肺泡癌
E．巨大癌肿围绕支气管
7．成年女性病人，咳嗽，喘息10年，心悸三四年。颈静脉怒张，双肺呼吸音粗糙，肝肋缘下2指，下肢水肿。其原因最可能是
A．急性肾炎
B．矽肺
C．急性呼吸窘迫综合征
D．肺心病致右心衰竭
E．二尖瓣狭窄致右心衰竭
8．老年男性病人，尸检见肺组织内有同心圆排列的玻璃样变的胶原纤维，类上皮细胞，多核巨细胞及淋巴细胞构成的结节。该病人最后诊断为
A．肺结核
B．硅沉着病
C．肺纤维化
D．石棉肺
E．硅沉着病结核病

参考答案：1．E　2．C　3．E　4．D　5．A　6．D　7．D　8．E

第7单元　消化系统疾病

=== 重点提示 ===

1．病毒性肝炎的基本病理变化　①肝细胞变性：胞质疏松化和气球样变、脂肪变、嗜酸性变；②肝细胞坏死：点状坏死、碎片状坏死、桥接坏死、亚大块和大块坏死；③炎症细胞浸润：淋巴细胞和单核细胞为主；④肝细胞再生。

2．病毒性肝炎的病理类型　①急性（普通型）肝炎：黄疸型及无黄疸型；②慢性（普通型）肝炎：轻度、中度和重度；③重型病毒性肝炎：急性重型肝炎和亚急性重型肝炎。

=== 考点串讲 ===

一、消化性溃疡

（一）病理变化

1．肉眼观察　溃疡通常为一个，多位于小弯侧，边缘整齐，常深达肌层。直径多在2.5cm以内。

2．光镜下　溃疡组织由黏膜侧到浆膜面依次为渗出层、坏死层、肉芽组织层和瘢痕组织四层结构。

（二）并发症

1．出血　出血是最常见的并发症，少量出血可见粪便隐血试验阳性。大量出血，病人可有呕血和柏油样便；大出血时病人可发生失血性休克（2001）。

2．穿孔

3．幽门梗阻

4．癌变　胃溃疡癌变率不超过1%，十二指肠溃疡癌变罕见（2006）。

二、病毒性肝炎

（一）基本病理变化

1．变性　肝细胞水肿（气球样变）和嗜酸性变（胞质嗜酸性增强）。

2．坏死　包括嗜酸性坏死（形成嗜酸性小体）和溶解性坏死（2003）。

3．渗出　以淋巴细胞和单核细胞为主。

4．增生

(二) 临床病理类型和病变特点

分为急性、慢性及重型肝炎三大类。

1. **急性普通型肝炎** 可分为黄疸型和无黄疸型。病变以肝细胞变性为主（2007），其中以肝细胞胞质疏松化和气球样变、肝细胞嗜酸性变和嗜酸性小体形成为主。坏死病变较轻，表现为肝小叶内散在的点状坏死（2004，2012）。

2. **慢性普通型肝炎** 将慢性肝炎分为轻、中、重度3类。

（1）轻度慢性肝炎：有点状坏死，偶见轻度碎片状坏死（2011），汇管区少量纤维组织增生，肝小叶结构完整（2003）。

（2）中度慢性肝炎：肝细胞坏死明显，可见中度碎片状坏死及特征性的桥接坏死。肝小叶内有纤维间隔形成，但小叶结构大部分保存（2001，2006）。

（3）重度慢性肝炎：肝细胞坏死严重且广泛（2014），有重度的碎片状坏死及大范围桥接坏死（2006）。

3. **重型肝炎** 根据起病急缓及病变程度，可分为急性重型和亚急性重型两种。

（1）急性重型肝炎：病理变化表现为肝细胞坏死严重而广泛（2017），呈弥漫性片状。肉眼观见肝体积显著缩小，质地柔软，切面呈黄色或褐红色，故又称急性黄色（或红色）肝萎缩（2007）。

（2）亚急性重型肝炎：病理特点是大片的肝细胞坏死（坏死面积约占50%），同时出现肝细胞结节状再生，常见胆汁淤积形成胆栓（2002）。

三、门脉性肝硬化

(一) 病因

由多种原因导致肝细胞弥漫性变性坏死，继而出现纤维组织增生和肝细胞结节状增生，这三种改变反复交错进行，使肝小叶结构被改建，肝变形、变硬而形成肝硬化（2000）。

(二) 病理变化（2014）

1. 由于肝细胞反复坏死增生，致使正常肝小叶结构被破坏，由增生的纤维组织将再生的肝细胞结节分割包绕，形成大小不等、圆形或椭圆形的肝细胞团，称假小叶。假小叶的中央静脉缺如、偏位或有两个以上。肝细胞索排列紊乱。假小叶周围胆管和纤维组织增生，并有慢性炎细胞浸润（2008）。

2. 肉眼观见早、中期肝体积正常或略增大，质地稍硬。后期体积缩小，重量减轻。表面呈小结节状。

(三) 病理临床联系

1. **门脉高压主要临床表现** ①胃肠道淤血、水肿；②脾大可引起脾功能亢进（2000）；③腹水形成；④侧支循环形成。

2. **肝功能不全** 肝功能不全可造成：①激素灭活功能下降；②出血倾向；③黄疸；④肝性脑病，是肝功能极度衰竭的结果。

四、食管癌、胃癌和大肠癌

病理类型和病理变化

1. **胃癌** 好发部位为胃窦部，特别是小弯侧，占75%左右（2003，2012）。临床上一般将胃癌分为早期胃癌和进展期胃癌。

（1）早期胃癌的特点（2007，2014）：①早期胃癌为局限于黏膜及黏膜下层的胃癌（2002，2017）。②早期胃癌肉眼观可分为隆起型、表浅型和凹陷型。表浅型又可分为表浅隆起型、表浅平坦型和表浅凹陷型。③组织学类型与进展期胃癌相同。④早期胃癌经手术切除治疗预后良好。

（2）进展期胃癌的病理变化：①肉眼类型。息肉型、溃疡型、浸润型。②组织学类型。管状腺癌、黏液腺癌、印戒细胞癌、乳头状腺癌、未分化癌。

2. 食管癌　食管癌由食管表面被覆黏膜鳞状上皮或腺体发生。食管癌以食管中段最多见，下段次之，上段最少。

进展期食管癌的肉眼类型：溃疡型、蕈伞型、髓质型、缩窄型。

组织学类型：鳞状细胞癌、腺癌、小细胞癌（2016）。

3. 大肠癌　以直肠最多见，乙状结肠次之。

大肠癌的病理变化如下。

（1）肉眼类型：息肉型、溃疡型、胶样型、浸润型。

（2）组织学类型：与胃癌相似，但在直肠肛管区有时可发生鳞状细胞癌。

（3）大肠癌的分期（Dukes分期）

A期：尚未穿透肌层且无淋巴结转移，手术可以治愈。

B期：已经穿透肌层，扩展到肠周围组织，但仍无淋巴结转移，5年存活率约为70%。

C期：已经发生了淋巴结转移，5年存活率约为30%。

五、原发性肝癌

1．肉眼观

（1）早期肝癌（小肝癌）：指单个癌结节最大直径<3cm或两个癌结节合计最大直径<3cm的原发性肝癌。多呈球形，边界清楚，切面均匀一致，无出血及坏死。

（2）晚期肝癌：肝脏体积明显增大，重量显著增加，大体形态分为巨块型、多结节型和弥漫型（2000）。

2．镜下观　肝细胞癌（分化较高者癌细胞分泌胆汁，排列呈巢状，血管多，间质少；分化低者异型性明显。癌细胞大小不一，形态各异）；胆管细胞癌（瘤细胞呈腺管状排列，可分泌黏液，癌组织间质较多）；混合细胞型肝癌。

经典试题

1. 慢性胃溃疡病变部位最常见于
A. 胃前壁
B. 胃后壁
C. 胃小弯近幽门窦部
D. 胃大弯近幽门部
E. 胃体部

2. 肝细胞呈碎片状坏死及桥接坏死主要见于
A. 急性重型肝炎
B. 亚急性重型肝炎
C. 轻度慢性肝炎
D. 重度慢性肝炎
E. 急性普通型肝炎

3. 重度慢性乙型病毒性肝炎时，肝细胞质出现磨玻璃样改变的原因
A. 细胞内蛋白质凝集
B. 线粒体肿胀
C. 滑面内质网内有大量HBsAg
D. 粗面内质网内有大量HBsAg
E. 细胞器的变性

4. 引起肝硬化腹水的原因，下述哪项是错误的
A. 肝窦内压升高
B. 血浆蛋白降低
C. 醛固酮、抗利尿激素增多
D. 肝动脉与肝静脉异常吻合
E. 小叶下静脉受压

5. 进展期胃癌最常见的肉眼类型是
A. 息肉型
B. 溃疡型
C. 弥漫浸润型
D. 革囊型
E. 黏液型

6. 大肠癌的好发部位依次为
A. 直肠、乙状结肠、降结肠、横结肠、升结肠、盲肠
B. 直肠、乙状结肠、升结肠、横结肠、盲肠、降结肠
C. 直肠、乙状结肠、盲肠、升结肠、降结肠
D. 升结肠、横结肠、盲肠、乙状结肠、直肠
E. 盲肠、升结肠、横结肠、乙状结肠、直肠

7. 肝体积轻度肿大，镜下见肝细胞疏松化，气球样变，易见碎片状及桥接坏死及肝细胞的结节状再生，有的肝小叶正常结构被增生的结

缔组织分割而破坏。上述病变属于哪型病毒性肝炎
A. 急性普通型
B. 轻度慢性
C. 重度慢性
D. 急性重型
E. 亚急性重型
8. 肿大的肝弥漫分布无数小结节，直径 0.1～0.5cm，散在分布较大结节，最大直径6cm。镜检：假小叶形成，大型结节无包膜，由多角形，胞质丰富，核大深染的细胞组成，呈小梁状或巢状排列，其间有血窦，正确的病理诊断是
A. 结节型肝硬化
B. 结节型肝癌
C. 肝细胞癌，结节型肝硬化
D. 坏死后性肝硬化，肝癌
E. 胆汁性肝硬化，肝癌

参考答案：1. C 2. D 3. C 4. D 5. B 6. C 7. C 8. C

第8单元　泌尿系统疾病

=== 重点提示 ===

1. 弥漫性增生性肾小球肾炎　大红肾或蚤咬肾，增生细胞主要为内皮细胞和系膜细胞，电镜：可见有形状如"驼峰"的电子致密物沉积，其足细胞突融合消失。
2. 弥漫性新月体肾小球肾炎　肾体积增大、苍白，皮质内可见散在出血点。电镜：肾小球基底膜见电子致密物沉积，基底膜增厚，局灶性断裂或缺损。
3. 弥漫性膜性肾小球肾炎　肾体积增大、苍白，有"大白肾"之称。电镜：电子致密物沿基底膜外侧呈钉状突起。

=== 考点串讲 ===

一、肾小球肾炎

（一）各型病理变化

肾小球肾炎是一种常见病，是以肾小球损伤为主的变态反应性疾病，炎症性质属于增生性炎症。
1. 弥漫性毛细血管内增生性肾小球肾炎病理变化
（1）光镜：病变累及双肾大部分肾小球，早期以渗出性病变为主，后期以增生性病变为主，肾小球肿大，肾小球内细胞数目显著增多，主要为肾小球毛细血管内皮细胞，血管系膜细胞增生肿胀（2003，2006，2007，2011，2016）。
（2）电镜：基底膜和脏层上皮细胞之间可见有电子致密物沉积，其形状如"驼峰"，足细胞突融合消失（2007）。
（3）免疫荧光：血管系膜区可见颗粒状荧光。
（4）大体：双肾大、充血，被膜紧张、色红，故称大红肾（2000）。肾表面有散在的出血点，又称为"蚤咬肾"。
2. 弥漫性新月体肾小球肾炎（弥漫性毛细血管外增生性肾小球肾炎）病理变化
（1）光镜：特征性病变是肾小球内有新月体或环形体形成，间质内有多数淋巴细胞、单核细胞等炎细胞浸润（2004）。
（2）电镜：肾小球基底膜见电子致密物沉积，基底膜增厚，局灶性断裂或缺损（2008）。
（3）免疫荧光：沿毛细血管壁呈连续的线形荧光。
（4）大体：肾体积增大、苍白，皮质内可见散在出血点。
3. 弥漫性膜性肾小球肾炎病理变化
（1）光镜：肾小球毛细血管基底膜均匀一致性增厚（2000，2002，2008）。
（2）电镜：电子致密物沿基底膜外侧呈钉状突起（2001，2016）。

（3）免疫荧光：沿基底膜表面呈颗粒状荧光。
（4）肉眼：肾体积增大、苍白，有"大白肾"之称。

4. 弥漫性硬化性肾小球肾炎病理变化　是各种肾小球肾炎终末期病变，不是一个独立类型的肾小球肾炎。如，继发性颗粒状固缩肾（2004，2014）。

（二）病理临床联系

1. 弥漫性毛细血管内增生性肾小球肾炎临床病理联系　①尿的变化：可出现血尿、蛋白尿、管型尿、少尿，严重者可无尿；②水肿；③高血压：轻中度高血压。

2. 弥漫性新月体肾小球肾炎（弥漫性毛细血管外增生性肾小球肾炎）临床病理联系　①明显血尿；②少尿、无尿、氮质血症；③高血压。

3. 弥漫性膜性肾小球肾炎临床病理联系　临床表现为肾病综合征，"三高一低"，即低蛋白血症、大量蛋白尿、高度水肿、高脂血症。

4. 弥漫性硬化性肾小球肾炎临床病理联系　①尿的变化：多尿，低比重尿，夜尿增多；②贫血；③高血压；④氮质血症和肾衰竭。

二、慢性肾盂肾炎

1. **病理变化**　肾盂和肾间质的慢性化脓性炎症，肾盂、肾盏纤维化和瘢痕形成（2003）。肉眼：出现不规则的瘢痕（2017），病变处肾包膜与周围组织粘连，肾外形改变。切面肾盂扩张、变形，肾盂黏膜增厚粗糙（2002，2005，2007）。

2. **病理临床联系**　病人发病隐匿，大量肾小管受损可出现肾小管衰竭，即尿频、尿急、多尿、夜尿，尿中有红细胞、白细胞、脓细胞、管型等。本病病程长，可反复发作，病变严重者可发展为尿毒症。

经典试题

1. 急性链球菌感染后肾小球肾炎属于
A．新月体性肾炎
B．弥漫性毛细血管内增生性肾炎
C．膜性增生性肾炎
D．轻微病变性肾炎
E．膜性肾炎

2. 与免疫复合物无关的肾小球肾炎是
A．膜性肾炎
B．新月体性肾炎
C．轻微病变性肾炎（脂性肾病）
D．急性弥漫增生性肾炎
E．膜性增生性肾炎

3. 快速进行性肾小球肾炎最具特征的病变是
A．基底膜增厚
B．肾小球血管襻坏死
C．肾血管内膜纤维化
D．大量新月体形成
E．肾间质炎细胞浸润

4. 弥漫性毛细血管内增生性肾小球肾炎电镜下病变特点是
A．脏层上皮细胞足突融合
B．肾小球毛细血管基底膜内皮细胞下见致密沉积物
C．肾小球毛细血管基底膜和脏层上皮细胞下见致密沉积物
D．肾小球毛细血管基底膜内见致密沉积物
E．肾小球毛细血管基底膜有缺损

5. 慢性肾盂肾炎的主要病变特点是
A．呈颗粒性固缩肾
B．肾间质充血，水肿，大量中性粒细胞浸润
C．肾小球纤维化
D．肾小动脉壁常有纤维素样坏死
E．肾有凹陷性不规则形瘢痕，肾盂肾盏变形

（6~9题共用备选答案）
A．新月体性肾炎
B．膜性肾炎
C．膜性增生性肾炎（Ⅰ型）
D．轻微病变性肾炎
E．膜性增生性肾炎（Ⅱ型）

6. 基底膜呈虫蚀状
7. 基底膜正常
8. 基底膜有钉状突起
9. 基底膜局灶性破裂或缺损

参考答案：1. B 2. C 3. D 4. C 5. E 6. B 7. D 8. B 9. A

第9单元 内分泌系统疾病

重点提示

糖尿病的病理变化：①胰岛病变；②血管病变；③肾脏病变；④视网膜病变；⑤神经系统、其他组织或器官病变。

考点串讲

一、甲状腺疾病

（一）单纯甲状腺肿病因及病理变化

1. 病因　单纯性甲状腺肿是由于缺碘使甲状腺素分泌不足，促甲状腺素（TSH）分泌增多，甲状腺滤泡上皮增生，滤泡内胶质堆积而使甲状腺肿大。一般不伴甲状腺功能亢进。

2. 病理变化

（1）肉眼见：甲状腺弥漫性对称性增大。

（2）光镜下：①滤泡上皮增生，并有小滤泡形成；②滤泡腔内胶质稀薄，有上皮细胞的吸收空泡；③间质血管丰富、充血，淋巴组织增生。

（3）电镜下：内质网丰富扩张，高尔基复合体肥大，核糖体增多、分泌活跃。

（4）免疫荧光：IgG沉着。

（二）甲状腺肿瘤的类型及病理变化

1. 甲状腺腺瘤　这是最常见的甲状腺良性肿瘤。

（1）病理变化：肿瘤多为单发，有完整包膜，压迫周围甲状腺组织。

（2）类型：胚胎性腺瘤、胎儿型腺瘤、单纯性腺瘤、胶样腺瘤、嗜酸性细胞腺瘤、不典型腺瘤。

2. 甲状腺癌

（1）乳头状腺癌：是甲状腺癌中最常见的类型，约占70%。

（2）滤泡状腺癌：较乳头状腺癌少见，约占甲状腺癌的20%，居第二位。

（3）髓样癌：肉眼见癌组织为大小不等的结节，可有坏死和出血，镜下见间质丰富且有玻璃样变，常有淀粉样物质核钙盐沉着，电镜下见胞质中有分泌颗粒。

（4）未分化癌：肿瘤较大，常迅速侵犯两侧甲状腺和周围组织。切面灰白，边界不清，质硬，常有出血、坏死。

二、胰腺疾病

（一）糖尿病的类型、病因及病理变化

1. 类型及病因

（1）原发性糖尿病之胰岛素依赖型：胰岛B细胞严重受损，细胞数目明显减少，胰岛素分泌绝对不足，血中胰岛素降低，引起糖尿病。

（2）原发性糖尿病之非胰岛素依赖型：病因、发病机制不清楚，认为是与肥胖有关的胰岛素相对不足及组织对胰岛素不敏感所致。

（3）继发性糖尿病：炎症、肿瘤、手术或其他损伤和某些内分泌疾病等。

2. 病理变化（2016）

（1）胰岛病变

①1型糖尿病：胰岛B细胞颗粒脱失、空泡变性、坏死、消失，胰岛变小、数目变少、纤维组织增生、玻璃样变。

②2型糖尿病：B细胞减少，常见胰岛淀粉样变性。

(2) 血管病变：大中动脉有动脉粥样硬化或中层钙化。
(3) 肾脏病变：①肾脏体积增大；②结节性肾小球硬化；③弥漫性肾小球硬化；④肾小管-间质性损坏；⑤血管损坏；⑥肾乳头状坏死。
(4) 视网膜病变：①早期微小动脉瘤和视网膜小静脉扩张、渗出、水肿、微血栓形成；②缺氧，增生性视网膜性病变；③视网膜病变可引起白内障和失明。
(5) 神经系统病变：因血管病变引起缺血性血管损伤。
(6) 其他组织和器官病变：皮肤黄色瘤、肝脂肪变和糖原沉积。

（二）胰腺肿瘤的类型及病理变化

好发部位为胰尾、体、头部，异位胰腺也可发生。

1. 腺癌　癌细胞来自导管上皮，排列成腺样，分化高者可见导管样结构，分化差者无腺管样结构，为实性癌巢。可有乳头状腺癌、乳头状囊腺癌或腺泡型腺癌。

2. 未分化癌　又称C间变性癌或多形性癌，癌细胞无腺体结构，排列成实性癌巢或肉瘤样，癌细胞由奇形怪状的单核或多核巨细胞构成。

3. 鳞状细胞癌　来自胰腺管上皮的鳞状化生，可与腺癌合并发生（鳞腺癌）。

第10单元　乳腺及女性生殖系统疾病

== 重点提示 ==

1. 子宫颈癌组织学类型　①早期子宫颈癌：起源于子宫颈外口和柱状上皮交界处的鳞状上皮。当异型增生累及上皮全层（包括累及宫颈腺体）而未突破基底膜时，称为原位癌或上皮内癌。②浸润癌：组织浸润深度超过基底膜下5mm的部位，甚至侵及子宫颈全层或子宫颈周围组织并伴有临床症状。

2. 葡萄胎　局限于宫腔内，不侵入肌层，镜下特点：①绒毛高度水肿、增大；②绒毛间质内血管消失或明显减少；③滋养层细胞有不同程度增生。

3. 绒毛膜癌　癌细胞不形成绒毛和水泡状结构。

== 考点串讲 ==

一、乳腺癌

乳腺癌是乳腺导管上皮及腺泡上皮发生的恶性肿瘤（2003）。

1. 组织学类型

(1) 导管内癌：①癌组织位于扩张的导管内，未突破基底膜，属导管原位癌；②组织结构多样。

(2) 浸润性导管癌：①是乳腺癌中最常见的类型，占乳腺癌的50%~80%；②根据其实质与间质比例不同，可分为三类。单纯癌：实质与间质大致相等（2006）。硬癌：实质少，间质多（2006）。不典型髓样癌：实质多，间质少，间质内无明显淋巴细胞浸润。

(3) 浸润性小叶癌：小叶原位癌突破小管或末梢导管基底膜向间质浸润所致。

(4) 湿疹样癌（佩吉特病）（2007，2016）。

2. 乳腺癌常见扩散及转移途径　直接蔓延；淋巴道转移（最常见的转移途径，最早转移到同侧腋窝淋巴结）；血道转移。

二、子宫颈癌

（一）组织学类型

1. 子宫颈鳞癌

(1) 早期子宫颈癌：起源于子宫颈外口和柱状上皮交界处的鳞状上皮（2007）。当异型增生累及上皮全层（包括累及宫颈腺体）而未突破基底膜时，称为原位癌或上皮内癌（2003，2007）。原位癌的部分癌细胞突破基底膜向固有膜浸润，但浸润深度不超过基底膜下 3~5mm，在固有膜中形成一些不规则的癌细胞条索或小团块，称为早期浸润癌（2002）。

（2）浸润癌：癌组织浸润深度超过基底膜下 5mm 的部位，甚至侵及子宫颈全层或子宫颈周围组织并伴有临床症状。

2. 子宫颈腺癌

（二）扩散与转移

1. 子宫颈癌主要扩散途径为直接蔓延及经淋巴道转移，血道转移少见。
2. 淋巴道是宫颈癌最重要的转移途径，首先转移至子宫颈旁淋巴结（2006）。

三、葡萄胎、侵蚀性葡萄胎及绒毛膜癌

病理变化

1. 葡萄胎　葡萄胎亦称水泡状胎块，是一种良性滋养层细胞肿瘤。
（1）肉眼观：典型的葡萄胎形状极似成串的葡萄。
（2）镜下：绒毛间质高度水肿而形成水泡状物，间质血管消失或稀少。

2. 侵蚀性葡萄胎　又称恶性葡萄胎，多数继发于葡萄胎之后。
（1）由于水泡状绒毛常向子宫深肌层甚至向子宫外侵袭，引起组织破坏，甚至穿破肌壁引起大出血，并可转移至邻近阴道或远处肺等脏器（2003）。
（2）化疗对侵蚀性葡萄胎有很好的疗效。

3. 绒毛膜癌　简称绒癌，是来自滋养层细胞的高度恶性肿瘤。
（1）肉眼观：肿瘤多位于子宫底前、后壁，呈不规则结节状。
（2）镜下：瘤组织由两种异型性明显的滋养叶细胞组成，即细胞滋养层细胞和合体滋养层细胞，常排列成团块或条束状（2001）。
（3）出血、坏死非常明显。
（4）瘤组织中无血管和其他间质，也无绒毛形成，这一点是与恶性葡萄胎最主要的鉴别点（2000，2001）。
（5）易经血行转移（2015）：如肺、脑等。

=== 经 典 试 题 ===

1. 乳腺癌的癌前病变是
A. 纤维腺癌
B. 纤维囊性乳腺病伴不典型增生
C. 硬化性乳腺病
D. 乳腺导管上皮大汗腺样化生
E. 乳腺结构不良

2. 乳腺癌最常见的发生部位是
A. 外上象限
B. 外下象限
C. 内上象限
D. 内下象限
E. 乳头部

3. 宫颈早期浸润癌是指
A. 癌浸润深度不超过基底膜下 5mm
B. 癌浸润深度超过基底膜 5mm
C. 癌浸润深度不超过基底膜下 3cm
D. 癌浸润深度超过基底膜 1mm
E. 癌浸润深度在基底膜下 0.5~1cm

4. 恶性葡萄胎与良性葡萄胎的主要区别是
A. 绒毛消失
B. 可见水肿绒毛
C. 滋养细胞增生
D. 绒毛侵犯子宫壁深部肌层
E. 绒毛间质血管消失

5. 中年女性，1 年前有流产史，现阴道出血不止，严重贫血外观，子宫体积增大。近来咳嗽、咯血。最可能的诊断是
A. 肺癌
B. 肺结核
C. 子宫绒毛膜癌

D. 葡萄胎
E. 子宫内膜癌
(6~9题共用备选答案)
A. 癌前病变
B. 原位癌
C. 良性增生

D. 浸润性癌
E. 炎症
6. 乳腺导管内癌
7. 宫颈鳞状上皮重度不典型增生
8. 宫颈息肉
9. 乳腺癌

参考答案：1. B 2. A 3. A 4. D 5. C 6. B 7. A 8. E 9. D

第11单元 常见传染病及寄生虫病

重点提示

1. 继发性肺结核病理类型 ①局灶型肺结核；②浸润型肺结核；③慢性纤维空洞型肺结核：镜下分3层：内层为干酪样坏死物，中层为结核性肉芽组织，外层为纤维结缔组织。

2. 伤寒 是以巨噬细胞增生为特征的急性增生性炎，肠伤寒以回肠下段集合和孤立淋巴小结的病变最常见。溃疡长轴与肠的长轴平行。

3. 菌性痢疾 主要发生于大肠，以乙状结肠和直肠最重。形成特征性的假膜（假膜性炎）。假膜脱落后形成表浅、大小不等的"地图状溃疡"。

考点串讲

一、结核病

1. 基本病理变化 结核病是一种特殊性炎症，其病变特点是形成结核性肉芽肿（2006）。
（1）渗出为主的病变。
（2）增生为主的病变：镜下典型结核结节中央常有干酪样坏死，其中含有结核杆菌，周围有类上皮细胞、郎汉斯巨细胞以及外周浸润的淋巴细胞和少量增生的成纤维细胞（2000，2008）。
（3）变质为主的变化：发生干酪样坏死。坏死呈黄色、均匀、细腻，状似奶酪。镜下为红染无结构的颗粒状物，内含结核杆菌。

2. 原发性肺结核的病理变化（2016）和结局 原发性肺结核病是指机体第一次感染结核杆菌引起的肺结核病，多发生于儿童（2007）。
（1）淋巴道播散：浅表淋巴结结核穿破皮肤，形成经久不愈的窦道。
（2）血道播散：多为原发性肺结核病的播散方式。①全身粟粒性结核病；②肺粟粒性结核病：常为全身粟粒性结核病的一部分。

3. 继发性肺结核的病理变化（2016）和结局 继发性肺结核病是指人体再次感染结核杆菌而发生的肺结核病，多见于成年人：①局灶型肺结核；②浸润型肺结核临床上最常见，属于活动性肺结核；③慢性纤维空洞型肺结核；④干酪性肺炎；⑤结核球；⑥结核性胸膜炎。

4. 肺外结核的病理变化
（1）肠结核：继发性活动性空洞型肺结核病人咽下含结核菌的痰液所致，好发于回盲部。分为溃疡型和增生型。
（2）结核性腹膜炎：多见于青少年，继发于溃疡型肠结核（最常见）、肠系膜淋巴结核或输卵管结核。分为①湿性：以渗出为主，腹膜上密布无数结核结节，腹腔内大量腹水、腹痛、腹胀、腹泻、结核中毒症状；②干性：以增生、坏死为主，腹膜上有结核结节及大量纤维素渗出，可机化导致腹腔器官广泛粘连，瘘管形成。
（3）结核性脑膜炎：儿童多见，颅底病变明显。蛛网膜下隙内多量灰黄混浊胶冻样渗出物，有时可见灰白色结核结节（2015）。

（4）泌尿生殖系统结核

①肾结核干酪样坏死、空洞，可引起输尿管结核、膀胱结核。

②生殖系统结核男性多发生于尿道、精囊前列腺、输精管、附睾、睾丸；女性多发生于输卵管。

（5）骨与关节结核：主要发生于儿童及青年，多由血源播散而来。

①骨结核多见于脊柱、指骨及长骨骨骺。脊椎结核最常见，多侵犯 T_{10} 至 L_2，常发生干酪样坏死，破坏椎间盘及椎体、脊柱后凸畸形（驼背）。分为干酪样坏死型和增生型。

②关节结核多见于髋、膝、踝、肘关节，多继发于骨结核、纤维素渗出，晚期可造成关节强直。

（6）淋巴结结核：颈部、支气管和肠系膜淋巴结常受累，尤以颈淋巴结结核最常见。

二、细菌性痢疾

1. 病理变化　急性细菌性痢疾主要发生于大肠，以乙状结肠和直肠最重。初期表现为急性黏膜卡他性炎，随后大量纤维素渗出，与坏死的黏膜组织、中性粒细胞等一起形成特征性的假膜[（假膜性炎）2002]。假膜脱落后形成表浅、大小不等的"地图状溃疡"（2000，2001）。

2. 病理临床联系　①毒血症；②腹痛和腹泻；③里急后重和排便次数增多；④中毒性休克。

三、伤寒

伤寒是由伤寒杆菌引起的急性传染病，病变特征是全身单核吞噬细胞系统增生，以回肠末段淋巴组织的病变最为突出。伤寒的本质是肉芽肿性炎。

1. 肠道病理变化　病变主要累及回肠下段集合和孤立淋巴小结，分四期，每期持续时间为1周。

（1）髓样肿胀期：镜下巨噬细胞增生明显，吞噬伤寒杆菌、红细胞和细胞碎片，称为伤寒细胞，由伤寒细胞聚集成的结节称伤寒肉芽肿（2007，2012）。

（2）坏死期：淋巴组织中心和局部黏膜组织发生坏死。

（3）溃疡期：溃疡长轴与肠纵轴平行呈椭圆形，孤立淋巴小结病变形成的溃疡为圆形（2000，2001）。

（4）愈合期：肉芽组织增生填补溃疡性缺损，边缘上皮再生。

2. 病理临床联系　病人出现持续高热；中毒性心肌炎可引起相对缓脉；肠道病变引起的食欲缺乏、腹部不适、右下腹痛等临床表现。

四、流行性脑脊髓膜炎

1. 病理变化　流行性脑脊髓膜炎是由脑膜炎双球菌引起的急性化脓性炎症。病变性质是化脓性炎症（2000），主要累及大脑顶叶、大脑额叶及脑底的脑脊髓膜。

肉眼：蛛网膜下腔充满灰黄色脓性渗出物，使脑回、脑沟模糊不清（2003，2006）。

镜下：蛛网膜下腔内见大量中性粒细胞、少量淋巴细胞、单核细胞及纤维素（2004）。

2. 病理临床联系　①脑膜刺激征；②颅内压升高的症状；③脑脊液改变。

五、流行性乙型脑炎

1. 病理变化　是由乙型脑炎病毒感染所致的急性传染病，病变性质是变质性炎症（2000，2001，2003）。

（1）大体：脑膜充血，脑水肿，脑皮质、基底核、视丘可见粟粒大或针尖大的半透明软化灶。

（2）镜下：①血管反应和炎症反应。血管扩张充血，炎细胞浸润，主要以变性坏死的神经元为中心，或在血管周围间隙形成血管套（2000，2004）。②神经细胞变性、坏死。在变性、坏死的神经细胞周围，常有增生的小胶质细胞围绕，形成卫星现象。增生的小胶质细胞吞噬变性坏死的神经元称为噬神经细胞现象（2004）。③软化灶形成。神经组织发生局灶性坏死液化，形成质地疏松、染色较浅的筛网状病灶（2000，2004）。④胶质细胞增生。呈弥散性或灶状分布，可形成小胶质细胞结节（2000，2004）。

2. 病理临床联系

（1）神经细胞广泛变性、坏死，可导致病人出现意识障碍、嗜睡、昏迷。

（2）脑神经核受损引起相应的脑神经麻痹症状。

（3）脑内血管扩张充血，血管通透性增强以及脑水肿导致颅内压升高，引起头痛、呕吐等。

（4）严重时可致脑疝形成。

六、血吸虫

1. 基本病理改变

（1）尾蚴引起的损害：尾蚴性皮炎。

（2）童虫引起的损害：童虫在体内移行引起血管炎和血管周围炎。

（3）成虫引起的病变：大量嗜酸性粒细胞浸润形成嗜酸性脓肿。

（4）虫卵引起的病变：是血吸虫病最主要的病变。主要发生在大肠壁和肝（2003）。

2. 肝、肠的病理变化及后果 ①干线型肝硬化：窦前性门脉高压，在临床上较早出现腹水、巨脾和食管下静脉曲张等体征；②肠道病变主要累及直肠、乙状结肠和降结肠：临床表现为腹痛、腹泻、黏液便，严重者可致肠腔狭窄和梗阻。

经典试题

1. 下列除哪项外均为结核结节的成分
A. 类上皮细胞
B. 郎汉斯巨细胞
C. 中性粒细胞
D. 成纤维细胞
E. 淋巴细胞

2. 关于原发性肺结核下列哪项是正确的
A. 仅发生于儿童
B. 常见的死因是结核性脑膜炎
C. 主要经支气管播散
D. 不经治疗难以痊愈
E. 急性全身播散性结核病不如继发性结核病常见

3. 继发性肺结核的病变特点是
A. 易发生干酪样坏死，不形成结核结节
B. 病变在肺内主要经受侵的支气管播散
C. 肺门淋巴结常有明显的干酪样坏死
D. 空洞的形成比原发性肺结核病少见
E. 肺内病变多位于下叶

4. 伤寒细胞是由下列哪种细胞吞噬伤寒杆菌、淋巴细胞和红细胞等而形成的
A. 上皮样细胞
B. 中性粒细胞
C. 多核巨噬细胞
D. 巨噬细胞
E. NK细胞

5. 急性细菌性痢疾属于
A. 化脓性炎
B. 出血性炎
C. 假膜性炎
D. 卡他性炎
E. 浆液性炎

6. 关于暴发型流脑，下述哪项是错误的
A. 高热、头痛伴呕吐
B. 常见周围循环衰竭
C. 皮肤黏膜广泛瘀点瘀斑
D. 蛛网膜下腔大量脓细胞
E. 双侧肾上腺出血

7. 血吸虫病急性虫卵结节的叙述，错误的是
A. 结节中有抗原抗体复合物
B. 未成熟虫卵病变较轻
C. 结节中见有大量脓细胞
D. 肉眼呈灰黄色、局限性结节状病灶
E. 结节后期有肉芽组织增生

8. 下列叙述与慢性血吸虫病不符的是
A. 多发性小息肉
B. 可发生腺癌
C. 乙状结肠与直肠病变最重
D. 肠腔狭窄、肠梗阻
E. 溃疡可引起肠穿孔

9. 伤寒的主要病变特点是
A. 皮肤玫瑰疹
B. 肠道病变
C. 脾大

D. 外周血中性粒细胞减少
E. 全身单核巨噬细胞系统增生

（10~13题共用备选答案）
A. 原发性肺结核
B. 局灶肺结核
C. 结核球
D. 浸润性肺结核
E. 干酪样肺炎

10. 右肺尖有一厚壁空洞，右肺上叶及右肺下叶大部分肺组织实变，在渗出的基础上大面积呈干酪样坏死
11. 位于肺尖呈结节状，病变是以增生为主
12. 病变以渗出为主，X线见锁骨下区有边缘不清的云雾状阴影
13. 直径4.5cm圆形，界限清楚结节，切面为纤维包囊，其内尚见少许干酪样坏死灶

参考答案：1. C 2. B 3. B 4. D 5. C 6. D 7. C 8. E 9. E 10. E 11. B 12. D 13. C

第12单元　艾滋病、性传播疾病

重点提示

艾滋病病理变化：镜下最初淋巴滤泡明显增生，随后滤泡外层淋巴细胞减少或消失，副皮质区的$CD4^+$细胞进行性减少，晚期淋巴结中淋巴细胞几乎消失殆尽。

考点串讲

1. 艾滋病的病理变化　艾滋病是感染人类免疫缺陷病毒（HIV）引起的免疫功能障碍性疾病。HIV感染辅助性T淋巴细胞，导致机体细胞免疫的严重缺陷，肿瘤的易感性和机会感染率也因而增加。

2. 淋病的病理变化　在受染的第2~7天，尿道口充血、水肿。之后，尿道炎性瘢痕导致尿道狭窄，排尿困难。
输卵管炎可导致输卵管粘连，脓性渗出物积于输卵管腔内成为输卵管积脓，从而局部感染慢性化。

3. 尖锐湿疣　病理变化：主要表现为角质层角化不全、轻度角化过度，特点为乳头瘤样增生，棘层高度肥厚，表皮嵴增粗延长，中上层的细胞胞质有明显的空泡形成。

4. 梅毒的病理变化　①灶性闭塞性动脉内膜炎及血管周围炎；②类似结核的肉芽肿，该肉芽肿韧而有弹性，质地如树胶，故称树胶样肿。

经典试题

1. 艾滋病病人肺部机会性感染最常见的病原体是
A. 白念珠菌
B. 结核杆菌
C. 疱疹病毒
D. 巨细胞病毒
E. 肺孢子虫

2. 男，40岁。因反复机会性感染入院，检查发现病人伴发卡波西肉瘤，诊断应首先考虑
A. 先天性胸腺发育不全
B. 腺苷脱氨酶缺乏症
C. X性连锁低丙球血症
D. 艾滋病
E. 选择性IgA缺乏症

3. 女，23岁。宫颈管分泌物涂片见中性粒细胞内有革兰阴性双球菌。本例首选的有效药物是
A. 青霉素
B. 红霉素
C. 多西环素
D. 阿莫西林
E. 头孢曲松

参考答案：1. E 2. D 3. E

第13单元 免疫性疾病

重点提示

1. **自身免疫病的发生机制** 包括免疫耐受、遗传因素和微生物因素。可分为器官或细胞特异性和系统性自身免疫性疾病两种类型。

2. **骨髓移植排斥反应的病理改变** 急性GVHD可引起肝、皮肤和肠道上皮细胞坏死。肝小胆管破坏可导致黄疸；肠道黏膜溃疡可导致血性腹泻；皮肤损害主要表现为局部或全身性斑丘疹。

考点串讲

一、自身免疫性疾病

（一）发生机制

1. **免疫耐受** ①克隆消除，未成熟或成熟的T及B细胞在中枢或外周免疫器官中接触自身抗原，诱导自身反应性细胞克隆死亡并被除去；②克隆无变应性，在某些情况下，T及B细胞虽然仍有与抗原反应的T细胞受体或膜免疫球蛋白表达，但对该抗原递呈功能上呈无应答或低应答状态；③T细胞外周抑制，抑制性T细胞抑制其他自身反应性T细胞的功能。

2. **遗传因素**
（1）一些自身免疫性疾病如系统性红斑狼疮、自身免疫性溶血性贫血、自身免疫性甲状腺炎等均具有家族史。
（2）有些自身免疫病与HLA，特别是HLA-Ⅱ类抗原相关。
（3）在转基因大鼠可诱发自身免疫病。例如人类强直性脊柱炎与$HLA-B_{27}$关系密切，将$HLA-B_{27}$基因转至大鼠，可导致转基因大鼠发生强直性脊柱炎。

3. **微生物因素**
（1）在微生物作用下，自身抗原决定簇发生改变，或微生物抗原与组织的抗原结合形成复合抗原，从而回避了TH细胞的耐受。
（2）某些病毒（如EB病毒）和细菌产物可激活非特异性多克隆B细胞，从而产生自身抗体。
（3）导致Ts细胞功能丧失。
（4）存在自身抗原。

（二）类型及特点

自身免疫性疾病可分为器官或细胞特异性和系统性自身免疫性疾病两种类型。

器官或细胞特异性自身免疫性疾病：慢性淋巴细胞性甲状腺炎、自身免疫性溶血性贫血、恶性贫血伴自身免疫性萎缩性胃炎、自身免疫性脑脊髓炎、自身免疫性睾丸炎、肺出血肾炎综合征、自身免疫性血小板减少症、胰岛素依赖型糖尿病、重症肌无力、格雷夫斯病、原发性胆汁性肝硬化、自身免疫性肝炎、溃疡性结肠炎、膜性肾小球肾炎；系统性自身免疫性疾病：系统性红斑狼疮、类风湿关节炎、口眼干燥综合征、炎性肌病、系统性硬化、结节性多动脉炎。

1. **系统性红斑狼疮**
（1）皮肤：约80%的SLE病人有不同程度的皮肤损害，以面部蝶形红斑最为典型，亦可累及躯干和四肢。
（2）肾：60%的SLE病人出现以狼疮性肾炎为主要表现的肾损害，弥漫增生型狼疮性肾炎中内皮下大量免疫复合物的沉积，是SLE急性期的特征性病变。
（3）心：半数病例有心脏受累，以心瓣膜非细菌性疣赘性心内膜炎最为典型，赘生物常累及二尖瓣或三尖瓣。
（4）关节：表现为滑膜充血水肿，单核细胞、淋巴细胞浸润，紧接上皮处浅表部位的结缔组织内可出现灶性纤维素样坏死。
（5）脾：最突出的变化是小动脉周围纤维化，形成洋葱皮样结构。

2. 类风湿关节炎
（1）关节病变：最常发生病变的关节是手足小关节，多为多发性及对称性。组织学上，受累关节表现为慢性滑膜炎。
（2）关节以外的病变：类风湿小结主要发生于皮肤，其次为肺、脾、心包、大动脉和心瓣膜，具有一定特征性。

3. 口眼干燥综合征　临床上表现为眼干、口干等特征，病变主要累及唾液腺和泪腺，泪腺结构破坏可导致角膜上皮干燥、炎症及溃疡形成。

4. 炎性肌病
（1）皮肌炎：病变累及皮肤及肌肉，特点是皮肤出现典型的红疹及对称性缓慢进行性肌无力。
（2）多发性肌炎：以肌肉损伤和炎症反应为特征的自身免疫病。临床表现主要为肌肉无力，常为双侧对称，往往起始于躯干、颈部和四肢的肌肉。
（3）包涵体肌炎：开始累及远端肌肉。特别是膝部伸肌及腕和手指的屈肌。肌肉无力可以是不对称的。这是一种隐匿发展性疾病。

5. 系统性硬化
（1）皮肤病变由指端开始，向心性发展，累及前臂、肩、颈及面部。
（2）消化道约 80%病人消化道受累，主要表现为管壁进行性萎缩和纤维化，伴血管周围淋巴细胞浸润，小血管壁进行性增厚。
（3）肾叶间小动脉病变最为突出。
（4）肺可出现弥漫性间质纤维化，肺泡扩张、肺泡隔断裂，形成囊样空腔，本病是造成蜂窝肺的重要原因之一。

二、免疫缺陷病

（一）概念

免疫缺陷病是一组由于免疫系统发育不全或遭受损害所致的免疫功能缺陷而引发的疾病。

（二）类型及发生机制

1. 类型　①原发性免疫缺陷病；②继发性免疫缺陷病。
2. 发生机制
（1）原发性免疫缺陷病：与遗传相关。
（2）继发性免疫缺陷病

①HIV 感染 $CD4^+T$ 细胞：$CD4^+T$ 细胞在 HIV 直接和间接作用下，细胞功能受损和大量细胞被破坏，导致细胞免疫缺陷。

②HIV 感染组织中单核-巨噬细胞：单核-巨噬细胞能抵抗 HIV 的致细胞病变作用，而不会迅速死亡，反可成为 HIV 的储存场所，并在病毒扩散中起重要作用。其可携带病毒通过血-脑脊液屏障，从而引起中枢神经系统感染。

（三）病理变化

1. 全身淋巴组织的变化　早期，淋巴结肿大。镜下髓质内出现较多浆细胞。电镜下或通过原位杂交法检测，HIV 分子主要集中于滤泡树突状细胞，随后滤泡外层淋巴细胞减少或消失，小血管增生，生发中心被零落分割。副皮质区的 $CD4^+$ 细胞进行性减少，代之似浆细胞浸润。脾、胸腺也表现为淋巴细胞减少。

2. 继发性感染　多发机会性感染是本病的另一特点，累及中枢神经系统、肺、消化道最为常见。

3. 恶性肿瘤　AIDS 按病程可分为 3 个阶段：①早期或称急性期，感染 HIV 3～6 周后可出现咽痛、发热、肌肉酸痛等一些非特异性表现。②中期或称慢性期，机体的免疫功能与病毒之间处于相互抗衡的阶段。此期病毒复制持续处于低水平，临床可以无明显症状或出现明显的全身淋巴结肿大，常伴发热、乏力、皮疹等。③后期或称危险期，机体免疫功能全面崩溃，病人有持续发热、乏力、消瘦、腹泻，并出现神经系统症状，明显的机会性感染及恶性肿瘤。

三、器官和骨髓移植

（一）移植排斥反应及发生机制

1. 单向移植排斥理论

（1）T细胞介导的排斥反应：移植物中供体的淋巴细胞（过路细胞）、树突状细胞等具有丰富的HLA-Ⅰ，HLA-Ⅱ，是主要的致敏原。它们一旦被宿主的淋巴细胞识别，即可使$CD8^+$细胞分化，成为成熟的$CD8^+$细胞毒性T细胞，溶解破坏移植物。同时，使$CD4^+$细胞活化，启动经典的迟发型超敏反应。

（2）抗体介导的排斥反应：①过敏排斥反应，发生在移植前循环中已有HLA抗体存在的受者。由于循环抗体固定于移植物的血管内皮，固定并激活补体，引起血管内皮受损，导致血管壁的炎症、血栓形成和组织坏死。②在原来并未致敏的个体中，随着T细胞介导的排斥反应的形成，可同时有抗HLA抗体形成，造成移植物损害。

2. 双向移植排斥理论

（1）在强有力的免疫抑制的情况下，宿主往往不能完全清除过路细胞。

（2）在持续的免疫抑制药作用下，这种相互免疫应答可因诱导各种免疫调节机制而逐渐减弱，最终达到一种无反应状态，形成供、受体白细胞共存的微嵌合现象。

（3）微嵌合状态长期存在可导致受者对供者器官的移植耐受。

（4）不成熟的树突状细胞表达低水平MHC分子，不表达B7分子，由于缺乏B7协同刺激分子，不能活化T细胞，反而引起T细胞凋亡，导致移植耐受。

（二）排斥的病理变化

1. 实体器官移植排斥反应的病理改变

（1）超急性排斥反应：移植肾肉眼观表现为色泽迅速由粉红色转变为暗红色，伴出血或梗死，出现花斑状外观。镜下表现为广泛的急性小动脉炎伴血栓形成及缺血性坏死。

（2）急性排斥反应：细胞型排斥反应可见肾间质明显水肿伴以$CD4^+$和$CD8^+$ T细胞为主的单个核细胞浸润。血管型排斥反应常出现的是亚急性血管炎，表现为纤维母细胞、肌细胞和泡沫状巨噬细胞增生所引起的内膜增厚，常导致管腔狭窄或闭塞。

（3）慢性排斥反应：常表现为慢性进行性的移植器官损害，其突出病变是血管内膜纤维化，其形态表现为肾小球毛细血管襻萎缩、纤维化、玻璃样变，肾小管萎缩，间质除纤维化外尚有单核细胞、淋巴细胞及浆细胞浸润。

2. 骨髓移植排斥反应的病理改变　急性GVHD可引起肝、皮肤和肠道上皮细胞坏死。肝小胆管破坏可导致黄疸；肠道黏膜溃疡可导致血性腹泻；皮肤损害主要表现为局部或全身性斑丘疹。慢性GVHD可以是急性GVHD的延续或在移植后3个月自然发生，其皮肤病变类似于系统性硬化。

第14单元　淋巴造血系统疾病

=== 重点提示 ===

1. 霍奇金病的最有诊断意义的细胞是R-S细胞。
2. 非霍奇金淋巴瘤的分型有弥漫大B细胞淋巴瘤、滤泡性淋巴瘤、MALT型结外边缘区B细胞淋巴瘤、前体B细胞和T细胞肿瘤、慢性淋巴细胞白血病/小淋巴细胞淋巴瘤、Burkitt

淋巴瘤、浆细胞肿瘤及其相关疾病、非特指外周 T 细胞淋巴瘤、NK/T 细胞淋巴瘤、蕈样真菌病。

考点串讲

一、霍奇金淋巴瘤

类型及特点

1. 经典霍奇金淋巴瘤
（1）结节硬化型（NS）：①肿瘤细胞为陷窝细胞；②粗大的胶原分隔病变的淋巴结为大小不等的结节。特征性的免疫表型是 $CD15^+$，$CD30^+$，CD45，不表达 B 或 T 细胞分化抗原。
（2）混合细胞型（MC）：免疫表型与 NS 相同，MC 以男性多见，常伴 EB 病毒感染。
（3）富于淋巴细胞型（LR）：该型常见单核或诊断型 R-S 细胞，以及特征性的 $CD45^-$，$CD20^-$，$CD30^+$ 和 $CD15^+$ 的免疫表型。病变组织中有大量反应性淋巴细胞存在。
（4）淋巴细胞减少型（LD）：病变组织中有极少量的淋巴细胞和大量 R-S 细胞或其多形性变异型瘤细胞。肿瘤细胞的免疫表型与 MC 和 NS 相同。

2. 结节性淋巴细胞为主型霍奇金淋巴瘤 病变淋巴结呈深染的模糊不清的结节状，典型 R-S 细胞难觅，常见的是多分叶核的爆米花细胞。嗜酸性粒细胞、中性粒细胞和浆细胞少见，几乎无坏死和纤维化。瘤细胞表达 B 细胞标记，不表达 CD15，偶表达 CD30。3%～5%的病例可转化为弥漫大 B 细胞瘤。不伴 EB 病毒感染。

二、非霍奇金淋巴瘤

（一）分型

成年人淋巴结的 NHL 主要是弥漫大 B 细胞淋巴瘤；在儿童和青少年则是急性淋巴母细胞白血病/淋巴瘤和 Burkitt 淋巴瘤；淋巴结外淋巴瘤主要有黏膜相关淋巴瘤和鼻型 NK/T 细胞淋巴瘤。

（二）类型及特点

1. 弥漫大 B 细胞淋巴瘤（2014） 该组肿瘤常见的分子遗传学改变是 Bcl-6 基因突变。常在短期内出现淋巴结迅速长大或结外肿块。病情进展迅速，可累及肝、脾，但骨髓受累者少见。该肿瘤除原发于淋巴结外，还可原发于纵隔、口咽环、胃肠道、皮肤、骨和脑等处。

2. 滤泡性淋巴瘤 肿瘤性滤泡主要由中心细胞和中心母细胞以不同比例组成。生长方式从滤泡型发展成弥漫型，提示肿瘤侵袭性增高。免疫表型和细胞遗传学 FL 的肿瘤细胞表达 CD19，CD20，CD10 和单克隆性的表面 Ig。主要表现为局部或全身淋巴结无痛性肿大，以腹股沟淋巴结受累多见。常有脾大，部分病人发热和乏力等。30%～50%的病例有骨髓受累。

3. MALT 型结外边缘区 B 细胞淋巴瘤（黏膜相关淋巴组织淋巴瘤） 发病部位以胃肠道最多见，其次为眼附属器、皮肤、甲状腺、肺、涎腺及乳腺等。病变特点是：①肿瘤细胞常见于反应性淋巴滤泡套区的外侧；②瘤细胞多为中心细胞样细胞或单核样 B 细胞；③瘤细胞与上皮腺管共同形成淋巴上皮病变；④常见浆细胞分化及类似于核内包涵体的杜氏小体；⑤有时瘤细胞侵入生发中心形成滤泡内植入。MALT 淋巴瘤的肿瘤细胞表达 CD19，CD20，CD22，CD79a。而 CD5，CD10，CD23，cyclinD1 阴性；表面免疫球蛋白 IgM，IgA 阳性；IgD 阴性。

4. 前体 B 细胞和 T 细胞肿瘤 病人可有贫血、粒细胞和血小板减少、出血和继发感染等，常有淋巴结和脾大。在 T-ALL 50%～70%的病人有纵隔肿块。约 85%的 ALL 是前体 B 细胞来源，病人多为儿童，常表现为白血病。约 15%的 ALL 是前体 T 细胞来源，多见于成年男性，表现为局部包块，常累及胸腺。

5. 慢性淋巴细胞白血病/小淋巴细胞淋巴瘤 50%～60%的病人有全身淋巴结肿大和肝、脾大。随着病程的进展，15%～30%的病人可转化为前淋巴细胞白血病，约 10%的病人可转化为弥漫性大

B 细胞淋巴瘤。

6. Burkitt 淋巴瘤　淋巴细胞弥漫性浸润，瘤细胞间散在分布巨噬细胞。瘤细胞表达成熟 B 细胞分化抗原，如 CD19，CD20，CD79a，表达滤泡生发中心细胞标记 Bcl-6 和 CD10 等。表达 IgM；表达单一 Ig 轻链蛋白。有 3 种临床类型：地方性 BL，散发性 BL 及 HIV 感染者发生的 BL。临床表现颌面部巨大包块，以及腹腔脏器受累等。

7. 浆细胞肿瘤及其相关疾病　包括多发性骨髓瘤（MM）、Waldenstrom 巨球蛋白血症、重链病、原发或免疫细胞相关淀粉样变、意义不明的单克隆巨球蛋白血症等。MM 临床表现：骨质吸收常导致病理性骨折和慢性疼痛，高钙血症可致神经系统表现异常，如精神错乱、昏睡、便秘和多尿等。广泛骨髓受累可致贫血、白细胞和血小板减少。

8. 非特指外周 T 细胞淋巴瘤　多数病人有全身淋巴结肿大，同时或仅有结外病变，如皮肤、胸肺、肝脾和骨髓受累等。实验室检查可有多克隆高巨球蛋白血症、Coombs 实验阳性。

9. NK/T 细胞淋巴瘤　肿瘤细胞表达部分 T 细胞分化抗原如 CD2，CD45RO，胞质型 CD3（CD38）；表达 NK 细胞相关抗原 CD56，以及细胞毒性颗粒相关抗原，如 T 细胞内抗原 1 及穿孔素和粒酶 B 等。主要病变部位是鼻腔，主要症状有顽固性鼻塞、鼻出血、分泌物增加和鼻面部肿胀等。主要体征是病变局部溃疡、肉芽样新生物及骨质破坏。

10. 蕈样真菌病　可大致分为红斑期、斑块期和瘤块期 3 个阶段，皮肤病变早期表现为湿疹样病损，皮肤瘙痒，表面有不规则的红色或棕色斑疹，形成棕色瘤样结节。

经典试题

霍奇金病的最有诊断意义的细胞是
A．R-S 细胞
B．霍奇金细胞
C．陷窝细胞
D．多形性瘤细胞
E．嗜酸性细胞

参考答案：A

第 17 章　生 物 化 学

=== 本章重点 ===

生物化学中需重点掌握的内容有：①蛋白质的结构与功能；②核酸的基本组成、DNA 的结构与变性和复性以及 RNA 的结构与功能；③酶的催化作用；④糖原的分解代谢、糖异生、磷酸戊糖途径、关键酶和生理意义；⑤脂肪的合成和分解代谢，以及胆固醇代谢的部位和原料；⑥氨的代谢，包括体内氨的来源、转运和去路；⑦DNA 和 RNA 的生物合成。

第 1 单元　蛋白质的结构与功能

=== 重点提示 ===

1. **酸性氨基酸**　有天冬氨酸、谷氨酸；碱性氨基酸有赖氨酸、精氨酸和组氨酸。
2. **蛋白质一级结构**　是指 N-端至 C-端氨基酸的排列顺序，其主要化学键是肽键。二级结构是指局部主链的空间构象，有 α 螺旋、β 折叠、β 转角和无规卷曲。
3. **蛋白质变性**　指蛋白质空间构象的破坏，理化性质的改变及生物活性的丧失，不涉及氨基酸序列的改变。

=== 考点串讲 ===

一、氨基酸与多肽

（一）氨基酸的结构与分类

1. 结构　由共同连接在 α-碳原子的 NH_3^+、COO^- 及支链组成，$H_2NCHRCOOH$ 为通式。
2. 必需氨基酸　包括赖氨酸、色氨酸、苯丙氨酸、甲硫氨酸（蛋氨酸）、苏氨酸、异亮氨酸、亮氨酸和缬氨酸 8 种（2008）。
3. 分类
（1）非极性疏水性氨基酸：甘氨酸、丙氨酸、缬氨酸、亮氨酸等。
（2）极性中性氨基酸：色氨酸、丝氨酸、酪氨酸、蛋氨酸、苏氨酸等。
（3）酸性氨基酸：天冬氨酸、谷氨酸（2006，2008）。
（4）碱性氨基酸：赖氨酸、精氨酸、组氨酸。
4. 半胱氨酸和胱氨酸　两个半胱氨酸的巯基脱氢后以二硫键结合形成胱氨酸，蛋白中不少半胱氨酸以胱氨酸的形式存在（2003，2006，2008）。
5. 氨基酸的理化性质
（1）两性解离和等电点：两性氨基酸，成为兼性离子时的 pH。
（2）紫外线吸收性质：280nm 的光吸收值，用于分析蛋白质的含量。
（3）茚三酮反应：570nm 波长处最大吸收峰，做氨基酸的定量分析。

（二）肽键与肽链

1. 肽键　连接两个氨基酸的酰胺键，有一定双键性能，不能自由旋转（2003，2013）。
2. 肽链　氨基酸通过肽键连接互相结合组成二肽、三肽、寡肽、多肽。
3. 生物活性肽　谷胱甘肽、多肽类激素和神经肽。

二、蛋白质的结构和功能

（一）蛋白质的一级结构

1. 即 N-端至 C-端氨基酸的排列顺序，是蛋白质空间构象和生物学功能的基础（2007）。
2. 主要化学键为肽键，部分包含二硫键（2000）。

（二）蛋白质的二级结构（2014）

即局部肽链主链骨架原子的相对空间位置，并不涉及氨基酸残基侧链的构象，包括 α 螺旋、β 折叠、β 转角和无规卷曲（2002，2005）。

1. α 螺旋　螺旋式上升，顺时针方向，每个肽键的 N-H 和第四个肽键的羰基氧形成氢键（2011），与螺旋长轴基本平行，稳固螺旋结构，氨基酸侧链伸向螺旋外侧（2001）。
2. β 折叠　以 $C_α$ 为旋转点，折叠成锯齿状结构，残基侧链位于锯齿状结构的上下方。
3. 模体　2 个或 3 个具有二级结构的肽段，具有特征性的氨基酸序列、特殊的空间构象，发挥特殊的功能，如锌指结构。

（三）三级和四级结构

1. 三级结构　为全部氨基酸残基的相对空间位置。
2. 结构域　三级结构的划分，球状或纤维状区域，折叠紧密。
3. 分子伴侣　保护协助蛋白质折叠成天然构象或四级结构，参与二硫键的正确形成。包括热休克蛋白 70、伴侣蛋白和核质蛋白。
4. 四级结构　蛋白质分子各亚基之间特定的三维空间排布。氢键和离子键为各亚基间的主要结合力。由两条肽链组成的分为同二聚体和异二聚体（2003）。

三、蛋白质结构与功能的关系

（一）蛋白质一级结构与功能的关系

1. 一级结构是空间构象的基础。
2. 一级结构相似的多肽或蛋白质，其空间构象和功能也相似。
3. 起关键作用的氨基酸残基缺失或被替代，会严重影响空间构象甚至生理功能。

（二）蛋白质高级结构与功能的关系

1. 血红蛋白构象的变化与功能

（1）血红蛋白具有 4 个亚基组成的四级结构，$α_2β_2$。
（2）每个亚基结构中间有一个疏水局部，可结合 1 分子血红素、携带 1 分子氧。
（3）紧张态：未结合氧时 $α_1β_1$ 和 $α_2β_2$ 呈对角排列，结构较紧密，与 O_2 亲和力小。
（4）松弛态：结合氧后，血红蛋白二、三和四级结构发生变化，$α_1β_1$ 和 $α_2β_2$ 长轴呈 15° 夹角，结构相对松弛，与氧亲和力大。

2. 蛋白质构象的改变可造成的疾病　老年痴呆症、亨廷顿舞蹈症、疯牛病。

四、蛋白质的理化性质

（一）蛋白质的等电点

1. 两性电离　在一定 pH 条件下可解离为带正电荷或负电荷的基团。
2. 胶体性质　大小属胶粒范围，亲水基团可吸引水分子。

（二）蛋白质的变性（2000，2003，2006，2007）

1. 蛋白质空间构象的破坏，理化性质的改变以及生物活性的丧失。只涉及二硫键和非共价键的破坏，不涉及氨基酸序列的改变。
2. 变性后的蛋白质疏水侧链暴露，易于析出、沉淀。
3. 变性程度轻的蛋白质，去除变性因素后，可恢复或部分恢复原有的构象和功能，称为复性。

（三）蛋白质的沉淀

蛋白质变性后，疏水侧链暴露，肽链融汇相互缠绕而聚集，因而从溶液中析出，这一现象称为蛋白质沉淀。变性蛋白质容易沉淀，但有时蛋白质沉淀并不是变性。

经典试题

1. 维系蛋白质分子二级结构的化学键是
   A．二硫键
   B．离子键
   C．疏水键
   D．氢键
   E．肽键

2. 在下列寡肽和多肽中，除哪种外均是生物活性肽
   A．催产素
   B．加压素
   C．肾上腺皮质激素
   D．促甲状腺素释放激素
   E．胰高血糖素

3. 具有蛋白质四级结构的蛋白质分子，在一级结构分析时发现
   A．具有一个以上 N 端和 C 端
   B．只有一个 N 端和 C 端
   C．具有一个 N 端和几个 C 端
   D．具有一个 C 端和几个 N 端
   E．一定有二硫键存在

4. 下列有关 Hb 的叙述哪一项是不正确的
   A．Hb 是一条多肽链和一个血红素结合而成，其氧解离曲线是直角曲线
   B．Hb 是仅 $α_2β_2$ 四聚体，所以一分子 Hb 可结合 4 分子氧
   C．Hb 各亚基携带 O_2 时，具有正协同效应
   D．O_2 是结合在血红素的 Fe^{2+} 上
   E．大部分亲水基团位于 Hb 分子的表面

5. 一个蛋白质与它的配体（或其他蛋白质）结合后，蛋白质的构象发生变化，使它更适合于功能需要，这种变化称为
   A．协同效应
   B．化学修饰
   C．激活效应
   D．共价修饰
   E．别构效应

6. 下列有关蛋白质的叙述哪一项是不正确的
   A．蛋白质分子都具有一级结构
   B．蛋白质的二级结构是指多肽链的局构象
   C．蛋白质的三级结构是整条肽链的空间结构
   D．蛋白质分子都具有四级结构
   E．蛋白质四级结构中亚基的种类和数量均不固定

7. 变性后的蛋白质，其主要特点是
   A．分子量降低
   B．溶解度增加
   C．一级结构破坏
   D．不易被蛋白酶水解
   E．生物学活性丧失

8. 在下列氨基酸中疏水性氨基酸是
   A．组氨酸
   B．赖氨酸
   C．谷氨酸
   D．半胱氨酸
   E．丙氨酸

（9～12 题共用备选答案）
   A．蛋白质紫外吸收的最大波长 280nm
   B．蛋白质是两性电解质
   C．蛋白质分子大小不同
   D．蛋白质多肽链中氨基酸是借肽键相连
   E．蛋白质溶液为亲水胶体

9. 分子筛（凝胶层析）分离蛋白质的依据是
10. 电泳分离蛋白质的依据是
11. 分光光度测定蛋白质含量的依据是
12. 盐析分离蛋白质的依据是

参考答案：1. C 2. E 3. A 4. A 5. E 6. D 7. E 8. E 9. C 10. B 11. A 12. E

第2单元 核酸的结构与功能

重点提示

1. **核酸的一级结构** 指核苷酸序列，也称碱基序列。组成核苷酸的碱基有：A，T，G，C，U。
2. **DNA 碱基互补配对原则** 为 A 与 T，C 与 G 配对。DNA 双螺旋为反向平行的互补双链结构，疏水力和氢键共同维系其稳定。
3. **DNA 变性** DNA 双链的互补碱基对之间的氢键断裂，不涉及一级结构的改变。
4. **真核生物 mRNA** 含特殊 5'-末端的帽和 3'-末端的多聚 A 尾结构，tRNA 3'-端为 CCA-OH 结构。rRNA 是细胞内含量最多的 RNA。

考点串讲

一、核酸的基本组成单位

（一）核苷酸的分子组成

1. 碱基 <u>腺嘌呤（A）、鸟嘌呤（G）、胞嘧啶（C）、胸腺嘧啶（T）、尿嘧啶（U）（2003）</u>。
2. 戊糖 β-D-2-脱氧核糖，β-D-核糖。
3. 核苷（脱氧核苷） 碱基和核糖或脱氧核糖间通过糖苷键结合形成，C-1'为连接位置。
4. 核苷酸 核苷或脱氧核苷与磷酸结合，多数磷酸基团位于第五位碳原子 C-5'上。

（二）核酸

1. <u>核酸的一级结构 核苷酸序列，也称碱基序列（2015）</u>。
2. 磷酸二酯键 4 种脱氧核苷酸之间通过该化学键形成多聚脱氧核苷酸为 DNA，RNA 则为多聚核苷酸链。
3. 方向性 3'-OH 与 5' 位磷酸基之间形成的 3'，5' 磷酸二酯键。
4. DNA 的书写 从 5'末端到 3'末端。
5. RNA 的组成 戊糖为核糖，不含脱氧核糖；嘧啶为胞嘧啶和尿嘧啶，不含胸腺嘧啶。
6. <u>核糖（脱氧核糖）和磷酸基团 共同构成核酸分子的骨架结构；但遗传信息的携带和传递由碱基排列顺序变化而实现（2002）</u>。

二、DNA 的结构与功能

（一）DNA 碱基组成规律——Chargaff 规则（2017）

1. <u>腺嘌呤（A）与胸腺嘧啶（T）的摩尔数相等，鸟嘌呤（G）的摩尔数与胞嘧啶（C）相等（2000，2003）</u>。
2. 不同生物种属的 DNA 碱基组成不同。
3. 同一个体不同组织、器官的 DNA 具有相同的碱基组成。

（二）DNA 的一级结构

<u>由脱氧核糖核苷酸形成的多聚脱氧核糖核苷酸，核苷酸的排列顺序即为其一级结构（2003，2008）</u>。

（三）DNA 双螺旋结构

1. <u>反向平行的互补双链结构（2006，2007）</u>。
2. 右手螺旋结构的直径 2.37nm，一周包含 10 对碱基，螺距 3.54nm，表面存在大沟和小沟。
3. <u>疏水力和氢键共同维系双螺旋结构的稳定（2006，2007）</u>，横向依靠两条链互补碱基间的氢键维系，纵向靠碱基平面间的疏水性堆积力维持。

（四）DNA 高级结构

DNA 双螺旋链再盘绕形成超螺旋结构，有正超螺旋结构和负超螺旋结构。

（五）DNA 的功能

以基因的形式荷载遗传信息，作为基因复制和转录的模板。

三、DNA 变性及其应用

（一）DNA 变性和复性

1. DNA 的变性（2017） 某些理化因素作用下，DNA 双链的互补碱基对之间的氢键断裂（2011），使 DNA 双螺旋结构松散，成为单链的现象称为 DNA 变性。不涉及一级结构的改变（2007）。

2. 解链温度 又称溶解温度（Tm），DNA 分子内 50%的双链结构被打开，高低同 G 与 C 含量有关。

3. DNA 的复性 变性的 DNA 在适当条件下，两条互补链重新配对，恢复天然的双螺旋构象。

4. 退火 经由热变性的 DNA 通过缓慢冷却后复性的过程。

5. 核酸的理化性质

（1）为多元酸，较强的酸性。

（2）溶液中可在引力场中下沉。

（3）对紫外线的最大吸收波在 260nm 附近，并可据此特性行核酸定量分析（2000）。

（二）核酸杂交

DNA 变性后的复性过程中，不同种类的 DNA 单链分子或 RNA 分子置于同一溶液中，在适宜的条件下，不同的分子间可根据碱基配对的关系形成杂化双链的现象，称为核酸分子杂交。可在不同的 DNA 分子之间、DNA 和 RNA 分子间或 RNA 与 RNA 分子之间形成。

（三）核酸的紫外线吸收

嘌呤和嘧啶都含有共轭双键。碱基、核苷、核苷酸和核酸在紫外线波段有较强烈的吸收。在中性条件下，它们的最大吸收值在 260nm 附近。利用这一性质可以对它们进行定量和定性分析。

四、RNA 结构与功能

（一）mRNA

1. 转录核内 DNA 遗传信息的碱基排列顺序，并携带至细胞质，作为蛋白质细胞内合成的模板（2005）。

2. 由氨基酸编码区和非编码区构成；真核生物 mRNA 含特殊 5′-末端的帽和 3′-末端的多聚 A 尾结构（2005）。

3. 5′-末端的帽结构 7-甲基鸟嘌呤-三磷酸鸟苷（m^7GpppN）结构，与帽结合蛋白结合，对 mRNA 的转运、同核蛋白体的结合、与翻译起始子的结合以及 mRNA 稳定性的维系有重要作用。

4. 3′-末端的多聚 A 尾结构由数十个至数百个腺苷酸连接而成，与 poly（A）结合蛋白结合，同 5′-帽结构一起维系 mRNA 的功能和结构。

（二）tRNA

1. 结构特点

（1）含有除 A，G，C，U 以外的一些稀有碱基。

（2）存在一些能局部互补配对的区域，形成局部的双链茎环结构或发夹结构，呈三叶草形，具有 DHU 环和 TψC 环。

（3）3′-端为 CCA 组成的氨基酸接纳茎，为氨基酸的结合部位（2007）。

（4）每个 tRNA 分子中都有 3 个碱基与 mRNA 上编码的相应氨基酸的密码子具有碱基反向互补关系（2000），称为反密码子。

(5) 三级结构为倒 L 形。
2. 功能　作为蛋白质合成中各种氨基酸的载体，将氨基酸转呈给 mRNA。

（三）rRNA
1. 细胞内含量最多的 RNA（2014），与核蛋白体蛋白共同构成核蛋白体（核糖体）。
2. 真核生物由大（5S，5.8S，28S 及 49 种蛋白）、小（18S 和 33 种蛋白）2 个亚基组成。
3. 18S rRNA 二级结构呈花状。
4. 为蛋白合成的场所。

（四）其他 RNA
1. SnmRNA　一类称之为非 mRNA 小 RNA 的 RNA。
2. 组成　snmRNAs 主要包括核内小 RNA（snRNA），核仁小 RNA（snoRNA），胞质小 RNA（scRNA），催化性小 RNA，小片段干扰 RNA（siRNA）等。
3. 功能　在 hnRNA 和 rRNA 的转录后加工、转运及基因表达调控等方面具有非常重要的生理作用。

经典试题

1. 在 DNA 和 RNA 分子中
A. 核糖和碱基都相同
B. 核糖和碱基都不同
C. 核糖不同而碱基相同
D. 核糖相同而碱基不相同
E. 核糖不同而部分碱基不同

2. 下列有关遗传密码的叙述哪一项是不正确的
A. 在 mRNA 信息区，由 5′→3′端每相邻的 3 个核苷酸组成的三联体称为遗传密码
B. 在 mRNA 信息区，由 3′→5′端每相邻的 3 个核苷酸组成的三联体称为遗传密码
C. 生物体细胞内存在 64 个遗传密码
D. 起始密码是 AUG 遗传密码
E. 终止密码为 UAA，UAG 和 UGA

3. 在 tRNA 二级结构的 Tψ 环中 ψ（假尿苷）的糖苷键是
A. C-H 连接
B. C-N 连接
C. N-N 连接
D. N-H 连接
E. C-C 连接

4. 下列有关 DNA 二级结构的叙述哪一项是不正确的
A. 双螺旋中的两条 DNA 链的方向相反
B. 双螺旋以左手方式盘绕为主
C. 碱基 A 与 T 配对，C 与 G 配对
D. 双螺旋的直径大约为 2nm
E. 双螺旋每周含有 10 对碱基

5. 有关真核生物 mRNA 的叙述哪一项是正确的
A. 帽子结构是多聚腺苷酸
B. mRNA 代谢较慢
C. mRNA 的前体是 snRNA
D. 3′端是 7-甲基鸟苷三磷酸（m^7GPPP）
E. 有帽子结构与多聚 A 尾

6. 真核生物的核糖体中 rRNA 包括
A. 5S，16S 和 23S rRNA
B. 5S，5.8S，18S 和 28S rRNA
C. 5.8S，16S，18S 和 23S rRNA
D. 5S，16S，18S 和 5.8S rRNA
E. 5S，5.8S 和 28S rRNA

7. 在 DNA 双螺旋中，两链间碱基配对形成氢键，其配对关系是
A. T=A C=G
B. G=A C=T
C. U=A C=G
D. U=T T=A
E. C=U G=A

8. 下列有关 DNA 变性的叙述哪一项是正确的
A. 磷酸二酯键断裂
B. OD_{280} 不变
C. Tm 值大，表示 T=A 含量多，而 G=C 含量少
D. DNA 分子的双链间氢键断裂而解链
E. OD_{260} 减小

（9～13 题共用备选答案）
A. 不同的核酸链经变性处理，它们之间形成局部的双链
B. 一小段核苷酸聚合体的单链，用放射性核素

或生物素来标记其末端或全链
C. 运输氨基酸
D. 单股DNA恢复成双股DNA
E. 50%双链DNA变性时的温度
9. tRNA功能
10. T_m值是指
11. DNA复性是指
12. 核酸杂交是指
13. 核酸探针是指

参考答案：1. E 2. B 3. E 4. B 5. E 6. B 7. A 8. D 9. C 10. E 11. D 12. A 13. B

第3单元 酶

重点提示

1. 酶促反应特点为高效性（降低反应活化能）、特异性、可调节性。
2. 酶蛋白决定反应的特异性，辅助因子决定反应的种类与性质。
3. 辅酶有烟酰胺（NAD^+，$NADP^+$）、维生素B_6（磷酸吡哆醛、磷酸吡哆胺）、维生素B_2（FMN、FAD）等。
4. K_m是指反应速度为$1/2V_{max}$时的底物浓度。

考点串讲

一、酶的催化作用

（一）酶的分子结构与催化作用

1. 分类　单体酶、寡聚酶、多酶体系、多功能酶或串联酶。
2. 酶的分子组成　单纯酶和结合酶。

（1）酶蛋白：结合酶的蛋白质组成部分，决定反应的特异性。

（2）辅助因子：结合酶的非蛋白质组成部分，决定反应的种类与性质，一般为金属离子或小分子有机化合物，分为辅酶与辅基。

3. 酶的活性中心　必需基团组成，具有特定空间结构，与底物特异结合并将底物转化为产物（2002，2007）。

（1）结合基团：结合底物和辅酶。

（2）催化基团：催化发生化学反应。

（二）酶促反应的特点（2015）

1. 高效性　降低反应活化能。
2. 特异性　绝对特异性，相对特异性，立体异构特异性。
3. 可调节性　酶的生成与降解、酶的催化效力、底物浓度的改变（2001，2003，2005，2013）。

（三）酶-底物复合物

酶发挥催化作用前，必须先与底物密切结合，形成酶-底物复合物。

二、辅酶与酶辅助因子

（一）维生素与辅酶的关系

1. 组成小分子有机化合物　作为辅酶或辅助因子参与酶的催化。
2. 烟酰胺（维生素PP之一种）　NAD^+（2014），$NADP^+$（2001）。
3. 维生素B_2（核黄素）　FMN，FAD，TPP（2000，2017）。
4. 其他维生素　维生素B_1（硫胺素—TPP）；辅酶A；生物素；维生素B_6（磷酸吡哆醛、磷酸吡哆胺）；维生素 B_{12}：叶酸：四氢叶酸等（2001，2008）。

（二）辅酶作用

作为底物接受质子或基团，后离开酶蛋白，参加另一酶促反应，将所携带的质子或基团转移出去，或相反（2003）。

（三）金属离子作用

1. 最多见的辅助因子。
2. 多方面的作用，如作为活性中心的催化基团催化反应、传递电子，连接酶与底物，稳定酶的构象，中和阴离子，降低静电斥力（2008）。

三、酶促反应动力学（2016）

（一）K_m 和 V_{max} 的概念

1. 底物浓度的影响 米-曼方程式。
2. K_m 米氏常数，酶促反应速度为最大速度一半时的底物浓度；酶的特性常数之一，与酶的结构、底物和反应环境有关，与酶的浓度无关（2000，2001，2003）。
3. V_{max} 酶完全被底物饱和时的反应速度，与酶浓度成正比。

（二）最适 pH 和最适温度

1. 最适 pH 酶催化活性最高时反应体系的 pH。
2. 最适温度 酶促反应速度最快时的环境温度。

四、抑制剂与激活剂

（一）不可逆抑制

1. 以共价键结合必需基团。
2. 可分为专一性抑制剂和非专一性抑制剂，如乙酰胆碱、重金属离子。

（二）可逆性抑制

1. 非共价键结合
2. 竞争性抑制作用 与底物结构相似，竞争结合酶的活性中心，可逆，增大 K_m 值，如磺胺类药物（2006）。
3. 非竞争性抑制作用 底物与抑制剂间无竞争关系，V_{max} 降低，K_m 值不变。
4. 反竞争性抑制作用 与酶和底物的中间产物结合，同时降低 K_m 值和 V_m 值。

（三）激活剂

激活剂大多数为金属离子，如 Mg^{2+}，K^+，Mn^{2+}；少数为阴离子，如 Cl^-；也有有机化合物，如胆汁酸盐。包括必需激活剂和非必需激活剂。必需激活剂与酶、底物和酶-底物复合物结合参加反应，但不转化为产物。非必需激活剂通过与酶或底物或酶-底物复合物结合，提高酶的催化活性。

五、酶活性的调节

（一）变构调节

1. 体内的某些物质与酶分子活性中心外的某一部位可逆的结合，改变酶的结构和催化活性。
2. 变构部位或调节部位。
3. 变构酶和变构效应剂。
4. 变构激活与变构抑制。ADP，AMP 激活磷酸果糖激酶-1，ATP 则抑制。

（二）共价修饰

1. 酶的共价修饰 可逆的共价结合，酶的活性升高或降低。

2. 分类 磷酸化与脱磷酸化、乙酰化与脱乙酰化、甲基化与脱甲基化、腺苷化与脱腺苷化、—SH 与—S—S—的互变等。磷酸化修饰最常见。

(三) 酶原激活

1. 酶原 无活性的前体酶。
2. 酶原激活 酶原向酶的转化过程，实质为酶活性中心形成或暴露。如蛋白激酶 A 需经 cAMP 激活后方可发挥作用（2003）。

(四) 同工酶概念（2017）

1. 相同点 催化的化学反应相同。
2. 不同点 酶蛋白的分子结构、理化性质或免疫学性质不同。

六、核酶

1. 具有催化功能的 RNA。
2. 作用基础。锤头结构、包含催化部分和底物部分。主要作用是 RNA 的剪接。

经典试题

1. 下列有关 V_{max} 叙述中，哪一项是正确的
A. V_{max} 是酶完全被底物饱和时的反应速度
B. 竞争性抑制时 V_m 减少
C. 非竞争抑制时 V_m 增加
D. 反竞争抑制时 V_m 增加
E. V_m 与底物浓度无关

2. 有关酶活性中心的叙述，哪一项是错误的
A. 酶活性中心只能是酶表面的一个区域
B. 酶与底物通过非共价键结合
C. 活性中心可适于底物分子结构
D. 底物分子可诱导活性中心构象变化
E. 底物的分子远大于酶分子，易生成中间产物

3. 有关变构调节（或变构酶）的叙述哪一项是不正确的
A. 催化部位与别构部位位于同一亚基
B. 都含有一个以上的亚基
C. 动力学曲线呈 S 形
D. 变构调节可有效地和及时地适应环境的变化
E. 该调节可调节整个代谢通路

4. 关于同工酶的叙述哪一项是正确的
A. 酶分子的一级结构相同
B. 催化的化学反应相同
C. 各同工酶 K_m 相同
D. 同工酶的生物学功能可有差异
E. 同工酶的理化性质相同

5. 关于共价修饰调节的叙述正确的是
A. 代谢物作用于酶的别位，引起酶构象改变
B. 该酶在细胞内合成或初分泌时，没有酶活性

C. 该酶是在其他酶作用下，某些特殊基团进行可逆共价修饰
D. 调节过程无逐级放大作用
E. 共价修饰消耗 ATP 多，不是经济有效方式

6. 常见酶催化基团有
A. 羧基、羰基、醛基、酮基
B. 羧基、羟基、氨基、巯基
C. 羧基、羰基、酮基、酰基
D. 亚氨基、羧基、巯基、羟基
E. 羟基、羰基、羧基、醛基

7. 有关酶原激活的概念，正确的是
A. 初分泌的酶原即有酶活性
B. 酶原转变为酶是可逆反应过程
C. 无活性酶原转变为有活性酶
D. 酶原激活无重要生理意义
E. 酶原激活是酶原蛋白质变性

8. 下列有关酶催化反应的特点中错误的是
A. 酶反应在 37℃ 条件下最高
B. 具有高度催化能力
C. 具有高度稳定性
D. 酶催化作用是受调控的
E. 具有高度专一性

9. 下列有关 K_m 值的叙述，哪一项是错误的
A. K_m 值是酶的特征性常数
B. K_m 值是达到最大反应速度一半时的底物浓度
C. 它与酶对底物的亲和力有关
D. K_m 值最大的底物，是酶的最适合的底物
E. 同一酶作用于不同底物，则有不同的 K_m 值

（10～14题共用备选答案）
A. NAD
B. FAD
C. 磷酸吡哆醛
D. TPP
E. HS-COA

10. 苹果酸脱氢酶的辅酶是
11. 琥珀酸脱氢酶的辅酶是
12. GPT（或GOT）的辅酶是
13. 含维生素B_6的辅酶是
14. 含维生素泛酸的辅酶是

参考答案：1. A 2. E 3. A 4. B 5. C 6. B 7. C 8. C 9. D 10. A 11. B 12. C 13. C 14. E

第4单元　糖　代　谢

重点提示

1. **糖酵解限速酶**　主要有己糖激酶、6-磷酸果糖激酶-1、丙酮酸激酶。
2. **糖有氧氧化**　丙酮酸氧化脱羧生成乙酰CoA。三羧酸循环的生理意义为氧化磷酸化反应生成ATP提供NADH+H^+和$FADH_2$。
3. **糖原合成的关键酶**　是糖原合酶，分解的关键酶是磷酸化酶。
4. **糖异生的关键酶**　果糖双磷酸酶-1等，其意义是维持血糖浓度恒定。
5. **磷酸戊糖途径的关键酶**　主要是6-磷酸葡萄糖脱氢酶。

考点串讲

一、糖的分解代谢

（一）糖酵解的基本途径、关键酶和生理意义

1. **糖酵解的基本途径**　葡萄糖→丙酮酸→乳酸。
2. **阶段一**　糖酵解途径。
（1）葡萄糖磷酸化为6-磷酸葡萄糖，己糖激酶催化，消耗1分子ATP（2008，2012）。
（2）6-磷酸葡萄糖转变为6-磷酸果糖，磷酸己糖异构酶催化，Mg^{2+}参与的可逆反应。
（3）6-磷酸果糖变为1,6-双磷酸果糖，6-磷酸果糖激酶-1催化。消耗1分子ATP（2008）。
（4）磷酸己糖裂解为2分子的磷酸丙糖，醛缩酶催化的可逆反应。
（5）磷酸丙糖同分异构化：磷酸丙糖异构酶催化。
以上反应为耗能阶段，1分子葡萄糖消耗2分子ATP，产生2分子3-磷酸甘油醛。
（6）3-磷酸甘油醛氧化为1,3-二磷酸甘油酸，3-磷酸甘油醛脱氢酶催化，生成NADH+H^+（2003）。
（7）1,3-二磷酸甘油酸转变为3-磷酸甘油酸，磷酸甘油酸激酶催化，酵解过程中第一次产生ATP的反应。
（8）3-磷酸甘油酸转变为2-磷酸甘油酸，磷酸甘油酸变位酶催化，可逆。
（9）2-磷酸甘油酸脱水为磷酸烯醇式丙酮酸，烯醇化酶催化。
（10）磷酸烯醇式生成丙酮酸，丙酮酸激酶催化，生成1分子ATP。
3. **阶段二**　丙酮酸转化为乳酸，乳酸脱氢酶催化（2011）。
4. **糖酵解的调节酶**
（1）6-磷酸果糖激酶-1：调节酵解途径最重要的酶。
（2）丙酮酸激酶：为第二个重要的调节点。
（3）葡萄糖激酶或己糖激酶（2000，2002，2003，2006，2007）。
5. **糖酵解的生理意义**　为机体迅速提供能量，成熟红细胞完全依赖糖酵解提供能量（2014）。

（二）糖有氧氧化的基本途径、关键酶和生理意义

1. 有氧氧化的基本途径

（1）丙酮酸氧化脱羧：丙酮酸＋NAD^+＋HSCoA→乙酰CoA＋NADH＋H^+＋CO_2（2013）。

（2）三羧酸循环（2017）：柠檬酸形成→异柠檬酸形成→第一次氧化脱羧形成α-酮戊二酸→第二次氧化脱羧形成琥珀酰CoA→高能磷酸化成琥珀酸→脱氢后生成延胡索酸→加水成为苹果酸→脱氢成为草酰乙酸（苹果酸脱氢酶催化）（2001，2002，2005）。

2. 关键酶　柠檬酸合酶、异柠檬酸脱氢酶和α-酮戊二酸脱氢酶复合体。

3. 生理意义　是机体产生能量的主要方式，1分子葡萄糖在有氧氧化时共产生30～32个ATP，是糖酵解的18～19倍。有氧氧化生成的ATP　1mmol葡萄糖＋38ADP＋38Pi＋$6O_2$→38ATP＋$6CO_2$＋$44H_2O$

（三）三羧酸循环的生理意义

1. 3种营养素的最终代谢通路。
2. 通过4次脱氢，为氧化磷酸化反应生成ATP提供NADH＋H^+和$FADH_2$（2001，2008）。
3. 糖、脂肪、氨基酸代谢联系的枢纽。

二、糖原的合成与分解

（一）肝糖原的合成

1. 肝糖原为血糖的重要来源
2. 肝糖原的合成过程

（1）葡萄糖→6-磷酸葡萄糖（葡萄糖激酶催化）→1-磷酸葡萄糖。

（2）1-磷酸葡萄糖＋尿苷三磷酸（UTP）（2017）→尿苷二磷酸葡萄糖（UDPG）＋焦磷酸（UDPG焦磷酸化酶催化）。

（3）UDPG的葡萄糖转移给糖原引物形成（糖原合酶），延长糖链。

（4）分支酶催化形成α-1，6糖苷键，形成分支；增加糖原的水溶性、增加非还原端数目，以便磷酸化酶可迅速分解糖原。

（二）肝糖原的分解

1. 步骤

（1）糖原磷酸化酶催化糖链非还原端分解产生1个1-磷酸葡萄糖。

（2）葡聚糖转移酶将3个葡萄糖基转移至邻近糖链的末端。

（3）α-1，6葡萄糖苷酶水解以α-1，6糖苷键连接的葡萄糖为游离葡萄糖。

（4）1-磷酸葡萄糖转变为6-磷酸葡萄糖，由葡萄糖-6-磷酸酶水解成葡萄糖释放入血（2007）。

2. 糖原分解的调节酶　磷酸化酶是糖原分解途径中的关键酶（2000）。

三、糖异生

（一）糖异生的基本途径和关键酶

1. 糖异生途径

（1）丙酮酸→磷酸烯醇式丙酮酸，丙酮酸羧化酶、磷酸烯醇式丙酮酸羧激酶，消耗2个ATP。

（2）1，6-双磷酸果糖→6-磷酸果糖，由果糖双磷酸酶-1催化，不生成ATP，是糖异生的关键步骤（2000）。

（3）6-磷酸葡萄糖→葡萄糖，由葡萄糖-6-磷酸化酶催化，不生成ATP（2002，2005）。

2. 糖异生的关键酶　果糖双磷酸酶-1（2001）。

（二）糖异生的生理意义

1. 维持血糖浓度恒定（2014）。

2．补充肝糖原。

3．肾糖异生调节酸碱平衡。

（三）乳酸循环

1．肌收缩通过糖酵解生成乳酸。

2．乳酸入血→肝→葡萄糖→葡萄糖入血，称为乳酸循环，为耗能过程。

3．生理意义：避免损失乳酸，防止乳酸酸中毒（2001）。

四、磷酸戊糖途径

（一）戊糖途径的关键酶和重要的产物

1．磷酸戊糖的生成　6-磷酸葡萄糖→6-磷酸葡萄糖酸内酯（6-磷酸葡萄糖脱氢酶）＋NADPH→6-磷酸葡萄糖酸（内酯酶）→5-磷酸核酮糖（6-磷酸葡萄糖脱氢酶）＋NADPH＋CO_2→5-磷酸核糖→5-磷酸木酮糖，共生成1分子磷酸戊糖，2分子NADPH。

2．基团转移反应　核糖→6-磷酸果糖＋3-磷酸甘油醛→进入酵解途径。还有转酮醇酶反应、转醛醇酶反应。

3．戊糖途径的调节　6-磷酸葡萄糖脱氢酶为该途径的限速酶（2002，2005），主要受NADPH/$NADP^+$比例的影响。

（二）磷酸戊糖途径的生理意义

1．为核酸的生物合成提供核糖。

2．提供NADPH作为供氢体参与多种代谢反应，包括：合成代谢、羧化反应、维持谷胱甘肽的还原状态。

五、血糖及其调节

1．血糖浓度　3.89～6.11mmol/L。

2．胰岛素的调节

（1）体内唯一降低血糖的激素。

（2）降血糖机制：促进葡萄糖向细胞内转运、加速糖原合成、抑制糖原分解、加快糖的有氧氧化、抑制肝内糖异生以及减缓脂肪动员的速率。

3．胰高血糖素的调节

（1）体内主要升高血糖的激素。

（2）升血糖的机制：使肝糖原分解增加、抑制糖酵解而加速糖异生、加速氨基酸的摄取从而增强糖异生、加速脂肪动员。

4．糖皮质激素的调节

（1）升高血糖、增加肝糖原。

（2）作用机制：促进肌蛋白分解产生氨基酸进行糖异生，抑制肝外组织摄取和利用葡萄糖（2014）。

― 经典试题 ―

1．糖代谢中与底物水平磷酸化有关的化合物是

A．3-磷酸甘油醛

B．3-磷酸甘油酸

C．6-磷酸葡萄糖酸

D．1,3-二磷酸甘油酸

E．2-磷酸甘油酸

2．下述糖异生的生理意义中哪一项是错误的

A．维持血糖浓度恒定

B．补充肝糖原

C．调节酸碱平衡

D．防止乳酸酸中毒

E．蛋白质合成加强

3．下述正常人摄取糖类过多时的几种代谢途径中，哪一项是错误的

A．糖转变为甘油

B．糖转变为蛋白质

C. 糖转变为脂肪酸
D. 糖氧化分解成 CO_2, H_2O
E. 糖转变成糖原

4. 1分子葡萄糖彻底氧化分解能生成多少 ATP
A. 22
B. 26
C. 30
D. 34
E. 38

5. 位于糖酵解、糖异生、磷酸戊糖途径、糖原合成及分解各代谢途径交汇点上的化合物是
A. 6-磷酸葡萄糖
B. 1-磷酸葡萄糖
C. 1-6 二磷酸果糖
D. 6-磷酸果糖
E. 3-磷酸甘油醛

6. 酵解过程中可被别构调节的限速酶是
A. 3-磷酸甘油醛脱氢酶
B. 6-磷酸果糖-1-激酶
C. 乳酸脱氢酶
D. 醛缩酶
E. 磷酸己糖异构酶

7. 下述有关糖异生途径关键酶的叙述中，哪一项是错误的
A. 丙酮酸羧化酶
B. 丙酮酸激酶
C. PEP 羧激酶
D. 果糖双磷酸酶-1
E. 葡萄糖-6-磷酸酶

8. 正常血糖水平时，葡萄糖虽然易透过肝细胞膜，但是葡萄糖主要在肝外各组织中被利用，其原因是
A. 各组织中均含有己糖激酶
B. 因血糖为正常水平
C. 肝中葡萄糖激酶 K_m 比己糖激酶高
D. 己糖激酶受产物的反馈抑制
E. 肝中存在抑制葡萄糖转变或利用的因子

9. 糖蛋白的多肽链骨架上共价连接了一些寡糖链，其中常见的单糖有 7 种，下列单糖中不常见的单糖是
A. 葡萄糖
B. 半乳糖
C. 果糖
D. 甘露糖
E. 岩藻糖

（10~13 题共用备选答案）
A. 磷酸果糖激酶-2
B. 3-磷酸甘油醛脱氢酶
C. 丙酮酸激酶
D. 6-磷酸葡萄糖脱氢酶
E. 果糖双磷酸酶-1

10. 糖酵解、糖异生共同需要的是
11. 仅糖异生需要的是
12. 仅糖酵解需要的是
13. 仅磷酸戊糖途径需要的是

参考答案：1. D 2. E 3. B 4. E 5. A 6. B 7. B 8. C 9. C 10. B 11. E 12. C 13. D

第 5 单元　生物氧化

重点提示

1. **生物氧化**　指生物体内的营养物质氧化成 H_2O 和 CO_2 的过程。ATP 是体内能量的直接供应者。

2. **呼吸链抑制剂**　有鱼藤酮等，抗霉素 A 抑制复合体Ⅲ中的 Cytb 与 $Cytc_1$；CO、氰化物及 H_2S 抑制细胞色素 C 氧化酶；二硝基苯酚是解偶联剂。

考点串讲

一、ATP 与其他高能化合物

（一）ATP 循环与高能磷酸键

1. 高能磷酸键。生物氧化中约 40% 的能量以化学能储存在有机磷酸化合物中，形成磷酸酯。

2. 体内以 ATP 末端的磷酸键最为重要。

3. 以 ATP 为中心的储能和利用能量的过程是 ATP 循环。

(二) ATP 的利用

能量的直接供给者（2000）。

1. 从 ATP 获得 ~P UTP，CTP，GTP。

2. 磷酸肌酸的生成 ATP 将 ~P 转移给肌酸。

(三) 其他高能磷酸化合物（2012）

磷酸肌酸、磷酸烯醇式丙酮酸、乙酰磷酸、乙酰 CoA，GTP，UTP，CTP 等。

二、氧化磷酸化

(一) 氧化磷酸化的概念

1. ATP 形成的主要方式 呼吸链电子传递中偶联 ADP 磷酸化，生成 ATP。

2. 偶联部位 P/O 比值（2002）。

3. 偶联机制 化学渗透假说、ATP 合酶。

(二) 两条呼吸链的组成和排列顺序

1. β-羟丁酸 NADH→复合体Ⅰ→CoQ→复合体Ⅲ→Cyt C→复合体Ⅳ→O_2，3ATP。

2. 琥珀酸 复合体Ⅱ→CoQ→复合体Ⅲ→Cyt C→复合体Ⅳ→O_2，2ATP（2002，2006）。

(三) ATP 合酶

1. 复合体 V。

2. 组成：F_1（亲水部分，$\alpha_3\beta_3\gamma\delta\epsilon$ 亚基）、F_0（疏水部分，$a_1b_2c_{9\sim12}$ 亚基）。

3. 紧密型 β 亚基结合 ADP 和 Pi，生成 ATP，开放型中释放。

(四) 氧化磷酸化的调节

1. 抑制剂

（1）呼吸链抑制剂：鱼藤酮、粉蝶霉素 A 及异戊巴比妥结合复合体Ⅰ中的铁硫蛋白；抗霉素 A 及二巯基丙醇抑制复合体Ⅲ中的 Cytb 与 $Cytc_1$；CO，CN^-，N_3^- 及 H_2S 抑制细胞色素 C 氧化酶（2001，2013）。

（2）解偶联剂：二硝基苯酚。

（3）氧化磷酸化抑制剂：对 ADP 磷酸化和电子传递均抑制，寡霉素。

2. ADP 的调节作用（2014）

3. 甲状腺激素 诱导生成 Na^+-K^+-ATP 酶，加速 ATP 分解。

4. 线粒体 DNA 突变。

经典试题

1. 苹果酸穿梭作用的生理意义是
   A. 将草酰乙酸带入线粒体彻底氧化
   B. 维持线粒体内外有机酸的平衡
   C. 将胞质中 NADH+H^+的 2H 带入线粒体内
   D. 为三羧酸循环提供足够的草酰乙酸
   E. 进行谷氨酸草酰乙酸转氨基作用

2. 电子传递中生成 ATP 的 3 个部位是
   A. FMN→CoQ，Cyt b→Cyt c，Cyt aa_3→O_2
   B. FMN→CoQ，COQ→Cyt b，Cyt aa_3→O_2
   C. NADH→FMN，CoQ-Cyt b，Cyt aa_3→O_2
   D. FAD→CoQ，Cyt b→Cyt c，Cyt aa_3→O_2
   E. FAD→Cyt b，Cyb→Cyt c，Cyt aa_3→O_2

3. 有关 P/O 比值的叙述正确的是
   A. 是指每消耗 1mol 氧分子所消耗的无机磷的摩尔数
   B. 是指每消耗 1mol 氧分子所消耗的 ATP 的摩尔数
   C. 是指每消耗 1mol 氧原子所消耗的无机磷的摩尔数
   D. P/O 比值不能反映物质氧化时生成 ATP 的

数目

E. P/O 比值反映物质氧化时所产生的 NAD⁺ 数目

4. CO 和氰化物中毒致死的原因是

A. 抑制 Cyt c 中的 Fe^{3+}
B. 抑制 Cyt aa_3 中的 Fe^{3+}
C. 抑制 Cyt b 中的 Fe^{3+}
D. 抑制血红蛋白中的 Fe^{3+}
E. 抑制 $CytC_1$ 中的 Fe^{3+}

5. 体内两条电子传递链分别以不同递氢体起始，经呼吸链最后将电子传递给氧，生成水。这两条电子传递链的交叉点是

A. Cyt b
B. FAD
C. FMN
D. Cyt c
E. CoQ

参考答案：1. C 2. A 3. C 4. B 5. E

第6单元　脂类代谢

重点提示

1. 必需脂肪酸　亚油酸、亚麻酸和花生四烯酸。
2. 脂肪酸合成的原料　乙酰 CoA 和 NADPH 等。脂肪酸 β-氧化过程：脱氢，加水，再脱氢及硫解。
3. 脂肪动员　脂肪被水解生成游离脂酸及甘油的过程。脂肪大量动员易产生酮体。
4. 酮体　由乙酰乙酸、β-羟丁酸、丙酮组成，是长期饥饿、糖供应不足时肌肉尤其是脑组织的重要能量来源。
5. 胆固醇代谢　合成原料为乙酰 CoA，主要在肝合成。关键酶为 HMG-CoA 还原酶。胆固醇可转化为胆汁酸，类固醇激素和 7-脱氢胆固醇。

考点串讲

一、脂类的生理功能（2016）

（一）储能和供能

1. 甘油（丙三醇）、鞘氨醇及胆固醇等醇同脂酸结合成酯。
2. 脂酸，如饱和脂酸、不饱和脂酸、必需脂酸（亚油酸、亚麻酸、花生四烯酸等）（2001）。
3. 脂肪是机体储能的主要形式，1分子甘油，3分子脂酸。

（二）生物膜的组成成分

1. 甘油磷脂　甘油＋1分子磷酸＋2分子脂酸及含氮化合物。
2. 生物膜双层结构的基本骨架　磷脂酰胆碱（卵磷脂）、磷脂酰乙醇胺（脑磷脂）、磷脂酰丝氨酸、磷脂酰肌醇及二磷脂酰甘油（心磷脂）（2007）。

（三）脂类衍生物的调节作用

必需脂肪酸：生理活性物质的前体。

（四）营养必需脂酸

必需脂肪酸主要包括两种，一种是 ω-3 系列的 α-亚麻酸，一种是 ω-6 系列的亚油酸。

二、脂类的消化与吸收

（一）脂肪乳化及消化所需酶

1. 乳化　小肠内，胆汁酸盐作用。
2. 消化酶的作用　胰脂酶、磷脂酶 A_2，胆固醇酯酶及辅脂酶。

（二）甘油一酰合成途径及乳糜微粒

1. 一酰甘油的合成途径　长链脂酸＋2-一酰甘油→三酰甘油。
2. 乳糜微粒　三酰甘油，载脂蛋白 B48，C，AⅠ，AⅣ及磷脂，胆固醇。

三、脂肪的合成代谢

（一）合成的部位

1. 肝　合成脂肪，不储存。
2. 脂肪组织　葡萄糖为主的原料，大量储存脂肪。
3. 小肠　脂肪消化产物的再合成，以乳糜微粒入血。

（二）合成的原料

主要由葡萄糖代谢提供所需的甘油及脂酸（2017），其次为食物脂肪消化吸收后的产物。

（三）合成的基本途径

1. 一酰甘油途径　小肠黏膜。
2. 二酰甘油途径　肝细胞和脂肪细胞。

葡萄糖经糖酵解→3-磷酸甘油→脂酰 CoA 转移酶作用→磷脂酸→磷脂酸磷酸酶水解→1,2-二酰甘油→脂酰 CoA 转移酶催化→三酰甘油。

四、脂肪酸的合成代谢

（一）合成的部位

软脂酸的合成：在肝、脂肪中线粒体外细胞胞质中的脂酸合成酶等催化合成（2008）。

（二）合成的原料

1. 乙酰 CoA　主要来自葡萄糖，在线粒体内产生，经柠檬酸－丙酮酸循环透过线粒体膜（2000，2002，2005，2006），进入胞质后成为原料。
2. ATP，NADPH，HCO_3^-（CO_2）及 Mn^{2+} 等。

五、脂肪的分解代谢

（一）脂肪动员

1. 脂肪被脂肪酶逐步水解为游离脂酸及甘油的过程称为脂肪动员。
2. 受多种激素调控，脂解激素、抗脂解激素。
3. 体内脂肪大量动员时，易生成酮体（2000，2005）。

（二）脂肪酸 β-氧化的基本过程

1. 脂酸的活化——脂酰 CoA 的生成　线粒体外进行，脂酰 CoA 合成酶催化。
2. 脂酰 CoA 进入线粒体　为限速步骤，肉碱转运，肉碱脂酰转移酶Ⅰ为脂酸 β 的限速酶。
3. 脂酸的 β 氧化　①线粒体基质内；②脂酸 β-氧化多酶复合体；③脱氢、加水、再脱氢及硫解；④生成 1 分子比原来少 2 个碳原子的脂酰 CoA 及 1 分子乙酰 CoA（2001，2007）。

（三）酮体的生成、利用和生理意义

1. 酮体的组成　乙酰乙酸、β-羟丁酸、丙酮（2001）。
2. 酮体的生成　β-氧化生成的乙酰 CoA 为其原料（2003，2017）。

（1）2 分子乙酰 CoA→乙酰乙酰 CoA＋1 分子 CoASH（乙酰乙酰 CoA 硫解酶）。
（2）乙酰乙酰 CoA＋1 分子乙酰 CoA→羟甲基戊二酸单酰 CoA（HMG CoA）＋1 分子 CoASH。
（3）HMG CoA→乙酰乙酸＋乙酰 CoA（HMG CoA 裂解酶）。

乙酰乙酸经 β-羟丁酸脱氢酶还原成 β-羟丁酸；部分乙酰乙酸脱羧形成丙酮。

3. 酮体的利用

(1) 琥珀酰 CoA 转硫酶：心、肾、脑及骨骼肌线粒体内活性较高，活化乙酰乙酸，生成乙酰乙酰 CoA。

(2) 乙酰乙酰 CoA 硫解酶：生成 2 分子乙酰 CoA，后者进入三羧酸循环。

(3) 乙酰乙酰硫激酶：活化乙酰乙酸生成乙酰乙酰 CoA，经硫解生成乙酰 CoA。

4. 酮体生成的生理意义
为脂酸代谢的中间产物，是长期饥饿、糖供应不足时肌的尤其是脑组织的重要能量来源。

六、甘油磷脂代谢

(一) 甘油磷脂的基本结构与分类

1. **甘油磷脂的组成** 甘油、脂酸、磷酸及含氮化合物。
2. **结构** 甘油的 1 位和 2 位羟基各结合 1 分子脂酸，3 位结合 1 分子磷酸。
3. **分类** 分六类：磷脂酸、磷脂酰胆碱（卵磷脂）（2006）、磷脂酰乙醇胺（脑磷脂）、磷脂酰丝氨酸、磷脂酰甘油、二磷脂酰甘油（心磷脂）和磷脂酰肌醇。

(二) 合成部位和合成原料

1. **合成部位** 全身各组织细胞，肝、肾及肠等最活跃。
2. **合成原料** ①脂肪酸、甘油：葡萄糖转化而来；②多不饱和脂肪酸：植物油摄取；③磷酸盐、胆碱、丝氨酸、肌醇等。

七、胆固醇代谢

(一) 胆固醇的合成部位、原料和关键酶

1. **合成部位** 肝为主要场所。
2. **合成原料** 乙酰 CoA。
3. **关键酶** HMG CoA 还原酶（2000，2001，2002，2005）。

(二) 胆固醇合成的调节

1. **限速酶** HMG CoA 还原酶
2. **饥饿与饱食** 饥饿可抑制胆固醇的合成，饱食能增加 HMG CoA 还原酶的活性。
3. **胆固醇** 负反馈抑制胆固醇的合成。
4. **激素** 胰岛素及甲状腺激素促进，高血糖素及皮质醇抑制。

(三) 胆固醇的转化及去路（2003，2012）

1. 转变为胆汁酸。
2. 转为类固醇激素。
3. 转化为 7-脱氢胆固醇。

八、血浆脂蛋白代谢

(一) 血脂及其组成

1. **组成复杂** 三酰甘油、磷脂、胆固醇及其酯、游离脂肪酸等。
2. **磷脂** 卵磷脂、神经鞘磷脂及脑磷脂。

(二) 血浆脂蛋白的分类及功能

1. **脂蛋白的分类** 根据密度、颗粒大小、表面电荷、电泳行为及免疫性不同。

(1) 电泳法：α，前 β，β 及乳糜微粒。

(2) 超速离心法：乳糜微粒、极低密度脂蛋白（VLDL）、低密度脂蛋白（LDL）和高密度脂蛋白（HDL）（2013），中密度脂蛋白（IDL）。

2. **血浆脂蛋白的组成** 蛋白质、三酰甘油、磷脂、胆固醇及其酯。

3. 脂蛋白的功能

（1）乳糜微粒：转运外源性三酰甘油及胆固醇。

（2）极低密度脂蛋白：转运内源性三酰甘油及胆固醇（2012）。

（3）低密度脂蛋白：转运内源性胆固醇。

（4）高密度脂蛋白：逆转运胆固醇（2012，2014）。

4. 载脂蛋白 ApoA，ApoB，ApoC，ApoD 等。

（1）AⅠ：分布于 HDL，激活 LCAT，识别 HDL 受体（2000）。

（2）AⅡ：分布于 HDL，激活 HL，稳定 HDL 结构。

（3）AⅣ：分布于 HDL、CM，辅助激活 LPL。

（4）B100：分布于 VLDL、LDL，识别 LDL 受体。

（三）高脂蛋白血症

1. 定义　血脂高于正常人上限。

2. 分型

（1）Ⅰ型：乳糜微粒增加，三酰甘油↑↑↑，胆固醇↑。

（2）Ⅱa 型：低密度脂蛋白增加，胆固醇↑↑（2000）。

（3）Ⅱb 型：低密度及极低密度脂蛋白同时增加，胆固醇↑↑，三酰甘油↑↑。

（4）Ⅲ型：中间密度脂蛋白增加（电泳出现宽 β 带），胆固醇↑↑，三酰甘油↑↑。

（5）Ⅳ型：极低密度脂蛋白增加，三酰甘油↑↑。

（6）Ⅴ型：极低密度脂蛋白及乳糜微粒同时增加，甘油三酰↑↑↑，胆固醇↑。

经典试题

1. 脂肪酸 β-氧化发生部位
A. 胞质
B. 线粒体
C. 内质网
D. 胞质和线粒体
E. 胞质和内质网

2. 酮体包括
A. 草酰乙酸、β-羟丁酸、丙酮
B. 乙酰乙酸、β-羟丁酸、丙酮酸
C. 乙酰乙酸、γ-羟丁酸、丙酮
D. 乙酰乙酸、β-羟丁酸、丙酮
E. 乙酰丙酸、β-羟丁酸、丙酮

3. 酮体不能在肝中氧化是因为肝中缺乏下列哪种酶
A. HMG-CoA 合成酶
B. HMG-CoA 还原酶
C. HMG-CoA 裂解酶
D. 琥珀酰-CoA 转硫酶
E. 琥珀酸脱氢酶

4. 体内脂肪酸合成的主要原料是
A. NADPH 和乙酰 CoA
B. NADH 和乙酰 CoA
C. NADPH 和丙二酰 CoA
D. NADPH 和乙酰乙酸
E. NADH 和丙二酰 CoA

5. 血浆蛋白琼脂糖电泳图谱中脂蛋白迁移率从快到慢的顺序是
A. α，β，前 β，CM
B. β，前 β，β，CM
C. α，前 β，β，CM
D. CM，α，前 β，β
E. 前 β，β，α，CM

6. 控制长链脂肪酰基进入线粒体氧化的关键因素是
A. ATP 水平
B. 肉碱脂酰转移酶的活性
C. 脂酰 CoA 合成酶的活性
D. 脂酰 CoA 的水平
E. 脂酰 CoA 脱氢酶的活性

7. 某脂肪酰 CoA（20∶0）经 β-氧化可分解为 10mol 乙酰 CoA，此时可形成 ATP 的摩尔数为
A. 15
B. 25
C. 35
D. 45
E. 60

8. 胆固醇体内合成的原料
A. 胆汁酸盐和磷脂酰胆碱
B. 17-羟类固醇和 17-酮类固醇
C. 胆汁酸和 VD 等
D. 乙酰 CoA 和 NADPH
E. 胆汁酸
9. 胆固醇体内代谢的主要去路是在肝中转化为
A. 乙酰 CoA
B. NADPH
C. 维生素 D
D. 类固醇
E. 胆汁酸
10. 有关柠檬酸-丙酮酸循环的叙述，哪一项是不正确的
A. 提供 NADH
B. 提供 NADPH
C. 使乙酰 CoA 进入胞液
D. 参与 TAC 的部分反应
E. 消耗 ATP
11. 脂酰 CoA 经 β-氧化的酶促反应顺序为
A. 加水、脱氢、再脱氢、硫解
B. 脱氢、加水、再脱氢、硫解
C. 脱氢、硫解、再脱氢、加水
D. 硫解、脱氢、加水、再脱氢
E. 加水、硫解、再脱氢、脱氢

（12～16 题共用备选答案）
A. 储能和供能
B. 磷脂，胆固醇和不饱和脂肪酸
C. 前列腺素，血栓噁烷及白三烯
D. 胆汁酸盐，辅脂酶与胰脂酶
E. 小肠
12. 生物膜组成成分
13. 脂肪的主要生理作用
14. 多不饱和脂酸的重要衍生物
15. 脂肪乳化主要物质
16. 乳糜微粒生成部位

参考答案： 1. D 2. D 3. D 4. A 5. C 6. B 7. B 8. D 9. E 10. A 11. B 12. B 13. A 14. C 15. D 16. E

第 7 单元　氨基酸代谢

重点提示

1. 人体 8 种必需氨基酸　苏氨酸、亮氨酸、缬氨酸、异亮氨酸、赖氨酸、甲硫氨酸、苯丙氨酸和色氨酸。
2. 氨基酸转氨酶的辅酶　为磷酸吡哆醛。肌肉组织内的脱氨基方式是嘌呤核苷酸循环。
3. 氨的主要去路　在肝的线粒体和胞质中经鸟氨酸循环合成尿素。
4. 一碳单位的来源　有丝氨酸、甘氨酸、组氨酸和色氨酸。四氢叶酸为一碳单位代谢的辅酶。

考点串讲

一、蛋白质的生理功能及营养作用

（一）氨基酸和蛋白质的生理功能
1. 物质基础　维持细胞、组织的生长、更新、修补以及催化、运输、调节代谢等。
2. 能源物质　16.7kJ（4kcal）/g 蛋白。

（二）营养必需氨基酸的概念和种类
1. 概念　体内需要、不能自身合成的氨基酸，由食物供给。
2. 8 种　缬氨酸、异亮氨酸、亮氨酸、苏氨酸、甲硫氨酸、赖氨酸、苯丙氨酸和色氨酸（2001）。

（三）氮平衡

人体氮平衡有 3 种情况，即氮的总平衡、氮的正平衡及氮的负平衡。氮的总平衡反映体内蛋白质的合成与分解处于动态平衡；氮的正平衡反映体内蛋白质的合成大于分解，如儿童、孕妇及恢复

期的病人；氮的负平衡反映体内蛋白质的合成小于分解，见于饥饿、严重烧伤、出血及消耗性疾病病人。

二、蛋白质在肠道的消化、吸收及腐败作用

（一）蛋白酶在消化中的作用
1. 蛋白酶的组成　胃蛋白酶、胰蛋白酶、糜蛋白酶、弹性蛋白酶、羧基肽酶 A 和 B 等。
2. 蛋白酶的作用　消化水解胃肠道内的蛋白和多肽成为氨基酸。

（二）氨基酸的吸收
1. 氨基酸吸收载体　肠黏膜细胞上用于转运氨基酸。
2. γ-谷氨酰基循环　谷胱甘肽对氨基酸进行转运。
3. 肽的吸收　肠黏膜细胞上的二肽或三肽转运体系。

（三）蛋白质的腐败作用
肠道细菌对不被机体消化吸收的蛋白质及其代谢产物的作用。

三、氨基酸的一般代谢

（一）转氨酶作用
1. 催化某一氨基酸的 α-氨基转移到 α-酮酸的酮基上。
2. 不同氨基酸与 α-酮酸之间的转氨基作用由专一的转氨酶催化。
3. 辅酶为磷酸吡哆醛（2002）。

（二）氨基酸的脱氨基作用
1. 氨基酸分解代谢的最主要反应
2. 联合脱氨基　氨基酸与 α-酮戊二酸在转氨酶催化下生成相应的 α-酮酸，谷氨酸经 L-谷氨酸脱氢酶（2012）作用脱去氨基生成 α-酮戊二酸（2007），后者继续参加转氨基作用。
3. 转氨基作用的机制　磷酸吡哆醛接受氨基→磷酸吡哆胺→将氨基转移给另一种 α-酮酸，需要转氨酶的催化。
4. L-谷氨酸氧化脱氨基　肝、肾、脑等组织中，L-谷氨酸→α-酮戊二酸，L-谷氨酸脱氢酶催化，NAD^+ 或 $NADP^+$ 为辅酶。
5. 嘌呤核苷酸循环　肌肉组织中腺嘌呤核苷酸（AMP）在腺苷酸脱氨酶催化下脱去氨基（2003）。

（三）α-酮酸的代谢
1. 经氨基化生成非必需氨基酸。
2. 转变成糖及脂类。
3. 氧化供能。

四、氨的代谢

（一）氨的来源
1. 氨基酸脱氨作用产生　为主要来源。
2. 肠道的吸收　肠内细菌作用于氨基酸、尿素经尿素水解酶水解。
3. 肾小管上皮细胞　谷胺酰胺酶催化谷胺酰胺产生。

（二）氨的转运
1. 丙氨酸-葡萄糖循环　肌中的氨以丙氨酸形式运输至肝，合成尿素和葡萄糖。
2. 谷胺酰胺的运氨作用　从脑、肌肉组织向肝、肾运氨。

氨＋谷氨酸→谷胺酰胺（谷胺酰胺合成酶）→经血到肝或肾→谷胺酰胺酶水解→谷氨酸＋氨。

（三）氨的去路（尿素的生成）

1. 肝　是尿素合成的主要器官，在肝的线粒体和胞质中合成（2001，2003）。
2. 鸟氨酸循环学说　$2NH_3+1CO_2+3ATP+3H_2O \rightarrow 1CO(NH_2)_2+2ADP+AMP+4Pi$。
3. 具体步骤（2006，2007）

（1）氨基甲酰磷酸的合成（肝线粒体内），氨、CO_2在氨基甲酰磷酸合成酶Ⅰ催化（CPS-Ⅰ）下合成，不可逆，消耗2ATP。

（2）瓜氨酸的合成（线粒体内），氨基甲酰磷酸+鸟氨酸，鸟氨酸氨基甲酰转移酶（OCT）。

（3）精氨酸的合成（胞质），瓜氨酸+天冬氨酸，精氨酸代琥珀酸合成酶，裂解酶，精氨酸+延胡索酸，消耗ATP。

（4）精氨酸水解成尿素，精氨酸酶。

五、个别氨基酸的代谢

（一）氨基酸的脱羧基作用

1. 生成产物　胺。
2. 催化酶　氨基酸脱羧酶，辅酶为磷酸吡哆醛。
3. 几种重要的胺类物质

（1）γ-氨基丁酸（GABA）抑制性神经递质，谷氨酸脱羧酶催化（2000）。

（2）牛磺酸：结合胆汁酸的组分，半胱氨酸氧化为磺酸丙氨酸后脱羧而来。

（3）组胺：强烈的血管舒张药，组氨酸经组氨酸脱羧酶催化生成。

（4）5-羟色胺：抑制性神经递质，收缩血管作用，色氨酸经色氨酸羟化酶、脱羧酶作用生成。

（5）多胺：鸟氨酸脱羧，精脒、精胺，细胞生长的调节物质，鸟氨酸脱羧酶为限速酶。

（二）一碳单位的概念、来源、载体和意义

1. 概念　氨基酸分解代谢中产生，含1个碳原子。
2. 来源　丝氨酸、甘氨酸、组氨酸及色氨酸的代谢。
3. 载体　四氢叶酸，也是一碳单位代谢的辅酶（2001）。
4. 生理作用　合成嘌呤和嘧啶的原料，联系氨基酸与核酸的代谢。

（三）甲硫氨酸循环、SAM 及 PAPS

1. 甲硫氨酸与转甲基作用　甲基转移酶作用下，甲硫氨酸转移甲基至另一物质。
2. 甲硫氨酸循环　甲硫氨酸通过转甲基作用提供甲基→生成 S-腺苷同型半胱氨酸→同型半胱氨酸接受 N-甲基四氢叶酸的甲基→生成甲硫氨酸。
3. 半胱氨酸可生成 PAPS　PAPS 在肝生物转化中可提供硫酸根使某些物质生成硫酸酯；还参与硫酸角质素及硫酸软骨素等分子中硫酸化氨基糖的合成。

（四）苯丙氨酸和酪氨酸代谢

1. 苯丙氨酸→苯丙氨酸羟化酶→酪氨酸，四氢生物蝶呤为辅酶，为不可逆反应（2002）。
2. 酪氨酸→儿茶酚胺，酪氨酸羟化酶为限速酶（2005）。
3. 酪氨酸→黑色素，由酪氨酸酶催化。
4. 酪氨酸→对羟苯丙酮酸（酪氨酸转氨酶）→延胡索酸+乙酰乙酸。
5. 苯丙酮尿症。苯丙氨酸羟化酶先天性缺乏，苯丙氨酸蓄积，转氨基后成苯丙酮酸等代谢产物（2012）。

=========================== 经 典 试 题 ===========================

1. 体内氨的主要去路
A. 合成谷氨酰胺
B. 合成尿素
C. 生成铵盐
D. 生成非必需氨基酸
E. 参与嘌呤、嘧啶合成

2. 蛋白质生理价值大小主要取决于
A. 氨基酸种类
B. 氨基酸数量
C. 必需氨基酸数量
D. 必需氨基酸种类
E. 必需氨基酸数量、种类及比例
3. 蛋白质腐败作用的主要产物
A. 氨、胺类
B. 胺类、硫化氢
C. 吲哚、氨
D. 苯酚、胺类
E. 硫化氢
4. 下述哪种酶缺乏可致白化病
A. 酪氨酸转氨酶
B. 苯丙氨酸转氨酶
C. 苯丙酮酸羟化酶
D. 酪氨酸羟化酶
E. 酪氨酸酶
5. 下述有关糖、脂肪、蛋白质互变的叙述中，哪一项是错误的
A. 蛋白质可转变为糖
B. 脂肪可转变为蛋白质
C. 糖可转变为脂肪
D. 葡萄糖可转变为非必需氨基酸的碳架部分
E. 脂肪中甘油可转变为糖
6. 下列哪种氨基酸是生酮氨基酸
A. 谷氨酸
B. 赖氨酸
C. 亮氨酸
D. 甘氨酸
E. 蛋氨酸
7. 肌酸的合成原料是
A. 精氨酸和瓜氨酸
B. 精氨酸和甘氨酸
C. 精氨酸和鸟氨酸
D. 鸟氨酸和甘氨酸
E. 鸟氨酸和瓜氨酸
（8～11题共用备选答案）
A. 甲硫氨酸循环
B. 嘌呤核苷酸循环
C. 谷氨酰基循环
D. 鸟氨酸循环
E. 丙氨酸-葡萄糖循环
8. SAM生成过程是
9. 氨基酸的吸收通过
10. NH_3由肌肉向肝运输是通过
11. 骨骼与心肌细胞中的脱氨基方式

参考答案：1. B 2. E 3. A 4. E 5. B 6. C 7. B 8. A 9. C 10. E 11. B

第8单元 核苷酸代谢

== 重点提示 ==

1. 嘌呤核苷酸从头合成途径的原料　磷酸核糖、氨基酸（甘氨酸、天冬氨酸、谷氨酰胺）、一碳单位及CO_2。
2. 嘌呤核苷酸的分解代谢终产物　尿酸。

== 考点串讲 ==

一、核苷酸代谢

1. 两条嘌呤核苷酸合成途径的原料
（1）嘌呤核苷酸的合成途径包括：从头合成途径和补救合成途径。
（2）从头合成途径的原料：磷酸核糖、氨基酸、一碳单位及CO_2（2007）。
（3）补救合成途径的原料：游离的嘌呤或嘌呤核苷。
2. 嘌呤核苷酸的分解代谢产物　核苷酸→核苷→1-磷酸核糖＋碱基。
AMP→次黄嘌呤→黄嘌呤→尿酸。
GMP→鸟嘌呤→黄嘌呤→尿酸（2000，2002，2008）。

3. 两条嘧啶核苷酸合成途径的原料
（1）两条途径：从头合成、补救合成。
（2）嘧啶核苷的从头合成途径原料：谷氨酰胺、CO_2及天冬氨酸（2007）。
（3）嘧啶核苷的补救合成途径原料：尿嘧啶、胸腺嘧啶及乳清酸。
4. 嘧啶核苷酸的分解代谢产物
嘧啶核苷酸→嘧啶碱。
胞嘧啶→尿嘧啶→二氢尿嘧啶→NH_3＋CO_2＋β-丙氨酸。
胸腺嘧啶→β-氨基异丁酸，随尿排出。

二、核苷酸代谢的调节

1. 核苷酸合成途径的主要调节酶
（1）嘌呤核苷酸从头合成：起始阶段的PRPP合成酶和PRPP酰胺转移酶可为合成产物所抑制。
（2）嘌呤核苷酸补救合成：APRT及HGPRT受产物的反馈抑制。
（3）嘧啶核苷酸的从头合成：天冬氨酸氨基甲酰转移酶（2007）。
2. 抗核苷酸代谢药物的生化机制
（1）嘌呤核苷酸的抗代谢物：嘌呤、氨基酸或叶酸的类似物，竞争性抑制或"以假乱真"，如巯嘌呤。
（2）嘧啶核苷酸的抗代谢物：嘧啶、氨基酸或叶酸的类似物，与嘌呤抗代谢物作用相似，氟尿嘧啶，与胸腺嘧啶相似。

=== 经 典 试 题 ===

1. 催化嘧啶核苷酸合成开始的酶是
A. 酰基转移酶
B. 天冬氨酸氨基甲酰基转移酶
C. TMP合酶
D. 氨基甲酰磷酸合成酶Ⅰ
E. 氨基甲酰磷酸合成酶Ⅱ
2. 嘌呤核苷酸分解代谢的终产物是
A. 尿素
B. 尿酸
C. 胺
D. 肌酐
E. β-丙氨酸
3. 嘧啶环中的两个氮原子是来自于
A. 谷氨酰胺和氮
B. 谷氨酰胺和天冬酰胺
C. 谷氨酰胺和氨甲酰磷酸
D. 天冬酰胺和氨甲酰磷酸
E. 天冬氨酸和氨甲酰磷酸
4. 别嘌醇治疗痛风的机制是该药抑制
A. 黄嘌呤氧化酶
B. 腺苷脱氨酶
C. 尿酸氧化酶
D. 鸟嘌呤脱氢酶
E. 黄嘌呤脱氢酶
5. 6-巯基嘌呤、8-氮杂鸟嘌呤具有抗肿瘤作用的可能机制是
A. 抑制嘌呤的补救合成
B. 抑制RNA聚合酶
C. 抑制DNA聚合酶
D. 碱基错配
E. 抑制蛋白质合成

参考答案：1. E 2. B 3. E 4. A 5. E

第9单元 遗传信息的传递

=== 重点提示 ===

1. DNA具有储存遗传信息和表达的功能，处于生命活动的中心。RNA可反转录成DNA（对中心法则的补充）。

2. DNA 生物合成的方向从 5'→3'。DNA 的复制是半保留复制。DNA 损伤的修复有切除修复、重组修复和 SOS 修复等。

考点串讲

一、遗传信息传递概述

中心法则：
1．通过基因转录和翻译，由 DNA 决定蛋白质的一级结构，从而决定蛋白质的功能。
2．DNA 通过复制，将遗传信息代代相传。
3．DNA 具有储存遗传信息和表达的功能，处于生命活动的中心。
4．RNA 可反转录成 DNA——对中心法则的补充。

二、DNA 的生物合成

（一）DNA 生物合成的概念
1．遗传物质的传代　以母链 DNA 为模板合成子链 DNA 的过程。
2．分子基础　碱基配对规律、DNA 双螺旋结构。
3．化学本质　酶促作用下的生物细胞内单核苷酸聚合。

（二）DNA 的复制过程
1．复制的基本规律
（1）半保留复制：子代 DNA 双链，一股完全来自亲代，另一股完全重新合成，子代和亲代的 DNA 碱基序列一致。
（2）双向复制：向两个方向解链，两个延伸方向相反的复制叉。
（3）半不连续性复制：子链沿 5'→3'方向延伸，领头链、随从链（冈崎片段）。
2．DNA 复制的酶学和拓扑学变化
（1）多种生物分子的参与：底物 dNTP（dATP，dGTP，dCTP，dTTP）（2001，2005）；DNA 聚合酶、DNA 模板、引物（RNA）、其他酶和蛋白因子。
（2）复制的化学反应：核苷酸和核苷酸聚合、3'，5'-磷酸二酯键。
（3）DNA 聚合酶：5'→3'延长脱氧核苷酸链的聚合活性及 3'→5'核酸外切酶活性（2001，2005）。
（4）高保真性：碱基配对规律，核酸外切酶活性和校读，DNA 聚合酶对模板的依赖性。
（5）复制中的解链：解链酶、引物酶、单链 DNA 结合蛋白保持 DNA 分子的单链状态；拓扑酶改变 DNA 分子构象，DNA 连接酶结合缺口。
3．原核生物的 DNA 生物合成
（1）复制的起始：DNA 解链，DnaA，B，C，引物、引物酶。
（2）复制的延长：dNTP 逐个加入引物或子链上，DNA-polⅢ。
（3）复制的终止：水解引物、填补空隙，RNA 酶、DNA-pol-Ⅰ。
4．真核生物的 DNA 生物合成
（1）复制的起始：DNA-polα 和 polδ，拓扑酶和复制因子。
（2）复制的延长：DNA-polδ 起主要作用。
（3）复制的终止：端粒和端粒酶。

（三）反转录
1．RNA 病毒的复制方式　RNA→DNA 方向（2008）。
2．反转录酶催化（2001，2012）
3．步骤
（1）病毒基因组 RNA 作为模板→DNA 互补链→RNA/DNA 杂化双链。

（2）水解杂化双链中的 RNA 链。
（3）<u>单链 DNA 作为模板合成第二条 DNA 互补链</u>。

（四）DNA 的损伤与修复
1. 突变的意义　进化、分化的分子基础，基因多态性，导致个体死亡，疾病的发病基础。
2. 引发突变的因素　紫外线、各种辐射、化学诱变剂。
3. 突变的分子改变类型　错配、缺失、插入和框移、重排。
4. <u>DNA 损伤的修复　光修复、切除修复、重组修复和 SOS 修复（2000）</u>。

三、RNA 的生物合成

（一）RNA 生物合成的概念
1. RNA 生物合成是以 DNA 为模板合成 RNA 的过程。
2. RNA 分为 mRNA，tRNA，rRNA3 种。
3. 遗传信息从染色体转送至胞质，功能上衔接 DNA 和蛋白质。

（二）转录体系的组成及转录过程
1. 转录体系　转录模板和酶。
（1）转录模板：结构基因，模板链或有意义链、编码链或反义链。
（2）<u>RNA 聚合酶（2011）</u>：真核生物，RNA 聚合酶Ⅰ，Ⅱ，Ⅲ。
（3）<u>调控序列中的启动子　RNA 聚合酶结合模板 DNA 的部位、控制转录的关键部位（2000）</u>。
（4）<u>操纵子：一个转录单位，若干结构基因、上游调控序列（2002）</u>。
2. 转录过程
（1）转录起始：TATA 序列、顺式作用元件，转录因子、反式作用元件，转录起始前复合物形成。
（2）转录延长：RNA-pol。
（3）转录终止：转录终止的修饰点。

（三）转录后加工过程（2016）
1. 真核生物 mRNA 的转录后加工
（1）首、尾的修饰：5′-端帽子结构（Gppp^{m}G-）、3′-端聚腺苷酸尾巴（polyA tail）。
（2）mRNA 的剪接：去除内含子，连接外显子，剪接体；编辑。
2. tRNA 的转录后加工　甲基化、还原反应、核苷内的转位反应、脱氨反应、CCA-OH 的 3′-末端。

经典试题

1. DNA 以半保留复制方式进行复制，一完全被同位素（放射性核素）标记的 DNA 分子置于无放射性标记的溶液中复制两代，其放射性状况如何
A. 4 个分子的 DNA 均有放射性
B. 仅 2 个分子的 DNA 有放射性
C. 4 个分子的 DNA 均无放射性
D. 4 个分子的 DNA 双链中仅其一条链有射性
E. 仅 1 个分子的 DNA 有放射性

2. 关于 DNA 连接酶的叙述下列哪项是正确的
A. 促进 DNA 形成超螺旋结构
B. 除去引物，补空缺
C. 合成 RNA 引物
D. 使相邻的两个片段连接起来
E. 链接 DNA 分子上的单链缺口

3. DNA 在某段碱基顺序为 5′-ATCGTTA-3′，其互补链相对应的 mRNA 碱基顺序是
A. 5′-TAGCAAT-3′
B. 5′-AUGCGUUA-3′
C. 5′-AUCGUUA-3′
D. 3′-UAGCAAU-5′
E. 5′-ATCGTTA-3′

4. 冈崎片段的生成是由于

A. 真核生物有多个复制起始点
B. 拓扑酶的作用
C. RNA 引物合成不足
D. 随从链的复制与解链方向相反
E. DNA 连接酶缺失

5. 参与 DNA 复制的物质不包括
A. DNA 聚合酶
B. 解链酶、拓扑酶
C. 模板、引物
D. 光修复酶
E. 单链 DNA 结合蛋白

6. 下列关于 RNA 分子中"帽子"的叙述哪一项是正确的

A. 可使 tRNA 进行加工过程
B. 存在于 tRNA 的 3′端
C. 是由聚 A 组成
D. 存在于真核细胞的 mRNA5′端
E. 用于校正原核细胞 mRNA 翻译中的错误

7. 在真核生物中，经 RNA 聚合酶 Ⅱ 催化产生的转录产物是
A. mRNA
B. 18S rRNA
C. 28S rRNA
D. tRNA
E. 全部 RNA

参考答案：1. B　2. D　3. C　4. D　5. D　6. D　7. A

第 10 单元　蛋白质生物合成

重点提示

蛋白质生物合成是指生物按照从 DNA 转录得到的 mRNA 上的遗传信息合成蛋白质的过程。

考点串讲

蛋白质生物合成的概述

（一）蛋白质生物合成的概念

1. 蛋白质的翻译　将 mRNA 中 4 种核苷酸系列编码的遗传信息解读为蛋白质一级结构中 20 种氨基酸的排列顺序的过程。

2. 包含　3 个阶段，起始阶段、延长阶段、终止阶段。

3. 翻译后修饰

（二）蛋白质生物合成体系和遗传密码

1. 生物合成体系的组成

（1）合成原料：氨基酸。

（2）合成模板：mRNA 携带遗传信息，为蛋白质合成的模板。

（3）载体：tRNA，用于转运氨基酸等。

（4）场所　rRNA 和多种蛋白质构成的核蛋白体。

2. mRNA 和遗传密码

（1）顺反子：编码一个多肽的遗传单位，多顺反子、单顺反子。

（2）遗传密码：mRNA 信息区，相邻 3 个核苷酸组成的 1 个三联体，编码一种氨基酸。

（3）阅读方向：5′→3′。

（4）起始密码：AUG（甲硫氨酸）。

（5）终止信号：不编码任何氨基酸（UAA，UAG，UGA）。

（6）开放阅读框架（ORF）：自 5′-端起始密码子 AUG 至 3′-端终止密码子之间的核苷酸系列。

（7）遗传密码的特点：连续性、简并性、通用性、摆动性。

(三) 蛋白质生物合成的基本过程

1. 原核生物肽链合成的基本过程

（1）起始：①核糖体大小亚基分离；②mRNA 在小亚基上定位结合；③fMet-tRNA^{fMet}的结合；④核糖体大亚基结合。

（2）延长：①进位。进位需要延长因子 EF-Tu 与 EF-Ts 参与。②成肽。③转位。

（3）终止：核糖体 A 位出现 mRNA 的终止密码子后，多肽链合成停止。

2. 真核生物肽链合成的基本过程

（1）起始：①核糖体大小亚基分离；②Met-tRNAi^{Met}与核糖体小亚基结合；③mRNA 在核糖体小亚基就位；④核糖体大亚基结合。

（2）延长。

（3）终止。

原核生物与真核生物肽链合成的主要差别见表 17-1。

表 17-1 原核生物与真核生物肽链合成过程的主要差别

	原核生物	真核生物
mRNA	一条 mRNA 编码几种蛋白质（多顺反子）	一条 mRNA 编码一种蛋白质（单顺反子）
	转录后很少加工	转录后进行首尾修饰及剪接
	转录、翻译和 mRNA 的降解可同时发生	mRNA 在核内合成，加工后进入胞液，再作为模板指导翻译
核蛋白体	30S 小亚基＋50S 大亚基 ↔ 70S 核蛋白体	40S 小亚基＋60S 大亚基 ↔ 80S 核蛋白体
起始阶段	始氨基酰-tRNA 为 fMet-tRNAfMet	起始氨基酰-tRNA 为 Met-tRNAiMet
	核蛋白体小亚基先与 mRNA 结合，再与 fMet-tRNAfMet 结合	核蛋白体小亚基先与 Met-tRNAiMet 结合，再与 mRNA 结合
	mRNA 中的 S-D 序列与 16S rRNA 3′-端的一段序列结合	mRNA 中的帽子结构与帽子结合蛋白复合物结合
	有 3 种 IF 参与起始复合物的形成	有至少 10 种 eIF 参与起始复合物的形成
延长阶段	延长因子为 EF-Tu，EF-Ts 和 EF-G	延长因子为 eEF-1α，eEF-1βγ 和 eEF-2
终止阶段	释放因子为 RF-1，RF-2 和 RF-3	释放因子为 eRF

(四) 蛋白质生物合成与医学的关系

1. 蛋白质生物合成是细胞生理过程的核心。
2. 多种抗生素和毒素的作用靶点。
3. 研究新抗菌药物的作用靶点。
4. 抗生素能直接阻断细菌蛋白质生物合成起抑菌作用。
5. 干扰素能诱导蛋白激酶活化使起始因子失活，活化 2′-5′A 合成酶阻断蛋白质的合成。

第 11 单元 基因表达调控

重点提示

1. 基因表达就是指基因转录和翻译的过程，基因表达具有时空性。
2. 基因表达调控分为原核基因表达调控（乳糖操纵子）、真核基因表达调控（顺式作用元件包括启动子、增强子及沉默子，反式作用因子即转录调节因子）。

考点串讲

一、基因表达调控的概述

（一）基因表达及调控的概念和意义
1. 基本概念　基因、基因组、基因表达。
2. 基因表达　基因转录及翻译的过程（2007）。
3. 基因表达调控的生物学意义　有利于物种适应环境、维持生长和增殖、维持个体发育与分化。

（二）基因表达的时空性
1. 时间特异性　基因表达严格按一定的时间顺序发生。
2. 空间特异性　一种基因产物在不同组织或器官的表达。

（三）基因的组成性表达、诱导与阻遏
1. 基因的组成性表达　管家基因，能在生物个体几乎所有细胞中持续表达。
2. 诱导和阻遏　随环境变化基因表达升高或降低。

（四）基因表达的多级调控
1. 遗传信息水平　基因组 DNA 扩增水平、DNA 重排以及甲基化的影响。
2. 转录及转录后水平　转录起始水平的调节基因表达的基本控制点（2008）。
3. 翻译及翻译后加工过程的调控

（五）基因表达调控的基本要素
1. 特异的 DNA 系列　操纵子：2 个以上编码系列、启动系列、操纵系列及其他调节系列串联而成。
2. 调节蛋白　特异因子、阻遏因子和激活蛋白。真核生物基因调节蛋白又称转录调节因子或转录因子。
3. DNA-蛋白质、蛋白质-蛋白质相互作用　反式调节因子与顺式作用元件之间的特异识别及结合，二聚体或多聚体的形成。
4. RNA 聚合酶　启动系列/启动子的结构和调节蛋白的性质影响该酶活性。

二、基因表达调控的基本原理

（一）原核基因表达调控（乳糖操纵子）
1. 乳糖操纵子的结构　包括分别编码 β-半乳糖苷酶、半乳糖苷渗透酶和乙酰基转移酶结构基因 Z，Y 及 A 和一个操纵系列 O，一个启动系列 P 及一个调节基因 I。
2. 乳糖操纵子的调节机制
（1）阻遏蛋白的负性调节：抑制 Lac 阻遏蛋白与 O 系列的结合。
（2）CAP 的正性调节。
（3）协调调节：Lac 阻遏蛋白封闭转录时，CAP 对该系统不起作用；如果没有 CAP 的存在加强转录活性，阻遏蛋白从操纵系列上解聚亦几无活性。
3. 原核生物转录终止调节　衰减和抗终止。
4. 原核生物翻译水平调节　①蛋白质分子的自我调节；②反义 RNA 对翻译的调节。

（二）真核基因表达调控（顺式作用元件、反式作用因子）
1. 顺式作用元件　启动子、增强子及沉默子（2001，2005，2016）。
2. 反式作用因子　转录调节因子（2006，2012）。①转录调节因子分类：基本转录因子、特异转录因子，后者含转录激活因子和转录抑制因子；②转录调节因子结构：DNA 结合域和转录激活域。

3. mRNA 转录激活及调节　TBP 相关因子。
4. 转录终止的调节和转录后水平的调节

=== 经典试题 ===

1. 关于操纵基因的叙述，下列哪项是正确的
A. 与阻遏蛋白结合的部位
B. 与 RNA 聚合酶结合的部位
C. 属于结构基因的一部分
D. 具有转录活性
E. 是结构基因的转录产物
2. 增强子的序列是
A. 含两组 72bp 串联（顺向）重复序列，核心部分为 TGTGGAATTAG
B. 含回文结构
C. 含八聚体结构
D. 高度重复序列
E. GC 及 TATA 结构
3. 关于乳糖操纵子的叙述，下列哪项是正确的
A. 属于可诱导型调控
B. 属于可阻遏型调控
C. 结构基因产物抑制分解代谢
D. 结构基因产物与分解代谢无关
E. 受代谢终产物抑制
4. RNA 聚合酶Ⅱ（TFⅡ）中能与 TATA 盒直接结合的是
A. TFⅡA
B. TFⅡB
C. TFⅡD
D. TFⅡE
E. TFⅡF
5. cAMP 对转录起始的调控是
A. 单独与操纵基因结合，封闭其基因表达
B. 以 cAMP-CAP 复合物与操纵基因结合，使该基因开放
C. 与 RNApolⅡ结合，促进酶的活性
D. 与阻遏蛋白结合，去阻遏作用
E. 与增强子结合，促进转录
（6~7 题共用备选答案）
A. 顺式作用元件
B. 反式作用因子
C. 操纵子
D. 调节基因
E. 结构基因
6. 与结构基因串联的特定 DNA 顺序是
7. 由位于不同或相同染色体上基因所编码的蛋白质并调节转录的是

参考答案：1. A　2. A　3. A　4. C　5. B　6. A　7. B

第 12 单元　信 号 转 导

=== 重点提示 ===

1. 蛋白激酶 A（PKA）通路　为 cAMP 活化。
2. 蛋白激酶 C（PKC）通路　磷酸化靶蛋白的丝氨酸和（或）苏氨酸残基，调节细胞内 Ca^{2+}。
3. 酪氨酸蛋白激酶（TPK）通路　胰岛素可通过受体型 TPK 发挥作用。

=== 考点串讲 ===

一、信号分子

（一）概念

信息物质：调节细胞生命活动的化学物质。可分为细胞间信息物质、细胞内信息分子。

（二）分类

1. 细胞间信息物质　细胞分泌，调节相邻或远处靶细胞的生命活动。
（1）神经递质：神经元突触前膜释放，作用时间短，如乙酰胆碱、去甲肾上腺素等。
（2）内分泌激素：由内分泌细胞释放，作用时间较长，可分为含氮激素和类固醇激素。

(3) 局部化学介质：以旁分泌的方式作用于附近的靶细胞，如组胺、花生四烯酸等。

(4) 气体信号：结构简单、半衰期短、化学性质活泼，如 NO（一氧化氮）。

2. 细胞内信息物质　在细胞内传递细胞调控信号，如第二信使、第三信使。

二、受体

（一）受体分类和作用特点

1. 受体的概念　细胞膜上或细胞内识别配体，放大并传导信号至细胞内部。

2. 受体的分类

(1) 膜受体：环状受体、G 蛋白耦联受体、单个跨膜 α 螺旋受体、具尿苷酸环化酶活性的受体等。

(2) 胞内受体：多为反式作用因子，与 DNA 的顺式作用元件结合，调节基因转录。

3. 受体的作用特点　高度专一性、高亲和力、可饱和性、可逆性及特定的作用模式等。

4. 受体活性的调节　磷酸化（脱磷酸化）、膜磷脂代谢的影响、酶促水解作用、G 蛋白的调节等。

（二）G 蛋白

1. 作用　与 GTP 或 GDP 结合、位于细胞膜胞液面的外周蛋白，影响腺苷酸环化酶或磷脂酶 C 等的活性，引起细胞内产生第二信使（2007）。

2. 组成　α，β，γ 3 个亚基（2007）。

3. 构象　αβγ 三聚体与 GDP 结合的非活化型，α 亚基同 GTP 结合的活化型，可互相转换（2007）。

三、膜受体介导的信号转导机制

（一）蛋白激酶 A 通路

1. 蛋白激酶 A（PKA）的活化

(1) 为 cAMP 活化（2008）。

(2) 磷酸化蛋白质特定的氨基酸残基和（或）苏氨酸残基。

2. 生理功能

(1) 调节代谢：肾上腺素调节糖原分解的级联反应，活化磷酸化酶激酶 b 等。

(2) 调节基因表达：催化 cAMP 应答元件结合蛋白中丝氨酸和（或）苏氨酸残基磷酸化。

（二）蛋白激酶 C 通路

1. 蛋白激酶 C 的激活　胞质内 Ca^{2+} 与 PKC 结合聚集至质膜，DAG 和膜磷脂共同诱导激活。

2. PKC 的生理功能

(1) 对代谢的调节：磷酸化靶蛋白的丝氨酸和（或）苏氨酸残基，如质膜的 Ca^{2+} 通道、肌浆网 Ca^{2+}-ATP 酶等，调节细胞内钙。

(2) 对基因表达的调节：磷酸化基因的反式作用因子，加速基因表达；第三信使磷酸化，细胞增殖或核型变化。

（三）酪氨酸蛋白激酶通路

1. 酪氨酸蛋白激酶（TPK）　磷酸化蛋白底物的酪氨酸残基。

2. 分类　受体型 TPK，如胰岛素受体、表皮生长因子受体等，为催化型受体；非受体型 TPK，如底物酶 JAK 等，与非催化型受体耦联（2000）。

3. 受体型 TPK-Ras-MAPK 途径　催化型受体结合配体→自身磷酸化及磷酸化 GRB_2 和 SOS→激活 Ras 蛋白→Raf 活化→激活 MAPK 系统。

4. JAKs-STAT 途径　生长因子或细胞因子（生长激素、干扰素、EPO 等）通过非受体型酪氨酸蛋白激酶激活 STAT，影响基因的转录调节。

四、胞内受体介导的信号转导机制

类固醇激素和甲状腺素的作用机制:

1. 通过细胞内受体调节的激素 糖皮质激素、盐皮质激素、雄激素、孕激素、雌激素等类固醇化合物和甲状腺素等。

2. 类固醇激素的信号转导 与核受体结合→形成类固醇-受体复合物进入核内→结合 DNA 特异基因的激素反应元件→调控基因的转录。

3. 甲状腺素的信号转导 同胞内核受体结合→与 DNA 上的甲状腺素反应元件结合→调节基因表达。

=== 经典试题 ===

1. 关于第二信使甘油二酯的叙述,下列哪项是正确的
A. 由三酰甘油水解而成
B. 进入胞质,起第二信使的作用
C. 只能由磷脂酰肌醇-4,5-二磷酸水解生成
D. 可提高 PKC 对 Ca^{2+} 的敏感性,激活 PKC
E. 只参与腺体的分泌

2. 下列哪项不符合 G 蛋白的特点
A. 又称鸟苷三磷酸结合蛋白
B. 由 α、β、γ 三种亚基组成
C. α 亚基能与 GTP、GDP 结合
D. α 亚基具有 GTP 酶活性
E. βγ 结合松弛

3. 有关生长因子受体的叙述,错误的是
A. 为跨膜蛋白质
B. 与配体结合后可变构,并且二聚化
C. 本身可具有蛋白激酶活性
D. 其丝(苏)氨酸残基可被自身磷酸化
E. 磷酸化后参与信息传递

4. cAMP-蛋白激酶 A 途径和 DG-蛋白激酶 C 途径的共同特点是
A. 由 G 蛋白介导
B. Ca^{2+} 可激活激酶
C. 磷脂酰丝氨酸可激活激酶
D. 钙泵可拮抗激酶活性
E. cAMP 和 DG 均为小分子,故都可在胞液内自由扩散

参考答案: 1. D 2. E 3. D 4. A

第 13 单元 重组 DNA 技术

=== 重点提示 ===

1. 重组 DNA 技术常用的工具酶是限制性核酸内切酶,其作用是准确切割 DNA,形成一定大小的 DNA 片段。

2. DNA 克隆的基因载体有质粒、噬菌体和一些病毒 DNA。

=== 考点串讲 ===

一、重组 DNA 技术的概述

(一)重组 DNA 技术相关的概念

1. DNA 克隆

(1)酶学的方法结合体外来源的遗传物质成一具有自我复制能力的 DNA 分子、复制子。

(2)转化或转染宿主细胞,筛选出含目的基因的转化子细胞。

(3)扩增后获得大量同一 DNA 分子。

2. 工具酶 限制性内切酶:准确切割 DNA,形成一定大小的 DNA 片段。

3. 目的基因 感兴趣的用于扩增的基因或 DNA 系列。

4. 基因载体 "携带"感兴趣的外源 DNA,无性繁殖外源 DNA 或表达有意义的蛋白质所采

用的 DNA 分子。质粒 DNA，噬菌体 DNA 和病毒 DNA（2002，2012）。

（二）基因工程的基本原理（2007）

1. 获取目的基因　化学合成、基因组 DNA 文库、cDNA 文库、聚合酶链反应。
2. 选择和构建克隆载体
3. 连接外源基因和 DNA　黏性末端、平端连接、同聚物加尾、人工接头连接。
4. 重组 DNA 导入受菌体　感受态细胞，转化、转染和感染。
5. 筛选重组体　可通过直接筛选、免疫学筛选等进行。
6. 表达克隆基因　原核体系、真核体系有所不同。

二、基因工程与医学

1. 疾病相关基因的发现　①根据基因定位克隆一个基因；②确定克隆的基因在分子遗传病中的作用，如脆性 X 综合征及 Kallmann 综合征。
2. 生物制剂　①用于有价值的蛋白质、多肽产品的生产；②构建适当的表达体系，表达有生物活性的蛋白质、多肽。
3. 基因诊断　①在 DNA 水平分析、鉴定遗传性疾病所涉及基因的突变；②基本过程：分离、扩增待测 DNA 片段，用适当的分析手段区分或鉴定 DNA 的异常；③扩增待测 DNA 片段最常用方法 PCR 技术（2001）。
4. 基因治疗　①向有功能缺陷的细胞导入具有相应功能的外源基因，纠正或补偿其基因缺陷；②体细胞基因治疗和性细胞基因治疗。

=== 经 典 试 题 ===

1. 下列哪项不是限制性内切酶识别序列的特点
A．特异性很高
B．常由 4～6 个核苷酸组成
C．一般具有回文结构
D．少数内切酶识别序列中的碱基可以有规律地替换
E．限制性内切酶的切口均是黏性末端
2. 关于基因工程的叙述，下列哪项是错误的
A．也称基因克隆
B．只有质粒 DNA 能被用作载体
C．需供体 DNA
D．重组 DNA 转化或转染宿主细胞
E．重组 DNA 需进一步纯化、传代和扩增
3. 重组 DNA 的连接方式不包括
A．黏性末端连接
B．平头末端连接
C．黏性末端与平头末端连接
D．DNA 连接子技术
E．DNA 适配子
4. 关于质粒的叙述，下列哪项是错误的
A．大小约为数千个碱基对
B．是双链的线性分子
C．存在于大多数细菌的胞质中
D．易从一个细菌转移入另一个细菌
E．常带抗药基因
5. 实验室内常用的连接外源性 DNA 载体 DNA 的酶是
A．Taq 酶
B．T₄DNA 连接酶
C．DNA 聚合酶 Ⅰ
D．DNA 聚合酶 Ⅱ
E．DNA 聚合酶 Ⅲ

参考答案：1．E　2．B　3．C　4．B　5．B

第 14 单元　癌基因与抑癌基因

=== 重 点 提 示 ===

1. 癌基因是指能在体外引起细胞转化、体内诱发肿瘤的基因。
2. 存在于正常细胞基因组中的癌基因又称为原癌基因或细胞癌基因，正常情况处于静止

或低表达状态。病毒癌基因是一类存在于肿瘤病毒（大多数是反转录病毒）中的，能使靶细胞发生恶性转化的基因。

3. 抑癌基因是一类抑制细胞过度生长从而遏制肿瘤形成的一类基因，如 P_{53}，Rb 等。

考点串讲

一、癌基因与抑癌基因

（一）癌基因的概念

1. 定义　存在于生物正常细胞基因组中，能在体外引起细胞转化，体内诱发肿瘤，称原癌基因或细胞癌基因。
2. 表示　3 个斜体小写字母，如 *myc*，*ras*，*src* 等。
3. 病毒癌基因（2008）、细胞癌基因
4. 原癌基因的特点　广泛存在于生物界中，基因序列高度保守，通过表达产物蛋白质实现作用，理化因素作用下可被激活成癌性的细胞转化基因（2007）。
5. 癌基因的活化
（1）活化的方式：获得启动子或增强子、基因易位、原癌基因扩增、点突变。
（2）原癌基因的产物与功能：细胞外的生长因子，跨膜的生长因子受体，细胞内信号传导体，核内转录因子。

（二）抑癌基因的概念（2012）

1. 定义　其表达产物抑制细胞过度生长、增殖，遏制肿瘤形成的基因序列。
2. 常见的抑癌基因　P_{53}，Rb，P_{16} 等。
3. 抑癌基因的作用机制
（1）视网膜母细胞瘤基因（*Rb* 基因）：与转录因子（E-2F）有关。
（2）P_{53}：一种核内磷酸化蛋白，其蛋白分为 3 个区（核心区、酸性区、碱性区）。

二、生长因子

（一）生长因子的概念

1. 调节细胞生长与增殖的多肽类物质。
2. 通过质膜上的特异受体，向细胞内部传递信息。
3. 作用模式分为内分泌、旁分泌、自分泌。①内分泌：通过血液运输作用于远隔靶细胞；②旁分泌：作用于邻近的其他类型细胞；③自分泌：作用于合成及分泌该生长因子的细胞本身。

（二）生长因子的作用机制

1. 结合作用于靶细胞上的相应受体。
2. 受体酪氨酸激酶活化/受体通过胞内信号传递体系产生第二信使。
3. 磷酸化相关蛋白。
4. 活化核内的转录因子。
5. 基因转录，调节生长和分化。

经典试题

1. 关于原癌基因的叙述，下列哪项是错误的
A. 正常细胞无此基因
B. 基因突变可激活原癌基因表达
C. 正常细胞均有原癌基因
D. 病毒感染可使该基因活化表达
E. 多种理化因素可活化此基因表达

2. 下列哪种因素可能使癌基因活化
A. 癌基因发生点突变
B. 正常基因不表达
C. 正常基因表达减弱
D. 抑癌基因表达增强
E. 细胞分化增加

3. 关于抑癌基因的叙述，下列哪项是正确的
A．发出抗细胞增殖信号
B．与癌基因表达无关
C．缺失对细胞的增殖、分化无影响
D．不存在于人类正常细胞
E．肿瘤细胞出现时才进行表达
4. 根据经典的定义，细胞因子与激素的不同点是
A．是一类信息物质
B．作用于特定细胞
C．产生于一般细胞
D．调节靶细胞的生长、分化
E．以内分泌、旁分泌、自分泌方式发挥作用

参考答案： 1．A 2．A 3．A 4．C

第15单元 血液生化

重点提示

1. 血浆蛋白质中泳动最慢的是 γ-球蛋白，血浆中含量最多的是白蛋白。
2. 血红素合成的原料是甘氨酸、琥珀酰 CoA 和 Fe^{2+}，其限速酶是 ALA 合成酶。

考点串讲

一、血液的化学成分

1. 水和无机盐
(1) 水：含 77%～81%。
(2) 无机物：以电解质为主，阳离子（Na^+、K^+、Ca^{2+}、Mg^{2+}）、阴离子（Cl^-、HCO_3^-、HPO_4^{2-} 等）。能维持晶体渗透压、酸碱平衡及神经肌肉的正常兴奋性。
2. 血浆蛋白质
3. 非蛋白质含氮物质　尿素、肌酸、肌酸酐、尿酸、胆红素等，非蛋白氮。
4. 不含氮的有机化合物

二、血浆蛋白质

（一）血浆蛋白质的分类

1. <u>电泳分类</u>　白蛋白（50%）、$α_1$ 球蛋白、$α_2$ 球蛋白、β 球蛋白和 γ 球蛋白。正常 A/G 比值 1.5～2.5（2001）。
2. <u>超速离心法</u>　血浆脂蛋白的分离。
3. <u>按生理功能</u>　分为结合蛋白或载体、免疫防御系统蛋白、凝血和纤溶蛋白、酶、蛋白酶抑制剂、激素和参与炎症应答的蛋白。

（二）血浆蛋白质的来源

1. 合成部位　绝大多数在肝合成。
2. 合成场所　一般位于膜结合的多核蛋白体上。
3. 血浆蛋白质的性质
(1) 糖蛋白为主：除白蛋白外，几乎所有血浆蛋白均为糖蛋白，含 N－或 O－连接的寡糖链。
(2) 多态性：至少有两种表型，如 ABO 血型、$α_1$ 抗胰蛋白酶、结合珠蛋白、转铁蛋白等。
(3) 特异的半衰期：成人白蛋白为 20d，结合珠蛋白为 5d 左右。
(4) 急性时相蛋白（APP）：在急性炎症或某种类型组织损伤时血浆水平升高，如 C 反应蛋白、$α_1$ 抗胰蛋白酶等。

（三）血浆蛋白质的功能

1. **维持血浆胶体渗透压**　白蛋白在维持胶体渗透压中占 75%～80%。
2. **维持正常的血浆 pH**　血浆蛋白盐与相应蛋白之间形成缓冲对。
3. **运输作用**　如视黄醇-视黄醇结合蛋白-前白蛋白复合物，白蛋白可结合脂肪酸、Ca^{2+}、胆红素、磺胺等（2001）。
4. **免疫作用**　免疫球蛋白、补体。
5. **催化作用**　功能酶（凝血及纤溶系统的多种水解酶等，具有氧化酶活性的铜蓝蛋白等）、外分泌酶（如胃蛋白酶、胰蛋白酶等）、细胞酶，后两者含量均甚少，当组织破坏或特定器官破坏时升高（2001）。
6. **营养作用**
7. **凝血、抗凝血和纤溶作用**

三、红细胞的代谢

（一）血红素合成的原料、部位和关键酶

1. **血红素合成的基本原料**　甘氨酸、琥珀酰 CoA 和 Fe^{2+}（2002）。
2. **部位**　线粒体（起始和终末阶段）、胞质（中间阶段）。
3. **关键酶**　ALA 合酶（2011），催化琥珀酰辅酶 A 与甘氨酸缩合生成 δ-氨基-γ-酮戊酸，磷酸吡哆醛为其辅酶（2008）。
4. **血红素合成的调节**　ALA 合酶（限速酶）、ALA 脱水酶与亚铁螯合酶、促红细胞生成素（2002）。

（二）成熟红细胞的代谢特点

1. **单纯**　成熟红细胞除质膜和胞质外，没有其他细胞器，代谢较单纯。
2. **主要能源物质**　葡萄糖。
3. **糖代谢的主要通路**
（1）糖酵解和 2, 3-二磷酸甘油旁路：90%～95%的葡萄糖（2007，2014，2016）。
（2）磷酸戊糖途径：产生 $NADPH+H^+$，抗氧化，G6PD 缺乏不能提供足够的 NADPH 维持还原型谷胱甘肽（GSH）的还原性，遇到蚕豆时可诱发溶血反应（2001，2012）。
4. **糖代谢的生理意义**
（1）ATP 的功能：维持红细胞膜上的钠泵、钙泵，维持细胞膜上脂质与血浆脂蛋白中的脂质进行交换，用于谷胱甘肽、NAD^+ 的生物合成，活化葡萄糖启动酵解过程。
（2）2，3-DPG 的功能：血红蛋白运氧功能的重要调节因素。
（3）NADH 和 NADPH 的功能：对抗氧化、保护细胞膜蛋白、血红蛋白等不被氧化。
5. **红细胞的脂代谢**　主动参与和被动交换与血浆进行脂质交换。

=== 经 典 试 题 ===

1. 血红素合成的限速酶是
A. ALA 脱水酶
B. ALA 合酶
C. 尿卟啉原Ⅰ合成酶
D. 血红素合成酶
E. 尿卟啉原Ⅲ合成酶
2. 下列哪种血浆蛋白异常与肝豆状核变性有关
A. 运铁蛋白
B. 铜蓝蛋白
C. 结合珠蛋白
D. 白蛋白
E. γ-球蛋白
3. 核黄疸的主要病因是
A. 结合胆红素侵犯脑神经核而黄染
B. 非结合胆红素侵犯脑神经核而黄染
C. 非结合胆红素侵犯肝细胞而黄染
D. 非结合胆红素与外周神经细胞核结合
E. 结合胆红素侵犯肝细胞而黄染

4. 干扰血红素合成的物质是
A. 维生素C
B. 铅
C. 氨基酸
D. Fe^{2+}
E. 葡萄糖
5. 在血浆内含有的下列物质中，肝不能合成的是
A. 白蛋白
B. 免疫球蛋白
C. 凝血酶原
D. 高密度脂蛋白
E. 纤维蛋白原

（6~8题共用备选答案）
A. 溶血性黄疸
B. 阻塞性黄疸
C. 肝细胞性黄疸
D. 后天性卟啉症
E. 多发性骨髓瘤
6. 铅中毒
7. 病变的免疫球蛋白
8. 尿胆素原增加，尿胆红素阴性

参考答案：1. B 2. B 3. B 4. B 5. B 6. D 7. E 8. A

第16单元 肝 生 化

=== 重点提示 ===

1. 肝生物转化的意义　灭活、解毒作用，增加非营养物质的水溶性和极性，使其易于排出。

2. 胆汁酸代谢　肝以胆固醇为原料合成初级胆汁酸。胆固醇 7α-羟化酶为胆汁酸生成的限速酶。胆汁酸浓度升高会抑制胆固醇 7α-羟化酶的合成。

3. 结合胆红素（直接胆红素）　与葡萄糖醛酸结合后生成，水溶性大，通过尿液排出。游离胆红素（间接胆红素）：胆红素与白蛋白结合而运输，不能由肾排出。

=== 考点串讲 ===

一、肝的生物转化作用

（一）肝生物转化的概念和特点

1. <u>生物转化</u>　机体对内、外源性的非营养物质进行代谢转变，使其水溶性提高，极性增强，易于通过胆汁或尿液排出体外的过程（2016）。

2. 需进行生物转化的物质可分为

（1）内源性物质：激素、神经递质和其他胺类等生物学活性物质，氨、胆红素等有毒物质。

（2）外源性物质：食品添加剂、色素、药物。

3. 生理意义　灭活作用、解毒作用，增高被转化物质的溶解性、排出体外。

（二）生物转化的反应类型及酶系

1. <u>主要类型</u>　第一相反应，氧化、还原、水解反应；第二相反应，结合反应（2007）。

2. 氧化反应　①微粒体依赖 P_{450} 的单加氧酶系：依赖细胞色素 P_{450} 的单加氧酶，又称混合功能氧化酶；②线粒体单胺氧化酶系；③醇脱氢酶与醛脱氢酶系。

3. 还原反应　硝基还原酶类和偶氮还原酶类。

4. 水解反应

5. 结合反应　葡萄糖醛酸结合反应、硫酸结合反应、酰基化反应、谷胱甘肽结合反应、甘氨酸结合反应、甲基化反应等。

（三）影响肝生物转化作用的因素

受年龄、性别、疾病、诱导物、抑制物等体内、外因素影响。

二、胆汁酸代谢

（一）胆汁酸的化学

1. 按结构分类
(1) 游离胆汁酸：包括胆酸、脱氧胆酸、鹅脱氧胆酸和少量石胆酸。
(2) 结合胆汁酸：上述胆汁酸分别与甘氨酸、牛磺酸结合的产物，如甘氨胆酸、牛磺胆酸等。
2. 按来源分类　初级胆汁酸、次级胆汁酸。
3. 存在形式　人体中以结合型为主，初级胆汁酸和次级胆汁酸均以胆汁酸盐的形式存在。

（二）胆汁酸的代谢

1. 初级胆汁酸的生成　肝以胆固醇为原料合成。
胆固醇 7α-羟化酶催化：胆固醇→7α 羟胆固醇→24 碳的初级胆汁酸。
2. 次级胆汁酸的生成　肠道内，初级胆汁酸水解脱羟基→次级胆汁酸。
3. 肠肝循环　肠道内 95%以上的胆汁酸被重吸收入肝合成结合胆汁酸，再次随胆汁排入小肠。

（三）胆汁酸代谢的调节

胆固醇 7α-羟化酶为胆汁酸生成的限速酶（2012）。受胆汁酸和胆固醇的调节（2002）。

三、胆色素代谢

1. 游离胆红素和结合胆红素的性质
(1) 游离胆红素："间接胆红素"，未经肝处理，与血浆白蛋白结合而被转运，脂溶性，难溶于水，不能由肾排出。
(2) 结合胆红素："直接胆红素"，肝中经葡萄糖醛酸结合后生成，水溶解度大，毒性小，通过尿液排出（2008）。
2. 胆色素代谢与黄疸
(1) 结合胆红素在肠道转化为胆素原。
(2) 肠黏膜细胞重吸收胆素原，10%～20%的胆素原被肠黏膜重吸收。
(3) 胆素原经门静脉入肝，大部分再随胆汁排入肠道。
(4) 过量的胆红素可扩散进入组织造成组织黄染，这一体征称为黄疸。根据黄疸的发病原因不同，临床上常分为溶血性黄疸、肝细胞性黄疸、阻塞性黄疸。

经典试题
---

1. 在生物转化中最常见的一种结合物是
A. 乙酰基
B. 甲基
C. 谷胱甘肽
D. 葡萄糖醛酸
E. 硫酸

2. 血中哪一种胆红素增加会在尿中出现胆红素
A. 非结合胆红素
B. 结合胆红素
C. 肝前胆红素
D. 间接胆红素
E. 与白蛋白结合的胆红素

3. 溶血性黄疸时，下列哪一项不存在
A. 血中游离胆红素增加
B. 粪胆素原增加
C. 尿胆素原增加
D. 尿中出现胆红素
E. 粪便颜色加深

4. 下列哪一种胆汁酸是初级胆汁酸
A. 甘氨石胆酸
B. 甘氨胆酸
C. 牛磺脱氧胆酸
D. 牛磺石胆酸
E. 甘氨脱氧胆酸

（5～8题共用备选答案）
A. 硫酸胆红素
B. 胆红素-白蛋白
C. 胆红素-配体蛋白
D. 胆红素葡萄糖醛酸酯
E. 胆素原族

5. 胆红素在血内运输形式　　　　　7. 胆红素自肝排出主要形式
6. 胆红素在肝细胞内存在形式　　　8. 肠道重吸收的胆色素

参考答案：1. D　2. B　3. D　4. B　5. B　6. C　7. D　8. E

第17单元　维　生　素

重点提示

1. **脂溶性维生素**　维生素A，维生素D，维生素E，维生素K。
2. **维生素缺乏**　维生素A缺乏患干眼病；维生素D缺乏患小儿佝偻病和成年软骨病；维生素E缺乏患新生儿贫血；维生素K缺乏引起出血。
3. **水溶性维生素**　维生素B_1缺乏患脚气病、末梢神经炎；维生素B_2缺乏患口角炎、舌炎、唇炎、阴囊炎；烟酸（维生素PP）缺乏患糙皮病；维生素B_6缺乏患高同型半胱氨酸血症；叶酸及维生素B_{12}缺乏患巨幼红细胞性贫血、高同型半胱氨酸血症；维生素C缺乏患坏血病。

考点串讲

一、脂溶性维生素

脂溶性维生素的生理功能及缺乏症

1. 维生素A

（1）生理功能：视黄醛与视蛋白结合发挥其视觉功能；视黄醛对基因表达和组织分化具有调节作用；维生素A和胡萝卜素是有效的抗氧化剂。

（2）缺乏症：<u>干眼病（2016）</u>。

2. 维生素D

（1）生理功能：1，25-（OH）$_2$D$_3$具有调节血钙和组织细胞分化的功能。

（2）缺乏症：少儿佝偻病和成年人的软骨病。

3. 维生素E

（1）生理功能：维生素E是体内最重要的脂溶性抗氧化剂；具有调节基因表达的作用；提高血红素合成的关键酶，促进其合成。

（2）缺乏症：新生儿贫血、溶血性贫血症。

4. 维生素K

（1）生理功能：具有促进凝血作用；对骨代谢具有重要作用；减少动脉钙化。

（2）缺乏症：引起出血。

二、水溶性维生素

水溶性维生素的生理功能及缺乏症

1. 维生素B_1

（1）生理功能：①α-酮酸氧化脱羧酶的辅酶；②抑制胆碱酯酶活性；③转酮基反应。

（2）缺乏症：<u>脚气病、末梢神经炎（2013）</u>。

2. 维生素B_2

（1）生理功能：构成黄素酶的辅酶，参与生物氧化体系。

（2）缺乏症：口角炎、舌炎、唇炎、阴囊炎。

3. 烟酰胺

（1）生理功能：构成脱氢酶的辅酶，参与生物氧化体系。

（2）缺乏症：糙皮病。

4. 维生素 B_6
（1）生理功能：①氨基酸脱羧酶和转氨酶的辅酶；②ALA 合酶的辅酶；③同型半胱氨酸分解代谢酶的辅酶；④对类固醇激素的作用发挥调节作用。
（2）缺乏症：高同型半胱氨酸血症。

5. 泛酸
（1）生理功能：构成辅酶 A 的成分，参与体内酰基的转移，构成 ACP 成分，参与脂肪酸合成。
（2）缺乏症：人类未发现缺乏症。

6. 生物素
（1）生理功能：①构成羧化酶的辅基，参与 CO_2 固定；②参与细胞信号转导和基因表达，影响细胞周期、转录和 DNA 损伤的修复。
（2）缺乏症：人类未发现缺乏症。

7. 叶酸
（1）生理功能：参与一碳单位的转移，与蛋白质、核酸合成、红细胞、白细胞成熟有关。
（2）缺乏症：巨幼红细胞性贫血、高同型半胱氨酸血症。

8. 维生素 B_{12}
（1）生理功能：①促进甲基转移；②促进 DNA 合成；③促进红细胞成熟；④琥珀酰辅酶 A 的生成。
（2）缺乏症：巨幼红细胞性贫血（2015）、高同型半胱氨酸血症。

9. 维生素 C
（1）生理功能：①参与体内羟化反应；②参与抗氧化反应；③增强免疫力转移；④促进铁吸收。
（2）缺乏症：坏血病（2013）。

第18章 医学免疫学

本章重点

免疫学是基础学科，内容上相对较多，真正理解其内容较困难，执业医师考试中所占比重却相对较少。

其中重点掌握的内容包括：①免疫系统的组成，抗原的特性，T 细胞抗原表位和 B 细胞抗原表位的概念及区别，抗原的分类；②T 淋巴细胞和 B 淋巴细胞的表面标志，TCR 和 BCR 复合物的组成，T 细胞、B 淋巴细胞亚群及其功能，NK 细胞的主要生物学功能，抗原呈递细胞的种类以及内、外源性抗原呈递过程；③免疫球蛋白结构及各类型免疫球蛋白的特性和功能；④补体系统的激活的经典途径和旁路途径，补体的生物学功能；⑤主要组织相容性复合体（MHC）的概念，HLA-Ⅰ类抗原和 HLA-Ⅱ类抗原的结构和功能；⑥免疫耐受的形成，自身免疫病的病因，免疫缺陷病的分类；⑦各型超敏反应的代表疾病；⑧肿瘤抗原的分类，肿瘤的免疫逃逸机制；⑨移植免疫的基本概念，同种移植排斥反应的类型和机制。

复习时根据自身情况制定不同策略，可结合真题加以记忆，先抓重点，因这部分题目一般较简单，只要复习时略加注意即可轻松得分。

第1单元 绪 论

重点提示

本单元主要为基本概念，应掌握免疫的基本概念（固有免疫、适应性免疫），重点掌握免疫系统的功能，免疫系统的组成则作为基本知识了解即可。

1. 免疫系统由免疫器官、免疫细胞和免疫分子组成。
2. 免疫系统的三大功能包括免疫防御、免疫稳定、免疫监视。

考点串讲

一、免疫的概念

1. 机体对感染的抵抗能力。
2. 免除疫病，抵抗多种疾病的发生。

二、免疫系统及其组成

1. **免疫器官** 胸腺、骨髓、脾、淋巴结。
2. **免疫组织** 黏膜相关淋巴组织。
3. **免疫细胞** 吞噬细胞、自然杀伤细胞、T 淋巴细胞及 B 淋巴细胞。
4. **免疫分子** 细胞表面分子、抗体、细胞因子、补体等。

三、固有免疫和适应性免疫

1. **固有免疫** 病原入侵早期发挥免疫防御作用（固有免疫细胞、单核-巨噬细胞、自然杀伤细胞、多形核中性粒细胞等，表面受体——配基作用活化），不经历克隆扩增，不产生免疫记忆。
2. **适应性免疫** 由 T、B 淋巴细胞执行的免疫作用。克隆扩增，免疫细胞分化为效应细胞及记忆细胞。作用特异，作用强。

四、免疫系统的三大功能

1. 免疫防御功能 针对外界病原。
2. 免疫监视功能 监督体内环境（突变细胞及早期肿瘤）。
3. 免疫自稳功能 实现免疫系统功能的相对稳定性。
4. 免疫调节功能 神经－内分泌－免疫网络调节系统。

=== 经典试题 ===

1. 免疫是指
A. 机体识别排除抗原性异物的功能
B. 机体清除和杀伤自身突变细胞的功能
C. 机体抗感染的功能
D. 机体清除自身衰老、死亡细胞的功能
E. 机体对病原微生物的防御能力

2. 免疫应答的特点不具有
A. 特异性
B. 记忆性
C. 识别自己与非己
D. 非特异性
E. 耐受性

参考答案：1. A 2. D

第2单元 抗 原

=== 重点提示 ===

本单元重点掌握抗原及其特性，完全抗原和半抗原的概念。熟悉 TD-Ag 与 TI-Ag 的概念，超抗原的概念。了解超抗原和普通抗原的区别，佐剂的基本概念以及临床应用。

1. 抗原具有免疫反应性和免疫原性两种性能。
2. 免疫反应性是指抗原能与相应抗体特异性结合，发生免疫反应的性能。
3. 不完全抗原不具有免疫原性。

=== 考点串讲 ===

一、基本概念

1. 抗原及其特性

（1）抗原：为 TCR 或 BCR 识别并结合，促进淋巴细胞增殖、分化，产生抗体或致敏淋巴细胞，并与之结合、发挥免疫效应的物质（2006）。

（2）抗原的特性：免疫原性（本质为异物性）和抗原性（特异性，免疫应答中最重要特点）。

2. 抗原表位

（1）概念：决定抗原特异性的特殊化学基团，可特异性结合 TCR/BCR 及抗体的基本结构单位。

（2）类型：顺序表位、构象表位。

3. T 细胞抗原表位和 B 细胞抗原表位

（1）概念：根据 T 及 B 细胞识别的抗原表位不同分类为 T 细胞抗原表位和 B 细胞抗原表位。

（2）T 细胞抗原表位：为线性表位，8～17 个氨基酸大小，位于抗原分子任意部位，TCR 识别，MHC 分子为识别必需。

（3）B 细胞抗原表位：构象表位或线性表位均有，5～15 个氨基酸或 5～7 个单糖、核苷酸大小，仅位于抗原分子表面，BCR 识别，识别过程无须 MHC 分子参与。

4. 共同抗原（共有决定基） 不同抗原之间相同或相似的抗原表位。

5. 交叉反应 抗体或致敏淋巴细胞对具有相同和相似表位的不同抗原的反应。

6. 耐受原与变应原 耐受原诱导免疫耐受；变应原诱导变态反应。

二、抗原的分类

1. 完全抗原和半抗原

（1）完全抗原：兼具免疫原性和抗原性的抗原（2001，2014）。

（2）半抗原：即不完全抗原，只具备抗原性，不具备免疫原性（2000，2006）。

2. 胸腺依赖性抗原（TD-Ag）和胸腺非依赖性抗原（TI-Ag）

（1）胸腺依赖性抗原：刺激 B 细胞产生抗体的过程依赖 T 细胞辅助，T 细胞依赖抗原（2005）。大多数蛋白质抗原，如病原微生物、血细胞、血清蛋白等。

（2）胸腺非依赖性抗原：刺激机体产生抗体的过程不需要 T 细胞的辅助，T 细胞非依赖性抗原。TI-1 多克隆活化 B 细胞，如细菌脂多糖（LPS）；TI-2，仅刺激成熟 B-2 细胞。

3. 异嗜性抗原、异种抗原、同种异型抗原、自身抗原和独特型抗原

根据抗原与机体的亲缘关系分类：

（1）异嗜性抗原：Forssman 抗原，人、动物及微生物均具有的共同抗原。

（2）异种抗原：不同物种之间，来源于另一物种的抗原性物质。

（3）同种异型抗原：同一种属不同个体之间的抗原。

（4）自身抗原：可诱导特异性免疫应答的自身成分。

（5）独特型抗原：TCR/BCR/Ig 的 V 区具有的独特的氨基酸顺序和空间构象，相应的特异性抗体。

三、超抗原

1. 概念　某些抗原物质，极低浓度（1～10ng/ml）即可激活 2%～20%T 细胞克隆，产生极强的免疫应答，称之为超抗原。

2. 种类　超抗原主要分为外源性超抗原、内源性超抗原两种。前者如金黄色葡萄球菌肠毒素 A～E，后者如小鼠乳腺肿瘤病毒蛋白。

3. 与普通抗原的区别

（1）超抗原：细菌外毒素、反转录病毒蛋白为主，结合 MHC 非多态区、TCR 的 Vβ 区，MHC 限制性阴性，直接刺激 T 细胞，由 $CD4^+T$ 细胞作出反应，具有 1/20～1/5 的反应频率。

（2）普通抗原：多为普通蛋白质、多糖等，结合 MHC 多态区肽结合槽、TCR 的 Vα，Jα 及 Vβ，Dβ，Jβ 区，存在 MHC 限制性，需 APC 处理后被 T 细胞识别，T 及 B 细胞均可反应，反应频率为 $1/10^6$～$1/10^4$。

4. 与临床疾病的关系　超抗原防癌抗癌的功能；具有软化血管、净化血液，防治心血管疾病；超抗原可以活化、修复胰岛细胞，增加胰岛素的活性，防治糖尿病；保肝护肝，防治肝疾病；防治退行性骨病，提高机体免疫力。

四、佐剂

1. 概念　非特异性免疫增强性物质，预先或与抗原同时注入体内，可增强或改变机体对该抗原的免疫应答或类型，此为佐剂（2012）。

2. 种类　①生物性佐剂，如卡介苗、脂多糖和细胞因子；②无机化合物，如氢氧化铝；③人工合成物，如胞苷酸；④有机物，如矿物油；⑤脂质体，如免疫刺激复合物。

3. 临床应用　佐剂作为非特异性免疫增强剂，已被广泛应用于预防接种疫苗的成分配制；还可用于抗肿瘤与抗感染的辅助免疫治疗添加剂。

经典试题

---

1. 抗原是指能够刺激机体的免疫系统发生免疫应答

A．产生抗体的物质

B．产生致敏LC的物质

C．与相应的抗体在体内外特异性结合的物质

D．与相应的致敏LC在体内外特异性结合的

物质
E. 产生抗体和（或）致敏LC，并与相应的抗体或致敏LC在体内外特异性结合的物质
2. 对半抗原的正确解释是
A. 只有抗原性的物质
B. 只有反应性的物质
C. 有免疫原或抗原性的物质
D. 作为免疫佐剂的物质
E. 分子量<1万的物质
3. 下列哪项不是佐剂应有的生物学作用
A. 可提高免疫原性
B. 可特异性的增强免疫功能
C. 提高抗体的滴度
D. 改变循环抗体的类型
E. 促进炎症的发生
4. 20世纪，Forssman用豚鼠的肝、脾、肾上腺制备的生理盐水悬液注射家兔，得到抗体，除与相应的抗原反应外，还可使绵羊RBC发生凝集，出现这一现象是因为
A. 可能绵羊RBC发生了自身凝集
B. 豚鼠脏器与绵羊RBC间有共同抗原决定簇
C. 豚鼠与绵羊间有完全相同的血型抗原
D. 豚鼠脏器在制备过程中抗原结构发生了改变
E. 体外实验中，绵羊RBC的抗原性发生了改变

参考答案： 1. E 2. B 3. B 4. B

第3单元 免疫器官

重点提示

本单元考生应重点掌握中枢免疫器官的组成。此外，应熟悉中枢免疫器官的功能以及T细胞、B细胞的产生部位，外周免疫器官的概念和组成，以及主要功能。其他内容适当了解。

1. 中枢免疫器官包括骨髓和胸腺，是免疫细胞发生、分化、发育成熟的场所。骨髓是B及T细胞发生的场所，也是B细胞发育成熟的场所；胸腺是T细胞发育成熟的场所。

2. 外周免疫器官包括淋巴结、脾、黏膜相关淋巴组织，是成熟T及B细胞定居和发生免疫应答的主要场所。

考点串讲

一、中枢免疫器官

中枢免疫器官，为免疫细胞发生、分化、发育和成熟的场所。

1. 组成 骨髓和胸腺（人或其他哺乳动物）（2007）。

2. 主要功能

（1）骨髓：各种血细胞和免疫细胞发生和分化的场所，具有造血诱导微环境；为B细胞分化成熟的场所，是发生再次体液免疫应答的主要部位。

（2）胸腺：T细胞分化、发育、成熟的场所，具有胸腺微环境；骨髓迁入的淋巴样组织在胸腺微环境基质细胞的相互作用下，经过复杂的分化发育过程，最终成为功能性$CD4^+$，$CD8^+T$细胞（2014）。

二、外周免疫器官

（一）概念与组成

1. 外周免疫器官的概念 又称次级淋巴器官，为成熟T细胞、B细胞等免疫细胞定居的场所，产生免疫应答的部位。

2. 外周免疫器官的组成 淋巴结、脾和黏膜免疫系统。

（二）主要功能

1. 淋巴结的功能 为T细胞和B细胞的定居场所，免疫应答的场所，参与淋巴细胞的再循环，过滤侵入机体的抗原性异物（病原、毒素等）。

2. 脾的功能　T细胞和B细胞的定居场所,机体对血源性抗原产生免疫应答的主要场所,合成分泌某些生物活性物质(补体成分等),起过滤作用。

3. 黏膜免疫系统　参与黏膜局部免疫应答,产生分泌型IgA。

经典试题

1. T细胞在胸腺中发育不需要的因素是
A. 胸腺微环境的作用
B. 受体基因重排
C. 神经内分泌的作用
D. 阳性和阴性选择
E. 骨髓微环境的作用

(2~4题共用备选答案)
A. 骨髓
B. 淋巴结
C. 胸腺
D. 外周免疫器官
E. 脾

2. B细胞分化增殖的场所是
3. 免疫应答发生的基地是
4. T及B细胞定居,分化,增殖的场所是

参考答案: 1. E　2. A　3. D　4. D

第4单元　免 疫 细 胞

重点提示

本单元考生要重点掌握:①T细胞表面特征性的分子标志物为TCR-CD3复合物;②各种T细胞的功能;③B细胞表面标志物,其中BCR的组成和mIg的功能、意义尤为重要;④NK细胞表面标志尤其是KIR及NK细胞的生物学功能;⑤抗原呈递细胞的种类,树突状细胞和MHC-Ⅱ类分子为重点掌握的内容。

其他内容适当了解即可。

考点串讲

一、T淋巴细胞

(一) T淋巴细胞的表面标志

1. T细胞表面的重要膜分子。
2. 参与抗原识别、T细胞的活化、增殖、分化及效应功能的发挥。
3. 区分T细胞及T细胞亚群的重要标志。
4. 主要有TCR-CD3复合物(T细胞的特征性标志)(2001,2004)、CD4分子和CD8分子、协同刺激分子受体(CD28和CTLA-4)及丝裂原结合分子等。

(二) TCR复合物的组成

1. TCR的结构和功能
(1) TCR存在于所有T细胞表面,为T细胞特征性标志。
(2) 两条不同的肽链(α,β)构成的异二聚体,体内TCR又分为TCR$\alpha\beta$和TCR$\gamma\delta$两种类型。
(3) 是二硫键相连接的跨膜蛋白。
(4) 胞外区含一个可变区(V区,识别抗原肽-MHC复合物的功能区)和一个恒定区(C区)。
(5) 跨膜区由带正电荷的氨基酸残基通过盐桥连接CD3分子的跨膜区,形成TCR/CD3复合体。
(6) 胞质区短,不具备信号转导功能。

2. CD3分子的结构和功能
(1) 跨膜蛋白,同TCR连接形成TCR/CD3复合物。

(2) 胞质区具有免疫受体酪氨酸活化基序（ITAM），向胞内传递活化信号。

3. TCR-CD3 复合物　通过 TCR-CD3 复合物，转导 TCR 识别抗原所产生的活化信号（2008）。

（三）T 淋巴细胞亚群及其功能

1. T 细胞亚群的分类

（1）根据活化阶段分：初始 T 细胞、效应 T 细胞和记忆性 T 细胞。

（2）根据表达 TCR 的类型：TCRαβ$^+$T 细胞、TCRγδ$^+$T 细胞。

（3）根据是否表达 CD4 或 CD8 分子：CD4$^+$T 细胞和 CD8$^+$T 细胞。

（4）根据免疫效应功能：辅助性 T 细胞、细胞毒性 T 细胞、调节性 T 细胞等。

2. CD4$^+$辅助性 T 细胞

（1）来源：初始 CD4$^+$T 细胞→Th0 细胞→Th1 细胞、Th2 细胞和 Th3 细胞。

（2）调节：Th1 细胞的分化主要由巨噬细胞分泌的 IL-12 调节，NK 细胞分泌的 IFN-γ 促进巨噬细胞分泌 IL-12，并抑制 Th2 细胞的增殖。Th2 细胞主要由 NK T 细胞和肥大细胞产生的 IL-4 诱导分化。TGF-β，IL-4，IL-10 则促进 Th3 细胞的分化。

（3）功能：增强吞噬细胞介导的抗感染机制（Th1 细胞，分泌 IFN-γ，IL-2 等），分泌细胞因子促进 B 细胞的增殖、分化和抗体生成（Th2 细胞，分泌 IL-4，IL-5，IL-6，IL-9，IL-10 等），分泌 TGF-β 抑制 Th1 细胞介导的免疫应答和炎症反应（Th3），通过 IL-10 抑制巨噬细胞功能间接抑制 Th1 细胞（Tr1 细胞）（2000，2003，2004，2005）。

3. CD8$^+$杀伤性 T 细胞

（1）称为细胞毒细胞，可特异性直接杀伤靶细胞（2000，2004，2008）。

（2）分泌穿孔素、颗粒酶、颗粒溶解素及淋巴毒素等物质。

（3）通过 Fas/FasL 途径诱导靶细胞凋亡。

（四）调节性细胞

1. 细胞表面标志　CD4$^+$，CD25$^+$。

2. 功能　抑制性调节 CD4$^+$ 和 CD8$^+$ T 细胞的活化和增殖，免疫负调节作用。

3. 可能机制　直接接触靶细胞发挥抑制作用，下调靶细胞 IL-2Ra 链的表达，抑制 APC 的抗原呈递功能。

二、B 淋巴细胞

（一）B 淋巴细胞的表面标志

1. B 细胞抗原受体复合物（BCR）

2. 辅助受体　CD19/CD21/CD81/CD225（增强 B 细胞对抗原刺激的敏感性）（2003）、CD72（双向调节 B 细胞的激活）。

3. 协同刺激分子　CD40（成熟 B 细胞表面），CD27，CD70，CD80 和 CD86，黏附分子等。

4. 丝裂原结合的膜分子

5. 其他　CD20（除浆细胞外各阶段的 B 细胞），CD22（特异表达于 B 细胞），CD32。

（二）BCR 复合物的组成

表达于不成熟 B 细胞。

1. 胞膜免疫球蛋白（mIg）识别和特异性结合抗原（2002，2003）。

2. Igα/Igβ 属 Ig 基因超家族，胞内区含 ITAM 基序，转导抗原与 BCR 结合产生的信号；主要传递抗原刺激信号到 B 细胞内（2017）。

（三）B 淋巴细胞亚群及其功能

1. B-1 细胞和 B-2 细胞

（1）B-1 细胞：表达 CD5，个体发育早期发生，参与固有免疫，主要存在于肠道黏膜固有层等部位。

（2）B-2 细胞：CD5 阴性，参与适应性免疫，肠道派氏集合淋巴结，可产生 IgA 型抗体。

2. B 细胞的功能

（1）产生抗体（2017）：中和作用（针对病毒和胞内细菌）、调理作用（通过 Fc 受体介导吞噬）、ADCC（活化补体裂解微生物）。

（2）呈递抗原：活化后表达抗原肽-MHC 分子复合物呈递给 T 细胞。

（3）免疫调节：产生细胞因子作用于 B 细胞自身或其他 B 细胞。

三、自然杀伤（NK）细胞

（一）NK 细胞的表面标志

目前临床将 TCR^-，mIg^-，$CD56^+$，$CD16^+$ 淋巴样细胞鉴定为 NK 细胞。

（二）NK 细胞的受体

1. NK 细胞表面识别 HLA I 类分子的活化或抑制性受体

（1）杀伤细胞免疫球蛋白样受体（KIR）（2004）：KIR2DL 和 KIR3DL，含免疫受体酪氨酸抑制基序（ITIM），为抑制性受体；KIR2DS 和 KIR3DS，活化性受体。

（2）杀伤细胞凝集素样受体（KLR）。

2. NK 细胞表面识别非 HLA I 类分子配体的杀伤活化受体

（1）NKG2D。

（2）自然细胞毒性受体 NKp48 和 NKp30，NKp44。

（三）NK 细胞的主要生物学功能

1. NK 细胞属非特异性免疫细胞，无须抗原预先致敏。

2. 抗肿瘤和早期抗病毒或细胞内寄生菌感染（2017）。

3. ADCC 以 IgG 抗体作为中间桥梁，介导抗体依赖性细胞介导的细胞毒作用（2004）。

4. 免疫调节作用。活化的 NK 细胞分泌 IFN-γ，IL-2 和 TNF 等细胞因子。

四、抗原提呈细胞

（一）抗原提呈细胞的概念

1. 抗原提呈细胞可摄取、加工、处理抗原并将抗原信息呈递给 T 淋巴细胞。

2. 多指能表达 MHC II 类分子的细胞（单核-巨噬细胞、树突状细胞、B 淋巴细胞等）（2004，2007）。

（二）抗原提呈细胞的种类

1. 专职性抗原呈递细胞

（1）单核-巨噬细胞：通过细胞表面分子介导抗原的摄取和加工处理，MHC I 类和 II 类分子为呈递抗原必不可少。

（2）树突状细胞：已知功能最强的抗原呈递细胞，能显著刺激初始 T 细胞增殖，适应性 T 细胞免疫应答的始动者；高表达 MHC II 类分子（2004），还表达特异性结合病原微生物的受体及 FcR（参与抗原的摄取）、辅助刺激分子 CD80 及 CD86，黏附分子等。

（3）B 淋巴细胞：膜免疫球蛋白浓集并内化抗原后呈递给辅助性 T 细胞。

2. 非专职性抗原提呈细胞　内皮细胞、纤维母细胞、各种上皮及间皮细胞等。

（三）外源性抗原提呈过程

1. 外源性抗原　被吞噬细胞吞噬的细菌、细胞、蛋白质抗原。

2. 外源性抗原的摄取　专职的抗原呈递细胞（未成熟的 DC 细胞、单核-巨噬细胞）摄取至细胞内。

3. 外源性抗原的加工　抗原呈递细胞"内体"和"溶酶体"中进行加工，抗原肽与 MHC Ⅱ 类分子结合成稳定的抗原肽-MHC Ⅱ 类分子复合物，转运至细胞膜。

4. 外源性抗原的呈递　$CD4^+$ T 细胞识别 APC 上的抗原肽-MHC Ⅱ 类分子复合物，进而受到活化。

（四）内源性抗原提呈过程

1. 内源性抗原　细胞内合成的抗原，如病毒感染的细胞或体内肿瘤细胞合成的蛋白。

2. 内源性抗原的加工　所有有核细胞均可。

（1）内源性抗原在细胞质经蛋白酶体降解后，转移至内质网与 MHC Ⅰ 类分子结合。

（2）组装后的抗原肽-MHC Ⅰ 类分子经高尔基体转运到细胞膜上。

3. 内源性抗原提呈　$CD8^+$ T 细胞识别抗原肽-MHC Ⅰ 类分子复合物，形成 TCR-抗原肽-MHC 分子三元体，活化 T 细胞。

（五）抗原的交叉提呈

MHC Ⅰ 类分子也能呈递外源性抗原，内源性抗原也能通过 MHC Ⅱ 类途径加以呈递。

五、其他免疫细胞

（一）单核巨噬细胞

1. 包括单核细胞和巨噬细胞，巨噬细胞表达多种模式识别受体、调理受体以及与其趋化和活化相关的细胞因子受体。

（1）模式识别受体：甘露糖受体、清道夫受体、Toll 样受体。

（2）病原相关模式分子：G^- 菌的脂多糖、G^+ 菌的肽聚糖和磷脂壁酸、分枝杆菌和螺旋体的脂蛋白和脂肽、细菌和真菌的甘露糖、细菌或病毒非甲基化 CpGDNA 和病毒双股/单股 RNA 等。

（3）调理性受体：IgG Fc 受体、补体受体。

（4）细胞因子受体。

2. 巨噬细胞的主要生物学功能。①清除、杀伤病原体；②参与和促进炎症反应；③杀伤靶细胞；④加工、呈递抗原；⑤免疫调节。

（二）中性粒细胞

占血液白细胞总数的 60%~70%。中性粒细胞胞质中含有两种颗粒：初级颗粒，内含髓过氧化物酶、酸性磷酸酶和溶菌酶等；次级颗粒，内含碱性磷酸酶、溶菌酶、防御素和杀菌渗透增强蛋白等。具有很强的趋化作用和吞噬功能。

（三）嗜酸粒细胞

占血液白细胞总数的 1%~3%。胞质内含嗜酸性颗粒，颗粒内含碱性蛋白、嗜酸粒细胞阳离子蛋白、嗜酸粒细胞过氧化物酶、芳基硫酸酯酶和组胺酶。嗜酸粒细胞具趋化作用和一定的吞噬、杀菌能力。

（四）嗜碱粒细胞

仅占血液白细胞总数的 0.2%。炎症反应中，可被趋化因子募集至局部炎症组织而发挥作用。嗜碱粒细胞也是参与 Ⅰ 型超敏反应的重要效应细胞。

（五）肥大细胞

表面具有模式识别受体、过敏毒素 C3a/C5a 受体和高亲和力 IgE Fc 受体。肥大细胞不能吞噬、杀伤侵入体内的病原体，但可以通过上述识别受体与相应配体结合而被激活或处于致敏状态。

━━━━━━ 经典试题 ━━━━━━

1. Mφ 不表达
A. C3b 受体
B. 细胞因子受体
C. IgGFc 受体

D. MHC Ⅱ 分子
E. mIg
2. 抗原呈递细胞不包括
A. B 细胞
B. Mφ
C. 树突状细胞
D. 内皮细胞
E. 粒细胞
3. 具有特异性杀伤作用的细胞是
A. B 细胞
B. 中性粒细胞
C. NK 细胞
D. CTL 细胞
E. LAK 细胞
4. 关于 NK 细胞正确的叙述是
A. 发现具有特异性抗原识别受体
B. 具有 MHC 的限制性
C. 具有 ADCC 效应
D. 分泌与 Th₂ 相同的细胞因子
E. 具有抗体产生作用
5. B 细胞不具备的受体

A. mIg 受体
B. 有丝分裂素受体
C. C3b 受体
D. Fc 受体
E. TCR
6. CD4 阳性 T 细胞的主要功能是
A. 特异性杀伤作用
B. 吞噬作用
C. 辅助作用
D. 抑制作用
E. 抗原呈递作用

（7～10 题共用备选答案）
A. Mφ
B. T
C. B
D. NK
E. 嗜酸性粒细胞
7. 调控Ⅰ型超敏反应的是
8. 活化为浆细胞产生抗体的是
9. 具有吞噬和抗原呈递作用的是
10. 具有 CD3 介子表面抗原的是

参考答案：1. E 2. E 3. D 4. C 5. E 6. C 7. E 8. C 9. A 10. B

第 5 单元　免疫球蛋白

重点提示

本单元应重点掌握：①免疫球蛋白轻链、重链、辅助的结构，以及蛋白酶水解片段等；②Ig 的类别划分依据。

1. 免疫球蛋白　基本结构为四肽链、可变区和恒定区。
2. IgG　血清含量最高，能穿过胎盘，与抗原结合后可通过经典途径激活补体。
3. IgM　分子量最大，在种系发育、个体发育及免疫应答中产生最早，是高效能的抗体。
4. IgA　存在于唾液、泪液、初乳及呼吸道、消化道、泌尿生殖道黏膜分泌液中。
5. IgD　主要存在于成熟 B 细胞表面，为 B 细胞的抗原识别受体。
6. IgE　主要介导Ⅰ型超敏反应的发生。

考点串讲

一、基本概念

（一）免疫球蛋白（Ig）

1. 血清电泳法主要位于 γ 区。
2. 具有抗体活性或化学结构与抗体相似的球蛋白。
3. 分泌型（存在血液及组织液中）和膜型（B 细胞膜上的抗原受体）。

（二）抗体（Ab）

1. 介导体液免疫反应的重要效应分子。
2. B细胞接受抗原刺激后增殖分化为浆细胞所分泌（2003）。
3. 糖蛋白。
4. 与抗原特异性的结合。

二、免疫球蛋白的结构

（一）免疫球蛋白的基本结构及其编码基因

1. 结构　四肽链分子组成，肽链间有数量不等的链间二硫键。
2. Ig单体　Y字形结构，为免疫球蛋白的基本单位。
3. 重链和轻链

（1）重链：组成免疫球蛋白分子分子量较大（50~75kD）的多肽链，恒定区具有不同的抗原性，据此分为 IgM（μ），IgD（δ），IgG（γ），IgA（α）和 IgE（ε）5个种型。

（2）轻链：分子量较小（25kD），分为 κ 链和 λ 链（2002）。

4. 可变区与恒定区

（1）可变区：V_H（重链可变区）和 V_L（轻链可变区），各有3个区域的氨基酸组成和排列顺序高度可变（CDR，高变区或互补决定区）。

（2）恒定区：C_H（重链C区）和 C_L（轻链C区），同一种属个体产生的同一类别Ig，C区免疫原性相同，均含 γ 链，故第二抗体均能与之结合。

5. 铰链区　含丰富脯氨酸，易伸展弯曲。
6. 结构域　轻链或重链折叠的球性结构域，具有 β 片层的二级结构，折叠为"β桶状"或"β三明治"（免疫球蛋白折叠），有其相应功能。

（二）免疫球蛋白的功能区

1. IgV区　识别并特异性结合抗原，CDR部位在其中起决定性作用。不同的多聚体结合抗原表位数目（抗原结合价）不同。
2. IgC区　V区结合抗原后，借助C区的作用，发挥免疫效应。

（1）激活补体：IgG1~3和IgM，经典途径激活补体系统，IgA，IgE和IgG4本身难于激活补体，但形成聚合物后通过旁路途径激活补体系统，IgD不能激活补体（2002，2012）。

（2）结合Fc受体：IgG，IgE，产生调理作用（IgG Fc段与中性粒细胞和巨噬细胞上IgG Fc受体结合）、抗体依赖的细胞介导的细胞毒作用（抗体Fc段结合NK细胞）、介导Ⅰ型超敏反应（IgE的Fc段同肥大细胞和嗜碱性粒细胞表面Fc受体结合）。

（3）穿过胎盘和黏膜：IgG结合胎盘滋养细胞表达的FcRn穿过胎盘，对新生儿的被动免疫具有重要意义；分泌型IgA在呼吸道和消化道黏膜形成局部黏膜免疫。

（三）免疫球蛋白的其他成分

1. J链　富含半胱氨酸，浆细胞合成，将单体Ig分子连接为多聚体（2007）。
2. 分泌片　分泌型IgA分子上的辅助成分，黏膜上皮细胞合成，非共价结合于IgA二聚体上，介导IgA的跨黏膜转运（2007）。

三、免疫球蛋白的类型

（一）免疫球蛋白的类及亚类

1. 类　根据Ig重链C区的抗原表位不同划分（2001），分为 IgM（μ），IgD（δ），IgG（γ），IgA（α）和 IgE（ε）5个种型。
2. 亚类　根据重链抗原性及二硫键数目和位置的不同分为 IgG1~4，IgA1，IgA2。

（二）免疫球蛋白的型及亚型

1. 型　根据 Ig 轻链 C 区抗原表位划分为 κ 和 λ 两型。
2. 亚型　同一免疫球蛋白根据轻链 C 区 N 端氨基酸排列的差异划分。

四、免疫球蛋白的功能

（一）免疫球蛋白 V 区的功能

识别并特异性结合抗原。

（二）免疫球蛋白 C 区的功能

1. 激活补体
2. 结合 Fc 受体　产生调理作用（IgG Fc 段与中性粒细胞和巨噬细胞上 IgG Fc 受体结合），抗体依赖的细胞介导的细胞毒作用（抗体 Fc 段结合 NK 细胞），介导 I 型超敏反应（IgE 的 Fc 段同肥大细胞和嗜碱性粒细胞表面 Fc 受体结合）。
3. 穿过胎盘和黏膜　IgG 结合胎盘滋养细胞表达的 FcRn 穿过胎盘，对新生儿的被动免疫具有重要意义；分泌型 IgA 在呼吸道和消化道黏膜形成局部黏膜免疫。

五、各类免疫球蛋白的特性和功能

（一）IgG 的特性和功能

1. 特性
（1）是血清和细胞外液含量最高的 Ig，占 75%～80%。
（2）4 个亚类：IgG1，IgG2，IgG3，IgG4。
（3）半衰期 20～23d。
（4）再次免疫应答产生的主要抗体，高亲和力，分布广，是机体抗感染的"主力军"。

2. 功能
（1）新生儿抗感染免疫：IgG1，IgG2，IgG3 可穿过胎盘屏障。
（2）活化补体：IgG1，IgG2，IgG3 的 CH2 通过经典途径活化补体。
（3）调理作用和 ADCC 作用：IgG 的 CH2 与巨噬细胞、NK 细胞的 Fc 受体结合。
（4）用于免疫诊断：IgG1，IgG2，IgG34 通过 Fc 段和葡萄球菌蛋白 A 结合，借此纯化抗体。
（5）某些自身抗体：甲状腺球蛋白抗体、抗核抗体，及 II 型、III 型超敏反应的抗体属 IgG。

（二）IgM 的特性和功能

1. 特性
（1）个体发育过程中最早合成和分泌的抗体（2015），占血清免疫球蛋白 5%～10%。
（2）单体 IgM：以膜结合型（mIgM）表达于 B 细胞表面，构成 BCR。
（3）分泌型 IgM：五聚体，是分子量最大的 Ig，称巨球蛋白，不能通过血管壁，存在血液中，具很强的抗原结合能力，比 IgG 更易激活补体。
（4）天然血型抗体为 IgM（2006）。

2. 功能
（1）初次免疫应答中最早出现，是抗感染免疫的"先头兵"。
（2）活化补体。
（3）提示近期感染，用于感染的早期诊断。
（4）mIgM 为未成熟 B 细胞的标志。

（三）IgA 的特性和功能

1. 分为两型，即血清型（单体），分泌型（二聚体，由 J 链连接）。

2. sIgA 是外分泌液中的主要抗体类别（胃肠道和支气管分泌液、初乳、唾液和泪液），参与黏膜局部免疫（2007，2014，2016）。

3. 母亲初乳中的 sIgA 是重要的自然被动免疫蛋白。

（四）IgE 的特性和功能

1. IgE 是正常人血清中含量最少的 Ig。
2. 由黏膜下淋巴组织中的浆细胞分泌。
3. 糖含量 12%。
4. 亲细胞性，引起 I 型超敏反应，IgE 的 CH2 和 CH3 结构域可与肥大细胞、嗜碱性粒细胞上 FcεRI 结合所致（2004，2007）。
5. 宿主抗寄生虫免疫。

（五）IgD 的特性和功能

1. 正常人血清浓度很低，个体发育任何时候均可产生。
2. 较长的铰链区，易被蛋白酶水解。
3. 分为血清型、膜结合型（mIgD，构成 BCR）两型。
4. B 细胞分化发育成熟的标志。成熟 B 细胞表达 mIgD，未成熟 B 细胞仅表达 mIgM，活化的 B 细胞或记忆 B 细胞表面 mIgD 逐渐消失。

六、抗体的制备

（一）多克隆抗体

1. 天然抗原分子具有多种不同的抗原表位，激活多个 B 细胞克隆产生的免疫球蛋白。
2. 针对多种不同的抗原表位。
3. 通过动物免疫血清、恢复期病人血清或免疫接种人群途径获得。

（二）单克隆抗体

1. 针对单一表位的抗体。
2. 杂交细胞系（杂交瘤）合成和分泌。
3. 抗体有结构均一、纯度高、特异性强、效价高、血清交叉反应少或无、制备成本低的优点。
4. 缺点为鼠源性对人具有较强免疫原性。

（三）人源化抗体

1. 均一性强、特异性强，可工业化生产。
2. 亲和力弱，效价不高。

=== 经典试题 ===

1. 独特型抗原决定簇的氨基酸差异主要在
A. 恒定区
B. 铰链区
C. 可变区
D. 超变区
E. 补体结合区

2. 下列哪种物质不是抗体
A. 新生儿从母体得到的IgG
B. 胎盘球蛋白
C. IgA
D. 抗毒素血清
E. 免疫佐剂

3. 抗体分子的抗原结合部位是
A. Fc段
B. Fab段
C. 铰链区
D. 轻链C末端
E. 重链C末端

4. IgG 的生物学作用之一是
A. 与Ag结合后激活补体
B. 不能透过胎盘
C. 与Ag作用后，体内最先出现
D. 是分泌液中主要的保护性抗体
E. 其Fc段可以与肥大细胞结合

5. Ig 的同种异型变异在于下列何种部位上数个氨基酸的差异
A. VL和VH
B. VL，CH1
C. CL，CH1
D. CL，VH
E. VL
6. 免疫调理作用最强的 Ig 是
A. IgG
B. IgM
C. IgA
D. IgD
E. IgE

（7～9题共用备选答案）
A. 2Fab段+Fc段
B. F（ab'）2+PFc'
C. 铰链区
D. 可变区
E. 稳定区
7. 胃蛋白酶水解的片段是
8. 木瓜酶水解的片段是
9. 蛋白酶作用的部位是

参考答案：1. D 2. E 3. B 4. A 5. C 6. B 7. B 8. A 9. C

第6单元 补 体 系 统

重点提示

本单元考生应重点掌握：①补体系统的激活，包括经典途径、旁路途径，凝集素途径，主要集中在补体各个激活途径的激活物、各途径的转化酶上，尤其注意区分替代途径和经典途径各种参与成分及转化酶之间的差异；②膜攻击复合物 C5b6789n 及其生物学效应；③补体片段的生物学效应，主要是调理作用（C3b，C4b 等片段）、致炎症作用。其他内容适当了解即可。

考点串讲

一、基本概念

（一）补体系统的概念

1. 新鲜血清中的不耐热成分。
2. 抗体发挥溶细胞作用的必要补充条件。
3. 参与机体抗微生物防御反应、免疫调节、介导免疫病理的损伤性反应。

（二）补体系统的组成

1. 补体的固有成分
（1）经典激活途径：C1q，C1r，C1s，C4，C2。
（2）甘露聚糖结合凝集素（MBL）：MBL，MASP。
（3）旁路激活途径：B 因子、D 因子。
（4）共同末端通路：C3，C5，C6，C7，C8 和 C9。
2. 补体调节蛋白　备解素、C1 抑制物、I 因子、C4 结合蛋白、H 因子、S 蛋白等。
3. 补体受体　CR1～CR5，C3aR，C5aR，C1qR 等。

二、补体系统的激活

（一）经典（传统）激活途径

1. 激活物和激活条件
（1）免疫复合物（IC）为主要激活物。
（2）激活条件：IgM 的 CH3 区或某些 IgG 亚类的 CH2 区，同时与两个以上 Ig 分子的 Fc 段结合，抗体与抗原或细胞表面结合后 Fc 段发生构象改变才能促发补体激活。

2. 固有成分及激活顺序
(1) 识别阶段：补体 C1 同抗原－抗体复合物的 Fc 段补体结合部位结合，称为补体激活的启动或识别。
(2) 活化阶段：活化的 C1s 依次裂解 C4，C2，形成 C4b2b（C3 转化酶），裂解 C3，形成 C4b2b3b（C5 转化酶）（2000，2005）。
3. 补体活化的共同末端效应
(1) MAC 的组装：C5 转化酶裂解 C5 形成 C5b，依次同 C6，C7 结合→C5b67 复合物（插入细胞膜脂质双层中）→C5b678（固定于细胞表面）→C5b～9（MAC，具打孔效应，溶解细胞）。
(2) MAC 的效应机制：在细胞膜上形成小孔，可溶性分子、离子及水分子自由透过细胞膜，蛋白类分子则难以逸出，细胞内渗透压降低，细胞溶解。

（二）旁路（替代）激活途径

不经 C1，C4，C2 途径，由 C3，B 因子、D 因子参与。
1. 激活物　某些革兰阴性菌的内毒素、酵母多糖、葡聚糖、凝聚的 IgA 和 IgG4 等（2004，2008）。
2. 启动的关键分子　C3。
3. 启动和活化的阶段
(1) C3b 同 B 因子结合，D 因子裂解 B 因子，形成 C3bBb（C3 转化酶）（2000，2005），进一步裂解 C3，放大反应。
(2) C3bBb3b（C5 转化酶）形成，裂解 C5。
(3) 其后反应过程同经典途径。

（三）凝集素（MBL）激活途径

1. 激活物　急性期蛋白（MBL，CRP）和病原体的结合物（2006）。
2. 识别　MBL 结构同 C1q 相似，与病原微生物的糖类配体结合，激活 MBL 相关的丝氨酸蛋白酶（MASP）。
3. 活化阶段　①MASP1 直接切割 C3，形成 C3 转化酶。②MASP2 水解 C4 和 C2，形成 C3 转化酶。③其后的反应过程同经典途径。

三、补体激活的调节

（一）补体的自身调控

中间产物的不稳定性：为级联反应的重要自限因素。

（二）补体调节因子的调控

1. 经典途径的调节
(1) C1 抑制分子。
(2) C3 转化酶形成的抑制：C4 结合蛋白、I 因子、膜辅助蛋白、衰变加速因子。
2. 旁路途径的调节
(1) 抑制 C3 转化酶的组装：H 因子、CR1 和衰变加速因子。
(2) 抑制 C3 转化酶的形成：I 因子、MCP 及 CR1 等。
(3) 促进已形成的 C3 转化酶解离：CR1 和 DAF。
(4) 对旁路途径的正调节：备解素。
3. MAC 形成的调节　同源限制因子（HRF）、膜反应溶解抑制物（CD59）。

四、补体的生物学功能

（一）膜攻击复合物介导的生物学作用

1. 膜攻击复合物（MAC）　补体活化的终末产物（C5b6789）（2007）。

2. 生物学作用　溶解细胞、细菌和病毒（2002，2005）。

（二）补体活性片段介导的生物学作用

1. 调理作用　C3b，C4b，iC3b 为重要的调理素，促进吞噬细胞的吞噬作用（2001）。

2. 致炎症作用　C3a，C4a 和 C5a 等，作用于肥大细胞、嗜中性粒细胞、单核-巨噬细胞和内皮细胞，参与炎症反应。

3. 维持内环境的稳定　清除免疫复合物（C3b）、清除凋亡细胞（C1q，C3b 和 iC3b 等）。

4. 参与适应性免疫

（1）适应性免疫的诱导：促进 APC 对抗原的处理与呈递（C3）、B 细胞的活化（C3d）、T 细胞的活化（补体调节蛋白 CD55，CD46，CD59）。

（2）参与免疫细胞的增殖和分化。

（3）参与免疫应答的效应阶段：C3b 可增强杀伤细胞的 ADCC 作用。

（4）参与免疫记忆。

五、补体与临床疾病

（一）补体与疾病的发生

1. 遗传性补体缺损相关的疾病　由于补体成分缺损，致使补体系统不能被激活，导致病人对病原体易感，同时由于体内免疫复合物清除障碍而易患相关的自身免疫病。

2. 补体与感染性疾病　某些情况下，病原微生物可借助补体受体入侵细胞。

3. 补体与炎症性疾病　创伤、烧伤、感染、缺血再灌注、体外循环、器官循环等均可激活补体系统，所产生的炎性因子或复合物，可激活单核细胞、内皮细胞和血小板，使之释放炎症介质和细胞因子参与炎症反应。

4. 补体与异种器官移植　人体内存在针对猪细胞表面某种组分的天然抗体，猪—人间异种移植后，该天然抗原与猪器官血管内皮细胞结合，引起超急性排斥反应。

（二）补体与疾病的诊治

猪是异种器官移植最理想的供体。补体膜调节蛋白具有同源限制性，借助转基因技术使供体动物组织表达人的跨膜型补体调节蛋白，有可能阻断猪—人异种器官移植引起超急性排斥反应。

经典试题

1. 在补体旁路活化途径中的 C3 转化酶是
A．C1S
B．C4b2b
C．C3bBb
D．C3bBbP
E．D因子

2. 在经典、替代两个途径中均起作用的补体成分是
A．C1δ
B．C1γ
C．C2
D．C3
E．C4

3. 以下哪种不是补体介导的损伤
A．趋化因子的作用
B．过敏毒素的作用
C．激肽样物质的作用
D．C3aC5a的作用
E．Ⅳ型超敏反应的炎症

4. 下列哪项不是补体的生物学功能
A．细胞毒作用
B．促进吞噬
C．免疫黏附作用
D．促炎症作用
E．特异性免疫作用

5. 血清中含量最高的补体成分是
A．C1
B．C2
C．C3
D．C4
E．C5

6. 补体经典途径反应的次序是

A. C1→C2→C3……→C9
B. C1→C3→C2→C4……→C9
C. C1→C2→C3→C5……→C9
D. C1→C4→C2→C3→C5……→C9
E. C3→C5→C6……→C9

（7～9题共用备选答案）
A. Ag Ab复合物
B. C3b
C. MBL
D. CR
E. 酵母多糖类

7. 经典途径的激活物质是
8. 旁路途径的激活物质是
9. 甘露糖结合凝集素途径的激活物是

（10～12题共用备选答案）
A. C3b2b4b
B. C3bBbp
C. C5a
D. C4a2a
E. C5b6789n

10. 经典途径的C3转化酶是
11. 趋化因子是
12. 激肽样物质是

参考答案： 1. D 2. D 3. A 4. E 5. C 6. D 7. A 8. E 9. C 10. A 11. C 12. D

第7单元 细胞因子

重点提示

本单元应重点掌握：①细胞因子的分类及大致的作用，尤其是白细胞介素、干扰素、集落刺激因子、肿瘤坏死因子等；②细胞因子的分泌，即细胞因子（IL-2、TNF-α、IL-4、IFN-γ、G-CSF等），分别是由什么细胞分泌的，以及其大致的生物学效应；③细胞因子对免疫系统的调节。其他内容适当了解即可。应了解：①细胞因子的概念；②细胞因子的受体种类和细胞因子网络的概念；③细胞因子与免疫相关性疾病的关系。

考点串讲

一、基本概念

细胞因子：①机体多种细胞分泌的小分子蛋白质；②结合细胞表面的相应受体发挥生物学作用。

二、细胞因子的种类

（一）白细胞介素

1. 原指由白细胞产生，在白细胞间发挥作用的细胞因子，其他细胞亦可产生。
2. 目前已发现29种，分别命名为IL-1～IL-29。

（二）干扰素

1. 最早发现的细胞因子，具有干扰病毒感染和复制的能力。
2. A，β，γ 3种类型。

（三）肿瘤坏死因子

能使肿瘤发生出血性坏死的物质，目前至少有18个成员。

（四）集落刺激因子

1. 能够刺激多能造血干细胞和不同发育分化阶段的造血祖细胞增殖分化，在培养基中形成相应细胞集落的细胞因子。
2. 有粒细胞-巨噬细胞集落刺激因子（GM-CSF）、粒细胞集落刺激因子（G-CSF）、红细胞生成素（EPO）、干细胞生长因子（SCF）、血小板生成素（TPO）等。

（五）趋化因子

1. 募集血液中的单核细胞、中性粒细胞、淋巴细胞等进入感染部位。
2. 四个亚家族，包括 CC，CXC，C，CX$_3$C。

三、细胞因子受体

基本概念：细胞因子受体均为跨膜分子，由胞膜外区、跨膜区和胞质区组成。

四、细胞因子的功能概述

1. 调节固有免疫应答
（1）激活血管内皮细胞（IL-1），促进免疫效应细胞进入感染部位，活化淋巴细胞。
（2）增加血管通透性（TNF-α），促进 IgG、补体、效应细胞进入感染部位。
（3）趋化中性粒细胞和 T 细胞进入感染部位（IL-8）。
（4）促进自然杀伤细胞增殖（IL-15），活化自然杀伤细胞（IL-12）。
（5）促进病毒感染的细胞及邻近未感染细胞产生抗病毒蛋白酶（IFN-α/β）。
（6）激活自然杀伤细胞（IFN-α，IFN-β）。
（7）刺激受病毒感染细胞高表达 MHC-I 类分子（IFN-γ）。

2. 调节适应性免疫应答
（1）刺激免疫活性细胞的增殖：①促进 T 淋巴细胞的增生（IL-2，IL-15）；②促进 B 淋巴细胞的增生（IL-6，IL-13）。
（2）刺激免疫活性细胞的分化：①IL-12 促进未致敏 CD4$^+$ T 细胞分化为 Th1 细胞；②IL-4 促进未致敏 CD4$^+$ T 细胞分化为 Th2 细胞。
（3）调节 B 细胞的类别转换：①IL-4 刺激 B 细胞产生 IgE；②TGF-β 刺激 B 细胞产生 IgA。

3. 刺激造血细胞生成　粒细胞-巨噬细胞集落刺激因子（GM-CSF）、粒细胞集落刺激因子（G-CSF）、红细胞生成素（EPO）、干细胞生长因子（SCF）、血小板生成素（TPO）等控制血液细胞的生成和转化。

4. 细胞毒效应　IFN-γ 激活细胞毒性 T 淋巴细胞，增加有核细胞 MHC I 类分子的表达，杀灭感染胞内寄生物的细胞，IL-2 亦刺激 CTL 的增殖和分化。

5. 促进损伤修复　IL-8 在内的多种 CXC 趋化性因子和成纤维细胞生长因子促进新生血管形成，对损伤修复有重要意义。

五、细胞因子与疾病

（一）疾病的发生

细胞因子既可以发挥免疫调节作用，在一定条件下也可参与多种疾病的发生。在类风湿关节炎、强直性脊柱炎、银屑病关节炎和银屑病病人体内均可检测到高水平的 TNF-α，拮抗 TNF-α 的生物制剂对上述疾病有治疗作用。多种趋化因子促进类风湿关节炎、肺炎、哮喘和过敏性鼻炎的发展。

（二）疾病的诊断

细胞因子检测有助于疾病的诊断。

（三）疾病的治疗

重组 α 干扰素治疗人毛细胞白血病。
重组促红细胞生成素治疗慢性肾衰竭引起的重度贫血和艾滋病药物引起的严重贫血。
重组 γ 干扰素治疗慢性肉芽肿疾病。
重组 β 干扰素治疗多发性硬化，重组 IL-11 治疗化疗引起的血小板减少症。
TNF-α 嵌合抗体治疗类风湿关节炎、克罗恩病（人 TNF-α 单克隆抗体）、银屑病性关节炎、溃疡性结肠炎和强直性脊柱炎，抗 IL-2 受体 α 链人源化抗体用于预防肾移植引起的急性排斥反应。

重组 IL-1 受体拮抗蛋白、人 TNF-α 单克隆抗体和 TNF-受体-Ig 融合蛋白治疗类风湿关节炎。

抗 EGFR 嵌合抗体治疗转移性结肠直肠癌和头颈部肿瘤，抗 VEGF 人源化单克隆抗体治疗转移性结肠癌，抗 VEGF 人源化抗体治疗年龄相关的黄斑变性。

================ 经 典 试 题 ================

1. 产生 IL-2 的细胞是
A. Mφ
B. T
C. B
D. NK
E. 中性粒细胞

2. 诱导 IgE 产生的主要细胞因子是
A. IL-1
B. IL-2
C. IL-4
D. IL-3
E. IL-6

3. 属于细胞因子的物质是
A. 植物血凝素
B. 干扰素
C. 调理素
D. 乙型溶素
E. 胸腺素

（4～6 题共用备选答案）
A. 细胞因子的多效性
B. 细胞因子的重叠性
C. 细胞因子的拮抗性
D. 细胞因子的协同性
E. 细胞因子的特异性

4. 一种细胞因子作用于多种靶细胞，产生多种生物学效应为
5. 几种不同的细胞因子作用于同一种靶细胞为
6. 一种细胞因子能强化另一种细胞因子的功能

参考答案：1. B 2. C 3. B 4. A 5. B 6. D

第 8 单元　白细胞分化抗原和黏附分子

================ 重 点 提 示 ================

本单元常考内容较少。熟悉在 T 细胞、B 细胞活化过程中参与信号转导及提供辅助刺激的 CD 分子；黏附分子的大体分类及其功能。其他内容适当了解即可。

1. 黏附分子是一类介导细胞与细胞间或细胞与细胞外基质间相互接触和结合的分子，大多为跨膜糖蛋白。

2. CD3 稳定 TCR 结构，传递活化信号；CD4 为 $CD4^+T$ 细胞 TCR-CD3 识别外源性抗原的辅助受体；CD8 是 $CD8^+T$ 细胞 TCR-CD3 识别内源性抗原的辅助受体。

================ 考 点 串 讲 ================

一、白细胞分化抗原

（一）CD 分子的概念

CD 的概念：单克隆抗体鉴定的方法，不同实验室来源的单克隆抗体所识别的同一分化抗原、其编码基因及其分子表达的细胞种类均鉴定明确者，统称为 CD。

（1）T 细胞：CD2，CD3，CD4，CD5，CD8 等。
（2）B 细胞：CD19，CD20，CD21，CD40，CD79a（Igα），CD79b（Igβ），CD80，CD86 等。
（3）NK 细胞：CD16，CD56，CD94，CD158，CD161（2000）。

（二）CD 分子的应用

1. 阐明发病机制　人类 CD4 为 HIV 的主要受体、CD18 基因缺陷导致白细胞黏附缺陷症。
2. 疾病的诊断　HIV 病人外周血 CD4/CD8 比例异常。
3. 疾病的预防和治疗　CD3，CD25 等单克隆抗体作为免疫抑制剂用于防治移植排异反应。

二、黏附分子

（一）概念

黏附分子是以黏附功能来归类，其配体有膜分子，细胞外基质，以及血清和体液中的可溶性因子和补体 C3 片段。

（二）功能

1. 作为免疫细胞识别中的辅助受体和协同刺激信号。
2. 介导炎症过程中白细胞与血管内皮细胞黏附。
3. 介导淋巴细胞归巢。

=== 经 典 试 题 ===

1. 关于免疫细胞和膜分子，错误的组合是
   A. 辅助性T细胞-CD4抗原阳性
   B. 单核吞噬细胞-MHC Ⅱ类抗原阳性
   C. 细胞毒性T细胞-CD8抗原阳性
   D. NK细胞-CD4抗原阳性
   E. 人红细胞-MHC-Ⅰ类抗原阴性

2. 可作为 B 细胞活化的协同刺激分子的是
   A. CD4
   B. CD19
   C. CD21
   D. CD28
   E. CD40

参考答案： 1. D 2. E

第9单元　主要组织相容性复合体及其编码分子

=== 重点提示 ===

本单元题量不大。考生需重点掌握：①MHC 是由一群紧密连锁的基因群组成，定位于动物或人某对染色体的特定区域，呈高度多态性。②HLA 基因的结构及其遗传特性，应熟悉：Ⅰ类基因有 B，A，C 3 个基因座；Ⅱ类基因基因含 3 个亚区，每个亚区含 A，B 两个基因座。③HLA-Ⅰ类抗原和 HLA-Ⅱ类抗原主的结构、分布以及功能。其他内容适当了解即可。

=== 考点串讲 ===

一、基本概念

1. **主要组织相容性抗原**　①移植反应中，代表个体特异性的同种异型抗原组织相容性抗原。②能引起强而迅速排异反应的抗原称为主要组织相容性抗原。

2. **主要组织相容性复合体（MHC）**　①编码主要组织相容性抗原的一组基因。②在排斥中起主要作用，为移植物不相容的主要决定者。③结构上为基因复合体。④人类的 MHC 称为 HLA（人类白细胞抗原）。

二、HLA 复合体及其产物

1. **HLA 复合体的定位和结构**

（1）HLA 基因复合体定位在人第 6 染色体短臂 6p21.31。

（2）HLA 复合体共有 224 个基因座位，128 个功能性基因，96 个假基因。

2. **HLA 复合体的分类**

（1）HLA-Ⅰ类基因：集中在远离着丝点的一端，包括 B，C，A 3 个座位。

（2）HLA-Ⅱ类基因：近着丝点一端，由 DP，DQ 和 DR 3 个亚区组成。

3. **HLA 复合体的遗传特征**（多基因性、多态性、单元型遗传、共显性遗传、连锁不平衡）

（1）HLA 复合体的多态性：群体概念，群体中不同个体的等位基因拥有状态上存在的差别。

（2）HLA 复合体的基因性：个体水平，同一个体中 HLA 基因座位的变化。

（3）连锁不平衡：分属两个或两个以上基因座位的 HLA 等位基因，同时出现在一条染色体上的概率高于随机出现的频率。

（4）单元型遗传：染色体上 HLA 不同座位等位基因的特定组合，作为整体遗传。

（5）共显性遗传：同一 HLA 基因座位上的两个等位基因均表达（2008）。

4．HLA 编码的产物

（1）HLA-Ⅰ类分子：仅编码Ⅰ类分子异二聚体中的重链（α 链），轻链为 $β_2$ 微球蛋白（2001）。编码基因位于 15 号染色体，为共显性遗传。

（2）HLA-Ⅱ类分子：编码分子量相近的 α 链和 β 链，形成 DRα-DRβ、DQα-DQβ 和 DPα-DPβ 3 种异二聚体。

三、HLA-Ⅰ类抗原

1．结构　HLA-Ⅰ类抗原是由 α 链（45kD）和 $β_2$-M（12kD）组成的异二聚体。

2．分布　所有有核细胞表面均有分布。

3．主要功能　识别和递呈内源性抗原肽，与辅助受体 CD8 结合，对 CTL 的识别起限制作用。

四、HLA-Ⅱ类抗原

1．结构　HLA-Ⅱ类抗原是由 α 链（35kD）和 β 链（28kD）组成的异二聚体。

2．分布　APC、活化的 T 细胞表达。

3．主要功能　识别和递呈外源性抗原肽，与辅助受体 CD4 结合，对 Th 的识别起限制作用（2002）。

五、HLA 在医学上的意义

1．HLA 的生理学意义　由于 HLA 等位基因型别成为不同个体的独特遗传标志，HLA 基因分型已在法医学上被广泛地用于亲子鉴定。

2．HLA 与疾病的相关性　HLA-B27 是决定强直性脊柱炎疾病易感性的关键遗传因素。

3．HLA 与同种器官移植、输血反应的关系　有利于寻找匹配的供体，并用 HLA 分子含量检测移植物的排斥反应情况。多次输血的患者会发生非溶血性输血反应，表现为发热和白细胞减少。发病原因主要与患者血液中存在的抗白细胞和抗血小板 HLA 抗原的抗体有关。

经典试题

1．编码 HLA-Ⅱ类抗原的基因位于
A．HLA-B
B．HLA-C
C．HLA-D
D．HLA-E
E．HLA-F

2．HLA-Ⅰ类抗原不在下列哪一种细胞表面表达
A．淋巴细胞
B．成熟红细胞
C．血小板
D．网织红细胞
E．粒细胞

3．下列哪种不是 HLA 的生物学功能
A．参与器官移植
B．参与免疫应答
C．参与抗原呈递
D．参与超敏反应
E．与某些疾病有关

4．下列哪种不是 HLA 复合体的遗传特征
A．多克隆性
B．基因常需要重组
C．共显性遗传
D．单元型遗传
E．连锁不平衡

参考答案：1．C　2．B　3．D　4．B

第10单元 免疫应答

---- 重点提示 ----

本单元应重点掌握：①免疫应答的基本过程及部位；②固有免疫应答的概念、熟悉其组成；③T细胞的免疫应答，掌握T细胞的双信号识别和激活、3种T细胞的免疫效应功能。

1. 免疫应答是机体对抗原性异物所发生的一系列生理反应，包括APC对抗原的加工、处理和呈递，抗原特异性淋巴细胞对抗原的识别、活化、增殖、分化及产生生物学效应的全过程。

2. 获得性免疫应答，参与细胞主要有T细胞、B细胞和抗原呈递细胞，分为B细胞介导的体液免疫应答和T细胞介导的细胞免疫应答。

3. T细胞活化的第一信号来自T细胞表面的TCR和CD4或CD8分子同APC呈递的MNH-肽复合物的结合，第二信号来自于T细胞与APC表面的协同刺激分子的相互作用。

---- 考点串讲 ----

一、基本概念

1. **免疫应答** 当抗原性物质进入机体，激发免疫细胞活化、分化并表现出一定效应的过程，称为免疫应答。

2. **免疫应答的类型** 免疫应答可被分为固有免疫应答和适应性免疫应答。后者又分为体液免疫应答和细胞免疫应答。

3. **免疫应答的过程** 可分为如下阶段：识别、活化、效应阶段（2001）。

（1）识别阶段：免疫细胞（抗原呈递细胞）识别抗原的阶段，为免疫应答的开始时期。抗原进入机体后在进入部位为APC捕获，呈递给附近的淋巴细胞。

（2）活化阶段：接受抗原刺激的淋巴细胞活化和增殖的时期，T细胞、B细胞活化的第二信号（协同刺激或辅助因子）。接受抗原刺激的淋巴细胞迁移到附近的淋巴组织（淋巴结等），并增殖、分化、产生效应分子（2002，2006）。

（3）效应阶段：免疫效应细胞和抗体发挥作用将抗原灭活并从体内清除。

二、固有免疫应答

1. 概念
（1）天然免疫或非特异性免疫。
（2）机体在种系发生和进化过程中逐渐形成的一种天然免疫防御功能。
（3）构成机体抵御病原生物入侵的第一道防线。

2. 固有免疫识别
（1）固有免疫细胞经其细胞表面受体，识别病原体表面的模式分子而活化。
（2）模式识别受体。膜型PRR，识别病原相关分子模式[（PAMP）G^-菌的脂多糖、G^+菌的肽聚糖和脂磷壁酸等]。
（3）Toll样受体介导信号转导。

3. 组成
（1）组织屏障：皮肤、黏膜及附属成分的屏障作用，血-脑屏障，血-胎盘屏障。
（2）固有免疫细胞：吞噬细胞、自然杀伤细胞、γδT细胞、NKT细胞、B-1细胞等。
（3）效应分子：补体系统、细胞因子、防御素、溶菌酶等。

4. 功能
（1）吞噬细胞的效应：①抗感染早期清除入侵的病原微生物，吞噬杀菌效应。②氧依赖/氧非依赖杀菌系统和多种蛋白酶水解作用。③兼具吞噬杀菌和抗原呈递功能。④活化后具有杀瘤效应。

⑤释放细胞因子和炎症介质（2003）。

（2）自然杀伤细胞的效应：①直接杀伤某些肿瘤细胞、病毒或胞内寄生菌感染的靶细胞。②通过 ADCC 效应定向杀伤 IgG 特异性结合的肿瘤和病毒感染的靶细胞。③可分泌 IFN-γ，IL-12 和 TNF 等调节免疫。

（3）γδT 细胞的效应：皮肤黏膜局部抗病毒感染，活化后可分泌多种细胞因子。

（4）补体系统的效应：溶解细菌或病毒、引起炎症反应、免疫调理和免疫黏附作用。

（5）细胞因子：诱导产生抗病毒作用（IFN-α/β，IFN-γ）、诱导和促进炎症反应（IL-1，IL-6，TNF-α，CRP 等）、增强抗肿瘤作用（IFN-γ，GM-CSF）。

5. 与疾病的关系　吞噬细胞具有抗感染免疫作用，NKT 细胞、γδT 细胞和 B-1 细胞可以产生抗肿瘤、抗感染免疫作用。临床上大量不适当的应用抗生素，可杀伤或抑制消化道正常菌群，引发葡萄球菌性肠炎。血-脑脊液屏障能保护中枢神经系统，血胎屏障可防止病原体和有害物质进入胎儿体内。

三、适应性免疫应答

1. 概念　体内抗原特异性 T/B 淋巴细胞接受抗原刺激后，自身活化、增殖、分化为效应细胞，产生一系列生物学效应的全过程。

2. 分类　主要根据参加免疫应答的细胞不同分为：B 细胞介导的体液免疫应答和 T 细胞介导的细胞免疫应答两种类型。

3. 特点

（1）可识别"自身"和"非己"：对自身组织不应答。

（2）特异性应答：免疫应答只针对特异性的抗原进行。

（3）具有免疫记忆性：产生免疫记忆细胞，当机体再次接触相同抗原时，由免疫记忆细胞增殖分化再次产生应答。

四、B 细胞介导的体液免疫应答

1. TD 抗原诱导的体液免疫应答

（1）BCR 识别 TD 抗原（胸腺依赖抗原，绝大多数的蛋白质抗原均属此类），提供 B 细胞活化的第一信号。

（2）Th 细胞向 B 细胞提供第二活化信号，Th 细胞的 CD40L 同 B 细胞上的 CD40 相互作用。

（3）B 细胞在淋巴中心克隆性扩增、分化，并最后发育成浆细胞产生抗体。

2. TI 抗原诱导的体液免疫应答

（1）高浓度的 TI 抗原（细菌多糖、多聚蛋白质及脂多糖等）可直接与 B 细胞结合，多克隆诱导 B 细胞的增殖和分化。

（2）无须 T 细胞的辅助。

3. 体液免疫应答的一般规律

（1）初次应答：初次接受抗原刺激时，机体发生初次应答，根据抗体的产生分为潜伏期、对数期、平台期和下降期，产生的抗体主要为 IgM。

（2）再次应答：再次接受相同抗原刺激时发生的免疫应答。①潜伏期短：为初次应答潜伏期的一半；②抗体浓度增加快；③到达平台期快，平台高，时间长；④下降期持久；⑤较少量的抗原刺激即可诱发二次应答；⑥二次应答中产生的抗体主要为 IgG（2007），抗体亲和力高，且较均一。

五、T 细胞介导的细胞免疫应答

1. T 细胞活化的双识别、双信号

（1）T 细胞活化的第一信号：树突状细胞表达的抗原肽-MHC 分子复合物同 TCR 结合（2003，2007），CD3 和辅助受体（CD4 或 CD8）分子胞质区尾部聚集，激活酪氨酸激酶，促使 CD3 胞质区 ITAM 中酪氨酸磷酸化,提供 T 细胞活化的第一信号。

(2) T 细胞活化的第二信号(2007): CD28/B7 提供 T 细胞活化的第二信号,专职的抗原呈递细胞高表达共刺激分子。

2. Th1 细胞的效应

(1) Th1 细胞对巨噬细胞的作用(2007): ①激活巨噬细胞。Th1 细胞通过诱生 IFN-γ 等巨噬细胞活化因子,Th1 细胞表面 CD40L 和巨噬细胞表面 CD40 结合;②诱生并募集巨噬细胞。促进骨髓造血干细胞分化为新的巨噬细胞(Th1 细胞产生 IL-3 和 GM-CSF),促进巨噬细胞和淋巴细胞黏附穿越血管内皮募集至感染灶(TNF-α,LTα,MCP-1 等);③结合巨噬细胞所呈递的特异性抗原,诱导巨噬细胞激活。

(2) Th1 对淋巴细胞的作用(2007): 促进 Th1 细胞、CTL 细胞的增殖(IL-2 等),辅助 B 细胞的作用。

(3) Th1 对中性粒细胞的作用: 通过产生淋巴毒素和 TNF-α 活化中性粒细胞。

3. Th2 细胞的效应

(1) 辅助体液免疫应答: 通过产生 IL-4,IL-5,IL-10,IL-13 等协助、促进 B 细胞增殖、分化及抗体的产生。

(2) 参与超敏炎症反应: 通过细胞因子激活肥大细胞、嗜碱性粒细胞、嗜酸性粒细胞等。

4. Th17 细胞的效应 分泌 IL-17,刺激上皮细胞、内皮细胞、成纤维细胞和巨噬细胞等分泌多种细胞因子。

(1) 分泌 IL-8,MCP-1 等趋化因子,趋化和募集中性粒细胞和单核细胞。

(2) 分泌 G-CSF 和 GM-CSF 等集落刺激因子,活化中性粒细胞和单核细胞,并可刺激骨髓造血干细胞产生更多的髓样细胞。

(3) 分泌 IL-1β,IL-6,TNF-α 和 PGE$_2$ 等诱导局部炎症反应。

Th17 参与了炎症反应、感染性疾病以及自身免疫性疾病的发生。

5. CTL 的细胞毒效应

(1) 效-靶细胞结合: CTL 高表达黏附分子,有效结合表达相应受体的靶细胞,选择性杀伤所结合的靶细胞,不影响正常细胞。

(2) CTL 的极化: CTL 识别靶细胞表面抗原肽-MHC I 类分子后,CTL 内部发生改变(细胞骨架重排等),非特异性效应分子集中作用于靶细胞。

(3) 致死性攻击: ①穿孔素/颗粒酶途径;②Fas/FasL 途径: CTL 表达的膜 FasL 同靶细胞表面的 Fas 结合,诱导靶细胞凋亡。

经典试题

1. 诱导 CD4$^+$ 细胞分化成 CD4$^+$Th2 细胞的最重要的细胞因子是

A. IL-1
B. IL-4,IL-10
C. IL-6
D. IL-8
E. IL-10

2. B 细胞活化过程中的第一信号是

A. BCR识别和Ag
B. IL-1的作用
C. 识别的MHC
D. IL-2受体的产生
E. 黏附分子受体与配体的相互作用

3. CD4$^+$Th1 细胞诱导的炎症中最主要的效应细胞是

A. 活化的MΦ
B. T细胞
C. B细胞
D. NK细胞
E. 中性粒细胞

4. CD8$^+$Th 细胞活化的第二信号是

A. IL-1受体的表达
B. IL-2的作用
C. IL-5的作用

D. TCR识别肽Ag-MHCⅡ类分子复合物
E. CD4⁺Th与APC间黏附分子及协同刺激分子的作用

5. 再次应答最主要的特点是
A. 产生Ab潜伏期长
B. IgG大量产生
C. IgM产生量大
D. IgG与IgM的产生量相似
E. IgG的亲和力没变化

6. 淋巴细胞活化过程中需要黏附分子的辅佐，其中又是增强对肿瘤识别杀伤活性及协助Th活化B细胞的是
A. CD2/LFA-3
B. CD28/B7

C. LFA-1/1CAM-Ⅰ
D. CD4/MHC-Ⅱ
E. CD8/MHC-Ⅰ

（7～10题共用备选答案）
A. 对TI-Ag应答
B. ADCC的作用
C. 对TD-Ag应答
D. 主要分泌细胞因子的作用
E. 特异杀伤作用

7. B1细胞具有
8. CTL细胞具有
9. NK细胞具有
10. T及B细胞具有

参考答案： 1. B 2. A 3. A 4. E 5. B 6. B 7. A 8. E 9. B 10. C

第11单元 黏膜免疫

── 重点提示 ──

本单元不常考。重点掌握分泌型IgA为其中发挥主要免疫效应的分子。适当了解黏膜免疫和黏膜相关淋巴组织的概念及膜免疫系统的细胞。

1. 黏膜相关淋巴组织是指呼吸道、胃肠道及泌尿生殖道黏膜的淋巴组织，以及某些器官化的黏膜淋巴组织（如扁桃体、小肠的集合淋巴结及阑尾等）。

2. 黏膜免疫包括免疫细胞，以及肠相关淋巴组织中的B细胞能主要在Th2的作用下产生IgA，分布于肠黏膜形成分泌型IgA（SIgA）。

── 考点串讲 ──

一、基本概念

1. 黏膜免疫

（1）黏膜系统为人体重要的防御屏障。

（2）主要指分布在呼吸道、消化道、泌尿生殖道和外分泌腺等黏膜组织内的淋巴组织及免疫活性细胞共同形成的一个完整的免疫应答网络。

2. 黏膜相关淋巴组织（MALT）

（1）指呼吸道、消化道、泌尿生殖道黏膜固有层和上皮下散在的无被膜淋巴组织，以及某些带有生发中心的器官化的淋巴组织，如扁桃体、小肠的派氏集合淋巴结及阑尾等。

（2）发生局部特异性应答的部位。

二、黏膜免疫系统的组成

1. 细胞

（1）M细胞：肠集合淋巴小结处的派氏集合淋巴滤泡内，一种特化的抗原转运细胞。

（2）上皮细胞间淋巴细胞：40%为胸腺依赖性（αβ⁺T细胞），60%为胸腺非依赖性（γδ⁺T细胞）。

2. 分子 分泌型IgA为主要的发挥免疫效应的分子。

三、黏膜免疫的功能

1. 参与食物与肠道菌群免疫耐受
2. 抗感染
（1）为肠道、呼吸道及泌尿生殖道的一层抗感染免疫屏障。
（2）分泌型 IgA 为黏膜局部抗感染的主要机制。
3. 参与超敏反应

第12单元 免疫耐受

=== 重点提示 ===

本单元重点掌握免疫耐受的概念、机制、维持和终止。适当了解免疫耐受的分类。
1. 免疫耐受是针对特定抗原的特异性免疫无应答状态。
2. 免疫耐受的机制。T 及 B 细胞发育过程中，对自身共有抗原应答的细胞被克隆消除或克隆无能（中枢耐受）；在外周，对组织特异自身抗原应答的 T 及 B 细胞，因克隆失能、克隆消除、免疫忽视及免疫调节 Tregs/Ts 抑制细胞作用（外周耐受），不能执行免疫应答所致。

=== 考点串讲 ===

一、基本概念

（一）免疫耐受

1. 在抗原刺激下，对抗原特异应答的 T 及 B 细胞不能被激活产生特异免疫效应细胞，不能执行正免疫效应的现象（2001）。
2. 具有免疫特异性，只对特异抗原不应答。

（二）中枢免疫耐受

中枢免疫耐受是胚胎期及出生后 T 细胞与 B 细胞发育的过程中，遇到自身抗原所形成的耐受。

（三）外周免疫耐受

外周免疫耐受是成熟的 T 细胞和 B 细胞，在遇到内源性或外源性抗原时，不产生正免疫应答。

二、免疫耐受的形成与维持

（一）影响免疫耐受形成的因素

1. 抗原因素与免疫耐受
（1）抗原剂量：低带耐受和高带耐受。
（2）抗原类型：蛋白单体不易被巨噬细胞吞噬处理，不能通过 APC 提呈活化 T 细胞（2007）。
（3）抗原免疫途径：口服抗原导致局部产生分泌型 IgA，全身则为免疫耐受。
（4）抗原表位特点：耐受原表位，天然鸡卵溶菌酶可激活 Ts 细胞，抑制 Th 细胞，致免疫耐受。

2. 抗原变异与免疫耐受 易发生变异的病原体抗原，模拟抗原，结合 T 细胞和 B 细胞的表达受体，但不能产生使细胞活化的第一信号，如 HIV 病毒感染。

（二）形成免疫耐受的机制

1. 中枢耐受的机制 阴性选择和克隆消除。
（1）胸腺微环境中，TCR 高亲和力结合表达自身抗原肽-MHC 分子复合物的 T 细胞，启动细胞程序性死亡，致克隆消除。
（2）在骨髓及末梢中与自身抗原呈高亲和力结合的 B 细胞，亦被克隆消除。

2. 外周耐受的机制

（1）克隆清除及免疫忽视：组织中自身抗原浓度过高或过低者，致对自身抗原具有高亲和力的 T 细胞克隆清除或免疫忽视。

（2）克隆无能或不活化。

（3）免疫调节（抑制）细胞的作用。

（4）细胞因子的作用。

（5）信号转导障碍与免疫耐受：T 细胞核 B 细胞的活化受到负信号分子的反馈调控，如负调控分子缺陷或不足，则破坏免疫耐受。

（三）免疫耐受的维持与终止

1. 影响免疫耐受持续时间的因素

（1）抗原的持续存在。

（2）机体免疫系统处于未成熟状态时，如婴儿、幼年期，经特殊处理所诱导的免疫耐受性维持时间长（2002）。

2. 免疫耐受的终止

（1）自发终止：已建立了耐受性的个体如无抗原的再度刺激，免疫耐受性随着体内抗原被清除而自行消退，重新出现对特异抗原的免疫应答，此即为免疫耐受性的自发终止。

（2）特异终止：使用各种模拟抗原物质，特异地破坏已建立的耐受性。

三、免疫耐受与临床

（一）建立免疫耐受

1. 口服免疫原，建立全身免疫耐受。
2. 静脉注射单体抗原，建立全身免疫耐受。
3. 移植骨髓及胸腺，建立或恢复免疫耐受。
4. 脱敏治疗，防治 IgE 型抗体的产生。
5. 防止感染。
6. 诱导产生具有特异拮抗作用的调节性 T 细胞，抑制效应免疫细胞对靶细胞的攻击。
7. 自身抗原肽拮抗药的使用。

（二）打破免疫耐受

恢复对慢性感染及肿瘤的免疫应答。

1. 免疫原及免疫相关分子　用于恢复对肿瘤细胞的免疫应答（基因克隆 TSA/TAA，产生足量重组蛋白作为肿瘤多肽疫苗；提高肿瘤细胞 MHC 分子及 B7 分子的表达）（2012）。

2. 细胞因子及其抗体的应用　IFN-γ 诱导巨噬细胞和 APC 上调 MHC Ⅱ 类分子，抗原处理能力增强。

3. 多重抗感染　防止病原体产生抗原拮抗分子。

=== 经典试题 ===

1. 关于免疫耐受的叙述哪项是正确的
A. 产生免疫耐受后对各种Ag均不感受
B. 免疫耐受无记忆性
C. 免疫耐受就是免疫抑制
D. 产生自身耐受是自身免疫病的起因
E. 对病毒感染免疫耐受的机体易发生该病毒引起的疾病

2. 诱导免疫耐受的方法是

A. 切除成年动物的胸腺
B. 切除成年动物的脾脏
C. 注射佐剂
D. 注射极大量Ag
E. 注射有丝分裂素和Ag

（3~6题共用备选答案）

A. 引起T细胞免疫耐受
B. 引起B细胞免疫耐受

C. 引起T及B细胞免疫耐受
D. 不引起免疫耐受
E. 引起免疫抑制
3. 高剂量TD抗原
4. 低剂量TD-Ag
5. 高剂量TI-Ag
6. 低剂量TI-Ag

参考答案：1. E 2. D 3. C 4. A 5. B 6. D

第13单元　抗感染免疫

重点提示

本单元不常考。适当了解。

考点串讲

一、概述

1. 抗感染免疫。是机体抵抗病原生物及其有害产物，以维持生理稳定的功能。

2. 抗感染能力的强弱，与遗传因素、年龄、机体的营养状态等有关，主要决定于机体的免疫功能。

二、机制

（一）抗感染固有免疫

1. **针对胞外抗细菌**　主要依赖补体、肥大细胞、单核巨噬细胞、中性粒细胞等。首先，补体系统可通过替代、MBL途径裂解细菌，C3a，C5a片段可调理吞噬细胞杀菌，C3a/C5a或巨噬细胞分泌的趋化因子可趋化中性粒细胞、淋巴细胞到达感染部位吞噬杀菌。

2. **针对胞内抗病毒**　病毒通常在感染细菌3~5d达到复制高峰，在感染早期，固有免疫发挥重要的抗病毒复制作用。组织细胞分泌的IFNα/β可迅速激活邻近细胞合成抗病毒蛋白，有效抑制病毒转录复制。NK细胞具有直接杀伤病毒感染细胞的作用，同时分泌IFN-γ以激活邻近的巨噬细胞，上调其抗原提呈功能和分泌细胞因子功能。

（二）抗感染适应性免疫

1. **针对胞外抗细菌**　局部组织DC吞噬细菌后迁移至引流淋巴结激活Th2，淋巴结FDC捕获抗原并在Th辅助下激活B细胞并分泌特异性抗体。抗体随体液循环至全身，可中和游离的毒素，而分泌型SIgA可阻断细菌的黏膜黏附。Th2应答对清除胞外菌感染很关键：诱导抗体中和细菌和毒素；促进吞噬杀菌。

2. **针对胞内抗病毒**　局部组织的DC、巨噬细胞摄取病毒抗原后，迁移至引流淋巴结，同时加工处理病毒抗原并提呈给CD4$^+$Th细胞和CD8$^+$T细胞，启动适应性免疫应答。①<u>所产生的病毒特异性CTL是清除病毒的主力，可杀伤大部分藏匿病毒的靶细胞（2014）</u>；②Th1细胞所分泌的细胞因子对于有效诱导CTL必不可少；③病毒特异性B细胞的激活和IgG抗体的分泌约在1周以后，具有中和血液和体液游离病毒、通过调理吞噬和ADCC作用清除病毒的功能。

三、病原体的免疫逃逸机制

1. **宿主机制**　免疫抑制：病原体产生一些物质直接抑制机体的免疫应答，起到免疫抑制的作用或破坏机体免疫系统，如获得性免疫缺陷病毒。

2. **病原体机制**

（1）抗原性的变化：病原菌抗原表位系列频繁变异，影响CTL对抗原的识别。

（2）持续性感染：病原体进入潜伏感染状态或维持低的复制，不引起机体的免疫应答，感染持续存在。

第14单元 超敏反应

重点提示

本单元常考。重点掌握：①超敏反应的分型；②Ⅰ型、Ⅱ型超敏反应的特点；③Ⅲ型、Ⅳ型超敏反应的发生机制；④各型超敏反应的常见疾病。

1. Ⅰ型超敏反应 参与的成分有特异性 IgE 及 IgE Fc 受体；代表性疾病有药物过敏性休克、过敏性鼻炎、过敏性哮喘、过敏性胃肠炎、荨麻疹、神经血管性水肿等。
2. Ⅱ型超敏反应 参与的成分有 IgG，IgM 类；代表性疾病有输血反应、新生儿溶血症。
3. Ⅲ型超敏反应 参与的成分有可溶性免疫复合物等；代表性疾病有 Arthus 反应、血清病。
4. Ⅳ型超敏反应 迟发型超敏反应；代表性疾病有结核菌素反应、接触性皮炎。

考点串讲

一、基本概念

（一）超敏反应

超敏反应，又称变态反应，为某些抗原刺激时，机体出现生理功能紊乱或组织细胞损伤的异常适应性免疫应答所致。

（二）超敏反应的分型

1. Ⅰ型超敏反应 速发型超敏反应，如花粉过敏。
2. Ⅱ型超敏反应 细胞毒型或细胞溶解型超敏反应，如输血引起的溶血性反应。
3. Ⅲ型超敏反应 免疫复合物型或血管炎型超敏反应，如血清病、类风湿关节炎等。
4. Ⅳ型超敏反应 迟发型超敏反应，如接触性迟发型超敏反应（2007）。

二、Ⅰ型超敏反应

（一）Ⅰ型超敏反应的特点

1. 超敏反应发生快，消退快。
2. 常引起生理功能紊乱，几乎无严重组织细胞损伤。
3. 有明显个体差异和遗传背景。

（二）Ⅰ型超敏反应的变应原、变应素和细胞

1. 变应原
（1）药物或化学物质，如青霉素、磺胺、有机碘化合物等。
（2）吸入性变应原，如花粉颗粒、尘螨排泄物、真菌菌丝及孢子、动物皮毛等。
（3）食物变应原，如牛奶、鸡蛋、鱼虾等。
（4）某些酶类物质，尘螨中的半胱氨酸蛋白导致呼吸道过敏反应，枯草菌溶素引发支气管哮喘。
2. 变应素 IgE 型抗体。
3. 变应细胞
（1）肥大细胞（2012）和嗜碱性粒细胞：表达高亲和力的 Fc εRI，胞质中含嗜碱性颗粒，储存生物活性介质（肝素、白三烯、组胺和嗜酸性粒细胞趋化因子）。

（2）嗜酸性粒细胞：具有毒性作用的颗粒蛋白和酶类物质（嗜酸性粒细胞阳离子蛋白等）、另一类介质与肥大细胞相似，组胺酶和芳基硫酸酯酶（抑制肥大细胞释放的组胺和LTs，抑制炎症反应）（2000）。

（三）Ⅰ型超敏反应的发生机制

1. 致敏阶段
（1）变应原进入机体，选择性诱使变异原特异性B细胞产生IgE类抗体应答。
（2）IgE抗体结合于肥大细胞和嗜碱性粒细胞表面，称为致敏的肥大细胞和嗜碱性粒细胞。
2. 激发阶段
（1）处于致敏状态的机体再次接触相同变应原时，变应原特异性结合致敏的肥大细胞和致敏的嗜碱性粒细胞表面的IgE抗体，使细胞活化释放生物介质。
（2）预先形成储备的介质及作用：①组胺。刺激支气管、胃肠道平滑肌收缩，增加黏膜腺体分泌。②激肽原酶。引起支气管痉挛，增强毛细血管通透性，吸引嗜酸性粒细胞和中性粒细胞向局部趋化。
（3）新合成的介质及作用：①LTs，PGD_2，能强烈持久地收缩支气管平滑肌，增强毛细血管通透性，增加黏膜腺体分泌。②PAF，凝聚和活化血小板并释放组胺、5-羟色胺等血管活性物。

（四）临床常见的Ⅰ型超敏反应性疾病（2014）

1. 全身性过敏反应　药物过敏性休克、血清过敏性休克。
2. 呼吸道过敏反应　过敏性哮喘，过敏性鼻炎。
3. 消化道过敏反应　过敏性胃肠炎。
4. 皮肤过敏反应　荨麻疹、特应性皮炎。

（五）Ⅰ型超敏反应的防治原则

1. 查明变应原　避免与之接触。
2. 脱敏治疗　异种血清脱敏治疗（小剂量、短间隔多次注射抗毒素血清）或特异性变应原脱敏疗法（小剂量、间隔较长时间、反复多次皮下注射相应变应原）。
3. 药物治疗　抑制生物活性介质合成和释放（阿司匹林、色甘酸钠、肾上腺素），生物活性介质拮抗药物（苯海拉明、扑尔敏等抗组胺药），改善效应器官反应性的药物（肾上腺素、葡萄糖酸钙等）。
4. 免疫新疗法　IL-12促使Th2型免疫应答向Th1型转换，下调IgE产生，重组可溶性IL-4受体结合IL-4，降低Th2细胞的活性，减少IgE的生成（2007）。

三、Ⅱ型超敏反应

（一）Ⅱ型超敏反应的发生机制

1. 经典补体活化途径　IgG或IgM类抗体结合靶细胞表面抗原后，激活经典途径补体活化以及补体裂解产物的调理作用，溶解靶细胞。
2. 吞噬或ADCC效应　IgG抗体结合靶细胞表面抗原，通过Fc段与效应细胞（NK细胞、巨噬细胞、中性粒细胞）表面存在的Fc受体结合，调理吞噬和（或）ADCC作用，溶解破坏靶细胞（2001）。

（二）临床常见的Ⅱ型超敏反应性疾病

1. 输血反应　ABO血型不符的输血，受者血清中天然抗体（IgM）结合供者红细胞表面抗原，引起溶血反应（2003，2006）。
2. 新生儿溶血症（2011）　母子间Rh血型不符。
3. 自身免疫性溶血性贫血（2015，2016）　病毒（EBV等）使红细胞膜表面成分改变，刺激机体产生抗红细胞抗体所致。

4. 药物过敏性血细胞减少症　青霉素、磺胺等药物抗原表位与血细胞膜蛋白或血浆蛋白结合获得免疫原性，刺激机体产生药物抗原表位特异性的抗体所致。
5. 肺出血-肾炎综合征　针对基底膜抗原的自身抗体（Ⅳ型胶原）。
6. 甲状腺功能亢进　抗甲状腺刺激素受体的自身抗体。

四、Ⅲ型超敏反应

1．Ⅲ型超敏反应的发生机制
（1）可溶性免疫复合物沉积于局部或全身多处毛细血管基底膜。
（2）激活补体和效应细胞（血小板、嗜碱性粒细胞、中性粒细胞等）。
（3）以充血性水肿、局部坏死和中性粒细胞浸润为主的炎症反应和组织损伤。
2．临床常见的Ⅲ型超敏反应性疾病
（1）局部免疫复合物病：Arthus 反应和类 Arthus 反应（2004，2007，2015，2016）。
（2）全身性免疫复合物病：血清病（2015）、链球菌感染后肾小球肾炎、类风湿关节炎。

五、Ⅳ型超敏反应

1．Ⅳ型超敏反应的发生机制
（1）抗原诱导的细胞性免疫应答。
（2）效应 T 细胞与特异性抗原结合作用，引起单个核细胞浸润和组织损伤为主要特征的炎症反应（2000，2008）。
（3）发生较慢，称为迟发型超敏反应。
（4）与抗体和补体无关，与效应 T 细胞和吞噬细胞及其产生的细胞因子或细胞毒性介质有关。
2．临床常见的Ⅳ型超敏反应性疾病
（1）感染性迟发型超敏反应：结核菌肉芽肿。
（2）接触性迟发型超敏反应：接触油漆、农药、化妆品等引起的接触性皮炎（2014）。

经典试题

1. 不是Ⅰ型超敏反应特点的是
A．IgE介导
B．发生速度快
C．有明显的个体差异
D．引起功能紊乱
E．造成组织损伤

2. 如遇一位异种动物血清过敏者（仍需注破伤风抗毒素）应当如何处理
A．停止注射
B．用脱敏药后再注射
C．少量多次注射
D．一次性皮下注射
E．与减敏药物同时注射

3. 参与Ⅰ型超敏反应的主要细胞是
A．肥大细胞
B．致敏的T细胞
C．CTL细胞
D．NK细胞
E．中性粒细胞

4. 参与Ⅲ型变态反应性血管炎的细胞是
A．肥大细胞
B．嗜碱粒细胞
C．中性粒细胞
D．血小板+中性粒细胞
E．Th细胞

5. 属于Ⅱ型超敏反应的疾病是
A．血小板减少性紫癜
B．血清病
C．SLE
D．过敏性鼻炎
E．溃疡性结肠炎

6. 糖尿病病人由于反复注射胰岛素，在注射局部出现红肿，出血，坏死等剧烈的炎症，应是
A．类风湿关节炎
B．Arthus反应
C．血清病
D．免疫复合型肾小球性肾炎
E．SLE

（7～13题共用备选答案）
A. 属Ⅰ型超敏反应性疾病
B. 属Ⅱ型超敏反应性疾病
C. 属Ⅲ型超敏反应性疾病
D. 属Ⅳ型超敏反应性疾病
E. 不属于超敏反应性疾病
7. 结核病
8. 移植物急性排斥
9. 青霉素过敏性休克
10. 药物过敏性血小板减少性紫癜
11. 肾小球肾炎
12. 输血反应
13. 类风湿关节炎

参考答案：1. E 2. C 3. A 4. D 5. A 6. B 7. D 8. D 9. A 10. B 11. C 12. B 13. C

第15单元 自身免疫和自身免疫性疾病

重点提示

本单元应重点掌握常见自身免疫性疾病及损伤机制。熟悉自身免疫性疾病的特点，能够区分自身免疫性疾病的诱因种类。治疗原则等适当了解。

1. 自身免疫 指机体免疫系统对自身成分发生免疫应答的现象。
2. 自身抗体介导的免疫病 血小板减少性紫癜、毒性弥漫性甲状腺肿、系统性红斑狼疮；自身反应性T细胞介导的免疫病：胰岛素依赖型糖尿病。
3. 诱导自身免疫性疾病发生的因素 隐蔽抗原的释放、自身抗原的改变、分子模拟、表位扩展、免疫调节异常、遗传因素。

考点串讲

一、基本概念

1. 自身免疫的概念 自身免疫是指机体对自身成分发生免疫应答的能力，存在于所有个体，通常不对机体产生伤害。
2. 自身免疫性疾病的概念
（1）自身免疫性疾病：机体对自身成分发生免疫应答而导致的疾病状态。
（2）特点：①可检测到自身抗体和（或）自身反应性T淋巴细胞，如类风湿因子、ANCA，抗Jo1-1抗体、抗RNP抗体等（2007）；②自身抗体和（或）自身反应性T淋巴细胞介导；③为针对自身细胞或组织成分的获得性免疫应答；④病情转归同自身免疫反应强度密切相关；⑤反复发作，慢性迁延。
（3）分类：①器官特异性自身免疫性疾病。疾病局限于某一特定的器官，如桥本甲状腺炎、突眼性甲状腺肿、1型糖尿病、重症肌无力等。②全身性自身免疫性疾病，如系统性红斑狼疮。

二、自身免疫的组织损伤机制

1. 自身抗体介导
（1）自身抗体引起的细胞破坏性自身免疫性疾病
①由自身抗体启动：抗红细胞表面抗原抗体（自身免疫性溶血性贫血）、抗血小板抗体（自身免疫性血小板减少性紫癜）等。
②自身细胞的破坏：自身抗体识别激活补体系统、Fc段介导的吞噬细胞清除，ADCC效应，中性粒细胞经C5a趋化到达组织局部引起损伤。
（2）细胞表面受体自身抗体引起的自身免疫性疾病
①自身抗体激动细胞表面受体引起的疾病：突眼性甲状腺肿（自身抗体作用于甲状腺TSH受

体，刺激甲状腺素过度分泌），抗甲状腺球蛋白抗体等。

②阻断细胞受体的功能引起的自身免疫性疾病：重症肌无力（乙酰胆碱受体的自身抗体阻断乙酰胆碱同神经肌肉接头处结合），胰岛素耐受性糖尿病（胰岛素受体拮抗药样自身抗体）。

(3) 细胞外成分自身抗体引起的自身免疫性疾病：肺出血-肾炎综合征（抗基底膜Ⅳ型胶原自身抗体）。

(4) 自身抗体-免疫复合物引起的自身免疫性疾病：系统性红斑狼疮。

2. 自身反应性 T 细胞介导

(1) 针对自身抗原的自身反应性 T 淋巴细胞导致。

(2) 1 型糖尿病，自身反应性 T 淋巴细胞持续杀伤胰岛 B 细胞，从而导致胰岛素分泌严重不足。

三、自身免疫性疾病的诱因

1. 隐蔽抗原的释放

(1) 免疫隔离部位抗原在外伤等情况下释放，如脑、睾丸、眼睛和子宫等。

(2) T 淋巴细胞和 B 淋巴细胞库中相应的自身反应性淋巴细胞克隆在个体发育过程中不曾被克隆清除，接触以上抗原后可产生自身免疫性疾病。

2. 自身抗原的改变 生物、物理、化学及药物等因素使自身抗原改变，如变性的 IgG 刺激机体产生 IgM 或 IgG 类自身抗体（类风湿因子）。

3. 分子模拟 微生物和宿主之间相似的抗原表位，如柯萨奇病毒引发的糖尿病，链球菌感染后的肾小球肾炎和风湿性心脏病。

4. 淋巴细胞的多克隆激活 非感染性炎症多克隆激活自身免疫性 T 淋巴细胞，如心脏缺血坏死导致心肌炎。

5. 表位扩展 针对病原体的表位数目不断增加的免疫应答，激活针对自身抗原隐蔽并表位的免疫细胞克隆，使疾病加重。

6. 免疫调节异常 免疫忽视被打破（多克隆刺激剂、协同刺激分子、细胞因子）。

7. 遗传因素 遗传背景一定程度上决定机体对自身免疫性疾病的易感性，HLA-DR3 同重症肌无力、系统性红斑狼疮、1 型糖尿病、突眼性甲状腺肿；HLA-DR4 同类风湿关节炎；B27 同强直性脊柱炎等。

四、自身免疫性疾病的治疗

1. 基本治疗原则

(1) 预防和减少导致自身免疫性疾病的诱因。

(2) 应用药物减轻自身免疫应答的强度，建立对自身成分的免疫耐受。

2. 治疗策略

(1) 预防和控制微生物感染。

(2) 应用免疫抑制药：抑制自身抗体的生成及自身应答性 T 细胞的增殖和分化。

(3) 应用细胞因子抗体。

(4) 细胞因子受体阻滞药的应用。

=== 经 典 试 题 ===

1. 属于器官非特异性自身免疫性疾病的是
A. 重症肌无力
B. 类风湿关节炎
C. 1 型糖尿病
D. 甲状腺功能亢进（Graves 病）
E. 桥本病（慢性甲状腺炎）

2. 自身免疫病治疗原则中属于免疫调节的方法是
A. 抗MHC-Ⅱ类Ag的Ab
B. PG抑制药
C. 细胞因子
D. 皮质激素

E. 甲氨蝶呤
3. 由于眼外伤，眼球球体受到严重破坏，可能发生交感性眼炎，其原因应属于
A. 隐蔽Ag的释放
B. 自身抗原发生改变
C. 交叉抗原的出现
D. 多克隆刺激
E. 自身反应性淋巴细胞克隆再现
4. 自身免疫病治疗原则中属于免疫抑制的方法是
A. 水杨酸制剂
B. 硫唑嘌呤
C. 皮质激素
D. 与自身Ag类似的多肽
E. 自身Ag偶联毒素导向
5. 自身免疫最重要的基本特征是
A. 病人血中可测得高效价的自身抗体和（或）针对自身Ag的致敏淋巴细胞
B. 自身Ab或致敏淋巴细胞造成组织损伤或功能障碍
C. 病情转归与自身免疫反应强度有关
D. 反复发作或慢性迁延
E. 有遗传倾向

参考答案：1. B 2. C 3. A 4. B 5. A

第16单元 免疫缺陷病

重点提示

本单元出题重点集中在各种原发性免疫缺陷的特点及获得性免疫缺陷综合征的致病因素，尤以HIV作用的靶细胞为最多，应重点掌握。

1. 代表疾病 ①原发性B细胞缺陷病，如选择性IgA缺乏症、X性连锁低丙球血症；②原发性T细胞缺陷病，如先天性胸腺发育不全（DiGeorge型）；③原发性联合免疫缺陷病，如重症联合免疫缺陷病和腺苷脱氨酶缺乏；④原发性吞噬细胞缺陷病，如慢性肉芽肿；⑤原发性补体缺陷病，如遗传性血管神经性水肿。

2. AIDS 主要是$CD4^+T$细胞缺陷。

考点串讲

一、基本概念

（一）免疫缺陷病的概念

免疫缺陷病是免疫系统先天发育不全或后天损害而使免疫细胞发育、分化、增殖和代谢异常，并导致免疫功能障碍所出现的临床综合征。

（二）免疫缺陷病的分类

1. 根据病因不同 分为原发性（先天性）和继发性（获得性）。
2. 根据累及的免疫系统成分不同 分为体液免疫缺陷、细胞免疫缺陷、联合免疫缺陷、吞噬细胞缺陷、补体缺陷。

二、原发性免疫缺陷病（表18-1）

表18-1 原发性免疫缺陷病的比较

分类	疾病（2016）	免疫缺陷	发病机制	临床特点
B细胞缺陷病	X性连锁无丙种球蛋白血症（XLA）	无成熟B细胞	BtK缺陷	胞外菌、病毒感染
	选择性IgA缺陷	低或无IgA		呼吸道感染
	X性连锁高IgM综合征（XHM）	无Ig类别转换	CD40L缺陷	胞外菌感染

分类	疾病（2016）	免疫缺陷	发病机制	临床特点
T细胞缺陷病	DiGeorge综合征（2013）	T及B细胞发育	胸腺及多器官发育障碍	反复胞内寄生物感染
联合免疫缺陷	T细胞信号转导缺陷	T细胞应答缺陷	CD3 ε或γ链缺陷	易胞内寄生物感染
	X性连锁重症联合免疫缺陷病（XSCID）	无T细胞	IL-2Rγ（γc）链缺失	易发生反复感染
	常染色体隐性遗传重症联合免疫缺陷病	T及B细胞代谢障碍 无MHCⅡ类分子	ADA和PNP缺陷 MHCⅡ类基因启动子缺陷	易发生反复严重感染 对病毒易感性增加

（一）B细胞缺陷

1．X性连锁无丙种球蛋白血症　这是最常见的原发性B细胞缺陷病，又称Bruton病，与X性连锁隐性遗传有关。该病的发病机制是B细胞的信号转导分子酪氨酸激酶基因缺陷。该病特点是血循环和淋巴组织中B细胞数目减少或缺失，血清中各类Ig水平明显减低或缺失，而T细胞数量及功能正常。

2．选择性IgA缺陷　这是一种最常见的选择性Ig缺陷，为常染色体显性或隐性遗传。该病主要特点为：血清IgA和黏膜表面分泌型IgA（SIgA）含量极低或缺乏。IgM和IgG水平正常或略高，病人细胞免疫功能正常，多无明显症状。

3．X性连锁高IgM综合征　这是一种罕见的免疫球蛋白缺陷病，为X性连锁隐性遗传。该病发病机制是X染色体上CD40L基因突变，使T细胞表达CD40L缺陷，T细胞与B细胞相互作用受阻，导致B细胞不能增殖或不能进行Ig类别转换。病人IgG，IgA，IgE缺乏，但IgM增高。

（二）T细胞缺陷

1．DiGeorge综合征　又称先天性胸腺发育不全（2001），是由于染色体22q11的微基因缺失所致，胚胎早期第Ⅲ及Ⅳ对咽囊发育异常引起。胸腺、甲状旁腺、部分颜面、主动脉弓及心脏结构发育不良，病人T细胞数目降低，缺乏T细胞应答；而B细胞数目正常，但是用特异性TD抗原刺激后不产生相应抗体。

2．T细胞活化和功能缺陷　T细胞膜分子表达异常所致的疾病，包括常染色体隐性遗传和X性连锁隐性遗传两种类型。

（三）联合免疫缺陷

1．重症联合免疫缺陷病　源自骨髓干细胞的T及B细胞发育异常所致。包括以下两种类型：①X性连锁重症联合免疫缺陷病；②常染色体隐性遗传重症联合免疫缺陷病。

2．其他联合免疫缺陷病

（四）吞噬细胞缺陷

本病表现为吞噬细胞数量减少、游走功能障碍、吞噬能力虽正常，但由于胞内缺乏各种消化病原的酶而丧失了杀灭和消化病原的能力。病人对致病与非致病微生物均易感，因而易发生反复感染甚至危及生命（2000）。

1．中性粒细胞数量减少。

2．吞噬细胞功能缺陷。

（五）补体系统缺陷

1．遗传性血管神经性水肿　为常见的补体缺陷病，是由于C1INH基因缺陷所致。

2．阵发性夜间血红蛋白尿　是由于GPI合成障碍所致。病人红细胞膜因缺乏衰变加速因子和MAC抑制因子而发生补体介导的溶血。

三、获得性免疫缺陷病

1. 概念　获得性免疫缺陷病是后天因素造成的、继发于某些疾病或使用药物后产生的免疫缺陷性疾病。

2. 种类

（1）非感染因素：恶性肿瘤（霍奇金、骨髓瘤）、营养不良、医源性免疫缺陷。

（2）感染：某些病毒、细菌和寄生虫感染，可不同程度影响机体免疫系统，导致获得性免疫缺陷病，如 HIV、麻疹病毒、巨细胞病毒、EB 病毒等。

=== 经典试题 ===

1. X 性连锁低丙球蛋白血症是属于
   A. T细胞缺陷
   B. 联合免疫缺陷
   C. 吞噬细胞缺陷
   D. 补体缺陷病
   E. B细胞缺陷病
2. 确诊原发性免疫缺陷最重要的指标是
   A. 白细胞计数和分类
   B. 各类Ig的检测
   C. T 及 B 吞噬细胞的功能检测
   D. 检测相关基因的缺陷
   E. 补体成分的检测

（3~5题共用备选答案）
   A. 慢性肉芽肿
   B. DiGeorge综合征
   C. Bruton病
   D. SCID
   E. 补体缺陷病
3. 属于吞噬细胞缺陷病
4. 属于 T 细胞缺陷病
5. 属于 B 细胞缺陷病

参考答案：1. E　2. D　3. A　4. B　5. C

第17单元　肿瘤免疫

=== 重点提示 ===

本单元不常考。重点掌握肿瘤抗原的概念，其他内容适当了解。

肿瘤特异性抗原指只存在于某些肿瘤细胞表面，而不存在于相应正常细胞或其他肿瘤细胞表面的抗原；肿瘤相关抗原指并非肿瘤细胞所特有的、在正常组织细胞上也存在，只是在细胞癌变时含量明显增高或异位表达的抗原。如胚胎抗原（如甲胎蛋白 AFP 和癌胚抗原 CEA）。

=== 考点串讲 ===

一、肿瘤抗原

（一）肿瘤抗原的概念

肿瘤抗原是细胞癌变过程中新出现的抗原以及过度表达的抗原物质的总称。

（二）肿瘤抗原的分类

1. 根据肿瘤抗原的特异性分类

（1）肿瘤特异性抗原：肿瘤细胞所特有的或只存在于某种肿瘤细胞而不存在于正常细胞的新抗原。

（2）肿瘤相关抗原：非肿瘤细胞所特有、正常细胞和其他组织上也存在的抗原，细胞癌变时，含量增加（2001，2012，2017）。

2. 根据肿瘤诱发和发生的情况分类

（1）理化因素诱发的肿瘤抗原：化学致癌剂或物理辐射诱发的肿瘤。特异性高抗原性弱，有明显的个体特异性。

(2) 病毒诱发的肿瘤抗原：同一病毒诱发的不同种类的肿瘤，不论其组织来源或动物种类如何不同，均表达相同抗原，且抗原性强。

(3) 自发性肿瘤抗原：环境因素或自发突变形成，大多数人类肿瘤属于这一类。

(4) 胚胎抗原或分化抗原：胚胎抗原为胚胎组织的正常抗原，出生后逐渐消失或极微量，但在癌变细胞中又大量出现，如甲胎蛋白、癌胚抗原等。

二、机体抗肿瘤免疫的效应机制

(一) 体液免疫机制

虽然体液免疫可以通过以下几种形式发挥作用，但体液免疫应答不是机体抵抗肿瘤的主要免疫应答方式。

1. **激活补体系统溶解肿瘤细胞** 细胞毒性抗体（IgM）和某些IgG亚类（IgG1，IgG3）与肿瘤细胞结合后，可在补体参与下溶解肿瘤细胞。

2. **抗体依赖的细胞介导的细胞毒作用（ADCC）** IgG类抗体能使多种效应细胞如巨噬细胞、NK细胞、中性粒细胞等发挥ADCC效应，使肿瘤细胞溶解。

3. **抗体调理作用** 吞噬细胞在有IgG类抗体存在时，可经调理作用通过其表面Fc受体而增强吞噬肿瘤细胞。

(1) 抗体封闭肿瘤细胞上的某些受体：如转铁蛋白的抗体可通过封闭转铁蛋白受体阻碍其功能，从而抑制肿瘤细胞的生长。

(2) 抗体使肿瘤细胞的黏附特性改变或丧失：抗体与肿瘤细胞抗原结合后，可修饰其表面结构，改变肿瘤细胞黏附特性，甚至使其丧失，有利于控制肿瘤细胞的生长的转移。

(二) 细胞免疫应答

1. **$CD4^+$ T细胞的抗肿瘤免疫** 参与B细胞、巨噬细胞、NK细胞和CTL细胞的活化及抗肿瘤效应。

(1) 特异性识别肿瘤抗原，激活巨噬细胞或其他抗原呈递细胞。

(2) 具有MHC II类分子限制的杀伤肿瘤细胞作用。

(3) 可以释放多种细胞因子增强CTL的功能。

2. **$CD8^+$ T细胞的抗肿瘤免疫** $CD8^+$ T细胞在抗肿瘤效应中起关键作用。

(1) 通过抗原受体识别肿瘤细胞上的特异性抗原，具有MHC I类分子限制的直接杀伤肿瘤细胞的作用。

(2) 活化的CTL可以分泌IFN-γ及TNF等细胞因子，间接杀伤肿瘤细胞。

三、肿瘤的免疫逃逸机制

(一) 与肿瘤细胞有关的因素

1. **肿瘤细胞的抗原缺失和抗原调变** 抗原调变是指由于宿主免疫系统攻击肿瘤细胞，致使其表面抗原表位减少或丢失，从而避免杀伤。

2. **肿瘤细胞的"漏逸"** 肿瘤细胞生长速度超过了机体抗肿瘤免疫效应的限度，使宿主不能有效清除大量生长的肿瘤细胞。

3. **肿瘤细胞MHC I类分子表达低下（2016）** 肿瘤细胞MHC I类分子表达低下，使肿瘤细胞内抗原无法呈递，不能激活$CD8^+$T细胞。

4. **肿瘤细胞导致的免疫抑制** 肿瘤细胞可分泌抑制性细胞因子抑制机体抗肿瘤免疫应答的产生。

5. **肿瘤细胞缺乏共刺激信号** 肿瘤细胞很少表达B7等共刺激分子，不能为T细胞活化提供足够的第二活化。

（二）与宿主免疫系统有关的因素

宿主处于免疫功能低下状态或免疫耐受状态，各类效应细胞功能异常等。

四、肿瘤的免疫治疗

1. 非特异性免疫治疗。
2. 主动免疫治疗。
3. 被动免疫治疗。

经典试题
---

1. 肿瘤治疗不包括
A. 主动免疫治疗
B. 非特异性免疫治疗
C. 抗肿瘤导向治疗
D. 血浆置换
E. 过继免疫治疗

（2～4题共用备选答案）
A. Th1
B. Tc
C. MΦ
D. NK
E. LAK

2. 对肿瘤细胞有特异性杀伤作用的细胞
3. 主要通过细胞因子发挥作用的细胞
4. 靠 IL-2 活化诱导才能具有更强的杀伤作用的细胞

参考答案：1. D 2. B 3. A 4. E

第18单元 移 植 免 疫

重点提示

本单元中同种移植排异反应的机制，应重点掌握。其他适当了解。
1. 同种异基因移植 同一动物种属之间遗传背景不同个体间，如人与人之间的移植。
2. 移植物抗宿主反应 常见于骨髓移植，其发生有关因素：①受体与供者 HLA 型别不同；②移植物中含有大量的免疫细胞；③受体处于免疫功能低下状态。

考点串讲

一、基本概念

1. 自体移植 将受者自身的组织移植到受者上。
2. <u>同种异基因移植 同一动物种属之间遗传背景不同个体间，如人与人之间的移植（2016）。</u>
3. 异种移植 指不同动物种属个体间的移植。
4. 宿主抗移植物反应 由宿主的同种异型反应性淋巴细胞识别移植物同种异型组织抗原而发生的一种排异反应。
5. 移植物抗宿主反应 由移植物中同种异型反应性淋巴细胞（主要是T细胞）识别宿主同种异型组织抗原而发生的一种排异反应。

二、同种移植排异反应的类型及机制

（一）同种移植排异反应的类型

1. 宿主抗移植物反应（HVGR） 按发生的时间、机制和病理表现可分为以下三类。
（1）<u>超急性排异反应：移植术后移植器官与受者的血管接通后数分钟至数小时内发生的排异反应（2001，2016）。</u>
（2）急性排异反应：移植术后数天至2周后发生的排异反应。
（3）慢性排异反应：发生于移植后数月至数年的排异反应，多由反复发作的急性排异反应造成，

可以使移植器官功能进行性丧失。

2. 移植物抗宿主反应（GVHR） 主要见于骨髓移植后，发生条件为：①供者-受者 HLA 不相容（2001）；②移植物中含有足够数量的免疫细胞，尤其是 T 细胞；③受者处于免疫功能低下或免疫无能的状态。

（二）同种移植排异反应的机制

1. 针对移植物的细胞免疫应答效应 $CD4^+Th1$ 为主要的效应细胞，产生针对同种异型抗原的抗体通过调理、ADCC 及 CDC 等作用参与排异反应的发生（2003）。
2. 针对移植物的细胞免疫应答效应
3. 非特异性效应机制

经典试题

1. 构成移植物排斥反应的损伤机制中最主要的作用是
A. NK活化后杀伤的移植物
B. Th产生TNF-α的作用
C. Tc的细胞毒作用
D. ADCC
E. 活化的M由发挥的效应

2. 下列叙述中错误的是
A. HVGR（宿主抗移植物反应）的超急排斥一般在移植24h内发生多由ABO血型或MHC-Ⅰ类分子Ab引起
B. HVGR的急性排斥发生在移植后数天或数月，主要由细胞免疫介导
C. HVGR的慢性排斥发生在移植后数月或数年
D. HVGR是骨髓移植的主要障碍
E. GVHR是移植物中的免疫细胞对宿主成分的免疫应答

（3~4题共用备选答案）
A. 进行ABO血型配型
B. 进行HLA配型
C. 进行混合淋巴细胞培养
D. 应用环孢素
E. 应用FK-506

3. 延长移植物存活最有效的方法是
4. 防止超急排斥的方法是

参考答案： 1. C 2. D 3. E 4. A

第19单元 免疫学检测技术

重点提示

本单元题量不大，理解即可。

考点串讲

一、抗原-抗体的检测及应用抗体进行的检测

（一）抗原抗体反应的概念

指抗原与相应抗体之间所发生的特异性结合反应。根据反应的基本原理与表现主要分为凝集反应、沉淀反应和补体参与的各种反应。

（二）血凝抑制

检测血清中血凝素中和抗体。流感病毒包膜上的血凝素可凝集红细胞，血凝素中和抗体可抑制这种凝集。该试验用于检测流感病毒感染者或疫苗接种者血清中的流感病毒中和抗体。

（三）凝集反应和血型的鉴定

指凝集反应颗粒性抗原与相应抗体结合后形成凝集团块的过程。

1. 直接凝集反应 指细菌或细胞与相应抗体直接反应出现的凝集现象。
（1）玻片凝集：用于定性测定抗原，如 ABO 血型鉴定、细菌鉴定等。

(2) 试管凝集：用于定量检测抗体，如诊断伤寒病的肥达凝集试验。
2. 间接凝集反应　指可溶性抗原或抗体包被在载体表面，与相应抗体或抗原反应出现的凝集现象；也可用已知抗体包被乳胶颗粒，检测标本中的相应抗原。

（四）免疫荧光

用荧光素标记抗体或第二抗体，再与待检标本抗原反应，使抗原-抗体复合物发荧光，以此对标本抗原鉴定和定位。

(1) 直接荧光法：用荧光素直接标记抗体。但每种抗原必须有相应的荧光素标记抗体。
(2) 间接荧光法：用一抗与抗原结合，而用荧光素标记的二抗进行染色。敏感度高，但是容易出现非特异性免疫荧光。

（五）放射免疫

用放射性核素标记抗原或抗体进行免疫检测的技术。通过将放射性核素显示高灵敏性和抗原-抗体反应的高特异性相结合，可以使检测的敏感度达 pg/ml 水平（2000）。可用于激素等微量物质的检测。

（六）酶免疫测定

是将抗原或抗体与固相载体（如聚苯乙烯板）结合，然后加入待测抗体或抗原，最后以酶标二抗和底物进行显色的检测抗体或抗原的技术。可用于抗原或血清抗体的定量检测。可用于抗原或血清抗体的定量检测。

1. ELISA　是酶免疫测定技术中应用最广的技术。其基本方法是将已知抗原或抗体吸附于固相载体，使抗原抗体反应在载体表面进行，通过洗涤将固相上的免疫复合物与液相中的游离成分分开。

常见的有双抗体夹心法、间接法、BAS-ELISA、酶联斑点法以及免疫组化技术5种。

2. 酶联免疫斑点试验　基本原理是用已知细胞因子的抗体包被固相载体，加入待检的效应细胞，温育一定时间后洗去细胞，如待检效应细胞产生相应细胞因子，则与已包被的抗体结合，再加入酶标记抗该细胞因子抗体，加底物显色。

（七）免疫电镜

将抗体进行特殊标记后用电子显微镜观察免疫反应的结果，称为免疫电镜技术。根据标记方法的不同，分为免疫铁蛋白技术、免疫酶标技术和免疫胶体金技术。

（八）免疫沉淀

免疫沉淀法是研究体内蛋白质之间相互作用的重要工具。它可以灵敏地检测目标蛋白与其他蛋白或 DNA 片段的结合情况，还可以用来研究信号转导通路以及基因表达等。

（九）免疫印迹

又称 Western blotting。将凝胶电泳与固相免疫结合，把电泳分区的蛋白质转移至固相载体，再用酶免疫、放射免疫等技术测定。该法能分离分子大小不同的蛋白质，并确定其分子量，常用于检测多种病毒的抗体或抗原。

二、免疫细胞的分离

1. 免疫荧光法　用直接或间接免疫荧光法检查淋巴细胞的表面标志，可以鉴定细胞的群、亚群。
2. 磁珠分离法　将已知抗细胞表面标记的抗体交联于微珠磁性颗粒上，抗体与抗原结合后再通过磁场将相应细胞群分离出来。
3. 流式细胞仪　借助荧光激活细胞分选器对免疫细胞及其他细胞进行快速准确鉴定和分类。

三、免疫细胞的特异性、数量和功能检测

1. 流式细胞术 根据表面表达 CD 分子的种类、水平和多种 CD 表达格局，以流式细胞术可以二维荧光方图和比例统计显示待测细胞群体中某群 CD^+ 细胞的比例及数量、CD 分子表达水平的高低，同时以 IFNγ 等细胞因子或 AnnexinV 凋亡标志等，可测定的功能性 CTL、凋亡细胞的比例，以 FITC 等标记靶细胞，通过荧光强度的减弱程度可测定 CTL 的杀伤活性。

2. 增殖试验

（1）H-TdR 掺入法：在 PBMC 中加入 PHA 共同培养，终止培养前 8～15h 加入氚标记的胸腺嘧啶核苷（^{3}H-TdR），由于 ^{3}H-TdR 能掺入细胞合成的 DNA 中，细胞增殖水平越高，掺入的放射性核素越多。培养结束后收集细胞，用液体闪烁仪测定样品的放射活性，反映细胞的增殖状况。

（2）MTT 法：MTT 是一种噻唑盐，化学名 3-（4，5-二甲基-2-噻唑)-2,5-二苯基溴化四唑。在细胞培养终止前数小时加入的 MTT，作为细胞内线粒体琥珀酸脱氢酶的底物参与反应，形成紫蓝色的甲䐶颗粒并沉积于细胞内或细胞周围。甲䐶可被盐酸异丙醇或二甲基亚砜完全溶解，用酶标测定仪测定细胞培养物的 OD 值，反映细胞增殖水平的高低。

3. 细胞毒试验 CTL 及 NK 细胞对靶细胞有直接杀伤作用，可根据待检效应细胞的性质，选用相应的靶细胞，如肿瘤细胞、移植供体细胞等。可采用 ^{51}Cr 释放法、乳酸脱氢酶释放法以及凋亡细胞检查法进行检测。

4. 细胞凋亡检测 检查靶细胞凋亡有多种方法：如琼脂糖电泳法、TUNEL 法和流式细胞术等。

5. 芯片技术 目前，最成功的生物芯片形式是以基因序列为分析对象的"微阵列"，也被称为基因芯片或 DNA 芯片。

6. 细胞因子的生物活性检测

（1）细胞增殖法：检测细胞因子的促细胞生长活性。有些细胞生长需要 IL-2，做细胞增殖试验，可以检测 IL-2 的活性。

（2）细胞病变抑制：增殖的病毒会使细胞发生病变，干扰素可抑制这种病变。检测抑制程度来检测干扰素活性。

经典试题

1. 检测血清中的某种激素选择
A．荧光标记法
B．酶标记法
C．同位素标记法
D．化学发光测光法
E．胶体金标记法

2. 测定蛋白样品中某种分子量的蛋白选用最佳的方法是
A．免疫 PCR
B．免疫沉淀法
C．免疫印迹试验（Western blotting）
D．斑点杂交
E．Southern blotting

3. 预测血清中某种 Ag 的含量，并在较短时间内取得结果，所选择的方法是
A．双向免疫扩散
B．单向免疫扩散
C．对流免疫电泳
D．火箭电泳
E．免疫电泳

4. 乳胶妊娠试验是
A．直接凝集反应
B．间接凝集反应
C．沉淀反应
D．反向间接凝集反应
E．间接凝集抑制试验

参考答案：1. C 2. C 3. D 4. E

第 20 单元　免疫学防治

重点提示

本单元不常考。重点掌握人工主动免疫疫苗的种类，以及人工被动免疫的种类，其他适当了解。

考点串讲

一、免疫治疗

（一）免疫治疗的概念

指利用免疫学原理，针对疾病的发生机制，人为地调整机体的免疫功能，达到治疗目的所采取的措施。

（二）分类

1. 免疫增强疗法
2. 主动免疫治疗
3. 特异性免疫治疗
4. 以抗体为基础的免疫治疗　抗感染免疫血清、抗淋巴细胞丙种球蛋白、单克隆抗体和基因工程抗体、抗体靶向治疗。
5. 以细胞因子及其拮抗药为基础的免疫治疗　重组细胞因子、细胞因子拮抗疗法。
6. 以细胞为基础的免疫治疗　造血干细胞移植、过继转输免疫效应细胞、肿瘤疫苗的主动免疫。
7. 以免疫调节药为基础的免疫治疗　免疫抑制药、免疫增强药。

（三）免疫治疗的应用

1. 免疫增强疗法治疗范围　感染、肿瘤、免疫缺陷病。免疫抑制疗法治疗范围为移植排斥、自身免疫病、超敏反应病、炎症。
2. 主动免疫治疗特点　人为提供具免疫原性的制剂，使机体主动产生特异免疫力。被动免疫治疗特点为人为提供免疫应答的效应物质，直接发挥免疫效应。
3. 特异性免疫治疗特点　调整机体免疫功能所用制剂的作用具有抗原特异性。非特异性免疫治疗特点为调整机体免疫功能所用制剂的作用没有抗原特异性。
4. 以抗体为基础的免疫治疗

（1）抗感染免疫血清：抗毒素血清主要用于治疗和紧急预防细菌外毒素所致疾病；人免疫球蛋白制剂主要用于治疗丙种球蛋白缺乏症和预防麻疹、传染性肝炎等。

（2）抗淋巴细胞丙种球蛋白：用人 T 细胞免疫动物获得的抗 T 细胞 IgG。主要用于器官移植受者，可介导补体依赖的 T 细胞溶解，以防止发生移植排斥反应，延长移植物存活时间，也用于治疗某些自身免疫病。

（3）单克隆抗体和基因工程抗体：置换 IgFc 段的人源化抗体和转入 19 基因小鼠产生的人源化抗体的发展使其临床应用进展迅速。

（4）抗体靶向治疗：用肿瘤特异性单抗为载体，将放射性核素、化疗剂以及毒素等靶向携带至肿瘤病灶局部，可特异地杀伤肿瘤细胞。目前常用的放射性核素有 ^{99}Y, ^{131}I, ^{177}Lu，化疗药物有加里车霉素和德尔特霉素等。连接的毒素包括植物毒素（如蓖麻毒素、苦瓜毒素等）和细菌毒素（如白喉毒素、铜绿假单胞菌外毒素等）。

5. 以细胞因子及其拮抗药为基础的免疫治疗

（1）重组细胞因子：已用于肿瘤、感染、造血障碍等疾病的治疗。例如，IFN-α 对毛细胞白血病的疗效显著（有效率达80%），对病毒性肝炎、带状疱疹等也有一定疗效。IFN-α可延缓多发性硬化症进展；GM-CSF用于治疗各种粒细胞低下，缓解化疗后粒细胞的减少；EPO对肾性贫血疗效显著；IL-11用于肿瘤或化疗所致血小板减少症等。

（2）细胞因子拮抗疗法：通过抑制细胞因子产生、阻止细胞因子与相应受体结合或阻断结合后的信号转导，阻止细胞因子发挥生物学效应。例如，用TNF-α单抗可治疗类风湿关节炎；重组Ⅰ型可溶性TNF受体（sTNFRⅠ）可减轻类风湿关节炎的炎症损伤，也可缓解感染性休克；重组可溶型IL-1受体可抑制器官移植排斥反应。

6. 以细胞为基础的免疫治疗

（1）造血干细胞移植：干细胞是具有多种分化潜能，自我更新能力很强的细胞，在适当条件下可被诱导分化为多种细胞组织。取自身或异体骨髓或脐血干细胞输给病人，移植物中的多能干细胞可在体内定居、增生、分化，使病人恢复造血功能和形成免疫力。

（2）过继转输免疫效应细胞：取自体免疫效应细胞经体外激活、增生后回输给病人，可在病人体内直接杀伤肿瘤细胞或激发抗肿瘤的免疫细胞。

（3）肿瘤疫苗的主动免疫：基于肿瘤细胞的治疗性疫苗（瘤苗）目前发展很快，但大多处于实验室研究阶段，如灭活瘤苗、异构瘤苗（肿瘤细胞用过碘乙酸盐或神经氨酸酶处理）、基因修饰瘤苗（HLA-1，B7等）、基因修饰及肿瘤抗原负载的CD瘤苗。

7. 以免疫调节药为基础的免疫治疗 免疫调节剂是非特异增强、抑制或调节机体的免疫功能、免疫应答Th方向的物质。

（1）免疫增强药。

（2）免疫抑制药：常用于治疗自身免疫病和防治移植排斥反应。

糖皮质激素对单核-巨噬细胞、T及B细胞均有较强抑制作用，常用于治疗器官移植排斥反应。

环磷酰胺抑制DNA复制和蛋白质合成，用于治疗自身免疫病、移植排斥反应和肿瘤。

环孢素A（CsA）抑制T细胞活化，用于抗移植排斥反应和治疗自身免疫病。

FK-506属真菌大环内酯抗生素，作用比CsA强10～100倍，用于抗移植排斥反应有良效。

二、免疫预防

（一）人工免疫的概念

人工免疫是指人为地使机体获得特异性免疫，是免疫预防的重要手段。

（二）人工免疫的分类

1. 人工主动免疫 是用疫苗接种机体，使之产生特异性免疫，从而预防感染的措施。目前获准使用的传统疫苗有灭活疫苗（死疫苗）、减毒活疫苗、类毒素。

2. 人工被动免疫 指通过给人体注射含特异性抗体的免疫血清或细胞因子等制剂，以治疗或紧急预防感染的措施。因为机体不能通过免疫反应主动生成这些物质，只能维持较短时间，一般2～3周。

常见的有抗毒素、人免疫球蛋白制剂、细胞因子与单克隆抗体。

（三）疫苗的种类及应用

1. 人工主动免疫 灭活疫苗与减毒疫苗的比较，见表18-2。

（1）灭活疫苗：亦称为死疫苗。选用免疫原性强的病原体，经人工培养后灭活制成。灭活疫苗不能感染机体，也不能在机体内增殖，但保留有一定的免疫原性，主要诱导特异抗体的产生，可以抵御自然感染的病原微生物。为了维持血清抗体的水平，一般需要多次注射。

优点：安全、易保存、易运输。

目前使用的灭活疫苗有：伤寒、霍乱、钩端螺旋体、流行性感冒、百日咳、狂犬病、甲型肝炎、乙型肝炎和乙型脑炎疫苗等。

（2）减毒活疫苗：用减毒或无毒力的活病原微生物制成，无毒性、无致病性，但保存了免疫原性和在体内增殖的活性。

优点：①可以在体内增殖，需要接种剂量小；②接种的过程里类似隐性感染，免疫效果好。

缺点：①稳定性较差，不易保存；②有毒力回复突变的可能（罕见），免疫缺陷者和孕妇一般不宜接种。

目前使用的减毒活疫苗有：卡介苗、麻疹活疫苗、脊髓灰质炎疫苗等。

（3）类毒素：用细菌的外毒素经0.3%～0.4%的甲醛处理制成。毒性减弱或消失，但保存免疫原性，可以诱导机体产生针对外毒素的抗体，即抗毒素。

表18-2 灭活疫苗和减毒活疫苗的比较

	灭活疫苗	减毒活疫苗
制剂活性	灭活病原体，强毒	减毒活病原体，毒性弱或无毒
接种剂量	多	少
接种次数	2～3次	1次
接种后反应	较大	较小
保存	容易	保存条件高
有效期	1年	4℃下数周
免疫效果	较差，几个月	较好，3～5年

2．人工被动免疫

（1）抗毒素：是用细菌外毒素或类毒素免疫动物制备的免疫血清，具有中和外毒素毒性的作用，多选择健康马匹。使用时注意可能会发生Ⅰ型超敏反应。

目前使用的有：白喉类毒素、破伤风类毒素等。

（2）人免疫球蛋白制剂：是从大量混合血浆或胎盘血中分离制成的免疫球蛋白浓缩剂。肌内注射剂：预防甲型肝炎、丙型肝炎、麻疹、脊髓灰质炎等。静脉注射：治疗原发性和继发性免疫缺陷病。特异性免疫球蛋白：预防特定病原微生物感染，如乙型肝炎免疫球蛋白。

（3）细胞因子与单克隆抗体：可望成为肿瘤、艾滋病等的有效治疗手段。

人工主动免疫和人工被动免疫的比较，见表18-3。

表18-3 人工主动免疫和人工被动免疫比较

	人工主动免疫	人工被动免疫
接种制剂	抗原	抗体
产生免疫力时间	2～3周，较慢	快，输入就起效
免疫力维持时间	长，数月至数年	短，仅2～3周
用途	预防	治疗、紧急预防

第19章 医学微生物学

本章重点

医学微生物学是基础学科，在执业医师考试中，医学微生物学章节较多，出题时范围较广，属于必考章节，故需要把握重点的同时扩大复习面。其中重点掌握的内容有：①革兰阳性菌和阴性菌细胞壁的结构及细菌的特殊结构（荚膜、鞭毛、菌毛和芽胞）；②消毒、灭菌、无菌的概念及高压蒸汽灭菌、紫外线消毒和饮水消毒；③正常菌群、机会性致病菌、菌群失调和机会性致病菌的致病条件；④内毒素和外毒素的特点；⑤葡萄球菌属、链球菌属、肺炎链球菌的生物学性状，主要致病物质和所致疾病；⑥肠道杆菌、弧菌、厌氧性杆菌、分枝杆菌的主要鉴别和致病；⑦病毒的结构和病毒的感染；⑧肝炎病毒的传播途径和乙型肝炎病毒。

第1单元 微生物的基本概念

重点提示

本单元常考微生物的三大分类，每种所含的微生物，以及每种微生物细胞结构的特点。

三大类微生物及其特点：非细胞型微生物无典型细胞结构，病毒为代表；原核细胞型微生物细胞分化程度低，包括细菌、支原体、衣原体、立克次体、螺旋体和放线菌等；真核细胞型微生物细胞核分化程度高，细胞器完整，真菌属于此类。

考点串讲

定义与分类

1. 微生物和医学微生物的定义

（1）微生物：体积微小、结构简单、肉眼看不见，必须借助光学显微镜或电子显微镜才能观察到的微小生物。

（2）医学微生物学：医学微生物学是主要研究与医学有关的病原微生物的生物学特性、感染与免疫的机制、特异性诊断方法以及所致疾病的防治措施的一门基础医学学科。

2. 三大类微生物及其特点

（1）种类：①原核细胞型微生物；②真核细胞型微生物；③非细胞型微生物。

（2）特点：体积微小、结构简单、种类繁多、繁殖快、易变异、分布广。

（3）微生物与人类的关系：绝大多数微生物对人类、动物和植物是有益的，而且有些是必需的。少数微生物可以引起人类、动物和植物产生病害，这些微生物被称作病原微生物。

第2单元 细菌的形态与结构

重点提示

本单元的出题集中在细胞壁的结构特别是肽聚糖层的各组成成分应重点掌握，其次应当掌握质粒结构的基本构成和功能。了解荚膜、鞭毛、菌毛和芽胞的特点和功能。

本单元内容考查偏重对知识点的记忆，考生应当加强这方面内容的记忆。对革兰染色的步骤虽已多年未考，但在此出题也有一定的可能性，应当提高警惕。

考点串讲

一、细菌的形态

1. 细菌的大小一般以微米（μm）为单位。
2. 细菌为无色半透明体，一般采用革兰染色方法观察细菌形态。根据革兰染色结果可以将细菌分为革兰阳性（G^+）和革兰阴性（G^-）两大类。
3. 细菌按照外形可以分为球菌、杆菌和螺旋菌三大类。

二、细菌的基本结构

细菌的基本结构包括细胞壁、细胞膜、细胞质和核质。

（一）细胞壁

1. 肽聚糖层　肽聚糖是细菌细胞壁的主要成分，为原核细胞所特有。革兰阳性菌的肽聚糖由聚糖骨架、四肽侧链和五肽交联桥三部分组成，革兰阴性菌的肽聚糖仅由聚糖骨架和四肽侧链两部分组成。

2. 革兰阳性菌和阴性菌细胞壁特殊组分

（1）革兰阳性菌的细胞壁较厚（20~80nm），除含有15~50层肽聚糖结构外，大多数尚含有大量的磷壁酸或磷壁醛酸。

（2）革兰阴性菌细胞壁较薄（10~15nm），但结构较复杂。除含有1~2层的肽聚糖结构外，尚有其特殊组分外膜。外膜由脂蛋白、脂质双层和脂多糖三部分组成。

（3）革兰阳性和阴性菌细胞壁结构显著不同，导致这两类细菌在染色性、抗原性、致病性及对药物的敏感性等方面的差异很大。

3. 细菌细胞壁缺陷型　细胞壁的肽聚糖结构受理化或生物因素直接破坏或合成被抑制后的细菌，在高渗环境下仍可存活，这种细胞壁受损的细菌能够生长和分裂者称为细胞壁缺陷型或 L 型。

（二）细胞膜

细菌细胞膜位于细胞壁内侧，由磷脂和多种蛋白质组成，但不含胆固醇。细菌细胞膜主要有物质转运、生物合成、呼吸和分泌等作用。

（三）细胞质

细菌细胞膜包裹的溶胶状物质为细胞质或称原生质，其中含有核糖体、质粒、胞质颗粒、中介体等。

1. 核糖体　核糖体是细菌合成蛋白质的场所，链霉素和红霉素等抗生素可与核糖体结合，而起到抗菌作用。

2. 质粒　质粒是细菌染色体外的遗传物质（2005），它是核质以外的遗传物质，能携带多种遗传性状，并可通过结合、转化等方式在菌间传递质粒，而使细菌获得新的生物学性状。由于质粒的结构简单，在分子生物学研究中被广泛地用作载体。

3. 胞质颗粒　多为细菌储存的营养物质，其中异染颗粒为白喉棒状杆菌、鼠疫耶尔森菌和结核分枝杆菌等所特有的胞质颗粒，它由 RNA 和偏磷酸盐构成。经亚甲蓝染色呈紫色，此着色特点用于鉴别诊断（2000，2013）。

4. 中介体　中介体是细胞膜内陷形成的囊状物，多见于 G^+ 菌，其功能类似于真核细胞的线粒体，故亦称拟线粒体（2000）。

（四）核质

细菌是原核细胞，不具成形的核。细菌的遗传物质称为核质或拟核，集中于细胞质的某一区域，多在菌体中央，无核膜、核仁和有丝分裂器，习惯上称之为细菌的染色体。

三、细菌的特殊结构

（一）荚膜

1. **荚膜的化学组成** 大多数细菌的荚膜由多糖组成。
2. **荚膜的功能** ①抗吞噬作用：荚膜具有抵抗宿主吞噬细胞的吞噬和消化作用，因而是细菌的重要毒力因子（2001）；②黏附作用；③抵抗体液中的杀菌物质。

（二）鞭毛

1. **定义** 许多细菌在菌体上附有细长呈波状弯曲的丝状物，称为鞭毛。
2. **分类** 根据鞭毛位置和数量，分为单毛菌、双毛菌、丛毛菌和周毛菌。
3. **鞭毛与医学的关系** 鞭毛能使鞭毛菌趋向营养物质，而逃避有害物质；鞭毛抗原有很强的抗原性，对某些细菌的鉴定、分型及分类具有重要意义；有些细菌的鞭毛与其致病性有关。

（三）菌毛

菌毛可分为普通菌毛和性菌毛2种。

1. **普通菌毛** 普通菌毛遍布菌细胞表面，与细菌的致病性密切相关。
2. **性菌毛** 性菌毛能在细菌之间传递DNA，细菌的毒性及耐药性即可通过这种方式传递，这是某些肠道杆菌容易产生耐药性的原因之一。

（四）芽胞

1. **芽胞的概念** 芽胞是指某些细菌在一定环境条件下，能在菌体内形成一个圆形或卵圆形小体，是细菌的休眠形式，简称芽胞，产生芽胞的细菌都是革兰阳性菌。
2. **芽胞与医学的关系** 芽胞对热力、干燥、辐射、化学消毒剂等理化因素均有强大的抵抗力（2002）；芽胞不能直接引起疾病，当其发芽成为繁殖体后就能迅速大量繁殖而致病。

四、细菌形态与结构的检查方法

（一）显微镜放大法

1. 普通光学显微镜
2. 电子显微镜
3. **其他** 包括暗视野显微镜、相差显微镜、荧光显微镜和共聚焦显微镜等。

（二）染色法

1. **革兰染色法** 革兰染色法是最常用、最重要的分类鉴别染色法。

具体步骤：标本固定后，先用碱性染料结晶紫初染，再加碘液媒染，使之生成结晶紫——碘复合物；此时不同细菌均被染成深紫色。然后用95%乙醇处理，有些细菌被脱色，有些不能。最后用稀释复红或沙黄复染。最后不被乙醇脱色仍保留紫色的为革兰阳性菌，被乙醇脱色后复染成红色的为革兰阴性菌。

革兰染色法在鉴别细菌、选择抗菌药物、研究细菌致病力等方面都具有积极重要的意义。

2. **其他** 细菌染色法中尚有单染色法、抗酸染色法以及荚膜、芽胞、鞭毛、细胞壁、核质等特殊染色法。

经典试题

1. 关于细菌细胞结构叙述错误的是
A. 细胞壁均有肽聚糖
B. 有70S核糖体
C. 核有完整的核膜和核仁
D. L型细菌无细胞壁
E. 中介体多见于G^+菌

2. 革兰染色叙述错误的是
A. G^+菌染成深紫色
B. 染色顺序为结晶紫→95%乙醇→碘液→稀释复红
C. G^-菌染成红色
D. 具有鉴别细菌意义

E. 具有指导选择抗菌药物的意义
3. G⁺细菌不具备的成分是
A. 肽聚糖
B. 脂多糖
C. 磷壁酸
D. N-乙酰胞壁酸
E. N-乙酰葡糖胺
4. 与内毒素有关的细菌结构是
A. 外膜蛋白
B. 脂多糖
C. 脂蛋白
D. 磷壁酸

E. 肽聚糖
（5~8题共用备选答案）
A. 荚膜
B. 芽胞
C.鞭毛
D. 菌毛
E. 异染颗粒
5. 作为消毒灭菌是否彻底的指标是
6. 与细菌黏附宿主细胞有关的是
7. 与细菌抵抗吞噬有关的是
8. 对外界抵抗力最强的是

参考答案：1. C 2. B 3. B 4. B 5. B 6. D 7. A 8. B

第3单元　细菌的生理

重点提示

本单元内容比较复杂，但历年出题量不多，考生应当掌握细菌的生长繁殖方式和细菌需氧的分类、细菌各种生化反应实验的原理和用途，弄清各种细菌合成代谢产物的成分及其医学意义。

考点串讲

一、细菌生长繁殖的条件

（一）细菌生长的条件

1. 营养物质　充足的营养物质可以为细菌的新陈代谢和生长繁殖提供必要的原料和充足的能量。
2. 温度　各类细菌对温度的要求不同，因此可以将细菌分为两类：嗜冷菌和嗜热菌。
3. 气体　根据细菌代谢对分子氧的需要与否，可以将细菌分为4类：①专性需氧菌；②微需氧菌；③兼性厌氧菌；④专性厌氧菌。
4. 渗透压　细菌通过补偿K⁺主动转运和带正电荷的有机多胺的补偿性来调节细胞内的渗透压和离子浓度。

（二）细菌生长繁殖的方式

1. 细菌个体的生长繁殖　细菌一般以简单的二分裂方式进行无性繁殖。细菌分裂数量倍增的时间称为代时。
2. 细菌群体的生长繁殖　将一定数量的细菌接种于培养基内，然后以培养时间为横坐标，活菌数目为纵坐标，可以绘制出细菌的生长曲线。

根据细菌浓度，可以将生长曲线分为4个重要的时期：①迟缓期；②对数期；③稳定期；④衰亡期。

细菌的生长曲线在研究工作和生产实践中都有指导意义。掌握细菌生长规律，可人为地改变培养条件，调整细菌的生长繁殖阶段，更为有效地利用对人类有益的细菌。

（三）根据对氧需求进行细菌的分类

1. 专性需氧菌　具有完善的呼吸酶系统，如结核分枝杆菌、霍乱弧菌。

2. **微需氧菌** 低氧压（5%~6%）生长最好，如空肠弯曲菌、幽门螺杆菌。
3. **兼性厌氧菌** 兼有需氧呼吸和无氧发酵，有氧时生长较好，大多数病原菌为此类。
4. **专性厌氧菌** 可在无氧环境中发酵，并受游离氧毒害，如破伤风、脆弱类杆菌。

二、细菌的分解和合成代谢

细菌的新陈代谢是指菌细胞内分解代谢与合成代谢的总和。其显著特点是代谢旺盛和代谢类型多样化。

（一）细菌的能量代谢

1. **发酵** 主要包括糖酵解和磷酸戊糖途径。

（1）糖酵解：这是大多数细菌共有的基本代谢途径，专性厌氧菌产能的唯一途径。反应最终的受氢体为未彻底氧化的中间代谢产物，产生能量远比需氧呼吸少。1分子葡萄糖可生成2分子丙酮酸，产生2分子ATP和2分子$NADH+H^+$。

（2）磷酸戊糖途径：是EMP途径的分支，由己糖生成戊糖的循环途径，不是产能的主要途径。

2. **需氧呼吸** 需氧菌和兼性厌氧菌进行需氧呼吸。
3. **厌氧呼吸** 专性厌氧菌产能效率低的特殊呼吸。

（二）细菌的代谢产物

1. **分解代谢产物和细菌的生化反应** 各种细菌所具有的酶不完全相同，对营养物质的分解能力亦不一致，因而其代谢产物有别。根据此特点，利用生物化学方法来鉴别不同细菌称为细菌的生化反应试验。

（1）糖发酵试验：据此可以鉴别不同的细菌。

（2）VP试验：据此可区别大肠埃希菌和产气杆菌。

（3）甲基试验：根据产物的pH可区分产气杆菌和大肠埃希菌。

（4）枸橼酸盐利用试验：利用如产气杆菌可以在枸橼酸盐培养基上生长而大肠埃希菌不能在该培养基上生长的特性区分二者。

（5）吲哚试验：有些细菌与试剂中的对二甲基氨基苯甲醛作用，生成玫瑰吲哚而呈红色，是为吲哚试验阳性。

（6）硫化氢试验。

（7）尿素酶试验。

细菌的生化反应用于鉴别细菌，尤其对形态、革兰染色反应和培养特性相同或相似的细菌更为重要。

2. **合成代谢产物及其医学上的意义** 细菌利用分解代谢中的产物和能量不断合成菌体自身成分，如细胞壁、多糖、蛋白质、脂肪酸、核酸等，同时还合成一些在医学上具有重要意义的代谢产物（2000）。

（1）热原质或称致热原：是细菌合成的一种注入人体或动物体内能引起发热反应的物质，称为热原质，热原质即其细胞壁的脂多糖。

（2）毒素与侵袭性酶：细菌产生外毒素和内毒素两类毒素，在细菌致病作用中甚为重要。

（3）色素：某些细菌能产生不同颜色的色素，有助于鉴别细菌。

（4）抗生素：某些微生物代谢过程中产生的一类能抑制或杀死某些其他微生物或肿瘤细胞的物质，称为抗生素。

（5）细菌素：某些菌株产生的一类具有抗菌作用的蛋白质称为细菌素。

（6）维生素：细菌能合成某些维生素，除供自身需要外，还能分泌至周围环境中。

三、细菌的人工培养

（一）培养基

培养基是由人工方法配制而成的，专供微生物生长繁殖使用的混合营养物制品。培养基按其营养组成和用途不同，分为以下几类：①基础培养基；②增菌培养基；③选择培养基；④鉴别培养基；⑤厌氧培养基。

根据培养基的物理状态的不同分为液体、固体和半固体三大类。

（二）细菌在培养基中的生长情况

1. 在液体培养基中的生长情况　大多数细菌在液体培养基中生长繁殖后呈现均匀浑浊状态；少数链状的细菌则呈沉淀生长；枯草芽胞杆菌、结核分枝杆菌等专性需氧菌呈表面生长，常形成菌膜。

2. 在固体培养基中的生长情况　细菌在固体培养基上一般以菌落形式生长，细菌的菌落一般分为3型：①光滑型菌落；②粗糙型菌落；③黏液型菌落。

（三）人工培养细菌的用途

1. 在医学中的应用

（1）感染性疾病的病原学诊断：明确感染性疾病的病原菌必须取病人有关标本进行细菌分离培养、鉴定和药物敏感试验，其结果可指导临床用药。

（2）细菌学的研究：有关细菌生理、遗传变异、致病性和耐药性等研究都离不开细菌的培养和菌种的保存等。

（3）生物制品的制备：供防治用的疫苗、类毒素、抗毒素，以免疫血清及供诊断用的菌液、抗血清等均来自培养的细菌或其代谢产物。

2. 在工农业生产中的应用　细菌培养和发酵过程中多种代谢产物在工农业生产中有广泛用途，可制成抗生素、维生素、氨基酸、有机溶剂、酒、酱油、味精等产品。细菌培养物还可生产酶制剂，处理废水和垃圾，制造菌肥和农药等。

3. 在基因工程中的应用　将带有外源性基因的重组DNA转化给受体菌，使其在菌体内能获得表达。

第4单元　消毒与灭菌

重点提示

考生应当熟悉消毒与灭菌的分类，并且分别掌握消毒、灭菌、无菌、防腐、无菌操作的概念；掌握热力灭菌法和射线灭菌法的原理及用途。熟悉影响消毒剂灭菌效果的因素及热力灭菌法和射线灭菌法。了解各种消毒剂的种类、各种消毒剂的杀菌机制及其应用。

考点串讲

一、基本概念

消毒与灭菌的方法一般可分为物理方法和化学方法两大类。通常用以下术语表示物理或化学方法对微生物的杀灭程度。

1. 消毒　杀死物体上病原微生物的方法，并不一定能杀死含芽胞的细菌或非病原微生物。用以消毒的药品称为消毒剂。一般消毒剂在常用的浓度下，只对细菌的繁殖体有效，对其芽胞则需要提高消毒剂的浓度和延长作用的时间。

2. 灭菌　杀灭物体上所有微生物的方法。灭菌比消毒要求高，包括杀灭细菌芽胞在内的全部病原微生物和非病原微生物。

3. 抑菌　抑制体内或体外细菌的生长繁殖。常用的抑菌剂为各种抗生素。

4. 防腐　防止或抑制体外细菌生长繁殖的方法。细菌一般不死亡。使用同一种化学药品在高浓度时为消毒剂，低浓度时常为防腐剂。

5. 无菌　不存在活菌的意思。防止细菌进入人体或其他物品的操作技术，称为无菌操作。

二、物理灭菌法

用于消毒灭菌的物理因素有热力、紫外线、辐射、超声波、滤过、干燥和低温等。

（一）热力灭菌法

高温对细菌具有明显的致死作用，因此最常用于消毒和灭菌。热力灭菌法分干热灭菌和湿热灭菌两大类。

1. 干热灭菌法　干热的杀菌作用是通过脱水干燥和大分子变性。干热灭菌法主要包括焚烧、烧灼、干烤、红外线和微波。

2. 湿热灭菌法　湿热灭菌法可以在较低的温度达到和干热灭菌法相同的灭菌效果。

（1）巴氏消毒法：用较低温度杀灭液体中的病原菌或特定微生物，而仍保持物品中所需的不耐热成分不被破坏的消毒方法，主要用于牛乳等的消毒。

（2）煮沸法。

（3）流动蒸汽消毒法。

（4）间歇蒸汽灭菌法。

（5）高压蒸汽灭菌法：是一种最有效的灭菌方法。灭菌的温度取决于蒸汽的压力。在103.4kPa（1.05kg/cm^2）蒸汽压下，温度达到121.3℃，维持15～20min，可杀灭包括细菌芽胞在内的所有微生物。常用于一般培养基、生理盐水、手术敷料等耐高温、耐湿物品的灭菌（2004，2012）。

（二）辐射杀菌法

1. 紫外线　波长200～300nm的紫外线具有杀菌作用。

2. 电离辐射　包括高速电子、X线和γ线等。

3. 微波　多用于检验室用品、非金属器械、无菌病室的食品食具、药杯及其他用品的消毒。

三、化学消毒灭菌法

（一）化学消毒剂的消毒机制

根据化学消毒剂的杀菌机制不同，主要分以下几类。

1. 促进菌体蛋白质变性或凝固。

2. 干扰细菌的酶系统和代谢。

3. 损伤菌细胞膜。

（二）消毒剂的主要种类

1. 酚类　酚类化合物在低浓度时破坏细菌细胞膜，使胞质内容物漏出；高浓度时使菌体蛋白质凝固。也有抑制细菌脱氢酶、氧化酶等作用。常用的有3%～5%苯酚、2%甲酚和0.02%～0.05%氯己定。多用于术前洗手、腹腔和阴道冲洗等。

2. 醇类　杀菌机制在于去除细菌胞膜中的脂类，并使菌体蛋白质变性。常用的是70%～75%乙醇，主要用于皮肤消毒和浸泡体温计等。

3. 重金属盐类　高浓度时易与带负电荷的菌体蛋白质结合，使之发生变性或沉淀，又可与细菌酶蛋白的—SH基结合，使其丧失酶活性。常用的是0.05～0.1L汞和2%红汞。

4. 氧化剂　常用的有过氧化氢、过氧乙酸、高锰酸钾与卤素等。它们的杀菌作用是依靠其氧化能力，导致酶活性的丧失。常用的是0.1%高锰酸钾溶液、3%过氧化氢溶液和0.1%～0.5%过氧乙酸溶液。多用于皮肤尿道消毒、冲洗伤口、地面消毒等。

5. 表面活性剂　具清洁作用，吸附于细菌表面，改变胞壁通透性，使菌体内的酶、辅酶、代谢中间产物逸出。常用的是0.05%～0.1%苯扎溴铵和0.05%～0.1%度米芬。常用于手术前洗手。

经典试题
---

1. 高压蒸汽灭菌法通常在103.4kPa（1.05kg/cm²）的压力下维持时间为
 A．1～5min
 B．6～10min
 C．15～20min
 D．30～40min
 E．55～60min
2. 新生儿预防淋病奈瑟菌所致脓漏眼的常用消毒剂是
 A．2%～4%甲紫
 B．0.1%高锰酸钾
 C．2%红汞
 D．1%硝酸银
 E．2%聚维酮碘

（3～5题共用备选答案）
 A．高压蒸汽灭菌
 B．干烤
 C．滤过除菌
 D．紫外线
 E．煮沸消毒
3. 动物免疫血清的除菌宜采用
4. 手术用金属器械宜采用
5. 玻璃器皿采用

参考答案：1．C 2．D 3．C 4．A 5．B

第5单元 噬 菌 体

重点提示

本单元不常考。考生应掌握噬菌体、毒性噬菌体和温和噬菌体的概念。熟悉温和噬菌体与细菌遗传物质转移的关系。了解噬菌体的形态和化学组成及在医学研究中的应用。

考点串讲

一、噬菌体的生物学性状

1．概念 噬菌体是感染细菌、真菌、放线菌或螺旋体等微生物的病毒的总称，因部分能引起宿主菌的裂解，故称为噬菌体。

2．噬菌体的形态和化学组成
（1）噬菌体的形态有蝌蚪形、微球形和细杆形。大多数噬菌体呈蝌蚪形，有头部和尾部之分。
（2）噬菌体头部是由蛋白质衣壳包绕核酸组成，呈六边形立体对称。尾部由蛋白质组成，与吸附宿主有关。

3．噬菌体的应用 由于噬菌体结构简单、基因数少，是分子生物学与基因工程的良好实验系统。

二、毒性噬菌体和温和噬菌体

噬菌体感染细菌有两种结果：一是噬菌体增殖，细菌被裂解，建立溶菌性周期；二是噬菌体核酸与细菌染色体整合，成为前噬菌体，细菌变成溶原性细菌，建立溶原周期。

1．温和噬菌体 侵袭细菌感染宿主菌后并不增殖，其核酸与细菌染色体整合成随细菌分裂传给子代的噬菌体，即溶原性噬菌体或温和噬菌体。

2．温和噬菌体与细菌遗传物质转移的关系 温和性噬菌体感染细菌后不增殖，其核酸整合到细菌染色体上，即前噬菌体，随细菌染色体复制而复制，并随细菌分裂而分配至子代细菌的染色体中。带有前噬菌体基因组的细菌称为溶原性细菌，温和性噬菌体又称为溶原性噬菌体。

有些前噬菌体可以使溶原性细菌的表型发生改变，称为溶原性转换。若失去前噬菌体则有关性状发生改变。

3. **毒性噬菌体** 能在宿主菌细胞内复制增值,产生许多子代噬菌体,并最终裂解细菌,称为毒性噬菌体。

第6单元 细菌的遗传与变异

━━━━━ 重点提示 ━━━━━

1. 细菌遗传物质包括染色体、质粒、转座元件和前噬菌体。
2. 细菌遗传与变异的机制。转化是指供体菌裂解游离的 DNA 片段被受体菌直接摄取,使受体菌获得新的性状;接合指细菌通过性菌毛相互连接沟通,将遗传物质从供体菌转移给受体菌;转导以温和噬菌体为载体,将供体菌的一段 DNA 转移到受体菌内,使受体菌获得新的性状。
3. R 质粒决定耐药性。

━━━━━ 考点串讲 ━━━━━

一、细菌遗传与变异的物质基础

(一)细菌染色体

细菌染色体是单一的环状双螺旋 DNA 长链,附着在横膈中介体上或细胞膜上。细菌染色体缺乏组蛋白,外无核膜包围。

(二)染色体外遗传物质

1. 质粒
(1)定义:质粒是细菌染色体以外,不依赖于染色体而自我复制的遗传物质。大多数质粒是环状闭合的双链 DNA 分子。
(2)特征:自我复制,赋予细菌某些性状特征,可自行丢失与消除,转移性,可以通过接合、转化或转导等方式在细菌间转移,相容性与不相容性。

2. 转座因子
(1)定义:转座因子是存在于细菌染色体或质粒 DNA 分子上的一段可移动的遗传元素,它能在一个基因组内或不同的基因组间从一个位置移动到另一个位置。
(2)分类:原核生物中的转座因子有 3 类:插入序列、转座子和转座噬菌体。

二、细菌遗传与变异的机制

细菌的遗传性变异机制包括基因突变、基因损伤后的修复及基因的转移与重组。

(一)转化、接合、转导、溶原性转换的概念

1. **转化** 转化是供体菌裂解游离的 DNA 片段被受体菌直接摄取,使受体菌获得新的性状。
2. **转导** 转导是以温和噬菌体为媒介,将供体菌一段 DNA 片段转移给受体菌内,使受体菌获得新的遗传性状的过程。细菌转导分为普遍性转导和局限性转导。
(1)普遍性转导:普遍性转导是指在转导过程中,被装入的 DNA 片段可以是供体菌染色体上的任何部分。
(2)局限性转导:局限性转导是指在转导过程中为噬菌体所介导的基因是供体菌染色体上个别特定基因。
3. **接合** 接合是细菌通过性菌毛相互连接沟通,将遗传物质(主要是质粒 DNA)从供体菌转移给受体菌,从而使受体菌获得新的性状的过程。
(1)F 质粒的接合:有性菌毛的细菌与无性菌毛的细菌通过性菌毛完成接合。
(2)R 质粒的接合:耐药质粒携带耐药性基因,是细菌产生抗菌药物耐药性的质粒,也称 R

质粒。细菌的耐药性与耐药性的基因突变和 R 质粒的接合转移等有关。

R 质粒与耐药性的关系：①接合性耐药质粒中的耐药决定子可携带多个耐药基因，表达对多种抗菌药物的耐药性，即多重耐药性；②耐药质粒可在细菌间通过结合、转导、转化的方式传递，环境的抗生素形成中选择性压力有利于耐药质粒的传播和耐药株的存活；③接合性耐药质粒中的耐药性传递因子能编码性菌毛，促使耐药质粒通过接合方式在同一种属细菌间或不同菌属间进行传递，使细菌耐药性迅速播散，耐药菌株不断增加。

4．溶原性转换　溶原性转换是当噬菌体感染细菌时，宿主菌染色体中获得了噬菌体的 DNA 片段，使其成为溶原状态时而致细菌获得新的性状。

局限性转导与溶原转换的区别：①溶原转换中噬菌体离开宿主细胞时，不携带宿主任何基因，而局限性转导的噬菌体转导时，则与宿主可能发生特定的基因交换；②溶原转换中的噬菌体均为正常温和噬菌体，而局限性转导的噬菌体为缺陷性转导。

（二）耐药质粒及其与耐药性的关系

1．细菌的耐药性与 R 质粒有关（2016），尤其与细菌的多重耐药性关系密切。

2．R 质粒由耐药传递因子（RTF）和耐药（r）决定因子两部分组成，RTF 的功能与 F 质粒相似，可编码性菌毛的产生和通过接合转移，r 决定因子能编码对抗菌药物的耐药性。

经典试题

1．与接合有关的细菌结构是
A．微绒毛
B．普通菌毛
C．性菌毛
D．鞭毛
E．纤毛

2．耐药质粒的组成部分是
A．RTF（耐药传递因子）与F因子
B．RTF与耐药（γ）决定因子
C．γ决定因子与 gal 基因
D．γ决定因子与 bio 基因
E．γ决定因子与 F 因子

参考答案：1．C　2．B

第 7 单元　细菌的感染与免疫

重点提示

1．正常菌群是指正常居住宿主内的微生物。在正常情况下，这些微生物对人类无害；机会性致病菌是指在正常情况下并不致病，当在某些条件改变的特殊机会下可以致病。机会性致病菌的致病条件主要是正常菌群的寄居部位改变，宿主免疫功能低下，菌群失调。

2．菌群失调是指某些因素导致细菌的种群或数量比例发生改变而致病。

3．细菌的毒力是由侵袭力和毒素决定的，侵袭力主要包括细菌的荚膜、菌毛等表面结构和侵袭性酶类。细菌内毒素由菌体裂解后释放，多见于革兰阴性菌；外毒素多数由活菌释放细胞外，多见于革兰阳性菌及某些革兰阴性菌。

考点串讲

一、正常菌群与机会致病菌

（一）概念

1．正常菌群　正常人体寄居着不同种类和数量的微生物。当人体免疫功能正常时，这些微生物对宿主无害，有些对人还有利，是正常微生物群，通称正常菌群。

2．机会致病菌　有些细菌在正常情况下并不致病，在某些条件改变的特殊情况下可以致病，这类细菌被称作机会致病菌。

3. 菌群失调　正常菌群中各菌种间的比例发生较大幅度变化而超出正常范围的状态。由此产生的病症，称为菌群失调症或菌群交替症，可引起二重感染或重叠感染。

（二）机会致病菌致病的特定条件

主要有下列几种。①寄居部位的改变。②宿主免疫功能低下。③菌群失调：菌群失调是宿主某部位正常菌群中各菌种间的比例发生较大幅度变化而超出正常范围的状态。由此产生的病症，称为菌群失调症或菌群交替症（2008）。

二、医院感染

（一）医院感染的来源

1. 外源性感染　①交叉感染：由医院内病人或医务人员直接或间接传播引起的感染；②医源性感染：在治疗、诊断或预防过程中，因所用器械等消毒不严而造成的感染。
2. 内源性感染　或称自身感染，由病人自己体内正常菌群引起的感染。

（二）常见的医院感染微生物的特点

1. 条件致病。
2. 常具有耐药性甚至多重耐药。

（三）医院感染的控制

1. 消毒灭菌和无菌操作　医疗器械、衣物、制剂和液体的灭菌是降低医院感染发生的重要环节。
2. 隔离　包括传染源的隔离和对易感者的保护性隔离。
3. 检测　定期对住院病人进行随机检测有助于记录疫情，如发现医院感染应迅速监控。
4. 抗生素的应用　滥用抗生素能加剧病原微生物的耐药，但是合理地应用抗生素可以有效预防医院感染的发生。
5. 建立医院感染控制机构和法规

三、细菌的致病性

（一）细菌的毒力

1. 侵袭力　致病菌能突破宿主皮肤、黏膜的生理屏障，进入机体并在体内定植、繁殖和扩散的能力，称为侵袭力。主要包括荚膜、黏附素和侵袭性物质。
2. 毒素

（1）定义：细菌毒素是细菌在黏附、定居及生长繁殖过程中合成并释放到菌体外的毒性蛋白质。

（2）种类：根据来源、性质和作用机制等不同，细菌毒素可分为外毒素和内毒素两种。

（二）内、外毒素的主要区别

见表19-1。

表 19-1　细菌外毒素和内毒素的主要区别（2008）

区别要点	外毒素	内毒素
来源	革兰阳性菌与部分革兰阴性菌	革兰阴性菌（2003）
存在部位	由活菌分泌到菌外，少数是细菌崩解后释出	细胞壁组分，菌裂解后释出
化学成分	蛋白质	脂多糖（2004）
稳定性	60～80℃，30min 后被破坏	160℃，2～4h 才被破坏
作用方式	与细胞的特异受体结合	刺激宿主细胞分泌细胞因子、血管活性物质

续表

区别要点	外毒素	内毒素
毒性作用	强，对组织器官有选择性毒害效应，引起特殊的临床表现	较弱，各细菌的毒性效应大致相同，引起发热、白细胞增多、微循环障碍、休克、DIC等
抗原性	强，刺激机体产生抗毒素；甲醛液处理脱毒形成类毒素	弱，刺激机体产生中和抗体作用弱；甲醛液处理不形成类毒素（2001）

四、宿主的固有免疫

（一）天然免疫

1. 屏障结构 ①皮肤黏膜屏障；②血-脑脊液屏障；③胎盘屏障。
2. 吞噬细胞

（1）吞噬细胞的杀菌过程：吞噬细胞杀菌过程一般分为3个连续的阶段。①识别与结合；②吞噬；③消化。

（2）吞噬细胞的杀菌机制：吞噬细胞的杀菌机制分为依氧和非依氧两类。

（3）吞噬细胞吞噬作用的后果：病原菌被吞噬细胞吞噬后的结果有完全吞噬和不完全吞噬两种。①完全吞噬：指病原菌不仅被吞噬，而且被杀死消化；②不完全吞噬：指病原菌虽被吞噬，但未被杀死。

3. 体液中的抗菌物质 体液中的抗菌物质主要有补体、溶酶菌、防御素和乙型溶素。

（二）获得性免疫

获得性免疫也叫特异性免疫，包括体液免疫和细胞免疫。

1. 体液免疫 体液免疫是胞外菌感染的主要获得性免疫，其抗菌机制主要包括以下几点。①中和细胞外毒素；②调理吞噬：分为依赖抗体的调理吞噬和依赖补体的调理吞噬；③阻止吸附；④激活补体：抗体与病原菌形成免疫复合物可以激活补体系统，产生杀菌和引起炎性反应的作用；⑤抗体导致的免疫病理：抗体与各型变态反应的发生有关。

2. 细胞免疫 细菌免疫是胞内菌感染的主要获得性免疫机制，作用方式有：①CD$^+$Th1细胞释放淋巴因子；②CD$^+$CDL细胞的细胞毒作用。

五、感染的发生与发展

（一）细菌感染的来源

1. 外源性感染 外源性感染是指来自体外细菌的感染，包括急性或慢性病人，带菌者以及病畜和带菌动物，他（它）们均向外环境排出病原菌。

2. 内源性感染 内源性感染是由机体体内或体表的条件致病菌，或潜伏在体内的病原病，当机体免疫力低下或滥用广谱抗生素时，引起异位感染或菌群失调症。

（二）全身感染的类型

1. 菌血症 病原菌经局部入血，尚未大量繁殖和引起严重的临床症状，通常指败血症的临床早期。

2. 败血症 病原菌入血后，大量繁殖并产生毒性代谢产物，引起严重的全身中毒症状，称为败血症。

3. 脓毒症 化脓性细菌入血，并大量繁殖，引起严重的中毒症状和形成新的化脓病灶的最严重的一种感染类型。

经典试题

1. 引起医院交叉感染最常见的细菌是
   A. 伤寒沙门菌
   B. 结核分枝杆菌
   C. 耐药性金黄色葡萄球菌
   D. 乙型溶血性链球菌
   E. 变形杆菌
2. 对内毒素叙述错误的是
   A. G⁻菌裂解后释放出
   B. 化学成分是脂多糖
   C. 不耐热，60℃30min可被破坏
   D. 引起发热、休克、DIC等症状
   E. 甲醛处理不能形成类毒素
3. 哪项不是条件致病菌产生的因素
   A. 寄生部位改变
   B. 全身免疫功能低下
   C. 局部免疫功能低下
   D. 菌群失调
   E. 药物治疗
4. 关于外毒素的叙述，哪一项是错误的
   A. 化学成分是蛋白质
   B. 毒性作用强，对组织有选择性
   C. 可被甲醛处理形成类毒素
   D. 毒性部分是类脂A
   E. 多由G⁺菌产生，不耐热
5. 关于病原菌致病性的构成因素，叙述最全面的是
   A. 毒力＋侵入部位＋细菌数量
   B. 毒素＋侵袭力＋侵入部位
   C. 侵袭力＋侵入部位＋细菌数量
   D. 侵袭酶类＋毒素＋细菌数量
   E. 侵入部位＋毒素＋细菌表面结构

（6～9题共用备选答案）
   A. 内毒素
   B. 肠毒素
   C. 神经毒素
   D. 细胞毒素
   E. 红疹毒素
6. 破伤风梭菌产生
7. 伤寒沙门菌产生
8. 金黄色葡萄球菌产生
9. 白喉棒状杆菌产生

参考答案： 1. C 2. C 3. E 4. D 5. A 6. C 7. A 8. B 9. D

第8单元　细菌感染的检查方法与防治原则

重点提示

本单元不常考。了解标本的采集原则及常用的血清学诊断方法。

1. 标本的采集原则　急性期采集，避免杂菌污染，不同期不同标本，保持新鲜尽快送检。
2. 常用的血清学诊断方法　凝集试验、补体接合试验、中和试验、酶联免疫吸附试验。

考点串讲

一、细菌学诊断

1. 标本的采集原则　①应注意无菌操作，避免正常菌群的污染；②不同病程，采取不同标本；③采集标本应在使用抗菌药物之前；④尽可能采集病变明显部位的材料；⑤标本必须新鲜，采集后尽快送检；⑥在采集、运送和处理标本时应考虑生物安全。

2. 致病菌的检验程序　①显微镜检查；②分离培养；③生化试验；④血清学试验；⑤药物敏感试验。

二、血清学诊断

用已知的细菌或其特异性抗原检测病人体液中有无相应特异性抗体和其效价的动态变化。一般采取病人的血清进行试验，故这类方法通常称为血清学诊断。

常用于细菌性感染的血清学诊断种类有凝集试验、沉淀试验、补体结合试验、中和试验等。

第9单元 病原性球菌

重点提示

考生需要了解甲型链球菌的致病性、脑膜炎奈瑟菌微生物学检查及淋病奈瑟菌的微生物学检查。

1. **葡萄球菌属** 致病性葡萄球菌的鉴别要点包括凝固酶（+）、耐热核酸酶（+）、金黄色色素（+）、溶血性（+）和发酵甘露醇（+）。
2. **金黄色葡萄球菌的主要致病物质** 凝固酶、细胞溶素、杀白细胞素、表皮剥脱素、肠毒素、毒性休克综合征毒素-1；主要致病：皮肤化脓性感染、毒性休克综合征。
3. **肺炎链球菌** 主要致病物质为荚膜、肺炎链球菌溶素、脂磷壁酸和神经氨酸酶。
4. **脑膜炎奈瑟菌、淋病奈瑟菌** 革兰阴性双球菌。

考点串讲

一、葡萄球菌属

（一）生物学性状和分类

1. **形态与染色** 球形或椭圆形，无鞭毛，无芽胞，革兰阳性。
2. **分类与分型** 可分为金黄色葡萄球菌、表皮葡萄球菌和腐生葡萄球菌3种。
3. **抗原结构** ①葡萄球菌A蛋白；②多糖抗原；③荚膜抗原。

（二）致病物质和所致疾病

1. **致病物质**

（1）凝固酶（2011）：能使含有枸橼酸钠或肝素抗凝药的人或兔血浆发生凝固的酶类物质，致病菌株多能产生，常作为鉴别葡萄球菌有无致病性的重要标志。

（2）葡萄球菌溶血素。

2. **所致疾病（2016）**

（1）化脓性炎症：①皮肤软组织感染（2014）；②内脏器官感染（2015）；③全身感染。

（2）毒素性疾病。

（3）葡萄球菌性肠炎。

（三）微生物学检查方法

1. **直接涂片镜检**
2. **分离培养与鉴定** 致病性葡萄球菌的鉴别要点：致病性葡萄球菌可以产生凝固酶、金黄色色素和耐热核酸酶，有溶血性并且可以发酵甘露醇。

二、链球菌属

（一）生物学性状和分类

G^+，链状排列，无芽胞，无鞭毛。

常用下列3种方法。

1. **按溶血现象** 分三类：①甲型溶血性链球菌；②乙型溶血性链球菌；③丙型链球菌。
2. **按抗原结构分类** 根据细胞壁多糖抗原不同，将链球菌分为A，B，C……共20个群，对人致病的菌株90%属A群。同一群链球菌又分若干型。
3. **根据对氧的需要分类** 需氧、兼性厌氧和厌氧性链球菌。

（二）A群链球菌

1. 生物学性状
（1）链状排列、革兰阳性、圆形或卵圆形球菌。
（2）营养要求较高。
（3）生化反应：触酶阴性。一般不分解菊糖，不被胆汁溶解，据此可区别甲型溶血性链球菌与肺炎链球菌。

2. 致病性
（1）致病物质主要有三大类：①细胞壁成分；②外毒素类；③侵袭性酶，主要包括透明质酸酶、链激酶（SK）和链道酶（SD）。
（2）所致疾病：①化脓性感染；②中毒性疾病，如猩红热（2005）、链球菌毒素休克综合征；③超敏反应性疾病，如风湿热和急性肾小球肾炎。

3. 免疫性　感染后，血清中可出现多种抗体，主要是抗M蛋白抗体，可反复感染。患过猩红热后可获得牢固的同型抗毒素免疫。

三、肺炎链球菌

肺炎链球菌是细菌性大叶性肺炎、脑膜炎、支气管炎的主要病原菌（2003，2013）。

（一）生物学性状

1. 形态　矛头状、成双排列、有较厚荚膜、革兰阳性。
2. 培养特性和生化反应　基本同甲型链球菌，可用胆汁溶菌试验与甲型链球菌进行鉴别。

（二）致病性与免疫性

1. 致病物质　有荚膜（2000，2011，2013，2014，2016）、肺炎链球菌溶素O、脂磷壁酸和神经氨酸酶等。
2. 所致疾病　主要引起大叶性肺炎（2014）。肺炎链球菌在正常人的口腔及鼻咽部经常存在，一般不致病，只形成带菌状态。只有在免疫力下降时才致病。感染后，可建立较牢固的特异性免疫。其免疫机制主要是产生荚膜多糖型特异抗体，起调理作用，能增强吞噬功能。

四、脑膜炎奈瑟菌

俗称脑膜炎球菌，是流行性脑脊髓膜炎（流脑）的病原菌。

（一）生物学性状

1. 形态　肾形，双球菌，有荚膜和菌毛，革兰阴性。
2. 培养特性和生化反应　营养要求较高，专性需氧。
3. 抗原结构与分类
（1）荚膜多糖抗原：具有群特异性，将本菌分为A，B，C，D，X，Y，Z，29E，W135和L这10个血清群。
（2）外膜蛋白型特异性抗原：将本菌各血清群分为若干血清型。
（3）脂多糖抗原。
（4）抵抗力极低。

（二）致病性和免疫性

1. 致病物质　主要包括荚膜、菌毛和内毒素。
2. 所致疾病　病菌经飞沫侵入人体的鼻咽部，并在局部繁殖。一般表现为3种临床类型，即普通型（占90%）、暴发型和慢性败血型（成年人多见）。常引起化脓性脑脊髓膜炎。严重者表现为暴发型脑脊髓膜炎。儿童发病率较高。
3. 免疫性　体液免疫为主。

（三）微生物学检查

标本

（1）直接涂片镜检。

（2）分离培养与鉴定：先增菌，再在巧克力色平板上划线分离，挑取可疑菌落进行生化反应和玻片凝集试验鉴定。

（3）快速诊断法：用已知群抗体快速检测相应抗原的有无。

五、淋病奈瑟菌

（一）生物学性状

1. 形态染色　与脑膜炎奈瑟菌相似。
2. 培养特性和生化反应　分解葡萄糖，产酸不产气，氧化酶试验阳性。
3. 抗原构造与分类

（1）菌毛蛋白抗原。

（2）脂多糖。

（3）外膜蛋白抗原：包括PⅠ，PⅡ，PⅢ。PⅠ是主要外膜蛋白，是本菌分型的主要基础，可分成16个血清型，有助于流行病学调查。

4. 抵抗力　与脑膜炎奈瑟菌相似。

（二）致病性

1. 致病物质　①菌毛；②外膜蛋白；③内毒素；④IgA1蛋白酶（2005）。
2. 所致疾病　人类是本菌的唯一自然宿主。主要通过性接触传播引起淋病。

（1）男性主要为尿道炎、前列腺炎、精索炎和附睾炎等。

（2）女性主要引起尿道炎、宫颈炎。

（3）母亲患有淋菌性阴道炎或宫颈炎时，婴儿出生时易感染淋菌性结膜炎。

（三）防治原则

1. 预防为先，广泛开展性病的知识教育。
2. 婴儿出生时，以1%硝酸银或其他银盐溶液滴眼，防止新生儿淋菌性结膜炎的发生。
3. 抗生素治疗（药敏试验）。

经典试题

1. 不是由A族溶血性链球菌引起的疾病是

A. 亚急性细菌性心内膜炎

B. 猩红热

C. 风湿热

D. 急性肾小球肾炎

E. 蜂窝织炎

2. 鉴别肺炎链球菌与甲型链球菌的试验是

A. 胆汁溶菌试验和菊糖发酵试验

B. 胆汁溶菌试验和甘露醇发酵试验

C. 血浆凝固酶试验和甘露醇发酵试验

D. 血浆凝固酶试验和菊糖发酵试验

E. 乳糖发酵试验和蔗糖发酵试验

3. 对肠道杆菌的共同特性叙述错误的是

A. 均为G⁻杆菌

B. 均为条件致病菌

C. 鉴别依据生化反应

D. 鉴别依据抗原构造

E. 均含有菌体（O）抗原

4. 下列哪项不是卫生部规定的卫生标准

A. 每1ml饮用水细菌总数不得超过100个

B. 每100ml汽水大肠菌群不得超过5个

C. 每1000ml饮用水大肠菌群不得超过3个

D. 每1ml饮料细菌总数不得超过100个

E. 每100ml果汁大肠菌群不得超过100个

5. 不是金黄色葡萄球菌引起的疾病是

A. 烫伤样皮肤综合征

B. 假膜性肠炎

C. 食物中毒

D. 毒性休克综合征

E. 大叶性肺炎

6. 一新生儿室暴发脓毒血症，脓汁标本经涂片革兰染色镜检发现葡萄球菌。试问为确定该菌是否有致病力，应检查哪一种酶
A. 血浆凝固酶
B. 触酶
C. DNA酶
D. 尿素酶
E. 卵磷脂酶

7. 一男青年发热休克。3d 前开始头痛入院，当日意识不清，昏迷，体温41℃，血压 9.3/4kPa（70/30mmHg），躯干皮肤出现红色斑点。用药后血压仍继续下降，第 3 天死亡。血培养发现 G⁻双肾状球菌生长。请问导致感染的病原菌最可能是

A. 乙型溶血性链球菌
B. 脑膜炎奈瑟菌
C. 肠侵袭性大肠埃希菌
D. 肺炎链球菌
E. 金黄色葡萄球菌

8. 一青年近3d咳嗽，高热39℃，铁锈色痰，$WBC 18.5×10^9/L$，X 线胸片发现右肺中叶有大片阴影，临床诊断为大叶性肺炎，请问致病菌是哪种
A. 嗜肺军团菌
B. 肺炎链球菌
C. 肺炎克雷伯菌
D. 肺炎支原体
E. 肺炎衣原体

参考答案：1. A 2. A 3. B 4. E 5. E 6. A 7. B 8. B

第10单元 肠道杆菌

重点提示

重点掌握肠道杆菌的生化反应特点、肠出血型大肠埃希菌的血清型及所致疾病、志贺菌属的微生物学检查。

1. 肠道杆菌　鉴别肠道致病菌和非致病菌的单糖发酵试验中用的是乳糖。
2. 埃希菌属　肠出血型大肠埃希菌的血清型为 O157：H7，所致疾病为出血性肠炎和溶血性尿毒综合征。大肠埃希菌在环境和食品卫生学上常被用作粪便污染的检测指标。
3. 志贺菌属致病物质　包括侵袭力、内毒素和外毒素，所致疾病为细菌性痢疾。标本采集：新鲜脓血便/肛拭。
4. 沙门菌　沙门菌有 O，H 和 Vi 3 种抗原；沙门菌属致病物质：主要包括侵袭力、内毒素和肠毒素。

考点串讲

一、肠道杆菌的共同特征

（一）形态染色
杆状，有菌毛和鞭毛，不形成芽胞，革兰阴性。

（二）抗原结构
1. 菌体抗原（O 抗原）
2. 鞭毛抗原（H 抗原）
3. 包膜抗原（K，Vi 抗原）

（三）微生物学检查的特点
肠道杆菌能分解多种糖类和蛋白质，其中致病菌一般不分解乳糖，而非致病菌大多分解乳糖，用以初步鉴别（2001）。

二、埃希菌属

(一) 致病性大肠埃希菌的种类

ETEC, EIEC, EPEC, EHEC, EAggEC。

(二) 致病性

1. 致病物质　黏附素和外毒素。
2. 所致疾病

(1) 肠外感染：病变以化脓性炎症最为常见。①败血症：埃希菌是最常见的革兰阴性菌（占45%）；②新生儿脑膜炎：是 1 岁以内婴幼儿中枢神经系统感染的主要致病因子；③泌尿道感染（2015）：常见的有尿道炎、膀胱炎、肾盂肾炎、前列腺炎等。

(2) 胃肠炎：某些血清型可引起肠内感染，为外源性感染，根据致病机制不同，主要有 5 种类型。①肠产毒素型大肠埃希菌（ETEC）：致病物质为肠毒素和菌毛；②肠侵袭型大肠埃希菌（EIEC）：致病物质为质粒和内毒素；③肠致病型大肠埃希菌（EPEC）：致病物质为质粒介导黏附和破坏肠黏膜细胞；④肠出血型大肠埃希菌（EHEC）：致病物质主要有菌毛、毒素（2001）；⑤肠集聚型大肠埃希菌（EAEC）：致病物质是黏附素和毒素。

(三) 在卫生细菌学检查中的应用

1. 分离培养与鉴定
2. 卫生细菌学检查　卫生细菌学常以"大肠菌群数"作为水源、饮料、食品等被粪便污染程度的指标。

我国规定的卫生标准：每升饮水中大肠菌群数不得超过 3 个；每 100ml 瓶装汽水、果汁中大肠菌群数不得超过 5 个。

三、志贺菌属

(一) 种类、致病物质及所致疾病

1. 种类　A 群：痢疾志贺菌；B 群：福氏志贺菌；C 群：鲍氏志贺菌；D 群：宋内志贺菌。
2. 致病物质　主要是侵袭力和内毒素，有的菌株尚产生外毒素。

(1) 侵袭力：借菌毛黏附、穿入回肠末端和结肠黏膜上皮细胞，在上皮细胞内繁殖，形成感染灶，引起炎症反应。

(2) 内毒素。

(3) 外毒素。

3. 所致疾病　细菌性痢疾。

(1) 急性菌痢：局部症状有脓血便、腹痛、里急后重。急性中毒性菌痢主要表现为全身严重的中毒症状。临床表现主要有高热、神志障碍、休克，病死率较高（2001，2012）。

(2) 慢性菌痢：病程＞2 个月，迁延不愈，局部症状为主。

(二) 标本采集、分离培养与鉴定

选取粪便脓血或黏液部分，接种于选择培养基，37℃孵育 18～24h，挑取无色半透明可疑菌落，做生化反应和血清学试验。

四、沙门菌属

1. 致病物质与所致疾病，致病菌主要种类　致病物质有菌毛、菌体 O 抗原、内毒素和肠毒素。内毒素导致肠道局部炎症反应和全身性中毒症状。

该菌属可导致：①伤寒和副伤寒；②食物中毒（2012）；③败血症。

2. 肠热症的标本采集　根据病程选择采集标本，发病 1 周内应取静脉血，第 1～3 周取骨髓，第 2～4 周时可取粪便和尿液。

3. **肥达试验和结果判断** 肥达试验的实质为直接凝集试验。用伤寒菌体（O）、鞭毛（H）抗原及甲、乙副伤寒 H 抗原，与病人系列稀释血清进行定量凝集试验。

若 O 和 H 效价均增高，或病人恢复期抗体效价增高 4 倍以上，则具有诊断意义。若 O 和 H 效价的增高不平行，O 效价增高而 H 效价不高，可能为早期感染或其他沙门菌的交叉感染；H 效价增高而 O 效价不高，可能是预防接种或非特异性回忆反应。

=== 经典试题 ===

1. 伤寒发病 2 周，微生物学检查分离培养时常采取的标本是
A．骨髓
B．血液
C．尿
D．便
E．十二指肠液

2. 引起出血性结肠炎和溶血性尿毒综合征的病原菌是
A．肠产毒型大肠埃希菌（ETEC）
B．肠出血型大肠埃希菌（EHEC）
C．肠致病性大肠埃希菌（EPEC）
D．肠侵袭性大肠埃希菌（EIEC）
E．肠集聚型大肠埃希菌（EAEC）

3. 能引起食物中毒的细菌是
A．霍乱弧菌
B．大肠埃希菌
C．铜绿假单胞菌
D．副溶血弧菌
E．志贺菌

4. 沙门菌属分类鉴定的主要依据是
A．染色性
B．培养特性
C．特殊构造
D．生化反应
E．抗原构造

5. 某病人因近 3 日腹泻腹痛前来就诊。自述有里急后重感，便内有脓血，疑似痢疾。试问如进一步确诊进行微生物学检查时，一般不做哪些检查
A．血清学鉴定
B．生化反应
C．直接涂片革兰染色查形态
D．免疫荧光菌球试验
E．检测细菌核酸

参考答案： 1. D 2. B 3. D 4. E 5. C

第 11 单元 弧 菌 属

=== 重点提示 ===

重点掌握霍乱弧菌的分型、培养特性、致病因素及所致疾病。

熟悉副溶血性弧菌的形态特征和培养特性、溶血性弧菌所致疾病及其主要症状表现。

1. 霍乱弧菌致病物质有霍乱肠毒素、鞭毛、菌毛及其他毒力因子，所致疾病主要为霍乱。
2. O1 群、O139 群引起霍乱。O2～Q139 不引起霍乱。
3. 副溶血性弧菌主要存在于海产品、盐渍品中，食用可引起中毒。

=== 考点串讲 ===

一、霍乱弧菌

1. **生物学性状**

（1）形态染色：弧状或逗点状，单鞭毛，有普通菌毛和性菌毛，革兰阴性。

（2）培养特性与生化反应：营养要求不高，耐碱不耐酸，能分解甘露醇、葡萄糖和蔗糖，产酸不产气。

（3）抵抗力：较弱。

(4) 抗原构造与分型：有O抗原和H抗原。O抗原特异性高，依其抗原性不同将弧菌分为139个血清群。

2. 致病性及所致疾病

(1) 致病物质（2000，2012）：①鞭毛和黏液素酶；②菌毛；③霍乱肠毒素（CE）。

(2) 所致疾病：霍乱。

二、副溶血性弧菌所致疾病

副溶血性弧菌主要引起副溶血性弧菌食物中毒，临床上以急性起病、腹痛、呕吐、腹泻及水样便为主要症状。

=== 经典试题 ===

1. 不属霍乱弧菌生物学特性的是
A. 分古典、EItor两个生物型，均有O，H抗原
B. 无荚膜，芽胞，但有鞭毛
C. 营养要求不高，需氧，耐碱不耐酸
D. 致病物质主要是霍乱肠毒素
E. 革兰阳性菌

2. 从东南亚入境一男子，3d 前因突然剧烈呕吐、腹泻而入院。腹泻物呈米泔水样，粪检发现穿梭状运动的细菌，请问致病菌可能是
A. 副溶血弧菌
B. 肠炎杆菌
C. 鼠伤寒沙门菌
D. 产气荚膜梭菌
E. 霍乱弧菌

参考答案：1. E 2. E

第12单元 厌氧性杆菌

=== 重点提示 ===

破伤风梭菌的防治原则、产气荚膜菌的致病物质和所致疾病，是本单元的重点内容。

考生应当掌握破伤风梭菌的抵抗力和防治原则及破伤风梭菌的形态染色特征，以及产气荚膜菌的致病物质和所致疾病的临床表现。熟悉破伤风梭菌的致病性、肉毒梭菌的致病性、无芽胞厌氧菌的致病条件和感染特征。

1. 厌氧芽胞梭菌防治原则为清创扩创，注射类毒素、抗毒素和抗生素。
2. 产气荚膜菌所致的气性坏疽表现为气肿、组织捻发感等。

=== 考点串讲 ===

一、厌氧芽胞梭菌

（一）破伤风梭菌（2017）

1. 生物学性状

(1) 形态结构：细长杆菌，有鞭毛，无荚膜，革兰阳性。

(2) 培养与抵抗力：专性厌氧，抵抗力强。

2. 致病物质　产生两种外毒素，即破伤风溶血素和破伤风痉挛毒素（2014）。主要致病物质是破伤风痉挛毒素。

3. 所致疾病

(1) 主要引起破伤风，造成肌肉活动的兴奋与抑制失调，表现为破伤风特有的苦笑面容和角弓反张等症状（2012）。

(2) 致病条件是机体出现深部伤口，造成局部缺血、缺氧的微环境。

4. 防治原则

(1) 一般预防：正确处理伤口，防止形成厌氧微环境。

(2) 特异性预防：注射破伤风抗毒素（TAT）进行被动免疫紧急预防，同时还可以注射破伤风类毒素做主动免疫（2005）。

(3) 特异性治疗：对已感染者可以早期足量使用破伤风抗毒素；抗菌治疗可以使用四环素，红霉素。

（二）产气荚膜梭菌

1. 生物学性状
(1) 形态结构：革兰阳性，有荚膜，无鞭毛。
(2) 培养与抵抗力：厌氧不严格，"汹涌发酵"。
2. 致病物质　能产生10余种外毒素，其中α毒素毒性最强。
3. 所致疾病　能引起气性坏疽、食物中毒、坏死性肠炎和厌氧性蜂窝织炎（2012，2016）。
4. 微生物学检查　产气荚膜梭菌的尽早诊断极为重要。
(1) 直接涂片镜检。
(2) 分离培养：厌氧培养，取培养物涂片镜检。
5. 防治原则　对局部感染应尽早进行扩创手术，清除局部厌氧环境。局部使用 H_2O_2 冲洗，大剂量使用青霉素等抗生素杀灭病原菌。有条件可以使用气性坏疽多价抗毒素和高压氧舱治疗。

（三）肉毒梭菌

1. 生物学性状
(1) 形态结构：革兰阳性短粗杆菌，有鞭毛，无荚膜。
(2) 培养和抵抗力：严格厌氧，对酸和蛋白酶有较强抵抗力。肉毒毒素不耐热。
2. 致病物质　主要是外毒素，即肉毒素。肉毒素是已知最剧烈的神经外毒素，人的致死量是 $0.1\mu g$。
3. 所致疾病　①食物中毒；②创伤感染中毒；③婴儿肉毒。

（四）艰难梭菌的致病性

长期使用或不正规使用某些抗生素（氨苄西林、头孢菌素、红霉素等）后，可引起肠道内的菌群失调，耐药的艰难梭菌能导致抗生素相关性腹泻和假膜性结肠炎。部分艰难梭菌能产生A及B两种毒素，A为肠毒素，可导致液体大量分泌和出血性坏死；B为细胞毒素，可直接损伤肠壁细胞。

二、无芽胞厌氧菌

致病性

1. 致病条件　①寄居部位改变；②菌群失调；③机体免疫力降低；④局部形成厌氧环境。
2. 感染特征　多为慢性感染过程，其感染特征如下。
(1) 口腔、颌面部、鼻咽腔、胸腹腔、盆腔及肛门等处的慢性深部脓肿。
(2) 感染部位的分泌物或脓液呈血性、黑色或乳白色浑浊液，有恶臭。
(3) 所引起的脓肿分泌物，用直接涂片染色常可见革兰阴性或阳性杆菌。
(4) 长期使用氨基糖苷类抗生素治疗无效。
3. 所致疾病种类　口腔感染、女性生殖道及盆腔感染、腹腔感染、肺部和胸膜感染、颅内感染、败血症、感染性心内膜炎和皮肤软组织慢性脓肿等（2003）。

经典试题

1. 不是产气荚膜梭菌致病物质的是
A. 卵磷脂酶
B. 胶原酶
C. 透明质酸酶
D. 肠毒素
E. 内毒素

2. 不是肉毒梭菌特点的是
A. 芽胞位于菌体次极端，菌体呈网球拍状
B. 严格厌氧
C. 致病物质主要是肉毒毒素

D. 引起疾病主要是细菌性食物中毒
E. 肉毒毒素作用机制是阻止神经组织释放乙酰胆碱

3. 鉴定破伤风梭菌有无致病性最可靠依据是
A. G^+杆菌
B. 菌体顶端有圆形芽胞
C. 产生痉挛毒素
D. 专性厌氧
E. 有周鞭毛

4. 王某，48岁，建筑工人，因牙关紧闭、四肢痉挛而入院。8d前，右脚被铁钉扎伤，伤口深，但几日后自愈。5d后，右腿有些麻木和疼痛，咀嚼不便，吞咽困难，最后全身抽搐，四肢痉挛。入院诊断为破伤风，请问下述哪项是最佳治疗原则
A. 注射青霉素
B. 注射破伤风抗毒素和青霉素
C. 注射破伤风抗毒素和百白破疫苗
D. 注射破伤风抗毒素
E. 注射百白破疫苗和青霉素

参考答案：1. E 2. D 3. C 4. B

第13单元 棒状杆菌属

== 重点提示 ==

考生应当掌握白喉棒状杆菌的形态染色特征、白喉棒状杆菌的致病物质及所致疾病。熟悉白喉棒状杆菌的特异性防治方法。致病物质为白喉外毒素，所致疾病为白喉。

== 考点串讲 ==

白喉棒状杆菌

（一）形态、染色、致病物质及所致疾病

1. 形态、染色 革兰阳性杆菌；有异染颗粒；奈瑟染色菌体呈黄褐色，颗粒呈蓝黑色，具有重要的鉴别意义。

2. 致病物质及所致疾病
（1）致病物质：①白喉毒素；②索状因子；③K抗原。
（2）所致疾病：白喉。

（二）微生物学检查和防治原则

1. 微生物学检查
（1）形态学检查 找到白喉棒状杆菌即可初步诊断。
（2）分离培养.

2. 防治原则
（1）人工主动免疫：白喉类毒素（百白破三联疫苗）。
（2）人工被动免疫：白喉抗毒素作为应急预防和治疗。
（3）抗生素治疗：青霉素、红霉素等。具有抑制本菌和预防继发感染的双重作用。

== 经典试题 ==

1. 下列哪项，不是白喉棒状杆菌的特性
A. 形态特征有异染颗粒
B. 产生外毒素可引起心肌炎
C. 用抗毒素可以进行紧急预防
D. 锡克试验阳性说明机体有了免疫力
E. 只有携带β-棒状杆菌噬菌体的白喉棒状杆菌才能产生外毒素

2. 患儿，3岁。以发热、咽痛、呼吸困难入院。查体：体温38.5℃、咽部及扁桃体有一层灰白色膜。心率103/min。实验室检查：白细胞$23×10^9$/L，初诊为白喉，试问正确治疗原则是
A. 注射白喉抗毒素
B. 注射丙种球蛋白及青霉素
C. 注射白喉抗毒素及抗生素

D. 注射白喉类毒素及抗生素　　　　　　　　E. 注射白喉抗毒素及丙种球蛋白

参考答案：1. D　2. C

第14单元　分枝杆菌属

重点提示

本单元考生应当掌握结核分枝杆菌和麻风分枝杆菌的形态染色特征，结核分枝杆菌抵抗力特点，结核分枝杆菌的检查方法及防治原则。

1. 结核分枝杆菌的形态染色特征　抗酸染色阳性。
2. 结核菌素试验结果判断　阳性提示感染过结核或者接种卡介苗成功。
3. 微生物学检查时标本的选择　根据感染部位而定，直接涂片镜检，预防主要是接种卡介苗。

考点串讲

一、结核分枝杆菌

（一）形态、染色、培养特性和抵抗力

1. 形态、染色　革兰阳性杆菌，齐-尼抗酸染色法（2005）。
2. 培养特性　专性需氧，营养要求高，常用罗氏固体培养基。触酶试验阳性，热触酶试验阴性（与非结核分枝杆菌鉴别）。
3. 抵抗力较强

（二）结核分枝杆菌感染的免疫特点

1. 致病物质　主要是菌体成分。

（1）脂质（2002）：高含量脂质与细菌毒力密切相关，与毒力有关的主要有以下几种。①索状因子：能破坏细胞线粒体，影响细胞呼吸。抑制白细胞游走和引起慢性肉芽肿等。②磷脂：能促使单核细胞增生，形成结核结节及干酪样坏死。③蜡质D：可激发机体产生迟发型超敏反应，具有佐剂作用。④硫酸脑苷脂：可抑制吞噬体与溶酶体的结合，导致不完全吞噬。

（2）蛋白质：有多种，有的能与蜡质D结合激发迟发型超敏反应，引起组织坏死和全身中毒症状，并在形成结核结节中发挥一定作用。有抗原性。

（3）多糖：致病作用尚不清。

2. 所致疾病　主要造成肺部感染和肺外感染，以肺部感染多见。

（1）肺部感染：肺结核，最多见，可分两大类。①原发感染：初次感染，多见于儿童。②原发后感染：多见于成年人。由外源性或内源性感染所致。

（2）肺外感染：结核分枝杆菌经血液、淋巴液扩散，引起脑、肾、骨关节结核。

3. 免疫性　结核分枝杆菌感染后的免疫特点：①抗结核免疫属于带菌免疫，体内的结核菌一旦被清除，免疫力即随之消失；②抗结核免疫主要是细胞免疫激活的致敏T细胞可释放白细胞介素-2、肿瘤坏死因子和干扰素等多种淋巴因子，使巨噬细胞聚集于炎症部位，并增强巨噬细胞对结核分枝杆菌的杀伤作用，而机体产生的特异性抗体无保护作用；③抗结核免疫与机体迟发型超敏反应同时并存。

（三）结核菌素试验的原理、结果判断和应用

1. 原理　应用结核菌素来测定机体对结核分枝杆菌有无超敏反应以判断机体对本菌有无免疫力。
2. 结果判断　依据局部红肿硬结直径来判断。

直径≥5mm者为阳性反应。表示机体对结核分枝杆菌有免疫力。

直径≥15mm者为强阳性反应。对临床诊断有意义（可能有活动性肺结核）。

<5mm者为阴性反应。表示机体对结核分枝杆菌无免疫力。

3. 应用 ①用于选择卡介苗接种对象及免疫效果的测定；②作为婴幼儿结核病诊断的参考（2004）；③测定肿瘤病人等细胞免疫功能状况；④在未接种卡介苗的人群中作结核分枝杆菌感染的流行病学调查。

（四）微生物学检查和防治原则

1. 微生物学检查
(1) 形态学检查。
(2) 浓缩集菌：经过碱化、离心浓缩后可提高检出阳性率。
(3) 分离培养：细菌培养阳性是结核病诊断的金标准。
(4) 动物实验。
(5) 细菌核酸检测。

2. 防治原则
(1) 接种卡介苗：出生后24h内初种，7岁和12岁复种。
(2) 发现和治疗痰菌阳性者。
(3) 药物治疗：常用链霉素、异烟肼、利福平、乙胺丁醇、吡嗪酰胺等，联合用药不仅有协同作用，还能降低耐药性的产生。

二、麻风分枝杆菌

（一）形态染色

细长略弯曲、胞内菌；细胞胞质呈泡沫状，称麻风细胞，据此可区别于结核分枝杆菌；染色与结核分枝杆菌相似。

（二）致病性

主要引起麻风病。

1. 传染源 病人。在口鼻和咽喉分泌物、皮疹渗出液、乳汁、精液、阴道分泌物中均可分离到本菌。

2. 传播途径 主要经呼吸道、破损皮肤黏膜、密切接触方式传播。

经典试题

1. 关于麻风分枝杆菌叙述错误的是
A. 主要经破损皮肤或黏膜进入机体
B. 抗麻风免疫主要是细胞免疫
C. 抗酸阳性、细长略带弯曲的细菌
D. 可在体外用人工培养基培养
E. 根据临床表现多分为瘤型和结核样型

2. 结核分枝杆菌引起机体的免疫是
A. 局部免疫
B. 感染免疫
C. 体液免疫
D. 抗毒素免疫
E. 抗菌免疫

3. 男性病人1个月前感到疲劳、食欲减少、发热咳嗽、咳痰带血丝，取咳痰进行抗酸染色，镜下见到红色细长弯曲、分枝的杆菌，试问该细菌是何种细菌
A. 白喉棒状杆菌
B. 肺炎克雷伯菌
C. 炭疽芽胞杆菌
D. 结核分枝杆菌
E. 流感嗜血杆菌

4. 一名未接种过卡介苗的健康中年人，做结核菌素试验呈阳性，下列哪项解释不正确
A. 需要接种卡介苗
B. 不需要接种卡介苗
C. 对结核病有免疫力
D. 细胞免疫功能正常
E. 感染过结核分枝杆菌

参考答案：1. D 2. B 3. D 4. A

第15单元 放线菌属和诺卡菌属

重点提示

本单元内容很少，考点也比较少，至今未出现过考点。考生应当掌握主要致病放线菌的种类，熟悉放线菌属的致病性。

1. 放线菌属中对人致病性较强的是衣氏放线菌，引起放线菌病，为软组织的化脓性炎症。
2. 诺卡菌属中对人致病的主要有星形诺卡菌、巴西诺卡菌，引起外源性感染，表现为肺部化脓性炎症与坏死。

考点串讲

一、放线菌属

放线菌属和诺卡菌属是一大类与细菌相似的原核细胞型微生物，多数不致病。由于在感染的组织中菌丝呈放射状排列而得名。

（一）主要致病性放线菌及其致病性

1. 主要致病菌种类　正常寄居在人和动物口腔、上呼吸道、胃肠道和泌尿生殖道。致病的有衣氏放线菌、牛放线菌、内氏放线菌等，其中对人致病性较强的为衣氏放线菌。
2. 致病性与免疫性　①属正常菌群，条件致病。若无继发感染大多呈慢性无痛性过程，常伴有多发性瘘管形成，脓汁中排出硫黄样颗粒为特征，称放线菌病。②机体对放线菌的免疫主要靠细胞免疫。

（二）硫黄样颗粒及其临床意义

1. 硫黄样颗粒　病灶组织和瘘管中流出的脓汁有肉眼可见的黄色小颗粒。
2. 临床意义　临床表现为颈面部肿胀、不断产生新结节，多发性脓肿和瘘管形成。若累及颅骨可引起脑膜炎和脑脓肿。也可累及胸部或吸入性肺部感染。腹部感染常能触及包块与腹壁粘连。盆腔感染多继发于腹部感染。

二、诺卡菌属

主要致病性诺卡菌及其致病性

1. 星形诺卡菌　主要经呼吸道或伤口侵入机体，可引化脓性感染。尤其在 AIDS、肿瘤及长期使用免疫抑制药病人，感染后引起肺炎、肺脓肿、肺真菌病等。星形诺卡菌易通过血行播散引起脑脊髓膜炎、脑脓肿。
2. 巴西诺卡菌　引起慢性化脓性肉芽肿。

第16单元 动物源性细菌

重点提示

考生应当掌握布氏杆菌所导致的布氏菌病的传播途径和临床表现、耶尔森菌属的传播途径；应知道波浪热的概念，炭疽芽胞杆菌的形态染色、抵抗力和其所致疾病；了解布氏杆菌的生物学性状和炭疽芽胞杆菌的防治原则。

1. 耶尔森菌属无芽胞，无鞭毛，有荚膜；所致疾病为鼠疫。
2. 炭疽芽胞杆菌无鞭毛，芽胞的抵抗力很强，所致疾病为皮肤炭疽、肺炭疽和肠炭疽。

考点串讲

一、布鲁菌属

布鲁菌属是一类人畜共患传染病的病原菌，使人致病的有羊布氏菌、牛布氏菌、猪布氏菌和犬布氏菌，我国主要是羊布氏菌病，其次为牛布氏菌病。

1. 生物学性状
（1）形态结构：革兰阴性，杆菌，有微荚膜。
（2）抵抗力较强。

2. 致病性与免疫性
（1）致病物质：有内毒素、荚膜、侵袭性酶（透明质酸酶、过氧化氢酶等）等。
（2）所致疾病：布氏菌病（波浪热）。
（3）免疫性：病后可产生免疫力，以细胞免疫为主，抗体可发挥调理作用。

二、耶尔森菌属

鼠疫耶尔森菌俗称鼠疫杆菌，是鼠疫的病原菌。

1. 生物学性状病 形态与染色：卵圆形，革兰阴性，短杆菌，有荚膜。
2. 致病性与免疫性
（1）致病物质：主要与F_1抗原、V/W抗原、外膜抗原及鼠毒素相关。
（2）所致疾病：鼠疫，临床常见有腺型、肺型和败血症型3种鼠疫。

三、炭疽芽胞杆菌

1. 生物学性状
（1）形态与染色：革兰阳性，杆菌，有荚膜和芽胞，致病菌中最大的细菌。
（2）培养特性：需氧。
（3）抵抗力：芽胞抵抗力强。

2. 致病性与免疫性
（1）致病物质：①荚膜；②炭疽毒素。
（2）所致疾病：炭疽病（人畜共患）。炭疽芽胞杆菌的芽胞可经多种途径侵入机体引起感染。①皮肤炭疽（黑炭样坏死）：最多见；②肺炭疽（出血性肺炎）：病死率高；③肠炭疽（出血性肠炎）：病死率高。

3型均可并发败血症、炭疽性脑膜炎，病死率极高。
（3）免疫性：感染炭疽后可获得持久免疫力。

3. 防治原则
（1）一般预防：炭疽的预防重点应该放在家畜感染的防治、牧场的卫生防护和生物恐怖活动的防范方面。
（2）特异性预防：接种炭疽减毒活疫苗（注意接种对象）。
（3）治疗：用青霉素、多西环素等抗生素治疗。

经典试题

1. 对布氏杆菌叙述错误的是
A. 是波浪热的病原体
B. 分6个生物种，我国流行羊、牛、猪3种
C. 为G^+小杆菌
D. 重要抗原是M抗原和A抗原
E. 主要通过接触经呼吸道皮肤等途径传播

2. 下述不是鼠疫耶尔森菌特点的是
A. 两端浓染G^-短杆菌
B. 不能在人工培养基上生长
C. 致病物质主要是鼠疫毒素
D. 以鼠蚤为媒介由鼠传染给人
E. 临床类型分腺鼠疫、败血症鼠疫和肺鼠疫等

参考答案：1. C 2. B

第17单元 其他细菌

重点提示

内容较多，但考点比较少。

考生应当掌握幽门螺杆菌的培养特性、流感嗜血杆菌的形态、染色、培养特性及所致疾病。了解军团菌的传播途径及其所致疾病及军团菌的生物学性状和防治原则，以及铜绿假单胞菌的形态染色、培养特性和弯曲菌的性状、致病。

1. 流感嗜血杆菌所致疾病最常见的是婴幼儿脑脊髓膜炎及某些病毒性疾病的继发感染。
2. 百日咳鲍特菌所致疾病为百日咳。
3. 幽门螺杆菌与慢性胃炎和消化性溃疡密切相关。
4. 军团菌可引起军团病，主要通过呼吸道感染。
5. 弯曲菌属是一类呈现海鸥状或者S形的革兰阴性杆菌，主要引起人类胃肠炎和败血症。

考点串讲

一、流感嗜血杆菌

1. 生物学性状
（1）形态染色：革兰阴性杆菌，有菌毛，有荚膜。
（2）培养特性：需氧或兼性厌氧，需X因子和V因子（巧克力色血平板）。
2. 致病性与免疫性　所致疾病：①原发性感染（外源性）：多为有荚膜的b型菌株引起急性化脓性感染，如脑膜炎等，儿童多见；②继发性感染（内源性）：多为无荚膜菌株引起，常继发于流行性感冒、麻疹、百日咳、肺结核病之后，主要有慢性支气管炎、中耳炎、鼻窦炎等，多见于成年人。
3. 预防　可用b型流感嗜血杆菌荚膜多糖疫苗进行预防接种。

二、百日咳鲍特菌

1. 生物学性状
（1）形态染色：有荚膜和菌毛，革兰阴性，杆菌。
（2）抵抗力：较弱。
2. 致病性与免疫性
（1）致病物质：百日咳毒素、丝状血凝素、腺苷酸环化酶毒素、气管细胞毒素和皮肤坏死毒素等。
（2）所致疾病：细菌使气管上皮细胞纤毛运动受抑制或破坏，黏稠分泌物增多不能及时排出，导致剧烈咳嗽，由于病程较长，故名百日咳。易并发肺炎、中耳炎等。
3. 防治原则
（1）预防：我国用百日咳鲍特菌死菌苗与白喉和破伤风类毒素混合，制成"百白破"三联疫苗进行人工主动免疫，效果较好。
（2）治疗：首选红霉素，也可选用其他广谱抗生素。

三、幽门螺杆菌

1. 生物学性状
（1）形态染色：革兰阴性，细长弯曲呈弧形，一端或两端有多根鞭毛。
（2）培养特性：微需氧（2007），营养要求高。

2．致病性与免疫性
（1）致病物质和致病机制　尚未完全清楚。
（2）所致疾病：本菌肯定是慢性胃炎、大多数胃炎和十二指肠溃疡的病因（2016）。
3．微生物学检查
（1）胃黏膜活检标本（胃镜）。
（2）活检标本组织染色镜检，阳性率高。
（3）快速（2h内）尿素酶分解试验，特异性和敏感性均较高。
（4）分离培养。

四、嗜肺军团菌

1．生物学性状　革兰阴性杆菌，常用Giemsa染色或Dieterle镀银染色，有端生或侧生鞭毛，有菌毛和微荚膜。
2．致病性与免疫性
（1）主要引起军团菌病。也引起医院内感染。
（2）经吸入带菌飞沫、气溶胶被直接吸入下呼吸道引起以肺为主的全身性感染。

五、铜绿假单胞菌

1．生物学性状　有鞭毛，革兰阴性杆菌，可产生带荧光的水溶性色素（青脓素和绿脓素，使培养基呈亮绿色）。
2．致病性
（1）致病物质：内毒素、菌毛、荚膜、胞外酶和外毒素等。
（2）所致疾病：①原发性皮肤感染　严重烧伤、创伤、手术切口的化脓性感染；②医源性感染占10%～30%。使用各种导管、内镜、呼吸性治疗装置等而感染。

六、弯曲菌属

1．生物学性状
（1）形态染色：革兰阴性，细长，一端或两端有单鞭毛。
（2）培养特性：微需氧，营养要求高。
（3）抵抗力：弱。
2．致病性与免疫性
（1）致病物质：已检测到的有黏附素、细胞毒性酶类和肠毒素。
（2）所致疾病：本菌是人类散发性细菌性胃肠炎最常见的菌种之一。
3．防治原则　目前无特异性疫苗，治疗可以选用抗生素。

经典试题

1．细菌与所致疾病组合错误的是
A．铜绿假单胞菌——烧伤感染
B．幽门螺杆菌——慢性胃炎
C．军团菌——军团菌病
D．百日咳鲍特菌——百日咳
E．流感嗜血杆菌——流感

2．男孩，1岁。因抽搐入院。上呼吸道感染2d，昨夜发热嗜睡。查体有颈强，体温40℃，WBC 17×10⁹/L，腰穿脑脊液细胞数4×10⁹/L，中性粒细胞占0.88，诊断为细菌性脑膜炎。细菌培养时发现在预加的金葡菌菌落周围生长旺盛，出现卫星现象。G染色为G⁻杆菌。试问所感染的细菌可能是
A．肺炎克雷伯菌
B．B族链球菌
C．D族链球菌
D．流感嗜血杆菌
E．铜绿假单胞菌

参考答案：1．E　2．D

第18单元 支 原 体

重点提示

考生应当熟练掌握解脲脲原体所致疾病及其临床表现,掌握支原体的概念和培养特性,理解并掌握支原体及其与细菌L型的区别。

1. 支原体是一类没有细胞壁的原核细胞型微生物,在培养基中,菌落呈"油煎蛋"状。支原体与L型菌有本质的区别。
2. 解脲脲原体引起非淋菌性尿道炎。

考点串讲

一、生物学性状

1. **概念** 支原体是一类无细胞壁,形态呈多形性,可通过除菌滤器,能在无生命的培养基中生长繁殖的最小的原核细胞型微生物。

2. **培养特性**

(1) 培养条件:营养要求比一般细菌高,除基础营养物质外还需加入10%~20%的人或动物血清以提供支原体所需的胆固醇。大多数兼性厌氧,生长缓慢。

(2) 菌落特点:在琼脂含量较少的固体培养基出现典型的"荷包蛋样"菌落。

3. **支原体和细菌L型的区别** 见表19-2。

表19-2 支原体和细菌L型的区别

性状	支原体	细菌L型
细胞壁	无	无
通过滤菌器	能	能
对青霉素敏感	不敏感	不敏感
来源	自然界、人与动物体内	在一定条件下诱导细菌形成
遗传性	与细菌无关	与原菌相同,去除诱导因素后可恢复为原菌
培养	含胆固醇培养基	大多需要高渗培养基

二、主要病原性支原体

1. **肺炎支原体所致疾病** 支原体肺炎,病理变化以间质性肺炎为主,曾称为原发性非典型肺炎(2012)。

2. **解脲脲原体所致疾病** 解脲脲原体可引起泌尿生殖道感染和不育症(2004)。

经典试题

1. 关于支原体的特性,哪一项是错误的
A. 呈多形态性,培养形成"油煎蛋样"菌落
B. 是能在无生命培养基中生长繁殖的最小微生物
C. 对青霉素敏感
D. 培养支原体的pH不低于7.0
E. 没有细胞壁

2. 支原体与L型细菌的最主要区别是
A. 缺乏细胞壁
B. 具有DNA和RNA两种核酸
C. 可通过细菌滤器
D. 培养时形成油煎蛋样菌落
E. 形态结构不因有无青霉素等诱因而改变

参考答案:1. C 2. E

第19单元 立克次体

重点提示

本单元考生应当重点掌握主要病原立克次体及传播途径。

普氏立克次体传染源为人，传播媒介为人虱，所致疾病为流行性斑疹伤寒；斑疹伤寒立克次体传染源为啮齿类动物（鼠），传播媒介为鼠蚤和鼠虱，所致疾病为地方性斑疹伤寒；恙虫病立克次体传染源为鼠，传播媒介为恙螨，所致疾病为恙虫病。

考点串讲

一、生物学性状

1. 概念　立克次体是一类体积微小，绝大多数为自身代谢不完善，严格细胞内寄生的原核细胞型微生物。大多为人畜共患病的病原体。

2. 形态与染色　球杆状或呈多形态性，革兰阴性，常用姬氏和马氏法染色（前者立克次体染成蓝色或紫色，后者染成红色）。

立克次体的共同特点：①为革兰阴性小细菌；②有细胞壁，但形态多样；③专性细胞内寄生，以二分裂方式繁殖；④以节肢动物作为传播媒介或储存宿主；⑤多数是人兽共患病的病原体，在人类引起发热出疹性疾病；⑥对多种抗生素敏感。

3. 培养特点　大多数立克次体只能在活的宿主细胞内生长，以二分裂方式繁殖。常用培养立克次体的方法有动物接种、鸡胚接种和细胞培养。

4. 外斐试验　斑疹伤寒、恙虫病立克次体与变形杆菌某些X株有共同抗原，故常用后者代替立克次体作抗原，与病人血清做凝集反应，检查抗体的水平和变化以辅助诊断。

二、主要病原性

1. 普氏立克次体
(1) 所致疾病：流行性斑疹伤寒。
(2) 传染源和储存宿主：病人。
(3) 传播媒介：人虱（2003）。

2. 斑疹伤寒立克次体（莫氏立克次体）
(1) 所致疾病：主要引起地方性斑疹伤寒（鼠型斑疹伤寒）。
(2) 储存宿主：鼠类。
(3) 传播媒介：鼠蚤或鼠虱（2003）。

3. 恙虫病立克次体
(1) 所致疾病：主要引起恙虫病。
(2) 传染源：主要是鼠类。
(3) 储存宿主和传播媒介：恙螨幼虫。并可经卵传代。

经典试题

1. 关于立克次体的特点，哪一项是错误的
A. 有多种形态，二分裂繁殖
B. 专性细胞内寄生
C. 以节肢动物为传播媒介
D. 可引起人畜共患疾病
E. 对抗生素不敏感

2. 普氏立克次体主要引起哪种疾病
A. 肠伤寒
B. 流行性斑疹伤寒
C. Q热
D. 地方性斑疹伤寒
E. 恙虫病

3. 某病人有丛林接触史，突然高热，用变形杆菌 OX_k 株作抗原与病人血清进行定量凝集试验，抗体效价为 1∶320，该病人可能患何种疾病

A. Q热
B. 伤寒病
C. 流行性斑疹伤寒
D. 恙虫病
E. 地方性斑疹伤寒

参考答案：1. E 2. B 3. D

第20单元 衣 原 体

---- **重点提示** ----

本单元不常考。内容不多，重点掌握衣原体的概念。了解衣原体的形态染色、培养特性，以及沙眼衣原体和肺炎衣原体所致疾病。

衣原体是一类严格细胞内寄生，有独特发育周期，能通过细菌滤器的原核细胞型微生物。

---- **考点串讲** ----

一、生物学性状

1. 概念 衣原体是一类能通过细菌滤器，严格细胞内寄生，有独特发育周期的原核细胞性微生物。

2. 形态染色

(1) 原体：有胞壁，内有核质和核蛋白体，发育成熟，Giemsa 染色呈紫色，Macchiavello 染色呈红色。

(2) 网状体：圆形或椭圆形，无胞壁，无感染性，Macchiavello 染色呈蓝色。

3. 发育周期 原体→吸附细胞→进入→始体→繁殖→包涵体→原体→释放→吸附细胞。

4. 培养特性 衣原体为专性细胞内寄生，不能用人工培养基培养，可用鸡胚卵黄囊及 HeLa, McCoy 等细胞培养。

二、主要病原性衣原体

（一）沙眼衣原体致病性

1. 致病物质 主要包括内毒素样物质和主要外膜蛋白。

2. 沙眼衣原体各亚种及其所致疾病

(1) 沙眼亚种：主要寄生于人类，无动物储存宿主，引起沙眼、包涵体结膜炎、泌尿生殖道感染和婴儿沙眼衣原体肺炎。

(2) 性病淋巴肉芽肿亚种：通过性接触传播，主要侵犯淋巴组织。

(3) 鼠亚种：不感染人类。

（二）肺炎衣原体的致病性

主要寄生于人的呼吸道，是呼吸道感染的重要病原体之一。主要引起青少年急性呼吸道感染，尤其是咽炎、鼻窦炎、支气管炎和肺炎等，还可引起心包炎、心肌炎和心内膜炎，并且与冠状动脉硬化性心脏病的发生有关。

第21单元 螺 旋 体

---- **重点提示** ----

本单元考生应重点掌握钩端螺旋体所致疾病的临床表现，以及梅毒螺旋体的所属、培养特

性、所致疾病临床表现。

熟悉伯氏疏螺旋体的形态染色。

1. 钩端螺旋体所致疾病为钩端螺旋体病，治疗首选青霉素。
2. 梅毒螺旋体属于苍白密螺旋体，不能在无生命的培养基上生长繁殖。

=== 考点串讲 ===

一、钩端螺旋体

（一）生物学性状

1. **形态染色** 螺旋细密而规则，一端或两端呈钩状。镀银染色法呈棕褐色。
2. **培养特性** 常用 Korthof 培养基，生长缓慢。

（二）所致疾病

主要是钩体病，是一种人畜共患病。

1. **传染源** 鼠类和猪。
2. **临床表现** 轻者仅出现轻微的自限性发热；重者可出现黄疸、出血、DIC，甚至死亡（2001）。临床上根据损伤脏器不同分为肺出血型、流感伤寒型等。

（三）防治原则

1. **消灭传染源** 切断传播途径（防鼠、灭鼠及对家畜的管理）。
2. **易感人群疫苗接种**
（1）钩体多价全细胞死疫苗。
（2）钩体外膜疫苗。
3. **治疗** 青霉素、庆大霉素、多西环素等。部分病人使用青霉素后出现赫氏反应。

二、密螺旋体属

主要致病种类为梅毒螺旋体。

（一）形态染色

细长，有 8~14 个细密规则的螺旋，两端尖直。镀银染色为棕褐色。

（二）致病性和免疫性

1. **致病物质** 具有很强侵袭力。
（1）荚膜样物质。
（2）透明质酸酶。
2. **所致疾病** 主要引起梅毒（2002）。
（1）后天梅毒：临床上可分为 3 期，表现反复、潜伏和再发现象。
（2）先天梅毒：垂直传播给胎儿，引起胎儿的全身性感染，导致流产、早产、死胎或出生梅毒儿。

（三）防治原则

加强性卫生教育和严格社会管理，确诊后及早使用青霉素彻底治疗。

三、疏螺旋体属

对人致病的主要有：伯氏疏螺旋体、回归热疏螺旋体和奋森疏螺旋体。

（一）伯氏疏螺旋体

1. **生物学性状** 稀疏纤细，革兰阴性，但不易着色。Giemsa 或 Wright 染色效果较好。
2. **致病性和免疫性**
（1）致病物质：①侵袭力——黏附素。②抗吞噬——外膜蛋白 OspA。③内毒素样物质——细胞壁中的 LPS。

（2）所致疾病：莱姆病的病原体存在异质性，分类尚未统一，目前仍以伯氏疏螺旋体作为莱姆病病原体的统称。

（二）回归热疏螺旋体

回归热是由多种疏螺旋体引起的疾病。病人是传染源，由虱、蜱节肢动物叮咬传播。根据传播媒介不同分两类：①虱传回归热（流行性）；②蜱传回归热（地方性）。

（三）奋森疏螺旋体

为口腔中正常的菌群成员，抵抗力低下时，与梭形梭杆菌大量繁殖，引起奋森咽峡炎、牙龈炎、口腔坏疽等。

经典试题

1. 常用于检查血液和组织中的梅毒螺旋体的染色方法是
A. 革兰染色法
B. 抗酸染色法
C. 墨汁染色法
D. 镀银染色法
E. 鞭毛染色法

2. 一名耕种水稻的农民，突然出现高热乏力，伴有腓肠肌疼痛和眼结膜出血以及淋巴结肿大，进而出现黄疸。该病人可能是哪种微生物感染
A. 霍乱弧菌
B. 钩端螺旋体
C. 梅毒螺旋体
D. 甲型肝炎病毒
E. 伯氏疏螺旋体

3. 某病人，男，有不洁性交史，2 个月前出现生殖器皮肤的无痛性溃疡，1 个月后自然愈合，近日出现全身皮肤红疹，伴有淋巴结肿大，该病人可能患有何病
A. 猩红热
B. 麻疹
C. 性病淋巴肉芽肿
D. 风疹
E. 梅毒

参考答案：1. D 2. B 3. E

第22单元　真　　菌

重点提示

重点掌握皮肤真菌的概念及其分类、形态与结构、感染类型和致病作用。熟悉皮下组织感染真菌的致病性、新生隐球菌的生物学性状，并且需要知道新生隐球菌所致疾病的种类。

1. 真菌分单细胞真菌和多细胞真菌两类，培养用沙氏培养基培养。多细胞真菌由菌丝和孢子组成。

2. 白假丝酵母菌（念珠菌）革兰阳性，微生物学检查为直接镜检发现假菌丝和厚膜孢子可帮助诊断。新生（型）隐球菌的致病物质为荚膜，微生物学检查为墨汁复染检测有荚膜。

考点串讲

一、概述

（一）生物学性状

1. 分类　真菌是微生物中的一大类，按国际通用的真菌分类法可以将真菌界分为黏菌门和真菌门。真菌门又可以分为 5 个亚门：①鞭毛菌亚门；②接合菌亚门；③子囊菌亚门；④担子菌亚门；⑤半知菌亚门。

2. 形态与结构

(1) 单细胞真菌：呈圆形或卵圆形。①酵母型真菌：不产生菌丝，芽生方式繁殖，菌落同细菌；②类酵母型真菌：芽生方式繁殖，可产生假菌丝，培养基内可见假菌丝体。

(2) 多细胞真菌：由菌丝和孢子两大基本结构组成。①菌丝：显微镜下不同菌丝形态不同，是鉴别真菌的重要标志；②孢子：是真菌的生殖结构。分有性孢子和无性孢子。孢子形态与结构各不相同，是真菌鉴别和分类的主要依据。

（二）真菌的繁殖与培养

1. 真菌的繁殖方式　真菌的繁殖能力较强，繁殖方式多样，可分为无性繁殖和有性繁殖两大类型。

(1) 无性繁殖：指不经过两性细胞的结合就能形成新个体的繁殖方式。病原性真菌主要是以此种方式繁殖。

(2) 有性繁殖：指经过两性细胞配合产生新个体的繁殖方式。有性繁殖是普通真菌主要的繁殖方式。

2. 真菌的培养

(1) 培养要求：营养要求不高，病原性真菌常用沙保弱培养基。由于真菌在不同培养基上形成的菌落形态差别很大，故鉴定真菌时均以沙保培养基上形成的菌落为准。

(2) 培养特性：生长慢，培养时间长。

(3) 菌落形态：沙保培养基上，一般真菌可形成以下 3 种类型菌落。①酵母型菌落；②类酵母型菌落；③丝状型菌落。

（三）真菌的致病性

真菌在机会感染及食品卫生中具有重要意义，不同的真菌可通过不同的形式致病。

1. 浅表真菌感染　由致病性强的外源性真菌引起。
2. 真菌机会性感染　多由寄居在人体的正常微生物群引起。
3. 深部真菌感染
4. 真菌毒素的致病作用　①真菌中毒症；②真菌毒素与肿瘤。
5. 超敏反应　某些菌丝或孢子可引起临床超敏反应。

此外，菌群失调、因患肿瘤、服用免疫抑制药、HIV 感染等均可引起机会致病性真菌感染。

二、主要病原性真菌

（一）皮肤癣真菌常见的种类和致病性

1. 种类　主要有毛癣菌、表皮癣菌和小孢子癣菌 3 个属。
2. 致病性　直接或间接接触（毛巾、衣服、浴盆、理发工具等）传播。引起多种癣病，以足癣最常见，也是人类最多见的真菌病。一种皮肤癣菌可引起全身多部位的癣；一种癣也可由几种不同皮肤癣菌引起。

（二）白假丝酵母菌

白假丝酵母菌是假丝酵母菌属中最常见的病原菌。是临床上最常见的机会致病性真菌，主要引起皮肤、黏膜和内脏的急性或慢性炎症，即念珠菌病。口腔念珠菌病是获得性免疫缺陷综合征病人最先出现的继发性感染。

1. 生物学性状　圆形或卵圆形，革兰阳性，着色不均，出芽方式繁殖。在玉米粉培养基上形成丰富的假菌丝和厚膜孢子，有助于鉴定。
2. 致病性　通常寄生在正常人口腔、上呼吸道、肠道及阴道黏膜，当机体抵抗力下降或菌群失调时引起各种念珠菌病。常见的：①皮肤黏膜感染；②内脏及中枢神经感染。
3. 微生物学检查

(1) 直接镜检：必须同时看到出芽的酵母菌和假菌丝，才能确认念珠菌感染。

(2) 分离培养鉴定。

(三) 新生隐球菌

1. 生物学性状

(1) 形态染色：圆形，有荚膜，一般染色法不被着色（故称隐球菌），用墨汁做负染色（2002）。
(2) 培养特性：在沙保培养基及血琼脂上 25~37℃均生长良好。

2. 致病性

(1) 致病物质：荚膜多糖。
(2) 感染方式：①大量存在于鸽粪中，人因吸入而感染。为外源性感染。②机体抵抗力低下时亦引起条件性感染（也属于正常菌群），为内源性感染。
(3) 临床表现：①大多数肺隐球菌感染无症状或仅有流行性感冒样症状，且能自愈。②抵抗力低下者病原菌大量繁殖，引起支气管炎。严重病例呈暴发型感染迅速死亡。部分病人发生血行播散而累及中枢神经系统及其他组织，主要引起慢性脑膜炎。症状可自行缓解或恶化，病程长。③有 5%~8% 的获得免疫缺陷综合征病人伴有隐球菌性脑膜炎。

3. 微生物学检查

(1) 直接镜检：脓、痰可直接镜检，脑脊液则需离心后取沉淀检查。
(2) 分离培养鉴定。
(3) 胶乳凝集试验检查荚膜抗原。
(4) 动物实验。

(四) 卡氏肺孢子菌致病性

肺孢子菌经呼吸道吸入肺（2017），多为隐性感染，当宿主抵抗力低下时，潜伏在肺内的以及新侵入的孢子菌得以大量繁殖，引起肺孢子菌肺炎。

经典试题

1. 引起鹅口疮的病原体是
A. 絮状表皮癣菌
B. 石膏样小孢子菌
C. 口腔链球菌
D. 白假丝酵母菌
E. 口腔螺旋体

2. 关于白假丝酵母菌的特点，哪一项是错误的
A. 属条件致病菌
B. 培养呈类酵母型菌落
C. 可引起皮肤和黏膜感染
D. 可引起全身脏器感染
E. 对青、链霉素敏感

3. 关于新生隐球菌的特点，哪一项是错误的
A. 多数是外源性感染
B. 主要经消化道传播
C. 菌体外有肥厚的荚膜
D. 主要存在土壤和鸽粪中
E. 最易侵犯中枢神经系统

4. 某病人，疑为新生隐球菌性脑膜炎，最有意义的快速诊断方法是，采集脑脊液，离心沉渣后，进行
A. 钩端螺旋体培养
B. 新生隐球菌培养
C. 白假丝酵母菌培养
D. 涂片后革兰染色
E. 涂片后墨汁染色

参考答案：1. D 2. E 3. B 4. E

第23单元 病毒的基本性状

重点提示

考生需掌握常见病毒的结构组成。掌握病毒的测量单位和种类及病毒复制的步骤。
了解病毒异常增殖表现及温度物理因素与脂溶剂、醛类、氧化剂等化学因素对病毒的影响。

1. 病毒的测量单位为纳米（nm），病毒仅含一种核酸。
2. 病毒由包膜和核衣壳或单独的核衣壳组成。核衣壳由核心及衣壳组成。
3. 病毒增殖的复制周期包括吸附、穿入、脱壳、生物合成、组装成熟和释放。

=== 考点串讲 ===

一、病毒的形态

纳米级（多数<150nm）、球形或近似球形（噬菌体大多蝌蚪状）。

可通过电子显微镜、X 线晶体衍射等技术观察测量。

二、病毒的结构和化学组成

完整的成熟病毒颗粒称为病毒体。病毒体的基本结构是核心和衣壳，二者构成核衣壳（2001，2005）。

1．病毒核心　主要为核酸，是决定病毒遗传、变异和复制的物质。根据核酸的不同可将病毒分为 DNA 病毒和 RNA 病毒。

2．病毒衣壳

（1）功能：维持病毒体形态、保护病毒核酸、介导病毒进入宿主细胞、抗原性。

（2）衣壳是由一定数量的壳粒组成。病毒的结构可有 3 种立体对称型：螺旋对称型、20 面体立体对称型和复合对称型。

3．包膜　有包膜的病毒称为包膜病毒，无包膜的病毒称为裸露病毒。包膜的化学组成为脂质、蛋白质和少量糖类。

三、病毒的增殖

1．复制周期

（1）吸附和穿入。

（2）脱壳：病毒在细胞内必须脱去衣壳，其核酸方可在宿主细胞中发挥指令作用。

（3）生物合成：病毒的生物合成包括病毒核酸复制和病毒蛋白质合成两个方面。

（4）装配与释放。

2．病毒增殖的细胞效应　干扰现象：当两种病毒同时感染同一细胞时，可发生一种病毒的增殖抑制了另一种病毒增殖的现象。

3．病毒的异常增殖

（1）缺陷干扰颗粒：带有不完整基因组的病毒体，称为缺陷病毒。当缺陷病毒不能复制，但却能干扰同种成熟病毒体进入细胞则被称为缺陷干扰颗粒。

（2）顿挫感染：因细胞条件不合适，病毒虽可进入细胞但不能复制的感染过程称为顿挫感染。

四、理化因素对病毒的影响

1．物理因素的影响

（1）温度：大多数病毒耐冷不耐热，有些病毒如乙型肝炎病毒耐热。

（2）射线：电离辐射和紫外线均可使病毒灭活。

（3）干燥：病毒在常温中干燥条件下易被灭活。

（4）酸碱度：大多数病毒在 pH 6～8 的范围比较稳定，而在 pH5.0 以下或 pH9.0 以上迅速被灭活。

2．化学因素的影响

（1）脂溶剂：可使包膜病毒的脂质溶解而灭活病毒。

（2）醛类：对病毒蛋白质和核酸都有破坏作用，使病毒失去感染性。

(3) 氧化剂、卤素及其化合物：病毒对过氧化氢、漂白粉、高锰酸钾、碘和碘化物及其他卤素类化学物质都很敏感。

(4) 抗生素与中草药：抗生素对病毒无效。某些中草药对某些病毒有一定的抑制作用。

=== 经典试题 ===

1. 不是病毒衣壳主要功能的是
A. 保护病毒核酸
B. 具有抗原性
C. 决定病毒复制、遗传特性
D. 参与感染过程
E. 无包膜病毒衣壳可与细胞表面受体结合

2. 不属于病毒复制周期的是
A. 吸附与穿入
B. 脱壳
C. 生物合成
D. 扩散
E. 装配与释放

参考答案：1. C 2. D

第24单元 病毒的感染和免疫

=== 重点提示 ===

本单元常考病毒传播方式中水平传播、隐性感染的概念，难度较小。

重点掌握病毒的各种感染方式，掌握隐性感染、水平传播、垂直传播的概念和特点。了解潜伏感染、慢性感染、慢发病毒感染的特点，以及病毒对宿主细胞的直接作用、中和抗体的概念及作用机制。

1. 病毒的水平传播是指病毒在人群中不同个体间的传播。
2. 隐性感染是指不引起临床症状且被机体清除的感染称为隐性感染或亚临床感染。

=== 考点串讲 ===

一、病毒的传播方式

1. 水平传播　一般指病毒通过皮肤、呼吸道、消化道、泌尿生殖道等在人群机体间传播（2003）。

2. 垂直传播　一般指病毒从母亲通过胎盘、分娩、哺乳等传给子代。主要见于乙型肝炎病毒、人类免疫缺陷病毒、巨细胞病毒和风疹病毒等。

二、病毒的感染类型

1. 隐性感染　病毒侵入机体不引起临床症状且被机体清除的感染称为隐性感染或亚临床感染。

2. 显性感染　机体在感染病毒后因组织细胞受损严重而表现出明显的临床症状，称为显性感染。

(1) 急性感染：指病毒在感染机体后，短时间内即被清除或导致机体死亡的过程。

(2) 持续性感染：可分成四类。①慢性感染：指病毒在感染机体后可出现或不出现急性症状，随着机体免疫系统的激活，大部分病毒被清除，但仍有少量残存在体内，并维持在较低浓度。②潜伏感染：指病毒侵入机体后，并不引起临床症状，也不复制出大量的病毒颗粒，仅在一定的组织中潜伏存在。在某些条件下病毒被激活而急性发作。③慢发病毒感染：感染后潜伏期很长，达数月、数年至数十年。待疾病出现后，呈进行性加重，最终成为致死性感染。④急性病毒感染的迟发并发症：急性感染后1年或数年，发生的致死性并发症，如亚急性硬化性全脑炎。

三、致病机制

1. 病毒对宿主细胞的直接作用

(1) 病毒杀细胞或致细胞病变感染的机制：病毒感染细胞后可破坏和降解细胞骨架、抑制宿主细胞的大分子合成、裂解细胞、造成细胞膜功能障碍、形成包涵体并诱导细胞凋亡，对细胞代谢造成影响，引起细胞死亡或病变。

（2）病毒引起细胞转化或永生化的机制：细胞转化是指细胞受外界因素影响后在形态学、生物化学以及生长参量上的改变。永生化则指细胞发生转化后比正常细胞更易突变和发生染色体重排，获得无限生长的能力。

2. **病毒感染诱导的免疫损伤** 大部分病毒感染对宿主造成的损害是由病毒抗原刺激诱发宿主的免疫应答对机体造成的间接损伤所致，称为免疫病理损伤，一般由T细胞介导。

四、病毒的感染与免疫

1. **非特异性免疫应答** 参与非特异性免疫应答的主要细胞分子包括一些吞噬细胞、NK细胞、树突状细胞、干扰素、趋化因子及防御素等。其中最重要的是NK细胞和干扰素。

（1）NK细胞。

（2）干扰素：①概念及功能：干扰素是机体受病毒及其他干扰素诱生剂作用后，由感染细胞等多种细胞所产生的能抑制病毒复制的小分子蛋白。其主要功能是抗病毒，还有调节免疫、抑制肿瘤细胞生长和控制细胞凋亡等作用。②抗病毒机制：作用于宿主细胞，与细胞表面的干扰素受体作用后，经信号转导等一系列生化过程，激活细胞抗病毒蛋白基因，使之合成抗病毒蛋白，这些蛋白通过降解病毒的mRNA而抑制病毒蛋白质的合成，亦可影响病毒的组装和释放，从而起到抗病毒感染的作用（2011）。③干扰素抗病毒特点：广谱性、间接性和相对种属特异性。

2. **特异性免疫应答**

（1）体液免疫：①中和抗体。一类能与病毒结合并使之丧失感染力的抗体，主要包括IgG，IgM，IgA等。中和抗体的作用机制是改变病毒表面构型；与吸附有关的病毒表位结合，阻止病毒吸附，使之不能侵入细胞进行增殖；与病毒形成免疫复合物，易被吞噬细胞吞噬清除；有包膜病毒的表面抗原与中和抗体结合后，激活补体，可导致病毒的溶解。②血凝抑制抗体。③非中和抗体。

（2）细胞免疫：对细胞内的病毒，机体主要依赖细胞免疫在病毒感染的局部发挥作用。

==== 经典试题 ====

1. 哪项不是病毒感染对宿主细胞的直接作用
A. 杀细胞感染
B. 细胞融合
C. 病毒与宿主细胞基因组整合
D. 形成包涵体
E. 产生超敏反应
2. 不是中和抗体抗病毒的作用机制是
A. 阻止病毒吸附和侵入易感细胞
B. 与病毒形成免疫复合物易被吞噬
C. 阻止无包膜病毒脱壳
D. 与病毒表面抗原结合，激活补体，使细胞溶解
E. 活化杀伤T细胞（CTL）释放淋巴因子

参考答案：1. E　2. E

第25单元　病毒感染的检查方法

==== 重点提示 ====

本单元题量不大。考生应了解病毒标本的采集与送检原则，病毒的分离培养方法，以及病毒感染的血清学检查。

病毒感染的送检时采用双份血清、低温保存，病毒分离培养方法有动物接种、鸡胚接种和组织培养。病毒感染的血清学诊断方法主要有中和试验、血凝抑制试验、补体结合试验等。

考点串讲

病毒感染的检查方法

（一）标本的采集与送检

1. 供分离病毒、检出核酸及抗原的标本采集原则

（1）标本采集时间：在发病初期（急性期）采集标本，较易检出病毒。

（2）标本采集部位：最好在感染部位采取。

（3）标本运输：尽快冷藏送检，标本在处理、接种前切忌反复冻融，病变组织则应保存于50%的甘油缓冲盐水中。

（4）标本的处理与储存：采集标本时要注意无菌操作。临床标本中可加入高浓度的抗生素。尽量及时接种，如不能当时接种，标本应保存在-70℃低温冰柜或液氮中。

2. 供血清学检测的标本采集原则　检测特异性抗体需要采取急性期与恢复期双份血清，血清标本应在-20℃保存，试验前血清标本以56℃ 30min处理去除非特异性物质及补体。

（二）病毒分离培养方法

1. 细胞培养

（1）培养细胞分类

①原代细胞：常用人胚肾、猴肾、鸡胚等原代细胞，对病毒的敏感性高，可用于生产病毒疫苗，但不能持续传代培养，故不便用于诊断。

②二倍体细胞：染色体数为二倍体，生长迅速，并可传50代保持二倍体特征，可用于制备病毒疫苗，也可用于病毒的实验室诊断。

③传代细胞系：由癌细胞或二倍体细胞突变而来，染色体数为非整倍数，细胞生长迅速，可无限传代，在液氮中能长期保存，目前广泛用于病毒的实验室诊断。

（2）细胞培养中病毒的鉴定

①病毒在细胞内增殖的特征：细胞病变效应、红细胞吸附现象、干扰现象。

②病毒感染性的定量测定：空斑形成单位测定、50%致死量（LD_{50}）和50%组织细胞感染量（$TCID_{50}$）的测定、病毒形态与结构的观察。

③病毒的病原学鉴定。

2. 动物接种　常用大鼠、小鼠、豚鼠、家兔和猴等动物。

3. 鸡胚接种

（三）病毒感染的血清学诊断方法

1. 中和试验　病毒在活体内或细胞培养中被特异性中和抗体作用而失去感染性的一种试验。

2. 补体结合试验　常用病毒内部可溶性抗原检测血清中IgM类抗体。

3. 血凝抑制试验

经典试题

1. 检测病毒病进行微生物学检查时，不是标本采集原则是
A. 无菌操作
B. 发病早期采集
C. 采集病变部位标本
D. 查抗体时，采早期血清即可
E. 尽快送检，暂保存时放-70℃

2. 不适用于培养病毒的方法是
A. 适龄鸡胚接种
B. 传代细胞培养
C. 组织器官培养
D. 易感动物接种
E. 人工合成培基

3. 不能用于检测抗病毒抗体的方法是
A. ELISA
B. 中和试验
C. 红细胞凝集试验
D. 血凝抑制试验

E. 补体结合试验

参考答案：1. D　2. E　3. C

第26单元　呼吸道病毒

重点提示

本单元题量不大。考生应当重点掌握流行性感冒病毒、腺病毒、风疹病毒和SARS病毒的致病性，适当了解流行性感冒病毒的生物学性状。

1. 麻疹病毒　可引起麻疹，麻疹病毒只有一个血清型，病后可获得牢固的免疫力，麻疹病毒减毒活疫苗是当前最有效的疫苗之一。腮腺炎病毒是流行性腮腺炎的病原体。

2. 冠状病毒　SARS冠状病毒可引起严重急性呼吸道综合征，目前尚无有效疫苗及药物。

3. 腺病毒　主要通过呼吸道、胃肠道和眼结膜等途径传播，可引起呼吸道感染和流行性角膜炎。

4. 风疹病毒　最严重的是能垂直传播导致风疹综合征即胎儿畸形。

考点串讲

一、流行性感冒病毒

1. 生物学性状　流感病毒呈球形或丝状，核衣壳呈螺旋对称，有包膜，为单链分节段RNA病毒。

2. 致病性　主要经飞沫、气溶胶在人群间直接传播，也可通过手和物体接触间接传播，儿童为最易感人群。

二、副黏病毒

副黏病毒科引起人类感染的重要病原体有麻疹病毒、腮腺炎病毒、副流感病毒和呼吸道合胞病毒以及近年新发现的人偏肺病毒、尼帕病毒和亨德拉病毒等（2008）。

（一）麻疹病毒

1. 主要生物学性状　麻疹病毒有包膜，核衣壳的核心为单负链RNA。病毒表面有血凝素（HA）和溶血素（HL），HA和HL有抗原性。麻疹病毒抗原性较稳定，只有一个血清型。麻疹病毒抵抗力较弱。

2. 致病性与免疫原性

（1）传染源：急性期病人（人是麻疹病毒的唯一自然宿主）。

（2）传播途径：通过呼吸道或密切接触传播。

（3）免疫性：麻疹自然感染后一般免疫力牢固，抗体可持续终身，母亲抗体能保护新生儿。麻疹的恢复主要靠细胞免疫，T细胞缺陷者会产生麻疹持续感染，导致死亡。

3. 防治原则　鸡胚细胞减毒活疫苗用于主动免疫，用丙种球蛋白或胎盘球蛋白进行人工被动免疫。

（二）腮腺炎病毒的致病性（2017）

病毒通过飞沫或人与人直接传播，学龄儿童易感，好发于冬春季，主要症状为一侧或双侧腮腺肿大，有发热、肌痛和乏力等。

三、冠状病毒

冠状病毒属于冠状病毒科冠状病毒属。人冠状病毒是引起普通感冒最重要的病毒之一（2008），也可引起婴儿胃肠炎。

1. 形态与结构　不规则球形，核心为单正链RNA，不分节段，核衣壳呈螺旋对称，有包膜，包膜有刺突。基因组为线状单链RNA。病毒结构蛋白包括核衣壳蛋白N，基质蛋白M和刺突蛋白S。某些病毒还有糖蛋白HE。

2. 致病性与免疫性　病毒易经气溶胶和飞沫传播。感染一般局限在上呼吸道，潜伏期2～5d，多种人冠状病毒引起类似感冒的上呼吸道感染。

SARS-CoV冠状病毒可引起严重的呼吸道疾病——SARS，能导致肺炎和进行性呼吸衰竭，病死率约10%。病毒感染后，机体可产生特异性抗体，有保护作用。

四、其他病毒

（一）腺病毒

1. 生物学特性　双链DNA无包膜病毒。核衣壳呈二十面体立体对称，其中二十面体12个顶角的壳粒称五邻体，五邻体上各有一条纤突，纤突含有病毒吸附蛋白和型特异性抗原，还具有血凝性。

2. 致病性与免疫性　主要经粪—口传播，也可经飞沫和污染物感染。大多数人感染后临床表现为呼吸道感染、眼部感染、胃肠道感染等。腺病毒感染后可产生中和抗体，获得对同型病毒的持久免疫力。

（二）风疹病毒

1. 致病性　病毒经呼吸道传播，人是唯一自然宿主。儿童是主要易感者，成人感染症状较严重。

2. 预防　感染后机体可获得持久免疫力。减毒活疫苗接种是预防风疹的有效措施。

经典试题
---

1. 关于流感病毒的特点，哪一项是错误的
A. 是有包膜病毒
B. 具有神经氨酸酶（NA）刺突
C. 不易发生抗原性变异
D. 具有分节段的RNA和核蛋白（NP）
E. 具有血凝素HA刺突

2. 引起SSPE的病原体是
A. 风疹病毒
B. 麻疹病毒
C. 轮状病毒
D. 腮腺炎病毒
E. 流感病毒

3. 某幼儿园2岁女孩，突然因高热、上呼吸道卡他症状，继而出现全身红色皮疹而入院。印象诊断是麻疹。试问对接触过的幼儿应注射

A. 麻疹疫苗
B. 丙种球蛋白
C. 干扰素
D. 青霉素
E. 类毒素

4. 女性，25岁。妊娠24周，昨夜发热，今朝颜面部及周身出现皮疹，查体皮疹为粟粒大红色丘疹，两侧耳后可触及数个淋巴结，风疹病毒抗体效价为1:8。进而最合适的处置方法是
A. 给予抗生素进行治疗
B. 注射免疫球蛋白制剂
C. 给予干扰素进行治疗
D. 立即采取中止妊娠措施
E. 2周后再检查抗体效价

参考答案： 1. C　2. B　3. B　4. E

第27单元　肠道病毒

重点提示

应重点掌握人类肠道病毒的种类和共性，掌握人类肠道病毒的致病性，掌握脊髓灰质炎病毒

的致病性及其免疫性。了解轮状病毒的形态特点和防治原则，轮状病毒的致病性及其免疫性等。

1. 柯萨奇病毒可引起病毒性心肌炎。
2. 儿童手足口病主要由新型肠道病毒71型和柯萨奇病毒A16感染引起。
3. 轮状病毒A组感染最常见，是引起婴幼儿胃肠炎（秋季腹泻）的主要病原体。

=== 考 点 串 讲 ===

一、概述

肠道病毒主要包括脊髓灰质炎病毒、柯萨奇病毒、人肠道致细胞病变孤儿病毒（埃可病毒）、新型肠道病毒68～71型。

1. 生物学性状

（1）形态与结构：球形、无包膜、基因组为单正链RNA，衣壳为二十面立体对称；能在有相应病毒识别受体的易感细胞中增殖，迅速产生细胞病变。

（2）抵抗力：污水和粪便中可存活数月，耐酸、耐脂溶剂。

2. 致病性

（1）传染源：病人和无症状带毒者。

（2）传播途径：主要通过粪—口途径传播。

（3）致病机制：肠道病毒以上呼吸道、咽喉和肠道为侵入门户，先在局部淋巴组织和肠道集合淋巴结中初步增殖，然后释放入血，形成第一次病毒血症，扩散至带有受体的靶组织，再次增殖后，引起第二次病毒血症和临床症状。

二、脊髓灰质炎病毒

1. 生物学特性　病毒分1、2、3三个血清型，无交叉免疫，预防接种时，三型疫苗均需应用。
2. 致病性

（1）可导致：脊髓灰质炎。

（2）人类是脊髓灰质炎病毒的唯一宿主，通过病人的粪便或口腔分泌物传染。

3. 防治原则

（1）服用脊髓灰质炎疫苗。现在我国使用1型、2型、3型混合糖丸疫苗。

（2）对已发病的病人，从发病日起隔离不少于40d。同时，病人排泄物、分泌物及被污染用具要及时消毒。

三、柯萨奇病毒、埃可病毒及肠道病毒70型及71型

1. 柯萨奇病毒的致病性　柯萨奇病毒B型感染引起特征性传染性胸肋痛（Bornholm病）。可合并脑膜炎、心肌炎、发热、肝炎、溶血性贫血和肺炎等（2004）。

2. 埃可病毒的致病性　埃可病毒分为若干型，各型致病力和致病类型也不同。埃可病毒感染的临床表现类似于风疹，怀孕初期感染虽可累及胎儿，但很少引起畸形。

3. 肠道病毒70型及71型致病性　70型引起急性出血性结膜炎。71型多次引起手足口病流行及无菌性脑膜炎暴发流行。

四、急性胃肠炎病毒（轮状病毒）

1. 生物学性状　球形，双层衣壳，无包膜。负染后在电镜下观察外形呈车轮状、分节段双链RNA病毒。

2. 致病性与免疫性（2017）　传染源是病人和无症状带毒者，主要经粪—口途径传播。

A组轮状病毒是2岁以下婴幼儿严重腹泻最主要的病原体。主要在秋冬季流行，故又称为婴幼儿"秋季腹泻"。年长儿童和成人常呈无症状感染。

B组轮状病毒可引起年长儿童和成人腹泻，常呈暴发流行，目前仅见于我国。感染后可产生特异性抗体，对同型病毒有保护作用，其中肠道SIgA最为重要。

=== 经 典 试 题 ===

最易引起病毒性心肌炎的病毒是
A. 脊髓灰质炎病毒
B. 柯萨奇病毒A组
C. 柯萨奇病毒B组
D. 埃可病毒
E. 肠道病毒70型

参考答案：C

第28单元 肝 炎 病 毒

=== 重 点 提 示 ===

本单元内容较多，考点也多，较为重要。考生应掌握HAV生物学特性、Dane颗粒的概念和特性以及戊肝的传播途径。熟悉考查丙肝传播途径及丁型肝炎病毒的致病性。

1. 乙型肝炎病毒 具有3种病毒颗粒：Dane颗粒、小球形和管型颗粒，微生物学检查主要用血清学方法检测HBsAg、抗-HBs、HBeAg及抗-HBc，预防措施主要是注射乙肝疫苗。

2. 丁型肝炎病毒 是一种缺陷病毒，由HBsAg构成其外壳。

3. 戊型肝炎病毒 主要通过粪—口途径传播。

=== 考 点 串 讲 ===

一、甲型肝炎病毒（HAV）

（一）生物学性状

1. 形态与结构 球形，二十面体立体对称，无包膜，基因组为单正链RNA，只有一个血清型（2008）。

2. 感染模型与细胞培养 动物模型可用黑猩猩、狨猴、恒河猴等灵长类动物。能在多种原代细胞和传代细胞中增殖，但生长缓慢，细胞病变不明显。

3. 抵抗力 HAV对温度、酸、碱和干燥有较强抵抗力。

（二）致病性与免疫性

1. 传染源 多为病人和亚临床感染者。

2. 传播途径 经粪—口途径传播。

3. 致病机制 HAV经口侵入人体，在口咽部或唾液腺中早期增殖，然后在肠黏膜与局部淋巴结中大量增殖，并侵入血液形成病毒血症，最终侵犯靶器官肝。机体的免疫病理反应在引起肝细胞损害上起主要作用。甲型肝炎预后良好，不会发展成慢性肝炎。

（三）微生物学检查

1. 病毒学检查 在潜伏期和急性期可用电镜或免疫电镜观察病人粪便中的病毒颗粒；或用ELISA和RIA检测HAV抗原。

2. 血清学检查 抗-HAV IgM可作为早期诊断和近期感染的指标。检测抗-HAV IgG有助于流行病学调查。

（四）防治原则

1. 加强粪便管理与水源保护，注意饮食卫生、个人与环境卫生。病人排泄物、食具、物品和床单衣物等要认真消毒处理。

2. 人工自动免疫。我国使用的减毒甲肝活疫苗主要用于学龄前和学龄儿童以及其他易感人群；

人工被动免疫：丙种球蛋白。

二、乙型肝炎病毒（HBV）

（一）生物学性状

1．形态与结构　具有大球形颗粒、小球形颗粒和管型颗粒三种形态。

（1）大球形颗粒：又称为 Dane 颗粒，是有感染性的完整成熟 HBV 颗粒，呈球形，具有双层衣壳。外衣壳含表面抗原 HBsAg。内衣壳含核心抗原 HBcAg，在酶或去垢剂作用下，可暴露出 e 抗原 HBeAg。内部核心为病毒的 DNA 和 DNA 聚合酶（2004）。

（2）小球形颗粒：是病毒多余的衣壳成分，主要成分为 HBsAg，不含 DNA 和 DNA 聚合酶，无传染性。

（3）管型颗粒：成分与小球形颗粒相同，是由小球形颗粒"串联而成"，内无核酸。

2．动物模型与细胞培养　黑猩猩是对 HBV 最敏感的动物，常用的动物模型有鸭、土拨鼠和地鼠等。

3．抵抗力　抵抗力较强，对低温、干燥、紫外线和一般消毒剂均有耐受性。

（二）致病性与免疫性

1．传染源　主要传染源是病人或无症状 HBsAg 携带者。

2．传播途径（2017）　血液、血制品等传播；母—婴传播；性传播。

3．致病机制　病毒进入机体后最终侵犯靶器官肝，机体的免疫病理反应在引起肝细胞损害上起主要作用。其机制主要包括抗体介导的免疫病理损害、细胞介导的免疫病理损害和免疫复合物引起的病理损害。

4．临床表现　呈多样性，可由无症状带病毒至急性肝炎、慢性肝炎、重症肝炎等。慢性肝炎又可促进肝硬化发生，少数可发展为肝癌。

5．免疫性　对 HBV 的免疫由体液免疫和细胞免疫组成。抗体主要是抗-HBs，可参与破坏病毒感染的肝细胞及中和病毒。

（三）微生物学检查

1．抗原与抗体检测　乙型肝炎抗原、抗体检测：检测 HBsAg，抗-HBs，HBeAg，抗-HBe 及抗-HBc（俗称"两对半"）。HBsAg 的检测最为重要，可发现无症状携带者，是献血员筛选的必检指标。

2．核酸检测　应用核酸杂交法和 PCR 检测血清中有无 HBV DNA。指标阳性表示血液中具有传染性的完整的病毒存在。

（四）防治原则

1．加强对献血员的筛选，对病人血液、分泌物和排泄物等物品须严格消毒，提倡使用一次性注射用具。

2．主动免疫，注射乙型肝炎疫苗是最有效的预防方法，被动免疫，用高效价抗-HBs 的人血清免疫球蛋白可作紧急预防和阻断母婴传播。

三、丙型肝炎病毒（HCV）

（一）生物学性状

HCV 是一类具有包膜的 RNA 病毒。基因组为单正链线状 RNA。

（二）致病性与免疫性

1．传染源　病人及亚临床感染者。

2．传播途径　主要经输血或血制品传播，性接触传播和母—婴传播也是重要途径（2002）。

3．致病　HCV 感染易形成持续感染，病毒感染引起急性或慢性丙型肝炎，表现为黄疸、血清谷丙转氨酶升高等。约20%可逐渐发展至肝硬化或肝癌。

4．免疫性　HCV感染病人体内先后出现IgM和IgG型抗体，产生低度免疫力，但由于HCV基因组易变异导致抗原性改变，故保护作用不强。

（三）微生物学检查及防治

1．检测病毒抗体　以核心蛋白与NS3、NS4和NS5区蛋白为抗原，用ELISA法检测抗-HCV，阳性者表示已被HCV感染。

2．防治原则　目前无有效疫苗，切断传播途径尤其是控制输血传播仍是目前最主要的预防措施。

四、丁型肝炎病毒（HDV）

HDV是一种缺陷病毒，须在HBV或其他嗜肝DNA病毒辅助下才能复制，其感染常导致乙型肝炎感染者的症状加重恶化。目前尚无特异性预防措施，接种乙型肝炎疫苗也可预防其感染。

五、戊型肝炎病毒（HEV）

HEV通过粪—口传播，常因病人的粪便污染水源和食物所致（2002），可表现为亚临床型或临床型，与甲型肝炎相似。防治原则与甲型肝炎相同。疫苗正在研制中，治疗尚无特效药物。

经典试题

1. 对乙型肝炎病毒表面抗原叙述错误的是
A. 3种HBV颗粒均含有HBsAg
B. 检出HBeAg表示体内有病毒复制
C. 仅有携带者能检出HBsAg
D. 检出抗-HBs表示已获免疫力
E. 抗HBcIgM阳性表示体内有HBV复制、有传染性

2. 关于肝炎病毒与传播途径的组合，哪项是错误的
A. HAV——消化道传播
B. HBV——输血和注射
C. HCV——输血和注射
D. HDV——输血和注射
E. HEV——输血和注射

3. 不属于甲型肝炎病毒特点的是
A. 属于无包膜小RNA病毒
B. 主要经粪—口传播
C. 预后不良可诱发肝癌
D. 病后可获持久免疫
E. 可用灭活或减毒活疫苗预防

4. 孕妇HBeAg（+），对其新生儿最好应注射
A. 丙种球蛋白
B. HBIg+乙型肝炎疫苗
C. 干扰素
D. 胎盘球蛋白
E. 乙型肝炎疫苗

5. 病人，有输血史，近日体检发现血液HCV-RNA（+）和抗HCV-IgM（+），最积极有效的处置方法是
A. 卧床休息
B. 注射抗生素
C. 注射丙种球蛋白
D. 注射干扰素
E. 接种疫苗

6. 某病人，患乙型肝炎多年，近日病情加重，形成暴发性肝炎，试问该病人可能是合并哪种病毒的重叠感染
A. HAV
B. HCV
C. HDV
D. HEV
E. CMV

参考答案： 1. C　2. E　3. C　4. B　5. D　6. C

第29单元 黄病毒

重点提示

本单元常考乙型脑炎病毒和登革病毒的传播途径和媒介，考生需要重点掌握这部分内容。适当了解登革病毒的生物学性状及其致病性。

1. 流行性乙型脑炎病毒　我国主要的传播媒介为库蚊。
2. 登革病毒是登革热的病原体，传播媒介主要为伊蚊。

考点串讲

虫媒病毒：是指一大群通过吸血的节肢动物叮咬人、家畜及野生动物而传播疾病的病毒，具有自然疫源性。

一、流行性乙型脑炎病毒

（一）致病性

1. 传播途径　我国乙型脑炎病毒的传播媒介主要为三节吻库蚊（2003）。家畜和家禽在流行季节感染乙脑病毒，成为乙脑病毒的暂时储存宿主，经蚊叮咬反复传播，成为人类的传染源（2002）。

2. 所致疾病　乙型脑炎，临床上表现为高热、意识障碍、抽搐、颅内压升高以及脑膜刺激征。重症病人可能死于呼吸循环衰竭，部分病人病后遗留失语、强直性痉挛、精神失常等后遗症。

3. 免疫性　本病病后4～5d可出现血凝抑制抗体，2～4周达高峰，可维持1年左右。补体结合抗体在发病2～3周后方可检出，约存在6个月。中和抗体约在病后1周出现，于5年内维持高水平，甚至维持终身。

（二）防治原则

1. 预防　现用的乙型脑炎灭活疫苗是用地鼠肾细胞培养增殖、甲醛灭活制成。其次防蚊灭蚊是预防本病的有效措施。

2. 治疗　目前乙型脑炎治疗仍采用对症处理及支持疗法，有报道用病毒唑、干扰素、恢复期血清等治疗可减轻病势。

二、登革病毒

1. 致病性　登革热的病原病毒，经蚊（主要是埃及伊蚊）传播（2012）。
2. 所致疾病　登革热，以持续1周间的高热和皮肤发疹为特征，多见于热带地区。

经典试题

1. 关于流行性乙型脑炎病毒，哪项是错误的
A. 蚊是传播媒介
B. 猪是扩增宿主
C. 多为隐性感染
D. 为DNA病毒
E. 病毒外层有包膜

2. 关于登革病毒叙述错误的是
A. 属于无包膜RNA病毒
B. 以蚊为传播媒介
C. 引起登革热
D. 临床表现形式有登革热、登革出血热、登革热-休克综合征3种
E. 机体感染后以体液免疫为主

3. 均以节肢动物为媒介的组合，哪项是错误的
A. 乙型脑炎病毒，登革病毒
B. 乙型脑炎病毒，麻疹病毒
C. 登革病毒，斑疹伤寒立克次体
D. 登革病毒，恙虫病立克次体
E. 乙型脑炎病毒，Q热柯克斯体

参考答案： 1. D　2. A　3. B

第30单元　出血热病毒

重点提示

本单元题量较小。考生应重点掌握汉坦病毒的致病性。

汉坦病毒可引起汉坦病毒肾综合征出血热，免疫力牢固。

考点串讲

汉坦病毒

（一）生物学特性

病毒呈圆形、椭圆形或多形态性，单股负链RNA，有包膜。

可将汉坦病毒分为14个不同的型别。与人类疾病关系密切的病毒分为6个血清型。我国流行的为Ⅰ型、Ⅱ型和Ⅲ型。

（二）传播途径

姬鼠属、家鼠属等是主要传染源。携带病毒的宿主通过排泄物、分泌物及其所形成的气溶胶污染环境，人或动物经呼吸道、消化道、感染皮肤伤口接触等方式被传染。

（三）致病性及免疫性

1. 肾综合征出血热（2002，2004）　以高热、出血、肾脏损害和免疫功能紊乱为突出表现。典型的临床经过分为五期：发热期、低血压期、少尿期、多尿期和恢复期。

2. 汉坦病毒肺综合征　以双侧肺弥漫性浸润、间质水肿并迅速发展为呼吸窘迫、衰竭为特征，病死率较高，主要在北美流行。感染后可获得持久免疫力。

经典试题

1. 关于汉坦病毒的特性，哪项是错误的
   A. 为有包膜的DNA病毒
   B. 黑线姬鼠为主要传染源
   C. 经呼吸道和消化道传播
   D. 病后可获得牢固的免疫力
   E. 中和试验可将汉坦病毒分为6个血清型

2. 汉坦病毒主要引起的疾病是
   A. Q热
   B. 恙虫病
   C. 肾综合征出血热
   D. 流行性乙型脑炎
   E. 森林脑炎

参考答案：1. A　2. C

第31单元　疱疹病毒

重点提示

本单元考生应当重点掌握单纯疱疹病毒、水痘-带状疱疹病毒、EB病毒的致病特点，以及EB病毒的所致疾病。熟悉巨细胞病毒的致病特点。了解单纯疱疹病毒、水痘-带状疱疹病毒、EB病毒的生物学性状和防治原则。

EB病毒所致疾病：传染性单核细胞增多症、非洲儿童恶性淋巴瘤、鼻咽癌、淋巴组织增生病。

考点串讲

一、单纯疱疹病毒（HSV）

（一）生物学性状（2015）

两个血清型，即HSV-1和HSV-2，型间有共同抗原，也有特异性抗原。

（二）致病性

1. 传染源　病人和健康带毒者。
2. 传播途径　主要通过直接密切接触和性接触传播，也可经呼吸道传播。
3. 致病性　常见临床表现是黏膜或皮肤局部集聚的疱疹，也可发生严重甚至致死的全身性疾病。

（1）原发感染：初次感染多为隐性感染。HSV-1 原发感染常见龈口炎，即在口颊黏膜和牙龈处发生成群疱疹。此外可引起唇疱疹、湿疹样疱疹、疱疹性角膜炎等。HSV-2 的原发感染主要引起生殖器疱疹。

（2）潜伏与再发感染。

（3）先天性及新生儿感染。

二、水痘-带状疱疹病毒（VZV）

（一）生物学性状

基本性状与 HSV 相似，只有一个血清型。

（二）致病性

人是 VZV 唯一的自然宿主，皮肤是其主要靶器官。

1. 水痘
2. 带状疱疹　常见于中老年人或有免疫缺陷和免疫抑制病人，是由潜伏在体内的 VZV 被激活所致。

三、巨细胞病毒（CMV）

（一）生物学性状

体外培养只能在人成纤维细胞中增殖，且增殖缓慢。产生的细胞病变特点为细胞肿大、变圆、核变大，核内出现周围绕有一轮"晕"的大型嗜酸性包涵体，宛如"猫头鹰眼"状。

（二）致病性

CMV 在人群中感染非常广泛，常呈隐性感染，无临床症状。但在一定条件下侵袭多个器官和系统，可产生严重疾病。

1. 先天性感染　妊娠母体 CMV 感染可通过胎盘侵袭胎儿引起先天性感染，少数造成早产、流产、死产或生后死亡。
2. 儿童及成年人感染　通常为亚临床型，也能导致嗜异性抗体阴性单核细胞增多症。
3. 细胞转化与致癌潜能　在某些肿瘤如宫颈癌、结肠癌、前列腺癌、Kaposi 肉瘤中 CMV DNA 检出率高，CMV 抗体滴度亦高于正常人，提示 CMV 具有潜在致癌的可能。

四、EB 病毒（EBV）

（一）EB 病毒的抗原系统

1. 潜伏期抗原。
2. 早期抗原。
3. 晚期抗原。

（二）致病性

1. 传播途径　病毒主要通过唾液传播，也可经输血传染。
2. 致病性（2014）

（1）传染性单核细胞增多症：一种急性淋巴组织增生性疾病。多见于青春期初次感染后。临床表现多样，典型症状为发热、咽炎和颈淋巴结肿大。

（2）非洲儿童恶性淋巴瘤（Burkitt 淋巴瘤）（2007）：好发部位为颜面、腭部。所有病人血清含 EBV 抗体，其中 80%以上滴度高于正常人。

(3) 鼻咽癌：与 EBV 密切相关的一种常见上皮细胞恶性肿瘤。中老年多见。

经典试题

(1~4 题共用备选答案)
A. HSV-1
B. HSV-2
C. VZV
D. CMV
E. EBV

1. 引起水痘-带状疱疹的病原体是
2. 与鼻咽癌的发生有关的是
3. 引起口唇疱疹的病原体是
4. 常引起生殖器疱疹的病原体是

参考答案：1. C 2. E 3. A 4. B

第32单元 反转录病毒

重点提示

本单元考题较少，考查反转录病毒的生物学性状及复制特点，考生需要重点掌握这部分内容。适当了解反转录病毒的致病性及防治原则。

HIV 的包膜糖蛋白 gp120 与受体 CD4 分子结合，从而破坏 $CD4^+T$ 细胞。

考点串讲

人类免疫缺陷病毒（HIV）

（一）生物学性状

1. 形态与结构

（1）HIV 核衣壳：颗粒外面为病毒的核衣壳，由内膜蛋白和衣壳蛋白组成。

（2）包膜：最外层为病毒包膜，包括病毒糖蛋白 gp120 和 gp41。

2. 基因组的结构与功能 HIV 的基因组由 2 条相同的正链 RNA 组成。病毒基因组含有 *gag*，*pol*，*env* 3 个结构基因以及 6 个调节基因。*gag* 基因编码病毒衣壳、基质等结构蛋白。*env* 基因编码 gp120 和 gp41 2 种包膜糖蛋白。*pol* 基因编码反转录酶、蛋白水解酶和整合酶。

3. 病毒受体与细胞亲嗜性 CD4 分子作为受体，CCR5 和 CXCR4 为辅助受体。主要靶细胞是 $CD4^+$ 的 T 淋巴细胞和单核-巨噬细胞，皮肤的郎汉斯细胞、淋巴结的滤泡树突状细胞、脑小胶质细胞等也能被感染。在体外，HIV 只感染 $CD4^+$ 的 T 淋巴细胞和单核-巨噬细胞。

4. 病毒的复制与变异

（1）HIV 病毒体的包膜糖蛋白首先与细胞膜上的 CD4 分子和 CCR5（或 CXCR4）相互作用，病毒包膜与细胞膜发生融合。继而核衣壳进入细胞质内脱壳，并释放病毒 RNA 以进行复制。

（2）在病毒自身反转录酶的作用下，以病毒 RNA 为模板，经反转录形成互补的负链 DNA，构成 RNA:DNA 中间体。中间体中的 RNA 被水解，再由负链 DNA 复制成双股 DNA。

（3）在病毒整合酶的协助下，病毒 DNA 整合入细胞染色体中。这种整合的病毒双链 DNA 即前病毒。在宿主细胞 RNA 多聚酶作用下，病毒 DNA 转录形成 RNA。mRNA 在细胞核糖体上先转译成大分子多肽，多肽被裂解并折叠成各种结构蛋白和调节蛋白。

（4）病毒子代 RNA 与结构蛋白装配成核衣壳，组成完整的有感染性的子代病毒，以出芽方式释放到细胞外。

（二）致病性

1. 传染源 HIV 无症状携带者和艾滋病病人。

2. 传播途径（2016）

(1) 性传播。

(2) 血液传播：通过输入带 HIV 的血液或血制品、器官或骨髓移植、人工授精、静脉药瘾者共用污染的注射器及针头传染。

(3) 母婴传播：包括经胎盘、产道或经哺乳等方式引起的传播。

3. 临床过程　治疗的典型 HIV 感染通常经过原发感染、临床潜伏期、AIDS 相关临床综合征和 AIDS 期 4 个阶段，大约持续 10 年；一般在发生典型临床症状后 2 年死亡。

4. 致病机制　HIV 选择性侵犯含 CD4$^+$分子的辅助性 T 细胞，导致严重细胞免疫缺陷，还出现体液免疫功能阻碍和迟发性超敏反应减弱或消失。HIV 也可以感染单核-巨噬细胞，在这些细胞内潜伏和繁殖导致间质性肺炎和中枢神经系统症状（2007）。

（三）微生物学检查

1. 检测病毒抗体　ISA 检测是常用的 HIV 感染初筛试验，对阳性者必须再用免疫印迹试验检测针对 HIV 不同结构蛋白的抗体，后者阳性可判断为 HIV 感染。

2. 检测病毒及其组分

(1) 病毒分离及鉴定：将病人血液、骨髓、血浆或脑脊液等标本接种正常人淋巴细胞或脐血淋巴细胞，观察细胞病变，然后用简介免疫荧光法检测培养细胞中的病毒抗原，或检测培养液中的反转录酶活性以确定 HIV 的存在。

(2) 测定病毒抗原：用免疫学方法测定培养液中的 HIV 特异性 p24 抗原。

(3) 测定病毒核酸：用反转录-多聚酶链反应（RT-PCR）和支链 DNA 扩增反应可定量检测血浆中的 HIV RNA。常用于检测 HIV 慢性感染者病情的发展，以及作为药物治疗效果的评估。

（四）防治原则

1. 综合措施

2. 疫苗研究

3. 抗病毒治疗　目前临床上用于治疗艾滋病的药物分为 4 类：核苷类反转录酶抑制药、非核苷类反转录酶抑制药、蛋白酶抑制药和病毒包膜融合抑制药。将核苷类和（或）非核苷类反转录酶抑制药与蛋白酶抑制药组合成二联或三联疗法的高效抗反转录病毒治疗（俗称鸡尾酒疗法）能有效抑制 HIV 复制，并且延长病人的存活期，但不能将病人体内的 HIV 彻底清除。

=== 经典试题 ===

1. 关于引起人类疾病的反转录病毒，哪项是错误的

A. 均含有反转录酶
B. 均侵犯CD4$^+$细胞
C. 有包膜DNA病毒
D. 复制时先形成RNA：DNA中间体
E. 基因组易发生变异

2. 26 岁男病人，有不洁性交史和吸毒史，近 6 个月来出现体重下降，腹泻，发热，反复出现口腔真菌感染，初诊为 AIDS。确诊时需要参考的主要检测指标是

A. HIV相应的抗原
B. HIV相应的抗体
C. AIDS病人的补体
D. HIV相关的CD8$^+$细胞
E. HIV 相关 CD4$^+$细胞

参考答案： 1. C　2. B

第33单元　其他病毒

=== 重点提示 ===

本单元不常考，内容也较少。重点掌握狂犬病病毒的致病性和防治原则。熟悉狂犬病病毒的生物学性状和人乳头瘤病毒的致病性。适当了解人乳头瘤病毒的生物学性状。

1. 狂犬病的防治原则　被犬等动物咬伤后,立即消毒清洗伤口,使用人抗狂犬病免疫球蛋白行伤口周围浸润注射及肌内注射,同时接种狂犬疫苗。

2. 人乳头瘤病毒所致疾病　尖锐湿疣、宫颈癌。

考点串讲

一、狂犬病病毒（RV）

1. 生物学性状

（1）形似子弹状,中心为螺旋形对称的核衣壳,单负链 RNA,有包膜,表面嵌有糖蛋白（G 蛋白）刺突。

（2）病毒在细胞中增殖时,可以在胞质内形成一个或多个、圆形或椭圆形的嗜酸性包涵体,称内基小体（Negri body）。通过检查动物或人脑组织标本中的内基小体,可以辅助诊断狂犬病。

2. 致病性与免疫性

（1）所致疾病为狂犬病。

（2）狂犬病毒能感染多种动物,如犬、猫等家畜以及狼、狐狸等野生动物。

3. 防治原则　捕杀野犬、加强家犬管理、注射犬用疫苗是预防狂犬病的主要措施。

二、人乳头瘤病毒（HPV）

1. 分型　临床常见的有:寻常疣（主要为 1,2,4 型）称刺瘊,可发生于任何部位,以手部最常见。跖疣（主要为 2,4 型）生长在胼胝下面,行走易引起疼痛。扁平疣（主要为 3,10 型）好发于面部、手、臂、膝、为多发性。尖性湿疣（主要为 6,11 型）,好发于温暖潮湿部位,以生殖器湿疣发病率最高,传染性强,在性传播疾病中有重要地位,且有恶性变的报道。

2. 致病性

（1）所致疾病:宫颈癌。

（2）传播途径:HPV 的传播主要通过直接接触感染者的病损部位或间接接触被病毒污染的物品、性交传播等。

第34单元　亚　病　毒

重点提示

本单元重点为朊粒的致病性。内容很少,不常考。重点掌握朊粒的致病性,了解朊粒的生物学特性。

朊粒主要引起海绵状脑病,包括的疾病有羊瘙痒病、牛海绵状脑病、库鲁病、克-雅病等。

考点串讲

朊粒

1. 生物学性状　朊粒是一种特殊的蛋白质,具有传染性,由正常宿主细胞基因编码产生的构象异常的蛋白质 PrP。

细胞朊蛋白（PrP^C）是神经元普遍显著表达的糖蛋白,可能在调节和维持神经元功能方面有重要作用,无致病性。

羊瘙痒病朊蛋白（PrP^{SC}）由无毒的 PrP^C 转变而来,有毒性和对蛋白酶的抗性,具有致病性和传染性。

2. 致病性　由于 PrP^C 发生结构改变,最终使 PrP^{SC} 大量增殖、聚集,并沉积于脑组织中,引起神经细胞空泡变性等病变而造成海绵状脑病。重要的疾病有羊瘙痒病、牛海绵状脑病、库鲁病、克-雅病等（2002）。

经典试题

1. 不是朊粒的主要特点是
A. 引起人和动物中枢神经退化性病变
B. 不含有RNA
C. 是蛋白酶抗性蛋白
D. 仅含DNA
E. 具有传染性

2. 朊粒引起的主要疾病是
A. 狂犬病
B. 克雅病与库鲁病
C. 艾滋病
D. 莱姆病
E. 恙虫病

参考答案：1. D 2. B

第三部分

预防医学综合

第20章 预防医学

本章重点

本章每年出题保持在30题左右。其中重点掌握的内容包括：①预防医学的定义、健康及其影响因素、三级预防策略；②统计学基本概念、数值变量数据的统计描述、数值变量数据的统计推断、分类变量资料的统计描述及推断、直线相关分析的用途和相关系数及其意义、直线回归分析的作用和回归系数及其意义、统计图形的选择及制图通则；③流行病学的定义、用途、疾病的分布与影响因素、常用流行病学研究方法、偏倚控制及病因推断、诊断试验和筛检试验，公共卫生监测定义、目的、种类、程序以及监测系统的评价，循证医学的基本概念及循证临床实践、系统评价概念、过程与步骤、Meta分析；④临床预防服务与健康管理的定义，临床预防服务的内容、意义与实施原则，健康相关行为干预、控烟的有效策略及措施、体力活动促进的策略及措施、合理营养；⑤环境污染及其来源、食品安全的定义，食品污染的定义、种类和来源，食物中毒的定义、分类和特点，职业卫生服务与职业病管理、传染病的预防与控制、慢性非传染性疾病的预防与控制、突发公共卫生事件及其应急策略、医院常见的有害因素及其来源、患者安全及其防范措施、医务人员安全及其防范措施；⑥公共卫生体系及其功能、医疗保健体系及其功能，医疗保险的概念、特点、主要医疗保险模式及我国医疗保障体系、医疗费用控制措施、人人享有卫生保健策略与初级卫生保健。需要在理解的基础上熟练掌握。

第1单元 绪 论

重点提示

1. **预防医学的定义** 预防医学它以个体和确定的群体为对象，目的是保护、促进和维护健康，预防疾病、失能和早逝。
2. **预防医学的工作对象** 个体及确定的群体，主要着眼于健康和无症状患者。
3. **当代健康观** 世界卫生组织在1948年对健康概念提出的定义：健康不仅仅是没有疾病或虚弱，而是身体、精神和社会适应方面均处于完好状态。
4. **三级预防** 一级预防、二级预防、三级预防的特点。

考点串讲

一、预防医学的概述

（一）定义及内容

以环境-人群-健康为模式，以人群为主要对象。利用流行病学统计原理和方法，充分利用对健康有益的因素。控制或消除环境中的有害因素，达到预防疾病、增进身心健康的目的（2002）。

（二）特点

1. 工作对象包括个体及群体。
2. 主要着眼于健康和无症状病人。
3. 研究重点是影响健康的因素与人群健康的关系。
4. 采取的对策更具积极的预防作用，具有较临床医学更大的人群健康效益。
5. 研究方法上更注重微观和宏观相结合。

(三) 意义

1. 完整的认识现代医学。
2. 学习运用预防医学的思维方法。
3. 学习和掌握预防医学观念、知识和技能。

二、健康及其影响因素

1. 当代健康观。
2. 影响健康的主要因素。
3. 健康决定因素的生态学模型。

三、三级预防策略

=== 经典试题 ===

1. WHO 给健康下的定义是
A. 无病就是健康
B. 身体各器官结构完好，功能正常
C. 身体强壮，精神饱满
D. 没有疾病，身体又不虚弱
E. 身体上、精神上、社会适应上的完好状态，而不仅仅是没有疾病和虚弱

2. 预防医学研究的主要内容是
A. 人群的健康状况
B. 环境因素的生物学效应
C. 人群中疾病发生发展的规律和影响健康的各种因素
D. 人类疾病的预防措施
E. 改善生活、生产环境，增进人群健康

参考答案： 1. E 2. C

第 2 单元 医学统计学方法

=== 重点提示 ===

本单元的历年出题量都很大，出题频率很高，几乎每年必考，题量在 4 题左右。

本单元最重要的出题点是关于数值变量数据的统计推断方面，其中，均数的抽样误差、假设检验的基本步骤、u/t 检验最常考，题目类型多样，概念考查、理解分析等多种考查角度，尤其是理解分析题，难度颇大，要求考生在熟练掌握公式和概念的基础上，根据题目要求和题干叙述，灵活应用。这一能力的养成，需要平日的勤加练习和充分准备。

另一出题重点是数值变量数据的统计描述这一知识点，其中又以统计描述指标常考。集中及离散指标的分类、用途是考试中的常考点，多以概念考查的形式，难度不大，但也需要扎实的理论基础。

=== 考点串讲 ===

一、基本概念和基本步骤

(一) 统计学中的几个基本概念

1. 根据随机化的原则，从总体中抽出的有代表性的一部分观察单位组成的子集称作样本 (2007)。

2. 从同一总体中抽样，得到某变量值的统计量和总体参数之间有差别，被称为抽样误差 (2003)。

3. 描述随机事件（如发病）发生可能性大小的度量为概率，常用 P 表示。P 值的范围在 0 和 1 之间，$P \leq 0.05$ 或 $P \leq 0.01$ 的随机事件，通常称作小概率事件 (2005, 2007)。

(二) 统计工作的基本步骤

二、定量资料的统计描述

(一) 集中趋势指标 (2014)

1. 算术均数　简称均数 (mean)。习惯上以 $\bar{x}$ 表示样本均数，以希腊字母 μ 表示总体均数。均数适用于对称分布，特别是正态或近似正态分布的计量资料 (2006，2008，2012)。

2. 几何平均数 (2017)　适用于对数正态分布资料或等比级数资料。

3. 中位数　适用于任何分布类型的数值变量资料，常用于描述偏态分布资料、一端或两端无界的资料、频数分布类型不清楚的集中趋势 (2017)。

(二) 离散趋势指标 (2014)

1. 全距 (R)
2. 四分位数间距 (Q)　常用于描述偏态分布以及分布的一端或两端无确切数值资料的离散程度 (2007)。
3. 方差
4. 标准差　适用于正态和近似正态分布资料。标准差大，表示观察值变异度大 (2004，2006，2007，2017)。
5. 变异系数 (CV)　常用于比较度量单位不同或均数相差悬殊的两组 (或多组) 资料的变异度 (2002，2008)。

(三) 正态分布的特点、面积分布规律

标准正态分布是均数为 0、标准差为 1 的正态分布 (2008，2012)。

三、定量资料的统计推断

(一) 均数的抽样误差

1. 在遵循随机化原则的前提下，由样本算得的统计量与总体参数之间仍存在差异。这种由抽样引起的样本统计量与总体参数之间的差异称为抽样误差 (2003)。

2. 样本均数的标准差 (亦称标准误) (2017) 是说明均数抽样误差大小的指标 (2001，2005)。由于实际工作中 σ 往往是未知的，可用样本标准差 s 作为 σ 的估计值，计算标准误的估计值 (2004)。

(二) 总体均数可信区间及其估计方法

(三) 假设检验的基本步骤

1. 建立假设和确定检验水准 (2002，2003，2006)
H_0 (无效假设)：$\mu=\mu_0$ (或 $\mu_1=\mu_2$)
H_1 (备择假设) 双侧 $\mu \neq \mu_0$ (或 $\mu_1 \neq \mu_2$)
单侧 $\mu > \mu_0$ (或 $\mu_1 > \mu_2$) 或 $\mu < \mu_0$ (或 $\mu_1 < \mu_2$)
α (检验水准) =0.05 或 α=0.01

2. 计算统计量 t 值

3. 确定 P 值　根据自由度和 t 值查 t 界值表确定 P 值。

4. 判断结果　当 $P \leq \alpha$ 时，按检验水准拒绝 H_0，接受 H_1；当 $P > \alpha$ 时，按检验水准不拒绝 H_0 (2001，2016)。

(四) Z 检验和 t 检验

t 检验的应用条件是样本含量较小，两组观察值的标准差相差不太大 (2004)。样本含量较大时，样本均数的分布服从正态分布，可用 Z 检验 (2002)。

(1) 小样本均数与总体均数比较的 t 检验 (2003)。

(2) 两个小样本均数比较的 t 检验 (2001，2006，2007)。

(3) 配对资料的 t 检验。

（五）假设检验的两类错误及注意事项

（六）方差分析

又称 F 检验，基本思想是将全部观测值的总变异按影响因素分解为相应的若干部分变异，在此基础上，计算假设检验的统计量 F 值，实现对总体均数是否有差别的推断。

四、分类资料的统计描述

相对数常用指标及其意义

1. 率　又称频率指标，指在大量观察的基础上，某现象实际发生数与可能发生该现象总数之比。用以说明某现象发生的频率或强度（2000）。

2. 构成比　又称构成指标，为事物内部某组分例数与该事物各组分总例数之比。用以表示某事物内部各构成部分所占的比重（2008）。

3. 相对比　相对数应用注意事项如下。
(1) 计算相对数的分母不宜过小。
(2) 分析时不能以构成比代替率。
(3) 正确计算平均率。
(4) 相互比较时应注意可比性。
(5) 样本率或构成比的比较应进行假设检验。

五、分类资料的统计推断

（一）率的抽样误差、总体率的可信区间及其估计方法

（二）u 检验和 χ^2 检验

χ^2 检验可用于两个及两个以上率或构成比的比较；两分类变量相关关系分析。其数据构成，一定是相互对立的两组数据，四格表资料自由度 v 永远等于 1（2000，2003，2005，2011）。

六、秩和检验（2015，2016，2017）

（一）配对资料的符号秩和检验

1. 检验步骤
(1) 求出各对数据的差值。
(2) 建立假设检验。

H_0：差值的总体中位数为零。

H_1：差值的总体中位数不为零。

确定检验水平 α。

(3) 编秩次并求秩和：依差值绝对值，从小到大编秩，并按差值的正负，标上正负号。对差值为 0 的对子，舍去不计，相应的总的对子数也要减去其对子数，记为 n。分别求正负秩次之和 T_+ 与 T_-，并以绝对值较小者作为统计量 T 值，所示 $T=\min(T_+, T_-)$。

正负秩和相加应等于总秩和，即 $T_+ + T_- = n(n+1)/2$，通过计算判断 T_+ 和 T_- 的计算是否有误。

(4) 查表确定 P 值范围：当 $n \leq 25$ 时，可查附表 8 的 T 界值表，T 愈小 P 愈小。当 T 恰为附表中的界值时，P 值一般都小于表中对应的概率值。

当 $n > 25$ 时，无法查表，可按近似正态分布 Z 检验，公式为

$$Z = \frac{|T - n(n+1)/4| - 0.5}{\sqrt{n(n+1)(2n+1)/24}}$$

校正公式为：

$$Z = \frac{|T - n(n+1)/4| - 0.5}{\sqrt{\dfrac{n(n+1)(2n+1)}{24} - \dfrac{\sum(t_i^3 - t_i)}{48}}}$$

2. 基本思想　如果 H_0 成立，则理论上样本的正负秩和应相等，即 T 值应为总秩和 $\dfrac{n(n+1)}{2}$ 的一半，即 $\dfrac{n(n+1)}{4}$，由于存在抽样误差，T 应接近 $\dfrac{n(n+1)}{4}$，T 愈小，T 与 $\dfrac{n(n+1)}{4}$ 的差距就越大，相应 P 值就愈小。当 $P \leq \alpha$ 时，拒绝 H_0。

（二）**两样本比较秩和检验**

1. 检验步骤

（1）建立假设检验及确定显著水平 α。

H_0：两总体分布相同

H_1：两总体分布不同

$\alpha = 0.05$

（2）编秩号：两样本观察值从小到大混合编秩，属不同组的相同观察值取原秩次的平均秩次。

（3）求秩和：设 n_1 与 n_2 分别为两样本的含量，规定 $n_1 < n_2$，两组合计列数 $N = n_1 + n_2$。分别计算两样本含量为 n_1 和 n_2 组对应的秩和 T_1 和 T_2 [两组的秩和合计等于总秩和，即 $T_1 + T_2 = N(N+1)/2$，可用于核对]，取样本含量小的 n_1 的秩和 T_1 为统计量 T 值。

（4）确定 P 值：当 $n_1 < 10$，$n_2 - n_1 \leq 10$ 时，查 T 界值表。T 值在表中范围外（包括端点时），P 值小于表中对应的概率值，T 值在表中范围内，P 值大于表中对应的概率值。

当 n_1 与 n_2 超出 T 界值表的范围时，可按近似正态用 Z 检验：

$$Z = \frac{\left|T - \dfrac{1}{2}n_1(N+1)\right| - 0.5}{\sqrt{n_1 \cdot n_2(N+1)/12}}$$

当相同秩次较多时（如等级资料），采用校正公式：

$$Z = \frac{\left|T - \dfrac{1}{2}n_1(N+1)\right| - 0.5}{\sqrt{\dfrac{n_1 n_2}{12N(N-1)}\left[N^3 - N - \sum(t_j^3 - t_j)\right]}}$$

其中 t_j 为相同秩次的个数。

2. 基本思想　如果 H_0 成立，则两样本来自分布相同的总体，两样本的平均秩次 T_1/n_1 与 T_2/n_2 应相等或很接近，且都和总体的平均秩次 $(N+1)/2$ 相差很小。含量为 n_1 样本的秩和 T_1，应在 $n_1(T+1)/2$（T 值表范围中心为 $n_1(N+1)/2$）的左右变化，当 T 值偏离此值太远，H_0 发生的可能性就很小；若偏离出给定 α 值所确定的范围，即 $P < \alpha$ 时，拒绝 H_0。

（三）**多样本比较秩和检验**

设有 k 个样本，每个样本含量为 n_i（$i = 1 \cdots k$），总例数 $N = \cdots$ 检验的具体步骤如下。

1. 建立假设检验

H_0：各抽样总体分布相同。

H_1：各抽样总体的分布不同或不全相同。

$\alpha = 0.05$。

2. 计算统计量

（1）编秩次，将各组数据统一从小到大编秩次，对相等的数值，如果分属不同组时应取平均秩次。

（2）求秩和，分别计算各组的秩和 T_i，可用关系式 $\sum T_i = N(N+1)/2$ 检验 T_i 的计算是否正确。

（3）计算 H 值：

$$H = \frac{12}{N(N+1)} \sum \frac{T_i^2}{n_i} - 3(N+1)$$

当相同秩次较多时（如等级资料），采用校正的 H_c 值，即

$$H_c = \frac{H}{1 - \frac{\sum(t_i^3 - t_i)}{N^3 - N}}$$

式中 t_i 为相同秩次的个数。H 或 H_c 近似服从自由度 $v=k-1$ 的 χ^2 分布。按 χ^2 的界值表确定 P 的范围。

七、直线相关和回归

（一）直线相关分析的用途、相关系数及其意义

相关系数是定量，表示两个变量（X, Y）之间线性关系的方向和密切程度的指标，<u>用 r 表示，其值在 $-1 \sim +1$，r 没有单位（2006）</u>。

（二）直线回归分析的作用、回归系数及其意义

<u>回归方程式 $\hat{Y}=bX+a$ 中之斜率 b，称为回归系数，表示 X 每变动一单位，平均而言，Y 将变动 b 单位（2004）</u>。

（三）直线回归与相关应用的注意事项

1. **线性相关分析的注意事项**

（1）分析两个变量之间有无相关关系可首选绘制散点图，散点图呈现出直线趋势时，再计算相关系数和做假设实验。

（2）相关系数的计算只适用于两个变量都服从正态分布的情形，如果资料不服从正态分布，应先通过变量变换，使之正态化，再根据变换值计算相关系数。

（3）依据公式计算出的相关系数仅是样本相关系数，它是总体相关系数的一个估计值，与总体相关系数之间存在着抽样误差，要判断两个事物之间有无相关及相关的密切程度，必须做假设检验。当检验拒绝了无效假设时，才可以认为两个事物之间存在着相关关系，然后再根据计算出的相关系数大小判断相关关系的密切程度。

（4）相关分析两个事物之间的关系既可能是依存因果关系，也可能仅是相互伴随的数量关系。

2. **线性回归分析的注意事项**

（1）只有将两个内在有联系的变量放在一起进行回归分析才是有意思的。

（2）做回归分析时，如果两个有内在联系的变量之间存在的是一种依存因果的关系，那么应该以原因变量为 X，以结果变量为 Y。如果变量之间因果关系难以确定，则应以易于测定、较为稳定或变异较小者为 X。

（3）在回归分析中，因变量是一个服从正态分布的随机变量，自变量既可以是随机变量（Ⅱ型回归模型，两个变量应该都服从正态分布），也可以是给定变量（Ⅰ型回归模型，每个 X 取值相对应的 Y 服从正态分布）。如果 Y 不服从正态分布，在进行回归分析前，应先进行变量的变换以使变量符合要求。

（4）使用回归方程计算估计值时，不要轻易把估计的范围扩大到建立方程时的自变量的取值范围之外。如例 10.3 中，X 的取值范围为 2~22，计算估计值时 X 的取值最好在 2~22 之间。

八、Logistic 回归分析

（一）Logistic 回归分析基本概念

在医学研究中研究的二分类因变量或多分类因变量 Y 与一组自变量的关系，这类多重线性回归分析方法可采用 Logistic 回归分析。

（二）Logistic 回归分析适用条件

1. Logistic 回归用途

（1）校正混杂因素：可以将研究因素、混杂因素及其交互作用均体现在模型中，可在校正混杂因素的作用下，研究结局变量与主要因素间的因果间的关系。

（2）筛选危险因素：由于可供考虑的变量太多，需要按照事先规定的检验水准，剔除无统计学意义的变量。

（3）预测与判断：非条件 Logistic 回归的重要作用之一即是预测与判断。

2. Logistic 回归应用中应注意的问题　个体间的独立性、应有足够的样本量、变量的赋值、模型的评价、标准化的回归系数。

九、生存分析

（一）生存分析的基本概念

是将终点事件的出现与否和到达终点所经历的时间结合起来分析的一种统计分析方法，其主要特点是考虑了每个观察对象到达终点所经历的时间长短。终点事件不限于死亡，可以是疾病的发生、一种处理的反应、疾病的复发等。

（二）生存分析适用条件

生存分析包括生存曲线估计、生存曲线比较、影响因素分析和生存预测。

基于一组寿命资料估计生存曲线的非参数方法有寿命表法和 Kaplan-Meier 法。寿命表法适用于观察病例较多的情形，Kaplan-Meier 法适用于大小样本或大样本资料，两者均利用概率乘法定理计算生存率。

Log-rank 检验师比较两条或多条生存曲线的非参数方法，在实际工作中应用较多，属单因素的分析方法。

Cox 模型属比例风险模型和半参数乘法模型，可用于影响因素分析、校正协变量后的组间比较及多变量生存预测。

十、统计表和统计图

（一）统计表的基本结构和要求

（二）统计图形的类型、选择、制图通则

1. 类型　常见的统计图有直方图、累计频率分布图、箱式图、直条图、百分条图、圆图、线图、半对数线图、散点图和统计地图等（2014，2016）。

2. 直条图

（1）资料性质：适用于彼此独立的资料。

（2）分析目的：直条图是用等宽直条的高度和长短来表示各统计量的大小，进行比较（2003，2006）。

经典试题

1. 下列叙述哪一项是正确的
A. 随机抽样就是随便抽样
B. 数字资料就是计量资料
C. 总体就是多个样本之和
D. 样本就是总体中具有代表性的一部分
E. 典型调查就等于抽样调查

2. 若 $r=0.8$，且 $P<0.05$，则可以认为两变量 x 与 y

A. 有一定关系
B. 有确定性关系
C. 有正相关关系
D. 有因果关系
E. 没有关系

3. 用某种新疗法治疗某病病人 41 人，治疗结果如下：

治疗结果	治愈	显效	好转	恶化	死亡
治疗人数	8	23	6	3	1

该资料的类型是：
A. 等级资料
B. 网形资料
C. 计数资料
D. 计量资料
E. 数据资料

4. 对偏态分布的计量资料，为较好地代表其平均水平应该用
A. 均数
B. 几何均数
C. 中位数
D. 百分位数
E. 众数

5. 分析胎儿不同出生体重和围生儿死亡率之间是否有关，可以选用的统计方法是
A. t 检验
B. F 检验
C. χ^2 检验
D. 相关分析
E. 秩和检验

6. 假设检验是为了
A. 研究总体指标的变化
B. 研究样本指标的变化
C. 排除主观因素对抽样的影响
D. 排除抽样误差的影响
E. 排除系统误差的影响

7. 测量某医学指标，得到 500 个性质相同且近似服从正态分布的实验数据可求得算术平均数 ($\bar{x}$)，标准差 (s) 和标准误 ($S_{\bar{x}}$)。区间 $[\bar{x} - 1.96s, \bar{x} + 1.96s]$ 所代表的含义为：
A. 是样本均数 ($\bar{x}$) 的 95% 可信区间
B. 是总体均数 (μ) 的 95% 可信区间
C. 是该医学指标的 95% 正常值范围
D. 是该医学指标的 99% 正常值范围
E. 是总体均数 (μ) 的 99% 可信区间

8. $t > t(0.05, n')$ 统计上可认为
A. 两总体均数不同
B. 两总体均数相同
C. 两样本均数不同
D. 两样本均数相同
E. 两总体均数相同，两样本均数不同

9. 两个县的结核病病死率作比较时，作率的标准化处理可以
A. 消除两县总人数不同的影响
B. 消除各年龄组死亡率不同的影响
C. 消除两组人口年龄构成不同的影响
D. 消除两组比较时的抽样误差
E. 消除两组比较时的系统误差

（10～12 题共用备选答案）

A. $x^2 = \dfrac{(ad-bc)^2 n}{(a+b)(c+d)(a+c)(b+d)}$

B. $x^2 = \dfrac{(|ad-bc|-\dfrac{n}{2})^2 n}{(a+b)(c+d)(a+c)(b+d)}$

C. $x^2 = \dfrac{(b-c)^2}{(b+c)}$

D. $x^2 = n(\sum \dfrac{A^2}{n_{行}n_{列}} - 1)$

E. $P = \dfrac{(a+b)!(b+d)!(a+c)!(c+d)!}{a!b!c!d!}$

10. 在四格表的 χ^2 检验中，若 $1 \leq T < 5$ 且 $n \geq 40$ 时应选用

11. 在四格表的 χ^2 检验中，若 $T < 1$ 或 $n < 40$ 时应选用

12. 行 X 列表的 χ^2 检验应选用

参考答案： 1. D 2. C 3. A 4. C 5. D 6. D 7. C 8. A 9. C 10. B 11. E 12. D

第3单元 流行病学原理和方法

重点提示

本单元常考。本单元主要的出题点首先是流行病学研究中的常用方法，其中又以病例对照研究、队列研究、现况调查等知识点考查得最为频繁。题型多为记忆型，要求要熟练掌握相关的概念定义；另外还有理解分析型题目，对考生的要求更上一层楼，要求在掌握理论的基础上要根据题目来分析应用，有一定难度，请在平日多加练习。另一重要出题点是诊断及筛查试验，多是概念型的考查，对重要的概念定义要牢固记忆，方能从容应对考试。

1. 流行病学的研究方法　观察法（描述法和分析法）、实验法、理论法。
2. 疾病的流行强度　散发、暴发、流行、大流行。
3. 样本含量的估算
4. 分析流行病学的分类　主要有病例对照研究和队列研究两种方法。病例对照研究样本含量的估算。
5. 比值比（OR）的意义
6. 偏倚概念　偏倚是指在研究或推论过程中所获得的结果系统地偏离真实值。偏倚分类：选择性偏倚、信息偏倚、混杂偏倚。

考点串讲

一、流行病学概论

（一）流行病学的定义

流行病学是研究人群中疾病与健康状况的分布及其影响因素，并研究如何防治疾病及促进健康的策略和措施的学科（2007，2017）。

（二）流行病学的原理、基本原则及方法

1. 原理　包括疾病与健康在人群中分布的原理、疾病的发病过程、人与环境的关系、病因推断的原则、疾病防制的原则和策略。
2. 基本原则　群体原则、现场原则、对比原则、代表性原则。
3. 研究方法（2017）
（1）观察法：①描述性研究，包括现况研究、筛检和生态学研究3种类型；②分析性研究：包括病例对照研究和队列研究两种类型（2014）。
（2）实验法：包括临床试验和现场试验两种类型，后者又分为个体试验和社区试验。
（3）数理法。

（三）流行病学的研究范围和用途

二、流行病学资料的来源与疾病分布

（一）健康相关资料的来源

根据信息来源可将数据分为3类：第一类为常规的工作记录。例如住院病人的病案资料、户籍与人口资料、医疗保险资料等。第二类为各种统计报表。如人口出生报告、居民的疾病、损伤、传染病的分月、季度与年报等资料。第三类为专题科学研究工作所获得的现场调查资料或实验研究资料。

（二）描述疾病分布的指标

1. 罹患率　是测量新发病例频率的指标。区别在于它常用来衡量人群中在较短时间内新发病例的频率。观察时间可用日、周、旬、月为单位，常用于疾病流行或暴发的病因调查（2002，2015）。

2. 患病率　患病率常用于慢性病调查统计。罹患率用于衡量人群新病例数，小范围短时间（2004，2005，2012，2014，2015，2017）。

（三）描述疾病流行强度（2015）

1. 散发
2. 流行　指某地区某病发病率明显超过历年的散发发病率水平（大于历年水平）（2003）。
3. 大流行
4. 暴发（2011）

（四）疾病的三间分布

疾病流行特征通过疾病在人群、时间和地区的三间分布得以表现（2016）。
疾病三间分布的综合描述
出生队列研究也是一种对疾病的人群、时间和地区分布的一种综合描述（2004）。

三、常用流行病学研究方法

（一）概述

（二）描述流行病学

1. 描述流行病学概念　描述流行病学又称描述性研究。它是将专门调查或常规记录所获得的资料，按照不同地区、不同时间和不同人群特征分组，以展示该人群中疾病或健康状况分布特点的一种观察性研究（2007）。

2. 现况研究　又称横断面研究或患病率研究，是描述性研究中应用最为广泛的一种方法。它是在某一人群中，应用普查或抽样调查的方法收集特定时间内、特定人群中疾病、健康状况及有关因素的资料，并对资料的分布状况、疾病与因素的关系加以描述（2003，2004）。系统抽样是按照一定顺序，每隔一定数量的单位机械地抽取一个单位，又称间隔抽样或机械抽样（2008，2012）。样本量的决定因素有：预期现患率、调查单位间的变异程度、精确度和把握度。根据样本量的决定因素通过查表或公式获得样本量（2002）。

（三）分析流行病学

（四）实验流行病学

四、偏倚控制及病因推断

1. 偏倚控制　在流行病学研究中易出现且对观察结果有较大影响的偏倚，可以分为选择性偏倚、信息偏倚和混杂偏倚三类。
常见的选择性偏倚有（2014，2015）：①入院率偏倚；②检出症候偏倚；③现患病例——新发病例偏倚，又称奈曼偏倚（Neyman bias）；④无应答偏倚；⑤易感性偏倚；⑥时间效应偏倚；⑦领先时间偏倚（2004，2008）。

2. 病因推断　因果关系的判断标准（2003）：①关联的强度；②关联的重复性；③关联的特异性；④关联的时间性；⑤剂量反应关系；⑥关联的合理性；⑦实验证据；⑧相似性。

五、诊断试验和筛检试验

（一）筛检试验和诊断试验概念、目的与应用原则

（二）筛检试验和诊断试验的评价方法和评价指标

1. 评价的方法
2. 评价的指标　评价主要从真实性、可靠性和收益三方面进行。
真实性：评价试验真实性的指标有灵敏度、特异度、假阳性率、假阴性率、约登指数和粗一致性。
（1）灵敏度：指金标准确诊的病例中被评试验也判断为阳性者所占的百分比（2000，2001，2005，

2011，2015)。

(2) 特异度：指金标准确诊的非病例中被评试验也判断为阴性者所占的百分比（2001，2006，2011，2015）。

(3) 假阳性率：指金标准确诊的非病例中被评试验错判为阳性者所占的百分比（2001）。

(4) 假阴性率：指金标准确诊的病例中被评试验错判为阴性者所占的百分比。

(5) 约登指数：是灵敏度和特异度之和减1（2011）。

(6) 粗一致性：是试验所检出的真阳性和真阴性例数之和占受试人数的百分比（2015）。

(三) 提高试验效率的方法

1. 选择患病率高的人群
2. 采取联合实验（并联和串联）

(1) 并联：多个实验，一个过就过，提高灵敏度和阴性预测值，降低特异度和阳性预测。

(2) 串联：多个实验，都过才过，提高特异度和阳性预测值，降低灵敏度和阴性预测。

六、公共卫生监测

1. 公共卫生监测
2. 疾病监测（2014）
3. 药物不良反应监测
4. 疾病暴发的调查与分析

(1) 初步调查：了解疫情：临床表现、流行特征。做初步诊断：可能是什么病、暴发可能的原因。提出紧急措施：控制疾病。

(2) 深入调查：询问、现在观察、病原学调查、收集有关资料。

(3) 整理资料：流行特征、流行因素、平均潜伏期的计算、病人的临床症状与病理、现场资料、检验结果。

(4) 分析资料：是什么病、什么原因引起的、怎么传播的。

(5) 制定措施。

(6) 总结报告。

七、循证医学

1. 概述（循证医学发展简史，基本概念及临床实践）。
2. 系统评价（概念，过程与步骤）。

经典试题
---

1. 概率 P（A）=0 时表示事件
A. 已经发生
B. 可能发生
C. 极可能发生
D. 不可能发生
E. 在一次抽样中不发生

2. 现代病因的概念是
A. 是人们患病概率增加的因素
B. 是人们死亡概率增加的因素
C. 是人们发病概率增加的因素
D. 是人们伤残概率增加的因素
E. 是人们病死概率增加的因素

3. 反映疾病疗效的指标包括，除了
A. 治愈率
B. 发病率
C. 生存率
D. 有效率
E. 诊断符合率

4. 临床医生进行社区诊断时最常使用的流行病学调查方法是
A. 暴发调查
B. 现况调查
C. 个案调查
D. 问卷调查
E. 典型调查

5. 实际有病，用该诊断标准正确判定为阳性的

能力称

A．特异度
B．阳性结果的预测值
C．变异度
D．阴性结果的预测值
E．灵敏度

6．如果孕妇在孕期暴露于某因素与婴儿畸形的相对危险度是5,意味着

A．暴露组孕妇生畸形儿的危险是非暴露组孕妇的4倍
B．暴露组孕妇生畸形儿的危险是非暴露组的5倍
C．暴露组孕妇生畸形儿的危险比非暴露组大6倍
D．暴露组孕妇生畸形儿的危险是非暴露组的6倍
E．暴露组孕妇生畸形儿的危险比非暴露组孕妇大5倍

7．在进行乳腺癌病因的病例对照研究时,最理想的病例是

A．一个地区肿瘤发病监测系统登记的所有乳腺癌病人
B．一个地区多所医院新诊断的乳腺癌病人
C．一所肿瘤专科医院收治的所有乳腺癌病人
D．一个地区肿瘤死亡监测系统登记的所有乳腺癌病人
E．一个地区多所医院诊断的所有乳腺癌病人

8．为研究职业接触放射性物质与骨瘤发生的关系,某人选取1000名接触放射性物质的女职工和1000名电话员作为研究对象,观察1950～1980年的骨瘤发生率,结果接触放射性物质的女工中有20例骨瘤病人,而电话员中仅有4例,这种研究属于

A．横断面研究
B．实验研究
C．队列研究
D．临床研究
E．病例对照研究

参考答案: 1. D 2. C 3. B 4. B 5. E 6. B 7. A 8. C

第4单元 临床预防服务

── **重点提示** ──

本单元出题的重点在于健康行为、健康促进的概念,以及健康行为改变理论,营养的概念与临床营养的注意。

1．健康行为 是指与促进、维护或恢复健康相关的个体心理、情感状态和外显的行为模式。

2．健康促进 是指促使人们维护和提高他们自身健康的过程。健康促进远远超出了以通过信息传播等方式来提高人群健康,它是要求调动社会、政治和经济的广泛力量,改变影响人们健康的社会和物质环境条件。

3．行为改变阶段模式 无打算阶段、打算阶段、准备阶段、行动阶段、行为维持阶段。

4．控烟的有效策略及措施 提高香烟的单位价格(政府立法提高烟草税);大众媒体教育,通过长期、反复使用简要的信息进行宣传来提醒与敦促吸烟者戒烟。

── **考点串讲** ──

一、临床预防服务概述(2012)

1．临床预防服务概念。
2．健康危险因素评估。
3．健康维护计划的制订与实施。

二、健康相关行为干预

1．健康行为、健康教育、健康促进。

2. 影响健康因素与行为改变理论。
3. 健康咨询的基本模式——5A 模式及健康咨询的原则。

三、烟草使用的控制

1. 烟草使用与二手烟流行。
2. 烟草使用与二手烟流行与健康的主要危害及机制。
3. 烟草成瘾干预及人群烟草控制策略（2014，2015）。

四、合理营养指导

1. 营养的基本概念　营养素需要量：指维持人体正常健康与生长所需要营养素的数量，也可以把它叫作营养素生理需要量（2005，2011）。

食物蛋白质中必需氨基酸的含量和比值越接近人体的需要，其生物学价值越高（2001）。

优质蛋白质主要存在于动物性食品、大豆及其制品中。如瘦肉含有蛋白质 16%～20%，鱼类含 10%～12%，蛋类含 12%，牛奶含 3.4%，干大豆含 30%～40%。粮谷类含蛋白质较少，多为半优质或非优质蛋白质（2003，2006）。

维生素 C 具有很强的还原性，烹调不当易遭损失。

2. 临床营养　基本膳食、治疗膳食。
3. 人群营养状况评价及干预策略
4. 特殊人群营养指导

五、身体活动促进

1. 身体活动　指由于骨骼肌收缩产生的机体能量消耗增加的活动。
2. 身体活动的健康益处与伤害
3. 临床场所身体活动指导
4. 人群身体运动促进

六、疾病的早期发现与处理

1. 疾病早期发现的方法　疾病普查方法、机会性筛检方法。
2. 临床场所疾病筛检的方法与原则
3. 疾病筛查结果的判读及处理原则

经典试题

1. 膳食营养素的供给量是指在需要量的基础上
A. 根据人的饮食习惯而制定的
B. 根据生产情况而制定的适宜需要量
C. 根据社会条件，经济条件而制定的量
D. 考虑了人群的安全率，饮食习惯，食物生产，社会和经济条件而制定的适宜的需要量
E. 以上都不是

2. 我国居民膳食中糖类供热占总热能的适宜比是
A. <50%
B. 50%
C. 60%～70%
D. >70%
E. 以上都不是

参考答案：1. D　2. C

第 5 单元　社区公共卫生

重点提示

本单元的出题重点首先集中在职业病这一知识点，其中，有关职业病的影响因素、发生原

因、健康危害及几类常见的职业病都是出题的重点，多以概念考查的形式出现，但也包含着理解分析性的题目，故要求应首先掌握好重要知识点的概念定义，并且要多加练习，以便在考试中灵活应用。

本单元的另外出题重点是关于传染病的发生、发展及预防控制的各个环节和中毒的分类。

1. 常见的与工作有关疾病　有矿工的消化性溃疡、建筑工的肌肉骨骼疾病（如腰背痛）、与职业有关的肺部疾病等。

2. 食物中毒的分类　细菌性食物中毒、真菌及其毒素食物中毒、动物性食物中毒、有毒植物中毒、化学性食物中毒。

3. 传染病预防控制的策略　预防为主、加强传染病监测、建立传染病预警制度、加强传染病预防控制管理、传染病的全球化控制。

4. 环境污染物的危险度评价　①危害鉴定；②暴露评价；③剂量-反应关系评定；④危险度特征分析；⑤危险度管理。

=== 考点串讲 ===

一、人群健康与社区预防服务

1. 人群健康与社区卫生的概念
2. 社区预防服务　社区预防服务是以健康为中心、社区为范围、全人群为对象的综合性健康促进与疾病预防服务。

<u>其特点是以社区全人群而不是以个体为服务对象，强调社区内多部门的合作和社区的参与，目的是促进健康、预防伤害、疾病、失能和早逝（2007）。</u>

3. 社区诊断
4. 社区预防服务项目实施与管理

二、环境卫生

1. 环境与环境卫生的概念
2. 环境污染及其来源
3. 环境有害因素对健康的危害（2006）
 (1) 远期作用：①致癌；②致畸胎；③致突变。
 (2) 间接效应：①温室效应；②臭氧层的破坏；③酸雨。
4. 环境有害因素的控制　环境对人类健康影响的危险度评价一般分四个阶段进行（2008）：①危害鉴定；②暴露评定；③剂量-反应关系评定；④危险度特征分析。

三、食品安全

1. 食品安全
2. 食品污染
3. 食品中毒（2014）　特点：潜伏期短，多为集体暴发；<u>临床表现相似，多以胃肠道症状为主；发病与某种食物有明显关系（2015），不食者不发病，停用该食物后发病即停止（2007）</u>；一般无传染性的特点。

 (1) 依据病原学分类法：可分为4类：细菌性、有毒动植物、化学性、真菌毒素和霉变食物，<u>在我国发生的食物中毒中，以细菌性食物中毒占绝大部分，其中又以沙门菌属引起者为多（2005，2013）</u>。

 (2) 常见几种细菌性和非细菌食物中毒：①<u>副溶血弧菌，不耐酸，不耐热，嗜盐（2007，2013）</u>。②<u>亚硝酸盐，高铁血红蛋白不能与氧结合，临床症状为组织缺氧、皮肤发绀（2006）</u>。

四、职业卫生服务与职业病管理

1. 职业卫生的概念（2012）
2. 职业性有害因素（2014，2015）

（1）长期接触强噪声，听阈不能恢复到原来正常水平，听力下降呈永久性改变，称为永久性听阈位移（PTS），属病理性改变（2008）。

（2）吸入刺激性气体，尤其是水溶性小的气体，如光气、氮氧化物等，容易引起中毒性肺水肿及成年人呼吸窘迫综合征（ARDS）等损害（2007）。

（3）汞中毒早期以神经衰弱综合征为主（2007）。

（4）硅沉着病的诊断依据以下几点（2003）：①以接触硅尘的职业史为前提，以X线胸片检查为依据；②根据《尘肺X线诊断标准（GB5906.86）》，结合劳动卫生调查和临床表现及动态观察资料；③凡由省、市肺尘埃沉着病诊断组做出明确诊断的，应发给肺尘埃沉着病诊断证明书，享受国家劳保待遇。

3. 职业卫生服务
4. 职业人群健康监护（2017）
5. 职业病管理

五、传染病的预防与控制

1. 传染病的流行过程。
2. 传染病预防控制的策略与措施。
3. 新时期传染病流行特点及其防治对策。
4. 计划免疫。
5. 医院感染的预防与控制。

六、慢性非传染性疾病的预防与控制

1. 主要慢性非传染性疾病的流行概念
2. 主要慢性非传染性疾病的预防策略　对慢性病病人应进行及时有效的治疗，同时应配合心理和躯体的康复措施，减少并发症与致残率，提高其生活质量，延长寿命（2008，2012）。
3. 慢性病的管理

七、突发公共卫生事件及其应急策略（2014）

1. 突发公共卫生事件的概念（2011，2017），分类和分级。
2. 群体不明原因疾病的应急处理。
3. 急性化学中毒的应急处理。
4. 电离辐射损伤的应急处理。
5. 医院安全管理。

=== 经典试题 ===

1. 下列叙述不对的是
A. 人类和生物的活动逐渐地并不可逆转地改变着自然环境
B. 生态系统是人类与周围环境相互作用并进行物质循环与能量交换的结合体
C. 生态平衡是生态系统各个环节的质和量相对稳定和适应的状态
D. 生物圈是一个复杂的生态系统
E. 生态系统中任意环节的生存和发展都以其他环节为前提

2. 环境污染对健康造成的特异性损害包括，除了
A. 急性中毒
B. 致癌作用
C. 致畸作用
D. 慢性中毒

E. 抵抗力下降
3. 噪声引起的永久性阈移早期听力曲线常出现
A. 高频段听阈下移,语言频段听阈无明显改变
B. 高频段听阈和语言频段听阈皆下移
C. 高频段听阈和语言频段听阈皆上移
D. 高频段听阈无明显改变,语言频段听阈下移
E. 高频段听阈上移,语言频段听阈下移
4. 不属于高温作业类型的是
A. 高温、强辐射作业
B. 高温、高湿作业
C. 干热作业
D. 高湿、强辐射作业
E. 夏季露天作业
5. 慢性铅中毒急性发作时出现的典型症状是
A. 类神经症
B. 中毒性周围神经病
C. 腹绞痛
D. 垂腕
E. 震颤
6. 急性苯中毒不出现哪项临床表现
A. 恶心、呕吐
B. 兴奋、眩晕
C. 抽搐、昏迷
D. 全血细胞减少
E. 呼吸循环衰竭
7. 尘肺是否发病主要取决于
A. 粉尘的浓度
B. 粉尘的分散度
C. 肺内粉尘蓄积量
D. 接触粉尘的时间
E. 个体因素

参考答案: 1. A 2. E 3. A 4. D 5. C 6. D 7. C

第6单元 卫生服务体系与卫生管理

=== 重点提示 ===

本单元不常考,适当了解即可。

=== 考点串讲 ===

一、卫生系统及其功能

1. 卫生系统与卫生组织结构。
2. 公共卫生体系及其功能(2012)。
3. 医疗保健体系及其功能。

二、医疗保险

1. 医疗保险概述(2017)。
2. 我国医疗保障体系。
3. 医疗费用控制措施。

三、全球卫生保健策略与我国卫生改革

1. 人人享有卫生保健策略与初级卫生保健(2012,2014)。
2. 全球卫生面对的挑战与应对策略。
3. 我国卫生面对的挑战与卫生改革。

第四部分 医学人文综合

第21章 卫生法规

本章重点

卫生法规章节较多，记忆性内容较多，需要考生重点复习以下内容。①《执业医师法》掌握：参加执业医师考试的报名条件，时间问题；执业医师准予注册的条件；不予注册的情形；注销注册的情形；变更注册时申报的单位；重新注册的条件；对于不予注册、注销注册等有异议的法律救济时限。法律规定医师的权利与义务；医师的考核与表彰；违反执业医师法的法律责任。②《医疗机构管理条例》掌握：医疗机构的执业规范。③《医疗事故处理条例》掌握：医疗事故构成要件；医疗事故处理原则、医疗事故分级；抢救患者补写病例的时限；医疗事故的报告（时限和报告人）；病例资料的封存；尸检时间限制；不属于医疗事故的情形；医疗事故的赔偿额度；医疗事故的责罚。④《母婴保健法》掌握：婚前检查的内容；终止妊娠医学意见的情形；相关法律责任。⑤《传染病防治法》掌握：传染病防治原则；甲类传染病的分类；按照甲类传染病采取预防措施的疾病；传染病疫情报告对象和时限；隔离措施；传染病的紧急措施；法律责任。⑥《艾滋病防治条例》掌握：方针、不歧视规定。⑦《突发公共卫生事件应急条例》掌握：突发公共卫生事件的情形及报告实现、报告单位。⑧《药品管理法》掌握：假药、劣药的情形；法律责任。⑨《处方管理办法》掌握：处方的有效期、用量、法律责任。⑩《献血法》掌握：献血制度；年龄；血站及医疗机构用血的法律责任。

重点提示

◆ 医师依法取得执业或执业助理医师资格，并在相关医疗机构中注册执业（2006）。

◆ 具有高等学校医学专业本科以上学历，在执业医师指导下，在医疗、预防、保健机构中试用期满一年者可以参加执业医师考试（2001）。

◆ 医师资格考试分临床、中医（包括中医、民族医和中西医结合）、口腔、公共卫生4类，每一类又分执业医师考试和执业助理医师考试两个等级，实行国家统一考试，每年举行1次。

◆ 受吊销医师执业证书行政处罚，自处罚决定之日起至申请注册之日止不满2年的不予注册（2003）。

◆ 医师变更执业地点、执业类别、执业范围等注册事项，应当到准予注册的卫生行政部门依照相关规定办理变更注册手续（2007）。

◆ 中止医师执业活动2年以上以及有不予注册规定情形消失的，申请重新执业，应当由相应机构考核合格，并依照相关规定重新注册（2001，2005，2016，2017）。

◆ 被注销注册的当事人有异议的，可以自收到注销注册通知之日起十五日内，依法申请复议或者向人民法院提起诉讼（2008）。

◆ 医师在执业活动中享有：①在注册的执业范围内，进行医学诊查、疾病调查、医学处置、出具相应的医学证明文件，选择合理的医疗、预防、保健方案；②按照国务院卫生行政部门规定的标准，获得与本人执业活动相当的医疗设备基本条件；③从事医学研究、学术交流，参加专业学术团体（2012）；④参加专业培训，接受继续医学教育；⑤在执业活动中，人格尊严、人身安全不受侵犯；⑥获取工资报酬和津贴，享受国家规定的福利待遇；⑦对所在机构的医疗、预防、保健工作和卫生行政部门的工作提出意见和建议，依法参与所在机构的民主管理等权利（2004，2007，2008，2015）。

◆ 医师在执业活动中履行：①遵守法律、法规，遵守技术操作规范；②树立敬业精神，遵守职业道德，履行医师职责，尽职尽责为病人服务；③关心、爱护、尊重病人，保护病人的隐私；④努力钻研业务，更新知识，提高专业技术水平；⑤宣传卫生保健知识，对病人进行健康教育等义务（2005，2006，2007，2009）。

◆ 医师实施医疗、预防、保健措施，签署有关医学证明文件，必须亲自诊查、调查，并按照规定及时填写医学文书，不得隐匿、伪造或者销毁医学文书及有关资料。医师不得出具与自己执业范围无关或者与执业类别不相符的医学证明文件（2003）。

◆ 医师由县级以上人民政府卫生行政部门委托的机构或者组织按照医师执业标准，对医师的业务水平、工作成绩和职业道德状况进行定期考核（2002，2003，2004，2007，2008，2011）。

◆ 医师在执业活动中，违反执业医师法规定，有下列行为之一的，由县级以上人民政府卫生行政部门（2017）给予警告或者责令暂停 6 个月以上 1 年以下执业活动；情节严重的，吊销其执业证书；构成犯罪的，依法追究刑事责任：①违反卫生行政规章制度或者技术操作规范，造成严重后果的；②由于不负责任延误急危病人的抢救和诊治，造成严重后果的；③造成医疗责任事故的；④未经亲自诊查、调查，签署诊断、治疗、流行病学等证明文件或者有关出生、死亡等证明文件的；⑤隐匿、伪造或者擅自销毁医学文书及有关资料的（2014）；⑥使用未经批准使用的药品、消毒药剂和医疗器械的；⑦不按照规定使用麻醉药品、医疗用毒性药品、精神药品和放射性药品的；⑧未经病人或者其家属同意，对病人进行实验性临床医疗的；⑨泄露病人隐私，造成严重后果的（2011）；⑩利用职务之便，索取、非法收受病人财物或者牟取其他不正当利益的；⑪发生自然灾害、传染病流行、突发重大伤亡事故以及其他严重威胁人民生命健康的紧急情况时，不服从卫生行政部门调遣的；⑫发生医疗事故或者发现传染病疫情，病人涉嫌伤害事件或者非正常死亡，不按照规定报告的（2000，2003，2004，2006，2007，2008，2012）。

◆ 医疗机构服务宗旨：以救死扶伤，防病治病，为公民的健康服务为宗旨。

◆ 医疗机构的登记：申请医疗机构执业登记，应当具备下列条件：①有设置医疗机构批准书；②符合医疗机构的基本标准；③有适合的名称、组织机构和场所；④有与其开展的业务相适应的经费、设施、设备和专业卫生技术人员；⑤有相应的规章制度；⑥能够独立承担民事责任。

◆ 医疗机构对危重病人应当立即抢救。对限于设备或者技术条件不能诊治的病人，应当及时转诊（2012，2017）。

◆ 未经批准擅自开办医疗机构行医或者非医师行医的，由县级以上人民政府卫生行政部门予以取缔，没收其违法所得及其药品、器械，并处 10 万元以下的罚款；对医师吊销其执业证书；给病人造成损害的，依法承担赔偿责任；构成犯罪的，依法追究刑事责任（2001，2005）。

◆ 阻碍医师依法执业，侮辱、诽谤、威胁、殴打医师或者侵犯医师人身自由、干扰医师正常工作、生活的，依照治安管理处罚条例的规定处罚；构成犯罪的，依法追究刑事责任（2007，2008）。

◆ 医疗机构必须按照核准登记的诊疗科目开展诊疗活动（2007，2014）。

◆ 医疗机构不得使用非卫生技术人员从事医疗卫生技术工作（2000，2005）。

◆ 医疗机构工作人员上岗工作，必须佩戴载有本人姓名、职务或者职称的标牌（2002，2005）。

◆ 医疗机构对危重病人应当立即抢救。对限于设备或者技术条件不能诊治的病人，应当及时转诊（2001）。

◆ 医疗机构施行手术、特殊检查或者特殊治疗时，必须征得病人同意，并应当取得其家属或者关系人同意并签字；无法取得病人意见时，应当取得家属或者关系人同意并签字；无法取得病人意见又无家属或者关系人在场，或者遇到其他特殊情况时，经治医师应当提出医疗处置方案，在取得医疗机构负责人或者被授权负责人员的批准后实施（2003，2016）。

◆ 医疗机构发生医疗事故，按照国家有关规定处理（2007）。

◆ 病人死亡，医患双方当事人不能确定死因或者对死因有异议的，应当在病人死亡后 48h 内进行尸检；具备尸体冻存条件的，可以延长至 7d。尸检应当经死者近亲属同意并签字（2005）。

◆ 处理医疗事故，应当遵循公开、公平、公正、及时、便民的原则。

◆ 婚前医学检查包括对下列疾病的检查：①严重遗传性疾病；②指定传染病；③有关精神病（2007，2008）。

◆ 母婴保健工作方针：母婴保健工作以保健为中心，以保障生殖健康为目的，实行保健和临床相结合，面向群体、面向基层和预防为主的方针。

◆ 孕产期保健服务包括下列内容（2000，2002，2005）：母婴保健指导；孕妇、产妇保健；胎儿保健。

◆ 母婴保健技术服务事项：①有关母婴保健的科普宣传、教育和咨询；②婚前医学检查；③产前诊断和遗传病诊断；④助产技术；⑤实施医学上需要的节育手术；⑥新生儿疾病筛查；⑦有关生育、节育、不育的其他生殖保健服务。

◆ 对患有医学上不宜生育的严重遗传性疾病的，医师应当向男女双方说明情况，提出医学意见，经男女双方同意，采取长期避孕措施或者实行结扎手术后，可以结婚，但《婚姻法》规定禁止结婚的除外。

◆ 经产前检查，发现或者怀疑胎儿异常的，应当对孕妇进行产前诊断（2002，2004）。

◆ 生育过严重缺陷患儿的妇女再次妊娠前，夫妻双方应当到县级以上医疗保健机构接受医学检查（2008）。

◆ 县级以上地方人民政府可以设立医学技术鉴定组织，负责对婚前医学检查、遗传病诊断和产前诊断结果有异议的进行医学技术鉴定（2003）。

◆ 遗传病诊断、产前诊断的人员，必须经过省、自治区、直辖市人民政府卫生行政部门的考核，并取得相应的合格证书（2007）。

◆ 传染病应实行预防为主的方针，防治结合，分类管理（2002，2011）。

◆ 传染病分为甲类、乙类和丙类（2001，2005）。

◆ 对疑似甲类传染病病人，在明确诊断前，在指定场所进行医学观察（2005）。

◆ 传染病暴发、流行时，当地政府应当立即组织力量进行防治，切断传染病的传播途径；必要时，报经上一级地方政府决定，可以采取：①限制或者停止集市、集会、影剧院演出或者其他人群聚集的活动；②停工、停业、停课；③临时征用房屋、交通工具；④封闭被传染病病原体污染的公共饮用水源等紧急措施（2005，2006）。

◆ 对从事传染病预防、医疗、科研、教学的人员，现场处理疫情的人员，以及在生产、工作中接触传染病病原体的其他人员，有关单位应当根据国家规定，采取有效的防护措施和医疗保健措施（2002）。

◆ 在自然疫源地和可能是自然疫源地的地区兴办的大型建设项目开工前，建设单位应当申请当地卫生防疫机构对施工环境进行卫生调查（2003）。

◆ 医疗保健机构、卫生防疫机构对传染病病人、病原携带者、疑似传染病病人污染的场所和物品以及密切接触的人员，实施以下必要的卫生处理和预防措施：①对病人、病原携带者，予以隔离治疗，隔离期限根据医学检查结果确定（2004）；②对疑似病人，确诊前在指定场所单独隔离治疗（2005）；③拒绝隔离治疗或者隔离期未满擅自脱离隔离治疗的，可以由公安机关协助医疗机构采取强制隔离治疗措施（2003）；④医疗机构对本单位内被传染病病原体污染的场所、物品以及医疗废物，必须依照法律、法规的规定实施消毒和无害化处置（2004）；⑤为了查找传染病病因，医疗机构在必要时可以按照国务院卫生行政部门的规定，对传染病病人尸体或者疑似传染病病人尸体进行解剖查验，并应当告知死者家属等（2007，2004）。

◆ 血液制品生产单位应当在原料血浆投料生产前对每一份血浆进行艾滋病检测；未经艾滋病检测或者艾滋病检测阳性的血浆，不得作为原料血浆投料生产。

◆ 血站、单采血浆站应当对采集的人体血液、血浆进行艾滋病检测；不得向医疗机构和血液制品生产单位供应未经艾滋病检测或者艾滋病检测阳性的人体血液、血浆。

◆ 药品的生产企业、经营企业、医疗机构在药品购销中暗中给予、收受回扣或者其他利益的，药品的生产企业、经营企业或者其代理人给予使用其药品的医疗机构的负责人、药品采购人员、医师等有关人员以财物或者其他利益的，由工商行政管理部门处 1 万元以上 20 万元以下的罚款，有违法所得的，予以没收；情节严重的，由工商行政管理部门吊销药品生产企业、药品经营企业的营业执照，并通知药品监督管理部门，由药品监督管理部门吊销其《药品生产许可证》《药品经营许可证》；构成犯罪的，依法追究刑事责任（2003，2004，2016）。

◆ 已被批准撤销的药品，不得继续生产、销售，已经生产的由当地卫生行政部门监督销毁或处理（2009）。

◆ 医疗机构的负责人、药品采购人员、医师等有关人员收受药品生产企业、药品经营企业或者其代理人给予的财物或者其他利益的，由卫生行政部门或者本单位给予处分，没收违法所得；对违法行为情节严重的执业医师，由卫生行政部门吊销其执业证书；构成犯罪的，依法追究刑事责任（2002，2005）。

◆ 药师应当按照操作规程调剂处方药品：认真审核处方，准确调配药品，正确书写药袋或粘贴标签，注明病人姓名和药品名称、用法、用量和包装；向病人交付药品时，按照药品说明书或者处方用法，进行用药交代与指导，包括每种药品的用法、用量、注意事项等（2008）。

◆ 药师经处方审核后，认为存在用药不适宜时，应当告知处方医师，请其确认或者重新开具处方。药师发现严重不合理用药或者用药错误，应当拒绝调剂，及时告知处方医师，并应当记录，按照有关规定报告（2008）。

◆ 具有麻醉药品和第一类精神药品处方资格的执业医师，根据临床应用指导原则，对确需使用麻醉药品或者第一类精神药品的病人，应当满足其合理用药需求。

◆ 医疗机构取得印鉴卡应当具备下列条件：①有专职的麻醉药品和第一类精神药品管理人员；②有获得麻醉药品和第一类精神药品处方资格的执业医师；③有保证麻醉药品和第一类精神药品安全储存的设施和管理制度。

◆ 具有麻醉药品和第一类精神药品处方资格的执业医师，根据临床应用指导原则，对确需使用麻醉药品或者第一类精神药品的病人，应当满足其合理用药需求。在医疗机构就诊的癌症疼痛病人和其他危重病人得不到麻醉药品或者第一类精神药品时，病人或者其亲属可以向执业医师提出申请。具有麻醉药品和第一类精神药品处方资格的执业医师认为要求合理的，应当及时为病人提供所需麻醉药品或者第一类精神药品（2016）。

◆ 未取得麻醉药品和第一类精神药品处方资格的执业医师擅自开具麻醉药品和第一类精神药品处方，由县级以上人民政府卫生主管部门给予警告，暂停其执业活动；造成严重后果的，吊销其执业证书；构成犯罪的，依法追究刑事责任。

◆ 医师开具处方和药师调剂处方应当遵循安全、有效、经济的原则。

◆ 为保证医疗临床用血需要和安全，保障献血者和用血者身体健康，发扬人道主义精神，促进社会主义物质文明和精神文明建设，制定献血法（2003）。

◆ 为保障公民临床急救用血的需要，国家提倡并指导择期手术的病人自身储血，动员家庭、亲友、所在单位以及社会互助献血（2004，2011）。

◆ 医疗机构临床用血应当制定用血计划，遵循合理、科学的原则，不得浪费和滥用血液（2006）。

◆ 受血者配血试验的血标本必须是输血前 3d 之内的（2002）。

◆ 申请输血应由经治医师逐项填写《临床输血申请单》，由主治医师核准签字，连同受血者血样于预定输血日期前送交输血科（血库）备血（2005，2008，2013）。

◆ 新生儿溶血病如需要换血疗法的，由经治医师申请，经主治医师核准，并经患儿家属或监护人签字同意，由血站和医院输血科（血库）人员共同实施（2006）。

◆ 血液发出后，受血者和供血者的血样保存于 2～6℃冰箱，至少 7d，以便对输血不良反应追查原因（2006）。

◆ 二级以上医院应设置独立的输血科（血库），负责临床用血的技术指导和技术实施，确保贮血、配血和其他科学、合理用血措施的执行（2008）。

◆ 医疗机构用血要求：①国家提倡健康公民自愿献血的年龄是18～55周岁（2001）。②输血过程中应先慢后快，再根据病情和年龄调整输注速度，并严密观察受血者有无输血不良反应，如出现异常情况应及时处理（2004）。③输血完毕后，医护人员将输血记录单（交叉配血报告单）贴在病历中，并将血袋送回输血科（血库）至少保存1d（2007）。④血站是采集、提供临床用血的机构，是不以营利为目的的公益性组织。设立血站向公民采集血液，必须经国务院卫生行政部门或者省、自治区、直辖市人民政府卫生行政部门批准（2008）。血站应当为献血者提供各种安全、卫生、便利的条件。血站的设立条件和管理办法由国务院卫生行政部门制定（2007）。⑤血站对献血者每次采集血液量一般为200ml，最多不得超过400ml（2009），两次采集间隔期不少于6个月（2007）。

有非法采集血液的、血站、医疗机构出售无偿献血的血液的；非法组织他人出卖血液的行为之一的，由县级以上地方人民政府卫生行政部门予以取缔，没收违法所得，可以并处10万元以下的罚款；构成犯罪的，依法追究刑事责任（2003，2005，2006，2007）。

◆ 医务人员在诊疗活动中应当向病人说明病情和医疗措施。需要实施手术、特殊检查、特殊治疗的，医务人员应当及时向病人说明医疗风险、替代医疗方案等情况，并取得其书面同意；不宜向病人说明的，应当向病人的近亲属说明，并取得其书面同意。医务人员未尽到前款义务，造成病人损害的，医疗机构应当承担赔偿责任。

◆ 因抢救生命垂危的病人等紧急情况，不能取得病人或者其近亲属意见的，经医疗机构负责人或者授权的负责人批准，可以立即实施相应的医疗措施。

◆ 病人有损害，因下列情形之一的，推定医疗机构有过错：①违反法律、行政法规、规章以及其他有关诊疗规范的规定；②隐匿或者拒绝提供与纠纷有关的病历资料；③伪造、篡改或者销毁病历资料。

◆ 病人有损害，因下列情形之一的，医疗机构不承担赔偿责任：①病人或者其近亲属不配合医疗机构进行符合诊疗规范的诊疗；②医务人员在抢救生命垂危的病人等紧急情况下已经尽到合理诊疗义务；③限于当时的医疗水平难以诊疗。前款第一项情形中，医疗机构及其医务人员也有过错的，应当承担相应的赔偿责任。

◆ 医疗机构及其医务人员应当按照规定填写并妥善保管住院志、医嘱单、检验报告、手术及麻醉记录、病理资料、护理记录、医疗费用等病历资料。病人要求查阅、复制前款规定的病历资料的，医疗机构应当提供。

◆ 医疗机构及其医务人员的合法权益受法律保护。干扰医疗秩序，妨害医务人员工作、生活的，应当依法承担法律责任。

◆ 国务院卫生主管部门负责全国人体器官移植的监督管理工作。县级以上地方人民政府卫生主管部门负责本行政区域人体器官移植的监督管理工作。

◆ 人体器官捐献应当遵循自愿、无偿的原则（2017）。

◆ 捐献人体器官的公民应当具有完全民事行为能力。公民捐献其人体器官应当有书面形式的捐献意愿，对已经表示捐献其人体器官的意愿，有权予以撤销。

◆ 任何组织或者个人不得摘取未满18周岁公民的活体器官用于移植。

◆ 省级以上人民政府卫生主管部门应当定期组织专家根据人体器官移植手术成功率、植入的人体器官和术后病人的长期存活率，对医疗机构的人体器官移植临床应用能力进行评估，并及时公布评估结果；对评估不合格的，由原登记部门撤销人体器官移植诊疗科目登记。具体办法由国务院卫生主管部门制订。

◆ 医疗机构从事人体器官移植，应当依照《医疗机构管理条例》的规定，向所在地省、自治区、直辖市人民政府卫生主管部门申请办理人体器官移植诊疗科目登记。医疗机构从事人体器官移植，应当具备下列条件：①有与从事人体器官移植相适应的执业医师和其他医务人员；②有满足人体器官移植所需的设备、设施；③有由医学、法学、伦理学等方面专家组成的人体器官移植技术临床应用与伦理委员会，该委员会中从事人体器官移植的医学专家不超过委员人数的1/4；④有完善的人体器官移植质量监控等管理制度。

◆ 从事人体器官移植的医疗机构及其医务人员摘取活体器官前，应当履行下列义务：①向活体器官捐献人说明器官摘取手术的风险、术后注意事项、可能发生的并发症及其预防措施等，并与活体器官捐献人签署知情同意书；②查验活体器官捐献人同意捐献其器官的书面意愿、活体器官捐献人与接受人存在本条例第十条规定关系的证明材料；③确认除摘取器官产生的直接后果外不会损害活体器官捐献人其他正常的生理功能。

◆ 从事人体器官移植的医务人员应当对人体器官捐献人、接受人和申请人体器官移植手术的病人的个人资料保密。

◆ 医务人员有下列情形之一的，依法给予处分；情节严重的，由县级以上地方人民政府卫生主管部门依照职责分工暂停其6个月以上1年以下执业活动；情节特别严重的，由原发证部门吊销其执业证书：①未经人体器官移植技术临床应用与伦理委员会审查同意摘取人体器官的；②摘取活体器官前未依照本条例第十九条的规定履行说明、查验、确认义务的；③对摘取器官完毕的尸体未进行符合伦理原则的医学处理，恢复尸体原貌的（2016）。

◆ 从事人体器官移植的医务人员参与尸体器官捐献人的死亡判定的，由县级以上地方人民政府卫生主管部门依照职责分工暂停其6个月以上1年以下执业活动；情节严重的，由原发证部门吊销其执业证书。

◆ 医疗机构开展放射诊疗工作，应当具备以下基本条件：①具有经核准登记的医学影像科诊疗科目；②具有符合国家相关标准和规定的放射诊疗场所和配套设施；③具有质量控制与安全防护专（兼）职管理人员和管理制度，并配备必要的防护用品和监测仪器；④产生放射性废气、废液、固体废物的，具有确保放射性废气、废液、固体废物达标排放的处理能力或者可行的处理方案；⑤具有放射事件应急处理预案。

◆ 医疗机构应当按照下列要求配备并使用安全防护装置、辐射检测仪器和个人防护用品：①放射治疗场所应当按照相应标准设置多重安全联锁系统、剂量监测系统、影像监控、对讲装置和固定式剂量监测报警装置；配备放疗剂量仪、剂量扫描装置和个人剂量报警仪；②开展核医学工作的，设有专门的放射性同位素分装、注射、储存场所，放射性废物屏蔽设备和存放场所；配备活度计、放射性表面污染监测仪；③介入放射学与其他X射线影像诊断工作场所应当配备工作人员防护用品和受检者个人防护用品。

◆ 医疗机构的放射诊疗设备和检测仪表，应当符合下列要求：①新安装、维修或更换重要部件后的设备，应当经省级以上卫生行政部门资质认证的检测机构对其进行检测，合格后方可启用；②定期进行稳定性检测、校正和维护保养，由省级以上卫生行政部门资质认证的检测机构每年至少进行一次状态检测；③按照国家有关规定检验或者校准用于放射防护和质量控制的检测仪表；④放射诊疗设备及其相关设备的技术指标和安全、防护性能，应当符合有关标准与要求。

◆ 放射诊疗工作人员对病人和受检者进行医疗照射时，应当遵守医疗照射正当化和放射防护最优化的原则，有明确的医疗目的，严格控制受照剂量；对邻近照射野的敏感器官和组织进行屏蔽防护，并事先告知病人和受检者辐射对健康的影响。

◆ 开展放射治疗的医疗机构，在对病人实施放射治疗前，应当进行影像学、病理学及其他相关检查，严格掌握放射治疗的适应证。对确需进行放射治疗的，应当制定科学的治疗计划，并按照下列要求实施：①对体外远距离放射治疗，放射诊疗工作人员在进入治疗室前，应首先检查操作控制台的源位显示，确认放射线束或放射源处于关闭位时，方可进入。②对近距离放射治疗，放射诊疗工作人员应当使用专用工具拿取放射源，不得徒手操作；对接受敷贴治疗的病人采取安全护理，防止放射源被病人带走或丢失。③在实施永久性籽粒插植治疗时，放射诊疗工作人员应随时清点所使用的放射性籽粒，防止在操作过程中遗失；放射性籽粒置入后，必须进行医学影像学检查，确认植入部位和放射性籽粒的数量。④治疗过程中，治疗现场至少应有2名放射诊疗工作人员，并密切注视治疗装置的显示及病人情况，及时解决治疗中出现的问题；严禁其他无关人员进入治疗场所。⑤放射诊疗工作人员应当严格按照放射治疗操作规范、规程实施照射；不得擅自修改治疗计划。⑥放射诊疗工作人员应当验证治疗计划的执行情况，发现偏离计划现象时，应当及时采取补救措施并向本科室负责人或者本机构负责医疗质量控制的部门报告。

◆ 医疗机构使用不具备相应资质的人员从事放射诊疗工作的，由县级以上卫生行政部门责令限期改正，并可以处以5000元以下的罚款；情节严重的，吊销其《医疗机构执业许可证》。

◆ 抗菌药物临床应用应当遵循安全、有效、经济的原则。

◆ 医疗机构遴选和新引进抗菌药物品种，应当由临床科室提交申请报告，经药学部门提出意见后，由抗菌药物管理工作组审议。

◆ 清退或者更换的抗菌药物品种或者品规原则上12个月内不得重新进入本机构抗菌药物供应目录。

◆ 医疗机构应当开展细菌耐药监测工作，建立细菌耐药预警机制，并采取下列相应措施：①主要目标细菌耐药率超过30%的抗菌药物，应当及时将预警信息通报本机构医务人员；②主要目标细菌耐药率超过40%的抗菌药物，应当慎重经验用药；③主要目标细菌耐药率超过50%的抗菌药物，应当参照药敏试验结果选用；④主要目标细菌耐药率超过75%的抗菌药物，应当暂停针对此目标细菌的临床应用，根据追踪细菌耐药监测结果，再决定是否恢复临床应用。

◆ 具有高级专业技术职务任职资格的医师，可授予特殊使用级抗菌药物处方权；具有中级以上专业技术职务任职资格的医师，可授予限制使用级抗菌药物处方权；具有初级专业技术职务任职资格的医师，在乡、民族乡、镇、村的医疗机构独立从事一般执业活动的执业助理医师以及乡村医生，可授予非限制使用级抗菌药物处方权。药师经培训并考核合格后，方可获得抗菌药物调剂资格。

◆ 临床应用特殊使用级抗菌药物应当严格掌握用药指征，经抗菌药物管理工作组指定的专业技术人员会诊同意后，由具有相应处方权医师开具处方。

◆ 抢救生命垂危的病人等紧急情况，医师可以越级使用抗菌药物。越级使用抗菌药物应当详细记录用药指征，并应当于24h内补办越级使用抗菌药物的必要手续。

◆ 医疗机构应当对出现抗菌药物超常处方3次以上且无正当理由的医师提出警告（2014），限制其特殊使用级和限制使用级抗菌药物处方权（2015，2016）。

◆ 医疗机构的负责人、药品采购人员、医师等有关人员索取、收受药品生产企业、药品经营企业或者其代理人给予的财物或者通过开具抗菌药物牟取不正当利益的，由县级以上地方卫生行政部门依据国家有关法律法规进行处理。

◆ 医疗机构应当科学制订临床用血计划，建立临床合理用血的评价制度，提高临床合理用血水平。

◆ 同一病人1d申请备血量少于800ml的，由具有中级以上专业技术职务任职资格的医师提出申请，上级医师核准签发后，方可备血。

◆ 同一病人1d申请备血量在800~1600ml的，由具有中级以上专业技术职务任职资格的医师提出申请，经上级医师审核，科室主任核准签发后，方可备血。

◆ 输血治疗前，医师应当向病人或者其近亲属说明输血目的、方式和风险，并签署临床输血治疗知情同意书。

◆ 医疗机构及其医务人员违反本法规定，将不符合国家规定标准的血液用于病人的，由县级以上地方人民政府卫生行政部门责令改正；给病人健康造成损害的，应当依据国家有关法律法规进行处理，并对负有责任的主管人员和其他直接责任人员依法给予处分。

◆ 国家对精神卫生工作实行预防为主的方针，坚持预防、治疗和康复相结合的原则，建立政府组组织领导、部门各负其责、全社会共同参与的机制，实行综合管理。

◆ 开展精神障碍诊断、治疗活动应当具备的条件：①有与从事的精神疾病诊断、治疗相适应的精神专科执业医师和其他医疗卫生技术人员；②有满足精神疾病诊断、治疗所需要的设施和设备；

③有完备的精神疾病诊断、治疗管理制度和质量监控制度。

◆ 依照前款规定要求再次诊断的,应当自收到诊断结论之日起3d内向原医疗机构或者其他具有合法资质的医疗机构提出。承担再次诊断的医疗机构应当在接到再次诊断要求后指派2名初次诊断医师以外的精神科执业医师进行再次诊断,并及时出具再次诊断结论。承担再次诊断的执业医师应当到收治病人的医疗机构面见、询问病人,该医疗机构应当予以配合。

◆ 医疗机构及其医务人员应当在病历资料中如实记录精神障碍病人的病情、治疗措施、用药情况、实施约束、隔离措施等内容,并如实告知病人或者其监护人。病人及其监护人可以查阅、复制病历资料;但是,病人查阅、复制病历资料可能对其治疗产生不利影响的除外。病历资料保存期限不得少于30年。

◆ 医疗机构及其工作人员有下列行为之一的,由县级以上人民政府卫生行政部门责令改正,对直接负责的主管人员和其他直接责任人员依法给予或者责令给予降低岗位等级或者撤职的处分;对有关医务人员,暂停6个月以上1年以下执业活动;情节严重的,给予或者责令给予开除的处分,并吊销有关医务人员的执业证书:①违反本法规定实施约束、隔离等保护性医疗措施的;②违反本法规定,强迫精神障碍病人劳动的;③违反本法规定对精神障碍病人实施外科手术或者实验性临床医疗的;④违反本法规定,侵害精神障碍病人的通讯和会见探访者等权利的;⑤违反精神障碍诊断标准,将非精神障碍病人诊断为精神障碍病人的。

◆ <u>活体器官的接受人限于活体器官捐献人的配偶、直系血亲或者三代以内旁系血亲,或者有证据证明与活体器官捐献人存在因帮扶等形成亲情关系的人员。</u>

◆ 在摘取活体器官前或者尸体器官捐献人死亡前,负责人体器官移植的执业医师应当向所在医疗机构的人体器官移植技术临床应用与伦理委员会提出摘取人体器官审查申请。

◆ 摘取尸体器官,应当在依法判定尸体器官捐献人死亡后进行。从事人体器官移植的医务人员不得参与捐献人的死亡判定。

◆ 医疗卫生人员在实施接种前,应当告知受种者或者其监护人所接种疫苗的品种、作用、禁忌、不良反应以及注意事项,询问受种者的健康状况以及是否有接种禁忌等情况,并如实记录告知和询问情况。受种者或者其监护人应当了解预防接种的相关知识,并如实提供受种者的健康状况和接种禁忌等情况。

◆ 疾病预防控制机构和接种单位及其医疗卫生人员发现预防接种异常反应、疑似预防接种异常反应或者接到相关报告的,应当依照预防接种工作规范及时处理,并立即报告所在地的县级人民政府卫生主管部门、药品监督管理部门。接到报告的卫生主管部门、药品监督管理部门应当立即组织调查处理。

经典试题

1. 《中华人民共和国执业医师法》适用于
A. 依法取得执业医师资格的人
B. 依法取得执业医师资格或者执业助理医师资格的专业医务人员
C. 依法取得执业医师资格或者执业助理医师资格,在医疗机构中执业的专业医务人员
D. 依法取得执业医师资格或者执业助理医师资格,经注册在医疗机构中执业的专业医务人员
E. 依法取得执业医师资格或者执业助理医师资格,经注册在医疗、预防、保健机构中执业专业医务人员

2. 下述机构中的医师不适用执业医师法的是

A. 计划生育技术服务机构
B. 药品生产经营机构
C. 医疗机构
D. 预防机构
E. 保健机构

3. 具备下列条件的可以参加执业助理医师资格考试:具有高等学校医学专科学历,在医疗、预防、保健机构中试用期满
A. 6个月
B. 18个月
C. 1年
D. 2年

E. 3年

4. 以下情形中，可以参加执业医师资格考试的是
A. 有医学专业本科以上学历，在医疗机构中工作满1年
B. 有医学专业本科以上学历，在医疗机构中试用期满1年
C. 有医学专业本科以上学历，在医疗机构试用期满2年
D. 有医学专业专科学历，在医疗机构中试用期满1年
E. 有医学专业专科学历，在医疗机构中工作满1年

5. 经国家执业医师资格考试，取得执业医师资格的，可以申请注册，受理机构是
A. 县级以上人民政府卫生行政部门
B. 县级以上人民政府
C. 省（自治区）级以上人民政府卫生行政部门
D. 国务院卫生行政部门
E. 县级以上卫生防疫机构

6. 受理执业医师注册申请的卫生行政部门，对应当准予注册的，准予注册期限是自收到申请之日起
A. 7d内
B. 10d内
C. 15d内
D. 30d内
E. 60d内

7. 卫生行政部门决定不予医师执业注册的，申请人有异议时
A. 只能申请复议
B. 只能向人民法院起诉
C. 可随时申请复议或向人民法院起诉
D. 可自收到通知之日起10d内申请复议或向人民法院起诉
E. 可自收到不予注册通知之日起15d内，申请复议或向人民法院起诉

8. 申请个体行医的，须经执业医师注册后在医疗、预防、保健机构中执业满
A. 1年
B. 2年
C. 3年
D. 4年
E. 5年

9. 医师执业变更以下注册事项的，应当到准予注册的卫生行政部门依法办理变更注册手续
A. 执业地点，执业类别，执业范围等
B. 执业地点，执业类别
C. 执业地点，执业类别，执业范围，医疗机构
D. 执业地点，执业类别，执业范围，服务单位
E. 执业地点，执业类别，执业范围，服务单位，专业类别

10. 医师在执业活动中应当履行法定义务。不属于法定义务的是
A. 遵守技术操作规范
B. 参与所在机构的民主管理
C. 遵守职业道德
D. 尊重病人，保护病人的隐私
E. 宣传卫生保健知识

11. 医师在执业活动中除正当治疗外，不得使用
A. 保健药品
B. 消毒药剂
C. 有禁忌证的药品
D. 不良反应大的药品
E. 麻醉药品

12. 医师进行试验性临床医疗，应当
A. 经医院批准
B. 征得本人同意
C. 征得病人本人或者其家属同意
D. 经医院批准并征得病人本人或者其家属同意
E. 经医院批准或者征得病人本人及家属同意

13. 医师考核不合格者，县级以上人民政府卫生行政部门可以责令其暂停执业活动
A. 1～2个月
B. 1～3个月
C. 3～6个月
D. 6～12个月
E. 12个月以上

14. 定期考核不合格的医师暂停执业活动期满，再次考核仍不合格的
A. 试用3年
B. 再次接受培训
C. 在执业医师指导下从事执业活动
D. 暂停执业活动3年
E. 注销注册，收回医师执业证书

15. 执业医师法规定，医师有下列情形之一的，县级以上人民政府卫生行政部门应当依法给予

表彰或奖励。其中不属于法定表彰或奖励的情形是
A. 医术高尚，事迹突出的
B. 医学专业技术有重大突破，作出显著贡献的
C. 遇有自然灾害等情况时，救死扶伤，抢救诊疗表现突出的
D. 从未出现医疗事故差错的
E. 长期在少数民族地区条件艰苦的基层单位努力工作的

16. 医师在执业活动中发生医疗事故不按规定报告的，应承担的法律责任是
A. 行政罚款处罚
B. 暂停1~6个月的执业活动
C. 暂停6~12个月的执业活动
D. 注销执业证书
E. 以上都不是

17. 医疗机构在从事医疗卫生技术工作中对非卫生技术人员
A. 可以使用
B. 尽量不用
C. 不得使用
D. 在次要的科室可以使用
E. 一些特殊科室可以使用

18. 未经医师（士）亲自诊查病人或亲自接产，医疗机构不得出具以下证明文件，除了
A. 疾病诊断书
B. 健康证明书
C. 死产报告书
D. 死亡证明书
E. 医疗纠纷分析证言

19. 按诊疗同意制度，无法取得病人意见又无家属或者关系人在场，或者遇到其他特殊情况时，处理措施是
A. 可以由经治医生决定施行
B. 可以由经治医生与其他医生商量后决定施行
C. 经治医师提出处置方案后，由无利害关系的人2人以上在场见证情况下施行
D. 经治医师提出处置方案，取得医疗机构负责人批准后实施
E. 经治医师决定，其他医护人员在场见证情况下施行

20. 医疗机构的门诊病历的保存期不得少于
A. 3年
B. 5年
C. 10年
D. 15年
E. 30年

21. 必须由病人及其家属或者关系人签字同意的诊疗行为包括
A. 手术、特殊检查、特殊治疗
B. 除门诊手术以外的手术、特殊检查、特殊治疗
C. 除表皮手术以外的手术、特殊检查、特殊治疗
D. 手术、非常规性的检查、特殊治疗
E. 手术、创伤性检查、实验性治疗

22. 《医疗事故处理条例》规定，造成病人轻度残疾/器官组织损伤导致一般功能障碍的属于
A. 一级医疗事故
B. 二级医疗事故
C. 三级医疗事故
D. 四级医疗事故
E. 严重医疗差错

23. 对病人死因有异议的，应在48h内进行尸检，具备冷冻条件的可以延长至
A. 3d
B. 4d
C. 5d
D. 6d
E. 7d

24. 因为抢救危急病人，未能及时书写病历的，有关医务人员应在抢救结束后几小时内据实补记，并加以注明
A. 1h
B. 2h
C. 3h
D. 5h
E. 6h

25. 疑似输血引起的不良后果的，医患双方应当共同对现场实物进行封存，封存的现场实物应由
A. 病人保管
B. 医疗机构保管
C. 病人和医疗机构共同委托的第三人保管
D. 病人和医疗机构任何一方均可以保管
E. 医疗机构所在地的卫生行政部门保管

26. 医疗事故的鉴定应由

A. 医师学会负责
B. 医学会负责
C. 医疗事故技术鉴定专家组负责
D. 卫生行政部门负责
E. 法院负责

27. 医务人员在医疗活动中发生医疗事故的
A. 向所在科室负责人报告
B. 向所在地卫生行政部门报告
C. 向所在地检察机关报告
D. 向当地医师学会报告
E. 向当在地医疗机构负责人报告

28. 从事家庭接生的人员，接生时出现婴儿死亡，应向
A. 当地上一级医疗机构报告
B. 当地卫生行政部门报告
C. 当地行政管理部门报告
D. 当地人民政府报告
E. 当地法律机构报告

29. 医疗保健机构依法开展产前诊断的，必须符合卫生部规定的条件和技术标准，并经县级以上地方人民政府卫生行政部门
A. 审查
B. 审核
C. 认可
D. 许可
E. 确认

30. 下列属于《母婴保健法》规定可以申请医学技术鉴定的是
A. 对孕妇、产妇保健服务有异议的
B. 对婚前医学检查结果有异议的
C. 对婚前卫生咨询有异议的
D. 对孕产期保健服务有异议的
E. 对医学指导意见有异议的

31. 张某没有上过任何层次的医学专业的学校，但他仍有资格参加执业医师资格或执业助理医师资格考试，张某必定具有执业医师法规定的以下情形之一，除了
A. 以师承方式学习传统医学满3年，经县级以上卫生行政部门确定的传统医学专业组织考核合格并推荐
B. 以师承方式学习传统医学满3年，经医疗、预防、保健机构考核合格并推荐
C. 以师承方式学习传统医学满3年，经医疗、预防、保健机构推荐

D. 经多年实践医术确有专长，经县以上卫生行政部门确定的传统医学专业组织考核合格并推荐
E. 经多年实践医术确有专长，经医疗、预防、保健机构考核合格并推荐

32. 医师李某，申请开办儿科诊所，经执业注册后，开展了儿科诊疗活动，同时也以所学知识诊治一些妇科病人，李某的行为是
A. 法律允许的行为
B. 医师执业规定所允许的
C. 只要不发生差错，法律即允许
D. 超执业范围的行为
E. 只要是病人自愿，都是法律允许的

33. 医生甲因犯罪被判处有期徒刑2年，1997年9月20日被捕，1999年9月20日释放，医生甲不予执业医师注册的期限是
A. 被捕之日起3年内
B. 被捕之日起2年内
C. 释放之日起1年内
D. 释放之日起2年内
E. 释放之日起3年内

34. 某县医院因收治多例人感染高致病性禽流感患者未按规定报告受到行政处罚。为此，该医院积极整改，加强《传染病防治法》的宣传，并落实各项传染病防治任务，不属于医院应承担的任务是
A. 开展流行病学调查
B. 承担责任区域内传染病预防工作
C. 承担医疗活动中与医院感染有关的威胁因素检测
D. 防止传染病的医源性感染
E. 防止传染病的医院感染

35. 某厂医院医生甲从1998年10月起，离开医院岗位为工厂从事推销。若甲至2000年9月30日仍不回岗位，其所在医院向准予甲注册的卫生行政部门报告的期限是
A. 7d内
B. 10d内
C. 15d内
D. 30d内
E. 2个月

36. 黄某，2003年11月因医疗事故受到吊销医师执业证书的行政处罚。2004年11月向当地卫生行政部门申请重新注册，卫生行政部门

经过审查，决定对黄某不予注册。理由是黄某的行政处罚自处罚决定之日起至申请注册之日止不满

A．1年
B．2年
C．3年
D．4年
E．5年

37．内科医生王某，在春节回家探亲的火车上遇到一位产妇临产，因火车上无其他医务人员，王某遂协助产妇分娩。在分娩过程中，因牵拉过度，导致新生儿左上肢臂丛神经损伤。王某行为的性质

A．属于违规操作，构成医疗事故
B．属于非法行医，不属于医疗事故
C．属于超范围执业，构成医疗事故
D．属于见义勇为，不构成医疗事故
E．虽造成不良后果，但不属于医疗事故

38．青年李某，右下腹疼痛难忍，到医院就诊。经医师检查、检验，当即诊断为急性阑尾炎，随对其实施阑尾切除术。手术情况正常，但拆线时发现伤口愈合欠佳，有淡黄色液体渗出。手术医师告知，此系缝合切口的羊肠线不为李某人体组织吸收所致，在临床中少见。经过近1个月的继续治疗，李某获得痊愈。依据《医疗事故处理条例》的规定，李某被拖延近1个月后才得以痊愈这一客观后果，应当属于

A．二级医疗事故
B．三级医疗事故
C．四级医疗事故
D．因病人体质特殊而发生的医疗意外
E．因不可抗力而造成的不良后果

39．公卫医师何某在取得执业医师资格证书和执业许可证后的1年里，擅自从事婚前医学检查遗传病诊断和产前诊断，虽经卫生行政部门制止，仍不改正，并又实施终止妊娠手术，依据《母婴保健法》的规定，可以给予何种行政处罚

A．处以罚款
B．没收违法所得
C．没收非法财物
D．吊销执业许可证
E．行政拘留

40．某县从事母婴保健工作的医师胡某，违反《母婴保健法》的规定，出具有关虚假的医学证明文件而且情节严重，该县卫生局应依法给予胡某的处理是

A．通报批评
B．警告
C．取消执业资格
D．罚款
E．降职降薪

41．病员患胆管癌，术中术者用手指钝性剥离胆总管而撕破静脉急性大出血，慌乱中用钳夹止血，造成静脉完全离断，虽经吻合，病员终因急性肝衰竭而死亡。产生的后果属于

A．医疗意外
B．医疗差错
C．病情危重而发生的难以避免的死亡
D．医疗事故
E．手术难以避免的并发症

42．一患儿以肠梗阻入院手术，术中医师将膀胱认作囊肿切除，造成患儿储尿、排尿功能严重受损。该事件中，医师的行为属

A．意外事件
B．术中并发症
C．直接故意
D．间接故意
E．过失

43．病人甲输液中发生反应，经对症处置，症状消失，当天夜里出现心悸、呼吸困难，晨5:00死亡。家属认为是医院的责任，拒不从病房移走尸体。第2天上午上班，院方决定请法医魏某做尸检。下午魏某告知院方因紧急会务不能去做，家属也不同意尸检，第3天又请到法医李某，经与家属协商，第4天进行了尸检，李某未能对死因作做出解释。使纠纷无法结论，由谁承担这一结果

A．只能以死因不明定论
B．魏某承担因拖延而迟延尸检，无法结论的结果
C．李某承担因未做出解释而无法结论的结果
D．院方承担因请人不当而无法结论的结果
E．家属承担因不同意尸检迟延尸检而无法结论的结果

44．医生刘某看药品经营能挣钱，便与院领导拉关系，请假离岗搞药品销售，时间近3年对刘某离岗2年以上的行为，医院应当报告准予

注销注册的卫生行政部门的期限是
A. 离岗满 2 年的 10d 内
B. 离岗满 2 年的 15d 内
C. 离岗满 2 年的 30d 内
D. 离岗满 2 年后 3 个月内
E. 离岗近 3 年的当时

(45~47 题共用备选答案)
A. 责令暂停 6 个月以上 1 年以下执业活动
B. 吊销其执业证书
C. 追究刑事责任
D. 罚款
E. 承担赔偿责任
45. 造成医疗责任事故，情节严重的
46. 隐匿、伪造或者擅自销毁医学文书及有关资料，构成犯罪的
47. 擅自开办医疗机构行医给病人造成损害的

(48~49 题共用备选答案)
A. 3 年
B. 6 年
C. 10 年
D. 15 年
E. 30 年
48. 由于医疗事故造成精神损害所给予的精神损害抚慰金，造成病人死亡的，赔偿年限最长不超过
49. 《医疗事故处理条例》规定，残疾生活补助费应根据等级来确定，但自定残之日起最长赔偿

参考答案：1. E 2. B 3. C 4. B 5. A 6. D 7. E 8. E 9. A 10. B 11. E 12. D 13. C 14. E 15. D 16. C 17. C 18. E 19. D 20. D 21. A 22. C 23. E 24. E 25. B 26. B 27. A 28. B 29. D 30. B 31. C 32. D 33. D 34. A 35. D 36. B 37. E 38. D 39. A 40. C 41. D 42. E 43. E 44. C 45. B 46. C 47. E 48. B 49. E

第22章 医学心理学

本章重点

本章题量少，考点少。其中，医学心理学基础，心理评估，心理治疗与咨询为本章重点考点。考生重点掌握：心理学的相关概念；医学模式转变的提出者及年代、形式；医学心理学的研究方法；心理现象的分类；思维的特征；情绪与情感的对比；意志的特征；马斯洛需要五个层次；动机冲突类型及表现；气质类型及表现；A 型行为和 C 型行为的特征与相关疾病；心理卫生的标准；不同年龄阶段心理特征及调整方法；心身疾病的定义及诊断标准；心理评估的常用方法；心理测验的分类；心理测验的一般原则；信度、效度的定义及意义；常用的心理测验；常用自评量表；心理治疗的理论基础；心理治疗的常用方法及临床病例的分析；心理治疗的原则与运用；医患关系不良的原因分析；医患关系模式及运用；患者角色的转化及临床病例分析。

第1单元 绪 论

重点提示

本单元涉及医学心理学的研究对象、研究方法和分支，历年来的出题量不大，考查的知识点也较为零碎，所考多为记忆型题，要求考生熟练掌握相关概念。
1. 医学模式转变是1977年由美国医学家恩格尔提出生物-心理-社会医学模式。
2. 医学心理学的研究方法有临床观察法、实验法、心理测量法。

考点串讲

一、医学心理学的概念及其地位

1. **医学心理学的概念与性质** 医学心理学是研究心理社会因素与健康及其在疾病发生、预防、诊断治疗和护理中相互作用规律的科学。医学心理学是心理学的分支，是心理学与医学间的交叉学科，其性质既是自然科学也是社会科学，既是理论科学也是应用学科（2007）。

2. **医学模式的转化** 生物-心理-社会模式（2017）

二、医学心理学的任务与观点

1. 医学心理学的任务（2012）
2. 医学心理学的基本观点（2014，2015，2016） ①身心统一的观点。②社会对个体影响的观点。③认知评价的观点。④主动适应与调节的观点。⑤情绪因素作用的观点。⑥个性特征作用的观点。

三、医学心理学的研究方法与发展简史

1. **研究方法** 按研究涉及的时间，可以分为横断研究、纵向研究、前瞻研究和回顾研究；按研究涉及的手段可以分为观察法、调查法、测验法、个案法、相关法与实验法。实验法最常被用于实验室中，该法的主要特点是在控制的条件下，实验者系统地操纵或改变一个或几个变量，观察、测量和记录对其他变量的影响（2000）。

2. 发展简史

经典试题

1. 恩格尔于1977年提出医学模式向
A. 生物医学模式转化
B. 生物-社会医学模式转化
C. 生物-心理医学模式转化
D. 生物-心理-社会医学模式转化
E. 心理-社会医学模式转化

2. 心理科学诞生的标志是
A. 希波克拉底提出气质体液说
B. 弗洛伊德提出精神分析理论
C. 冯特在莱比锡建立第一个心理实验室
D. 詹姆斯等人提出新心理学理论
E. 巴甫洛夫提出高级神经活动类型学说

参考答案：1. D　2. C

第2单元　医学心理学基础

重点提示

历年来本单元的出题量很大。

出题重点首先集中在认知过程这一知识点，其中，感觉和知觉的概念与特征方面相关的题目是重点中的重点，多以理解记忆型为主，要求对相关的概念理论要记牢记熟。

出题重点其次为心理学的相关概念，如心理学的实质内容、心理学的研究对象等，多以考查概念为主，难度不大，做到记忆熟练即可。行为方面，A型行为与冠心病等心脑血管疾病有关；C型行为与癌症有关。

考点串讲

一、心理学的概述

（一）心理学的概念

心理学是研究机体心理活动和行为规律的科学，其研究对象是人的心理活动和个体的行为。

（二）心理现象的分类

1. 心理活动　称心理现象，包括两个方面，即心理过程和人格。

（1）心理过程是指心理活动发生、发展、消失的动力过程，包括认识过程、情绪过程和意志过程（2007）。

（2）人格又称个性，包括两个方面人格特征和人格倾向。

2. 心理活动的分类

（1）认识过程：感知觉、学习、记忆、思维、想象、注意、语言（2005，2008，2012）。

（2）心理过程、情绪过程——情绪、情感。

（3）意志过程：有意识地确定目的，果断、坚持、自制地行动。

（4）人格特征：气质、性格、能力。

（5）人格倾向：世界观、人生观、理想、需要、动机、兴趣。

（三）心理实质的内容

心理是对客观现实的反映，即所有心理活动的内容都来源于外界环境；心理是外界事物在脑中的主观能动的反映（2003，2006，2007）。

二、认识过程

（一）感觉与知觉的概念、种类与特征

1. 感觉的概念和特征　感受性的变化规律是：①持续作用的强刺激造成感受性降低，称为感觉的适应，如"入芝兰之室，久而不闻其香"，但是人们对痛觉缺乏适应（2004）；②感觉对比；③感觉后像；④联觉；⑤感受性的补偿与发展。

2. 知觉的概念和特征　知觉是当前作用于感觉器官的客观事物的整体及其外部相互关系在人脑的反映（2004）。分类包括空间、时间、运动知觉。知觉的特性是（2007）：①相对性：在课堂上，学生能从环境的噪声中拾取出老师的声音，就是知觉的选择性，如"双关图"等（2007）；②整体性；③理解性：以过去的知识经验为依据，力求赋予知觉对象一定的意义，这就是知觉的理解性（2006）；④恒常性。

（二）记忆的概念、种类与过程

1. 记忆　是头脑中积累和保持个体经验的心理过程（2003）。
2. 记忆的基本过程　识记、保持、再认和再现。艾宾浩斯的遗忘曲线表明，识记内容在第1天内遗忘得最快，以后会变得缓慢，呈现先快后慢的规律，提示要及时复习（2000，2005）。
3. 种类　包括形象记忆、逻辑记忆、情绪记忆和运动记忆（内容区分）；感觉记忆、长时记忆和短时记忆（长短区分）。

（三）思维的概念、特征与种类

1. 概念　思维是人脑间接地和概括地对客观事物的反映。
2. 特征
（1）间接性：借助于一定的媒介和知识经验对客观事物进行间接的反映。
（2）概括性：在大量感性材料的基础上，人们把一类事物的共同特征和规律抽取出来，加以概括。
3. 分类
（1）方式：动作思维、形象思维、抽象思维。
（2）指向性：聚合思维和发散思维。
（3）独立程度：常规思维和创造性思维。

三、情绪过程

（一）情绪与情感的概念

1. 情绪的状态包括心境、激情和应激。
2. 情感是人的高级心理，是人对精神性和社会性需要的态度的体验。
3. 心境是一种微弱而持久具有一定渲染性的情绪（2004）。

（二）情绪与情感的区别

1. 情感分为道德感、理智感、美感。①道德感：根据特定的社会文化背景和道德标准评价人的行为、想法和意图所产生的情感体验（2001）；②理智感：人对认识和追求合理的需要是否得到满足产生的情感体验；③美感：对人和事物美的情感体验。
2. 情绪有明显的外部表现，具有情境性、短暂性和不稳定性，是低级的，人与动物共有。
3. 情感具有较大的稳定性、深刻性和持久性，是稳定的内心体验，是高级的，只有人具有（2002）。

（三）情绪的作用与调节

四、意志过程

1. 意志的概念与特征。
2. 意志的品质。

五、需要与动机

（一）需要层次论

马斯洛——"需要层次论"。最高层次为自我实现，即发挥自己的潜能，实现自己的理想与抱负（2008）。

（二）动机的定义与分类

动机即推动个体投入行动达到目的的心理动力。它是以需要为基础，并在外界诱因下产生的（2007）。

（三）冲突的类型（2013）

1. 双趋冲突（2017）　两个目标对个人有相同的吸引力，无法同时实现，二者必择其一时的冲突。

2. 双避冲突　指一个人同时受到两种威胁，产生同等程度的逃避动机，但迫于形势只能择其一时的冲突（2007）。

3. 趋避冲突　指人对同一事物同时产生相矛盾的动机，既向往得到它，又想拒绝避开它（2004，2014）。

六、人格

（一）人格的定义

（二）能力与智力的概念

1. 能力的概念　人顺利地完成某种活动所必备的心理特征。

2. 智力的概念　指认识方面的各种能力的综合，其核心是抽象逻辑思维能力。

（三）气质的概念、生理基础、分型与意义

1. 气质的概念

2. 气质的生理基础　基于巴甫洛夫条件反射学说，认为神经系统的最基本过程是兴奋和抑制，按强度、平衡性和灵活性分为抑制型、兴奋型、活泼型和安静型四种类型（2001，2005）。

3. 气质的分型

4. 气质的意义

（四）性格的概念、特征与分型（2014）

（五）人格的理论

精神分析理论：人格的结构包括"本我"，生物本能驱使的人格部分；"自我"，客观现实产生的心理成分；"超我"，社会道德、规范约束的人格成分（2007）。

（六）人格形成的标志与决定因素

七、行为（2012）

（一）行为的定义

行为是机体为了个体生存和种族繁衍而进行的各种活动（2007）。

（二）A型行为、C型行为与疾病

1. A型行为与心血管疾病　弗雷德曼提出的A型行为是指容易发生冠心病的行为模式，其特征为（2002，2005）：①时间紧迫感，如同一时间做两件事，行为急促，说话快、走路快、办事快；②脾气暴躁，容易激动；③争强好胜；④对人有敌意等。

具有这种行为的人因经常处于忙碌状态，其血中应激性激素均较B型行为人高，日久天长可引起高血压、动脉硬化、冠心病（2001，2007）。

2. C型行为与肿瘤发生　C型行为特征：过度性格压抑，过分合作，谨慎，社会化程度高、情绪表达障碍。与恶性肿瘤的发生相关。

经典试题

1. 心理学的研究对象是人的
   A. 心理活动和行为
   B. 情绪和行为
   C. 心理活动和观念
   D. 智力和观念
   E. 智力和情绪

2. 心理过程包括哪3个过程
   A. 气质、性格和能力
   B. 动力、活动和评价
   C. 认识、情绪和意志
   D. 认识、人格和活动
   E. 动力、情绪和意志

3. 思维的重要特征是
A. 抽象性和创造性
B. 深刻性和观念性
C. 上升性和决策性
D. 分析性和综合性
E. 间接性和概括性
4. 想象的基本材料是
A. 感觉
B. 知觉
C. 表象
D. 语言
E. 记忆
5. 按照需要起源，可把需要分为
A. 生理性需要和社会性需要
B. 生理性需要和心理性需要
C. 自然需要和精神需要
D. 物质需要和精神需要
E. 物质需要和心理需要
E. 自我实现需要
6. 激情的特点是
A. 持久且强烈
B. 持久且微弱
C. 积极且短暂
D. 短暂且暴发
E. 积极且稳定
7. 与情绪形成有关的 3 个要素是
A. 环境、心境、生理变化
B. 情景、心境、条件反射
C. 情景、刺激、生理过程
D. 认知、反应、结果评价
E. 情景、认知、生理变化
8. 情绪可通过哪些系统的生理反应对人体的健康产生影响
A. 呼吸系统、循环系统和泌尿系统
B. 神经系统、循环系统和泌尿系统
C. 呼吸系统、循环系统和免疫系统
D. 神经系统、内分泌系统和免疫系统
E. 呼吸系统、内分泌系统和免疫系统
9. 意志通过什么途径对人的健康产生影响
A. 影响自我暗示
B. 影响人的思维方式
C. 影响人的个性特征
D. 影响需要和动机强度
E. 影响认知过程和情绪过程
10. 人格包括
A. 人格特质和人格维度
B. 人格模式和人格倾向
C. 人格特质和行为模式
D. 人格特征和人格倾向
E. 人格特征和行为模式
11. 艾森克认为人格的维度有
A. 情绪性维度、气质性维度和稳定性维度
B. 情绪性维度、内外向维度和精神质维度
C. 气质性维度、内外向维度与稳定性维度
D. 理智性维度、情绪性维度和意志性维度
E. 理智性维度、内外向维度和精神质维度
12. 不属于 A 型行为特征的是
A. 脾气急躁
B. 时间紧迫感
C. 争强好胜
D. 对人有敌意
E. 对环境强烈不满
13. 汽车正在行驶中，一名儿童突然冲向马路对面。司机急刹车，汽车在发出刺耳的刹车声后停住，儿童在车前的半米处跑过。这时司机顿感心跳加快，头上冒汗，手脚无力，这种情绪状态是
A. 心境
B. 激情
C. 情感
D. 应激
E. 情操
14. 动机受干扰阻滞，被迫放弃而导致需要不能满足的负性情绪状态，叫做
A. 动机冲突
B. 挫折
C. 抑郁
D. 应激
E. 心境

参考答案：1. A 2. C 3. E 4. C 5. A 6. D 7. E 8. D 9. E 10. D 11. B 12. E 13. D 14. B

第3单元 心理卫生

重点提示

本单元不同年龄阶段的心理卫生是考试重点。多为记忆型题目，要求对概念深刻理解，准确记忆。

1. 心理健康的标准 认知过程及自理正常；情绪稳定、乐观；生活目标明确，对自己的言行有约束能力；人格健全，人际关系良好。
2. 不同年龄阶段的心理特征 儿童阶段：母爱；青少年：叛逆；中年人：负担；老年人：孤单。

考点串讲

一、心理卫生概述

1. 心理卫生概念（2012）。
2. 心理健康的简史。

二、心理健康的研究与标准

1. 心理健康的研究角度
2. 心理健康的标准（2008，2014） ①认知过程及治理正常；②情绪稳定、乐观；③生活目标明确，对自己的言行有约束能力；④人格健全，人际关系良好；⑤要提供人们在生活、工作和劳动的各个领域中进行活动时所要注意的心理卫生的原则和措施。

三、不同年龄阶段的心理卫生

1. 儿童心理健康的问题与维护

（1）儿童心理健康问题：儿童常见心理问题是不良行为习惯、偏食、肥胖、口吃、场所恐惧、注意力障碍等。

（2）维护方法：感觉整合训练即同时能刺激多种感官的游戏或运动，如爬行、滑板、秋千、垫上运动、木马等（2003），具有促进儿童脑发育的作用，是促进儿童心理正常发展的关键。

（3）抓住关键期：抓住不同心理发展的关键期，促进心理发展。7岁前是智力发展的关键期（2002）。

2. 青少年心理健康的问题与维护 青少年期心理健康问题表现为自我意识的矛盾、性心理卫生（2000，2005）。

3. 中年人心理健康的问题与维护
4. 老年人心理健康的问题与维护

经典试题

1. 心理健康标准不包括
A. 人格健全
B. 思想内容健康
C. 情绪乐观稳定
D. 行为和生活方式健康
E. 智力正常
2. 心理卫生应从何时抓起
A. 胎儿期
B. 新生儿期
C. 乳儿期
D. 婴儿期
E. 幼儿期
3. 不属于青少年心理健康教育的主要内容的是
A. 性生理、性心理、性道德教育
B. 世界观、价值观、人生观教育
C. 友谊观和恋爱观教育
D. 学习策略和方法的教育
E. 自我意识形成教育

参考答案：1. B 2. A 3. D

第4单元 心身疾病

重点提示

本单元题量不大，重点掌握心身疾病的定义及诊断标准。其他适当了解。

1. 心身疾病的定义 心理社会因素在疾病的发生、发展、转归、临床特征、诊断、治疗、护理、康复、预防上起重要的作用，称之为心身疾病。

2. 心身疾病的诊断标准 ①有明确的临床症状、体征和病理改变；②有明确的心理社会因素，与上述改变构成因果关系；③排除神经症、精神病和理化、生物学因素引起的疾病；④用单纯的生物医学的治疗措施收效甚微。

考点串讲

一、心身疾病的概述

1. 心身疾病的定义 心身疾病是指由心理社会因素，主要为情绪引起的躯体生理变化并伴有器质性变化的疾病。心身反应是指心理因素引起的短暂的生理反应。心身障碍是指长期心理刺激引起躯体功能持久变化，但并不伴有器质性变化（2002，2008，2012）。

2. 心身疾病的诊断标准（2001）
(1) 根据临床症状、体征、特殊检查和实验室检查已明确有器质性病变。
(2) 疾病的发生有明确的心理-社会因素。
(3) 排除神经症、精神病、心因性精神障碍。
(4) 用单纯的生物医学的治疗措施收效甚微。

二、心理应激与应对

1. 心理应激的定义、原因与反应
2. 心理应激对健康的影响与机制 生活事件对人有不同的意义和刺激强度，其刺激强度以生活事件单位（LEU）为标志。当一个人所遇到的生活事件刺激过强、持续时间过久时，可引起疾病（2001）。
3. 应对心理应激的反应与应对方法

三、心身疾病的预防与治疗

1. 情绪与心身疾病。
2. 人格与心身疾病。
3. 社会环境与心身疾病。

经典试题

1. 心身疾病是
A. 心理社会因素在病因上起主导作用的躯体疾病
B. 由心理社会因素引起的精神疾病
C. 由心理社会因素引起的器官系统的功能性改变
D. 由心理社会因素引起的神经症
E. 由心理社会因素引起的生理反应

2. 下列疾病中，不属于心身疾病的是
A. 十二指肠溃疡
B. 抑郁症
C. 癌症
D. 糖尿病
E. 支气管哮喘

参考答案：1. A 2. B

第5单元 心理评估

重点提示

本单元几乎每年均考。

重点掌握心理评估的概念、常用方法（多为概念性题目，以记忆型考查为主），心理测验的定义、分类及应用原则（以记忆型题目为多，近几年的出题频率有增加的趋势），常用心理测验评定量表。

1. 心理评估常用方法　观察法、会谈法、调查法、作品分析法、心理测验法及临床评定量表。
2. 心理测验的一般原则　标准化、保密、客观性原则。
3. 常用的自评量表　90项症状自评量表（SCL-90）、抑郁自评量表（SDS）、焦虑自评量表（SAS）。

考点串讲

一、心理评估的概念

1. 心理评估的定义
2. 心理评估的基本程序和常用方法　心理测验是一种心理测量工具（2003），心理测验法是对心理现象的某些特定方面进行系统评定的方法。
3. 心理评估的常用方法　医学心理中心理评估的常用方法（2001，2005，2014）：①调查法；②观察法；③会谈法；④作品分析法；⑤心理测验法及临床评定量表（2011）。
4. 对心理评估者的要求

二、心理测验的分类

1. 按测验的目的分类　①智力测验；②人格测验；③神经心理学测验：主要包括一些个别能力测验，还有一些成套测验，以H-R神经心理学测验为代表。这些测验可用于脑器质性损害的辅助诊断及对脑与行为关系的研究（2008）。
2. 按测验材料的性质分类
3. 按测验方法分类　①问卷法；②作业法；③投射法（2015）：投射法多用于测量人格，如洛夏墨迹测验、TAT等，也有用于异常思维的检测，如自由联想测验、填词测验等（2004，2008）。
4. 按测验的组织方式分类

三、应用心理测验的一般原则

在应用心理测验时，应坚持下述原则：①标准化原则；②保密原则；③客观性原则（2002，2008，2016）。

经典试题

1. 不属于人格的投射类测验的是
A. 洛夏墨迹测验
B. 主题统觉测验
C. 霍兹曼墨迹测验
D. 词语联想测验
E. 范畴测验
2. 心理测验工作应遵守的原则为
A. 真诚、中立、回避
B. 自强、自立、自省
C. 信度、效度、常模
D. 客观、保密、标准化
E. 自主、学习、实效
3. 以下测验中，不属于智力测验的是
A. 韦氏智力测验
B. 儿童发展量表
C. 适应行为量表

D. 斯坦弗-比奈量表
E. 主题统觉测验

4. 一个测验工具中对于对象可以测量到的程度，是指该工具的
A. 常模
B. 信度
C. 效度
D. 样本
E. 标准

5. 目前最常用的智力高低表示法是
A. 比率智商
B. 离差智商
C. 百分位数
D. 智力年龄
E. 项目数

6. 艾森克人格问卷的分量表中，代表情绪稳定性特征的是
A. E
B. N
C. P
D. L
E. S

7. 明尼苏达多项人格调查表最初是根据什么需要编制的
A. 心理学应用
B. 职业选择
C. 临床医学
D. 人类学研究
E. 精神病临床

参考答案：1. E 2. D 3. E 4. C 5. B 6. B 7. E

第6单元 心理治疗与咨询

重点提示

本单元近心理治疗的主要方法为重点。历年来本单元的出题量都很大，几乎每年必考。

重点掌握心理治疗的主要方法（精神分析疗法、行为主义疗法、人本主义疗法、各疗法的具体操作方式及指导原则，多以理解分析为主，难度颇大，需要考生在熟练掌握理论的基础上结合实践，区分不同疗法间的异同）、心理治疗的一般原则（多为记忆题）。

1. 精神分析的治疗　自由联想、梦的分析、移情、阻抗。
2. 行为主义的治疗　系统脱敏法、厌恶疗法、放松训练、生物反馈治疗。
3. 心理治疗的原则　良好的医患关系、保密性、计划性、综合性、中立性、灵活性、回避性原则。

考点串讲

一、心理治疗的概述

1. 心理治疗的概念与发展状况
2. 心理治疗的性质、区分与适应证

心理治疗过程具有以下的特性。①自主性：病人从一开始就承担主动的作用。通过治疗，病人变得越来越具有自主性和自我导向能力，对自己的情感和行为更负责任（2005）。②学习性。③实效性。

3. 心理治疗的分类　按治疗方法分类：精神分析、认知疗法、行为疗法、暗示和催眠疗法、森田疗法、家庭治疗、团体心理治疗等。

二、心理治疗的理论基础（2017）

1. 精神分析学派　奥地利的精神病学家弗洛伊德于19世纪末创立了精神分析学派，认为童年时压抑在潜意识中的心理冲突，是引起各种心理障碍和心身疾病的根源（2001，2005，2011）。
2. 行为主义学派
3. 人本主义学派

三、心理治疗的主要方法（2017）

1. 精神分析的治疗　治疗原则是通过自由联想、释梦、移情、催眠等方法挖出其压抑的潜意识冲突（2011），予以解释并在意识领域消除（2002，2005，2007，2008）。

2. 行为主义的治疗　行为疗法源于经典条件反射、操作性条件反射和社会学习理论的实验研究，评价可测查的行为（2006）。

（1）系统脱敏法：又名对抗条件疗法、交互抑制法等。

脱敏治疗是根据两种相反的情绪或行为不能同时并存，且可相互抵消的交互抑制论点，学习用放松的心身状态去克服恐惧、焦虑（2003，2004，2005，2006，2007，2008，2015）。

（2）冲击疗法：又名满灌法。治疗开始即使病人处于他最怕的情境中，如果并没有真正可怕的事情发生，紧张、焦虑不安便会明显减轻（2006，2011）。

（3）厌恶疗法：本法是将令病人厌恶的刺激与对它有吸引力的不良刺激相结合，形成条件反射以消退不良刺激对病人的吸引力，使症状消退（2003，2004，2012）。

（4）标记奖励法：又名代币法。

（5）生物反馈。

3. 人本主义疗法　询者中心疗法是美国的心理治疗家罗杰斯所创建的一种心理疗法，是人本主义疗法的代表。

（1）以询者为中心中治疗者的责任是创造一种良好的气氛，使病人感到温暖，不受压抑，受到充分的理解（2000，2005）。治疗者这种真诚和接纳的态度，会促使病人重新评价自己周围的事物，并按照新的认识来调整自己和适应生活（2007）。

（2）指令性治疗的技巧与一般的指令性心理治疗比较，很少提问题，从来不给什么回答，在任何时候都让病人确定讨论的问题，不提出需要矫正的问题，也不要求病人执行推荐的活动（2003）。

4. 其他疗法

四、心理治疗的原则（2017）

1. 治疗关系的建立原则

2. 心理治疗的工作原则（2014）　①真诚原则；②耐心原则；③保密原则：尊重病人的隐私，不得将病人的材料公布于众（2002，2006，2007，2011）；④中立原则：心理治疗的目标是促进求助者的成长与自立，不能代替病人做出选择与决定（2002，2004，2006，2007，2011，2012，2016）；⑤回避原则：一般情况下，不能为亲友、熟人进行治疗。

3. 对心理治疗师的基本要求

五、临床心理咨询

1. 心理咨询的意义

2. 临床心理咨询的历史

3. 心理咨询的方式　常用的心理咨询方式有以下几种。

（1）门诊心理咨询。

（2）信函咨询。

（3）电话心理咨询：多为处于急性情绪危象、濒于精神崩溃或企图自杀的人拨专用电话向心理咨询门诊告急、诉苦和求援（2008）。

（4）专题心理咨询。

4. 心理咨询的手段和内容

5. 心理咨询的基本过程

经典试题

1. 替代学习疗法属于
A. 询者中心疗法
B. 精神分析疗法
C. 行为疗法
D. 认知疗法
E. 生物反馈疗法

2. 人本主义疗法有以下特点，但应除外
A. 以询者为中心
B. 放松训练
C. 把心理治疗看成一个转变过程
D. 非指令性治疗的技巧
E. 言语操作性条件试验

3. 不论进行何种心理治疗，治疗者均应遵守以下原则，但应除外
A. 真诚原则
B. 保密原则
C. 耐心原则
D. 中立与回避原则
E. 标准化原则

4. 心理治疗有4个基本过程，应除外
A. 技术手段准备阶段
B. 问题探索阶段
C. 分析认识阶段
D. 治疗行动阶段
E. 结束巩固阶段

5. 为保证材料真实，也为了维护心理治疗本身的声誉及权威性，因此心理治疗要坚持
A. 真诚原则
B. 耐心原则
C. 保密原则
D. 中立原则
E. 回避原则

6. 在为一名强迫症病人的治疗中，医生鼓励病人回忆从童年起所遭受的精神创伤与挫折，帮助他重新认识，建立起现实性的健康心理，这种疗法是
A. 梦的分析
B. 移情
C. 自由联想
D. 系统脱敏
E. 自我调节

7. 按一定的练习程序，学习有意识地控制或调节自身的心理生理活动，以降低机体唤醒水平，调整因紧张刺激而紊乱的功能，这种疗法称为
A. 系统脱敏法
B. 厌恶疗法
C. 条件操作法
D. 模仿疗法
E. 放松训练法

8. 为了戒除烟瘾，在每次吸烟后，应用某种引起恶心、呕吐的药物，反复几次，就再不想吸烟了。这种戒烟方法是
A. 系统脱敏法
B. 条件操作法
C. 自我调整疗法
D. 厌恶疗法
E. 暴露疗法

9. 心理治疗的目标是促进求助者的成长和自立，不能代替病人作出任何选择与决定，这是心理治疗的
A. 真诚原则
B. 耐心原则
C. 保密原则
D. 中立原则
E. 回避原则

参考答案：1. C 2. B 3. E 4. A 5. C 6. C 7. E 8. D 9. D

第7单元 医患关系

重点提示

本单元重点掌握：

医患关系模式：主动-被动型（昏迷、手术、婴幼儿或精神病人）、指导-合作型（最常见的医患关系模式）、共同参与型（最理想、慢性病、心理障碍和心身疾病）。

考点串讲

一、医患关系的概念

1. 医患关系的概念（2012）。
2. 医患关系的重要性。

二、医患交往的两种形式和两种水平

1. 医患交往的两种形式　①语言交往：语言交往即用语言来传递信息，又称口头信息交流，包括使用文字的书面语言，但以口头为主。②非语言交往。
2. 医患交往的两种水平　①技术水平；②非技术水平。

三、医患交往与沟通方法的问题

1. 医患交往时的心理状态。
2. 医患间的冲突。
3. 医患间交往障碍。

四、医患关系模式

1. 主动-被动型（2012，2015）。
2. 指导-合作型。
3. 共同参与型。

经典试题

由病人的家长、家属或他人做出求医决定的求医类型是
A. 主动型
B. 被动型
C. 强制型
D. 顾虑型
E. 合作型

参考答案：B

第8单元　病人的心理问题

重点提示

本单元重点掌握病人角色变化，须牢记概念。

患者角色的转化：①缺如。否认有病，未能进入病人角色。②角色行为冲突。病人角色与其他角色发生矛盾时，病人产生心理冲突。③角色行为减退。病人从事不应当承担的活动。④角色行为强化。安于病人角色，小病大养，或希望继续享用病人的角色所获得的利益。⑤角色行为异常。病人受病痛折磨感到悲观失望，不良心境导致行为异常。

考点串讲

一、病人角色和求医行为

1. 病人角色的概念
2. 病人角色的变化（2002，2004，2007，2013，2015，2016）

（1）角色行为缺如：即未能进入角色，虽然医生诊断为病人，但本人否认自己患病（2002）。行为缺如，还表现为虽然承认自身有病，但没有意识到病情的严重性。如勉强从事不能胜任的操作，以致受伤或加重病势（2007，2011，2013）。

（2）角色行为冲突（2015）。

（3）角色行为减退。

（4）角色行为强化：由于依赖性加强和自信心减弱，对自我能力表示怀疑，对承担原来的社会角色恐惧不安，"安于"病人角色的现状，或自我感觉病情严重程度超过实际情况，小病大养（2004）。

（5）角色行为异常。

3．求医行为

（1）求医行为的类型：主动求医型；被动求医型；强制求医型。

（2）求医行为的原因：躯体原因；心理原因；社会原因。

（3）影响求医行为的因素：个体对疾病的认知程度；个体以往求医经历；个体人格特征；个体承受医疗费用的能力；医疗保健设施的因素；社会经济发达程度。

二、病人的一般心理问题

1．对疾病的态度和认识

2．情绪和情感活动　①焦虑（2015）；②退化：退化或称幼稚化，即其行为表现与年龄、社会角色不相称，退回到婴儿时期的模式（2004）；③主观感觉异常。

三、不同年龄阶段病人的心理活动特征

1．儿童病人的心理。

2．青年病人的心理。

3．老年病人的心理。

四、特殊病人的心理问题

1．危重病人的心理问题。

2．不治之症病人的心理问题。

五、心理护理的原则、概念和程序

1．心理护理的概念和对象。

2．心理护理的原则。

3．心理护理的目标（2012）。

4．护理的程序。

经典试题

1．不属于病人权利的内容是
A．受到社会尊重和理解
B．遵守医疗部门规章制度
C．享受医疗服务
D．保守个人秘密
E．免除或部分免除健康时的社会责任

（2~4题共用备选答案）
A．角色行为缺如
B．角色行为冲突
C．角色行为减退
D．角色行为强化
E．角色行为异常

2．期望继续享有病人角色所获得的利益，是病人角色的

3．否认自己有病，不及时就医是病人角色的

4．不把自己当病人，仍坚持带病工作是病人角色的

参考答案：1. B　2. D　3. A　4. C

第23章 医学伦理学

本章重点

医学伦理学中应该掌握的内容有：医学伦理学的概念及基本原则；患者的权利和义务；医患关系的伦理要求；临床诊疗的伦理原则；临终关怀的伦理意义和要求；脑死亡标准及安乐死的伦理争议；医学科研伦理的含义和要求；人类辅助生殖技术的伦理原则；人体器官移植的伦理原则；医德评价的意义、标准及方式；医师行为规范。

第1单元 伦理学与医学伦理学

重点提示

伦理学以道德现象为研究对象，3个显著特征是：实践性、继承性、时代性。

考点串讲

一、伦理学

1. **伦理学的概念和类型** 现代伦理学的分支学科，主要有描述伦理学、规范伦理学、元伦理学、美德伦理学（2014）。
2. **伦理学的研究对象** 道德现象。
3. **伦理学的基本理论** 效果论、义务论、美德论。

二、医学伦理学

1. **医学伦理学的概念** 属于规范伦理学（2013，2014）。医学伦理学具有3个显著的特征（2001，2003，2005，2006，2007，2008）。①实践性；②继承性；③时代性：反映社会对医学的需求、为医学的发展导向、为符合道德的医学行为辩护是医学伦理学的任务（2001，2004，2005，2012，2013）。
2. **医学伦理学的历史发展** 医学伦理学与医学两者关系密切，医学的发展和进步都直接或间接地决定医德观念的发展，反过来，医德又对医学的发展给予很大影响，两者都是以保障人类健康为研究目的（2002）。

经典试题

1. 医学伦理学的学科性质是指它属于
A. 医德学
B. 元伦理学
C. 应用伦理学
D. 道德哲学
E. 生命伦理学

2. 对医术与医德之间关系的理解有误的是
A. "医乃仁术"
B. 有能力做的就应该去做
C. "大医精诚"
D. 临床医学决策同时也是伦理决策
E. 前沿医学技术应用于临床必须有医德参与

3. 对医师是"仁者"最准确的理解是
A. 仁者爱人，爱病人
B. 医师应该精通儒学
C. 医师应该是伦理学家
D. 医师应该善于处理人际关系
E. 医师角色要求道德高尚

4. 现代医学模式是指
A. 生物-心理-社会医学模式
B. 生物医学模式
C. 高新技术医学模式
D. 整体医学模式
E. 分子医学模式

5. 医学模式转变在医学伦理学方面的重要性是指
A. 促进医学思维方式的变革
B. 提高社会防治疾病的地位
C. 实现了在更高层次上对人的健康的全面关怀
D. 加速了中医学的整理和提高
E. 促进医师知识结构的现代化

（6～8题共用备选答案）
A. 不仅关心病人的躯体，而且关心病人的心理
B. 注意克服人—物—人的物化趋势
C. 维护和尊重病人的知情同意权
D. 正确处理同行关系
E. 不能以医谋私

6. 由生物医学模式转到生物-心理-社会医学模式，要求临床医师
7. 为克服市场经济对医学服务产生的负面效应，要求临床医师
8. 为克服高科技应用于医学服务所产生的负面影响，要求临床医师

参考答案：1. C 2. B 3. E 4. A 5. C 6. A 7. E 8. B

第2单元 医学伦理学的基本原则与规范

重点提示

1. 医学伦理学的基本原则 不伤害原则、有利原则、尊重原则、公正原则，重点掌握各原则的内容。
2. 医学伦理学基本规范的表现形式 "誓言""誓词""守则"等。

考点串讲

一、医学伦理学的基本原则（2016）

1. **不伤害原则** 在诊治过程中不使病人的身心受到损伤，这是医务工作者应遵循的基本原则。一般地说，凡是医疗上必需的，属于医疗的适应证，所实施的诊治手段是符合不伤害原则的。相反，如果诊治手段对病人是无益的、不必要的或者禁忌的，是有意或无意地强迫实施，使病人受到伤害，就违背了不伤害原则（2005，2013）。

2. **有利原则** 有利原则要求医务人员的行为对病人确有助益（2011，2014），必须符合以下条件：病人的确患有疾病；医务人员的行为与解除病人的疾苦有关；医务人员的行为可能解除病人的疾苦；病人受益不会给别人带来太大的损害（2002，2003，2004，2005，2007，2013）。

3. **尊重原则**
（1）尊重原则是指医务人员要尊重病人及其做出的理性决定。
（2）医务人员尊重病人的自主性绝不意味着放弃自己的责任，必须处理好病人自主与医生之间的关系（2002，2005，2013）。

4. **公正原则** 医疗公正系指社会上的每一个人都具有平等合理享受卫生资源或享有公平分配的权利，享有参与卫生资源的分配和使用的权利。在医疗实践中，公正不仅指形式上的类似，更强调公正的内容。如在稀有卫生资源分配上，必须以每个人的实际需要、能力和对社会的贡献为依据（2001，2003，2006，2013）。

二、医学伦理学的基本规范

1. **医学伦理学基本规范的本质、形式、含义** 医学伦理学规范作为较成熟的职业道德准则，一般以强调医务人员的义务为内容，多采用简明扼要，易于记忆、理解和接受的"戒律""宣言""誓言""誓词""法典""守则"等形式（2004，2007，2011）。它是指在医学道德基本原则指导下协调医务人员人际关系及医务人员与社会关系的行为准则或具体标准。

2. **医学伦理学规范的内容** 《医疗机构从业人员行为规范》、中国医学生誓言、医学道德的基

本范畴。

=== 经典试题 ===

1. 不属于我国社会主义医德基本原则内容的是
   A. 中西医并重
   B. 防病治病
   C. 救死扶伤
   D. 实行社会主义人道主义
   E. 全心全意为人民身心健康服务

2. 医学伦理学原则中的最高层次是
   A. 不伤害病人
   B. 有利于病人
   C. 全心全意为人民身心健康服务
   D. 尊重病人的自主性
   E. 公正地对待病人

3. 下列做法中不违背医学伦理学无伤害（不伤害）原则的是
   A. 因急于手术抢救病人，未由家属或病人签手术同意书
   B. 发生故意伤害
   C. 造成本可避免的残疾
   D. 造成本可避免的病人自杀
   E. 造成本可避免的人格伤害

4. 当某种诊治决策对病人利害共存时，要求临床医师保证最大善果和最小恶果的医学伦理学原则是
   A. 病人自主
   B. 有利病人
   C. 为社会主义现代化建设服务
   D. 严谨审慎
   E. 双方协商解决

5. 对病人不一定有助益，可能违背医学伦理学有利原则的做法是
   A. 根据病情作相应检查
   B. 根据病情作相应治疗
   C. 根据病情给予止痛手段
   D. 病人受益而不给他人太大伤害
   E. 病人患癌症而到了晚期时告知他人

6. 不包含在医学伦理学有利原则之内的是
   A. 努力使病人受益（有助利益）
   B. 努力预防和减少难以避免的伤害
   C. 对利害得失全面权衡
   D. 造成有意伤害时主动积极赔偿
   E. 关心病人的客观利益和主观利益

7. 医学伦理学尊重原则应除外的内容是
   A. 公平分配卫生资源
   B. 尊重病人及家属的自主性或决定
   C. 尊重病人的知情同意权
   D. 保守病人的秘密
   E. 保护病人的隐私

（8～10题共用备选答案）
   A. 医生为病人选用疗效相当但价格低廉的药物
   B. 医生为病人提供完全、真实的信息，供其选择表态
   C. 医生使用艾滋病病人病情资料时，应作隐去姓名等处理
   D. 医生诊断时应考虑病人的各方面因素
   E. 医生治疗时应努力使病人受益

8. 最能体现不伤害原则的是
9. 最能体现保护病人隐私准则的是
10. 最能体现知情同意准则的是

参考答案： 1. A 2. C 3. A 4. B 5. E 6. D 7. A 8. A 9. C 10. B

第3单元 医疗人际关系伦理

=== 重点提示 ===

1. **医患关系性质** 契约关系、信托关系。

2. **医患关系模式** 主动-被动型（昏迷、精神病病人等）、指导-合作型（最常见，用于急性疾病和外科手术恢复期）和共同参与型（最理想，用于慢性病、心身疾病等）。

3. **病人的道德权利** 基本的医疗权、知情同意权、知情选择权、保护隐私权、获得休息和免除社会责任权。

4. **良好的医务人员关系意义** 利于医学事业的发展和医院整体效应的发挥。

考点串讲

一、医患关系伦理

1. **医患关系的概念、性质和特点** ①医患关系是契约关系；②医患关系是信托关系（2000，2002，2005，2017）。

2. **医患关系的基本内容及其模式**

(1) 主动-被动模式：也可称为支配-服从模式。在这类模式中，医师处于主动或支配地位，病人完全是被动的。一般对昏迷、手术、婴幼儿或精神病病人适用于这一模式（2007，2017）。

(2) 指导-合作模式：该模式中的病人有一定意志要求，需要医师帮助，并愿意合作。他们常常把医师置于权威性位置，医师也自觉或不自觉地在防治过程中使用自己的权威，发挥其指导作用，这是目前最常见的医患关系模式。主要适用于急性疾病和外科手术恢复期（2001）。

(3) 共同参与模式：这类模式以平等关系为基础，医师和病人都有治好疾病的共同愿望。双方各自发挥自己的积极性，相互支持，相互协同配合，共同和疾病做斗争（2007）。这种模式是比较正确的医患关系模式，它不但适用于慢性病、心理障碍和心身疾病，也适用于其他疾病（2002）。

3. **医患双方的道德权利和道德义务（2012）** 医患关系中病人的道德权利（2003）如下：①基本的医疗权。②知情同意权和知情选择权。③保护隐私权：病人有权要求医生为其保守医疗秘密，但当病人的这一权利对他人或社会可能产生危害时，医生的干涉权或他的社会责任可以超越病人的这种权利要求。如病人患有传染病、病人有自杀的念头等情况，尽管病人要求为其保密，医生还是应根据具体情况，通知家属或有关部门（2008）。④获得休息和免除社会责任权。

4. **和谐医患关系的伦理要求**

(1) 医患关系民主化趋势对医师的伦理要求：①医患关系的民主化趋势的增强；②医患关系的民主化趋势对医师的道德要求：恪守职业道德，一视同仁。

(2) 医患关系法制化趋势对医师的伦理要求：①医患关系法制化趋势的出现；②医患关系法制化趋势对医师提出了越来越高的道德要求，法律反映着道德进步的要求。法治的力量只有以道德建设为依托、只有同德治力量有机结合起来，才能取得预期的成果。

(3) 医患关系物化趋势对医师的伦理要求：①医患关系物化趋势的形成；②医患关系物化趋势对医师的道德要求，加强职业道德修养，在应用高新技术时强调关心病人、尊重病人、融洽与病人之间的关系，克服"高技术——低情感"现象。

二、医务人员之间关系伦理

1. **医务人员之间关系的含义和特点** 正确处理医务人员之间关系的道德原则（2001）：①共同维护病人与社会的利益；②彼此平等、互相尊重；③彼此独立、互相支持和帮助；④彼此信任、互相协作与监督（2016）；⑤互相学习、共同提高和发挥优势。

2. **处理好医务人员关系的意义** ①有利于医学事业的发展；②有利于医院整体效应的发挥（2004，2007）。

3. **协调医务人员之间关系的道德要求** 维护病人利益即"病人利益至上"，是医务人员的共同义务和天职，是医务人员所应共同遵守的道德原则，也是建立医务人员之间良好关系的思想基础（2002，2003）。

经典试题

1. 医患之间的契约关系取决于
A. 双方是陌生人
B. 双方是熟人
C. 双方地位有差别
D. 双方都有独立人格
E. 双方构成供求关系

2. 体现医患之间契约关系的有下列做法，但应除外
A. 病人挂号看病
B. 医生向病人做出应有承诺

C. 先收费用然后给予检查处置
D. 先签写手术协议书然后实施手术
E. 病人被迫送红包时保证不给医生宣扬

3. 医患双方都具有独立人格要求医师做到
A. 不伤害病人
B. 从各方面关心病人
C. "病人是上帝"
D. 平等对待病人
E. 关心病人心理需求

4. 在医患交往中，强调维护病人权益取决于
A. 病人在信托关系中居于弱势地位
B. 病人在信托关系中有明确要求
C. 病人在信托关系中居于强者地位
D. 医师对病人的承诺
E. 医师对病人的关心

5. 某女患头痛数月，遇上月经来潮时疼痛加重，于是出于彻底检查的目的来院坚决要求做CT检查，被医师拒绝。医生开出脑电图检查单和请耳鼻喉科会诊单。病人大为不满。为形成正常医患关系，该医师应该
A. 维持契约关系，完全按病人要求办，开单做CT检查
B. 维持契约关系，坚决按医生意见办，脑电图检查后再定
C. 维持契约信托关系，说服病人先行体格检查再定
D. 维持信托关系，对不信赖者拒绝接诊
E. 维持信托关系，先查CT和脑电图、进行会诊，然后体检

6. 病人家属加入医患关系中带来的负面效应是
A. 加重了医务人员的责任
B. 增加了对医务人员的监督
C. 有时会损害病人正当权益
D. 出现了从属关系
E. 加大了社会意义

（7~9题共用备选答案）
A. 双方冲突型
B. 病人主导型
C. 主动-被动型
D. 指导-合作型
E. 共同参与型

7. 一般来说，医患之间信托-契约关系所倡导的医患交往模式是

8. 一般来说，使医患之间信托-契约关系能够得到理想体现的是

9. 对婴幼儿、处于休克状态需要急救等病人适用的模式是

参考答案：1. D 2. E 3. D 4. A 5. C 6. C 7. D 8. E 9. C

第4单元 临床诊疗伦理

重点提示

临床诊治的道德原则：病人至上原则、最优化原则、知情同意原则、保密守信原则。

考点串讲

一、临床诊疗的伦理原则

1. 患者至上原则。
2. 最优化原则（2014，2016）。
3. 知情同意原则（2014）。
4. 保密守信原则。

二、临床诊断的伦理要求

1. 询问病史的伦理要求（2017） ①举止端庄、态度热情；②全神贯注、语言得当；③耐心倾听、正确引导。

2. 体格检查的伦理要求（2017） ①全面系统、认真细致；②关心体贴、减少痛苦；③尊重患者、心正无私。

3. 辅助检查的伦理要求 ①从诊治需要出发、目的合理；②知情同意、尽职尽责；③综合分析、切忌片面；④密切联系、加强协作。

三、临床治疗的伦理要求

1. 药物治疗的伦理要求 ①对症下药、剂量安全；②合理配伍、细致观察；③节约费用、公正分配；④严守法规、接受监督。

2. 手术治疗的伦理要求（2014）

（1）术前准备的道德要求：①严格掌握手术指征、动机正确；②尊重患者的知情同意权；③认真制定手术方案；④帮助患者做好术前准备。

（2）术中的医德要求：严密观察、处理得当；认真操作、一丝不苟；互相支持、团结协作。

（3）术后的医德要求：严密观察病情；努力解除患者的不适。

3. 其他治疗的伦理要求

四、临床急救的伦理要求

1. 临床急救工作的特点。
2. 临床急救的伦理要求。

第5单元 临终关怀与死亡的伦理

重点提示

1. 临终关怀的意义 提高临终病人的生存质量，并使家属得到慰藉和居丧照顾。
2. 安乐死实施现状 荷兰（2001年）成为世界上第一个、比利时（2002年）成为世界上第二个安乐死合法化的国家。
3. 脑死亡 确定为人的死亡标准。其意义是有利于科学地判定死亡，维护了人的生命；有利于节约卫生资源和器官移植的开展。

考点串讲

一、临终关怀伦理

1. 临终关怀的含义和特点 现代意义上的临终关怀是一种"特殊服务"，即对临终病人及其家属所提供的一种全面照护，目的在于使临终病人的生存质量得到提高并使家属得到慰藉和居丧照护（2002）。

2. 临终关怀的道德意义和要求 临终关怀事业具有特殊的伦理意义（2003，2007，2011），具体表现为以下几方面：①它是人道主义在医学领域内的升华；②它体现了生命神圣、质量和价值的统一；③它展示了人类文明的进步。

二、安乐死

（一）安乐死的含义

现代安乐死的定义 现代意义的安乐死是指患有不治之症、濒临死亡并且痛苦不堪的病人，因为在目前医学条件下救治无望和病痛无法解除，而由病人本人或其家属经深思熟虑后做出理性决定，运用药物或其他方式，在无痛苦状态下提前结束生命的一种临终处置。

（二）安乐死的伦理争议

1. 支持者认为

（1）对病人本人来说是人道主义的体现，尊重病人的自主权和对死亡的决定选择权。

（2）对病人家属来说可以解除他们心理和经济上的负担。

(3) 对社会而言也符合社会公益原则。

2. 反对者认为

(1) 医道与人道冲突：救死扶伤、治病救人被认为是天经地义之事，是医德、医道的根本体现。如允许安乐死，一者会造成伦理原则的冲突和观念上的混乱；二来会使医务人员在医疗实践中发生角色混淆，心理上也不堪承受；还容易使病人产生医务人员草率医治、不负责任的担忧，削弱医患之间信任合作的基础。

(2) 新旧观念的冲突：在西方人的生存权只有上帝才能拿走，在我国也是受中国传统生死观以及广泛的社会心理影响，如孝亲、亲情、重生、讳死等观念。

(3) 尚未立法，没有法律依据，可能触犯法律。

(4) 无法保证家属的要求真正代表病人的意愿，可能造成谋杀。

(5) 不利于科学研究的进步。

(三) 安乐死的实施现状

1. **荷兰** 2001年4月10日，成为世界上第一个安乐死合法化的国家（2007，2012）。
2. **比利时** 2002年4月，比利时成为世界上第二个使安乐死合法化的国家。

三、死亡伦理

1. **死亡** 是生命活动和新陈代谢的不可逆终止。
2. **人体死亡标准的历史演变和脑死亡标准的道德意义** 1968年召开的世界第22届医学大会上，美国哈佛大学医学院特设委员会提出了"脑功能不可逆性丧失"作为新的死亡标准，即将脑死亡确定为人的死亡标准（2007）。

(1) 脑死亡的哈佛标准：哈佛大学医学院提出的脑死亡有4条具体标准[(简称哈佛标准)2008]：①对外刺激和内部需要无接受性和反应性；②自主的肌肉运动和自主呼吸消失；③诱导反射消失；④脑电图示脑电波平直。

(2) 执行脑死亡标准的伦理意义：执行脑死亡标准而取代传统的死亡标准，其伦理意义表现在以下方面（2007）：①有利于科学地确定死亡，维护了人的生命（2015）；②有利于节约卫生资源，有利于器官移植的开展。

经典试题

1. 截至2002年年末，只有两个国家在全国范围内使自愿主动安乐死合法化，它们是
A. 荷兰、比利时
B. 英国、美国
C. 德国、法国
D. 中国、日本
E. 巴西、智利

2. 主动安乐死与被动安乐死的区别在于
A. 前者是安乐死对象主动要求；后者是其被动要求
B. 前者是安乐死对象的家属主动要求；后者是其被动要求
C. 前者是负责医生主动要求；后者是其被动要求
D. 前者是医生采取促死手段使安乐死对象安然死去；后者是医生停止抢救甚至放弃一切治疗，任安乐死对象自然死去
E. 前者是安乐死对象自己采取促死手段致死；后者是其自己停止一切治疗，被动等死

3. 在美国，有40个州通过了《死亡权利法案》的时间是
A. 1947年
B. 1957年
C. 1967年
D. 1977年
E. 1987年

4. 关于脑死亡的哈佛标准有4个具体基本标准。下列中不属于这4个具体基本标准的是
A. 大脑皮质功能不可逆丧失
B. 对外部刺激和内部需要无接受性和反应性
C. 自主的肌肉运动和自主的呼吸消失
D. 诱导反射消失

E. 脑电图示脑电波平直
(5～6题共用备选答案)
A. 有利于科学地确定死亡，真正维护人的生命
B. 有利于医生对病人积极抢救还是放弃治疗进行正确抉择
C. 有利于节约医疗卫生资源
D. 有利于公正分配医疗卫生资源
E. 有利于器官移植的开展
5. 上述关于执行脑死亡标准的伦理意义的提法中，最具有说服力的是
6. 上述关于执行脑死亡标准的伦理意义的提法中，最易引发争议的是

参考答案：1. A 2. D 3. D 4. A 5. A 6. B

第6单元 公共卫生伦理

= 重点提示 =

本单元不常考。适当了解即可。

= 考点串讲 =

一、公共卫生伦理的含义和理论基础

1. 公共卫生伦理的含义。
2. 公共卫生伦理的理论基础。

二、人体实验的医学道德

1. 全社会参与原则。
2. 社会公益原则（2017）。
3. 社会公正原则。
4. 互助协同原则。
5. 信息公开原则（2014）。

三、公共卫生工作伦理要求

1. 疾病防治的伦理要求。
2. 职业性损害防制的伦理要求。
3. 健康教育和健康促进的伦理要求。
4. 应对突发公共卫生事件的伦理要求。

第7单元 医学科研伦理

= 重点提示 =

人体实验的道德原则：有利于维护和提高人类的健康水平及医学的发展；受试者知情同意；维护受试者利益；严谨的科学态度。

= 考点串讲 =

一、医学科研道德的含义和要求

1. 医学科研中的道德含义。
2. 医学科研中的道德要求。

二、人体实验的医学道德

1. 人体试验的含义和类型
2. 人体试验的道德价值
3. 人体试验的道德原则　根据《纽伦堡法典》和《赫尔辛基宣言》的精神，人体实验必须遵循以下道德原则（2001，2002，2003，2005，2006，2007，2008）。
(1) 有利于维护和提高人类的健康水平以及促进医学科学发展的原则。
(2) 知情同意的原则（2006，2016）。
(3) 维护受试者利益的原则。
(4) 严谨的科学态度。
4. 人体试验的伦理审查

三、动物实验伦理

1. 动物实验的概念和特点　指在实验室内，为了获得有关生物学、医学等方面的新知识或解决具体问题而使用动物进行的科学研究。动物实验必须由经过培训的、具备研究学位或专业技术能力的人员进行或在其指导下进行。

2. 动物实验的伦理要求　基本出发点是让动物在健康、快乐的状态下生存，也就是为了使动物能够健康、快乐、舒适而采取的一系列行为和给动物提供的相应的外部条件。解除动物的痛苦，让动物享有如下五大自由，是保障动物福利的基本原则：①享有不受饥渴的自由；②享有生活舒适的自由；③享有不受痛苦伤害和疾病的自由；④享有生活无恐惧和悲伤感的自由；⑤享有表达天性的自由。

=== 经典试题 ===

1. 人体试验的道德原则，下列除外哪一项均正确
A. 严谨的医学态度
B. 符合医学目的
C. 受试者知情同意
D. 医学发展至上
E. 维护受试者利益

2. 医学科学研究的作用也有双向性，表现在
A. 防病与治病
B. 基础医学与临床医学
C. 造福人类与危害人类
D. 社会医学与医学社会学
E. 医学科学与医学道德

3. 在临床医学研究开始之前，必须要把研究方案提交到哪个部门进行审查

A. 医院党委
B. 科研处
C. 科研评定委员会
D. 伦理委员会
E. 病人所在病房的领导

（4～5题共用备选答案）
A. 代理同意
B. 知情同意
C. 不同意
D. 诱导同意
E. 有效同意

4. 在临床医学研究前，对有行为能力的病人要获得他的同意，这属于

5. 在临床医学研究前，对无行为能力的病人要获得他家属的同意，这属于

参考答案：1. D　2. C　3. D　4. B　5. A

第8单元　医学新技术研究与应用的伦理

=== 重点提示 ===

1. 人类辅助生殖技术伦理原则　知情同意原则、维护供受双方和后代利益的原则、互盲和保密的原则、维护社会公益的原则、严防商品化的原则、伦理审查的原则。

2. 一个供精者的精子最多只能供给 5 名妇女受孕。

=== 考点串讲 ===

一、人类辅助生殖技术伦理

1. 人类辅助生殖技术的含义和分类　人类辅助生殖技术包括人工授精与体外受精-胚胎移植及其衍生技术两大类。前一类根据精子的来源又分为丈夫精液的人工授精和供精人工授精；后一类包括体外受精/胚胎移植，配子/合子输卵管内移植或宫腔内移植、卵胞浆内单精子注射、植入前胚胎遗传学诊断、卵子赠送、胚胎赠送等（2008）。

2. 人工授精和体外受精-胚胎移植引发的伦理问题（2011）

3. 人类辅助生殖技术和人类精子库的伦理原则
（1）知情同意的原则。
（2）维护供受双方和后代利益的原则（2008）。
（3）互盲和保密的原则：①凡是利用捐赠精子、卵子、胚胎实施的辅助生殖技术，捐赠者与受方夫妇、出生的后代须保持互盲，参与操作的医务人员与捐赠者也须保持互盲（2002，2005）；②医疗机构和医务人员须对捐赠者和受者的有关信息保密。
（4）维护社会公益的原则（2007）：①医务人员不得对单身妇女实施辅助生殖技术（2014）；②医务人员不得实施非医学需要的性别选择；③医务人员不得实施代孕；④一个供精者的精子最多只能提供给 5 名妇女受孕（2004，2007）。
（5）严防商品化的原则。
（6）伦理审查的原则。

二、人体器官移植伦理

1. 人体器官移植的含义和分类
2. 人体器官移植引发的伦理问题
3. 人体器官移植的国际伦理准则（2007，2008）　①效用原则；②公平原则；③自愿原则。

三、人的胚胎干细胞与生殖性克隆的伦理

1. 人的胚胎干细胞研究与应用的伦理争论
2. 生殖性克隆的含义和伦理争论　支持利用人类胚胎进行干细胞研究和应用的科学家，认为胚胎虽是生命，但还不是人（指利用 14d 前的胚胎研究）（2007）。
3. 人的胚胎干细胞研究与应用的伦理规范

四、基因诊疗的原理

1. 基因诊断的伦理
2. 基因治疗的伦理
主要反映在安全性与有效性和维护人类尊严的两大问题上。

=== 经典试题 ===

1. 器官移植引发的伦理问题应除外
A. 器官移植成功后如何保持病人的较长生存时间
B. 活体器官移植价值的利弊争论
C. 尸体器官收集面临传统道德观念束缚
D. 可供移植器官如何公正分配
E. 器官移植涉及医疗卫生资源合理配置

2. 1986 年国际移植学会发布的"活体捐赠肾的准则"不包含的内容是
A. 只有在找不到合适的尸体器官及有血缘关系的捐赠者时，才可接受无血缘关系者的捐赠
B. 确认捐赠者出于利他动机及他自己真正知情同意，而且他得到有效保证；若切除后发生任何问题，自己均会得到援助

C. 不能为了个人利益面向无血缘关系者发出恳求或利诱
D. 捐赠者应已达到法定年龄
E. 成立全国器官分配网,以做出公平合适的分配

3. 1986年国际移植学会发布的"分配尸体器官的准则"不包含的内容是
A. 将所收集的捐赠器官给予最佳利用
B. 依医学标准将器官给予最适合移植的病人
C. 必须经由国家或地区的器官分配网分配器官
D. 参与移植的医生不应从事该类宣传
E. 不可付钱给捐赠者,但补偿其因手术和住院等所付出的开支和损失是可以的

4. 对参加器官移植的医师,应该特别强调的道德责任可除外
A. 对本人供职的医院,大力宣传器官移植优势,塑造医院良好形象
B. 对活体器官捐赠者,必须在严格坚持各项标准的情况下摘取器官
C. 对尸体器官捐赠者,坚持亲属知情同意、死亡判断准确无误
D. 对器官分配,尽量体现社会公正
E. 对接受者,坚持正确的医疗动机并尽量保证手术成功

参考答案: 1. A 2. E 3. E 4. A

第9单元 医疗人员的医学伦理素质的养成与行为规范

═══════════════ 重点提示 ═══════════════

医德修养的途径和方法:坚持医疗卫生实践。

═══════════════ 考点串讲 ═══════════════

一、医学道德修养

1. 医学道德修养的含义和意义 医德修养是指医务人员在医学道德方面所进行的自我教育、自我锻炼和自我陶冶过程,以及在此基础上达到的医德境界(2007,2012)。医德修养与医德教育、医德评价相辅相成,是医务人员养成良好医德品质和实现人格提升的根本途径,是促进医疗卫生保健单位良好医德医风和精神文明建设的重要内容。

2. 医学道德修养的目标和境界
(1)在为人民服务的实践过程中,做到身体力行,并以此对照自己的言行,克服不足,同时帮助别人纠正不足。
(2)在加强医德修养教育时应该敢于面对旧思想、旧道德和不良医疗作风展开批评斗争。
(3)一个医务工作者有了良好的医德修养,并能达到"慎独"的境界,那么他就可以自觉地按照社会主义医德的内心信念,去为病人的服务,不做任何不利于伤病员的事,即使有了某些缺点或错误,自己也会感受到良心责备,能自觉地予以纠正和改进。

3. 医学道德修养的途径和方法
(1)坚持医疗卫生保健实践是医德修养的根本途径和方法(2002,2005,2017)。
(2)坚持自觉、不断地学习医德理论知识,有的放矢、持之以恒。

二、医学道德评价

1. 医学道德评价的含义和意义 医德评价是指患者、社会其他成员及医务人员依据一定的医德理论、规范,对医务人员的行为和医疗卫生保健单位的活动之道德价值所做出的善恶评判。依据评价主体的不同,医德评价可分为两种:社会评价和自我评价。医德评价是医务人员行为、医疗卫生保健单位活动的监视器和调节器;是维护医德原则、规范和准则的重要保障;是使医德原则、规范和准则转化为医务人员行为和医疗卫生保健单位活动的中介和桥梁(2007)。

2. 医学道德评价的标准 有利、互助、自主、公正。

3. 医学道德评价的依据　医德评价应坚持动机与效果、目的与手段的辩证统一论，防止片面的动机论或效果论、目的论或手段论。

4. 医学道德评价的方式　社会舆论、传统习俗、内心信念（2017）、方法为定性和定量评价。

5. 医学道德评价的方法

三、医疗机构从业人员行为规范

1. 医疗机构从业人员基本行为规范
2. 医师行为规范
3. 违反行为规范的处理原则　医疗机构从业人员违反本规范的，由所在单位视情节轻重，给予批评教育、通报批评、取消当年评优评职资格或低聘、缓聘、解职待聘、解聘。其中需要追究党纪、政纪责任的，由有关纪检监察部门按照党纪政纪案件的调查处理程序办理；需要给予行政处罚的，由有关卫生行政部门依法给予相应处罚；涉嫌犯罪的，移送司法机关依法处理。

经典试题

1. 对医德修养的意义的正确表述是
A. 使医务人员养成良好的医德品质和人格，使医疗卫生单位形成良好形象，在医疗竞争中立于不败之地
B. 使医务人员养成良好的医德品质和人格，使医疗卫生单位形成良好的医德医风，从而促进社会精神文明
C. 使医务人员和医疗卫生单位树立良好的形象，从而促进社会精神文明
D. 使医务人员和医疗卫生单位树立良好的形象，在医疗竞争中立于不败之地
E. 使医务人员养成良好的医德品质和人格，使医疗卫生单位形成良好的医德医风，在医疗竞争中立于不败之地

2. 医德修养的主要内容是指
A. 卫生部长提出的要求
B. 医院院长提出的要求
C. 病人提出的要求
D. 新闻媒体提出的要求
E. 医德原则、规范提出的要求

3. 医德修养的根本途径和方法是
A. 学习医德理论知识
B. 在医疗卫生保健实践中修养
C. 有的放矢
D. 持之以恒
E. 追求慎独

参考答案： 1. B　2. E　3. B